Die hochwertige Ausstattung dieses Werkes wurde durch die Unterstützung folgender Firmen ermöglicht:

Baxter Deutschland GmbH
Bayer HealthCare AG
Biotest AG
CSL Behring GmbH
Grifols Deutschland GmbH
Novo Nordisk Pharma GmbH
Pfizer Pharma GmbH

Thieme

Das Gerinnungs-kompendium

Schnellorientierung,
Befundinterpretation,
klinische Konsequenzen

Herausgegeben von
Monika Barthels

Unter Mitarbeit von

Susanne Alban
Frauke Bergmann
Andreas Czwalinna
Arnold Ganser
Annelie Siegemund
Thomas Siegemund
Jan-Dirk Studt
Andreas Tiede
Sabine Ziemer

2., vollständig überarbeitete und erweiterte Auflage

109 Abbildungen

Georg Thieme Verlag
Stuttgart · New York

Bibliografische Information
der Deutschen Nationalbibliothek

Die Deutsche Nationalbibliothek verzeichnet diese Publikation in der Deutschen Nationalbibliografie; detaillierte bibliografische Daten sind im Internet über http://dnb.d-nb.de abrufbar.

1. Auflage 2003

Wichtiger Hinweis: Wie jede Wissenschaft ist die Medizin ständigen Entwicklungen unterworfen. Forschung und klinische Erfahrung erweitern unsere Erkenntnisse, insbesondere was Behandlung und medikamentöse Therapie anbelangt. Soweit in diesem Werk eine Dosierung oder eine Applikation erwähnt wird, darf der Leser zwar darauf vertrauen, dass Autoren, Herausgeber und Verlag große Sorgfalt darauf verwandt haben, dass diese Angabe **dem Wissensstand bei Fertigstellung des Werkes** entspricht.

Für Angaben über Dosierungsanweisungen und Applikationsformen kann vom Verlag jedoch keine Gewähr übernommen werden. **Jeder Benutzer ist angehalten,** durch sorgfältige Prüfung der Beipackzettel der verwendeten Präparate und gegebenenfalls nach Konsultation eines Spezialisten festzustellen, ob die dort gegebene Empfehlung für Dosierungen oder die Beachtung von Kontraindikationen gegenüber der Angabe in diesem Buch abweicht. Eine solche Prüfung ist besonders wichtig bei selten verwendeten Präparaten oder solchen, die neu auf den Markt gebracht worden sind. **Jede Dosierung oder Applikation erfolgt auf eigene Gefahr des Benutzers.** Autoren und Verlag appellieren an jeden Benutzer, ihm etwa auffallende Ungenauigkeiten dem Verlag mitzuteilen.

© 2013 Georg Thieme Verlag KG
Rüdigerstraße 14
70469 Stuttgart
Deutschland
Telefon: +49/(0)711/8931-0
Unsere Homepage: www.thieme.de

Zeichnungen: Angelika Brauner, Hohenpeißenberg
Umschlaggestaltung: Thieme Verlagsgruppe
Umschlaggrafik: Martina Berge, Bad König
Redaktion: Dr. med. Daniela Kandels, Stadtbergen
Satz: Fotosatz H. Buck, Kumhausen
gesetzt aus InDesign CS5
Druck: L.E.G.O. S.p.A., in Lavis (TN)

ISBN 978-3-13-131752-0   1 2 3 4 5 6
Auch erhältlich als E-Book:
eISBN (PDF) 978-3-13-154952-5

Geschützte Warennamen (Marken) werden **nicht** besonders kenntlich gemacht. Aus dem Fehlen eines solchen Hinweises kann also nicht geschlossen werden, dass es sich um einen freien Warennamen handelt.

Das Werk, einschließlich aller seiner Teile, ist urheberrechtlich geschützt. Jede Verwertung außerhalb der engen Grenzen des Urheberrechtsgesetzes ist ohne Zustimmung des Verlages unzulässig und strafbar. Das gilt insbesondere für Vervielfältigungen, Übersetzungen, Mikroverfilmungen und die Einspeicherung und Verarbeitung in elektronischen Systemen.

Wir widmen dieses Buch Rudolf Marx, dem Vater der Hämostaseologie,
Walter H. Seegers, dem großen Erforscher des Prothrombins,
Irene Witt, der integeren Methodikerin der Hämostaseologie.

Geleitwort

„Hämostaseologie" klingt wie ein entferntes, kleines, medizinisches Wissensgebiet – vielleicht auch für manche wie eine „Geheimwissenschaft". Richtig ist aber, dass wir mit Blutgerinnung, Medikamenten, die die Blutgerinnung beeinflussen, und Tests, die uns helfen sollen, Blutungen oder Thrombosen zu vermeiden oder zu behandeln, sehr häufig befasst sind, und ich behaupte nun, dass fast jeder Arzt jeden Tag mit Hämostaseologie konfrontiert ist. Konkret sind hier zu nennen:

- die Thromboseprophylaxe, die breitest auf vielen Gebieten der Medizin, insbesondere der perioperativen Medizin und in der Traumatologie, eingesetzt wird;
- die oralen Antikoagulanzien, die über ½ Million Personen in Deutschland einnehmen;
- die Zahl von Personen mit venöser Thrombose oder Lungenembolie, die mit 1 auf 1.000 bis 1.500 pro Jahr anzunehmen ist, und es wird geschätzt, dass pro Jahr in Deutschland ca. 20.000 Personen an einer Lungenembolie versterben;
- die nahezu unzählbare Zahl von Blutgerinnungsuntersuchungen, die täglich und stündlich in Deutschland durchgeführt werden, als präoperative Untersuchung oder Teil der Labordiagnostik zur Erfassung der Gesamtsituation eines Patienten;
- die Behandlung und Vorbeugung mit gerinnungsaktiven Medikamenten bei Operationen, Traumen, Geburten und auf der Intensivstation;
- die intensive Gerinnungshemmung nach Eingriffen an Arterien des Herzens und der Peripherie;
- noch zu erwähnen: Personen, die einfach vorbeugend täglich 1 Aspirin einnehmen.

Es gibt wohl kaum eine(n) über 50-Jährige(n) in Deutschland, der/die noch nie mindestens einen Gerinnungstest oder eine prophylaktische Antikoagulation erhalten hat.

Insbesondere aber sind Diagnosen wie Hämophilie oder andere hereditäre Blutgerinnungserkrankungen, die tatsächlich „orphan diseases" darstellen, ureigenes Gebiet der Hämostaseologie.

Wie kommt es dann, wenn wir doch täglich mit Hämostaseologie zu tun haben, dass sich nicht sehr viele auf diesem Gebiet wirklich kompetent fühlen und dass eine gewisse Reserviertheit schon im Studium mit der Gerinnungskaskade beginnt? Ich glaube, Gründe dafür sind, dass die Gerinnungsdiagnostik und -therapie inklusive der Gerinnungshemmung von vielen verschiedenen Einflüssen geprägt sind, die ihren Ausdruck in den unterschiedlichsten

Geleitwort

Einflussfaktoren auf die Globaltests der Gerinnung finden. Man muss sich schon intensiv damit beschäftigen, um diese Tests interpretieren zu können. Ich möchte hier ein ganz konkretes Beispiel geben:

Die aktive partielle Thromboplastinzeit (aPTT) dient eigentlich in erster Linie dazu, Patienten mit Hämophilie zu erkennen. Bei schweren Hämophilien sind aPTT-Zeiten von 90 bis über 100 Sekunden ein wichtiger diagnostischer Hinweis. Vor einer völlig anderen klinischen Situation stehen wir, wenn wir eine aPTT-Verlängerung als Ausdruck eines Lupus-Antikoagulans bei Kindern sehen. Die aPTT ist auch lang, vielleicht genau so lang, aber klinisch ist dies völlig irrelevant. Die kleinen Patienten, bei denen diese Abnormität meist präoperativ entdeckt wird, haben weder eine Blutungs- noch eine Thromboseneigung. Und es kommt noch besser: Die lange aPTT von 100 Sekunden kann auch Ausdruck einer starken Thromboseneigung sein, wie dies das Lupus Antikoagulans darstellt. In der Maximalausprägung heißt es Catastrophic Antiphospholipid Syndrome, das durch multiple Thrombosen in allen Gefäßbereichen rasch zum Tode führen kann. Man muss schon ein Experte sein, um in der Zusammenschau aller Aspekte von klinischer Präsentation bis zum Testergebnis die richtige Diagnoseschublade öffnen zu können und damit das diagnostische und therapeutische Vorgehen festzulegen.

Neuentwicklungen auf dem Gebiet machen es notwendig, dass das Wissen immer wieder ergänzt wird. So sind in den letzten Jahren die neuen Antikoagulanzien dazu gekommen, die wahrscheinlich in Zukunft breit eingesetzt werden und arterielle und venöse Thrombosen verhindern sollen, aber gleichfalls Blutungen auslösen können und die Gerinnungstests massiv verändern. Dabei darf aber das notwendige Wissen, das wir bis jetzt haben, nicht vernachlässigt werden.

Frau Barthels und ihr Autorenteam schöpfen für ihr Buch aus einem reichen und tiefen Wissen und einer langjährigen und breiten Erfahrung als Hämostaseologen. Obwohl dieses Wissen mehr denn je gebraucht wird, ist die Anzahl der Angehörigen dieser Zunft wohl eher weniger geworden. Andere Fachgebiete eignen sich Teilwissen an und stehen dann manchmal vor großen diagnostischen und therapeutischen Schwierigkeiten. Sowohl die Hämostaseologen als auch alle anderen Ärzte und in Gesundheitsberufen Tätigen finden im vorliegenden Buch Antworten auf ihre Fragen. Das Buch dient dazu, den Umgang mit Blutungs- und Thrombose-Erkrankungen und auch den mit den blutgerinnungshemmenden und -fördernden Medikamenten besser und sicherer zu machen. Dass dies gelingt, wenn man sich entweder dem intensiven Studium dieses Buches widmet oder nur im speziellen Fall das betreffende Kapitel nachschlägt, davon bin ich überzeugt.

Univ.-Prof. Dr. med. univ. Ingrid Pabinger-Fasching, Wien

Vorwort

„Das Gerinnungskompendium" erscheint in zweiter Auflage, jetzt dank der Zusammenarbeit mehrerer, im hämostaseologischen Alltag erfahrener Autoren, die – ein neuartiges Konzept – im Bedarfsfall sich untereinander austauschten. Unverändert blieb jedoch das Konzept des Buches, nämlich Informationen komprimiert und systematisch gegliedert anzubieten. Die primäre Aufgabe dieses Buches ist die Schnellorientierung in der Hämostaseologie, insbesondere in der Diagnostik von Gerinnungsstörungen und in der Interpretation von Messergebnissen.

Es gibt hervorragende, aber überwiegend englischsprachige Handbücher und nicht wenige hämostaseologische Zeitschriften, die die gewünschten Informationen in Original- und Übersichtsartikeln enthalten. Auch Zeitschriften der verschiedenen Fachbereiche informieren in Abständen den jeweiligen Leserkreis. Häufig jedoch steht im Einzelfall am Krankenbett und im Labor die Information nicht ausreichend rasch und umfassend zur Verfügung.

Der Verlag und wir haben daher besonderen Wert auf die systematische Gliederung gelegt, um die Auffindbarkeit zu erleichtern. Dazu wurden u. a. die z. T. ausführlichen Literaturverzeichnisse den einzelnen Kapiteln zugeordnet und unter unterschiedlichen Aspekten erstellt. Zunächst kann ein Buch wie das „Gerinnungskompendium" die Originalliteratur oder Übersichtsliteratur mit der umfassenden Arbeit ihrer Autoren nicht ersetzen. Wir haben uns daher bemüht, beim Zitieren diese so oft wie möglich kenntlich zu machen und ihre Autoren zu würdigen. Jedoch wird kein Übersichts-, kein Handbuchartikel den Alltagsfragen in Klinik und Labor ausreichend und vor allem schnell gerecht.

Unverändert wurde Wert darauf gelegt, die neuesten wissenschaftlichen Erkenntnisse mit Hinblick auf ihre klinische Relevanz zusammenfassend und so aktuell wie möglich zu bringen, weshalb u. a. dem pharmakologischen Kapitel neuerer Antikoagulanzien ein größerer Umfang eingeräumt wurde. Zum anderen wurden bewusst auch länger zurückliegende relevante Informationen einbezogen, da viele der in der Praxis meistbenötigten Fakten in der zweiten Hälfte des zwanzigsten Jahrhunderts erarbeitet wurden, und um einen Teilwissensstand durch Fakten ausschließlich jüngeren Datums zu vermeiden. Beispiel hierfür ist das „Fibrinogenkapitel". Die älteren Daten zur besonderen Fällbarkeit des Fibrinogenmoleküls spielen heutzutage zwar methodisch keine Rolle mehr, sie sollten jedoch verfügbar sein, um das Verhalten des Moleküls in vielen Situationen besser zu verstehen. Das gilt auch für viele Gerinnungsteste. So wurde unverändert der langjährig durchaus gebräuchliche Name „Quick-Test" häufig synonym zur international üblichen Bezeichnung „Thromboplastinzeit" verwendet in Erinnerung an den großen Forscher Armand J. Quick, der 1935 mit einer genial einfachen Publikation dieses Tests auf weniger als zwei Druckseiten die moderne Gerinnungsdiagnostik einleitete, und weil eine Bezeichnung für eine zeitliche Messgröße nicht mit Maßeinheiten wie „Prozent der Norm" oder „-ratio" allein verbunden sein sollte.

Die wichtigste Aufgabe eines Vorwortes ist jedoch der Dank. Hier sind zunächst die langjährigen Mitarbeiterinnen und Mitarbeiter aller Autoren zu nennen, deren Arbeit und Diskussionen ein Großteil der angeführten Beispiele in Kasuistiken, Tabellen und Graphiken und damit unser eigener Wissenstand zu verdanken ist.

Besonderer Dank geht auch an die Kollegen und Kolleginnen, die uns mit ihrem fachlichen Rat und Urteil geholfen haben, insbesondere an Frau Prof. Dr. med. Ulrike Nowak-Göttl/Kiel, Herrn Prof. Dr. Klaus T. Preissner/Gießen, Herrn Prof. Dr. med. Sebastian Schellong/Dresden und Herrn Prof. Dr. med. Rainer Seitz/Langen.

Unser ganz besonderer Dank gilt aber dem Georg Thieme Verlag für seine umfangreiche Arbeit, dieses Buch mit seinen komprimierten Fakten tatsächlich in der vorliegenden Form zu verwirklichen. Vor allem danken wir herzlich all den engagierten Mitarbeitern und Mitarbeiterinnen, die sich das Anliegen dieses Buches zueigen machten, vor allem Frau Dipl. human. biol. Susanne Ristea, Frau Dipl. oec. troph. Yvonne Dürr, unserer Redakteurin Frau Dr. med. Daniela Kandels und Frau Marion Holzer.

Hannover, im Dezember 2012
Monika Barthels

Anschriften

Herausgeber
Barthels, Monika, Prof. Dr. med.
Am See 1–2
28359 Bremen

Mitarbeiter
Alban, Susanne,
Univ.-Prof. Dr. rer. nat.
Christian Albrechts-Universität
zu Kiel
Pharmazeutisches Institut
Abteilung Pharmazeutische Biologie
Gutenbergstr. 76
24118 Kiel

Bergmann, Frauke, Dr. med.
MVZ wagnerstibbe für
Laboratoriumsmedizin
Gynäkologie, Humangenetik
und Pathologie GmbH
Georgstr. 50
30159 Hannover

Czwalinna, Andreas, Dr. rer. nat.
MVZ wagnerstibbe für
Laboratoriumsdiagnostik
Gynäkologie, Humangenetik
und Pathologie GmbH
Georgstr. 50
30159 Hannover

Ganser, Arnold, Prof. Dr. med.
Medizinische Hochschule Hannover
Klinik für Hämatologie,
Hämostaseologie, Onkologie
und Stammzelltransplantation
Carl-Neuberg-Str. 1
30625 Hannover

Siegemund, Annelie, Dr. rer. nat.
MVZ Labor Dr. Reising
Ackermann & Partner
Strümpellstr. 40
04289 Leipzig

Siegemund, Thomas, Dr. rer. nat.
The Scripps Research Institute
Department of Molecular
and Experimental Medicine
Roon Research Center for Arteriosclerosis
and Thrombosis
10550 North Torrey Pines Road,
MEM-170a
La Jolla, CA 92037, USA

Studt, Jan-Dirk, Dr. med.
Universitätsspital Zürich
Klinik für Hämatologie
Rämistrasse 100
8091 Zürich, Schweiz

Tiede, Andreas, Dr. med., Ph.D.
Medizinische Hochschule Hannover
Klinik für Hämatologie,
Hämostaseologie, Onkologie
und Stammzelltransplantation
Carl-Neuberg-Str. 1
30625 Hannover

Ziemer, Sabine, Dr. med.
Novalisstr. 15
10115 Berlin

Abkürzungen

α_1-PI	α_1-Proteinasen-Inhibitor = α_1-Antitrypsin	AUC	Area under the Curve
		aXa	Anti-Faktor-Xa
α2MG	α_2-Makroglobulin	β_2-GPI	β_2-Glykoprotein I
ACCP	American College of Chest Physicians	BÄK	Bundesärztekammer
		BE	Bethesda-Einheit
aCL	Anticardiolipin-Antikörper	BHK	Baby Hamster Kidney
ACS	akutes Koronarsyndrom	BMI	Body-Mass-Index
ACT	Activated Clotting Time	BSG	Blutkörperchensenkungsgeschwindigkeit
ADAMTS-13	A Disintegrin and Metalloprotease with Thrombospondin Type 1 Domains 13		
		BSS	Bernard-Soulier-Syndrom
		BU	Bethesda Unit
ADP	Adenosindiphosphat	CAMT	kongenitale amegakaryozytäre Thrombozytopenie
Ag	Antigen		
AIDS	Acquired Immune Deficiency Syndrome	CAP	College of American Pathologists
aIIa	Anti-Faktor-IIa	CAPS	„catastrophic" Antiphospholipid-Syndrom
AK	Antikörper		
ALT	Alanin-Aminotransferase (= GPT: Glutamat-Pyruvat-Transaminase)	CAT	Calibrated automated Thrombogram
		CFT	Clot Formation Time
AMG	α-Methyl-D-Glucopyranosid	CHO	Chinesische Hamster-Ovarzellen
		CI	Konfidenzintervall
AMI	acuter Myokardinfarkt	CML	chronische myeloische Leukämie
AML	akute myeloische Leukämie		
		CMR	Cross-reacting Material
ANA	antinukleäre Antikörper	COX	Cyclooxygenase
AP	Angina pectoris	CT	Coagulation Time
APC	aktiviertes Protein C	CTI	Corn Trypsin Inhibitor
APCR	Resistenz gegen aktiviertes Protein C	CU	Konzentrationseinheit
		CV	Variationskoeffizient (Coefficient of Variation)
aPL	Antiphospholipid-Antikörper		
APPC	aktiviertes Prothrombinkomplex-Konzentrat	CVI	zerebrovaskulärer Insult
		Da	Dalton
APS	Antiphospholipid-Syndrom	DDAVP	Desmopressin (1-Desamino-8-D-Arginin-Vasopressin)
aPT	Prothrombin-Antikörper		
aPTT	aktivierte partielle Thromboplastinzeit	DE	Dabigatranetexilat
		DEAE	Diethylaminoethanol
ARA	Arachidonsäure	DEM	Dabigatranetexilatmesilat
ARDS	akutes respiratorisches Distress-Syndrom	DHR	Deutsche Hämophilieregister
ASS	Acetylsalicylsäure	DIC	disseminierte intravasale Gerinnung
AT	Antithrombin		
ATP	Adenosintriphosphat	DMSO	Dimethylsulfoxid
AU	Arbitrary Units ≙ Aggregationseinheiten	dPT	diluted Thromboplastin Time

dRVVT	Diluted Russel Viper Venom Time	FRETS-VWF-73 Assay	Fluoresezenz-Resonanz-Energie-Transfer mit trunkiertem synthetischem VWF-Peptid
DSK	Disulfidknoten		
DTI	direkter Thrombininhibitor		
		FSAP	Faktor-VII-aktivierende Protease
DTT	diluted Thrombin Time		
DXI	direkter Faktor-Xa-Inhibitor	FVIII:C	Faktor-VIII-Aktivität
		g	Erdbeschleunigung
E	Einheit	g	Gramm
ECA	Ecarin Chromogenic Assay	GAG	Glykosaminoglykan(e)
ECAT	External Quality Control of diagnostic Assays and Tests	GFP	gefrorenes Frischplasma, vgl. FFP
		GGCX	γ-Glutamyl-Carboxylase
ECMO	extrakorporale Membranoxygenierung	GP	Glykoprotein
		GvHD	Graft-versus-Host-Disease
ECT	Ecarin Clotting Time	HAES	Hydroxyethylstärke
EDTA	Äthylendiamintetraessigsäure	HAM	High-Affinity Material
		HAV	Hepatitis-A-Virus
EIA	Enzym-Immuno-Assay	HBV	Hepatitis-B-Virus
ELISA	Enzyme-linked Immunosorbent Assay	HC-II	Heparinkofaktor II
		HCV	Hepatitis-C-Virus
EMA	European Medicines Agency	HELLP-Syndrom	Hemolysis, Elevated Liver Enzymes, Low Platelets
EP	European Pharmacopoeia	HIPA	Heparin-induzierter Plättchenaktivierungs-Test
EPCR	endothelialer Protein-C-Rezeptor		
		HIT	Heparin-induzierte Thrombozytopenie
EPI	Extrinsic Pathway Inhibitor (vgl. TFPI)		
		HIV	humanes Immundefizienzvirus
ETP	endogenes Thrombinpotenzial		
		Hkt	Hämatokrit
EZM	Extrazelluläre-Matrix-Proteine	HMWK	hochmolekulares Kininogen (High molecular Weight Kininogen)
Fa.	Firma		
FACS	Fluorescence-activated Cell Sorting	HPA	humane Plättchenantigene
		HPLC	high pressure liquid chromatography, Hochdruckflüssigkeitschromatografie
FbDP	Fibrin-Degradationsprodukte		
FbgDP	Fibrinogen-Degradationsprodukte		
		HPMC	Hydroxypropylmethylcellulose
FDA	Food and Drug Administration		
		HRT	Hormonersatztherapie
FEIBA	Factor Eight Inhibitor Bypassing Activity	hs-CRP	hochsensitives C-reaktives Protein
FEU	Fibrinogen Equivalent Unit (Fibrinogenäquivalente)	HUS	hämolytisch-urämisches Syndrom
		HWZ	Halbwertszeit
FFP	Fresh Frozen Plasma, vgl. GFP	ICA	Index of Circulating Anticoagulant
FPA	Fibrinopeptid A		
FPB	Fibrinopeptid B	ICH	intrakranielle Hämorrhagie

IE	Internationale Einheit	MGUS	monoklonale Gammopathie unklarer Signifikanz
IL	Interleukin		
INH	Isoniazid	MP	Mikropartikel
INR	International Normalized Ratio	MPM	Mean Platelet Mass = mittlere Thrombozytenmasse
IR	Incremental Recovery	MPV	mittleres Thrombozytenvolumen
IS	International Standard		
ISI	International Sensitivity Index	M_r	relative Molmasse
		NADH	reduziertes Nikotin-Adenosin-Dinukleotid
ISTH	International Society of Thrombosis and Haemostasis	NAIT	neonatale Alloimmunthrombozytopenie
ITP	Immunthrombozytopenie	NE	Neutrophilen-Elastase
IU	International Unit	NEM	Nahrungergänzungsmittel
IUGR	intra-uterine growth restriction	NF-κB	nukleärer Faktor kappa B
		NIH	National Institute of Health
K_D	Dissoziationskonstante		
kDa	Kilodalton	NMH	niedermolekulares Heparin
KG	Körpergewicht		
KHK	koronare Herzkrankheit	NO	Stickstoffmonoxid
K_i	Inhibitionskonstante	NOAK	neue orale Antikoagulanzien
KrCl	Kreatinin-Clearance		
LA	Lupusantikoagulans	NSTEMI	Non-ST-Hebungs-Infarkt
LACI	Lipoprotein-associated Coagulation Inhibitor (vgl. TAFI)	NVW	negativer Vorhersagewert
		OAT	orale Antikoagulanzientherapie mit Vitamin-K-Antagonisten
LAM	Low-Affinity Material		
LDL	Low Density Lipids	OD	optische Dichte
LE	Lungenembolie	OR	Odds Ratio
LI	Lyse-Index	p. inj.	post injectionem
LIA	Latex-verstärkter-Immunoassay	PAI	Plasminogen-Aktivator-Inhibitor
LMWK	Low molecular Weight Kininogen	PAIgG	Plättchen-assoziiertes Immunglobulin G
Lp(a)	Lipoprotein(a)	PAP	Plasmin-Antiplasmin-Komplex (heute: PPI)
LPS	Lipopolysaccharid		
LRP	Low Densitiy Lipoprotein Receptor-related Protein	PAR	Protease-aktivierter Rezeptor
LTA	Lichttransmissonsaggregometrie	PAVK	periphere arterielle Verschlusskrankheit
MA	Maximalamplitude	PBS	phosphatgepufferte Kochsalzlösung
MBMP	modifiziertes Bonn-Malmö-Protokoll	PCC	Prothrombin Complex Concentrate
MCE	Maximum Clot Elasticity		
MCF	Maximum Clot Firmness	PCI	Protein-C-Inhibitor (=PAI-3)
MCP	Membran-Kofaktor-Protein	pd	Plasma-derived
MELD-Score	Model of Endstage Liver Disease	PDE	Phosphodiesterase
		PDGF	Platelet-derived Growth Factor
MG	Molekulargewicht		

Abkürzungen

PDW	Platelet Distribution Width = Thrombozytenvolumenverteilungskurve	PUP	Previously untreated Patient
PEG	Polyethylenglykol	PVW	positiver Vorhersagewert
PEI	Paul-Ehrlich-Institut	PZ	Protein Z
PF	Plättchenfaktor	PZI	Protein-Z-abhängiger Protease-Inhibitor, Protein-Z-Inhibitor, vgl. ZPI
PFA	Platelet Function Analyzer		
PFO	persistierendes Foramen ovale		
		QM	Qualitätsmanagement
PGI_2	Prostazyklin	RES	retikuloendotheliales System
P-GP	P-Glykoprotein		
PHBP	Plasma Hyaluronan-binding Protein	RIA	Radioimmunassay
		RIPA	Ristocetin-induzierte Plättchenagglutination
PI	Plasmininhibitor (α_2-Antiplasmin)		
		ROTEM	Rotationsthrombelastometrie
PiCT	Prothrombinase-induced Clotting Time		
		rpm	Umdrehungen pro Minute
PIFA	Partikel-Immunofiltration-Assays	rtPA	rekombinanter Tissue-type Plasminogen Activator
PIVKA	Protein induced in Vitamin K-Absence		
		RV	Ringversuch
PL	Phospholipide	RVV	Russel Viper Venom
PMDW	Platelet dry mass Distribution Width	s.c.	subkutan
		scu-PA	Single Chain Urokinase Plasminogen Activator
POC	Point of Care		
POCT	Point-of-Care-Testing	SDP	Solvent-Detergent-Plasma
PolyP	Polyphosphat	SIRS	systemisches inflammatorisches Response-Syndrom
PPH	postpartale Blutung		
PPI	Plasmin-Plasmininhibitor-Komplex	SK	Streptokinase
		SLE	systemischer Lupus erythematodes
PPP	Platelet-poor Plasma		
PPSB	die 4 Proenzyme des Prothrombinkomplexes (Prothrombin, Proconvertin = FVII, Stuart-Power Faktor = FX, antihämophiles Globulin B), auch für Prothrombinkomplexkonzentrate	SPD	Storage-Pool-Disease
		SRA	Serotonin-Release-Assay
		SSC	Scientific Standardization Committee
		STEMI	ST-Hebungs-Infarkt
		sTF	soluble Tissue Factor
		TAFI	Thrombin-activatable Fibrinolysis Inhibitor (vgl. LACI)
PR	Prothrombinzeit-Ratio	TAR	Thrombozytopenie mit Radiusaplasie
PRP	Platelet-rich Plasma		
PT	Prothrombin Time (= Quick-Test)	TAT	Thrombin-Antithrombin-Komplex
PTA	Plasma Thromboplastin Antecedent (Faktor XI)		
		tcu-PA	Two Chain Urokinase Plasminogen Activator
PTCA	perkutane transluminale Koronarangioplastie		
		TE	thromboembolische Erkrankungen
PTT	partielle Thromboplastinzeit		
		TEG	Thrombelastogramm

Abkürzungen

TF	Tissue-Faktor	VASP	Vasodilatator-stimulated Phosphoprotein
TFPI	Tissue Factor Pathway Inhibitor (vgl. EPI)	VHF	Vorhofflimmern
TGF-β	Transforming Growth Factor-β	VK	Vitamin K
		VKA	Vitamin-K-Antagonist
TIA	transitorische ischämische Attacke	VKCFD	angeborener Mangel der VK-abhängigen Gerinnungsfaktoren
TK	Thrombozytenkonzentrat		
TP	Thrombin-Peak	VKH_2	Vitamin-K-Hydrochinon
t-PA	Tissue-type Plasminogenaktivator	VKO	Vitamin-K-Epoxyd
		VKOR	Vitamin-K-Epoxid-Reduktase
TPO	Thrombopoetin		
TPZ	Thromboplastinzeit	VTE	venöse Thromboembolie
TRA	Thrombopoetinrezeptor-Agonisten	VWF	von-Willebrand-Faktor
		VWF:Ag	Antigenkonzentration des von-Willebrand-Faktors
TRALI	transfusionsassoziierte Lungenschädigung		
		VWF:CB	Kollagenbindungsaktivität des von-Willebrand-Faktors
TRAP-6	Thrombin Receptor-activating Peptide 6		
		VWF:FVIIIB	Bindungskapazität des von-Willebrand-Faktors für Faktor VIII
TTP	thrombotisch-thrombozytopenische Purpura		
TTP	Time to Peak (Thrombingenerierung)	VWFpp	VWF-Propeptid
		VWF:RCo	Ristocetin-Kofaktor-Aktivität des von-Willebrand-Faktors
TTR	Time in Therapeutic Range		
TVT	tiefe Venenthrombose		
TxA2	Thromboxan A2	VWS	von-Willebrand-Syndrom
TZ	Thrombinzeit	VZ	Verschlusszeit
UAW	unerwünschte Arzneimittelwirkung	WFH	World Federation of Hemophilia
UFH	unfraktioniertes Heparin	XLM	Extra large Material
u-PA	Urokinase-type Plasminogen Activator	ZPI	Protein-Z-abhängiger Protease-Inhibitor, vgl. PZI
uPAR	Urokinase-Protease-activated-Rezeptor	ZVK	zentraler Venenkatheter

XV

Inhaltsverzeichnis

A Befundkombinationen   1

1 Befundkombinationen – Schnellorientierung   2
M. Barthels, A. Tiede, S. Ziemer

1.1	Isolierte Verminderung des Quick-Tests	4
	Grunddiagnostik	4
	Weiterführende Diagnostik	5
1.2	Isolierte Verlängerung der aPTT	5
	Grunddiagnostik	5
	Weiterführende Diagnostik	7
1.3	Kombinierte Veränderung von Quick-Test und aPTT	9
	Grunddiagnostik	9
	Weiterführende Diagnostik	10
1.4	Veränderungen der 3 globalen Tests Quick-Test, aPTT und Thrombinzeit	11
	Grunddiagnostik	11
	Weiterführende Diagnostik	13
1.5	Schwere globale Hämostasestörung	14
	Grunddiagnostik	14
	Störung der Thrombozytenfunktion	14
	Weiterführende Diagnostik	16
1.6	Pathologische aPTT und pathologische Thrombozytenfunktion	16
	Grunddiagnostik	16
	Weiterführende Diagnostik	17
1.7	Durch Quick-Test, aPTT und Thrombozytenzahl nicht erfassbare Störungen	18
	Grunddiagnostik	18
	Weiterführende Diagnostik	20

B Grundlagen der Hämostase 21

2 Mechanismen und Komponenten der Hämostase 22
M. Barthels

- 2.1 Aufgaben der Hämostase 22
  - *Antikoagulation* 22
  - *Blutstillung* 22
- 2.2 Mechanismus der Hämostase 23
  - *Gefäßwand* 23
  - *Thrombozyten* 24
  - *Plasmatische Gerinnung und Fibrinolyse* 24
  - *Hämostase-relevante Komponenten der Hämostase im Überblick* 25

3 Physiologie der Thrombozyten 32
A. Ganser

- 3.1 Thrombozytenbildung 32
- 3.2 Thrombozytenmorphologie 32
- 3.3 Hämostatisch wichtige Bestandteile der Thrombozyten 34
- 3.4 Thrombozyteneigenschaften 36

4 Plasmatische Gerinnung: Thrombinbildung 39
M. Barthels

- 4.1 Prinzipien der Thrombinbildung 39
- 4.2 Die einzelnen Reaktionspartner 41
- 4.3 Ablauf der Thrombinbildung 44
  - *Initiale Thrombinbildung durch Faktor VIIa/TF (Amplifikation)* 44
  - *Thrombinbildung auf den Thrombozytenoberflächen (Propagierung)* 45
- 4.4 Thrombinbildung und Kontaktsystem 48
- 4.5 Die eigentliche Thrombinbildung 50
- 4.6 Funktionen des Thrombins 50

5 Plasmatische Gerinnung: Fibrinogen und Fibrinbildung 53
M. Barthels

- 5.1 Struktur, Biochemie und Physiologie von Fibrinogen 53
- 5.2 Eigenschaften von Fibrinogen 55

	5.3	Fibrinbildung	57
		Thrombinbedingte Fibrinbildung	57
	5.4	Polymerisationsprozess	57
	5.5	Fibrinstabilisierung	58

6 Physiologische Inhibitoren der Gerinnung — 63
M. Barthels

	6.1	Allgemeines	63
		Serpine	63
		Weitere Inhibitoren	65
	6.2	Antithrombin	65
	6.3	Andere Serpine des Gerinnungssystems	66
	6.4	Protein-C-System	67
	6.5	Weitere Inhibitoren	69
		Tissue Factor Pathway Inhibitor (TPFI)	69
		$α_2$-Makroglobulin	70

7 Fibrino(geno)lyse — 73
M. Barthels

	7.1	Plasminbildung	74
	7.2	Streptokinase	75
	7.3	Inhibitoren der Fibrinolyse	75
	7.4	Abbau von Fibrinogen und Fibrin	77
	7.5	Physiologie der Fibrinolyse	78

8 Zum Ablauf der Gerinnung in vitro — 81
M. Barthels

		Erfassung der Thrombinbildung in vitro	81
		Abläufe und Einfluss der Reaktionsbedingungen auf Aktivitätsmessungen	83

C Häufige Hämostasestörungen — 89

9 Schwankungen und physiologische Veränderungen beim Gesunden — 90
F. Bergmann

	9.1	Einleitung	90

	9.2	Biologische Variabilität	90
		Altersabhängige Veränderungen	90
		Geschlechtsabhängige Veränderungen	94
		Genetische Einflüsse	95
		Körpergewicht/Body-Mass-Index (BMI)	95
		Alimentäre Einflüsse	96
		Zirkadiane, menstruale und jährliche Rhythmen	96

10 Hämostase in der physiologischen Schwangerschaft ... 101
F. Bergmann

	10.1	Physiologische Bedeutung	101
	10.2	Veränderungen der Hämostaseparameter	101

11 Hämophilie A und B ... 107
M. Barthels

	11.1	Allgemein	107
	11.2	Klinik, Labor und Therapie	109

12 Angeborenes von-Willebrand-Syndrom ... 121
J.-D. Studt

	12.1	Allgemein	121
	12.2	Klassifikation	122
	12.3	Klinik, Labor und Therapie	129

13 Andere angeborene Koagulopathien ... 137
M. Barthels

	13.1	Mangel einzelner Gerinnungsfaktoren	137
	13.2	Mangel mehrerer Gerinnungsfaktoren	137
		Angeborener Faktor-VIII- und Faktor-V-Mangel	139
		Angeborener Prothrombinkomplex-Mangel	140
		Faktor-VIII- oder -IX-Mangel (Hämophilien) und Inhibitoren-Mangel	142
		Carbohydrate-Glykoprotein-Deficiency-Syndrom	143

14 Erworbener Mangel einzelner Gerinnungsfaktoren ... 144
A. Tiede, M. Barthels

	14.1	Erworbene Hämophilie	145

	14.2	Erworbenes von-Willebrand-Syndrom	154
	14.3	Erworbener Mangel anderer Gerinnungsfaktoren	161

15 Vitamin-K-Mangel ... 168
A. Tiede

	15.1	Allgemein	168
	15.2	Angeborene Mangelzustände	171
	15.3	Erworbener VK-Mangel	171
	15.4	Klinik, Diagnostik und Therapie	172

16 Leberfunktionsstörungen ... 180
A. Tiede

	16.1	Allgemein	180
	16.2	Klinik, Diagnostik und Therapie	183

17 Disseminierte intravasale Gerinnung ... 192
A. Tiede und M. Barthels

	17.1	Allgemein	192
	17.2	Verlauf der DIC	197
	17.3	Klinik, Diagnostik und Therapie	201

18 Störungen des fibrinolytischen Gleichgewichtes ... 214
M. Barthels

	18.1	Allgemein	214
	18.2	Erhöhte fibrinolytische Aktivität	214
		Allgemeines	214
		Mangel an Fibrinolyseinhibitoren	216
	18.3	Verminderte fibrinolytische Aktivität	217
	18.4	Äußere Einflüsse und Erkrankungen mit veränderter fibrinolytischer Aktivität	218
	18.5	Diagnostik und Therapie	220

19 Thrombotische Mikroangiopathien ... 224
J.-D. Studt

	19.1	Allgemein	224
	19.2	Thrombotisch-thrombozytopenische Purpura (TTP)	225
	19.3	Hämolytisch-urämisches Syndrom (HUS)	230

	19.4	Andere thrombotische Mikroangiopathien	231
	19.5	Therapie der thrombotischen Mikroangiopathien	232

20 Thrombozytopenie und Thrombozytenfunktionsstörungen 237
A. Ganser

	20.1	Thrombozytopenie	237
		Angeborene Thrombozytopenien	240
		Erworbene Thrombozytopenien	243
	20.2	Thrombozytopathien	251
		Angeborene Thrombozytopathien	252
		Erworbene Thrombozytopathien	257

21 Angeborene Thrombophilie 260
J.-D. Studt

	21.1	Allgemein	260
	21.2	Thrombophile Defekte	263
	21.3	Labordiagnostik	268

22 Erworbene Thrombophilie 277
F. Bergmann

	22.1	Antiphospholipid-Syndrom – Klinik	277
	22.2	Heparin-induzierte Thrombozytopenie	285
	22.3	Schwangerschaftsbedingt erhöhte Thromboseneigung	291
	22.4	Andere erworbene Ursachen einer erhöhten Thromboseneigung	300

23 Besonderheiten der Hämostase in der Pädiatrie 313
F. Bergmann

	23.1	Allgemein	313
	23.2	Hämostase des Neugeborenen	315
		Blutungsneigung des Neugeborenen	316
		Thromboseneigung des Neugeborenen	319
	23.3	Hämostasesystem nach dem 1. Lebensjahr bis zur Pubertät	322
	23.4	Interpretation der Befunde	323

D Laboratoriumsdiagnostik 327

24 Qualitätsmanagement im Gerinnungslabor 328
A. Czwalinna

24.1 Einleitung 328
24.2 Präanalytik 328
24.3 Blutentnahmetechnik, Probentransport, Probenaufbereitung und -Lagerung 331
24.4 Qualitätssicherung im Gerinnungslabor 335

25 Grundlagen der Gerinnungsdiagnostik 341
M. Barthels, A. Tiede, S. Ziemer

25.1 Allgemein 341
25.2 Methoden 343
  Aktivitätstests 343
  Tests zum Nachweis von Inhibitoren 350
  Messung der fibrinolytischen Aktivität 351
  Immunologische Methoden 352
25.3 Häufige Fehler und Ursachen der Fehlinterpretation 355
25.4 Unterschiede zwischen Plasma und Serum 356

26 Global- und Gruppentests 359
26.1 Quick-Test (Thromboplastinzeit) 359
  M. Barthels, F. Bergmann, A. Czwalinna

  Klinische Bedeutung 359
  Terminologie und Definitionen 360
  Methode 361
  Einflussgrößen 367
  Thromboplastin-Reagenzien 369
26.2 Aktivierte partielle Thromboplastinzeit (aPTT) 371
  M. Barthels, F. Bergmann, A. Czwalinna

  Klinische Bedeutung 371
  Terminologie und Definitionen 373
  Methode 374
  Einflussgrößen 376

26.3	Thrombinzeit (TZ)		387
	M. Barthels, F. Bergmann, A. Czwalinna		

Klinische Bedeutung 387
Terminologie und Definitionen 388
Methode 388
Einflussgrößen 390

26.4	Batroxobinzeit u.ä. Tests		397
	M. Barthels, F. Bergmann, A. Czwalinna		

Klinische Bedeutung 397
Thrombin-ähnliche Enzyme: Bestandteile und Definitionen ... 398
Methode 399
Einflussgrößen 399

26.5	Thrombingenerierungstest		400
	T. Siegemund, A. Siegemund		

Klinische Bedeutung 400
Terminologie und Definitionen 400
Methode 402
Aktivatoren und Modifikatoren 405
Einflussgrößen 406

27 Einzelfaktoren und Inhibitoren der plasmatischen Gerinnung ... 421

27.1	Fibrinogen		421
	M. Barthels, F. Bergmann, A. Czwalinna		

Klinische Bedeutung 421
Grundlagen 422
Standards und Referenzbereiche 427
Abnorm hohe und abnorm niedrige Fibrinogenspiegel 428
Fibrinogenbestimmung 434

27.2	Faktor II (Prothrombin) und Prothrombingenvariante		438
	M. Barthels, F. Bergmann, A. Czwalinna		

Klinische Bedeutung 438
Biochemie und Physiologie 439
Referenzbereiche 442
Abnorm niedrige oder abnorm hohe Faktor-II-Spiegel 443
Prothrombinpolymorphismus 20210 G > A und hohe
Faktor-II-Spiegel 446
Prothrombinbestimmung 448

27.3	Faktor V und Faktor-V-Genmutationen	450
	M. Barthels, F. Bergmann, A. Czwalinna	

Klinische Bedeutung 450
Biochemie und Physiologie 451
Standards und Referenzbereiche 453
Abnorm niedrige oder abnorm hohe Faktor-V-Spiegel 453
Resistenz gegen aktiviertes Protein C (APCR) und
Faktor V-1691G > A-Mutation (Faktor-V-Leiden-Mutation) 456
Quantitative Bestimmung des Faktors V 458
Bestimmung der APC-Resistenz 459

27.4	Faktor VII und Faktor VIIa	462
	M. Barthels, F. Bergmann, A. Czwalinna	

Klinische Bedeutung 462
Biochemie und Physiologie 463
Standards und Referenzbereiche 465
Abnorm niedrige oder abnorm hohe Faktor-VII-Spiegel 466
Bestimmung von Faktor VII und Faktor VIIa 469

27.5	Faktor VIII	474
	M. Barthels, F. Bergmann, A. Czwalinna	

Klinische Bedeutung 474
Grundlagen 475
Standards und Referenzbereiche 477
Abnorm niedrige oder abnorm hohe Faktor-VIII-Spiegel 478
Bestimmung des Faktors VIII 481
Bestimmung von Faktor-VIII-Inhibitoren/-Hemmkörpern 487

27.6	Faktor IX	492
	M. Barthels, F. Bergmann, A. Czwalinna	

Klinische Bedeutung 492
Biochemie und Physiologie 492
Standards und Referenzbereiche 494
Abnorm niedrige oder abnorm hohe Faktor-IX-Spiegel 495
Bestimmung des Faktors IX 497

27.7	Faktor X	500
	M. Barthels, F. Bergmann, A. Czwalinna	

Klinische Bedeutung 500
Biochemie und Physiologie 501
Standards und Referenzbereiche 503

	Abnorm niedrige oder abnorm hohe Faktor-X-Spiegel	503
	Bestimmung des Faktors X	505
27.8	Faktor XI	508
	M. Barthels, F. Bergmann, A. Czwalinna	
	Klinische Bedeutung	508
	Biochemie und Physiologie	508
	Standards und Referenzbereiche	510
	Abnorm niedrige oder abnorm hohe Faktor-XI-Spiegel	510
	Bestimmung des Faktors XI	512
27.9	Faktor XII	514
	M. Barthels, F. Bergmann, A. Czwalinna	
	Klinische Bedeutung	514
	Biochemie und Physiologie	515
	Referenzbereiche	516
	Abnorm niedrige oder abnorm hohe Faktor-XII-Spiegel	517
	Faktor XII und Gefäßverschlussrisiken	520
	Bestimmung des Faktors XII	521
27.10	Präkallikrein (PK) und High Molecular Weight Kininogen (HMWK)	523
	M. Barthels, F. Bergmann, A. Czwalinna	
	Klinische Bedeutung	523
	Biochemie und Physiologie	523
	Referenzbereiche	526
	Abnorm niedrige oder abnorm hohe Spiegel	526
	Bestimmung von PK und HMWK	528
27.11	Faktor XIII	529
	M. Barthels, F. Bergmann, A. Czwalinna	
	Klinische Bedeutung	529
	Biochemie und Physiologie	530
	Referenzbereiche	533
	Abnorm niedrige oder abnorm hohe Faktor-XIII-Spiegel	533
	Bestimmung des Faktors XIII	536
27.12	von-Willebrand-Faktor	542
	J.-D. Studt	
	Klinische Bedeutung	542
	Biochemie und Physiologie	543
	Standards und Referenzbereiche	545

Abnorm niedrige oder abnorm hohe VWF-Spiegel 546
Bestimmung des von-Willebrand-Faktors 554
27.13 ADAMTS-13 (VWF-spaltende Protease)..................... 566
J.-D. Studt

Klinische Bedeutung 566
Biochemie und Physiologie 567
Standards und Referenzbereiche 568
Abnorm niedrige oder abnorm hohe ADAMTS-13-Aktivität ... 568
Bestimmung der ADAMTS-13-Aktivität 570
27.14 Protein Z und sein Inhibitor PZI 573
S. Ziemer, A. Tiede, M. Barthels

Klinische Bedeutung 573
Biochemie und Physiologie 573
Abnorm niedrige und abnorm hohe Messwerte von Protein Z . 574
Bestimmung von Protein Z und PZI.......................... 575
27.15 Tissue-Faktor (Gewebefaktor) 575
M. Barthels, F. Bergmann, A. Czwalinna

Klinische Bedeutung 575
Biochemie und Physiologie 576
Referenzbereiche 578
Abnorm niedrige oder abnorm hohe Tissue-Faktor-Spiegel 578
Bestimmung des Tissue-Faktors 578
27.16 Tissue Factor Pathway Inhibitor (TFPI) 579
M. Barthels, F. Bergmann, A. Czwalinna

Klinische Bedeutung 579
Biochemie und Physiologie 579
Referenzbereiche 581
Abnorm niedrige oder abnorm hohe TFPI-Spiegel 581
Bestimmung des TFPI 582
Therapeutischer Einsatz von TFPI 582
27.17 Thrombin-activatable Fibrinolysis Inhibitor (TAFI) 583
S. Ziemer, A. Tiede, M. Barthels

Klinische Bedeutung 583
Biochemie und Physiologie 583
Referenzbereiche 584
TAFI-Bestimmung 584

27.18 Antithrombin (AT) 584
S. Ziemer, A. Tiede, M. Barthels

Klinische Bedeutung 584
Biochemie und Physiologie 585
Abnorm niedrige oder abnorm hohe Antithrombinspiegel 587
Bestimmung des Antithrombins 591

27.19 Heparinkofaktor II (HC-II) 595
S. Ziemer, A. Tiede, M. Barthels

Klinische Bedeutung 595
Referenzbereich 596
Bestimmung des Heparinkofaktors II 596

27.20 Protein C 597
S. Ziemer, A. Tiede, M. Barthels

Klinische Bedeutung 597
Grundlagen 598
Standards und Referenzbereiche 600
Abnorm niedrige und abnorm hohe Protein-C-Spiegel 600
Bestimmung von Protein C 604

27.21 Protein S 608
S. Ziemer, A. Tiede, M. Barthels

Klinische Bedeutung 608
Grundlagen 609
Referenzbereiche 612
Abnorm niedrige Protein-S-Spiegel 612
Protein-S-Bestimmung 614

27.22 Protein-Ca-Inhibitor (PCI, PAI-3) 620
S. Ziemer, A. Tiede, M. Barthels

Klinische Bedeutung 620
Biochemie und Physiologie 620

27.23 Plasminogen/Plasmin 622
S. Ziemer, A. Tiede, M. Barthels

Klinische Bedeutung 622
Biochemie und Physiologie 622
Referenzbereiche für Plasminogen 624
Abnorm niedrige oder abnorm hohe Plasminogenspiegel 624
Plasminogenbestimmung 625

27.24 Tissue-type Plasminogenaktivator (t-PA) 626
S. Ziemer, A. Tiede, M. Barthels

    Klinische Bedeutung 626
    Biochemie und Physiologie 626
    Referenzbereiche 627
    Abnorm niedrige oder abnorm hohe t-PA-Spiegel 628
    t-PA-Bestimmung 628

27.25 Urokinase, Urinary-type PA (u-PA) 629
S. Ziemer, M. Barthels, A. Tiede

    Klinische Bedeutung 629
    Biochemie und Physiologie 630
    Urokinase-Bestimmung 631

27.26 Plasminogenaktivator-Inhibitor (PAI-1)
und andere PA-Inhibitoren 631
S. Ziemer, M. Barthels, A. Tiede

    Klinische Bedeutung 631
    Biochemie und Physiologie 632
    Referenzbereiche 632
    Abnorm niedrige oder abnorm hohe PAI-1-Spiegel 633
    PAI-1-Bestimmung 634

27.27 Plasmininhibitor (PI) 635
S. Ziemer, M. Barthels, A. Tiede

    Klinische Bedeutung 635
    Biochemie und Physiologie 635
    Referenzbereiche 636
    Abnorm niedrige oder abnorm hohe Plasmininhibitorspiegel.. 636
    Plasmininhibitor-Bestimmung............................. 637

27.28 Andere mit der Gerinnung assoziierte Proteine 638
M. Barthels, F. Bergmann, A. Czwalinna

    Faktor-VII-aktivierende Protease (FSAP) 638
    Neutrophilen-Elastase (NE) 640
    α_1-Proteinaseninhibitor (α_1-PI, α_1-Antitrypsin) 642
    α_2-Makroglobulin 643
    Plasminogenaktivator-Inhibitor 2 (PAI-2) 645
    C1-Esterase-Inhibitor 646
    Fibronektin 648
    Vitronektin 650

28 Aktivierungsmarker der Gerinnung und Fibrinolyse 686
F. Bergmann, A. Czwalinna

- 28.1 D-Dimer-Antigen 687
  - *Klinische Bedeutung* 687
  - *Biochemie und Physiologie* 688
  - *Standardisierung und Referenzbereiche* 689
  - *Abnorm niedriges oder abnorm hohes D-Dimer-Antigen* 690
  - *Bestimmung des D-Dimer-Antigens* 692
- 28.2 Prothrombinfragment 1 + 2 (F1 + 2) 694
  - *Klinische Bedeutung* 694
  - *Biochemie und Physiologie* 695
  - *Referenzbereich* 695
  - *Abnorm niedrige oder abnorm hohe F1 + 2* 696
  - *Methoden zur F1 + 2-Bestimmung* 696
- 28.3 Thrombin-Antithrombin-Komplex (TAT) 697
  - *Klinische Bedeutung* 697
  - *Biochemie und Physiologie* 697
  - *Referenzbereich* 698
  - *Abnorm niedriger oder abnorm hoher TAT* 698
  - *TAT-Bestimmung* 699
- 28.4 Fibrinopeptid A (FPA) 699
  - *Klinische Bedeutung* 699
  - *Biochemie und Physiologie* 700
  - *Referenzbereich* 700
  - *Abnorm niedriges oder abnorm hohes FPA* 700
  - *FPA-Bestimmung* 701
- 28.5 Fibrinmonomere (lösliches Fibrin) 701
  - *Klinische Bedeutung* 701
  - *Biochemie und Physiologie* 701
  - *Referenzbereich* 702
  - *Abnorm niedrige oder abnorm hohe FM* 702
  - *FM-Bestimmung* 702
- 28.6 Plasmin-Plasmininhibitor-Komplex (PPI) 703
  - *Klinische Bedeutung* 703
  - *Biochemie und Physiologie* 703
  - *Referenzbereich* 704
  - *Abnorm niedriger oder abnorm hoher PPI* 704
  - *PPI-Bestimmung* 704

28.7	Mikropartikel (MP)		704
	Klinische Bedeutung		704
	Biochemie und Physiologie		704
	Mikropartikelbestimmung		705

29 Thrombozytenfunktionsdiagnostik ... 711
F. Bergmann

29.1	Bestimmung der Thrombozytenzahl und -größe	711
	Klinische Bedeutung	711
	Referenzbereiche	711
	Methodik	712
29.2	Thrombozyten im Blutausstrich	718
	Klinische Bedeutung	718
	Methodik	718
29.3	Blutungszeit	719
	Klinische Bedeutung	719
	Referenzbereich	719
	Methodik	719
29.4	PFA-100	724
	Klinische Bedeutung	724
	Referenzbereiche	724
	Methodik	725
	Probleme	729
	Typische Befundkonstellationen	731
29.5	Lichttransmissionsaggregometrie (LTA)	733
	Klinische Bedeutung	733
	Referenzbereiche	733
	Methodik	733
	RIPA – Ristocetin-induzierte Plättchenagglutination	738
	Einflussgrößen und Störgrößen	739
29.6	Impedanz-Aggregometrie und Luminometrie	743
	Klinische Bedeutung	743
	Referenzbereiche	743
	Methodik	744
29.7	Durchflusszytometrie	747
	Klinische Bedeutung	747
	Referenzbereiche	748
	Methodik	748
	Probleme	752

30 Diagnostik der Heparin-induzierten Thrombozytopenie (HIT) ... 760
F. Bergmann

- 30.1 ELISA- bzw. Antigentests 760
- 30.2 Thrombozytenaktivierungstests 762
  - *Thrombozytenaggregationstest* 763
  - *Heparin-induzierter-Plättchenaktivierungs-Test (HIPA) und Serotonin-Freisetzungs-(Release)-Assay (SRA)* 764
- 30.3 Schnelltests 764

31 Diagnostik der Antiphospholipid-Antikörper (aPL) 767
F. Bergmann

- 31.1 Definition 767
- 31.2 Historischer Überblick 768
- 31.3 Allgemeine Voraussetzungen 768
  - *Präanalytische Besonderheiten und Zeitpunkt der Analytik* ... 769
  - *Derzeit empfohlene Testsysteme* 770
- 31.4 Lupusantikoagulans 771
  - *Lupusantikoagulans-sensitive aPTT* 772
  - *aPTT-Mischversuch und weitere Mischversuche* 773
  - *Russel-Viper-Venom-Time-Test (dRVVT-Test)* 775
  - *ELISA-Tests zum Nachweis der Antiphospholipid-Antikörper* . 778

32 Monitoring der Antikoagulanzien 786
S. Alban

- 32.1 Allgemeines zum Monitoring 786
  - *Untersuchungsmaterial für Labor- und POC-Methoden* 786
  - *Chromogene Anti-Faktor-Xa-Tests (aXa-Tests)* 789
  - *Activated Clotting Time (ACT)* 793
  - *Heptest* 794
  - *Prothrombinase-induced Clotting Time (PiCT)* 796
  - *Thrombininhibitoren in der Laboratoriumsdiagnostik* 797
- 32.2 Heparine 799
  - *Unfraktioniertes Heparin* 799
  - *Niedermolekulare Heparine (NMH)* 800
- 32.3 Antikoagulanzien bei HIT 801
  - *Argatroban* 801
  - *Danaparoid* 802
  - *Lepirudin* 803

	32.4	Parenterale Faktor-Xa- und Thrombininhibitoren	804
		Fondaparinux	804
		Bivalirudin	805
	32.5	Vitamin-K-Antagonisten	806
		Phenprocoumon, Warfarin und Acenocoumarol	806
	32.6	Orale direkte Faktor-Xa- und Thrombininhibitoren	807
		Rivaroxaban, Apixaban und Dabigatranetexilat	807

33 Point-of-Care-Tests ... 819

	33.1	Klinische Bedeutung	819
		S. Ziemer, F. Bergmann, A. Czwalinna	
	33.2	Plasmatische Gerinnung	820
		S. Ziemer, F. Bergmann, A. Czwalinna	
		Thromboplastinzeit (INR)	820
		Aktivierte partielle Thromboplastinzeit (aPTT)	822
		Activated Clotting Time (ACT)	823
		Thrombinzeit	823
		D-Dimer	824
	33.3	Thrombozytenfunktionstests	825
		S. Ziemer, F. Bergmann, A. Czwalinna	
		Klinische Bedeutung	825
		Prinzipien und Methodik	825
		Zusammenfassende Beurteilung	828
	33.4	Thrombelastogramm und Rotationsthrombelastometrie	828
		T. Siegemund, A. Siegemund	
		Klinische Bedeutung	828
		Methodik	829
		Aktivatoren und Modifikatoren	831
		Standardisierung	833
		Einflussgrößen	833
		Thrombelastografie zur Therapiesteuerung	836

E Hämostaseologische Arzneimittel ... 843

34 Faktorenkonzentrate ... 844
M. Barthels, A. Tiede

	34.1	Grundlagen	844
		Allgemeine Charakterisierung der Faktorenkonzentrate	844

		Grundlagen der Substitutionstherapie	846
		Maßeinheiten und Konzentrationen	847
		Verlaufskontrollen bei Substitutionstherapien	850
		Unerwünschte Arzneiwirkungen	851
	34.2	Faktor-VIII/von-Willebrand-Faktor-Konzentrate (FVIII/VWF-Konzentrate)	853
	34.3	PPSB-Konzentrate	861
	34.4	Faktor-IX-Konzentrate	866
	34.5	Aktiviertes Prothrombinkomplex-Konzentrat (APCC)	869
	34.6	Faktor-VII-Konzentrat	870
	34.7	Rekombinantes Faktor-VIIa-Konzentrat (Faktor rVIIa)	872
	34.8	Protein-C-Konzentrat	874
	34.9	Antithrombinkonzentrate	876
	34.10	Fibrinogenkonzentrat	880
	34.11	Faktor-XIII-Konzentrat	883
	34.12	Frischplasma	884
35	**Desmopressin (DDAVP)**		890

M. Barthels, A. Tiede

	35.1	Pharmakologie	890
	35.2	Kontraindikationen und Nebenwirkungen..................	891
	35.3	Anwendung von Desmopressin	892
36	**Antikoagulanzien**		895

S. Alban

	36.1	Allgemeines zu Antikoagulanzien	895
		Klinische Bedeutung und Einteilung.......................	895
		Allgemein zu beachtende Aspekte	896
	36.2	Heparine	899
		Unfraktioniertes Heparin	899
		Niedermolekulare Heparine	911
	36.3	Antikoagulanzien bei HIT	933
		Alternative Antikoagulation bei HIT	933
		Antikoagulation bei HIT in der Anamnese	935
		Keine Antikoagulation mit VKA bei HIT	936
		Argatroban	936
		Danaparoid..	941
		Lepirudin	945
		Fondaparinux (off-label)	950

	36.4	Parenterale Faktor-Xa- und Thrombininhibitoren	951
		Fondaparinux...	952
		Bivalirudin	960
	36.5	Vitamin-K-Antagonisten	964
		Phenprocoumon, Warfarin und Acenocoumarol..............	965
	36.6	Orale direkte Faktor-Xa- und Thrombininhibitoren	988
		Rivaroxaban, Apixaban und Dabigatranetexilat	989

37 Thrombozytenaggregationshemmer........................... 1015
J.-D. Studt

	37.1	Allgemein	1015
		Klinische Bedeutung.......................................	1015
		Monitoring und Variabilität der Thrombozyten-	
		aggregationshemmung	1016
	37.2	Acetylsalicylsäure	1017
		Pharmakologie..	1017
		Monitoring	1018
	37.3	ADP-Rezeptor (P2Y$_{12}$)-Antagonisten.......................	1018
		Thienopyridine	1019
		Nichtthienopyridine	1022
	37.4	GP-IIb/IIIa(Integrin-αIIbβ3)-Antagonisten	1023
	37.5	Dipyridamol...	1025

38 Gerinnungsveränderungen bei systemischen fibrinolytischen Therapien.. 1027
M. Barthels

	38.1	Allgemeine klinische Voraussetzungen	1027
	38.2	Besonderheiten der Fibrinolytika	1028
		Streptokinase	1029
		Urokinase	1029
		Rekombinanter Plasminogenaktivator (rt-PA)	1030
	38.3	Gerinnungsveränderungen bei systemischen Lysen	1031
		Fibrinogenabfall	1031
		Fibrin(ogen)-Spaltprodukte und globale Gerinnungstests	1032
		Weitere Fibrinolyse- und Gerinnungsmessgrößen	1036
	38.4	Ancrod-Therapie...	1038

Sachverzeichnis 1041

A Befund-kombinationen

A 1 Befundkombinationen – Schnellorientierung

M. Barthels, A. Tiede, S. Ziemer

Dieses Kapitel dient der möglichst raschen Diagnostik von Gerinnungsstörungen. Zunächst einmal: Prinzipiell sind bei der Komplexität der Blutgerinnung und ihrer Beeinflussbarkeit durch Veränderungen in anderen Systemen 3 unterschiedliche Vorgehensweisen zur Diagnostik flexibel anzuwenden (Tab. 1.1). Dabei ist eine gezielte, rationelle Gerinnungsdiagnostik ohne klinische Information nicht möglich. Die Klinik entscheidet, welche der Vorgehensweisen eingesetzt wird.

Tab. 1.1 Unterschiedliche diagnostische Ansätze

diagnostischer Ansatz	Beispiel	klinische Information
1. Einzelanalyse	Überwachung einer Therapie mit Vitamin-K-Antagonisten (VKA) mittels Quick-Test	Patient erhält Phenprocoumon
2. Kombination von 2–3 Screening-Tests	Erstzuordnung einer Gerinnungsstörung (z. B. Hämophilie)	abnorme Blutungsneigung in der Anamnese
3. Wiederholung erforderlicher Testkombinationen	Veränderungen von Halbwertszeiten oder Reaktionsprodukten Manifestation von Verdachtsdiagnosen	posttraumatische Sepsis Verdacht auf DIC massiver Blutverlust

In diesem Kapitel wird das diagnostische Prozedere anhand der 2. Vorgehensweise, dem kombinierten Einsatz der beiden Screening-Tests **Quick-Test** (benannt nach dem Erstbeschreiber des Tests, A.J. Quick, Synonym: Thromboplastinzeit, Prothrombinzeit) und **aktivierte partielle Thromboplastinzeit (aPTT)** erläutert. Beide erfassen zusammen alle 3 Phasen des biochemischen Gerinnungsprozesses:
- Faktor-X-Aktivierung
- Umwandlung von Prothrombin zu Thrombin
- Fibrinbildung.

Jeder der beiden Tests beinhaltet dabei eine Region des Gerinnungssystems, d. h. der pathologische Ausfall eines Tests zeigt die Region an, in der die Störung liegt. Da Störungen der unmittelbaren Fibrinbildung im klinischen Alltag selten geworden sind, reichen für die primäre Diagnostik Quick-Test und aPTT in der Regel aus. Zum primären Einsatz der Rotationsthrombelastometrie (**ROTEM**) siehe Kap. D33.4.

Die **Thrombinzeit,** die nur die letzte Phase der Gerinnung, allerdings nicht den Faktor XIII erfasst, wird zum besseren Verständnis hier mit aufgeführt. Sie hat meist nur noch eine affirmative Aufgabe, d. h. den Nachweis und die Bestätigung, dass es sich um unmittelbare Störungen der Fibrinbildung handelt.

Der primäre Einsatz der globalen Methoden ermöglicht eine Rationalisierung der Diagnostik und erübrigt zeit- und geldaufwendige Serienanalysen mit Bestimmung aller Gerinnungsfaktoren. Außerdem informiert der globale Test – im Gegensatz zur Einzelfaktorenbestimmung – über zusätzliche Störungen im Gerinnungsablauf, wie z. B. Hemmeffekte durch Heparin oder andere Inhibitoren. Gelegentlich gibt er auch Hinweise auf Störungen, an die primär nicht gedacht wurde, oder in sehr seltenen Fällen – bei normalem Ausfall aller bekannten Einflussgrößen – auf bislang unbekannte Defekte (s. S. 18 f.).

Die folgenden **Befundkombinationen** zeigen, wie die Kombination der globalen Tests den Arzt an die Ursache heranführt und welche weiterführende, präzisierende Diagnostik daraus abgeleitet werden kann. Der Einsatz von Quick-Test und aPTT erfolgt dabei überwiegend zur Diagnostik von Gerinnungsstörungen, die eine abnorme Blutung verursachen können. Die Schnelldiagnostik einer vorhandenen oder drohenden abnormen intravasalen Gerinnung ist ohne den Einsatz von Reaktionsmarkern der Gerinnung heutzutage nicht mehr denkbar. Erworbene Thrombophilien erfordern fast immer ein erweitertes Programm; zur Diagnostik der angeborenen Thrombophilien existiert z. Zt. nur ein Screening-Test für den Protein-C-Pathway.

Zur Erfassung des fibrinolytischen Systems – dieser Bedarf ist in Akutsituationen groß – existiert weiterhin kein Screening-Test, der die erforderliche Empfindlichkeit und Standardisierung aufweist. Am ehesten ist hier zurzeit das ROTEM geeignet.

Auf Messgrößen des thrombozytären Systems (Plättchenzahl und Blutungszeit) wurde nur noch hingewiesen. Der klinische Test der Blutungszeitbestimmung wird kaum noch durchgeführt, wenngleich er in Notsituationen entscheidend sein kann. Details zur Plättchenfunktionstestung s. Kap. D33.3.

Sämtliche Befundkombinationen und ihre hier dargestellten Interpretationen können jedoch die Vielfalt der biologischen und therapeutischen Variationsmöglichkeiten nicht vollständig erfassen.

1.1 Isolierte Verminderung des Quick-Tests

■ Grunddiagnostik

Quick-Test	aPTT	Thrombinzeit	Thrombo-zytenzahl	Thrombozyten-funktions-Screening
pathologisch	normal	normal	normal	nicht bestimmt

Interpretationen

Diese Befundkombination findet man bei **isolierter Verminderung des Faktors VII,** der als einziger Faktor von der aPTT nicht erfasst wird, z. B. bei angeborenem Faktor-VII-Mangel.

Da sich ein mildes Defizit der Faktoren II, V oder X zwar im Quick-Test bereits zeigt, sich auf die aPTT aber meist noch nicht auswirkt, findet man diese Befundkombination außerdem relativ häufig:

- zu **Beginn einer Therapie mit VKA,** wenn die Faktoren II und X kaum, der Faktor VII jedoch bereits stärker abgesunken ist.
- wenn sich eine **Erkrankung der Leber** auf die Syntheserate des Prothrombinkomplexes auszuwirken beginnt. Hierbei ist lange Zeit lediglich der Faktor VII vermindert. Erst bei schweren Leberzellschäden wird die Synthese von Faktor II (Prothrombin) und Faktor X gleichfalls eingeschränkt. Außerdem verkürzt ein bei Lebererkrankungen erhöhter Faktor-VIII-Spiegel die aPTT.
- bei **isoliertem leichtem Mangel an Faktor V** oder **Faktor X.**

Bei Quick-Werten zwischen 15 und 25 % kann trotz einer Verminderung der Faktoren II und X in dieser Größenordnung die aPTT normal ausfallen, wenn eine **Hyperkoagulabilität des Intrinsic-Systems** vorliegt (s. S. 377). Die Hyperkoagulabilität, d. h. die beschleunigte Fibrinbildung in der aPTT, ist nicht näher definiert. Sie ist häufig durch sehr hohe Faktor-VIII-Spiegel bedingt (s. S. 480 f.).

Differenzialdiagnosen

- leichte Verminderung des Prothrombinkomplexes infolge:
  - Vitamin-K-Mangel unterschiedlicher Genese
  - Therapie mit VKA
  - Synthesestörung infolge Leberzellschaden

- angeborener oder erworbener Faktor-VII-Mangel (Faktor VII wird von der aPTT nicht erfasst).

■ Weiterführende Diagnostik

Die Indikation zur Einzelbestimmung der Faktoren ergibt sich aus der Anamnese, wie z.B. bei Verdacht auf isolierten Faktor-VII-Mangel bei Frauen mit Menorrhagien. In der Mehrzahl der Fälle erübrigen sich jedoch die Einzelfaktorenbestimmungen, wie z.B. bei der Therapie mit VKA oder bei der akuten Hepatitis, wo im Allgemeinen eine Quickwert-Bestimmung ausreicht.

1.2 Isolierte Verlängerung der aPTT

■ Grunddiagnostik

Quick-Test	aPTT	Thrombinzeit	Thrombozytenzahl	Thrombozytenfunktions-Screening
normal	**pathologisch**	normal	normal	normal

Interpretationen

Die Beurteilung dieser Befundkombination ist ohne die klinische Information nicht möglich, da die Ursachen und vor allem die therapeutischen Konsequenzen sehr unterschiedlich sein können.

> Es kann nicht genug betont werden, dass eine Verlängerung der Gerinnungszeit in der aPTT nicht in jedem Fall mit einer klinisch wirksamen Hemmung der Gerinnung identisch ist!

Eine isolierte aPTT-Verlängerung findet man bei
- **Störungen im Intrinsic-System.** Dies ist der Fall, wenn einer der Faktoren VIII, IX, XI, XII oder einer der Faktoren des Präkallikrein-Kininogen-Systems vermindert ist.
- Ferner kann ein **Inhibitor-Effekt** vorliegen, der durch Antikoagulanzien, Lupusantikoagulanzien oder Antikörper gegen Gerinnungsfaktoren verursacht sein kann.

- Ein **präanalytischer Fehler** als Ursache ist möglich bei
  - Hämatokrit > 60 % (s. S. 355)
  - Unterfüllung der Citrat-Blutprobe.

Differenzialdiagnosen

Angeborener Faktorenmangel im Intrinsic-System

- Faktor-VIII-Mangel (s. S. 478 f.)
  - bei Hämophilie A
  - bei einigen Konduktorinnen der Hämophilie A
- Faktor-IX-Mangel (s. S. 492)
  - bei Hämophilie B
  - bei einigen Konduktorinnen der Hämophilie B (s. S. 107, S. 112)
- Faktor-XI-Mangel (s. S. 495 f.)
- Faktor-XII-Mangel (keine Blutungsneigung; s. S. 517 f.)
- Präkallikrein-Mangel (keine Blutungsneigung; s. S. 526 f.)
- High-molecular-Weight-Kininogen-Mangel (keine Blutungsneigung; s. S. 527 f.).

Angeborenes von-Willebrand-Syndrom (vWS). Die aPTT-Verlängerung beim von-Willebrand-Syndrom ist wie bei der Hämophilie A durch den verminderten Faktor VIII bedingt. Die Verminderung von Faktor VIII ist wiederum durch eine verkürzte Halbwertzeit entsprechend der Verminderung des von-Willebrand-Faktors bedingt. Entscheidend für die Diagnose ist der pathologische Ausfall bestimmter Tests der primären Hämostase (z. B. PFA-100, Ristocetin-Kofaktor-Bestimmung, Kollagen-Bindungsaktivität, spezifische Multimerenanalyse; s. S. 131).

> Auch wenn diese Tests der primären Hämostase normal ausfallen, kann dennoch ein von-Willebrand-Syndrom vorliegen – und keine milde Hämophilie A: z. B. ein Typ 2N, der durch einen Bindungsdefekt des von-Willebrand-Faktors für den Faktor VIII bedingt ist.

Inhibitor-Effekte

- **Antikoagulanzien** (s. S. 379 ff.): Bei gleichzeitiger Verwendung einer weniger empfindlichen Thrombinzeit werden niedrige Konzentrationen von unfraktioniertem Heparin (UFH) oder direkten Thrombininhibitoren nur durch die aPTT erfasst. Prinzipiell müssten sie auch mit dem Quick-Test nachweisbar sein, da auch im Quick-Test die Thrombinbildung gemessen wird. Jedoch ist der Testansatz beim Quick-Test so konzipiert, dass seine Empfindlichkeit zu gering ist bzw. die Heparin-Wirkung durch bestimmte Reagenzien ausgeschaltet wurde. In hohen Dosierungen verlängern auch niedermolekulare Heparine die aPTT (und ggf. die Thrombinzeit). Der indirekte Faktor-Xa-Inhibitor Fondaparinux verlängert die aPTT nur in sehr hohen Dosierungen. Direkte Faktor-Xa-Inhibitoren beeinflussen sowohl aPTT als auch Quick-Test.

- **Lupusantikoagulanzien:** Die Verlängerung der aPTT kann der erste Hinweis auf das Vorliegen eines Lupusantikoagulans sein, insbesondere wenn sich bei Erwachsenen in der Anamnese rezidivierende Thromboembolien oder wiederholte Aborte finden. Bei Kleinkindern treten Lupusantikoagulanzien häufig im Anschluss an einen banalen Infekt auf (s. S. 781).
- **erworbene Inhibitoren:** Sehr selten stellt eine isolierte aPTT-Verlängerung die Erstmanifestation eines erworbenen Inhibitors (Autoantikörpers) gegen einen Faktor des Intrinsic-Systems bei primär Blutungsnormalen oder einen Inhibitor bei behandelten Hämophilen (Alloantikörper, s. S. 487 f.) dar. Die meisten dieser Inhibitoren sind gegen Faktor VIII gerichtet (erworbene Hämophilie und erworbenes von-Willebrand-Syndrom, s. S. 149 f., 487 f.); sie können allerdings auch gegen Faktor IX oder andere Faktoren des Intrinsic-Systems gerichtet sein.

> **!** Bei Verdacht auf einen solchen Inhibitor ist schnellstmögliches Handeln nötig.

- hoher Hämatokrit (s. S. 332)
- Unterfüllung der Blutprobe bei vorgegebener Citratmenge (s. S. 329 f.).

■ Weiterführende Diagnostik

Einzelfaktorenbestimmung

Bei Verdacht auf eine Verminderung eines einzelnen Faktors sollten zunächst die Faktoren VIII und IX bestimmt werden, da die Hämophilien A und B von allen angeborenen Blutungsleiden die häufigsten sind – abgesehen vom von-Willebrand-Syndrom. Erst danach sind die anderen Faktoren des Intrinsic-Systems abzuklären. Zur Verlaufskontrolle bei Substitution ist die Einzelfaktorenbestimmung unerlässlich (s. S. 377 f.).

Diagnostik des von-Willebrand-Syndroms 2N

Wurden zuvor andere Formen eines von-Willebrand-Syndroms ausgeschlossen (s.o. und S.554f.), so muss die Faktor-VIII-Bindungskapazität des von-Willebrand-Faktors in einem Speziallabor bestimmt werden. Diese ist beim von-Willebrand Syndrom 2N vermindert. Eine solche Bestimmung ist auch differenzialdiagnostisch obligat, um die milderen Formen der Hämophilie A vom – anders zu behandelnden! – von-Willebrand Syndrom 2N eindeutig abzugrenzen.

Kontrolle der Antikoagulanzientherapie

Vgl. Kap. E36.

Nachweis eines erworbenen Inhibitors

Zunächst wird die Anwesenheit eines Inhibitors wahrscheinlich, wenn der Plasma-Tausch-Test pathologisch ausfällt, d.h. wenn die Mischung eines Normalplasmas mit dem zu untersuchenden Plasma im Verhältnis 1 : 1 eine Verlängerung der aPTT um mehr als 5 Sekunden ergibt (s. Kap. C22.1).

Ein spezifischer, gegen einen Faktor gerichteter Inhibitor ist wahrscheinlich, wenn der Plasma-Tausch-Test nach 1 Stunde Inkubation bei 37 °C pathologisch ausfällt.

> ! Beim blutenden Patienten ist dann sofortiges Handeln erforderlich!

Fällt der Test unmittelbar pathologisch aus, so ist beim nicht blutenden Patienten an ein Lupus-Antikoagulans zu denken.

Molekulargenetik

In vielen, wenn auch noch nicht in allen Fällen kann bei den angeborenen Blutungsleiden die Diagnose mittels molekulargenetischer Diagnostik gesichert werden.

1.3 Kombinierte Veränderung von Quick-Test und aPTT

■ Grunddiagnostik

Quick-Test	aPTT	Thrombin-zeit	Thrombo-zytenzahl	Thrombozyten-funktions-Screening
pathologisch	pathologisch	normal	normal	normal

Interpretationen

Diese Kombination kann auf der **Verminderung eines oder mehrerer Faktoren** beruhen. Daher ist zur Eingrenzung zuerst ein Fibrinogenmangel auszuschließen (Thrombinzeit- und Fibrinogenbestimmung). Quick-Test und aPTT erfassen zusammen alle 4 Faktoren des Prothrombinkomplexes (s. Abb. 4.**6**) sowie Faktor V und Fibrinogen (s. Abb. 4.**5**, S. 46). Diese Befundkombination wird in der überwiegenden Mehrzahl der Fälle des klinischen Alltags durch eine erworbene Verminderung des Prothrombinkomplexes verursacht.

Inhibitoreffekte, oft zusätzliche, sind möglich (z. B. Antikoagulanzien, in seltenen Fällen auch Lupusantikoagulanzien oder Inhibitoren gegen Faktor II, V oder X; s. die betreffenden Faktoren-Kapitel).

> Beim Neugeborenen stellt diese Befundkombination einen Normalbefund dar (s. S. 314, Tab. 23.**1**).

Differenzialdiagnosen

- Verminderung des Prothrombinkomplexes:
    - Vitamin-K-Mangel unterschiedlicher Genese
    - Therapie mit VKA
    - Leberzellschaden
    - extrem selten: angeborene Verminderung des Prothrombinkomplexes
- isolierte, angeborene Verminderung eines der Faktoren II, V oder X (extrem selten)
- erworbener Einzelfaktorenmangel:
    - Faktor-X-Mangel, z. B. infolge Amyloidose (s. S. 504)
    - Faktor-V-Mangel (s. S. 454)
    - Faktor-V-Inhibitoren (s. S. 455)

- Fibrinogen-Mangel:
  - angeborene Hypofibrinogenämie
  - angeborene oder erworbene Dysfibrinogenämie
  - erworbene Hypofibrinogenämie auf dem Boden z.B. einer Hyperfibrinolyse
- komplexe Gerinnungsstörungen unterschiedlicher Genese: z.B. beim hepatozellulären Leberschaden, DIC, Verlustkoagulopathien. Hier können zusätzlich zum Prothrombinkomplex auch Fibrinogen, Faktor V und andere Faktoren vermindert sein.

Zusätzliche Einflüsse auf die aPTT

Die aPTT kann während einer Therapie mit VKA zusätzlich verlängert werden durch:
- gleichzeitige Antikoagulanzientherapie
- Anwesenheit eines Lupusantikoagulans
- sehr selten: unverhältnismäßige Verlängerung der aPTT durch Faktor-IX-Missense-Mutation bei Therapie mit VKA (s. S. 495).

■ Weiterführende Diagnostik

Einzelfaktorenbestimmung

- Einzelbestimmung der Faktoren II, ggf. auch VII, IX und X
- Einzelbestimmung des Faktors V.

Erworbene Inhibitoren der Gerinnung

Der Nachweis eines Faktor-Inhibitors, z.B. gegen Faktor V, wird mit dem Plasma-Mischtest und einem spezifischen Inhibitortest durchgeführt.

Fibrinogenbestimmung

Bei dieser Befundkombination kann die Verminderung des Fibrinogens zwar pathologisch, aber nicht sehr ausgeprägt sein, da die Thrombinzeit noch normal ist. Bei Verdacht auf komplexe Gerinnungsstörungen ist die Fibrinogenbestimmung zur Erfassung der Gesamtsituation unerlässlich, auch wenn in der Mehrzahl der Fälle keine Substitutionstherapie erforderlich ist.

1.4 Veränderungen der 3 globalen Tests Quick-Test, aPTT und Thrombinzeit

■ Grunddiagnostik

Quick-Test	aPTT	Thrombinzeit	Thrombo-zytenzahl	Thrombozyten-funktions-Screening
pathologisch	pathologisch	pathologisch	normal	normal

Interpretationen

Hier ist nur die plasmatische Gerinnung betroffen, und zwar handelt es sich um eine direkte Störung der Umwandlung von Fibrinogen in Fibrin, da alle 3 globalen Tests betroffen sind (s. Abb. 38.3). Sie kann bedingt sein durch:
- Hemmung der Fibrinbildung:
  - Blockierung der Thrombinwirkung (z. B. durch Antikoagulanzien)
  - Blockierung der Fibrinpolymerisation (z. B. durch hohe Konzentrationen an Fibrinogen-Degradationsprodukten)
- Ausgeprägter Mangel an gerinnbarem Fibrinogen.

> Ein pathologischer Ausfall von Quick-Test, aPTT und Thrombinzeit ergibt sich auch, wenn versehentlich **Serum statt Plasma** des Patienten untersucht wird.

Außer der Fibrinbildungsstörung kann auch ein **gleichzeitiges Faktorendefizit** bestehen, das sich aber nur auf den Quick-Test und die aPTT auswirkt.

Differenzialdiagnosen

Therapie mit direkten Thrombininhibitoren

Sowohl parenteral als auch oral applizierte direkte Thrombininhibitoren verlängern dosisabhängig die Gerinnungszeiten aller 3 Tests.

Heparinspiegel von > 1 I.E./ml Plasma

Erhöhte Spiegel von unfraktioniertem Heparin in dieser Größenordnung (sehr häufig) verlängern nicht nur die aPTT und die Thrombinzeit, sondern auch die Gerinnungszeit in bestimmten, heparinempfindlichen Quick-Tests. Die Diagnose wird durch die Anamnese gestellt, ggf. unter zusätzlichem Einsatz der heparinunempfindlichen Schlangengift-Tests oder durch Bestimmung des Heparinspiegels. Letzteres empfiehlt sich besonders bei unerklärlichen Heparineffekten, die sich häufig durch unfreiwillige Kontamination von Kanülen, Natriumcitratlösungen, Spritzen oder liegenden Kathetern mit Heparin erklären lassen.

Gleichzeitige Heparintherapie und Therapie mit VKA

Diese Befundkombination beim Übergang von der Heparintherapie auf die Therapie mit VKA findet man heutzutage seltener, da primär niedermolekulare Heparine eingesetzt werden. Der pathologische Ausfall des Quick-Tests ist dabei primär durch die Verminderung des Prothrombinkomplexes bedingt, der zusätzliche Hemmeffekt verlängert lediglich additiv die Gerinnungszeit, sofern nicht das Heparin durch das Reagenz inaktiviert wurde.

Hyperfibrinolyse

Ursache dieser Befundkombination können sowohl Fibrinogenmangel als auch additiv hohe Konzentrationen an Fibrin(ogen)-Degradationsprodukten im Blut sein, die die Fibrinpolymerisation hemmen und die Gerinnungszeiten konzentrationsabhängig verlängern. Eine DIC ist ebenfalls denkbar, aber nicht sehr wahrscheinlich, sofern die Thrombozytenzahl noch normal ist.

Fibrinogenvarianten

- **Dysfibrinogenämien** haben ein abnorm niedriges gerinnbares Fibrinogen bei höherer bis normaler Konzentration des Proteins Fibrinogen (s. S. 429).
- **Kryofibrinogen** bzw. Kryoglobuline beeinflussen im Allgemeinen nicht die globalen Tests. Bei höheren Konzentrationen geliert das Plasma jedoch bereits bei Zimmertemperatur. Im überstehenden „Plasma" ist dann kaum noch Fibrinogen nachweisbar. Diese Proben sind nicht zu verwenden.

A- und Hypofibrinogenämien

- Angeborene **Afibrinogenämien** sind extrem selten; dabei ist keinerlei Fibrinogen nachweisbar.
- Bei einer **Hypofibrinogenämie** muss das Fibrinogen auf mindestens 0,6 g/l vermindert sein, um die Thrombinzeit zu verlängern. Meist findet man Hypofibrinogenämien in Verbindung mit hohen Konzentrationen an Fibrin(ogen)-Degradationsprodukten bei systemischen Hyperfibrinolysen.

Pathologische Inhibitoren der Fibrinbildung

Inhibitoren des Thrombins oder (häufiger) der Fibrinpolymerisation, können diese Befundkombination verursachen, z. B. bei monoklonalen Gammopathien (s. S. 163, S. 432).

Physiologischer Befund beim Neugeborenen

In den ersten Lebenstagen kann die Thrombinzeit leicht verlängert sein, wahrscheinlich infolge einer fetalen Dysfibrinogenämie. Die pathologischen Werte von Quick-Test und aPTT sind durch die physiologische Verminderung des Prothrombinkomplexes und anderer Gerinnungsfaktoren beim Neugeborenen bedingt.

■ Weiterführende Diagnostik

Fibrinogenbestimmung

Sie sollte unter Umständen mit verschiedenen Methoden erfolgen, um mittels möglicher Diskrepanzen zwischen Aktivität und Konzentration zwischen Mangelzuständen, Dysformien und Inhibitoreffekten zu unterscheiden (s. S. 1030, Abb. 38.1).

Tests mit thrombinähnlichen Enzymen (z. B. Batroxobinzeit)

Diese Tests (s. S. 397) fallen in Gegenwart von Heparin und Thrombininhibitoren normal aus, nicht jedoch in Anwesenheit von Fibrin(ogen)-Degradationsprodukten, anderen Fibrinpolymerisationshemmern und niedrigen Fibrinogenkonzentrationen.

Kryofibrinogennachweis

Näheres zum Kryofibrinogennachweis s. S. 431 f.

Einzelfaktorenbestimmung

Die Einzelfaktorenbestimmung erfolgt in Abhängigkeit von der klinischen Situation.

A **Fibrin(ogen)-Degradationsprodukte**

Fibrin(ogen)-Degratationsprodukte fallen vermehrt bei Hyperfibrinolysen an, in erster Linie bei den systemischen fibrinolytischen Therapien (s. Kap. E38).

1.5 Schwere globale Hämostasestörung

■ Grunddiagnostik

Quick-Test	aPTT	Thrombinzeit	Thrombozytenzahl	Thrombozytenfunktions-Screening
pathologisch	pathologisch	pathologisch	pathologisch	pathologisch

Interpretationen

Es handelt sich bei dieser Befundkombination um gleichzeitige, schwere Störungen der Fibrinbildung und der Thrombozytenfunktion.

Störung der Fibrinbildung

Sie betrifft meist sowohl die Komponenten der Thrombinbildung als auch die unmittelbare Umwandlung von Fibrinogen zu Fibrin.
- Bei den Komponenten der Thrombinbildung handelt es sich meist um Faktoren, die bei einem erhöhten Umsatz (z. B. DIC, Verlustkoagulopathien) primär vermindert sind.
- Die Störung der Fibrinogenumwandlung kann bedingt sein durch:
  – Dekompensation des gesamten Fibrinbildungssystems, wobei Fibrinogen und meist auch Gerinnungsfaktoren und Inhibitoren vermindert sind. Dabei darf man annehmen, dass die Fibrinogenkonzentrationen unter 0,6 g/l liegen, da erst Fibrinogenkonzentrationen unterhalb dieses Bereichs die Thrombinzeit verlängern (s. S. 425).
  – Hemmung der Fibrinbildung durch Blockierung der Thrombinwirkung (z. B. durch Heparin) oder der Fibrinpolymerisation (z. B. durch Fibrin(ogen)-Degradationsprodukte in hohen Konzentrationen; s. S. 1033).

■ Störung der Thrombozytenfunktion

Die Ursachen für eine Thrombozytopenie sind vielfältig. Es muss nicht immer eine Verbrauchskoagulopathie vorliegen.

Thrombozytopenie und Thrombozytenfunktionsstörung

Eine Thrombozytopenie kann im Rahmen von Verbrauch (DIC, heparininduzierte Thrombozytopenie, Lebererkrankung u.a.) oder Verlust (schwere Blutung) auftreten. Gleichzeitig kann eine Thrombozytenfunktionsstörung vorliegen, so dass die Blutungsneigung stärker sein kann als vom Grad der Thrombozytopenie her erwartet. Die Screeningtests für die primäre Hämostase und die Thrombozytenfunktionstests sind jedoch bei Thrombozytopenie (häufig schon bei < 100000/µl) eingeschränkt bzw. gar nicht beurteilbar.

Differenzialdiagnosen

Verlustkoagulopathie

Sie ist heutzutage in der Klinik die häufigste Ursache dieser Befundkombination. Sie wird verursacht durch den massiven Blutverlust und die ausgleichende Hämodilution. Sämtliche Komponenten der Hämostase sind gleichermaßen vermindert.

Schwere disseminierte intravasale Gerinnung (DIC; Verbrauchskoagulopathie) mit oder ohne reaktive Fibrinolyse

Gegenüber der Verlustkoagulopathie sind hier nur bestimmte Gerinnungsfaktoren und Inhibitoren vermindert und zudem Aktivierungsmarker von Gerinnung und Fibrinolyse erhöht. Entscheidend für die Diagnostik sind jedoch zeitnahe Kontrolluntersuchungen, die die Kinetik der jeweiligen Gerinnung erfassen (verkürzte Halbwertszeiten!). In der Praxis hat sich auch der DIC-Score der International Society of Thrombosis and Haemostasis (ISTH) bewährt (s. S. 204).

Kombinationen von Gerinnungsstörungen unterschiedlicher Genese

Hier müssen für die Diagnostik Anamnese, Klinik und Verlauf mit herangezogen werden. Bei einem schweren Leberzellschaden beispielsweise kann diese Befundkombination durch verschiedene Ursachen wie Synthesestörung, DIC, Ösophagusvarizenblutung und/oder Abwanderung von Proteinen in den Aszites bedingt sein (s. S. 180f.).

■ Weiterführende Diagnostik

Fibrinogenbestimmung

Vgl. S. 434.

D-Dimere

Dank der heutigen Methoden kann in Notfallsituationen eine quantitative Bestimmung der D-Dimere rasch durchgeführt werden, um eine erhöhte intravasale Fibrinbildung zu erfassen.

Einzelfaktorenbestimmung

Eine fulminante Verbrauchskoagulopathie mit erhöhter fibrinolytischer Aktivität, wie sie sich in dieser Befundkombination darstellt, geht in jedem Fall mit einer Verminderung vieler Faktoren und Inhibitoren einher. Hierbei ist die Befundkombination von niedrigen Konzentrationen (= Aktivitäten) von Fibrinogen, Faktor V und Antithrombin relativ spezifisch und unterstützt die Diagnose.

1.6 Pathologische aPTT und pathologische Thrombozytenfunktion

■ Grunddiagnostik

Quick-Test	aPTT	Thrombinzeit	Thrombozytenzahl	Thrombozytenfunktions-Screening
normal	**pathologisch**	normal	normal bis pathologisch	**pathologisch bis normal**

Interpretation

Hierbei handelt es sich um eine kombinierte Störung des intrinsischen Systems und der Thrombozytenfunktion, die bei einer positiven Blutungsanamnese primär an ein **angeborenes** oder **erworbenes von-Willebrand-Syndrom** denken lässt.

Andere komplexe Hämostasestörungen können gleichfalls diese Befunde verursachen.

Differenzialdiagnosen

Angeborenes oder erworbenes von-Willebrand-Syndrom

Vgl. S. 554 f.

Heparininduzierte Thrombozytopenie

Bei Gabe von Heparin (daher die verlängerte aPTT) ist an die Entwicklung einer heparininduzierten Thrombozytopenie (HIT) zu denken – mit entsprechend sofortigen diagnostischen und ggf. therapeutischen Maßnahmen! Näheres vgl. Kapitel D30.

Diagnostisch entscheidend ist der Thrombozytenabfall, der jedoch innerhalb des Normbereichs bleiben kann. Thrombozytenfunktionstests sind i.d.R. nicht pathologisch.

Pathologische Befunde unterschiedlicher Genese

Bei stationären Patienten findet man nicht selten diese Befundkombination, die häufig medikamentabhängig ist (z. B. Antibiotika und verlängerte aPTT und Thrombozytopenie oder Pseudothrombozytopenie).

■ Weiterführende Diagnostik

Bestimmung der Faktor-VIII-Aktivität

Sie ist beim von-Willebrand-Syndrom in ca. 60 % der Fälle vermindert, und zwar meist auf Werte von 3 bis 40 %. Das von-Willebrand-Syndrom Typ 3 mit einer Faktor-VIII-Aktivität unter 3 % der Norm kommt sehr selten vor (Details s. S. 550 f.).

von-Willebrand-Diagnostik

Die Zählung und die Einbeziehung der Thrombozyten in die von-Willebrand-Diagnostik ist unerlässlich. In Kap. D27.12, S. 554 ist die von-Willebrand-Diagnostik mit ihrer Problematik im Detail dargestellt.

Thrombozytenzählung

Die Thrombozytenzahl kann aus den unterschiedlichsten Gründen vermindert sein (s. Kap. C20). Zum Ausschluss einer Pseudothrombopenie und einer thrombotischen Mikroangiopathie sollte grundsätzlich ein Blutausstrich mikroskopiert werden.

Diagnostik der heparininduzierten Thrombozytopenie

Details s. Kap. D30.

Pathologische Befunde unterschiedlicher Genese

- Bei den heutzutage intensiv behandelten Patienten können schon prophylaktische Dosen niedermolekularen Heparins eine leichte aPTT-Verlängerung bewirken. Daher sind die Medikamentenanamnese und der Medikationsplan zu prüfen.
- Grundkrankheiten mit begleitender Thrombozytopenie sind auszuschließen.
- Ausschluss einer artifiziell bedingten Thrombozytopenie.

1.7 Durch Quick-Test, aPTT und Thrombozytenzahl nicht erfassbare Störungen

■ Grunddiagnostik

Quick-Test	aPTT	Thrombin-zeit	Thrombo-zytenzahl	Thrombozyten-funktions-Screening
normal	normal	normal	normal	normal

Aber: Blutungen und/oder Gefäßverschlüsse in der Anamnese oder aktuelle klinische Hinweise auf eine Koagulopathie!

Interpretationen

Der normale Ausfall der hier aufgeführten Tests schließt in den meisten Fällen eine plasmatische oder thrombozytäre Gerinnungsstörung aus. Allerdings kann trotzdem eine Vielzahl ggf. therapiebedürftiger Hämostasestörungen vorliegen.

Differenzialdiagnosen

- lokale Blutungsursache
- angeborenes oder (häufiger) erworbenes von-Willebrand-Syndrom (s. S. 121 ff., S. 154 ff., S. 546 ff., S. 551 ff.)
- angeborener oder erworbener Faktor-XIII-Mangel (s. S. 533 ff.)
- milde Koagulopathien:
    - Bei technisch nicht einwandfreien Blutentnahmen, wahrscheinlich auch bei einer Stresssituation des Patienten kann eine erhöhte Gerinnbarkeit des Bluts eine leichte angeborene Koagulopathie verdecken.
    - Bei einer gleichzeitigen Hyperkoagulabilität anderer Ursache (z. B. bei hepatozellulären Erkrankungen) kann ein leichter Mangel eines einzelnen Faktors verdeckt sein.
    - Je nach Empfindlichkeit des jeweiligen Reagenzes werden leichte Mangelzustände nicht erfasst.
- latente intravasale Gerinnung: Diese ist oft nur erkennbar an erhöhten Konzentrationen von Aktivierungsmarkern der Gerinnung und/oder Fibrinolyse. Sie ist nicht so ausgeprägt, dass der Verbrauch mehrerer Faktoren die Syntheseleistung der Leber übersteigt.
- latent erhöhte fibrinolytische Aktivität: Sie ist erkennbar an erhöhten Konzentrationen der Fibrin(ogen)-Degradationsprodukte oder des Plasmin-Plasmininhibitor-Komplexes.
- angeborener oder erworbener Plasmininhibitor-Mangel (s. S. 636 f.)
- Lupusantikoagulans: Die aPTT kann trotz der Anwesenheit von Lupusantikoagulans u. U. normal ausfallen:
    - wenn ein aPTT-Reagens verwendet wird, das auf die Anwesenheit von Lupusantikoagulans unempfindlich reagiert (am häufigsten)
    - wenn die Konzentration der Lupusantikoagulanzien niedrig ist
    - wenn das Testplasma nicht ausreichend plättchenarm zentrifugiert wurde
- Antiphospholipid-Syndrom: Das Antiphospholipid-Syndrom wirkt sich nicht obligat auf die Gerinnungstests aus. Der Nachweis von Antiphospholipid-Antikörpern und/oder ß2-Glykoprotein gelingt nur mit immunologischen Methoden.
- Plättchenfunktionsstörungen: Bei bestimmten milden, angeborenen Plättchenfunktionsstörungen können die Screeningtests normal ausfallen.

■ Weiterführende Diagnostik

- Ausschluss methodischer Fehler: Hier steht der präanalytische Fehler der verzögerten Blutentnahme im Vordergrund. Er ist Ursache einer unzureichenden Antikoagulation und In-vitro-Thrombinbildung.
- Wiederholung der Blutentnahme unter Berücksichtigung der Patientensituation: z.B. Stress, Akutphasensituation, Hormone (z.B. Medikation von Steroiden oder weiblichen Hormonen, Schwangerschaft), Lebererkrankungen u.a.m.
- sorgfältige Überprüfung der Anamnese: Differenzialdiagnose zwischen abnormer Blutungsneigung und lokaler Blutungsursache, Blutungstyp beachten!
- Fahndung nach lokaler Blutungsquelle
- Bestimmung der Einzelfaktoren
  - Bestimmung des Faktors VIII mit chromogenem Substrat: Mit der chromogenen Methode können bestimmte genetische Varianten der milden Hämophilie A nachgewiesen werden, die mit dem Einstufentest nicht oder nicht in vollem Ausmaß erfasst werden.
  - Bestimmung von Faktor XIII und/oder Plasmininhibitor
- Plättchenfunktionstests
- Prothrombin-Verbrauchstest: In der Hand von Geübten ein einfacher, wenn auch grob informativer Test, der global eine unvollständige Thrombinbildung aufzeigt – und zwar auch bei Plättchenbindungsstörungen mit an sich normalem Faktorengehalt des Plasmas.

B Grundlagen der Hämostase

2 Mechanismen und Komponenten der Hämostase

M. Barthels

Übersichtsliteratur
Colman et al. 2006 [1], Engelmann et al. 2003 [2], Jurk u. Kehrel 2010 [3], Preissner 2008 [4]

2.1 Aufgaben der Hämostase

Die Hämostase hat primär 2 scheinbar entgegengesetzte Aufgaben zu erfüllen, um allen Situationen in vivo optimal gerecht zu werden: die ständige Antikoagulation einerseits, die Blutstillung andererseits.

■ Antikoagulation

Eine ständige Antikoagulation ist erforderlich, damit die kontiniuierliche Strömung des flüssigen Blutes gewährleistet bleibt. Dieses geschieht durch:
- besondere Eigenschaften des intakten, nicht benetzbaren Endothels
- Fließeigenschaften des Blutes
- Nicht-Aggregieren der Thrombozyten
- Inaktivität der Gerinnungsenzyme, die dadurch gegeben ist, dass sie im Blut in ihrer Proenzym-Form vorkommen und physiologischerweise nur im Bedarfsfall vor Ort aktiviert werden
- Lokalisation der meisten Aktivatoren der Hämostase außerhalb des Blutes in extravasalen bzw. intrazellulärenen Bereichen.

■ Blutstillung

Hingegen muss der Blutstillungsmechanismus im Bedarfsfall so rasch und so energiearm wie möglich aktiviert und auf den Ort der Verletzung beschränkt werden, so dass die Blutstillung möglichst rasch eintritt, der Blutverlust so gering wie möglich ist und der Kreislauf möglichst unbehindert bleibt. Dies geschieht durch:
- Kontraktion der Arterienwände
- lokale Stase des Blutes

- Freilegung von Rezeptoren an den Oberflächen von aktivierten Thrombozyten und verletzten Zellen, die verschiedene Komponenten der Hämostase sowie Zellen miteinander verbinden
- Freisetzung von gerinnungsaktiven Substanzen aus dem verletzten Gewebe und den Thrombozyten
- Beschränkung des Gerinnungsprozesses auf die Oberflächen der Thrombozyten- und anderer Zellmembranen
- verzögert einsetzende Aktivität des fibrinolytischen Systems
- Anreicherung der Fibrinolysekomponenten auf dem Fibringerinnsel
- Inaktivierung von Enzymen durch ihre physiologischen Inhibitoren.

Darüberhinaus beeinflusst die Hämostase auch andere biologische Systeme wie das Komplementsystem, die Wundheilung, Entzündungsprozesse u. a. m.

2.2 Mechanismen der Hämostase

Hämostase-Bereiche
- Gefäßwand
- Thrombozyten
- andere Zellen (Endothel, Leukozyten, subendotheliales Gewebe)
- biochemische Prozesse der Gerinnung und Fibrinolyse im Blut.

Die für die Diagnostik wichtigsten Komponenten der Hämostase sind in den Tabellen am Ende dieses Kapitel zusammengefasst (Tab. 2.1, Tab. 2.2, Tab. 2.3, Tab. 2.4, Tab. 2.5). Die folgenden Auflistungen geben grob die wesentlichen Mechanismen der Hämostase wieder.

■ Gefäßwand

Die Gefäßwand mit **intaktem Endothel** gewährleistet die kontinuierliche Strömung des Blutes durch:
- strikte Trennung der Blutkomponenten von subendothelialen, gerinnungsaktiven Komponenten (z. B. Tissue-Faktor oder Adhäsivproteine wie Kollagen)
- Unbenetzbarkeit der Endotheloberfläche
- Syntheseleistung des Endothels bezüglich der Inhibitoren der Gerinnung wie Heparansulfat und Thrombomodulin

- Sekretion von Inhibitoren der Plättchenaggregation wie Prostazyklin (PGI_2) und Stickstoffmonoxid (NO)
- Steuerung des fibrinolytischen Systems durch Freisetzung der Fibrinolyse-Aktivatoren t-PA (Tissue-type Plasminogen Activator) und u-PA (Urokinase-type Plasminogen Activator) sowie Freisetzung des Plasminogen-Aktivator-Inhibitors (PAI-1)
- Vasodilatation durch PGI_2 u. a.

Im **Verletzungsfall** kommt es zur:
- Vasokonstriktion
- Thrombozytenadhäsien und -aggregation durch Freilegung von Kollagen aus dem subendothelialen Bereich, primär mittels des von-Willebrand-Faktors.
- Freisetzung des Gewebefaktors (Tissue-Faktor) aus verletzten Gewebszellen (Makrophagen, Fibroblasten, Muskelzellen), der die plasmatische Gerinnung startet (Näheres s. Kap. B4).

■ Thrombozyten

Hämostaserelevante Komponenten der Thrombozyten zeigt Tab. 2.2; Details zu Thrombozyten, Plättchenthrombusformierung und -aktivierung s. Kap. B3.

■ Plasmatische Gerinnung und Fibrinolyse

Eine effektive Fibrinbildung wird durch folgende Reaktionen begünstigt:
- Anreicherung der Fibrinbildungsprozesse auf der Oberfläche von Zellen und aktivierten Thrombozyten, so dass der Reaktionsablauf beschleunigt wird:
  – Freilegung von Rezeptoren, die Adhäsivproteine binden (z. B. von-Willebrand-Faktor, Fibrinogen)
  – negativ geladene Phospholipide von Plättchen- oder Zellmembranen, die die kalziumbindenden Gerinnungsproteine fixieren, werden nach außen gekehrt (Flip-Flop-Mechanismus).

Es existieren zahlreiche Regulations- und Gegenregulationsmechanismen, um entweder den Fließzustand des Blutes oder den festen Wundverschluss zu gewährleisten. Physiologischerweise befindet sich das Gerinnungssystem in vivo in einem ausgewogenen Gleichgewicht von gerinnungsfördernden (prokoagulatorischen) und gerinnungshemmenden (antikoagulatorischen) Substanzen.

2.2 Mechanismen der Hämostase

Gerinnungssystem und fibrinolytisches System sind miteinander verknüpft, indem beide Systeme zur Aktivierung und Inaktivierung des anderen beitragen.

Auch das fibrinolytische System wird auf einer optimalen Matrix angereichert. Hier ist es das Fibrin selber, das damit seinen eigenen Abbau begünstigt. Auch die Fibrinolyse ist ein proteolytischer Prozess, wenngleich hieran sehr viel weniger Enzyme und Inhibitoren beteiligt sind als am Gerinnungsprozess.

■ Hämostaserelevante Komponenten der Hämostase im Überblick

Die folgenden Tabellen listen relevante Komponenten der Hämostase auf, entsprechend ihren Bereichen und Funktionen.

Tab. 2.1 Komponenten der Gefäßwand

Substanz	Funktion	Seite
Kollagen	Adhäsion und Aggregation der Plättchen	35
Prostaglandine Endprodukt: Prostazyklin	Hemmung der Plättchenaggregation	36
Heparane (Heparansulfat)	Antikoagulation am Endothel	65 f., 586
Thrombomodulin	Kofaktor von Thrombin zur Aktivierung von Protein C	599
von-Willebrand-Faktor	Bindeglied zwischen Subendothel und Plättchen Schutz des Faktors VIII vor vorzeitiger Degradierung	542
Gewebefaktor (Tissue-Faktor)	Aktivierung der Gerinnung durch Komplexbildung mit Faktor VII	575
t-PA und Urokinase (u-PA)	Fibrinolyseaktivatoren	626, 629
PAI-1	Fibrinolyseinhibitor	631

Tab. 2.2 Hämostaserelevante Komponenten der Thrombozyten

Komponente	Enzym, Substrat, Funktion	Seite
Prostanglandine Endprodukt: Thromboxan A_2	Plättchenaggregation	35 f.
GP-Rezeptor IIb/IIIa	Bindung von Fibrinogen und von-Willebrand-Faktor	35, 544
GP-Rezeptor Ib/IX/V	Bindung des von-Willebrand-Faktors	544
ADP-Rezeptor P2Y12	Thrombozytenaktivierung	
Phospholipidschicht der Thrombozytenmembran	Bindung von Gerinnungsfaktoren insbesondere Prothrombinkomplex via Ca^{2+}, Faktor V, Faktor VIII	45 f.
α-Granula der Thrombozyten	enthalten zahlreiche Komponenten des Gerinnungssystems [3]: Gerinnungsfaktoren: Faktor V, Fibrinogen, Faktor XIII, von-Willebrand-Faktor u. a. Inhibitoren der Gerinnung andere Proteine	34
δ-Granula der Thrombozyten	enthalten Kalzium, Adenosin-Diphosphat (ADP = Thrombozytenaktivator) sowie das gefäßaktive Serotonin	34 f.

Tab. 2.3 Prokoagulatorische Substanzen des Gerinnungssystems

Substanz	Enzym, Substrat, Funktion	Seite
Fibrin(ogen)	Substrat für Thrombin Adhäsivprotein, das die Thrombozyten untereinander verbindet Bildung des Wundverschlusses (auch durch Förderung des Fibroblastenwachstums)	421
Serinproteasen		
Thrombin	zentrales Enzym der Gerinnung spaltet Fibrinogen zu Fibrin Aktivierung weiterer Faktoren: • die Akzeleratoren Faktor V und Faktor VIII • die Enzyme Protein C, TAFI (= Thrombin-activatable Fibrinolysis Inhibitor), Faktor XIII u. a. m. Begünstigung des Fibroblastenwachstums	462
Faktoren II, VII, IX, X,	Proenzyme der Serinproteasen des Vitamin-K-abhängigen Prothrombinkomplexes	168
Faktoren XI, XII und Präkallikrein	Proenzyme von Serinproteasen Faktor XIIa aktiviert Faktor XI zu XIa und Präkallikrein zu Kallikrein Kallikrein aktiviert Faktor XIIa Faktor XIa aktiviert Faktor IX zu IXa	48 f., 514 f., 523 f.
Akzeleratoren der Gerinnung		
Tissue-Faktor (TF)	transmembranes Glykoprotein Kofaktor für Faktor VIIa Initiierung der plasmatischen Gerinnung	575
Faktoren V, Faktor VIII	Makroglobuline Faktor VIII dient als Kofaktor für Faktor IXa Faktor V dient als Kofaktor für Faktor Xa	450, 474

Tab. 2.3 *(Fortsetzung)*

Substanz	Enzym, Substrat, Funktion	Seite
Phospholipid-Schicht	primär von Thrombozytenmembranen, aber auch von Zellmembranen. Anreicherungsfunktion für Gerinnungsproenzyme und ihre Akzeleratoren im Rahmen der Thrombinbildung	42 f.
Transglutaminasen		
Faktor XIII	Proenzym einer Transglutaminase, die das Fibringerinnsel stabilisiert und damit vor vorzeitiger Auflösung schützt	529
Faktor XIIIa	bereits aktivierte Transglutaminase, die sich in vielen Geweben findet	530
sog. Kontaktfaktoren		
Faktoren XI, XII, Präkallikrein	Proenzyme von Serinproteasen, die an benetzbaren Oberflächen aktiviert werden	492, 514, 523
hochmolekulares Kininogen (High Molecular Weight Kininogen; HMWK)	Bindung von Faktor XI und XII an Zelloberflächen, an die es gleichfalls bindet Vorstufe von Bradykinin	523

Tab. 2.4 Inhibitoren der Gerinnung

Inhibitor	Enzym, Substrat, Funktion	Seite
Serpine (Serinproteasen-Inhibitoren)		
Antithrombin	Progressivinhibitor, dessen Wirkung durch Heparinbindung verstärkt wird inaktiviert Thrombin sowie die Faktoren Xa, IXa, XIa und XIIa sowie Plasmin und Trypsin	584

Tab. 2.4 *(Fortsetzung)*

Inhibitor	Enzym, Substrat, Funktion	Seite
Protein-C-Inhibitor (PAI-3)	auch ein heparinbindendes Serpin inaktiviert aktiviertes Protein Ca, Faktor Xa, t-PA, Trypsin und Chymotrypsin	620
Heparin-Kofaktor II	heparinbindendes Serpin inaktiviert nur Thrombin (in kleineren Mengen)	595
α_1-Proteinase-Inhibitor (früher: α_1-Antitrypsin)	hemmt Faktor XIa, Thrombin, Trypsin und hauptsächlich die Leukozytenelastase	642 f.
C_1-Esterase-Inhibitor	Faktor XIIa, auch Faktor XIa, Kallikrein und Plasmin	646
Kunitz-Inhibitoren		
TFPI (Tissue Factor Pathway Inhibitor)	hemmt v. a. Faktor Xa und Faktor VIIa-Thromboplastin-Komplex	579
α_2-Makroglobulin	sog. Back-up-Inhibitor für Thrombin, Plasmin, Kallikrein trotz der Inhibitor-Bindung können die Enzyme aber noch kleinmolekulare Substrate spalten	643
Vitamin-K-abhängige Proteine mit Inhibitorfunktion		
Protein C	Protein Ca inaktiviert die aktivierten Faktoren Va und VIIIa	597
Protein S	Kofaktor von Protein C besitzt selbst keine Enzymfunktion	608
Protein-Z-/Protein-Z-Inhibitor-Komplex	Protein Z bildet zusammen mit seinem Inhibitor einen Komplex, der Faktor Xa inaktiviert Protein Z hat selber keine Enzymfunktion	573

Tab. 2.5 Aktivatoren und Inhibitoren der Fibrinolyse

Substanz	Enzym, Substrat, Funktion	Seite
Fibrin(ogen)	Matrix und zugleich Substrat für Fibrinolyseaktivatoren und -inhibitoren	53 ff., 421 ff.
Aktivatoren der Fibrinolyse		
t-PA	wichtigste Serinprotease für die Fibrinolyseaktivierung wird aus dem Endothel freigesetzt und aktiviert Plasminogen zu Plasmin	74 f., 626 f., 1027 ff.
u-PA	Serinprotease aktiviert Plasminogen zu Plasmin kommt in vielen Geweben und v. a. im Urin vor	74 f., 629 f., 1027 ff.
Plasmin	Serinprotease baut Fibrin(ogen) zu löslichen Spaltprodukten ab baut auch andere Proteine wie Faktor VIII und von-Willebrand-Faktor ab	74 f., 622 f., 1027 ff.
Inhibitoren der Fibrinolyse		
Serpine (Serinproteasen-Inhibitoren)		
Plasmin-Inhibitor	inaktiviert schlagartig freies Plasmin im Blut	635
PAI-1	inaktiviert t-PA	631
PAI-2	inaktiviert u-PA	
PAI-3 (= Protein-Ca-Inhibitor)	inaktiviert t-PA	645
C1-Esterase-Inhibitor	inaktiviert Plasmin und Serinproteasen des Kontaktsystems	646
Metallocarboxypeptidase		
TAFI (Thrombin-activatable Fibrinolysis Inhibitor)	Enzym, das Fibrin vor vorzeitiger Lyse schützt und daher zusätzlich stabilisiert, indem es die Bindungsstellen für Fibrinolysekomponenten am Fibrin reduziert	583

Tab. 2.5 *(Fortsetzung)*

Substanz	Enzym, Substrat, Funktion	Seite
andere Inhibitorformen		
α_2-Makroglobulin	sog. Back-up-Inhibitor, der u. a. Plasmin inaktiviert	643

Literatur

[1] Colman RW, Clowes AW, George JN, Goldhaber SZ, Marder VJ. Overview of Hemostasis. In: Colman RW, Clowes AW, George JN, Goldhaber SZ, eds. Hemostasis and Thrombosis. Basic Principles and Clinical Practice. 5th ed. Philadelphia: Lippincott, Williams & Wilkins; 2006: 17–20
[2] Engelmann B, Luther T, Muller I. Intravascular tissue factor pathway – a model for rapid initiation of coagulation within the blood vessel. Thromb Haemost 2003; 89(1): 3–8
[3] Jurk K, Kehrel BE. Thrombozytensekretion. In: Pötzsch B, Madlener K, eds.: Hämostaseologie, 2. Aufl. Heidelberg: Springer; 2010: 67–72
[4] Preissner KT. Physiologie der Blutgerinnung und Fibrinolyse. Hämostaseologie 2008; 28: 259–271

3 Physiologie der Thrombozyten

A. Ganser

Übersichtsliteratur
Pötzsch u. Madlener 2010 [6], Kehrel 2008 [5], George u. Colman 2006 [3]

3.1 Thrombozytenbildung

Eine detaillierte Beschreibung der Entwicklung der hämatopoetischen Stammzellen zu megakaryozytären Progenitorzellen und Megakaryozyten kann hier nicht gegeben werden. Die Entwicklung der Megakaryozten wird eng durch das in der Leber produzierte Hormon Thrombopoetin (TPO) kontrolliert, das an den TPO-Rezeptor (c-Mpl) auf megakaryozytären Vorläuferzellen (BFU-Mk, CFU-Mk), Megakaryozyten und Thrombozyten bindet. Die TPO-Konzentration im Serum ist invers zur Megakaryozyten- und Thrombozytenmasse im Organismus.

Ein voll ausgereifter Megakaryozyt produziert $1–1,5 \times 10^3$ Thrombozyten, die im peripheren Blut eine Halbwertszeit von 7–10 Tagen besitzen. Eine vermehrte Freisetzung von Thrombozyten und damit ein Anstieg der Thrombozytenzahl im Blut erfolgt in bestimmten Situationen, z.B. nach großem Blutverlust oder bei entzündlichen Prozessen.

Thrombozyten sind mit einem Durchmesser von 2–4 μm die kleinsten Zellen des Blutes und kernlos, können aber mittels Resten der Megakaryozyten-mRNA und über Mitochondrien Proteine synthetisieren.

Unter normalen Bedingungen liegt die Thrombozytenzahl bei 150000–350000/μl. Der Abbau der Thrombozyten erfolgt im retikulohistiozytären System von Leber und Milz. Etwa ein Drittel der Thrombozyten wird als sog. Milzpool in der Milz gespeichert und steht im Austausch mit dem zirkulierenden Pool.

3.2 Thrombozytenmorphologie

Der nicht aktivierte Thrombozyt besitzt eine diskoide Gestalt und enthält Mitochondrien, Glykogen, Peroxisomen und 3 verschiedene Arten von Granula (Tab. 3.1):

- α-Granula
- δ-(oder „dense")-Granula
- Lysosomen.

Die Form der Thrombozyten wird von dem zytoplasmatischen Aktin-Netzwerk, dem marginal liegenden Geflecht („Coil") von Mikrotubuli und dem membranassoziierten Zytoskelett bestimmt. Bei Kontakt mit Kollagen oder Aktivierung durch Thrombin oder ADP wird der Thrombozyt sphärisch und entwickelt Filopodien. Die damit verbundene Oberflächenvergrößererung erleichtert die Interaktion des Thrombozyten mit benachbarten Zellen (Abb. 3.1)

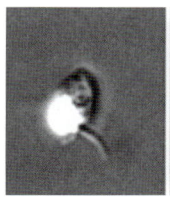

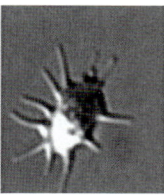

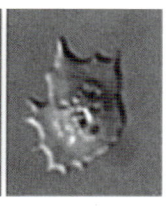

Abb. 3.1 Ausbreitung des Thrombozyten.
Mit freundlicher Genehmigung von Prof. Steve P. Watson, University of Birmingham, UK

Das zytoplasmatische **Aktin-Netzwerk** hat wichtige Aufgaben: Beim nicht aktivierten, ruhenden Thrombozyten dient es dem Erhalt der diskoiden Zellform. Außerdem ist es sowohl an der Thrombozytenaktivierung, d. h. bei der Gestaltänderung des Thrombozyten, beteiligt als auch an der Sekretion von Proteinen. Es besteht aus Aktinfilamenten und den damit assoziierten Proteinen. In nicht aktivierten Thrombozyten liegen 40–50 % des Aktins filamentär als F-Aktin, der Rest als globuläres monomeres G-Aktin vor. Bei Aktivierung steigt der Anteil des F-Aktins auf 70–80 %; dieser Prozess wird teilweise über Phosphatidylinositol-4,5-Biphosphat und Kalzium reguliert. Gleichzeitig wird Myosin phosphoryliert und mit F-Aktin assoziiert, wodurch sich Filamente ausbilden, die im GPIb/IX-Komplex in der Thrombozytenmembran verankert werden.

Der zytoskeletale Randsaum besteht gleichfalls aus Aktin, Filamin, den damit assoziierten Proteinen und mehreren Membranglykoproteinen.

Die **Plasmamembran** liegt mit ihrer **Glykokalyx** außen vor dem zytoskeletalen Randsaum und enthält für die Hämostase wichtige Rezeptoren, Proteine sowie die Lipidschicht.

3.3 Hämostatisch wichtige Bestandteile der Thrombozyten

Inhalte der Thrombozytengranula

Tab. 3.1 gibt die für die Hämostase wichtigsten Inhalte der Thrombozyten wieder. Der Hauptanteil (v. a. Proteine) ist in den α-Granula enthalten, wohingegen in den δ-Granula mehr kleinermolekulare Moleküle von Transmitter-Charakter gespeichert sind. Die gespeicherten Proteine wurden entweder in den Megakaryozyten synthetisiert oder durch Endozytose aufgenommen [4].

Tab. 3.1 Inhalte der Thrombozytengranula [4], [5]

α-Granula	
Adhäsionsmoleküle	Fibrinogen, von-Willebrand-Faktor, Thrombospondin-1, Fibronektin, Vitronektin
prokoagulatorische Faktoren	Faktor-XIII, Faktor V, Faktor XI, Matrixmetalloproteinasen, Kininogen, Kalzium
antikoagulatorische Faktoren	TFPI, Protein C, Protein S, $α_2$-Makroglobulin, $α_1$-Proteinasen-Inhibitor ($α_1$-Antitrypsin), Matrixmetalloproteinasen, Plättchenfaktor 4 als Kofaktor des Protein-C-Systems
Komponenten des fibrinolytischen Systems	Plasminogen, Plasmin-Inhibitor, PAI-1
Chemokine, Entzündungsmodulatoren	Plättchenfaktor 4, ß-Thromboglobulin, Interleukin-1ß, plättchenaktivierender Faktor, Platelet-derived Growth Factor (PDGF), Transforming Growth Factor-ß (TGF-ß), Kininogen, Komplementfaktoren
Membranproteine	P-Selektin (CD62P), $α_2β_1$-Integrin, $α_{IIb}β_3$-Integrin, CD36
Phospholipid-Schicht δ-(oder „dense") Granula (Speicherfunktion)	
Nukleotide mit Einfluss auf die Plättchenaktivierung	ADP: Plättchenaktivierung und -rekrutierung ATP (Vorstufe des ADP): Einfluss auf das Zytoskelett

Tab. 3.1 *(Fortsetzung)*

zusätzliche Transmitterfunktion	Serotonin: Einfluss auf den Gefäßtonus ATP: Leukozytenaktivierung
Kationen	Kalzium, Magnesium
Lysosomen	
Proteasen	u. a. Elastase, Kollagenase, Carboxypeptidasen

Thrombozytenrezeptoren

Wichtige Rezeptoren sind:
- **Glykoprotein GPIb/V/IX-Komplex:** Er bindet vor allem den von-Willebrand-Faktor, aber auch Thrombin und andere Gerinnungsfaktoren (XI, XII, Kininogen, Thrombospondin). In vitro kann durch die Anwesenheit von Ristocetin von-Willebrand-Faktor an diesen Komplex gebunden und seine Aktivität im **Ristocetin-Kofaktor-Test** quantitativ gemessen werden (s. S. 559). Die Durchführung des Tests mit patienteneigenen Thrombozyten untersucht, ob ein Defekt in diesem Rezeptorbereich vorliegt (Bernard-Soulier-Syndrom).
- **Glykoprotein GPIa/IIa-Komplex ($\alpha_2\beta_1$-Integrin):** Über ihn können Thrombozyten direkt an die Wundfläche binden.
- **Glykoprotein GPIIb/IIIa-Komplex ($\alpha_{IIb}\beta_3$-Integrin):** Er bindet Adhäsivproteine – insbesondere Fibrinogen – und über Fibrinogen die Thrombozyten untereinander, aber auch von-Willebrand-Faktor, Fibronektin u. a. m. Der Defekt dieses Rezeptors ist das pathophysiologische Korrelat des Morbus Glanzmann [5].

Agonisten der Thrombozytenadhäsion und -aggregation

Die auch für die Diagnostik wichtigsten Agonisten sind:
- **Kollagene** aus der subendothelialen Matrix zur initialen Plättchenadhäsion
- **Thrombin,** ein weiterer wichtiger Aktivator der Plättchenadhäsion, das in Spuren an der verletzten Gefäßwand über den Tissue-Faktor/VIIa-Komplex entsteht (s. Kap. B4)
- **Thromboxan A_2,** ein Prostaglandin aus der Gruppe der Eicosanoide, das nach Aktivierung der Thrombozyten aus Arachidonsäure mittels Zyklooxygenase 1 und Thromboxan-Synthase de novo synthetisiert wird. Im ersten Schritt wird hierzu die Arachidonsäure aus den membranständigen

Phospholipiden freigesetzt. Medikamentös lässt sich die Thromboxan A_2-Synthese durch Acetylsalicylsäure hemmen.
- Das in den δ-Granula gespeicherte **Adenosindiphosphat (ADP)** wird durch die Thrombozytenaktivierung freigesetzt. Wird der ADP-Rezeptors durch einen Antagonisten blockiert (medikamentös mittels der Thienopyridine), wird die Aggregation an dieser Stelle gehemmt.
- **Fibrin(ogen)- und von-Willebrand-Faktor-Bindung an GPIIb/IIIa.** Die Hemmung erfolgt durch GPIIb/IIIa-Antagonisten (s. Kap. E37).
- **Adrenalin.**

Antagonisten der Thrombozytenaggregation

Der wohl wichtigste Antagonist der Plättchenaggregation in vivo ist das **Prostazyklin (PGI$_2$)**, das gleichfalls aus der Gruppe der Eicosanoide stammt und analog zur Thromboxan-A_2-Synthese im Endothel größerer Gefäße synthetisiert und daraus freigesetzt wird.

3.4 Thrombozyteneigenschaften

Thrombozytenfunktionen

Thrombozyten haben vielfältige Funktionen. Dabei handelt es sich überwiegend um prokoagulatorische Aufgaben im hämostatischen System; sie treten aber auch via P-Selektin in Wechselwirkung mit Leukozyten und sind an Immunabwehr und Entzündungs- und Tumorprozessen beteiligt. Ferner können sie an entzündetes Endothel sowie an atherosklerotisch rupturierte Plaques binden und begünstigen damit sowohl kardiale als auch zerebrale Gefäßverschlüsse [5].

In der Hämostase sind die wichtigsten Thrombozytenfunktionen:
- Bildung und Speicherung von Plättchen-aggregierenden Substanzen (s. o. und Tab. 3.1)
- Thrombozyten-Adhäsion an fremde (negativ geladene) Oberflächen
- Thrombozyten-Aggregation, d. h. Verbindung der Thrombozyten miteinander
- Bildung von Gerinnungsfaktoren in den Megakaryozyten (z. B. Faktor XIII, Faktor VIII) [1]
- Endozytose von Gerinnungsfaktoren (z. B. Fibrinogen und Faktor V), Speicherung in den α-Granula (s. o.) und Bindung durch hochaffine Rezeptoren (s. o.)

- Bereitstellung einer gerinnungsfördernden Oberfläche (Lipide, Gerinnungsfaktoren), die die Komponenten der Hämostase einander näherbringt (s. Kap. B4)
- dadurch Verstärkermechanismus (Propagation) der sekundären Thrombinbildung (s. Kap. B4)
- Beschränkung der Gerinnung auf den Ort des Bedarfs, d. h. das Plättchenaggregat (u. a. auch durch die gleichzeitige Anwesenheit von Inhibitoren, um Exazerbationen zu verhindern).

Thrombozytenadhäsion

Nach Verletzung des Endothels, der Gefäßwand, erfolgt im ersten Schritt die Anheftung (Adhäsion) der Thrombozyten an das Subendothel über den endothelständigen von-Willebrand-Faktor, dann über weitere Adhäsionsproteine, vor allem Kollagen. Durch die Kollagenbindung an den Rezeptor GPIa/IIa wird der Thrombozyt aktiviert. Ein weiterer wichtiger Aktivator ist Thrombin (s. Kap. B4).

Thrombozytenaktivierung

Die Bindung der Agonisten an die Rezeptoren der Thrombozyten wird über die Plasmamembran induziert – ein Signal, welches die Plättchen aktiviert [5]. Unter Plättchenaktivierung versteht man:
- Vergrößerung der Thrombozytenoberfläche durch Änderung der Plättchenform („Shape Change")
- Thrombozytenaggregation
- Veränderung der Phospholipidzusammensetzung der Thrombozytenmembran
- Induzierung der Thromboxan-A_2-Bildung.

Thrombozytenaggregation

Nach erfolgter Adhäsion und Aktivierung verbinden die GPIIb/IIIa-Rezeptoren über Fibrinogenbrücken, aber auch über den von-Willebrand-Faktor die Thrombozyten mit dem Subendothel und untereinander. Diese weitere Verbindung ist insbesondere bei hohen Scherkräften des Blutes erforderlich, da hier die Kollagenbindung nicht ausreichen würde.

Bereitstellung einer gerinnungsfördernden Oberfläche [5]

Durch die Aktivierung der Thrombozyten kommt es zu einer räumlichen Veränderung der gerinnungsaktiven Phospholipide in der Plättchenmembran, so dass u. a. saure Phospholipide nach außen gelangen („Flip-flop"-Mechanismus [2]). Die wichtigsten Phospholipide sind: Phosphatidylcholin, Phosphatidylethanolamin und Phosphatidylserin. An ihnen binden Gerinnungsfaktoren an der Thrombozytenoberfläche (s. Kap. B4). In dieser zweiten Phase der Thrombinbildung erfolgt die Bildung eines Fibrinfasernetzes, das die Thrombozytenoberflächen umspinnt.

Literatur

[1] Bugert P, Klüter H. Das thrombozytäre Transskriptom. In: Pötzsch B, Madlener K, eds. Hämostaseologie, 2. Aufl. Heidelberg: Springer; 2010: 43–59
[2] Hemker HC, van Rijn JL, Rosing J et al. Platelet membrane involvement in blood coagulation. Blood Cells 1983; 9: 303–317
[3] George JN, Colman RW. Overview of platelet structure and function. In: Colman RW, Clowes AW, George JN, Goldhaber SZ, eds. Hemostasis and Thrombosis. Basic Principles and Clinical Practice. 5th ed. Philadelphia: Lippincott, Williams & Wilkins; 2006: 437–441
[4] Jurk K, Kehrel BE. Thrombozytensekretion. In: Pötzsch B, Madlener K, eds. Hämostaseologie, 2. Aufl. Heidelberg: Springer; 2010: 67–72
[5] Kehrel BE. Blutplättchen. Biochemie und Physiologie. Hämostaseologie 2008; 28: 289–298
[6] Pötzsch B, Madlener K, eds. Hämostaseologie, 2. Aufl. Heidelberg: Springer; 2010

4 Plasmatische Gerinnung: Thrombinbildung

M. Barthels

Übersichtsliteratur
Colman et al 2006 [3], Engelmann 2003 [6], Mann 1999 [12], Pötzsch u. Madlener 2010 [16], Preissner 2008 [17], Preissner 2010 [18]

Ziel der Blutgerinnung ist die Bildung einer festen Substanz, **Fibrin,** die die Wundflächen verklebt, bis junge Gewebszellen (Fibroblasten) die Wundfläche abgedeckt haben. Die Fibrinbildung erfolgt vor Ort durch das Enzym **Thrombin.**

4.1 Prinzipien der Thrombinbildung

Die Thrombinbildung unterliegt – vereinfacht – 3 Prinzipien:
1. Bildung von Thrombin durch limitierte proteolytische Prozesse
2. Verstärkung der Wirkung durch Multikomponenten-Enzymkomplexe
3. Ausbreitung der Thrombinbildung.

Bildung von Thrombin durch limitierte proteolytische Prozesse

Das Gerinnungssystem ist physiologischerweise derart konzipiert, dass es in dem Augenblick, in dem ein Wundverschluss benötigt wird, das hochaktive Enzym **Thrombin** schlagartig vor Ort bilden kann – nämlich durch „zeitsparende" Proteolyse statt Synthese. Dies geschieht durch eine Kette proteolytischer Reaktionen, wobei jedes Enzym ein weiteres Proenzym aktiviert, indem es bestimmte Fragmente des Proenzyms abspaltet (limitierte Proteolyse). Diese Enzyme sind sog. **Serinproteasen.** Die Serinprotease Thrombin spaltet dann das wasserlösliche Fibrinogen zu dem festen, klebrigen Wundverschluss Fibrin, ohne den Ort des Bedarfs zu überschreiten. Dies wird u. a. durch die Inhibitoren der Gerinnung bewirkt (s. Kap. B.6). Ihre Bedeutung zeigt sich daran, dass bereits relativ geringe Inhibitorverminderungen zu einer überschießenden Gerinnung und damit u. U. zur Thrombosegefährdung führen können [1].

Verstärkung der Wirkung durch Multikomponenten-Enzymkomplexe

Die Enzyme der Thrombinbildung bilden einen Multikomponenten-Enzymkomplex [17], der aus Enzym, Proenzym, Akzelerator, Phospholipid und Kalziumionen besteht (Abb. 4.1). Dadurch wird der Reaktionsablauf beschleunigt und zugleich dank der Phospholipidbindung lokal begrenzt.

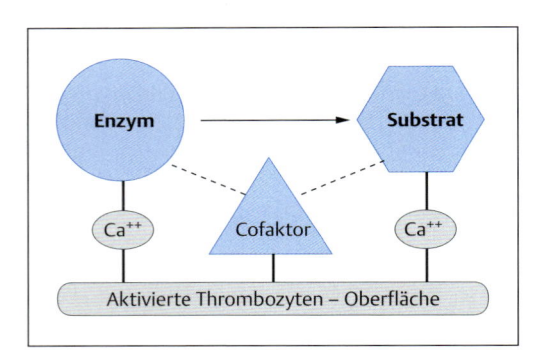

Abb. 4.1 Schema des Multikomponenten-Enzymkomplexes [17].

Bildung von Thrombin durch 3 hauptsächliche Multikomponenten-Enzymkomplexe

Dies geschieht, indem die Multikomponenten-Enzymkomplexe im Großen und Ganzen in der in Abb. 4.2 gezeigten Reihenfolge das jeweils nächste Proenzym aktivieren. Allerdings sind Serinproteasen relativ unspezifische Enzyme, die z. T. auch noch weitere Substrate aktivieren können (z. B. Proenzyme anderer Serinproteasen). Dadurch werden u. a. zahlreiche Regulationsmechanismen der Gerinnung begünstigt.

Ausbreitung der Thrombinbildung

Das Ausmaß der Thrombinbildung nimmt durch Verstärkermechanismen (s. u.) zu. Da auch die Konzentration der Proenzyme im Plasma umso höher ist, je näher die Thrombinbildung rückt (Tab. 4.1), erweitert sich der Aktivierungsprozess kaskadenförmig. Bereits 1964 haben zwei Altmeister der Gerinnungsphysiologie denn auch gleichzeitig den Gerinnungsablauf als „Kaskade bzw. Wasserfall" [5] oder als ein „Amplifier-System" [11] beschrieben.

(1) Der extrinsische Tenase-Komplex:
   FVIIa – Tissue-Factor (TF)-Phospholipid-Ca^{2+}
   ⇩
(2) Der intrinsische Tenase-Komplex:
   FIXa + FVIII(a)-Phospholipid-Ca^{2+}
   ⇩
(3) Der Prothrombinase-Komplex:
   FXa – FVa-Phospholipid-Ca^{2+}
   ⇩
   Prothrombin ⟶ Thrombin

Abb. 4.2 Die 3 hauptsächlichen Multikomponenten-Enzymkomplexe der Thrombinbildung.

4.2 Die einzelnen Reaktionspartner

Die 4 Vitamin-K-abhängigen Proenzyme (Faktor II, VII, IX und X; Tab. 4.1) sind sich biochemisch sehr ähnlich, nicht nur in ihrem Molekulargewicht. Sie werden in Leberzellen synthetisiert und benötigen Vitamin K für ihre endgültige Synthese. Dies ermöglicht ihre spätere Kalziumbindungsfähigkeit durch die sog. **γ-Carboxylierung** am N-terminalen Ende (Details s. Kap. C15)

Tab. 4.1 Konzentration der 4 Vitamin-K-abhängigen Proenzyme im Plasma*

Proenzym	Plasma-Konzentration (µmol/l)	Plasma-Konzentration (mg/l)	Molekulargewicht (Da)	Halbwertszeit (h)
Faktor VII	0,01	~ 0,5	50000	~ 3–5
Faktor IX	0,04	~ 5,0	57000	~ 25
Faktor X	0,16	~ 8,0–10,0	59000	~ 43
Faktor II (Prothrombin)	1–2	~ 110–212,0	70000	48–60

Literatur s. die einzelnen Faktoren-Kapitel

[18]. Zusätzlich kommt vermutlich aktivierter Faktor VIIa in Spuren (1 % der Faktor-VII-Konzentration) im Blut vor [13].

Generell haben die Enzyme Faktor VIIa, Faktor IXa und Faktor Xa eine geringe Aktivität, die jedoch durch die Bindung an Phospholipidoberflächen via Kalziumionen erheblich gesteigert wird, so dass sie erst in gebundener Form voll wirksam werden. Das schließlich vom Prothrombin abgespaltene aktive Enzym Thrombin ist dann nicht mehr gebunden, sondern diffundiert ins Blut in freier Form und benötigt zur Fibrinbildung weder Lipide noch Kalziumionen.

Faktor V und VIII, die als Akzeleratoren der Serinproteasen Faktor Xa und Faktor IXa dienen, weisen gleichfalls biochemisch Ähnlichkeiten miteinander auf (Tab. 4.2): Faktor V und Faktor VIII sind Plasma-Glykoproteine von ähnlicher Struktur, sog. Makroglobuline. Sie werden hauptsächlich in der Leber gebildet. Faktor V kommt auch in den α-Granula der Thrombozyten vor. Thrombin spaltet beide Proteine: Faktor V zu Faktor Va und Faktor VIII zu Faktor VIIIa, die dadurch in ihre aktive Form überführt und später durch aktiviertes Protein C (Protein Ca) inaktiviert werden.

Der sog. **Tissue-Faktor (TF)**, der Akzelerator der Serinprotease Faktor VIIa, unterscheidet sich grundsätzlich von den beiden anderen Akzeleratoren. Er ist primär intrazellulär in verschiedenen Zellen, z.T. auch in Thrombozyten, lokalisiert, und ist genaugenommen ein Membranprotein. Er gelangt erst bei Gewebsschädigung ins Blut [14]. Eine Aktivierung scheint nach neuesten Untersuchen erforderlich zu sein [17].

Alle 3 Akzeleratoren werden bei der Komplexbildung an Phospholipide gebunden.

Die negativ geladenen, gerinnungsaktiven **Phospholipide** befinden sich in vivo in Doppelschichtmembranen vieler Zellen, insbesondere der Thrombozytenmembran, wo sie nach Aktivierung der Thrombozyten von innen nach außen wandern (sog. „Flip-flop"-Mechanismus nach Hemker). Als besonders gerinnungsaktiv gelten Phosphatidylserin und Inositol, aber auch andere Phospholipide.

Tab. 4.2 Akzeleratoren der 3 Multikomponenten-Enzymkomplexe

Akzelerator	Plasma-Konzentration (mg/l)	Molekulargewicht (Da)	Halbwertszeit (h)
Faktor V	4–14	330.000	~ 12
Faktor VIII	~ 0,15	330.000	8–12
Tissue-Faktor (TF)	Membranprotein	47.000	

Den meisten Gerinnungstests werden Phospholipide unterschiedlicher Herkunft und in unterschiedlichen Mischungen zugesetzt. Wie sehr Art, Konzentration und Zusammensetzung der Phospholipide die Gerinnung beeinflussen, zeigt ein alter Versuch von E. Hecht [7] (Abb. 4.3). Er demonstriert insbesondere, dass Phospholipid-Kombinationen stärker wirksam sind als das einzelne Phospholipid. Darüberhinaus sieht man, wie bei Erreichen einer sog. kritischen Konzentration die Gerinnungsförderung in eine Gerinnungshemmung umschlägt. Dies verdeutlicht,

- dass Gerinnungszeiten bzw. Messergebnisse einzelner aPTT-Reagenzien, die herstellerabhängig unterschiedliche Phospholipidzusammensetzungen enthalten, nicht miteinander vergleichbar sind und

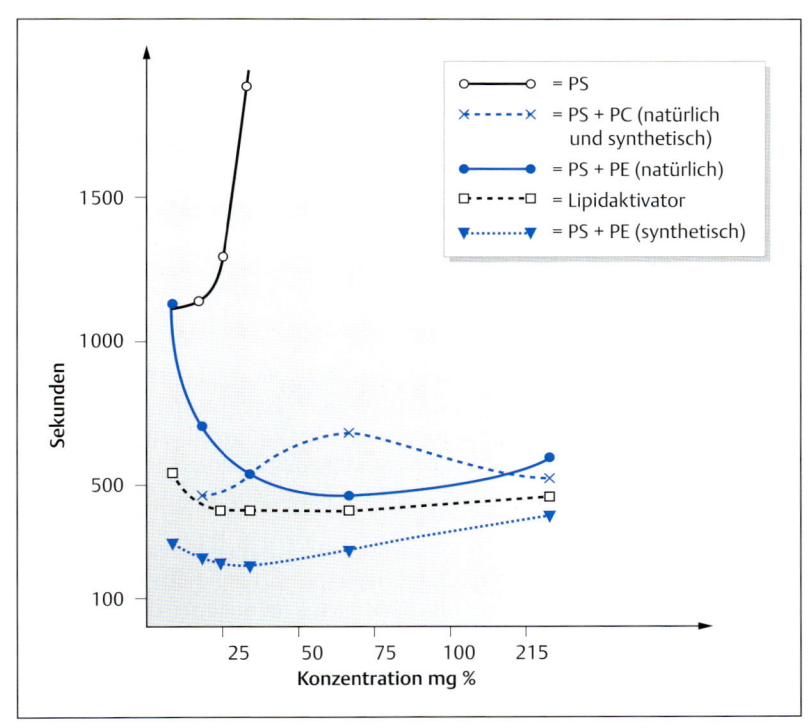

Abb. 4.3 Einfluss verschiedener Phospholipid-Zusammensetzungen auf die Gerinnungszeit [7].
PS = Phosphatidylserin, PE = Phosphatidyäthanolamin, PC = Phosphatidylcholin
Quellenangaben: E. Hecht: „Lipids in Blood Coagulation" 1965

- dass die Reagenzien unterschiedlich empfindlich auf die Inhalte des jeweiligen Testansatzes reagieren.

4.3 Ablauf der Thrombinbildung

Die Thrombinbildung erfolgt durch mehrere Multikomponenten-Enzymkomplexe (s. o.), und zwar nach den heutigen Vorstellungen, die auf die Arbeitsgruppe um Hoffman zurückgehen [8], wonach in vivo 2 Prozesse ablaufen, für die folgende Begriffe eingeführt wurden:
- Die **Amplifikation,** d.h. die Bildung winziger Mengen Thrombin an Zelloberflächen und den durch sie ausgelösten Verstärkermechanismus, sowie
- Die **Propagation,** d. h. die Zunahme der Thrombinbildung auf den Zelloberflächen, d. h. primär der Thrombozyten, dank der initialen Thrombinbildung.

Wie sie wahrscheinlich im Einzelnen abläuft, wird im Folgenden geschildert.

■ Initiale Thrombinbildung durch Faktor VIIa/TF (Amplifikation)

Übersichtsliteratur
Colman et al. 2006 [3], Engelmann et al. 2007 [6], Ott u. Steppich 2010 [15], Preissner 2008 [17]

Gestartet wird die Thrombinbildung durch den Kontakt des **Tissue-Faktors (TF, Gewebefaktor)** mit dem Blut [15]. TF ist ein Rezeptorprotein, das wie die gerinnungsaktiven Phospholipide in extravasalen Zellmembranen enthalten ist und erst bei Verletzungen exprimiert (nach neuesten Untersuchungen auch aktiviert [17]) wird. Unter physiologischen Bedingungen kommt TF vermutlich nicht mit dem Blut in Kontakt.

Tissue-Faktor verbindet sich als nichtenzymatischer Kofaktor mit Faktor VII, der dadurch zu Faktor VIIa aktiviert wird bzw. bildet mit bereits vorhandenem aktiviertem Faktor VIIa und freien Kalziumionen den o.g. Multikomponenten-Enzymkomplex. Durch das Zusammenkommen einer Substanz, die primär nicht in der Blutbahn enthalten ist (TF) und einer Substanz des Blutes (Faktor VII) erfolgt die Thrombinbildung auf einem Weg, auf den die frühere Bezeichnung **extrinsisches System** immer noch in gewissem Sinne zutrifft (in vitro abgebildet durch den schematischen Ablauf im Quick-Test). Der zellständige Multikomponenten-Enzymkomplex um Faktor VIIa/TF aktiviert nun seinerseits Faktor X zu Faktor Xa. Hohe Konzentrationen an Faktor VIIa können darüber hinaus an aktivierte Plättchen binden und den Faktor X unabhängig vom TF aktivieren (zit. aus [10]).

Der gleichfalls an die Phospholipide gebundene Faktor Xa bildet jetzt zusammen mit seinem gleichfalls endothel- und thrombozytenständigen Kofaktor Faktor Va und Kalziumionen den **Prothrombinase-Komplex,** der Prothrombin zu Thrombin aktiviert (Abb. 4.6). Es entstehen allerdings nur minimale Thrombinmengen. Dies liegt vor allem daran, dass der gleichfalls gefäßwandständige Inhibitor TFPI (Tissue Factor Pathway Inhibitor) mit Faktor Xa und dann auch mit Faktor VIIa/TF einen Komplex bildet, der die Enzyme rasch inaktiviert. Die so entstandenen Spuren von Thrombin reichen daher noch nicht für die eigentliche Fibrinbildung aus, aktivieren aber weitere Thrombozyten und zahlreiche Gerinnungsproteine auf den Thrombozytenoberflächen, so dass Thrombin rasch explosionsartig – amplifizierend – entsteht. Dadurch wird Fibrin gebildet und Wundflächen werden bedarfsgerecht abgedeckt.

■ Thrombinbildung auf den Thrombozytenoberflächen (Propagierung)

Die intravasale Thrombinbildung wurde früher als **intrinsisches System** bezeichnet, wobei man annahm, dass die primäre Auslösung über den Kontaktfaktor XIIa erfolge. Dieses Konzept hat keine Gültigkeit mehr. Die Bezeichnung intrinsisches System hat jedoch insofern noch Gültigkeit, wenn man berücksichtigt, dass die zunehmende Thrombin- und damit Fibrinbildung auf der Oberfläche der Thrombozyten, des Thrombozytenpfropfes, erfolgt.

Hinzu kommt, dass TF prinzipiell auch innerhalb des Gefäßsystems ohne Endothelverletzung exprimiert werden kann. Dies scheint vor allem unter pathologischen Bedingungen stattzufinden wie z. B. durch endotoxininduzierte vermehrte Zytokinbildung in Monozyten oder toxische Schädigung von Endothelzellen, die damit eine Bildung des TF stimulieren. Vermutlich kann eine Thrombinbildung auch durch TF-haltige Mikropartikel verschiedener Blutzellen, insbesondere der Thrombozyten, initiiert werden, wenn die Inhibitorwirkung des TFPI überspielt wird.

Durch Thrombin werden zunächst weitere Thrombozyten aktiviert, an deren Oberfläche jetzt die Thrombinbildung schlagartig zunimmt, indem die Spuren Thrombin:
- die Akzeleratoren Faktor V zu Faktor Va und Faktor VIII zu Faktor VIIIa aktivieren
- das Proenzym des Intrinsic-Systems – Faktor XI – zu Faktor XIa aktivieren.

4 Plasmatische Gerinnung: Thrombinbildung

Die Aktivierung des Faktors IX zu Faktor IXa erfolgt dann auf 2 Wegen:
1. Faktor XIa aktiviert, zusammen mit seinem Kofaktor, dem hochmolekularen Kininogen (HMWK), Faktor IX zu Faktor IXa.
2. Der Faktor-VIIa/TF-Komplex aktiviert seinerseits Faktor IX zu Faktor IXa.

Faktor IXa bildet dann zusammen mit Faktor VIIIa und Kalziumionen auf der negativ geladenen Lipidmembran von Zellen (vorzugsweise Thrombozyten) den **intrinsischen Tenase-Komplex,** der Faktor X in ausreichender Menge zu Faktor Xa aktiviert.

Da auch Faktor VIIa/TF sowohl den Faktor X zu Faktor Xa aktiviert als auch den Faktor IX zu Faktor IXa, treffen sich bei der Faktor-X-Aktivierung das extrinsische und das intrinsische System. Die Verknüpfung der 3 Serinproteasen wurde bereits von Josso als sog. **„Josso-Schleife"** (Abb. 4.4) konzipiert [9].

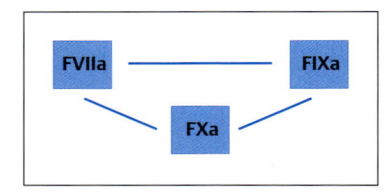

Abb. 4.4 Die „Josso"-Schleife [9]

Faktor Xa kann jetzt im Prothrombinasekomplex zusammen mit Faktor Va, der negativ geladenen Lipidmembran von Zellen, vorzugsweise in Thrombozytenmembranen, in Gegenwart von Kalziumionen das Proenzym Prothrombin zu der jeweils erforderlichen Menge Thrombin aktivieren. Die biochemischen Grundlagen der Thrombinbildung wurde bereits in den 30er und 40er Jahren des vorigen Jahrhunderts von W.H. Seegers entwickelt [19]. Abb. 4.5 zeigt

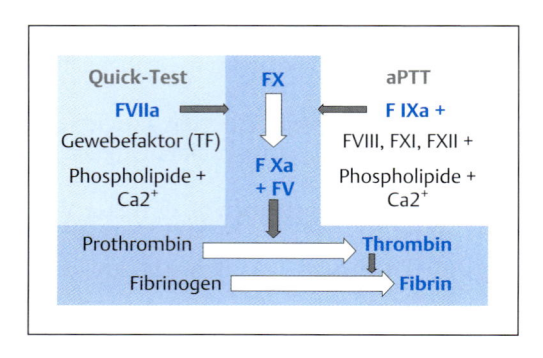

Abb. 4.5 Unterschiedliche und gemeinsame Reaktionsabläufe in Quick-Test und aPTT.

4.3 Ablauf der Thrombinbildung

a Bildung des FVIIa-TF-Komplexes am Endothel

b Aktivierung des FX durch den VIIa/TF-Komplex

c Aktivierung von Spuren Thrombin am Endothel

d Aktivierung von FV und FVIII, Thrombozyten

e Aktivierung FXI durch Thrombin

f Aktivierung von FIX durch FXI und FVIIa

g Aktivierung FX durch FIXa + FVIII

h Thrombinbildung durch FXa

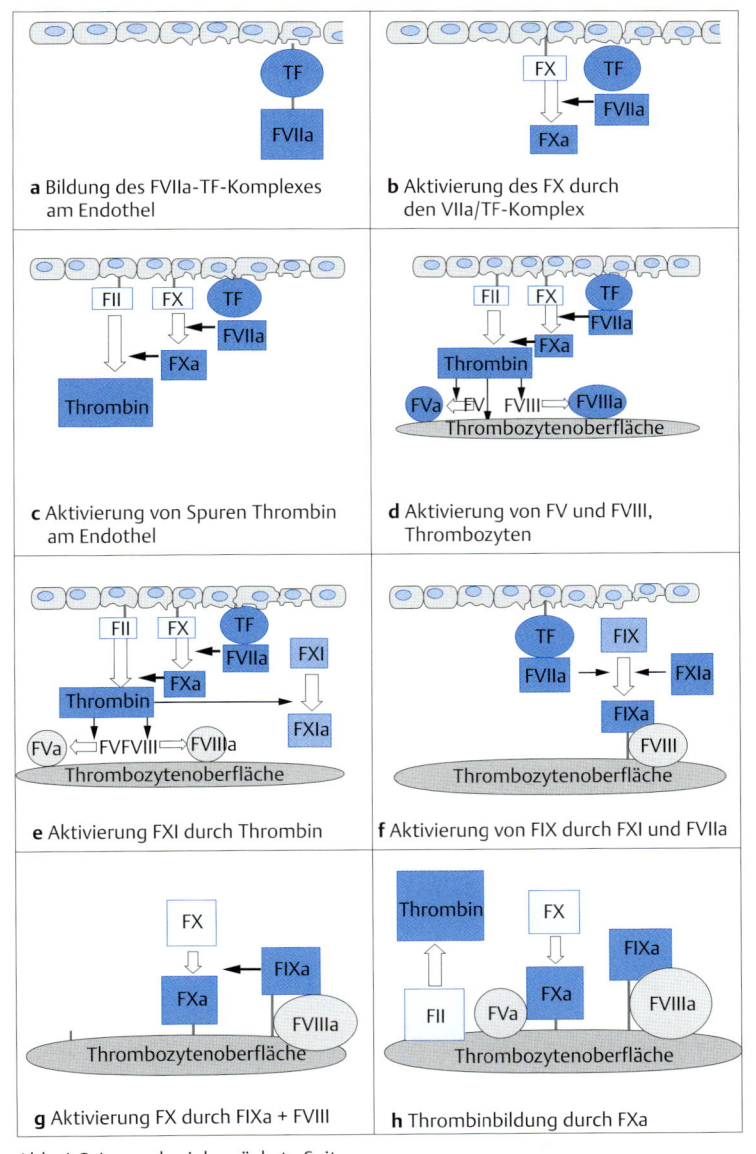

Abb. 4.6 Legende siehe nächste Seite

Abb. 4.6 Konzept der in vivo Thrombinbildung.
Zunächst werden kleine Mengen Thrombin gebildet, die noch keine wesentliche Fibrinbildung herbeiführen sollen, sondern lediglich weitere Thrombozyten, die Akzeleratoren V und VIII sowie das Proenzym Faktor XI aktivieren. Danach setzt erst die eigentliche Thrombinbildung ein.

a Bildung des Faktor-VIIa/TF-Komplexes am Endothel.
b Aktivierung des Faktors X durch den Faktor VIIa/TF-Komplex.
c Aktivierung von Spuren Thrombin am Endothel.
d Aktivierung von Faktor V und Faktor VIII, Thrombozyten.
e Aktivierung von Faktor XI durch Thrombin.
f Aktivierung von Faktor IX durch Faktor XIa und Faktor VIIa.
g Aktivierung von Faktor X durch Faktor IXa und Faktor VIII.
h Thrombinbildung durch Faktor Xa und Faktor Va.

---

noch einmal vereinfacht schematisch, wo sich die Reaktionsabläufe der beiden primären Gerinnungstests Quick-Test (Faktor VIIa/TF-Komplex) und aPTT (Phospholipide) treffen.

4.4 Thrombinbildung und Kontaktsystem

Übersichtsliteratur
Colman 2006 [4], Walsh u. Gailani 2006 [21]

Unter dem Kontaktsystem versteht man das Zusammenspiel von Proteinen, die durch Bindung an negativ geladene (in vivo) oder benetzbare (in vitro) Oberflächen aktiviert und dann in verschiedenen biologischen Symstemen wirksam werden, wie es beim Komplement-System, dem Kinin-System und der plasmatischen Gerinnung der Fall ist. Ein vereinfachtes, nur auf die Gerinnung bezogenes Schema zeigt Abb. 4.7.

Zu den **Kontaktfaktoren** werden gerechnet:
- die Proenzyme der Serinproteasen Faktor XII und Präkallikrein
- der Akzelerator hochmolekulares Kininogen (HMWK)
- das Proenzym einer weiteren Serinprotease, nämlich der Gerinnungsfaktor Faktor XI.

Das Kontaktsystem „gehört insofern nicht mehr zur Gerinnung", als auch ein schwerer Mangel an Faktor XII oder eine der zwei anderen Komponenten mit keiner Blutungsneigung einhergeht. Beim Faktor-XI-Mangel kommt eine nicht sehr ausgeprägte, der jeweiligen geringen Restaktivität nicht eindeutig zuordenbare Blutungsneigung vor.

4.4 Thrombinbildung und Kontaktsystem

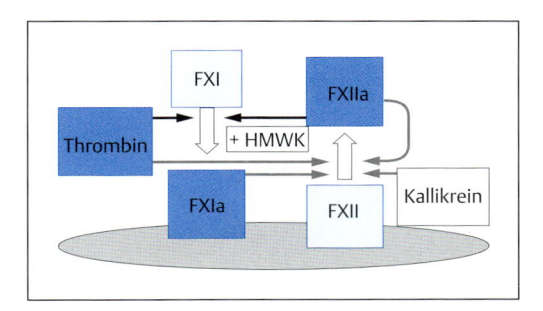

Abb. 4.7 Vereinfachtes Schema des Kontaktsystems. HMWK = hochmolekulares Kininogen

Faktor XII ist das Proenzym der Serinproteinase Faktor XIIa, die Faktor XI zu Faktor XIa aktiviert. Durch die Bindung an negativ geladene Zelloberflächen tritt eine Konformationsänderung des Faktors XII ein und begünstigt die Autoaktivierung durch Faktor XIIa. Des Weiteren wird Faktor XII durch die Enzyme Thrombin, Kallikrein und Plasmin aktiviert.

Der physiologische Inhibitor des Faktors XIIa ist der C1-Inhibitor.

Faktor XII ist in 4 biologischen Systemen involviert:
- **Gerinnungssystem:** Aktivierung von Faktor XI zu Faktor XIa, ferner Aktivierung von Faktor VII zu Faktor VIIa.
- **Fibrinolysesystem:** Faktor XIIa kann – wie auch Kallikrein – Plasminogen direkt spalten, wenn auch langsamer als die eigentlichen Enzyme der Fibrinolyse.
- **Kallikrein-Kinin-System:** Aktivierung von Präkallikrein zu Kallikrein sowie Aktivierung von HMWK.
- **Komplementsystem:** Aktivierung von C1.

Das Proenzym Faktor XI kommt sowohl auf Thrombozyten(oberflächen) und am Endothel als auch frei im Plasma vor, wobei leichte Unterschiede bestehen, z. B. hinsichtlich Molekulargewicht und Inhibitorenempfindlichkeit. Im Plasma befindet sich Faktor XI im Komplex mit HMWK, das er zur Bindung an negativ geladene Oberflächen braucht.

Faktor XI wird durch Faktor XIIa und durch Thrombin aktiviert – ein weiterer Verstärkermechanismus der Thrombinbildung.

Seine Inhibitoren sind in Kap. B6 beschrieben. Hinzu kommt ein weiterer Serpininhibitor, Protease-Nexin-1 aus den α-Granula der Thrombozyten. Dieser wird durch Heparin mehrfach verstärkt.

4 Plasmatische Gerinnung: Thrombinbildung

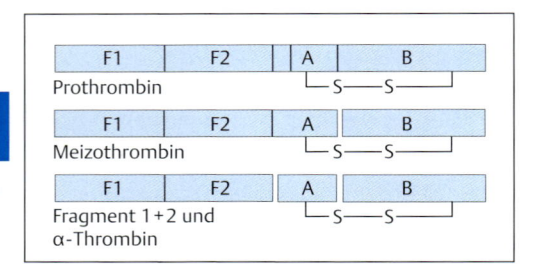

Abb. 4.8 Zwischenstufen der Thrombinbildung

4.5 Die eigentliche Thrombinbildung

Aus einem Molekül Prothrombin entsteht ein Molekül Thrombin unter Freisetzung des messbaren Prothrombinfragments F1 + 2. Bei diesem Aktivierungsprozess entstehen mehrere Zwischenprodukte des Thrombins durch Spaltung des Prothrombins an verschiedenen Stellen (Abb. 4.8). Ein klinisch relevantes Zwischenprodukt ist das **Meizothrombin,** das man in vitro durch Zugabe des Enzyms aus dem Gift von *Echis carinatus* erhält (Hirudin-Bestimmung!), das aber auch physiologischerweise durch Faktor Xa entsteht. Abb. 4.8 zeigt Ausschnitte aus der Thrombinbildung durch Faktor Xa. Die autokatalytischen Spaltungsstellen des Prothrombins durch Thrombin wurde nicht dargestellt, wie z. B. die Spaltung von Fragment 1 und Fragment 2 oder der Abbau von α-Thrombin zu ß- und γ-Thrombin [17].

4.6 Funktionen des Thrombins

Übersichtsliteratur
Swords et al. 2006 [20]

Thrombin hat 4 verschiedene Bindungsstellen für seine Substrate, Inhibitoren und Kofaktoren:
1. Eine spezifische **Fibrinogen-Erkennungs- und Bindungsstelle,** an die sich auch Hirudin in einem 1 : 1-Komplex binden kann. Zusammen mit der Blockierung des aktiven Zentrums von Thrombin wird so die Fibrinbildung durch Thrombin verhindert. Ferner können Thrombomodulin und PAR-1 (Protease-aktivierter Rezeptor 1) gebunden werden.
2. Die sog. **aktive Bindungsstelle** des Thrombins bindet Protein C und Antithrombin.

3. Es existiert außerdem eine **Bindungsstelle für Heparin** und verwandte sulfatierte Polysaccharide.
4. Es bestehen **2 Bindungsstellen für Natriumionen,** die erforderlich sind, damit Thrombin sein Substrat Fibrinogen erkennt. Wenn Natrium nicht gebunden ist, wird Thrombin zum Antikoagulans, das nur Protein C erkennt.

Thrombin hat außer der Fibrinbildung eine Vielzahl weiterer Aufgaben, die in Tab. 4.3 aufgelistet sind.

Tab. 4.3 Funktionen des Thrombins

- Fibrinbildung
- Faktor-XIII-Aktivierung
- Abspaltung des Faktors VIII vom von-Willebrand-Faktor
- Faktor-V- und Faktor-VIII-Aktivierung
- Faktor-XI-Aktivierung
- Faktor-XII-Aktivierung
- Faktor-IX-Aktivierung
- Protein-C-Aktivierung mittels Thrombomodulin
- TAFI-Aktivierung
- Prothrombin-Spaltung
- Thrombozytenaktivierung via Protease-aktivierter Faktor (PAR)
- Stimulation des Fibroblastenwachstums

Die physiologischen Inhibitoren des Thrombins sind in Kap. B6, Tab. 6.1 auf S. 64 dargestellt.

Literatur

[1] Butenas S, van't Veer C, Mann KG. Normal thrombin generation. Blood 1999; 94: 2169–2178
[2] Colman RW, Marder VJ, Clowes AW. In: Colman RW, Clowes AW, George JN, Goldhaber SZ, eds. Hemostasis and Thrombosis. Basic Principles and Clinical Practice. 5th Ed., Philadelphia: Lippincott, Williams & Wilkins; 2006: 17–20
[3] Colman RW, Clowes AW, George JN, et al. Overview of hemostasis. In: Colman RW, Clowes AW, George JN, Goldhaber SZ, eds. Hemostasis and Thrombosis. Basic Principles and Clinical Practice. 5th ed. Philadelphia: Lippincott, Williams & Wilkins; 2006: 3–16
[4] Colman RW. Contact activation (Kallikrein-Kinin) pathway: multiple physiologic and pathophysiologic activities. In: Colman RW, Clowes AW, George JN, Goldhaber SZ, eds. Hemostasis and Thrombosis. Basic Principles and Clinical Practice. 5th ed. Philadelphia: Lippincott, Williams & Wilkins; 2006: 107–130
[5] Davie EW, Ratnoff OD. Waterfall sequence for intrinsic blood clotting. Science 1964; 145: 1310–1312

4 Literatur

[6] Engelmann B, Luther T, Muller I. Intravascular tissue factor pathway-a model for rapid initiation of coagulation within the blood vessel. Thromb Haemost 2003; 89: 3–8

[7] Hecht ER. Lipids in Blood Coagulation. Springfield, Illinois: Ch W Thomas Publisher; 1965: 78

[8] Hoffman M. A cell-based model of coagulation and the role of factor VIIa. Blood Reviews 2003; 17: S1–S5

[9] Josso F, Prou-Wartelle O. Interaction of tissue factor and F VII at the earliest phase of coagulation. Thromb Haemost Suppl. 1965; 17: 35–44

[10] Kehrel B. Blutplättchen, Biochemie und Physiologie. Hämostaseologie 2008; 28: 289–298

[11] MacFarlane RG. An enzyme cascade in the blood clotting mechanism, and its function as a biochemical amplifier. Nature 1964; 202: 498–499

[12] Mann KG. Biochemistry and physiology of blood coagulation. Thromb Haemost 1999; 82: 165–174

[13] Morrissey JH, Macik BG, Neuenschwander PF et al. Quantitation of activated factor VII levels in plasma using a tissue factor mutant selectively deficient in promoting factor VII activation. Blood 1993; 81: 734–744

[14] Morrissey JH. Tissue factor: an enzyme cofactor and a true receptor. Thromb Haemost 2001; 86: 66–74

[15] Ott I, Steppich BA. Tissue factor pathway. In: Pötzsch B, Madlener K, eds. Hämostaseologie. 2. Aufl. Heidelberg: Springer; 2010: 129–145

[16] Pötzsch B, Madlener K, eds. Hämostaseologie. 2. Aufl. Heidelberg: Springer; 2010

[17] Preissner KT. Physiologie der Blutgerinnung und Fibrinolyse. Hämostaseologie 2008; 28: 259–271

[18] Preissner KT. Vitamin K-abhängige Gerinnungsfaktoren. In: Pötzsch B, Madlener K, eds. Hämostaseologie. 2. Aufl. Heidelberg: Springer; 2010: 162

[19] Seegers WH. Activation of purified prothrombin. Proc. Soc Exptl Biol Med 1949; 72: 677–680

[20] Swords Jenny N, Lundblad RL, Mann KG. Thrombin. In: Colman RW, Clowes AW, George JN, Goldhaber SZ, eds. Hemostasis and Thrombosis. Basic Principles and Clinical Practice. 5th ed. Philadelphia: Lippincott, Williams & Wilkins; 2006: 191–213

[21] Walsh PN, Gailani D. Faktor XI. In: Colman RW, Clowes AW, George JN, Goldhaber SZ, eds. Hemostasis and Thrombosis. Basic Principles and Clinical Practice. 5th ed. Philadelphia: Lippincott, Williams & Wilkins; 2006: 221–233

5 Plasmatische Gerinnung: Fibrinogen und Fibrinbildung

M. Barthels

Übersichtsliteratur
Blombäck 1996 [2], Hantgan u. Lord 2006 [7], Marder u. Francis 2006 [9], Mosesson 2006 [11], Weisel 2007 [17], Preissner 2008 [14]

Die thrombininduzierte Fibrinbildung erfolgt in 3 Schritten:
1. Umwandlung des wasserlöslichen Fibrinogens in festes Fibrin infolge Abspaltung der Fibrinopeptide A und B durch die Serinprotease Thrombin. Diese aktiviert gleichzeitig den fibrinstabilisierenden Faktor XIII.
2. Fibrinpolymerisation mit Bildung eines Gels mit viskoelastischen Eigenschaften, d.h. eines flüssigkeitshaltigen Netzwerks, das sich den Strömungs- und Scherkräften der Blutströmung anpasst. Dabei beträgt der Wassergehalt etwa das 6-Fache des Proteingewichts.
3. Fibrinstabilisierung durch den Faktor XIIIa.

5.1 Struktur, Biochemie und Physiologie von Fibrinogen

Das Fibrinogenmolekül ist ein Dimer mit jeweils 3 identischen Polypeptidketten:
- Aα-Ketten
- Bß-Ketten
- γ-Ketten.

Die griechischen Buchstaben bezeichnen die Ketten, die großen Buchstaben die N-ständigen Peptide A und B, die durch Thrombin abgespalten werden. Die N-terminalen Regionen aller 6 Ketten sind durch 5 Disulfid-Brücken zum mittelständigen N-terminalen-Disulfid-Knoten verbunden, die sog. **E-Domäne.** Die freien Carboxyl-Enden der ß- und γ-Ketten bilden die sog. **D-Domäne** (s. Abb. 5.1). Die Kenntnis dieser Domänen ist wichtig für das Verständnis der Fibrinogen- und Fibrinabbauprodukte (s.u. und Kap. B7). Diese trinoduläre Struktur des Fibrinogenmoleküls konnte bereits 1959 elektronenmikroskopisch dargestellt werden [6].

5 Plasmatische Gerinnung: Fibrinogen und Fibrinbildung

Carboxyl-Ende	N-Disulfidknoten	Carboxyl-Ende
Domäne D	(DSK) = Domäne E	Domäne D

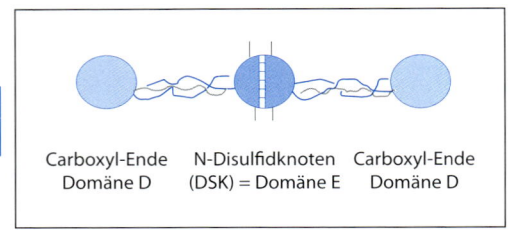

Abb. 5.1 Schematische Darstellung des Fibrinogenmoleküls. Details s. Text.

Fibrinogen ist ein sog. Makromolekül mit einer Länge von ~ 45 nm und einem Molekulargewicht von ~ 340 kDa. Im Plasma kommen physiologischerweise auch Fibrinogenmoleküle mit unterschiedlichem Molekulargewicht vor, wobei die kleineren vermutlich durch ständige Einwirkung geringgradiger fibrinolytischer Aktivitäten entstehen.

Interessant ist z.Zt. die häufigste Isoform des Fibrinogens (< 10%), die eine sog. y'-Kette aufweist, in der 4 Aminosäurereste durch 20 andere ersetzt wurden [7]. Da die y'-Sequenz eine hochaffine Bindungsstelle für Thrombin enthält und zudem Gerinnsel, die diese Isoform enthalten, schwerer lysierbar sind und eine veränderte, weniger flexible Struktur haben, wird derzeit untersucht, ob es sich hier um einen ggf. neuen Risikofaktor für kardiovaskuläre Erkrankungen handeln könnte, bzw. um einen Biomarker für entzündliche Erkrankungen [1].

Ferner scheint nicht jedes Molekül an der Fibrinbildung gleichermaßen beteiligt zu sein, denn die Fibrinogenkonzentration im Plasma ist mit immunologischen Methoden gemessen deutlich höher als diejenige des gerinnbaren Fibrinogens. So liegt die normale Konzentration gerinnbaren Fibrinogens zwischen 1,6 und 3,5 g/l Plasma (Daten aus Untersuchungen aus den 60er Jahren), die immunologische Konzentration zwischen 2,5 und 6,0 g/l Plasma. Bezüglich einer umfangreicheren Untersuchung zum Fibrinogenstoffwechsel s. [15].

Fibrinogen ist ein relativ **unspezifisches Substrat** für verschiedene Enzyme; vorrangig für die Serinproteasen Thrombin und für die fibrinolytischen Enzyme Plasmin und Urokinase. Weitere Serinproteasen, die Fibrinogen spalten können, sind das dem Plasmin nahe verwandte Trypsin sowie, unter pathologischen Bedingungen, auch die Leukozytenelastase. Nicht zuletzt ist Fibrinogen das Substrat für die Transglutaminase Faktor XIIIa.

Nicht körpereigene fibrinogenspaltende Enzyme sind z.B. Batroxobin (Reptilase), das zur Diagnostik von Dysfibrinogenämien und Fibrinpolymerisationsstörungen benutzt wird; s. Kap. D26.4), sowie Ancrod, das in den 1970er Jahren zur therapeutischen Senkung des Fibrinogenspiegels bei peripherer arterieller Verschlusskrankheit, später auch bei zerebralen Ischämien s.c. injiziert wurde [5]. Beide Enzyme, die aus Schlangengiften stammen, spalten nur Fibrinopeptid A ab, nicht jedoch Fibrinopeptid B und können auch nicht Faktor XIII aktivieren.

Fibrinogen kommt in der Leber vor, in der es auch gebildet wird (Hepatozyten). Außer in der Blutbahn findet man Fibrinogen noch in Extravasalräumen und in der extrazellulären Matrix, insbesondere in der Lymphflüssigkeit, aber auch in Körperhöhlen, z. B. im Aszites.

Die Sekretionsrate ist vergleichsweise hoch. Sie wird in Untersuchungen aus den 60er Jahren mit 1,7–5,0 g/d angegeben. Dabei ist die intrazelluläre Fibrinogenreserve so hoch, dass bei hohem Fibrinogenverlust in der Peripherie die Sekretionsrate um das 20-Fache steigt [15]. Erst bei schweren Leberfunktionsstörungen ist sie deutlich vermindert [7]. Ausführliche Übersicht zur Verteilung und Degradierung s. [15].

Die Halbwertzeit des Fibrinogens beträgt physiologischerweise 3–5 Tage. Dieses bedeutet, dass z. B. bei Patienten mit kongenitaler Afibrinogenämie eine i.v. Fibrinogensubstitution nur alle 1–2 Wochen erforderlich ist. Andererseits ist bei vielen Krankheitsbildern die Halbwertzeit des Fibrinogens drastisch verkürzt, so bei der DIC oder der Verlustkoagulopathie, insbesondere aber bei der systemischen Fibrinogenolyse, wo sie nur Minuten betragen kann.

Die Interaktionen mit Zellen und anderen biologischen Systemen sind zahlreich. Zu nennen ist hier vor allem die Bindung von Fibrin an die Plättchenoberfläche über den Integrinrezeptor Glykoprotein IIb/IIIa (α_{IIb}/β_3), die beim Morbus Glanzmann gestört ist. Bezüglich Details zu den vielfältigen Interaktionen des Fibrinogens/Fibrins mit Zellen und dem Entzündungssystem sei auf [13] verwiesen.

5.2 Eigenschaften von Fibrinogen

Fibrinogen ist ein sog. **Adhäsivprotein,** wie es auch der von Willebrand Faktor, Fibronektin u.a.m sind. Seine wichtigsten Anbindungs- und Verbindungsbereiche sind: der GPIIb/IIIa-Rezeptor der Thrombozyten und das verletzte Endothel, wobei Fibrinogen ein wichtiger Bestandteil der extrazellulären Matrix ist, und damit die Wundheilung fördert.

Fibrinogen hat seinerseits Bindungsstellen für andere Proteine, insbesondere für Thrombin, Faktor XIII, von-Willebrand-Faktor, t-PA, Plasminogen, PAI-2, Plasmininhibitor u. a. m. Defekte im Fibrinogenmolekül können zu gestörten Bindungen führen – mit entsprechenden Konsequenzen.

Interessant sind insbesondere die Thrombinbindungsstellen am Fibrin:
- Zum einen ist an Fibrin gebundenes Thrombin gerinnungsinaktiv. Fibrinogen wurde daher bereits von W.H. Seegers vor mehr als 60 Jahren als Antithrombin I bezeichnet [16]. Man könnte spekulieren, dass je weniger Fibrinogen vorhanden ist, desto mehr Thrombin nicht inaktiviert wird, zumal kongenitale Hypofibrinogenämien trotz sehr niedriger Fibrinogenspiegel eine meist sehr geringe Blutungsneigung haben.
- Theoretisch kann die Thrombin-Fibrin-Bindung thrombosebegünstigend sein, denn an Fibrin gebundenes Thrombin entzieht sich der Heparinwirkung. Angeborene Dysfibrinogenämien wie Fibrinogen New York I [10] gehen mit einer erhöhten Thrombosebereitschaft einher, vermutlich infolge einer Thrombinbindungsstörung in der E-Domäne.

Fibrinogen ist ein **Akutphaseprotein** wie das C-reaktive Protein und andere, das bei Verletzungen, Entzündungen, Tumoren u.a.m. via Interleukin (IL)-6 hochreguliert wird – was hier besonders sinnvoll ist. Ferner scheint ein Feedback-Mechanismus zu bestehen, indem Fibrinogen-Degradationsprodukte die IL-6-Produktion in peripheren Monozyten und Makrophagen stimulieren. Die Blutkörperchensenkungsgeschwindigkeit (BSG), die man früher zum Nachweis von akuten Entzündungsreaktionen einsetzte, wird z.B. primär vom Fibrinogenspiegel des Blutes beeinflusst. Allerdings verhält sich Fibrinogen nicht synchron zu den anderen Akutphaseproteinen.

Die **Viskosität** des Blutes wird außer vom Hämatokrit vom Fibrinogengehalt beeinflusst. Je höher der Fibrinogenspiegel, desto zähflüssiger das Blut [8].

Die **leichte Präzipitierbarkeit** ist eine weitere Eigenschaft des Fibrinogens.
- Fibrinogen fällt durch Kälte aus, z.B. bei der Herstellung der Ausgangssubstanz für pd-FVIII-Konzentrate, dem sog. *Kryopräzipitat*. Dabei bringt man tiefgefrorenes Plasma langsam über den Nullpunkt, wobei Fibrinogen, Faktor VIII und andere Proteine ausfallen.
- Fibrinogen fällt auch bei Erhitzen auf 56°C aus, was man früher für eine grob informative, semiquantitative Fibrinogenbestimmung nutzte.
- Bestimmte Substanzen, wie das für die von-Willebrand-Diagnostik benutzte Ristocetin (Vorsicht beim RIPA-Test!), Methylenblau oder das auch zum Nachweis von Fibrinmonomeren verwendete Netropsin können gleichfalls Fibrinogen präzipitieren.
- Auch eine Alkoholfällung – wie in der Cohn-Fraktion oder in Gegenwart abnormer Fibrinmonomerkonzentrationen bei der DIC – ist möglich (früherer sog. Äthanol-Test).
- Aussalzen ist eine weitere Möglichkeit, Fibrinogen zu präzipitieren, z.B. bei biochemischen Isolierungsverfahren.

5.3 Fibrinbildung

■ Thrombinbedingte Fibrinbildung

Thrombin spaltet von den N-terminalen Enden der α- und ß-Ketten des Fibrinogens jeweils ein kurzkettiges Peptid ab, zunächst das Fibrinopeptid A (FPA) von den N-terminalen Regionen der Aα-Ketten, dann – langsamer – das Fibrinopeptid B (FPB) von den Bß-Ketten. Beide Peptide machen insgesamt nur 2 % der Gesamtmasse des Fibrinogens aus.

Erhöhte FPA-Konzentrationen finden sich im Plasma bei thromboembolischen Erkrankungen. Die quantitative immunologische Bestimmung dieser Peptide spielt jedoch heutzutage in der Routinediagnostik keine wesentliche Rolle mehr. Das jetzt entstandene Fibrin, DesAABB, liegt noch in Monomerform vor und ist noch löslich (s. u.).

Für die Interaktion von Thrombin mit Fibrinogen genügen bereits kleinste Mengen Thrombin, um die Fibrinbildungszeit zu verändern. Schwankungen der Substratkonzentration (= der Fibrinogenkonzentration) wirken sich jedoch kaum auf die Gerinnungszeit aus. Erst bei Fibrinogenspiegeln < 0,4 g/l korreliert die Fibrinogenkonzentration bei konstanter Thrombinkonzentration mit der Gerinnungszeit. Dies ist die Grundlage für die heute noch routinemäßig eingesetzte Bestimmung des gerinnbaren Fibrinogens, die Clauss in seiner Dissertation 1957 festlegte (Abb. 5.2) [4].

Durch die Abspaltung der Fibrinopeptide werden jetzt am Fibrin neue Bindungsstellen frei, die eine Bindung des Fibrins zu noch löslichem Fibrinogen herstellen. Dieser Komplex wird als **lösliches Fibrin** (früher: Fibrinmonomere) bezeichnet s. a. [12], [13]. In vivo finden sich erhöhte Konzentrationen bei vielen ausgedehnten intravasalen Gerinnungsprozessen, insbesondere bei der DIC.

5.4 Polymerisationsprozess

Die Abspaltung von Fibrinopeptid A hat das Fibrinogenmolekül im N-terminalen Disulfidknoten (N-DSK) derart verändert, dass sich die Domäne E zu E_A verändert. Nun kann der Polymerisationsprozess einsetzen, der dann durch die spätere Abspaltung von Fibrinopeptid B beschleunigt wird. Dabei lagern sich die Fibrinketten überlappend aneinander zu langen Fasern, weil jeder E_A-Bereich sich mit einem „Pocket" (Da) einer benachbarten D-Domäne verbindet. Hinzu kommen Lateralverbindungen der Fibrillen, bis schließlich das Netzwerk entsteht (Abb. 5.3) [7].

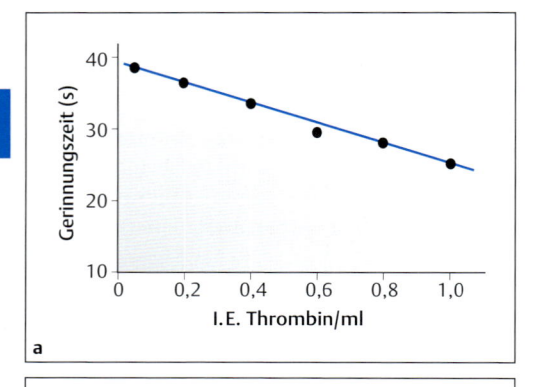

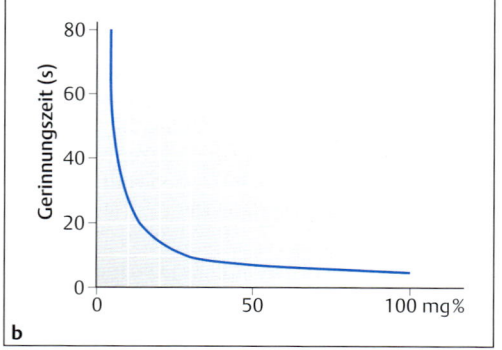

Abb. 5.2 Gerinnungszeit in Abhängigkeit von der Thrombin- und Fibrinogenkonzentration.
a Änderung der Gerinnungszeit bei kleinsten Änderungen der Thrombinkonzentration (Fibrinogenkonzentration konstant).
b Änderung der Gerinnungszeit bei unterschiedlicher Fibrinogenkonzentration (Thrombinkonzentration konstant) aus [4].

Das normale Fibrinnetz besteht aus dünnen Fasern mit weiten Zwischenräumen. Die Fasern bilden das Stützgerüst für die Fibroblasten; die Zwischenräume ermöglichen ihnen ein fischzugartiges Wachstum. Mit verminderter oder verzögerter Thrombinbildung verklumpt das Fasernetz zunehmend (Abb. 5.3). Dadurch sind seine viskoelastischen Eigenschaften dann reduziert [17].

5.5 Fibrinstabilisierung

Das bisher gebildete Fibrin ist noch leicht wieder auflösbar durch das fibrinolytische Enzym Plasmin. Hier setzt nun die Wirkung des Gerinnungsfaktors XIIIa

5.5 Fibrinstabilisierung

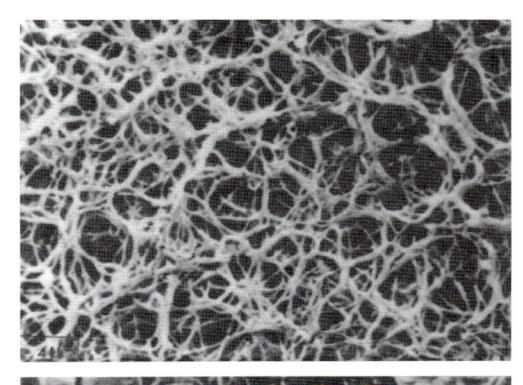

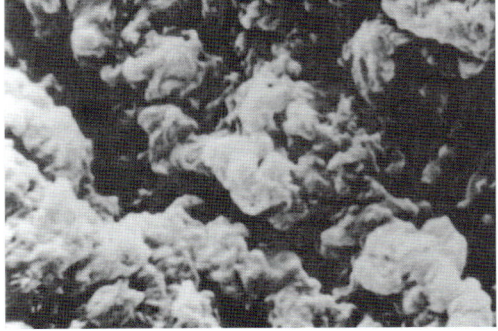

Abb. 5.3 Rasterelektronenmikroskopische Aufnahme des Fibrinnetzes. Vergrößerung 5000-fach (Diss. Ey Hannover 1981).
a Nach 60-minütiger Gerinnung in Normalplasma.
b Nach 60-minütiger Gerinnung bei verzögerter Thrombinbildung (Quick-Wert: 7,8 % = INR 9,16).

ein, der durch Quervernetzung des Fibrins und Bindung von Fibrinolyseinhibitoren eine stabilisierende Wirkung hat.

Faktor XIIIa ist eine Transglutaminase, die durch Thrombin, gering auch durch Faktor Xa, in Gegenwart von Kalziumionen aktiviert wird. Dies geschieht bereits früh in der Initialphase der Fibrinbildung. Das Proenzym Faktor XIII, ein großmolekulares Protein mit einem Molekulargewicht von 320.000, kommt im Plasma als Tetramer vor mit 2 A-Ketten und 2 B-Ketten (A_2B_2). Die A-Ketten enthalten das aktive Zentrum, die B-Ketten sind Trägermoleküle. In den Plättchen und im Gewebe kommt Faktor XIII nur in der teils aktivierten A-A-Form vor.

Die Fibrinquervernetzung durch Faktor XIII findet zunächst an einer bestimmten Stelle des C-terminalen Endes einer jeden γ-Kette statt, wodurch rasch γ-γ-Dimere gebildet werden, indem sich ε-(γ-glutamyl)-lysin-Brücken bilden, d.h. zwischen einem γ398/399-Glutamin der einen Kette und einem γ406-Lysin der benachbarten Kette. Dieselbe Art von Quervernetzung findet wesentlich langsamer auch bei der Polymerisatation der α-Ketten statt. Bei dieser Reaktion wird Ammoniak freigesetzt, was man sich für die Entwicklung eines chromogenen Substrattests zur Bestimmung der Faktor-XIII-Aktivität zunutze gemacht hat. Die ß-Ketten werden nicht quervernetzt.

Bei In-vitro-Untersuchungen muss man bei 37 °C mit einer Dauer der γ-Dimer-Bildung von ca. 30 min rechnen. Die Dauer der α-Polymerisation, die entscheidend für die Stabilität des Gerinnsels ist, beträgt jedoch ca. 2 Stunden (Abb. 5.4). Durch die Quervernetzung wird das Fibrin vor vorzeitiger Auflösung durch Plasmin oder durch Chemikalien wie z.B. 5M Harnstofflösung oder 1% Trichloressigsäure geschützt. Letztere Substanzen wurden früher häufig für Faktor-XIII-Bestimmungen via Messung der Fibrinstabilität benutzt.

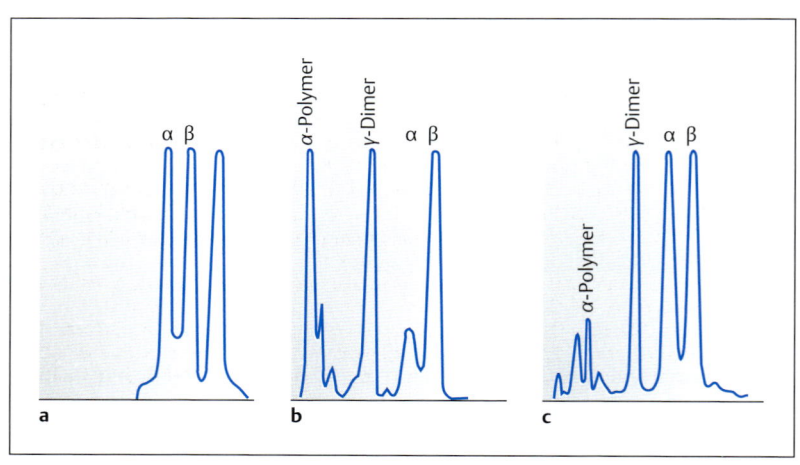

Abb. 5.4 Gelelektrophoretische Auftrennung von Fibrinogen und Fibrin nach In-vitro-Gerinnung.

a Fibrinogen bzw. nicht quervernetztes Fibrin. Die α-, ß- und γ-Ketten sind vollständig erhalten.
b Optimal quervernetztes Fibrin bei normalen Konzentrationen von Faktor XIII und Thrombin. Es haben sich hochmolekulare α-Polymere und γ-Dimere gebildet. Es bleibt stets ein Prozentsatz nicht polymerisierter α-Ketten zurück. Die γ-Ketten sind vollständig verschwunden.
c Gestörte Fibrinpolymerisation bei schwerem Faktor-XIII-Mangel bzw. bei Thrombinbildungsstörung infolge schwerer Hämophilie A. Es bilden sich weniger α-Polymere. Die Polymerisation der γ-Ketten wird hingegen nicht beeinträchtigt.

Bei einem Faktor-XIII-Mangel oder einer verzögerten Faktor-XIII-Aktivierung wird nur ein Teil der α-Ketten polymerisiert und damit die Löslichkeit des Fibrins erhöht (Abb. 5.4).

Der Schutz vor vorzeitiger Lyse des Fibrins dürfte vor allem damit zusammenhängen, dass Fibrinolyse-Inhibitoren, primär Plasmininhibitor, aber auch der Urokinase- und t-PA-Inhibitor PAI-2, durch den Faktor XIIIa an Fibrin quervernetzt gebunden werden. Auch der negative Effekt von Lipoprotein (a) auf die Fibrinolyse dürfte durch die Quervernetzung an Fibrinogen bedingt sein [10].

Literatur

[1] Alexander KS, Madden TE, Farrell DH. Association between y' fibrinogen levels and inflammation. Thromb Haemost 2011; 105: 605–609
[2] Blombäck B. Fibrinogen and fibrin – proteins with complex roles in hemostasis and thrombosis. Thromb Res 1996; 83: 1–76
[3] Blombäck B, Carlsson K, Fatah F et al. Fibrin in human plasma: gel architectures governed by rate and nature of fibrinogen activation. Thromb Res 1994; 75: 521–538
[4] Clauss A. Gerinnungsphysiologische Schnellmethode zur Bestimmung des Fibrinogens. Acta Haemat (Basel) 1957: 237–246
[5] Dempfle CE, Argiriou S, Kucher K det al. Analysis of fibrin formation and proteolysis during intravenous administration of ancrod. Blood 2000; 96: 2793–2802.
[6] Hall CE, Slayter HS. The fibrinogen molecule: its size, shape, and mode of polymerization. J Biophys Biochem Cytol 1959; 5: 11–27
[7] Hantgan RR, Lord ST. Fibrinogen structure and physiology. In: Colman RW, Clowes AW, George JN, Goldhaber SZ, eds. Hemostasis and Thrombosis. Basic Principles and Clinical Practice. 5th ed. Philadelphia: Lippincott, Williams & Wilkins; 2006: 305–306
[8] Harkness J. The viscosity of human blood plasma; its measurement in health and disease. Biorheology 1971; 8: 171–193
[9] Marder VJ, Francis CW. Physiologic regulation of fibrinolysis. In: Colman RW, Clowes AW, George JN, Goldhaber SZ, eds. Hemostasis and Thrombosis. Basic Principles and Clinical Practice. 5th ed. Philadelphia: Lippincott, Williams & Wilkins; 2006: 419–436
[10] Mosesson MW. Dysfibrinogenemia and thrombosis. Semin Thromb Haemost 1999; 25: 311-319
[11] Mosesson MW, Siebenlist KR, David AM. The structure and biological features of Fibrinogen and Fibrin. In: Mosesson MW, de Maat MPM, eds. Annals New York Academy of Science 2001, online edition 2006; 936: 11–30
[12] Nieuwenhuizen W, Bos R. Soluble fibrin and degradation products of fibrinogen (FgDP), fibrin (fbDP; D-dimer) and total of FgDP and FbDP (TDP). In: Jespersen J, Bertina RM, Haverkate F, eds. Laboratory techniques in thrombosis. A Manual. Dordrecht, Boston, London: Kluwer Academic Publishers. 1999: 275–284
[13] Pötzsch B, Madlener K. Fibrinogen und Fibrin. In: Pötzsch B, Madlener K, eds. Hämostaseologie. 2. Auflage. Heidelberg: Springer Verlag; 2010: 213–218
[14] Preissner KT. Physiologie der Blutgerinnung und Fibrinolyse. Hämostaseologie 2008; 28: 259–271

5 Literatur

[15] Reeve EB, Franks JJ. Fibrinogen synthesis, distribution and degradation. Semin Thromb Hemost 1974; 1: 129-183
[16] Seegers WH, Nieft M, Loomis EC. Note on the adsorption of thrombin on fibrin. Science 1945; 101: 520–521
[17] Weisel JW. Structure of fibrin: impact on clot stability. J Thromb Haemost 2007; 5 (Suppl.1): 116–124

6 Physiologische Inhibitoren der Gerinnung

M. Barthels

Übersichtsliteratur
Esmon 2006 [8], Rau et al. 2007 [17], Vinnikov et al. 2010 [22]

6.1 Allgemeines

Das Gerinnungssystem würde eskalieren, wenn es nicht durch die physiologischen Inhibitoren auf den Ort des Bedarfs beschränkt würde. Wie wichtig diese Inhibitoren im Blut sind, zeigt die Tatsache, dass bereits eine subnormale Aktivität von 50% eines Inhibitors wie z.B. Antithrombin oder Protein C zu einer u.U. bedrohlichen Entgleisung der Hämostase führen kann [5]. Hingegen besteht z.B. bei einer Faktor-VIII-Aktivität von 40% keine wesentliche Blutungsneigung. Inhibitoren der Gerinnung unterliegen unterschiedlichen Wirkungsprinzipien.

■ Serpine

Die größte und wohl auch bedeutsamste Gruppe von Inhibitoren der Blutgerinnung und der Fibrinolyse ist die der **Serpine** (**Ser**in-**P**roteasen-**In**hibitoren), allen voran das **Antithrombin** (Tab. 6.1). Serpine hemmen ihre Enzyme irreversibel, indem sie sog „Suicid-Substrate" [1] für das aktive Enzym bilden, wobei ein irreversibler 1 : 1-Komplex mit der jeweiligen Protease mittels limitierter Spaltung des Inhibitors gebildet wird. Hierzu ist zweierlei erforderlich:
- das voll funktionsfähige katalytische Zentrum der Protease und
- substratähnliche Sequenzen im aktiven Zentrum des Serpins.

Die Enzym-Inhibitor-Komplexe werden zunächst an das Adhäsivprotein Vitronektin im Plasma gebunden und dann eliminiert, entweder in der Gefäßwand deponiert oder in der Leber abgebaut [16]. Serpine sind sowohl im Gerinnungs- als auch im Fibrinolysesystem wirksam.

Die wichtigsten **Serpine des Gerinnungssystems** sind Antithrombin, Protein C und Protein S. Weitere Serpine sind: Heparin-Kofaktor II als Back-up-Inhibitor des Antithrombins, der Protein-Z-abhängige Protease-Inhibitor (ZPI) mit seinem Kofaktor Protein Z und der relativ unspezifische Protein-

Tab. 6.1 Physiologische Inhibitoren und ihre Enzyme der Gerinnung und Fibrinolyse (nach [17]). Die rein qualitative Tabelle sagt nichts über die Bedeutung des Inhibitors aus.

Inhibitor/Enzym	Thrombin	FXa	FIXa	FXIa	FXIIa	FVIIa	aPC	Plasmin	t-PA	u-PA
Antithrombin	X	X	X	X*				X		
Heparin-Kofaktor II	X									
Protein-Z-Inhibitor		X	X	X*						
Protein-C-Inhibitor**	X	X		X*			X		X	X
C1-Inhibitor				X*	X					
A$_1$-Proteinase-Inhibitor	X			X*			X			
TFPI*		X				X				
A$_2$-Makroglobulin*	(X)*							X*		
Plasmininhibitor				X*			(X)	X		
PAI-1	X			X*			X		X	X

* Inhibitoren, die nicht in der Tab. 1 in [17] enthalten sind (z. B. sämtliche Faktor-XI-Inhibitoren bei [23])
** an Thrombomodulin gebundenes Thrombin

C-Inhibitor (PCI), der viele Serinproteasen hemmen kann und damit sowohl prokoagulatorische als auch antikoagulatorische Funktionen hat.

Serpine des fibrinolytischen Systems sind der Plasminogen-Aktivator-Inhibitor 1 (PAI-1) und Plasmininhibitor. Im **Entzündungs- und Gerinnungssystem** ist es der α_1-Proteinase-Inhibitor (α_1-Antitrypsin) und im Komplementsystem der C1-Inhibitor.

■ Weitere Inhibitoren

Zu diesen Inhibitoren mit anderen Wirkungsmechanismen gehören der Tissue Factor Pathway Inhibitor (TFPI) und das α_2-Makroglobulin.

6.2 Antithrombin

Übersichtsliteratur
Bock 2006 [1], Rau 2007 [17]

Antithrombin ist der natürliche, im Plasma vorkommende Inhibitor der Serinproteasen des Thrombinbildungssystems: Thrombin und Faktor Xa, in geringerem Ausmaße auch der anderen Serinproteinasen IXa, XIa, XIIa, Kallikrein. Es hat auch Inhibitorfunktion für die Protease des fibrinolytischen Systems, Plasmin. Die Enzyminaktivierung erfolgt langsam, so dass man Antithrombin auch als **Progressiv-Inhibitor** bezeichnet hat. Dies beruht darauf, dass das aktive Zentrum des im Blut vorhandenen Antithrombins – im Gegensatz zu anderen Serpinen – verborgen ist und erst durch die Bindung eines – mindestens – fünfkettigen Pentasaccharids am Endothel aktiv wird.

Durch die Bindung von Heparin an Antithrombin kommt es zu einer Konformationsänderung des Antithrombins, die das reaktive Zentrum des Antithrombins für das Enzym freilegt. Dazu müssen allerdings folgende Bedingungen erfüllt sein:
- Für die Inaktivierung von Thrombin muss sich Heparin außer an Antithrombin auch noch brückenartig an Thrombin binden.
- Für die Inaktivierung von Faktor Xa ist nur die Konformationsänderung des Antithrombins durch die Heparinbindung erforderlich.

Heparin, sofern es mehr als 18 Pentasaccharid-Einheiten hat, beschleunigt die Antithrombin-Wirkung schlagartig und konzentrationsabhängig, u. U. um das 1000-Fache (Abb. 6.1). In vivo wird die Antithrombinwirkung durch endothel-

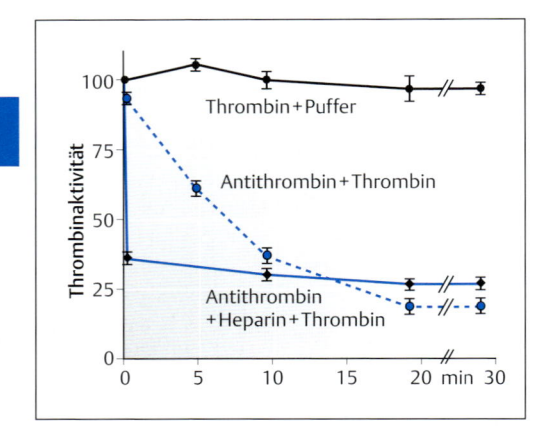

Abb. 6.1 Einfluss von Heparin auf die Anti-Thrombinwirkung des Antithrombins [18].

ständige Proteoglykane (Heparansulfate) beschleunigt. In der älteren Literatur wurde Antithrombin daher auch als Heparin-Kofaktor bezeichnet.

Im Allgemeinen inaktiviert Antithrombin nur freies Thrombin oder freien Faktor Xa, nicht aber fibringebundenes Thrombin [24], auch nicht fibringebundenen Faktor Xa [7] oder Faktor Xa, der an Phospholipide u.a. an der Plättchenoberfläche gebunden ist [11], [21].

Mit Thrombin bildet Antithrombin den **Thrombin-Antithrombin-Komplex (TAT)**, der als Reaktionsprodukt ein Maß für das gebildete und inaktivierte Thrombin im Plasma ist und quantitativ bestimmt werden kann (s. Kap. D28.3).

6.3 Andere Serpine des Gerinnungssystems

Heparin-Kofaktor II ist dem Antithrombin in der Struktur sehr ähnlich. Er inaktiviert nur Thrombin und keine andere Serinproteasen. Seine Wirkung wird durch Dermatansulfat verstärkt, das seinerseits die Antithrombinwirkung nur schwach verstärkt [1]. Er gilt als sog. „Back-up"-Inhibitor, dessen Bedeutung gegenüber dem Antithrombin zurücksteht. Vermutlich besitzt er im extravasalen Zellbereich eine größere Bedeutung (s. Kap. D27.19).

Der **Protein-C-Inhibitor (PCI, identisch mit PAI-3)**, ein Serpin, inaktiviert seinerseits das aktivierte Protein Ca. Er ist ein relativ unspezifischer Inhibitor, der außer Protein Ca noch viele andere Enzyme inaktiviert. Dazu gehören an Thrombomodulin gebundenes Thrombin, t-PA und insbesondere u-PA. Darüber hinaus ist der PCI in vielen Geweben ein multifunktionales Serpin. PCI wird in der Leber gebildet und ist heparinabhängig [17], [22].

Protein-Z-Inhibitor (**PZI**) ist gleichfalls ein Serpin; sein Kofaktor **Protein Z** ist ein weiteres Vitamin-K-abhängiges Protein und besitzt keine Serinproteasenfunktion. Insofern ist es dem Protein S vergleichbar. In den letzten Jahren hat sich herausgestellt, dass PZI ein wichtiger Inaktivator des Faktors XI ist, der seinerseits durch Thrombin aktiviert wird. Zusammen mit Protein Z inaktiviert der PZI vor allem Faktor Xa, weniger Faktor IXa. Ein Thromboserisiko infolge Mangel an PZI wird diskutiert [3], [4].

Der **$α_1$-Proteinase-Inhibitor** (früher: $α_1$-Antitrypsin) ist ein Serpin, das für das Hämostasesystem nur geringe Bedeutung zu haben scheint, wenngleich er viele Gerinnungsenzyme hemmen kann. Er ist in erster Linie ein Inhibitor der Leukozytenelastase, aber auch des Faktors XI [23]. Hämostaseologisch interessant ist die beschriebene genetische Variante „Antithrombin Pittsburgh", die als Antithrombin wirkt, u.a. die Thrombinzeit verlängert und mit einer ausgeprägten Blutungsneigung einhergeht [9], [14].

Der **C1-Esterase-Inhibitor** ist ein $α_2$-Globulin des Blutes, der ebenfalls zur Familie der Serpine gehört. Er wird in der Leber gebildet und ist auf Chromosom 11 kodiert. Er ist primär ein Inhibitor des Komplementsystems, indem er die Untereinheiten C1r und C1s von C1, der ersten Komponente des Komplementsystems, hemmt. Daher spielt er bei Entzündungsprozessen eine wichtige Rolle. Darüber hinaus hat er eine weitere Funktion als wichtigster Inhibitor des Kontaktsystems der Gerinnung. Er ist der hauptsächliche Inhibitor für Faktor XIIa, hemmt aber auch Faktor XIa und Kallikrein. Ferner hemmt er Plasmin [12].

6.4 Protein-C-System

Übersichtsliteratur
Egmon 2006 [8], Vinnikov et al. 2010 [22]

Das Protein-C-System hat 2 wesentliche Funktionen in 2 unterschiedlichen Bereichen des Organismus, die es zu einem „On demand"-System [8] machen:
- eine wichtige **Inhibitorfunktion** im Gerinnungssystem und
- eine **Kontrollfunktion** im zellulären Bereich bei Entzündungsprozessen, die ihrerseits Einfluss auf das Protein-C-System nehmen.

Angeborene oder erworbene Störungen im Bereich des Protein-C-Systems (letztere vor allem bei septischen Prozessen) gehen mit einem erhöhten Risiko von Gefäßverschlüssen einher. In den letzten Jahrzehnten hat sich daher die Forschung vor allem intensiv mit dem Zusammenhang zwischen Protein-C-System und septischen Prozessen befasst sowie mit möglichen Therapien, z.B. mittels Protein-C-Konzentraten.

Protein C und Protein S sind beide Vitamin-K-abhängig und können sich daher wie die anderen Vitamin-K-abhängigen Faktoren über ihre γ-Carboxylgruppen via Kalziumionen an lipidhaltige Zellmembranen binden. Protein C ist ein Proenzym der Serinprotease Protein Ca. Protein S, obgleich strukturell anderen Proenzymen von Serinproteasen ähnlich, hat keine eigene Enzymfunktion sondern dient als Akzelerator des Protein Ca.

Protein C und Protein S werden in der Leber synthetisiert, Protein C auch vom Endothel exprimiert [8]. Protein S befindet sich im Blut zu 60% gebunden an das großmolekulare C4b-Binding Protein, einen Kofaktor des Komplementsystems. Nur 40% sind sog. freies, wirksames Protein S.

Im Gegensatz zu den Serpinen, die durch Komplexbildung Enzyme inaktivieren und sie in diesem Komplex aus der Blutbahn entfernen, wirkt Protein Ca inhibitorisch, indem es die aktivierten Kofaktoren des Thrombinbildungssystems, Faktor VIIIa und Faktor Va, durch limitierte Spaltung inaktiviert. Auf diese Weise verhindert es eine weitere Eskalation der Thrombinbildung bzw. schränkt sie wesentlich ein. Die Protein-Ca-Aktivität wird in Gegenwart seines Kofaktors Protein S verstärkt. Während Protein Ca zusammen mit Protein S den Faktor Va direkt spalten kann, benötigt es für die Spaltung des Faktors VIIIa einen zusätzlichen Kofaktor, den Faktor V [22]. Die bekannte Faktor-V-Leiden-Mutation verhindert die Inaktivierung des Faktors V durch Protein Ca, so dass auch sie – vor allem in homozygoter Form – ein thromboembolisches Risiko darstellt (s. Kap. C21, S. 265).

Die Aktivierung von Protein C zu Protein Ca erfolgt durch Thrombin, das jedoch allein kaum wirksam ist. Wird es über **Thrombomodulin,** einen Throm-

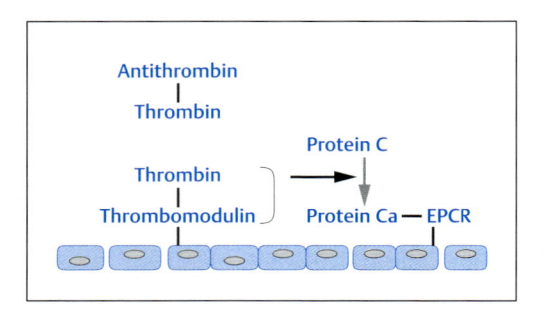

Abb. 6.2 Schema des Protein-C-Systems.
EPCR = endothelialer Protein-C-Rezeptor

binrezeptor des Endothels, an die Gefäßwand gebunden, so wird aus dem zentralen Gerinnungsenzym ein hochaktives, antikoagulatorisch wirkendes Enzym, das seine – ehemaligen – Substrate der Gerinnung nicht mehr erkennt. Die Aktivierung von Protein C wird zusätzlich durch den **Endothel-Protein-C-Rezeptor** (**EPCR**) beschleunigt, der in Nachbarschaft von Thrombomodulin lokalisiert ist [8], [22]. Dieser Rezeptor kann gleichfalls Protein C an Stelle von Phospholipiden binden, es also für die Aktion des Thrombin-Thrombomodulin-Komplexes anreichern. Damit wird die Protein-C-Aktivierung verstärkt, wozu darüber hinaus auch der zellgebundener Faktor Va beiträgt (Abb. 6.2). Ein weiterer Verstärkermechanismus kann durch die Bindung von **Plättchenfaktor-4** an Thrombomodulin gegeben sein [8]. Diese zusätzlichen Aktivatoren sind u. U. deswegen bedeutsam, weil die Endothelmembran im Allgemeinen wenig Phospholipide enthält.

Der Thrombin-Thrombomodulin-Komplex hat nicht nur Protein C als Substrat, sondern wirkt auch fibrinolysehemmend durch die Aktivierung des TAFI (Thrombin-activatable Fibrinolysis Inhibitor) und die Inaktivierung der Pro-Urokinase durch das an ihn gebundene Thrombin. Ein weiteres Substrat ist der Protein-C-Inhibitor.

Thrombomodulin, ein transmembraner Rezeptor, findet sich vorzugsweise auf Endothelzellen, aber auch auf Thrombozyten, Hautzellen und vielen anderen Zellen [8]. Auch EPCR ist vor allem auf Endothelmembranen lokalisiert, allerdings auch auf dem Endothel großer Gefäße.

6.5 Weitere Inhibitoren

■ Tissue Factor Pathway Inhibitor (TPFI)

Übersichtsliteratur
Steppich u. Ott 2010 [19]

Der TFPI ist der wichtigste Inhibitor für die Inaktivierung von Faktor VIIa, bzw. des Tissue-Faktor/Faktor-VIIa-Komplexes, der damit eine überschießende Aktivierung der Gerinnung im Anfangsstadium verhindert (s. Kap. B4). Zudem ist er ein Inhibitor für Faktor Xa. Er ist – im Gegensatz zu den Serpinen – ein grundsätzlich anderer Inhibitor-Typ, nämlich ein sog. **Kunitz-Inhibitor,** der durch seine Protease nicht gespalten, sondern lediglich an ihr aktives Zentrum gebunden wird, so dass die Hemmung **prinzipiell reversibel** ist.

Der TFPI bildet mit dem Faktor Xa und dem Tissue-Faktor/Faktor-VIIa-Komplex einen jetzt quartenären Komplex, der mittels Faktor Xa den TF/Faktor-

VIIa-Komplex inaktiviert, wobei Phospholipide und Kalziumionen die Wirkung verstärken. TFPI ist überwiegend an das Endothel gebunden, von wo aus er durch Heparin freigesetzt werden kann. Es scheint, dass der antikoagulatorische Effekt von Heparin nicht nur von Antithrombin, sondern auch von der TFPI-Freisetzung bestimmt wird. Denn TFPI besitzt Heparinbindungsstellen.

TFPI wird vorrangig von Endothelzellen synthetisiert, allerdings auch von einer Vielzahl anderer Zellen, u. a. Thrombozyten. Im Plasma kommt TFPI zu 90 % an Lipoproteine gebunden vor und nur zu 10 % in freier Form [13].

Ein TFPI-Mangel als Ursache einer angeborenen Thromboseneigung wurde bislang nicht beschrieben. Bislang wurden bei den verschiedenen Krankheitsbildern nur TFPI-Spiegel innerhalb des Normbereichs gefunden (Lebererkrankungen, venöse Thrombosen, Verbrauchskoagulopathien, Lupusantikoagulanzien, Therapie mit VKA). Leicht erhöhte Werte wurden bei koronarer Herzkrankheit und mit zunehmender Schwangerschaft festgestellt. Nach Heparininjektion kommt es dosisabhängig zu einem Anstieg der TFPI-Aktivität.

■ α_2-Makroglobulin

α_2-Makroglobulin „hemmt" zahlreiche Proteasen des Gerinnungs- und Fibrinolysesystems, wie z. B. Thrombin, indem das jeweilige Enzym in das Makromolekül „eingeschlossen" wird. Dadurch verliert es seine Aktivität für großmolekulare, d.h. physiologische Substrate, nicht jedoch für kleinmolekulare Substrate wie z. B. die chromogenen Substrate. Dieses ist methodisch von Bedeutung: So kann im α_2-Makroglobulin enthaltenes Thrombin sehr wohl noch mit chromogenen Substraten messbar sein. Weitere Enzyme, die durch α_2-Makroglobulin gehemmt werden, sind u. a. Faktor Xa, aktiviertes Protein C, Plasmin, Kallikrein und die Leukozytenelastase.

α_2-Makroglobulin ist im Blut im Überschuss vorhanden. Bei Kindern ist zudem der α_2-Makroglobulinspiegel wesentlich höher als bei Erwachsenen. Die physiologische Bedeutung für α_2-Makroglobulin ist nicht bekannt [15]. Man nimmt an, dass es als „Back-up"-Inhibitor zur Verminderung der primären Inhibitoren dient. Vor allem im Nabelschnurblut soll α_2-Makroglobulin – zumindest in vitro – eine wichtige Thrombininhibitor-Funktion haben [6]. Auswirkungen eines α_2-Makroglobulin-Mangels oder erhöhter Konzentrationen scheinen sich klinisch nicht zu finden, wenngleich vereinzelt über Fälle mit angeborenem α_2-Makroglobulinmangel und gleichzeitigen Thromboembolien berichtet wurde [10].

Literatur

[1] Bock SC. Antithrombin and Heparin Cofactor II. In: Colman RW, Clowes AW, George JN, Goldhaber SZ, eds. Hemostasis and Thrombosis. Basic Principles and Clinical Practice. 5th ed. Philadelphia: Lippincott, Williams & Wilkins; 2006: 235–248
[2] Broze jr. GJ, Girard TJ, Novotny WF. The lipoprotein associated inhibitor. Progr. Hemost Thromb 1991; 10: 243–268
[3] Broze GJ. Protein Z-dependent regulation of coagulation. Thromb Haemost 2001; 86: 8–13
[4] Broze GJ. Protein Z and protein Z-dependent protease inhibitor. In: Colman RW, Clowes AW, George JN, Goldhaber SZ, eds. Hemostasis and Thrombosis. Basic Principles and Clinical Practice. 5th ed. Philadelphia: Lippincott, Williams & Wilkins; 2006: 215–220
[5] Butenas S, van't Veer C, Mann KG. Normal thrombin generation. Blood 1999; 94: 2169–2178
[6] Cvirn G, Gallistl S, Muntean W. α_2-Makroglobulin inhibits the anticoagulant action of activated protein C in cord and adult plasma. Haemostasis 2001; 31: 1–11
[7] Eisenberg P, Siegel J, Abendschein D et al. Importance of factor Xa in determining the procoagulant activity of whole blood clots. J Clin Invest 1993; 91: 1877–1883
[8] Esmon CT. Protein C, Protein S, and Thrombomodulin. In: Colman RW, Clowes AW, George JN, Goldhaber SZ, eds. Hemostasis and Thrombosis. Basic Principles and Clinical Practice. 5th ed. Philadelphia: Lippincott, Williams & Wilkins; 2006: 249–269
[9] Lewis JH, Iammarino RM, Spero JA et al. Antithrombin Pittsburgh: an a_1-Antitrypsin Variant causing hemorrhagic disease. Blood 1978; 51: 129–137
[10] Mammen EF. Congenital coagulation disorders. Semin Thromb Hemost 1983; 9: 1–9
[11] Marciniak E. Factor Xa inactivation by antithrombin III: evidence for biologial stabilization of factor Xa by factor V-phospholipid complex. Br J Haematol 1973; 24: 391–400
[12] Markovic SN, Inwards DJ, Frigas EA et al., Acquired C1 esterase inhibitor deficiency. Ann Intern Med, 2000. **132**: p. 144-50.
[13] Novotny WF, Girard TJ, Miletich JP et al. Purification and characterization of the lipoprotein-associated coagulation inhibitor from human plama. J Biol Chem 1989; 264: 18832–18837
[14] Owen MC, Brennan SO, Lewis JH et al. Mutation of antitrypsin to antithrombin: α_1-antitrypsin Pittsburgh (358 Met-Arg), a fatal bleeding disorder. N Engl J Med 1983; 309: 694–698
[15] Pizzo SV, Wu SM. α_2-Makroglobulins and kunins. In: Colman RW, Hirsh J, Marder VJ, Clowes AW, George JN, eds. Hemostasis and thrombosis. Philadelphia: Lippincott Williams & Wilkins; 2001: 367–379
[16] Preissner KT, Seiffert D. Role of vitronectin and its receptors in hemostasis and vascular remodeling. Thromb Res. 1998; 89: 1–21
[17] Rau JC, Beulieu LM, Huntingdon JA et al.: Serpins in thrombosis, hemostasis and fibrinolysis. J Thromb Hemost 2007; 5 (Suppl. 1): 102–115
[18] Rosenberg RD. Action and interactions of antithrombin and heparin. N Engl J Med. 1975; 292: 146–51
[19] Steppich BA, Ott I. Tissue factor pathway inhibitor (TPFI). In: Pötzsch B, Madlener K, eds. Hämostaseologie, 2. Aufl. Heidelberg: Springer; 2010: 146–157
[20] Suzuki K. The multifunctional serpin, protein C inhibitor: beyond thrombosis and hemostasis. J Thromb Haemost 2008; 6: 2017–2026

[21] Teitel J, Rosenberg R. Protection of factor Xa from neutralization by the heparin-antithrombin complex. J Clin Invest 1983; 71: 1383–1391
[22] Vinnikov IA, Nawroth PP, Isermann B. Thrombomodulin-Protein C-System-Protein Z. In Pötzsch B, Madlener K. Hämostaseologie. 2. Aufl. Heidelberg: Springer; 2010: 245–258
[23] Walsh PN, Gailani D. Faktor XI. In: Colman RW, Clowes AW, George JN, Goldhaber SZ, eds. Hemostasis and Thrombosis. Basic Principles and Clinical Practice. 5th ed. Philadelphia: Lippincott, Williams & Wilkins; 2006: 221–233
[24] Weitz J, Hudoba M, Massel D et al. Clot bound thrombin is protected from inhibition by heparin-antithrombin III but susceptible to inactivation by antithrombin III-independent inhibitors. J Clin Invest 1990; 86: 385–391

7 Fibrino(geno)lyse

M. Barthels

Übersichtsliteratur
Collen u. Lijnen 1991 [2], Rijken u. Lijnen 2009 [15], Geiger 2010 [6], Mosesson et al. 2006 [13]

Die Wiederauflösung eines Gerinnsels und damit ggf. die Rekanalisation eines Blutgefäßes erfolgt durch das proteolytische Enzym **Plasmin**, das die polymerisierten Fibrinfäden, aber auch andere Substrate, vor allem Fibrinogen spaltet. Wie beim Gerinnungsprozess ist auch hier der enzymatische Prozess physiologischerweise auf den Ort des Bedarfs beschränkt – in diesem Fall also das aufzulösende Fibringerinnsel. Dies wird dadurch gewährleistet, dass die Reaktionspartner der Fibrinolyse (Plasminogen, t-PA, aber auch sein Inhibitor PAI-1) an das Fibrin gebunden werden (Abb. 7.1).

Auch das Ausmaß der Fibrinolyse kann – wie im Gerinnungssystem – unterschiedlich ausgeprägt sein: So gibt es außer der bedarfsgerechten Fibrinolyse die schwache, lytische Aktivität, die leicht gesteigerte fibrinolytische Aktivität bis hin zur sog. systemischen Fibrinolyse, die verschiedene andere Proteine des Blutes zersetzt, allen voran das Fibrinogen, und so zur Fibrinogenolyse wird. Ein Ungleichgewicht im fibrinolytischen System kann daher zur abnormen Blutung oder Gefäßverschluss führen.

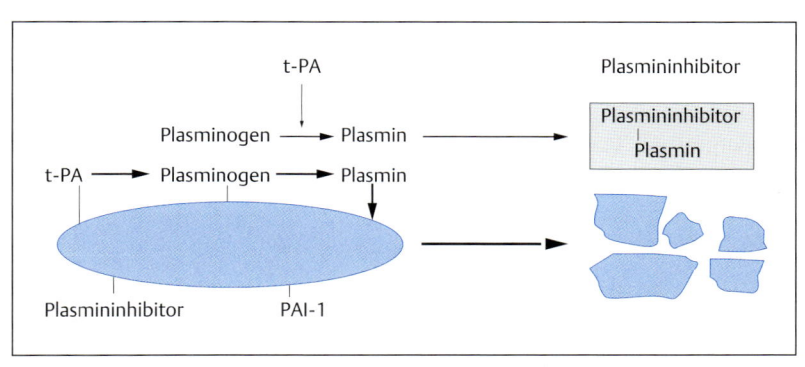

Abb. 7.1 Schema der Fibrino(geno)lyse.

Neben den eigentlichen fibrinolytischen Prozessen des Blutes können die Komponenten des fibrinolytischen Systems anscheinend per se in vielfältiger Form zu Motilität und Wachstum von Zellen beitragen [4].

7.1 Plasminbildung

Die Serinprotease Plasmin kommt, wie Thrombin, nicht als aktive Protease im Blut vor. Ihre Vorstufe, **Plasminogen**, muss erst bei Bedarf aktiviert werden, und zwar physiologischerweise am Fibringerinnsel. Es gibt 2 physiologische Typen von Plasminogenaktivatoren:
- den **Gewebetyp (Tissue-type Plasminogen Activator, t-PA)**, der aus den Endothelzellen freigesetzt wird
- den **Urokinasetyp (u-PA)**, der vorwiegend im Gewebe vorkommt und im Plasma als einkettiges Proenzym (scu-PA) vorhanden ist.

Die physiologischerweise im Blut nicht vorkommende **Streptokinase** wurde in früheren Jahren therapeutisch häufig eingesetzt

t-PA-bedingte Plasminbildung

Der einkettige Tissue-type Plasminogen Activator (t-PA) hat mehrere Funktionen: Er ist der hauptsächliche Aktivator von Plasminogen zu Plasmin. Dies geschieht vorrangig durch seine Bindung an Fibrin. Ferner ist t-PA an Zelloberflächen gebunden für dortige proteolytische Prozesse.

t-PA wird als einkettige, bereits aktive Serinprotease aus dem Endothel freigesetzt. Durch Plasmineinwirkung wird er in eine zweikettige Form überführt. Primär ist t-PA ein schwacher Plasminogenaktivator. An Fibrin gebunden steigt jedoch seine Aktivität um gut 2 Zehnerpotenzen [7], da sich die Reaktionspartner durch eine ternäre Komplexbildung mit Plasminogen und Fibrin einander annähern. Fibrin hat damit eine Doppelfunktion: Es ist sowohl Akzelerator der Plasminogenaktivierung als auch Substrat des schließlich gebildeten Plasmins [15].

u-PA-bedingte Plasminbildung

Der Urokinase-type Plasminogen Activator (u-PA) ist eine einkettige Serinprotease (scu-PA = Single Chain Urokinase Plasminogen Activator = Prourokinase), die jedoch durch hohe Plasminkonzentrationen zu einer zweikettigen Form (tcu-PA = Two Chain Urokinase Plasminogen Activator) umgewandelt werden kann. Dies kann auch durch andere Serinproteasen erfolgen wie α_1-Proteinase (Trypsin), Kallikrein u. a. m. Thrombin hingegen inaktiviert die scu-PA, indem es sie in eine zweikettige Form verändert. Diese Inaktivierung wird durch Thrombomodulin erheblich verstärkt.

Im Blut ist der scu-PA ein schwacher Plasminogenaktivator. Seine physiologische Bedeutung ist vielmehr durch die Bindung an einen Rezeptor der Zelloberfläche (uPAR) gegeben, wodurch – gleichfalls zellgebundenes – Plasminogen aktiviert werden kann, so dass auch hier wieder die Reaktionspartner einander nahegebracht werden. Auch an die Zelloberfläche gebundenes Plasmin ist vor seinem Inhibitor Plasmininhibitor weitestgehend geschützt [10].

Die Hauptaufgabe des scu-PA ist die Einleitung der perizellulären Proteolyse bei Gewebsveränderungen, -reparaturen, Makrophagenfunktionen, Tumorinvasionen u. a. m. [15].

7.2 Streptokinase

Das in früheren Jahrzehnten therapeutisch viel verwendete Fibrinolytikum Streptokinase kommt physiologischerweise nicht im Blut vor. Streptokinase ist ein Protein aus ß-hämolysierenden Streptokokken, das selbst keine fibrinolytische Aktivität besitzt.

Der Aktivierungsprozess zeigt die Doppelgesichtigkeit des Plasminogenmoleküls: Zunächst reagiert Plasminogen äquimolar mit Streptokinase in der Eigenschaft eines Proaktivators. Dieser Komplex, bestehend aus Streptokinase und dem „Plasminogenproaktivator", besitzt nun Aktivatoreigenschaft und wandelt seinerseits Plasminogen zu Plasmin um, und zwar im Verhältnis 1 : 9 (1 Mol Aktivator aktiviert unter In-vitro-Bedingungen 9 Mol Plasminogen zu Plasmin). Daher gelingt es, mit relativ geringen Mengen Streptokinase das fibrinolytische Potenzial rascher und ausreichender zu aktivieren als mit hohen Dosierungen, bei denen u. U. so viel Plasminogen in Proaktivator umgewandelt wird, dass eigentliches Plasminogen für die Plasminbildung nur wenig verfügbar ist (seinerzeit als sog. „ultrahohe Streptokinasetherapie" eingesetzt).

7.3 Inhibitoren der Fibrinolyse

Das fibrinolytische System wird reguliert durch seine Inhibitoren, die ihrerseits das Ausmaß der Fibrinolyse auf den Ort des Bedarfs beschränken.

Plasminogen-Aktivator-Inhibitor-1 (PAI-1)

Der Fibrinolyse-Inhibitor PAI-1 ist der hauptsächliche Inhibitor. Er wird gleichfalls aus dem Endothel freigesetzt und inaktiviert rasch sowohl t-PA als u-PA. Auch er gehört zur Familie der Serinproteasen-Inhibitoren, der Serpine (Details Kap. D27.26) [15].

Thrombin-activatable Fibrinolysis Inhibitor (TAFI)

Der Thrombin-activable Fibrinolysis Inhibitor (TAFI) ist ein Inhibitor der Fibrinolyse, allerdings kein Serpin, sondern das Proenzym der Carboxydase B. Er wird aktiviert durch den Thrombin-Thrombomodulinkomplex bzw. höhere Thrombinkonzentrationen, die sich in der zweiten Phase der Thrombinbildung durch den Feed-back-Mechanismus via Faktor XIa gebildet haben (s. S. 45).

Der TAFI bewirkt eine zusätzliche Stabilisierung des Fibrins, bzw. schützt es vor vorzeitiger Fibrinolyse, indem er Lysin und Argininreste vom C-terminalen Ende des Fibrins abspaltet und dadurch verhindert, dass sich Plasminogen und t-PA an Fibrin binden. Niedrige Thrombinkonzentrationen bei Patienten mit hämorrhagischer Diathese oder gerinnungshemmender Therapie, führen zu verminderter TAFIa-Aktivität und damit zu einer gesteigerten Fibrinproteolyse [14], [5], [6].

Der Plasmininhibitor

Der Plasmininhibitor ist ein Serpin und der wichtigste physiologische Inhibitor des Plasmins. Auch der Plasmininhibitor wird an Fibrin gebunden, und zwar durch einen Gerinnungsfaktor, nämlich die Transglutaminase Faktor XIIIa. Hierin dürfte die hauptsächliche „fibrinstabilisierende" Wirkung des Gerinnungsfaktors XIIIa liegen. Da jedoch Plasmin an der Fibrinoberfläche sowohl seine lysinbindenden Stellen als auch sein aktives Zentrum abgebunden hat, wird es nur noch sehr langsam vom Plasmininhibitor inaktiviert [10], [6]. Ist jedoch der Inaktivierungsprozess erfolgt, so ist der Plasmin-Plasmininhibitor-Komplex im Plasma nachweisbar und quantitativ messbar.

Sollte die Situation eintreten, dass sog. **freies Plasmin** im Blut entstanden ist, so erfolgt in einer der schnellsten Reaktionen im hämostatischen System die **sofortige Inaktivierung** des Plasmins durch seinen Inhibitor Plasmininhibitor [3]. Sinkt jedoch der Plasmininhibitor-Spiegel im Blut auf Werte unter 70 % ab, so ist – wie beim Antithrombin – die „antiproteolytische Verteidigung" bereits nicht mehr ausreichend; es mehren sich die klinischen Zeichen einer sog. „systemischen Fibrinogenolyse" und damit die Gefahr einer abnormer Blutung aus den vorhandenen Lecks im Gefäßystem.

Tab. 7.1 Daten der Komponenten des fibrinolytischen Systems (Quellen s. Kapitel der einzelnen Komponenten)

Komponente	Plasma-Konzentration	Molekulargewicht	Halbwertszeit
Plasminogen	2,4 µM (210 mg/l)	88000 Da	2,2 Tage
t-PA	70 pM (5 µg/l)	72000 Da	3–6 min
Urokinase (scu-PA)	40 pM (2 µg/l)	54000 Da	7 min
t-PA-Inhibitor (PAI-1)	0,2 nM (5,3 mg/l)	50000 Da	ca. 10 min
Plasmininhibitor	1,0 µM (70 mg/l)	69000 Da	3 Tage
TAFI*	70 nM* (60 µg/l)	60000 Da	10 min

Konzentrationsangaben zu TAFI sind in der Literatur leicht unterschiedlich (Angaben in Mol/l bei [1] und [10].

Andere Inhibitoren der Fibrinolyse

Der Schutz vor vorzeitiger Lyse des Fibrins wird ferner dadurch verstärkt, dass weitere Fibrinolyse-Inhibitoren, wie der Urokinase- und t-PA-Inhibitor PAI-2, durch den Faktor XIIIa an Fibrin quervernetzt gebunden werden. Auch der negative Effekt von Lipoprotein (a) auf die Fibrinolyse dürfte durch die Quervernetzung an Fibrinogen bedingt sein [10].

Einen Überblick über die Komponenten des fibrinolytischen Systems gibt Tab. 7.1.

7.4 Abbau von Fibrinogen und Fibrin

Der proteolytische Abbau von Fibrin durch Plasmin verläuft asymmetrisch, wobei die Wirkungen von Thrombin und Plasmin sich z.T. überlappen, sich sowohl verstärken als auch inhibieren (z.B. durch den TAFI) [15]. Der Abbau der großen Fibrinogenketten verläuft ähnlich zu immer kleineren, wasserlöslichen Degradationsprodukten [11].

Das zunächst gebildete Fragment X ist noch gerinnbar. Fragment Y sowie die beiden D-Fragmente sind nicht mehr gerinnbar. Sie schieben sich vielmehr zwischen die noch nicht gelösten Fibrinketten und hemmen die Fibrinpolymerisation zunehmend mit steigenden Konzentrationen. Extrem hohe Konzentrationen im Plasma wirken sich auf die Gerinnungszeiten der Globaltests aus (s. Kap. 26).

Der plasminbedingte Abbau des Fibrins erfolgt zunächst ähnlich wie der des Fibrinogens. Dann allerdings kommt es im weiteren Abbau zu einem wesentlichen Unterschied zwischen Fibrinogenabbau und Fibrinabbau: Die Quervernetzung des Fibrins durch Faktor XIIIa und damit letztlich die Thrombinbildung hat jeweils 2 benachbarte D-Fragmente von γ-Ketten des Fibrins kovalent quervernetzt. Damit haben sich die sog. D-Dimere gebildet. Und das Fragment E kommt nicht nur in freier Form vor, sondern auch an die D-Dimere gebunden [11].

D-Dimere sind Neo-Antigene, die immunologisch messbar zur Ausschluss-Diagnostik von Gefäßverschlüssen dienen. Fibrinogen-Degradationsprodukte können mit eigenen Antikörpern bestimmt werden.

Abb. 7.2 zeigt deutlich den prinzipiellen Unterschied der Abbauprodukte D-Dimer des Fibrins gegenüber den Abbauprodukten „D" des Fibrinogens. Wenn D-Dimere im Blut nachweisbar sind, so muss zuvor eine thrombinbedingte Fibrinbildung stattgefunden haben. Die Höhe der D-Dimer-Konzentration gibt einen Hinweis auf das Ausmaß der intravasalen Fibrinbildung.

7.5 Physiologie der Fibrinolyse

Die spontane fibrinolytische Aktivität des Blutes ist gering, da die fibrinolytischen Prozesse möglichst auf den Ort des Bedarfs beschränkt sind, d. h. auf das Fibringerinnsel. Trotzdem sind beim Gesunden deutliche Schwankungen messbar, da das fibrinolytische System empfindlich auf unterschiedlichste Einflüsse reagiert. Hier sind zunächst die **diurnalen Schwankungen** [8] zu nennen mit der höchsten fibrinolytischen Aktivität nachmittags und der geringsten am frühen Morgen zwischen 2 und 4 Uhr [4].

Seit den 1960er Jahren ist bekannt, dass es physiologischerweise in **Stress-Situationen** zu einem meist kurzfristigen Anstieg der fibrinolytische Aktivität kommt, insbesondere bei körperlicher Belastung und bei Ausschüttung von Katecholaminen (Adrenalin), bedingt durch eine vermehrte t-PA-Freisetzung [9], [11].

Positiv zu bewerten ist hierbei die gemäßigte und regelmäßige **körperliche Anstrengung,** die die fibrinolytische Aktivität erhöht und die Thrombogenese vermindert. Allerdings fällt die fibrinolytische Aktivität anschließend in der Erholungsphase stark ab [9].

7.5 Physiologie der Fibrinolyse

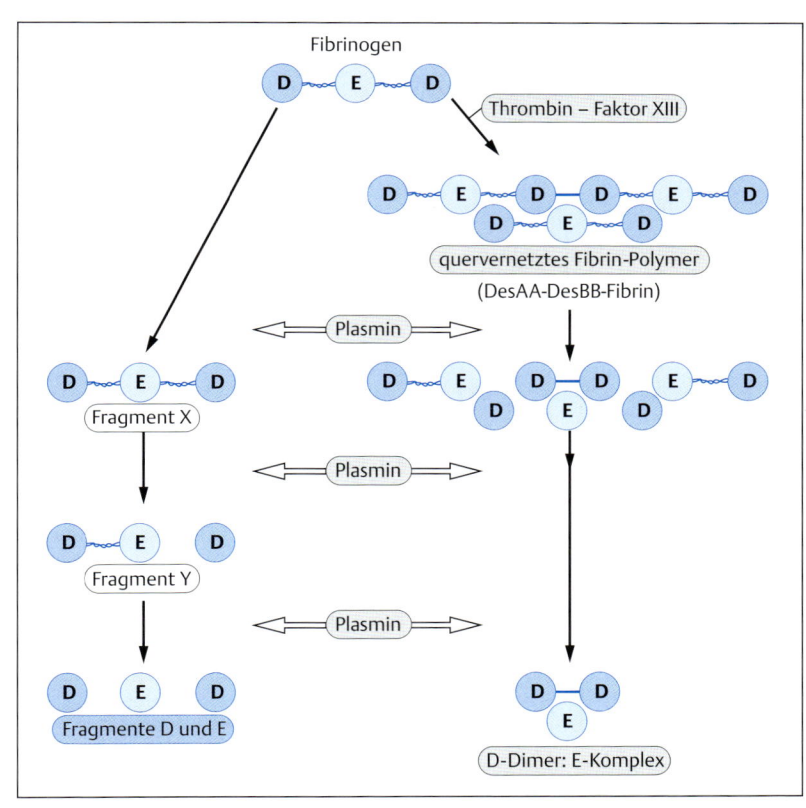

Abb. 7.2 Schematische Darstellung von plasminbedingter Lyse des Fibrinogens (linke Bildhälfte) sowie Fibrinbildung, -quervernetzung und Fibrinolyse (rechte Bildhälfte) (aus [11]).

Literatur

[1] Camire RM, Pollak ES. Genetics of coagulation. In: Colman RW, Marder VJ, Clowes AW, George JN, Goldhaber SZ, eds. Hemostasis and Thrombosis. Basic Principles and Clinical Practice. 5th ed. Philadelphia: Lippincott, Williams & Wilkins; 2006: 77
[2] Collen D, Lijnen HR. Basic and clinical aspects of fibrinolysis and thrombolysis. Blood 1991; 78: 3114–3124
[3] Collen D. On the regulation and control of fibrinolysis. Thromb Haemost 1980; 43: 77–89
[4] Dellas C, Loskutoff DJ. Historical analysis of PAI-1 from ist discovery to ist potential role in cell motility and disease. Thromb Haemost 2005; 93: 631–640
[5] Dempfle CE. The TAFI system. The new role of fibrinolysis. Hämostaseologie, 2007; 27: 278–81
[6] Geiger M. Komponenten des fibrinolytischen Systems. In: Pötzsch B, Madlener K eds. Hämostaseologie, 2. Aufl. Heidelberg: Springer; 2010: 269–278
[7] Hoylaerts M, Rijken DC, Lijnen HR et al. Kinetics of the activation of plasminogen by human plasminogen activator. Role of fibrin. J Biol Chem 1982; 257: 2912–2919
[8] Kluft C, Nieuwenhuizen HK, Rijken DC et al. Diurnal fluctuations in the activity of the fast acting t-PA inhibitor. Progr Fibrinol 1985; 7: 117–119
[9] Lee KW, Lip GYH. Acute versus habitual exercise, thrombogenesis and exercise intensity. Thromb Haemost 2004; 91: 416–409
[10] Lijnen HR. Elements of the fibrinolytic system. In: Mosesson MW, de Maat MPM eds. Fibrinogen: XVIth International Fibrinogen Workshop 2001, NYAS. online ed. 2006; Vol 936: 226–236
[11] Marder VJ, Francis CW. Physiologic regulation of fibrinolysis. In: Colman RW, Marder VJ, Clowes AW, George JN, Goldhaber SZ, eds. Hemostasis and Thrombosis. Basic Principles and Clinical Practice. 5th ed. Philadelphia: Lippincott, Williams & Wilkins; 2006: 419–436
[12] Mosesson MW, de Maat MPM eds. Fibrinogen: XVIth International Fibrinogen Workshop 2001, NYAS. online ed. 2006; 936: 1–642
[13] Mosesson MW, Siebenlist KR, David AM. The structure and biological features of Fibrinogen and Fibrin. In: Mosesson MW, de Maat MPM, eds. Annals New York Academy of Science 2000, online ed. 2006; 936: 11–30
[14] Nesheim M, Wang W, Boffa M et al. Thrombin, thrombomodulin and TAFI in the molecular link between coagulation and fibrinolysis. Thromb Haemost 1997; 78: 386–391
[15] Rijken DC, Lijnen HR. New insights into the molecular mechanisms of the fibrinolytic system. J Thromb Haemost 2009 Jan; 7: 4–13

8 Zum Ablauf der Gerinnung in vitro

M. Barthels

Übersichtsliteratur
Butenas 1999 [2], Mann 1999 [5]

■ Erfassung der Thrombinbildung in vitro

Es ist seit jeher ein Wunsch der Hämostaseologen, den Verlauf der Thrombinbildung und Fibrinbildung (Abb. 8.1) im Reagenzglas zu erfassen, um den Gerinnungsprozess im Bedarfsfall in vitro zu verfolgen. Auf diese Weise könnte man eine erhöhte oder eine verminderte Gerinnbarkeit vorzeitig erkennen und ggf. entsprechende therapeutische Konsequenzen daraus ziehen.

Man wusste bereits seit Anfang der 50er Jahre des vorigen Jahrhunderts, dass sich der Faktorengehalt des Serums wesentlich vom ungeronnen Plasma unterscheidet (Tab. 8.1) [1].

Seit den 60er Jahren des vorigen Jahrhunderts wurden denn auch immer wieder Versuche unternommen, die In-vitro-Thrombinbildung kinetisch zu erfassen. Einer der ersten Tests war der sog. **Prothrombin-Verbrauchs-Test,** (beschrieben von A.J. Quick in seinen Erinnerungen 1974 [6]), wobei Nativblut 2 Stunden bei 37 °C inkubiert, das Serum durch Zentrifugieren gewonnen und dann das restliche Prothrombin im Serum gemessen wird. Dieses beträgt normalerweise < 2 % des Plasmawertes, kann aber bei schweren Hämophilien > 50 % betragen.

Schon bald stellte man fest und konnte es sich zunächst nicht erklären, dass die Messergebnisse dieses grob-informativen Tests besser mit der Blutungs-

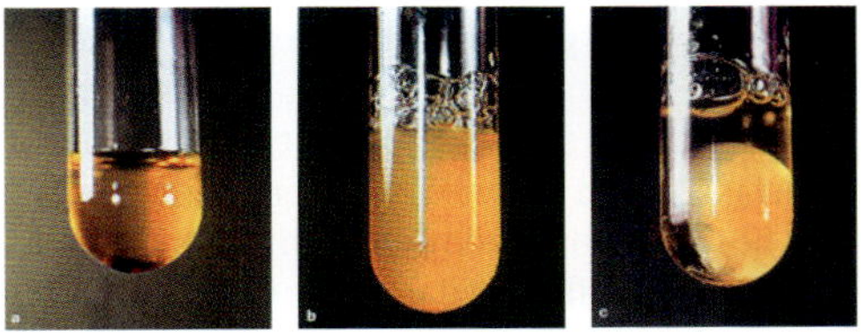

Abb. 8.1 Die drei Schritte der Fibrinbildung.
a Ungeronnenes Plasma.
b Fibrin-Gelbildung.
c Retraktion des Gerinnsels und Auspressen des Serums.

Tab. 8.1 Unterschiede im Faktorengehalt zwischen normalem Plasma und Serum

Faktor	Plasma-Konzentration	Serum-Konzentration
Fibrinogen	normal	nicht nachweisbar
Faktor II	normal	< 2 % nach 2 h Inkubation bei 37 °C
Faktor V	60–150 %	< 4 % nach 2 h Inkubation bei 37 °C
Faktor VII	60–170 %	wie im Plasma
Faktor VIII	50–150 %	< 4 % nachweisbar
Faktor IX	70–120 %	in etwa dem Plasma entsprechend
Faktor X	70–120 %	in etwa dem Plasma entsprechend
Faktor XI und Faktor XII	70–120 %	wie im Plasma
Faktor XIIIa	70–140 %	nicht nachweisbar
von-Willebrand-Faktor	40–240 %	s. Plasma, z. T. etwas differierend

neigung bei den Hämophilien korrelierte als die Einzelfaktorenbestimmungen von Faktor VIII oder Faktor IX. Allerdings war bereits seit Anfang der 50er Jahre des vorigen Jahrhunderts bekannt, dass die weitaus überwiegende Menge Thrombin sich nach der sichtbaren Gerinnung bildet [4].

Ein anderes Phänomen gab Anlass, den Gerinnungsablauf in vitro detaillierter zu untersuchen. Wegen der widersprüchlichen Angaben in der Literatur z. B. über das Vorkommen von Faktor V im Serum nach erfolgter Fibrinbildung wurde im eigenen Labor in einem grob-informativen Versuch Plasma in vitro bei Zimmertemperatur durch Zusatz von Ca^{2+} zum Gerinnen gebracht, um den Prozess im „Zeitlupentempo" zu erfassen und Einzelkomponenten der Gerinnung zu bestimmten Zeitpunkten bestimmen zu können (Abb. 8.2).

Abb. 8.2 zeigt, wie infolge der Thrombinbildung das Fibrinogen innerhalb von 15 Minuten bei Zimmertemperatur aus dem Plasma verschwindet, d. h. „verbraucht" wird, so dass es nicht mehr nachweisbar ist. Der Faktor II, das Prothrombin, wird innerhalb einer Minute zu Thrombin umgewandelt und weist kurzfristig eine vielfach höhere Aktivität auf, als es dem Ausgangswert entspricht. Dasselbe gilt für Faktor VIII und insbesondere Faktor V, der hier bei der niedrigen Temperatur erst nach 24 Stunden seine Aktivität verloren hat – Protein C kann bei diesem Testansatz nur schwach wirksam werden. Diese Abbildung spiegelt weniger die Realität wider, als dass sie vor allem schematisch einen Verlauf von Aktivierung und Verbrauch von Gerinnungskomponenten in einer bestimmten Situation in vitro darstellt (s. Tab. 8.1).

Vereinfacht kann man den hier dargestellten Verlauf auch als Beispiel für den In-vivo-Verlauf der disseminierte intravasale Gerinnung auffassen, die in der ersten Phase mit einer Steigerung der Gerinnungsaktivität und in der zweiten Phase mit einem Abfall bestimmter Gerinnungskomponenten infolge des erhöhten Verbrauches einhergeht, weil die Syntheserate den Umsatz nicht mehr kompensieren kann (s. Kap. C17).

1986 wurde dann von Hemker und Béguin [3] erstmalig ein biochemisch-wissenschaftlichen Ansprüchen genügender Test der Thrombingenerierung vorgestellt, der die jeweilige Thrombinbildung im Plasma durch kontinuierliche Messung der „Area under the Curve" (AUC) mittels synthetischer kleinmolekularer Subtrate quantitativ erfasst (Abb. 8.3). Details s. Kap. D26.5.

Dieser **Thrombingenerierungstest** wurde in den letzten Jahren vielfach bei den verschiedensten Krankheitsbildern auf seine Eignung in der Routinediagnostik untersucht. Entscheidend war jedoch zunächst einmal die Bestätigung, dass die eigentliche Thrombinbildung in vitro nach der jeweils gemessenen Fibrinbildung stattfindet und den heutigen Vorstellungen der Thrombinbildung im sog. „Thrombin Burst" entspricht.

■ Abläufe und Einfluss der Reaktionsbedingungen auf Aktivitätsmessungen

Die Geschwindigkeit der enzymatischen Reaktionen hängt ab vom Testmilieu (s. Abb. 8.2) und von der Konzentration, besser der Aktivität der Reaktionspartner. Abb. 8.4 zeigt schematisch, wie die Thrombinbildung mit unterschiedlicher Geschwindigkeit erfolgt, wobei es, abgesehen von kleinen Unterschieden, gleichgültig ist, welcher Reaktionspartner betroffen ist. Die 3 Kurven stellen dar: die Bildung der optimal möglichen Thrombinmenge, eine zeitlich verzögerte – aus welchen Gründen auch immer (leichter Faktorenmangel? leichter Inhibitor-Effekt?) und eine erheblich verminderte Thrombinbildung – auch hier aus verschieden möglichen Ursachen. Konkrete Beispiele hierfür lassen sich in vielen Publikationen finden, u. a. in der Übersichtsarbeit von Butenas et al. sowie von Mann [2], [5].

Untersucht man beispielsweise die Thrombinbildung durch den Prothrombinasekomplex, so variieren Ausmaß und Geschwindigkeit der Thrombinbil-

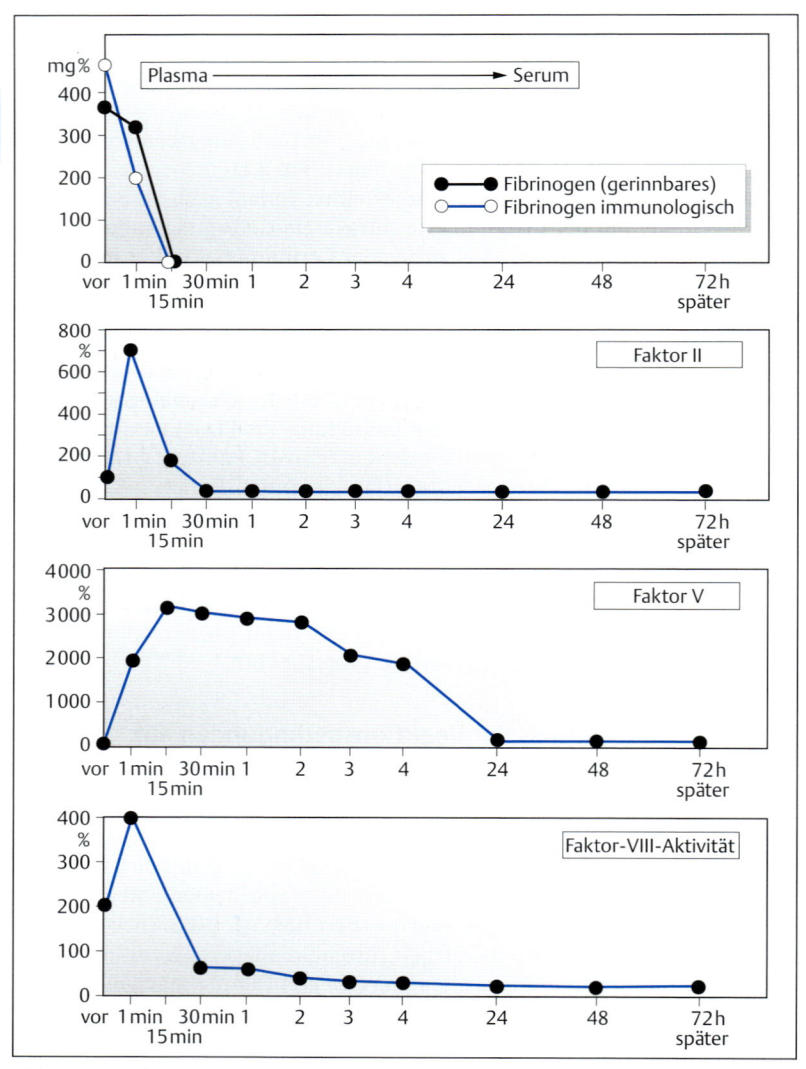

Abb. 8.2 Verhalten von Fibrinogen und Gerinnungsfaktoren nach Rekalzifizierung von Plasma bei Zimmertemperatur (22 °C).

8 Zum Ablauf der Gerinnung in vitro

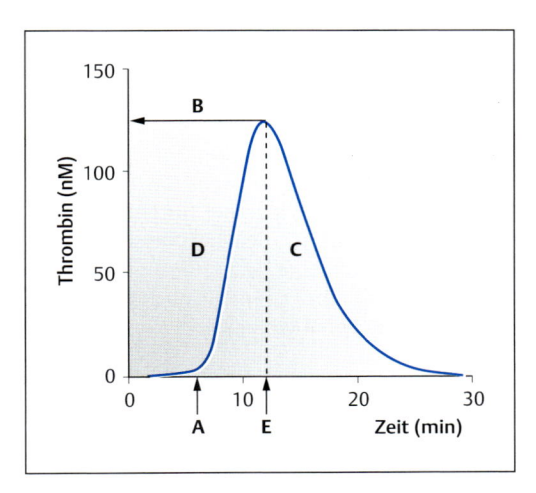

Abb. 8.3 Darstellung der Thrombinbildung und -Inaktivierung in dem von Hemker entwickelten Thrombingenerierungstest [4].
A = lag-Zeit, B = Spitzenkonzentration, C = Endogenes Thrombinpotenzial (ETP), D = maximale Anstiegskurve, E = Zeit bis zum Spitzenwert

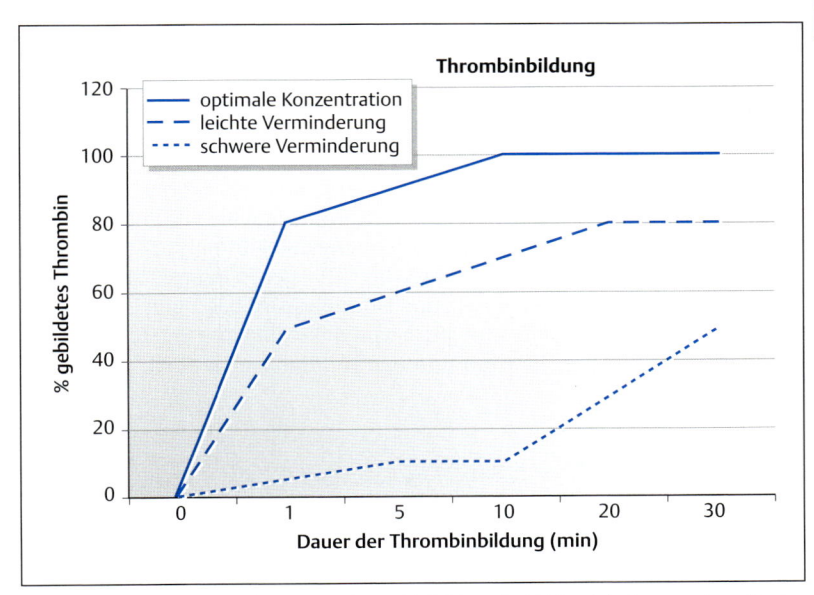

Abb. 8.4 Grobes Schema der In-vitroThrombinbildung in Abhängigkeit von unterschiedlichen Konzentrationen/Aktivitäten einer beliebigen oder aller Komponenten eines Multikomponenten-Enzymkomplexes.

dung in Abhängigkeit von der Konzentration aller oder eines der Faktoren II (Prothrombin), Faktor X, Faktor V und von der Zusammensetzung und Konzentration der Phospholipide – selbstverständlich auch von der Ca^{2+}-Konzentration. Auf die tägliche Labordiagnostik übertragen, bedeutet dies, dass bei dem klassischen Globaltest der Gerinnung, der Thromboplastinzeit (Quick-Test), die diese Komponenten der Gerinnung enthält, die gemessene Gerinnungszeit zunächst keinen Schluss zulässt, welcher Reaktionspartner für eine normale oder eine verminderte Aktivität verantwortlich ist. Beispielsweise kann ein Quick-Test von 20 % Restaktivität sowohl durch eine Verminderung des Vitamin-K-abhängigen Prothrombinkomplexes bedingt sein als auch durch eine Verminderung des nicht Vitamin-K-abhängigen Akzelerators Faktor V – oder aber durch einen Thrombin-Inhibitor!

Diese Untersuchungen der Dynamik und Kinetik müssen nicht unbedingt die in vivo-Situation wiedergeben, sie tun es auch häufig nicht. Sie zeigen jedoch die Bedeutung und die Hierarchien der einzelnen Reaktionspartner auf. So ergaben die Untersuchungen von Butenas et al. zur „normalen Thrombinbildung" [2], dass Konzentrationsveränderungen zwischen 50 % und 150 % einzelner Gerinnungsfaktoren und -inhibitoren im Plasma in vitro auf die Menge gebildeten Thrombins keinen wesentlichen Einfluss hatten – mit Ausnahme der Konzentrationsänderungen von Prothrombin und Antithrombin. Wurde die Prothrombinkonzentration im Testansatz von 100 % auf 150 % angehoben, so stieg die Menge gebildeten Thrombins von 71 % auf 121 % an. Wenn Antithrombin nur 50 % betrug und alle anderen Komponenten 100 %, so nahm die Thrombinbildung von 104 % auf 196 % zu. Der Zusatz von Protein C und Protein S hatte hingegen nur einen begrenzten Einfluss auf die Thrombinbildung.

Aufschlüsse über den Verlauf von Gerinnung und Fibrinolyse – wenn auch nur, was abnorm gesteigerte Aktivitäten betrifft – geben indirekt auch die Aktivierungsprodukte von Gerinnung und Fibrinolyse. Abb. 8.5 gibt einen Überblick über die verschiedenen Aktivierungsprodukte und ihre Entstehungsorte; Tab. 8.2 zeigt ihre Plasma-Konzentrationen und Halbwertszeiten.

8 Zum Ablauf der Gerinnung in vitro

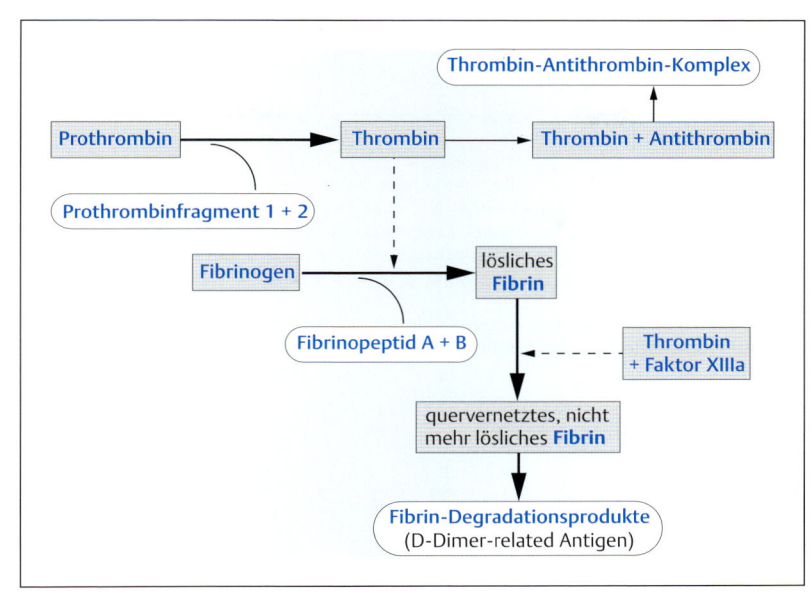

Abb. 8.5 Aktivierungsprodukte von Gerinnung und Fibrinolyse (Details s. Kap. D28).

Tab. 8.2 Daten der Aktivierungsprodukte von Gerinnung und Fibrinolyse

Aktivierungsprodukt	Plasma-Konzentration	Halbwertszeit
Prothrombinfragment 1 + 2	0,3–1,2 nmol/l	90 min
Thrombin-Antithrombin-komplex	< 5 µg/l	15 min
Fibrinopeptid A	< 2 ng/ml	3–5 min
lösliches Fibrin	13–105 ng/ml	< 1 h
D-Dimere	methodenabhängig	

Literatur

[1] Biggs R, Macfarlane RG. Human blood coagulation and its disorders. Oxford: Blackwell 1953

[2] Butenas S, van't Veer C, Mann KG. Normal thrombin generation. Blood 1999; 94: 2169–2178

[3] Hemker HC, Willems GM, Béguin S. A computer assissted method to obtain the prothrombin activation velocity in whole plasma independent of thrombin decay processes. Thromb Haemost 1986: 56: 9–17

[4] Hemker HC, Dieri AL, De Smedt E et al. Thrombin generation, a function test of the haemostatic-thrombotic system. Thromb Haemost 2006; 96: 553–561

[5] Mann K. Biochemistry and Physiology of blood coagulation. Thromb Haemost 1999; 82: 165–174

[6] Quick AJ. The hemorrhagic diseases and the pathology of hemostasis. Springfield Illinois: Charles Thomas Publisher; 1974: 58–62

C Häufige Hämostasestörungen

9 Schwankungen und physiologische Veränderungen beim Gesunden

F. Bergmann

Übersichtsliteratur
Blomback et al. 2007 [5], Banfi u. del Fabbro 2008 [4], Mari et al. 2008 [37], Montagnana et al. 2009 [39]

9.1 Einleitung

Alle Organismen unterliegen während ihres Lebens Schwankungen, sei es die sog. **biologische Variabilität**, seien es **biologische Rhythmen (Zyklen)**. Das Bewusstsein um diese Schwankungen beeinflusst auch die Einordnung von Laborwerten in „noch normal" oder „schon krankhaft". Ferner bestimmt das Wissen darum ggf. den Blutentnahmezeitpunkt.
- Die biologische Variabilität von Gerinnungsparametern wird beeinflusst durch **interindividuelle Schwankungen** (Veränderungen durch physiologische Einflussgrößen zwischen den Individuen) und **intraindividuelle** Schwankungen (Schwankungen über die Zeit im Individuum).
- Die biologischen Zyklen können sein: zirkadian, d.h. im 24-Stunden (Tag/Nacht)-Rhythmus, wöchentlich, menstrual und jährlich [24].

Bei Bewertung der Studien ist die kleine Fallzahl zu berücksichtigen. Die Methoden für die Faktoren-Einzelbestimmungen sind über die Jahre prinzipiell vergleichbar. Die Inhibitoren Protein C und vor allem Protein S wurden jedoch vor 15 Jahren mit anderen Methoden gemessen als heutzutage, so dass die Ergebnisse nicht primär vergleichbar sind.

9.2 Biologische Variabilität

■ Altersabhängige Veränderungen

Zu altersabhängigen Veränderungen von Hämostaseparametern gibt es unterschiedliche Aussagen, die allerdings auch von der jeweiligen Kollektivgröße, der gewählten Altersspanne und der Methodik abhängen. Die eindeutigsten

Veränderungen finden sich für Fibrinogen, den von-Willebrand-Faktor (VWF-Antigen und Ristocetin-Kofaktor [VWF:RCo]), und Faktor VIII, die sämtlich mit zunehmendem Alter ansteigen (Tab. 9.1 und Tab. 9.2)

Ansteigende Werte wurden beschrieben für Faktor VIII/VWF und liegen bei über 60-Jährigen im Mittel um 200 [2], [12], [13], [17].

Fibrinogen steigt um 10 mg/dl pro Dekade an [2], [33]. Laut Ershler und Sun könnte dies durch den gleichzeitigen Anstieg von Interleukin 6 getriggert sein, der Ausdruck einer chronischen Inflammation wäre [20].

Wie für den Faktor VIII wurde auch ein altersabhängiger Anstieg für den Faktor VII von Balleisen beschrieben [2]. In Tab. 9.1 sind ferner altersabhängige signifikante Anstiege für die Faktoren II und X angegeben [36].

Keine eindeutigen Veränderungen wurden bei den restlichen Gerinnungsfaktorenfaktoren festgestellt (Tab. 9.1).

Die physiologischen Inhibitoren verändern sich mit dem zunehmenden Alter nicht signifikant (Tab. 9.1). Die jeweiligen Autoren kommen durchaus zu unterschiedlichen Ergebnissen. Favaloro (2005) und Tait (1993) beschreiben einen leichten Abfall für Antithrombin [21], [46]. Andere Gruppen beschreiben einen Anstieg [18]. Die Parameter Protein C und Protein S sollen im Alter leicht ansteigen, bzw. Protein C unverändert sein [18]. Nach Cadroy et al. steigt freies Protein S im Alter an (von im Mittel 86% auf 99% bei Personen > 40 Lj.) [8]. Eine größere Studie von Dykes konnte jedoch dies für das freie Protein S nicht bestätigen. Für das Protein S gesamt zeigte sich nur bei Frauen ein leichter Anstieg [19]. Wie in Tab. 9.1 zu sehen, verändert sich der TFPI nicht. Eine andere Arbeit beschreibt einen Anstieg nur bei Frauen [1].

Von den Fibrinolyse-Parametern wird der PAI-1-Spiegel über die Altersjahre in der Literatur kontrovers diskutiert. Nach Mari [35] bleibt die PAI-1-Aktivität nahezu konstant (Tab. 9.1). Ein Anstieg der PAI-1-Aktivität mit zunehmendem Alter wird von Bucciarelli und Wilkerson gesehen [50], [7]. Plasminogen und Plasmininhibitor verändern sich nicht. t-PA-Antigen steigt signifikant im Alter an [29].

Die Aktivierungsmarker der Gerinnung und Fibrinolyse steigen mit zunehmendem Alter signifikant an (Tab. 9.1): Prothrombinfragment F1 + 2, TAT und D-Dimere steigen um das 2- bis 5-Fache bei Personen über 60 Jahre an [9]. Nach Stegar steigen gleichfalls die D-Dimere an, der TAT soll jedoch abfallen [45].

Die verschiedenen Untersuchungen der Gruppe von gesunden 100-Jährigen ergaben, dass die messbaren Anstiege der Gerinnungsfaktoren nicht mit einem parallelen Anstieg des Thromboserisikos assoziiert sein müssen, sondern dass diese sehr wohl mit Langlebigkeit und Gesundheit einhergehen. Interessant ist in dieser Altersgruppe die hohe Rate an PAI-1-4G/4G-homozygoten Merkmals-

9 Schwankungen und physiologische Veränderungen beim Gesunden

Tab. 9.1 Geometrische Mittelwerte und 95%-Konfidenzintervall von Hämostaseparametern bei jüngeren, Älteren und Hundertjährigen [36]

Messgröße (Einheit)	Jüngere (n = 25) Gruppe 1 18–50 Jahre	Ältere (n = 25) Gruppe 2 51–69 Jahre	Hundertjährige (n = 25) Gruppe 3 100–102 Jahre	Signifikanz (p) 1 vs. 2	1 vs. 3	2 vs. 3	Referenzbereich
Gerinnungsfaktoren							
Fibrinogen (g/l)	2,6 (2,4–2,8)	3,1 (2,8–3,4)	3,5 (3,1–3,9)	NS	<0,001	0,005	1,9–3,7
Faktor VIII (%)	97 (90–105)	134 (119–151)	165 (147–195)	<0,001	<0,001	0,005	53–152
Faktor II (%)	104 (99–108)	98 (95–102)	88 (82–93)	NS	<0,001	0,005	71–125
Faktor VII (%)	99 (93–105)	110 (104–116)	111 (103–119)	NS	NS	NS	70–133
Faktor VIIa (ng/ml)	3,18 (2,8–3,6)	3,24 (2,9–3,7)	4,5 (3,9–5,0)	NS	0,002	0,004	2,3–5,9
Faktor IX (%)	96 (93–100)	104 (95–113)	107 (98–117)	NS	NS	NS	69–125
Faktor X (%)	103 (97–108)	96 (91–102)	83 (77–89)	NS	<0,001	0,003	72–119
Inhibitoren der Gerinnung							
Antithrombin (%)	98 (95–102)	97 (91–104)	91 (85–98)	NS	NS	NS	80–120
Protein C (%)	87 (82–93)	88 (83–93)	90 (83–98)	NS	NS	NS	67–129
Protein S gesamt (%)	106 (98–13)	115 (100–132)	109 (97–123)	NS	NS	NS	66–129

Tab. 9.1 (Fortsetzung)

Messgröße (Einheit)	Jüngere (n = 25) Gruppe 1 18–50 Jahre	Ältere (n = 25) Gruppe 2 51–69 Jahre	Hundertjährige (n = 25) Gruppe 3 100–102 Jahre	Signifikanz (p) 1 vs. 2	1 vs. 3	2 vs. 3	Referenzbereich
Fibrinolyse-Komponenten							
Plasminogen (%)	97 (93–102)	92 (89–97)	98 (94–102)	NS	NS	NS	70–133
PAI-1 (IU/ml)	3,0 (1,4–6,7)	3,4 (2,3–4,9)	3,4 (1,9–6,0)	NS	NS	NS	2–14
Plasmininhibitor (%)	90 (87–93)	94 (90–98)	90 (85–95)	NS	NS	NS	71–125
TFPI (%)	95 (89–102)	110 (102–118)	109 (100–118)	NS	NS	NS	61–140
Reaktionsprodukte von Gerinnung und Fibrinolyse							
F1 + 2 (nmol/l)	0,56 (0,49–0,64)	0,69 (0,61–0,78)	1,15 (0,93–1,43)	NS	< 0,001	< 0,001	0,40–1,30
TAT (ng/ml)	2,0 (1,6–2,4)	2,4 (2,0–2,8)	5,9 (4,6–7,6)	NS	< 0,001	< 0,001	1,0–4,0
D-Dimer (ng/ml)	29 (24–36)	50 (39–64)	323 (255–408)	0,004	< 0,001	< 0,001	2,0–14,0
PPI (ng/ml)	295 (262–332)	359 (316–408)	828 (738–927)	NS	< 0,001	< 0,001	80–280

NS: nicht signifikant; PAI: Plasminogen-Aktivator-Inhibitor; TFPI: Tissue Factor Pathway Inhibitor; F1 + 2: Prothrombinfragment 1 + 2; TAT: Thrombin-Antithrombin-Komplex; PPI: Plasmin-Plasmininhibitor-Komplex

trägern mit parallel erhöhten PAI-1-Werten [42], ein Umstand, der in jungen Jahren als Risikofaktor für Herzinfarkt gilt.

Bei den Endothelzellmarkern ist bemerkenswert, dass zwar VWF:Ag und VWF:RCo ansteigen (Tab. 9.2), die VWF-spaltende Proteaseaktivität (ADAMTS-13) jedoch abfällt. Auffallend ist auch das Fehlen an hochmolekularen Multimeren bei 51 % der Untersuchten; hier sind aber als Ursache altersbedingte erworbene Pathomechanismen zu berücksichtigen (fortgeschrittene Atherosklerose, Aortenstenose etc.) [13].

Tab. 9.2 Geometrische Mittelwerte und 95 %-Konfidenzintervall der von-Willebrand-Faktor-Parameter bei Jüngeren, Älteren und Hundertjährigen [13]

	VWF-AG (%) Null	VWF-AG (%) nicht Null	Signifikanz (p)	VWF:RCo (%) Null	VWF-RCo (%) nicht Null	Signifikanz (p)
Gruppe 1 < 45 Jahre (n = 55)	77 (67–91)	115 (100–132)	0,0006	80 (60–107)	112 (76–164)	0,0017
Gruppe 2 > 45 Jahre (n = 55)	99 (84–117)	152 (133–174)	0,0001	98 (67–145)	151 (100–228)	0,0003
Gruppe 3 100–107 Jahre (n = 74)	245 (215–279)	285 (251–325)	NS	230 (159–332)	251 (174–360)	NS

■ Geschlechtsabhängige Veränderungen

Generell weisen die Einzelfaktoren der Gerinnung keine geschlechtsspezifischen Unterschiede auf. In der ARIC-Studie von 1993 konnten höhere Faktor VIII/VWF-Ag-Werte bei Frauen gefunden werden, in einer neueren Zwillingsstudie wurde dies nicht bestätigt [17].

Von den Inhibitoren sind nur für den Inhibitor Protein S geschlechtsspezifische Normbereiche definiert. Er liegt bei Frauen deutlich niedriger. Auch ohne Einfluss oraler Kontrazeptiva gelten Werte um 50 % für freies Protein S in jungen Jahren als normal. Protein S steigt mit dem Alter ebenfalls bei Frauen an (postmenopausal) [16].

Die APC-Resistenz soll geschlechtsspezifische Unterschiede (höhere Ratio bei Männern) zeigen [22]. Dies können wir jedoch nicht bestätigen. Im Vergleich 30 gesunder Frauen und Männer ergab sich eine Differenz zwischen dem

Mittelwert der Ratios von 0,12 (Tab. 9.3). **Cave:** Dies ist ggf. auf den Einfluss des Protein S auf alte Testsysteme zurückzuführen!

Tab. 9.3 Geschlechterspezifische Referenzbereiche (eigene Untersuchungen aus dem Jahr 2010 an je 30 Frauen und Männer)

Analyt (Einheit)	Männer	Frauen
Protein-C-Aktivität (chrom.) (%)	109 (73–145)	110 (74–145)
freies Protein-S-Antigen (%)	107 (75–139)	84 (53–114)
APC-Resistenz	2,92 (2,28–3,56)	2,80 (2,11–3,49)
Antithrombin-Aktivität (%)	101 (86–116)	101 (87–116)
Faktor-VIII-Aktivität (%)	89 (54–124)	99 (56–141)

Für Protein-C- und Antithrombin-Werte liegen widersprüchliche Angaben vor [46], [47], [18], [43].

Bei Frauen sollen die Plasminogenwerte höher liegen als bei Männern. Unter Ovulationshemmern soll es zu einem weiteren Anstieg kommen [14]. Dies konnte eine spätere Untersuchung allerdings nicht bestätigen [44].

■ Genetische Einflüsse

Hervorzuheben ist hier der Einfluss der Blutgruppe auf die Faktor VIII/VWF-Konzentration, die bei Individuen mit Blutgruppe 0 um 25% niedriger ist. [32] Normalpersonen mit Nicht-0-Blutgruppen haben höhere Faktor VIII-Spiegel ($x \cong 120\%$) als diejenigen mit Blutgruppe 0 ($x \cong 90\%$) [38], [40].

Schwarzafrikaner haben um ca. 15% höhere Faktor VIII/VWF-Antigenwerte [12]. Kaukasier haben um etwa 0,15 g/l niedrigere Fibrinogenwerte als Schwarzafrikaner oder Asiaten; der Unterschied ist mit ca. 0,26 g/l für schwarzafrikanische Frauen am deutlichsten. Insbesondere für das Lipoprotein(a) (Lp[a]) sind ethnische Unterschiede zu berücksichtigen. Im Gegensatz zu Kaukasiern haben Schwarzafrikaner doppelt so hohe Werte; dies gilt für beide Geschlechter [23]. Chinesen haben tendenziell niedrigere Werte als Kaukasier und Inder höhere [3].

■ Körpergewicht/Body-Mass-Index (BMI)

Die Korrelation zwischen einem hohen Fibrinogen und BMI > 25 kg/m^2 konnte wiederholt für Frauen bestätigt werden [28]. Parallel zum BMI steigen die

Werte für Faktor VII, VIII, XII und Prothrombinfragment F1 + 2 an, [6] ebenso wie Antithrombin und Protein C. Dies kann man gewissermaßen als kompensatorisch ansehen.

Für VWF [12], [6] und für die D-Dimere [15], [6] gibt es widersprüchliche Angaben.

Eine negative Korrelation ist für ansteigenden BMI und fibrinolytische Aktivität beschrieben (t-PA-Abfall und PAI-1-Anstieg) [6].

■ Alimentäre Einflüsse

Es liegen nur wenige Daten zu alimentären Einflüssen auf Gerinnungsparameter vor. Der Einfluss prä- und postprandialer Fettwerte auf die Aktivität von Gerinnungsfaktoren wurde von Tracy näher untersucht [49], da dies von Bedeutung bei der Beurteilung von Gerinnungsfaktoren als kardiovaskuläre Risikofaktoren ist. Durch den postprandialen Anstieg der Fettwerte zeigt sich ein signifikanter Anstieg des Faktors VII [49]. Der Homozysteinspiegel wird nicht durch eine Hyperlipedämie beeinflusst, jedoch wird die Nüchtern-Blutentnahme prinzipiell empfohlen (www.dach-liga-homocystein.org).

> Eine stark lipämische Probe, die nach einem entsprechenden Essen gewonnen wurde, stört die Analytik (z. B. Thrombozytenfunktion, photometrisch durchgeführte Gerinnungstests).

■ Zirkadiane, menstruale und jährliche Rhythmen

Zirkadiane Rhythmen

Das Gerinnungssystem wird durch zirkadiane, wöchentliche, menstruale und jährliche Biozyklen beeinflusst [24]. In den Morgenstunden ist das Gerinnungssystem zur Hyperkoagulabilität hin verschoben, was klinisch mit einer erhöhten Rate an kardiovaskulären Ereignissen korreliert [11], [48], [41]. Die Veränderungen einzelner Parameter über den Tag (zirkadiane Schwankungen) sind in Tab. 9.4 zusammengefasst.

Menstrualer Zyklus

In ihrer Übersichtsarbeit bezeichnen Blombäck et al. die Veränderungen von Faktor II, VII und X, Antithrombin, APC-Resistenz, Prothrombinfragment 1 + 2, Plasminogen, Plasmininhibitor, PPI und D-Dimere zusammenfassend als nicht signifikant bzw. vernachlässigbar [5]. In einer Übersichtsarbeit [30], die die vorhandenen Studien zum hormonellen Einfluss auf die Hämostaseparameter zusammenfasst, konnte keine sichere Variabilität für das Fibrinogen und Faktor VIII nachgewiesen werden. Die Konzentration von Faktor VII und Faktor VIIa steigen in der ersten Zyklushälfte an [27], während das Protein S parallel abfällt. [10] Zur Zyklusmitte steigen Thrombozyten und Antithrombin an [25]. Ob der Faktor VIII/VWF-Komplex einem menstrualen Zyklus unterliegt, ist unklar. Zwar wurde es lange Zeit angekommen, neuere Arbeiten können dies jedoch nicht mehr bestätigen [31].

Jährliche Veränderungen

Veränderungen über das Jahr sind für Antithrombin (im Sommer höher) und die fibrinolytische Aktivität (bei niedrigeren Temperaturen höher) beschrieben. Für das Fibrinogen werden Schwankungen bis zu 28 % angegeben [34].

Da die intraindividuelle und Tag-zu-Tag-Schwankung dieser Paramater höher liegt als die Intra-Assay-Schwankung (Variationskoeffizient der Methode), sind die beschriebenen Unterschiede als relevant anzusehen.

Tab. 9.4 Zirkadiane Schwankungen von aktiviertem Faktor VII, Prothrombinfragment 1 + 2 (F1 + 2), PAI-1 und Plasmin-Plasmininhibitor-Komplex bei 10 Gesunden [26]

Messgröße (Einheit)	Messwerte 8.00 Uhr	Messwerte 20.00 Uhr	Differenz (%)	Signifikanz (p)	Referenzbereich
F1 + 2 (nmol/l)	0,97	0,78	–20	0,005	< 1,9
Faktor VIIa (ng/ml)	2,03	1,16	–43	0,005	0,85–3,23
Faktor VII : C (%)	105	92	–12	0,005	75–130
PAI-1 (ng/ml)	9,9	5,4	–46	0,005	< 40
PPI (µg/l)	235	449	+105	0,008	95–410

F1 + 2: Prothrombinfragment 1 + 2; PAI: Plasminogen-Aktivator-Inhibitor; PPI: Plasmin-Plasmininhibitor-Komplex

Literatur

[1] Ariens RA, Coppola R et al. The increase with age of the components of the tissue factor coagulation pathway is gender-dependent. Blood Coagul Fibrinolysis 1995; 6(5): 433–437
[2] Balleisen L, Bailey J et al. Epidemiological study on factor VII, factor VIII and fibrinogen in an industrial population: I. Baseline data on the relation to age, gender, body-weight, smoking, alcohol, pill-using, and menopause. Thromb Haemost 1985; 54(2): 475–479
[3] Banerjee D, Wong EC et al. Racial and Ethnic Variation in Lipoprotein (a) Levels among Asian Indian and Chinese Patients. J Lipids 2011; 2011: 291954
[4] Banfi G, del Fabbro M. Biological variation in tests of hemostasis. Semin Thromb Hemost 2008; 34(7): 635–641
[5] Blomback M, Konkle BA et al. Preanalytical conditions that affect coagulation testing, including hormonal status and therapy. J Thromb Haemost 2007; 5(4): 855–858
[6] Bowles LK, Cooper JA et al. Associations of haemostatic variables with body mass index: a community-based study. Blood Coagul Fibrinolysis 2003; 14(6): 569–573
[7] Bucciarelli P, Mannucci PM. The hemostatic system through aging and menopause. Climacteric 2009; 12 Suppl 1: 47–51
[8] Cadroy Y, Daviaud P et al. Distribution of 16 hemostatic laboratory variables assayed in 100 blood donors. Nouv Rev Fr Hematol 1990; 32(4): 259–264
[9] Cadroy Y, Pierrejean D et al. Influence of aging on the activity of the hemostatic system: prothrombin fragment 1+2, thrombin-antithrombin III complexes and D-dimers in 80 healthy subjects with age ranging from 20 to 94 years. Nouv Rev Fr Hematol 1992; 34(1): 43–46
[10] Carr ME Jr, Steingold KA et al. Protein S levels during the normal menstrual cycle and during estrogen therapy for premature ovarian failure. Am J Med Sci 1993; 306(4): 212–217
[11] Casetta I, Granieri E et al. Circadian variability in hemorrhagic stroke. JAMA 2002; 287(10): 1266–1267
[12] Conlan MG, Folsom AR et al. Associations of factor VIII and von Willebrand factor with age, race, sex, and risk factors for atherosclerosis. The Atherosclerosis Risk in Communities (ARIC) Study. Thromb Haemost 1993; 70(3): 380–385
[13] Coppola R, Mari D et al. Von Willebrand factor in Italian centenarians. Haematologica 2003; 88(1): 39–43
[14] Costongs GM, Bas BM et al. Short-term and long-term intra-individual variations and critical differences of coagulation parameters. J Clin Chem Clin Biochem 1985; 23(7): 405–410
[15] Cushman M, Lemaitre RN et al. Fibrinolytic activation markers predict myocardial infarction in the elderly. The Cardiovascular Health Study. Arterioscler Thromb Vasc Biol 1999; 19(3): 493–498
[16] d'Angelo A, Vigano d'Angelo S. Protein S deficiency. Haematologica 2008; 93(4): 498–501
[17] de Lange M, de Geus EJ et al. Genetic influences on fibrinogen, tissue plasminogen activator-antigen and von Willebrand factor in males and females. Thromb Haemost 2006; 95(3): 414–419
[18] Dolan G, Neal K et al. Protein C, antithrombin III and plasminogen: effect of age, sex and blood group. Br J Haematol 1994; 86(4): 798–803

[19] Dykes AC, Walker ID et al. A study of Protein S antigen levels in 3788 healthy volunteers: influence of age, sex and hormone use, and estimate for prevalence of deficiency state. Br J Haematol 2001; 113(3): 636–641
[20] Ershler WB, Sun WH et al. Interleukin-6 and aging: blood levels and mononuclear cell production increase with advancing age and in vitro production is modifiable by dietary restriction. Lymphokine Cytokine Res 1993; 12(4): 225–230
[21] Favaloro EJ, Soltani S, McDonald J et al. Laboratory identification of familial thrombophilia: do the pitfalls exceed the benefits? A reassessment of AB0-blood group, gender, age, and other laboratory parameters on the potential influence on a diagnosis of protein C, protein S, and antithrombin deficiency and the potential high risk of a false positive diagnosis. Lab Hematol 2005; 11: 174–184
[22] Freyburger G, Bilhou-Nabera C et al. Technical and biological conditions influencing the functional APC resistance test. Thromb Haemost 1996; 75(3): 460–465
[23] Guyton JR, Dahlen GH et al. Relationship of plasma lipoprotein Lp(a) levels to race and to apolipoprotein B. Arteriosclerosis 1985; 5(3): 265–272
[24] Haus E. Chronobiology of hemostasis and inferences for the chronotherapy of coagulation disorders and thrombosis prevention. Adv Drug Deliv Rev 2007; 59(9–10): 966–984
[25] Jespersen J, Ingeberg S et al. Antithrombin III and platelets during the normal menstrual cycle and in women receiving oral contraceptives low in oestrogen. Gynecol Obstet Invest 1983; 15(3): 153–162
[26] Kapiotis S, Jilma B et al. Morning hypercoagulability and hypofibrinolysis. Diurnal variations in circulating activated factor VII, prothrombin fragment F1+2, and plasmin-plasmin inhibitor complex. Circulation 1997; 96(1): 19–21
[27] Kapiotis S, Jilma B et al. Plasma levels of activated factor VII decrease during the menstrual cycle. Thromb Haemost 1998; 80(4): 588–591
[28] Kaptoge S, White IR, Thompson SG et al. for the Fibrinogen Studies Collaboration. Associations of Plasma Fibrinogen Levels with Established Cardiovascular Disease Risk Factors, Inflammatory Markers, and Other Characteristics: Individual Participant Meta-Analysis of 154,211 Adults in 31 Prospective Studies. Am J Epidemiol 2007; 166(8): 867–879
[29] Keber I, Keber D. Age-related increase of tissue plasminogen activator in healthy subjects and coronary patients: Increased basal release and diminished liver clearance. Fibrinolysis 1992; 6(Suppl. 3): 63–65
[30] Knol HM, Kemperman RFJ. Haemostitic variables during normal menstrual cycle. Thromb Haemost 2012; 107:22–29
[31] Lethagen S, Hillarp A et al. Distribution of von Willebrand factor levels in young women with and without bleeding symptoms: influence of ABO blood group and promoter haplotypes. Thromb Haemost 2008; 99(6): 1013–1018
[32] Lippi G, Franchini M et al. Influence of the ABO blood type on the platelet function analyzer PFA-100. Thromb Haemost 2001; 85(2): 369–370
[33] MacCallum PK, Meade TW. Haemostatic function, arterial disease and the prevention of arterial thrombosis. Baillieres Best Pract Res Clin Haematol 1990; 12(3): 577–599
[34] Maes M, Scharpe S et al. Components of biological, including seasonal, variation in hematological measurements and plasma fibrinogen concentrations in normal humans. Experientia 1995; 51(2): 141–149
[35] Mari D, Coppola R, Provenzano R. Hemostasis factors and aging. Experimental Gerontology 2008; 43: 66–73

9 Literatur

[36] Mari D, Mannucci P et al. Hypercoagulability in centenarians: the paradox of successful aging. Blood 1995; 85(11): 3144–3149
[37] Mari D, Ogliari G et al. Hemostasis and ageing. Immun Ageing 2008; 5: 12
[38] McCallum CJ, Peake IR et al. Factor VIII levels and blood group antigens. Thromb Haemost 1993; 50(3): 757
[39] Montagnana M, Salvagno G L, Lippi G. Circadian Variation within Hemostasis: An underrecognized link between biology and disease. Sem Thromb Hemost 2009; 35: 23–33
[40] O'Donnell J, Tuddenham EG et al. High prevalence of elevated factor VIII levels in patients referred for thrombophilia screening: role of increased synthesis and relationship to the acute phase reaction. Thromb Haemost 1997; 77(5): 825–828
[41] Portaluppi F, Lemmer B. Chronobiology and chronotherapy of ischemic heart disease. Adv Drug Deliv Rev 2007; 59(9–10): 952–965
[42] Rizzo MR, Ragno E et al. Elevated plasma activator inhibitor 1 is not related to insulin resistance and to gene polymorphism in healthy centenarians. Atherosclerosis 2002; 160(2): 385–390
[43] Rodeghiero F, Tosetto A. The VITA Project: population-based distributions of protein C, antithrombin III, heparin-cofactor II and plasminogen–relationship with physiological variables and establishment of reference ranges. Thromb Haemost 1996; 76(2): 226–233
[44] Salomaa V, Rasi V et al. Intra- and interindividual variability of hemostatic factors and traditional cardiovascular risk factors in a three-year follow-up. Thromb Haemost 1998; 79(5): 969–974
[45] Stegnar M, Pentek M. Fibrinolytic response to venous occlusion in healthy subjects: relationship to age, gender, body weight, blood lipids and insulin. Thromb Res 1993; 69(1): 81–92
[46] Tait RC, Walker ID et al. Influence of demographic factors on antithrombin III activity in a healthy population. Br J Haematol 1993; 84(3): 476–480
[47] Tait RC, Walker ID et al. Protein C activity in healthy volunteers–influence of age, sex, smoking and oral contraceptives. Thromb Haemost 1993; 70(2): 281–285
[48] Tofler GH, Muller JE. Triggering of acute cardiovascular disease and potential preventive strategies. Circulation 2006 114(17): 1863–1872
[49] Tracy RP. Diet and hemostatic factors. Curr Atheroscler Rep 1999; 1(3): 243–248
[50] Wilkerson WR, Sane DC. Aging and thrombosis. Semin Thromb Hemost 2002; 28(6): 555–568

10 Hämostase in der physiologischen Schwangerschaft

F. Bergmann

Übersichtsliteratur
Franchini 2006 [4], Blomback et al. 2007 [1], Mahieu et al. 2007 [7], Szecsi et al. 2010 [13]

10.1 Physiologische Bedeutung

Im Verlauf einer physiologischen Schwangerschaft entwickelt sich eine **Hyperkoagulabilität des Gerinnungssystems,** deren Ziel die Verminderung des peripartalen Blutverlustes ist. Dies betrifft vor allem diffuse Blutungen aus der Plazentahaftfläche (Blutverlust ca. 700 ml/min). Die adäquate Kontraktion des Myometriums nach der Geburt sowie ein Vasospasmus sind entscheidende Voraussetzungen, damit die in der Schwangerschaft gesteigerte Gerinnungsfähigkeit des Blutes unter der Geburt wirksam werden kann. Darüber hinaus kommt der vermehrten Freisetzung von Tissue-Faktor bei Lösung der Plazenta mit konsekutiver Aktivierung der intravasalen Gerinnung eine zusätzliche Bedeutung zu [2].

10.2 Veränderungen der Hämostaseparameter

Die wichtigsten Veränderungen der Hämostaseparameter in der Schwangerschaft sind in Tab. 10.1, Tab. 10.2 und Tab. 10.3 zusammengefasst.

Danach resultiert die physiologische Hyperkoagulabilität in der Schwangerschaft aus:
- Anstieg verschiedener plasmatischer Gerinnungsfaktoren
- Verminderung des Gerinnungsinhibitors Protein S
- Verminderung der fibrinolytischen Aktivität
- erhöhte Thrombozytenaggregationsbereitschaft.

10 Hämostase in der physiologischen Schwangerschaft

Tab. 10.1 Physiologische Veränderungen von Gerinnungsfaktoren in der Schwangerschaft (2,5. bis 97,5. Perzentile; [n]: Anzahl der untersuchten Schwangeren [13] (ermittelt mit Reagenzien der Fa. Stago)

Parameter	13.–20. SSW	21.–28. SSW	29.–34. SSW	35.–42. SSW	Partus	Referenzbereich**
Fibrinogen** (G/l)	2,8–5,1 [536]	2,9–5,5 [365]	3,1–5,5 [175]	3,4–6,3 [358]	3,4–6,3 [143]	1,9–3,9
Faktor VII (%)	55–184 [128]	43–224 [58]	99–211 [31]	87–251 [71]	96–330 [31]	55–170
Faktor VIII (%)	82–291 [129]	96–392 [56]	89–349 [30]	130–430 [73]	131–467 [25]	60–150
Faktor IX (%)	84–169 [127]	81–187 [55]	88–180 [28]	92–215 [72]	102–206 [55]	60–150
D-Dimer+ (mg/l)	0,2–1,4 [537]	0,3–1,7 [369]	0,3–3,0 [178]	0,4–3,1 [362]	0,7–7,6 [143]	< 0,5
Antithrombin+ (%)	74–115 [536]	73–114 [365]	76–112 [175]	70–116 [358]	70–108 [160]	80–120
Protein C+ Aktivität (%)	80–145 [537]	84–158 [369]	79–153 [177]	71–150 [362]	73–191 [241]	70–130
Protein S+ frei (LIA) (%)	37–79 [535]	37–71 [368]	31–64 [177]	31–67 [361]	32–72 [241]	50–134
Protein S Aktivität (%)	34–93 [122]	35–81 [58]	25–85 [31]	25–86 [72]	14–59 [54]	57–121
Protein S gesamt(%)	55–100 [122]	47–102 [58]	33–98 [32]	43–106 [71]	44–104 [55]	60–140

* Fibrinogenkonzentration im Original in Mol angegeben
** Referenzbereich der Autoren
+ Bestimmung aus nicht tiefgefrorenen Proben, restliche Parameter aus vorher tiefgefrorenen Proben

10.2 Veränderungen der Hämostaseparameter

Tab. 10.2 Mittelwerte und 95. Perzentile für von-Willebrand-Faktor und Faktor VIII:C in der physiologischen Schwangerschaft [12] (Spannbreite: [n])

Parameter	16.–20. SSW	21.–25. SSW	31.–35. SSW	36.–40. SSW	nach Partus
Anzahl der Proben	48	47	62	48	61
VWF-Ag (%)	156 [55–439]	167 [66–427]	203 [84–492]	376 [133–1064]	421 [169–1042]
Faktor VIII:C (%)	150 [53–419]	141 [44–453]	185 [69–499]	212 [79–570]	206 [74–569]
VWF-Ag/ FVIII:C-Ratio	1,04 [0,4–2,72]	1,18 [0,43–3,27]	1,42 [0,48–4,2]	1,77 [0,62–5,09]	2,05 [0,71–5,92]

Tab. 10.3 Mittelwerte und Spannbreite von Fibrinolyse-Komponenten in der physiologischen Schwangerschaft [6]

Parameter	10.–15. SSW	23.–25. SSW	32.–34. SSW	38.–40. SSW	Referenzbereich
D-Dimer (µg/l)	35 [0–138]	81 [22–231]	130 [44–415]	193 [50–590]	< 120
t-PA (IU/ml)	0,37 [0,23–0,60]	0,30 [0,14–0,47]	0,19 [0,10–0,43]	0,18 [0,04–0,37]	0,1–1,5
PAI-1 (µg/l)	21 [8–50]	46 [23–87]	96 [50–162]	133 [33–299]	11–69
PAI-2 (µg/l)	28 [4–69]	76 [35–148]	148 [75–227]	158 [76–249]	< 1

Anstieg plasmatischer Gerinnungsfaktoren

In der Schwangerschaft kommt es bis zur Geburt zu einem Anstieg verschiedener plasmatischer Gerinnungsfaktoren: Zunahme des Fibrinogens um das 1,5-Fache und insbesondere des von-Willebrand-Faktor/Faktor-VIII-Komplexes um das 2- bis 3-Fache des jeweiligen Ausgangswertes [12]. In einer Publikation von Sie et al. findet sich ein geringerer Anstieg des VWF-Antigens um das 1,5- bis 2-Fache, gemessen mit verschiedenen Methoden [11].

Verminderung von Protein S

Es kommt bereits sehr früh im 1. Trimenon zu einem signifikanten Abfall des freien Proteins S; dies erklärt sich nicht über einen Anstieg des C4b-Bindungsproteins (s. Kap. 27.21 Protein S), denn dies bleibt in der Schwangerschaft konstant [3]. Für das Protein S gesamt ist die Datenlage uneinheitlich [8], [13]. Matsumoto berichtet einen Abfall von Protein S gesamt ab der 20. Schwangerschaftswoche [8], hingegen beschreibt Szecsi einen konstanten Verlauf über die ganze Schwangerschaft [13]. Neben dem Abfall des freien Proteins S führt die zeitgleiche Erhöhung der Faktor-VIII-Aktivität zu einer erworbenen, aktivierten Protein-C-Resistenz in vivo. Antithrombin bleibt durch die Schwangerschaft unbeeinflusst und die Protein-C-Aktivität steigt leicht an [7], [10] (bestätigt auch durch eigene Beobachtung).

Verminderte fibrinolytische Aktivität

Die den Zustand der Hyperkoagulabilität fördernden Faktoren werden noch verstärkt durch eine Verminderung der fibrinolytischen Aktivität ab der 20. SSW; insbesondere kommt es zu einer Verminderung der Tissue-Plasminogen-Aktivator-Konzentration (t-PA) und zu einer Erhöhung des im Endothel gebildeten Plasminogen-Aktivator-Inhibitors 1 (PAI-1) um das 2- bis 3-Fache. Auch der aus der Plazenta stammende PAI-2 steigt im 1. Trimenon über den gesamten Schwangerschaftsverlauf an. Bei zunehmender Thrombingenerierung wird der Inhibitor TAFI (Thrombin-activatable Fibrinolysis Inhibitor) aktiviert, was eine weitere Stabilisierung des Fibringerinsels bewirkt.

Eine Darstellung der Gerinnungsaktivierung, Gerinnselbildung und Fibrinolyse sowie eine differenzierte Gerinnungsanalytik ist mit der Rotationsthrombelastometrie (ROTEM) möglich, die physiologischen Veränderungen in der normalen Schwangerschaft wurden mit dieser Methode beschrieben [5].

Als Ausdruck der **Gerinnungsaktivierung mit gesteigerter Fibrinbildung** steigt die Konzentration der **D-Dimere** (terminales Lyseprodukt des quervernetzten Fibrins) in der Schwangerschaft physiologisch an, ohne dass allerdings bisher eindeutige Normwerte für die Schwangerschaft definiert wurden. Die verschiedenen Testsysteme benutzen unterschiedliche Antikörper, somit ist eine Standardisierung bzw. Vergleichbarkeit nur unzureichend möglich. Zur Orientierung: Der Anstieg der D-Dimere zum Ende Schwangerschaft um das 3- bis 4-Fache des unteren Normbereiches des Testsystems gilt noch als normal.

> Der D-Dimer-Test kann daher in der Schwangerschaft nicht zum Ausschluss einer venösen Thrombose eingesetzt werden.

Simultan zum Anstieg der D-Dimere zeigt sich eine Erhöhung des Thrombin-Antithrombin-Komplexes und der Prothrombinfragmente F1 + 2 als Indikatoren für eine gesteigerte Thrombinbildung [9].

Erhöhte Thrombozytenaggregationsbereitschaft

Als thrombosefördernder Faktor muss auch die erhöhte Thrombozytenaggregationsbereitschaft infolge einer veränderten Thrombozytenfunktion in der Schwangerschaft angesehen werden. In diesem Zusammenhang wurden vor allem erhöhte Konzentrationen der „Release-Faktoren" Plättchenfaktor 4 und β_2-Thromboglobulin aus den α-Granula der Thrombozyten gemessen sowie erhöhte Thromboxan-A_2-Werte. β_2-Thromboglobulin steigt im Verlauf der Schwangerschaft kontinuierlich auf das 3-Fache seines Ausgangswertes an, ebenso nimmt das mittlere Thrombozytenvolumen (MPV) zu. Demgegenüber bleiben die absolute Thrombozytenzahl und die Thrombozytenüberlebenszeit in der physiologischen Schwangerschaft i.A. unbeeinflusst [4].

Allerdings treten bei 4–8% aller Schwangeren Thrombozytopenien auf (Gestationsthrombozytopenie). Meist liegen die Werte in diesen Fällen zwischen 100 und 150 G/l, nur in 10% der Fälle < 100 G/l. Als mögliche Ursachen werden die vermehrte Dilution und ein erhöhter Umsatz von Thrombozyten im 3. Trimenon diskutiert.

Der Zustand der Hyperkoagulabilität bleibt im Wochenbett bestehen, i.A. werden die Ausgangswerte 3–4 Wochen postpartal wieder erreicht, für das freie Protein S aber erst nach 6–8 Wochen, die Thrombozytenfunktion normalisiert sich erst bis zu 12 Wochen nach der Geburt.

Kompensiert wird diese **„Low-grade"-Gerinnungsaktivierung** durch die schwangerschaftsinduzierte **Hämodilution** (überproportionaler Anstieg des Plasmavolumens im Vergleich zum Erythrozytenvolumen, Abfall des Hämatokrits mit Steigerung der Mikrozirkulation und der kapillären Perfusion).

Literatur

[1] Blomback M, Konkle BA et al. Preanalytical conditions that affect coagulation testing, including hormonal status and therapy. J Thromb Haemost 2007; 5(4): 855–858
[2] Boer K, den Hollander IA et al. Tissue factor-dependent blood coagulation is enhanced following delivery irrespective of the mode of delivery. J Thromb Haemost 2007; 5(12): 2415–2420
[3] Comp PC, Thurnau GR et al. Functional and immunologic protein S levels are decreased during pregnancy. Blood 1986; 68(4): 881–885
[4] Franchini M. Haemostasis and pregnancy. Thromb Haemost 2006; 95(3): 401–413
[5] Huissoud C, Carrabin N et al. Coagulation assessment by rotation thrombelastometry in normal pregnancy. Thromb Haemost 2009; 101(4): 755–761

[6] Kjellberg U, Andersson NE al. APC resistance and other haemostatic variables during pregnancy and puerperium. Thromb Haemost 1999; 81(4): 527–531
[7] Mahieu B, Jacobs N et al. Haemostatic changes and acquired activated protein C resistance in normal pregnancy. Blood Coagul Fibrinolysis 2007; 18(7): 685–688
[8] Matsumoto M, Tachibana D et al. Protein S deposition at placenta: a possible role of protein S other than anticoagulation. Blood Coagul Fibrinolysis 2008; 19(7): 653–656
[9] Rosenkranz A, Koestenberger M et al. Pediatric patients with congenital heart disease: thrombin generation measured by calibrated automated thrombography. Blood Coagul Fibrinolysis 2008; 19(5): 389–393
[10] Said JM, Ignjatovic V et al. Altered reference ranges for protein C and protein S during early pregnancy: Implications for the diagnosis of protein C and protein S deficiency during pregnancy. Thromb Haemost 2010; 103(5): 984–988
[11] Sie P, Caron C et al. Reassessment of von Willebrand factor (VWF), VWF propeptide, factor VIII:C and plasminogen activator inhibitors 1 and 2 during normal pregnancy. Br J Haematol 2003; 121(6): 897–903
[12] Stirling Y, Woolf L et al. Haemostasis in normal pregnancy. Thromb Haemost 1984; 52(2): 176–182
[13] Szecsi PB, Jorgensen M et al. Haemostatic reference intervals in pregnancy. Thromb Haemost 2010; 103(4): 718–727

11 Hämophilie A und B

M. Barthels

Übersichtsliteratur
Lechner 1985 [7], Mannucci u. Tuddenham 2001 [11], Kessler u. Mariani 2006 [5], Oldenburg u. Barthels 2008 [12], Franchini et al. 2010 [3]

11.1 Allgemein

Die Hämophilien A und B können als exemplarisch für die anderen angeborenen Koagulopathien gelten, da die Blutungsneigung primär von der Restaktivität des betroffenen Gerinnungsfaktors bestimmt wird. Daher werden die Hämophilien etwas ausführlicher dargestellt, jedoch nicht so ausführlich, dass eine ausreichende Behandlung daraus abgeleitet werden kann. Diese erfordert eine Spezialkenntnis, die möglichst den Hämophiliebehandlungszentren vorbehalten sein sollte.

Definition

Die Hämophilien A und B sind X-chromosomal rezessiv vererbte Blutungsleiden mit Verminderung der biologischen Aktivität des Gerinnungsfaktors VIII bei der Hämophilie A oder des Gerinnungsfaktors IX bei der Hämophilie B. In der Regel erkranken nur Männer, während Frauen das Blutungsleiden übertragen (Konduktorinnen).

Pathophysiologie

Durch die verminderte Aktivität des Faktors VIII (= Akzelerator des Faktors IXa) oder des Faktors IX (Proenzym der Serinprotease Faktor IXa) sind die Thrombinbildung und damit die Fibrinbildung verzögert (Leitbefund der Labordiagnostik: verlängerte Gerinnungszeit der aPTT bei normalem Quick-Test). Die für diese Funktionsstörungen verantwortlichen Defekte befinden sich auf dem langen Arm des X-Chromosoms (Region Xq28). Es gibt mehrere Mutationstypen:
- große Deletionen und Insertionen
- Inversionen

- kleine Deletionen bzw. Insertionen
- Punktmutationen.

Die Art der Mutation – vorzugsweise große Deletionen – beeinflusst das Risiko einer Hemmkörperbildung wesentlich [10]. Bei Konduktorinnen einer schweren Hämophilie wäre theoretisch eine Restaktivität von 50% zu erwarten. Sie liegt häufig darunter, vor allem wenn das nicht betroffene X-Chromosom häufiger inaktiviert wird („schiefe Lyonisierung").

Klassifikation

Man unterscheidet die schwere Hämophilie mit einer Restaktivität von weniger als 1% und hoher Blutungsfrequenz (unbehandelt > 30 Blutungsepisoden/Jahr) von den mittelschweren und milden Verlaufsformen (Tab. 11.1).

Tab. 11.1 Klassifikation der Schweregrade der Hämophilie des Scientific and Standardization Committee der International Society on Thrombosis and Haemostasis [17]

Hämophilie-Schweregrad	Faktoren-Restaktivität
schwere Hämophilie	< 1 %
mittelschwere Hämophilie	1–5 %
milde Hämophilie	> 5–40 %

Eine weitere Unterteilung erfolgt nach Mangel oder Defekt des jeweiligen Faktors:
- Faktor-VIII- bzw. Faktor-IX-Aktivität und ihr jeweiliges -Antigen sind in gleichem Maße vermindert (CRM⁻ = Cross-reacting Material negative), d. h. es liegt eine echte Verminderung des jeweiligen Faktors vor.
- Faktor-VIII- bzw. Faktor-IX-Antigen weist eine höhere Konzentration auf als die Faktoren-Aktivität (CRM⁺ = Cross-reacting Material positive), dann handelt es sich um ein defektes Molekül mit eingeschränkter Funktion.

Diese letztere Form macht jedoch nur ca. 5% der Hämophilie-A-Patienten aus [14].

Das Ausmaß der Faktorenverminderung ist in den einzelnen Bluterfamilien konstant und bestimmt die klinische Symptomatik.

11.2 Klinik, Labor und Therapie

Klinisches Bild

Allgemeine Voraussetzungen

Die Hämophilien A und B gleichen sich bei gleichem Schweregrad generell im klinischen Bild, wenngleich die Blutungsneigung bei der Hämophilie B etwas geringer ist als bei der Hämophilie A.

Als klassische Bluterkrankheit bezeichnet man die sog. schwere Hämophilie A oder B mit einer Restaktivität der Faktoren VIII oder IX von < 1 %. Die folgenden Angaben beziehen sich auf die ca. 20-mal häufiger vorkommende schwere Hämophilie A. Prinzipiell gilt das gleiche für die schwere Hämophilie B.

- Die **schwere Hämophilie** ist gekennzeichnet durch atypisch lokalisierte, manchmal scheinbar spontan auftretende und ungewöhnlich ausgedehnte Blutungen in Weichteile, Haut und Muskulatur sowie durch Gelenkblutungen, vorzugsweise in die instabilen Knie-, Ellbogen- und Sprunggelenke. Diese Gelenkblutungen machen ca. 65 % aller Blutungen aus. Schleimhautblutungen und Einblutungen in Organe kommen vor, sind aber vergleichsweise selten (Details s. u.).
- Die **mittelschwere Hämophilie** geht mit einer geringeren Blutungsneigung einher als die schwere Hämophilie. Gelenkblutungen kommen etwas seltener vor, häufig in Verbindung mit einem Trauma, führen unbehandelt jedoch auch zu schweren Arthropathien.
- Bei der **milden Hämophilie** kommen unverhältnismäßige Hautblutungen und Gelenkblutungen kaum vor, letztere am ehesten bei Restaktivitäten < 10 % [9]. Hier besteht die Gefahr, dass das Blutungsleiden nicht erkannt oder unterschätzt wird, sodass die Erstmanifestation die intra- bzw. postoperative lebensbedrohliche Blutung ist [3].

Dem **nicht behandelten Hämophilen** drohen Verblutung (z. B. nach Zahnextraktion!) und Invalidisierung durch die deformierten, sog. Blutergelenke schon im Kindesalter. Seit etwa 40 Jahren besteht die Möglichkeit, den fehlenden Gerinnungsfaktor zu substituieren. Davor betrug die durchschnittliche Lebenserwartung < 20 Jahre.

Die heutige „**behandelte schwere Hämophilie**" ist dank der in Deutschland möglichen Substitutionstherapie mit dem jeweiligen Gerinnungsfaktor gegenüber der unbehandelten Hämophilie äußerlich ein verändertes, d. h. milder verlaufendes Krankheitsbild, da die Blutungen seltener auftreten und weniger ausgeprägt sind. Aktionsradius und Lebenserwartung können bei vielen Patienten als fast normal bezeichnet werden [2]. Prinzipiell sind alle operativen Eingriffe durchführbar. Das Problem der heutigen Patienten mit einer behandelten schweren Hämophilie liegt weniger in der Verblutungsgefahr als in der ständigen Bedrohung durch wiederholte Einblutungen in Gelenke. Hinzu kommt allerdings, dass viele, vor allem ältere hämophile Patienten durch die therapiebedingten Virusinfektionen in den 70er und 80er Jahren ein weiteres schweres chronisches Leiden in Form chronischer Hepatitiden oder einer HIV-Infektion haben.

> Infolge einer unzureichend behandelten Hämophilie kann sich jederzeit das klinische Bild einer unbehandelten Hämophilie mit schweren Gelenkdeformierungen und u. U. irreversiblen Blutungsfolgen (Nervenlähmungen!) entwickeln.

Hämophile Arthropathie

Die wiederholten Einblutungen in die Gelenke verursachen das Krankheitsbild der hämophilen Arthropathie. Es kommt infolge von Einlagerung von Eisen ins Gewebe und Freisetzung verschiedener Zytokine zu einer reaktiven entzündlichen, langfristigen Schwellung und vermehrter Gewebsdurchblutung (**abakterielle Synovitis**). Dadurch erhöht sich wiederum in einem Circulus vitiosus die Blutungsfrequenz. (Ein solches Gelenk wird als **Target Joint** bezeichnet). Schließlich kommt es zur fibrösen Schrumpfung der Gelenkinnenhaut, Zerstörung von Knorpel- und Knochengewebe, Fehlstellungen und Verformungen der Gelenke. Die Ruhigstellung bewirkt eine Rückbildung der zugehörigen Muskulatur, das Gelenk versteift schließlich in seiner Schonhaltung, d. h. in Beugestellung. Das Endstadium besteht in **irreversiblen Beugekontrakturen.** Die Invalidisierung des Patienten ist gegeben (s. die klassische Beschreibung durch Landbeck u. Kurme [6]). Die radiologisch sichtbaren Veränderungen infolge der hämophilen Arthropathie werden mit dem 1980 entwickelten Petterson-Score erfasst [13], der sich – Erfolg der heutigen Therapie – in vielen Fällen jedoch als zu grob definiert erweist.

Krankheitsverlauf

Die **Erstmanifestation** der schweren Hämophilie beginnt im Säuglingsalter mit abnormen Blutungen, z. B. nach Abfall der Nabelschnur, nach i.m. Injektionen (daher kontraindiziert!) oder nach der Zirkumzision – wie bereits im Talmud beschrieben –, oft jedoch erst mit zunehmendem Aktionsradius. Es treten ungewöhnlich lokalisierte (z. B. Bauchhaut) und unverhältnismäßig große Hautblutungen sowie gar nicht so selten intramuskuläre Blutungen auf. Meist kommt es im Kleinkindesalter zu schweren Nasenblutungen, meist ab dem Schulkindalter nicht selten zu Hämaturien. Im Allgemeinen sind aber Schleimhautblutungen selten. Extrem selten sind Organblutungen und insbesondere Hirnblutungen.

Einblutungen in die großen instabilen Knie-, Ellbogen- und Sprunggelenke beginnen Ende des ersten Lebensjahres, meist jedoch erst im Kleinkindesalter, wenn das Kind noch unsicher auf den Beinen steht. Zuerst sind fast immer die Sprunggelenke betroffen, dann auch Knie- und Ellbogengelenke. Schultergelenkblutungen treten meist erst im Jugendlichenalter auf und machen ca. 10 % aller Blutungen im Erwachsenenalter aus. Charakteristisch für die schwere Hämophilie sind die sog. **Spontanblutungen,** d. h. das Auftreten von Blutungen, ohne dass sich der Patient an ein auslösendes Ereignis erinnern kann. Meist ist aber an diesen Blutungsorten das Gewebe durch frühere Blutungen vorgeschädigt. Hingegen überwiegen im Kleinkindesalter die traumatisch ausgelösten Blutungen. Nach der Pubertät nimmt die Blutungsneigung im Allgemeinen ab.

Beurteilung der individuellen Blutungsneigung und der einzelnen Blutung

Blutungshäufigkeit und Blutungsmuster des Einzelnen hängen auch von zusätzlichen, sehr unterschiedlichen Einflüssen ab. Eine Blutungssituation muss daher unter mehreren Aspekten beurteilt werden:
- Schweregrad der Hämophilie (s. Tab. 11.1)
- unterschiedliche Blutungsgefährdung bei gleicher prozentualer Restaktivität: Sie hängt davon ab, welcher Faktor betroffen ist; so hat z. B. ein Faktor-VIII-Mangel von 15 % ein höheres Blutungsrisiko als ein Faktor-V-Mangel von 15 %.
- Lokalisation: Das Blutungsrisiko hängt auch ab von der jeweiligen anatomischen Situation (Art und Größe der Wundfläche, Zustand des Gewebes (z. B. Tissue-Faktor-haltig, Brüchigkeit, Entzündung), Kompressionsmöglichkeit, Anwesenheit fibrinolytischer Enzyme wie z. B. tPA im Speichel).
- individuelle Konstitution: Die Blutungsbereitschaft kann bei gleichem Schweregrad interindividuell unterschiedlich sein, z. B. bei gleichzeitiger „Thrombophilie" kann die Blutungsneigung eines Hämophilen geringer sein als von der Restaktivität des Faktors her zu erwarten.

Konduktorinnen-Status

Konduktorinnen der Hämophilien sollen laut Lehrmeinung im Allgemeinen nicht vermehrt bluten, es sei denn, sie haben einen niedrigen Faktorenspiegel. Untersucht man jedoch näher, so findet sich generell eine deutlich höhere Blutungsneigung als bei Blutungsnormalen, insbesondere in Form von Menorrhagien, leicht vermehrten Hautblutungen, vor allem postoperativ [5].

Labordiagnostik

> **Leitbefund** der Hämophilien A und B sind:
> - verlängerte aPTT bei normalem Quick-Wert
> - Blutungs- bzw. positive Familienanamnese.

Ist die aPTT verlängert, müssen folgende Untersuchungen folgen:
- Bestimmung der Aktivität der Faktoren VIII und IX (Details s. Kap. D27.5 und 27.6)
- Ausschluss eines Lupusantikoagulans, eines Faktor-XII- oder Faktor-XI-Mangels
- Bestimmung des Faktors VIII auch mit einem chromogenen Substrat-Test (s. S. 484f.) bei Verminderung des Faktors VIII die
- obligate Differenzialdiagnose zu einem von-Willebrand-Syndrom bei einer (insbesondere leichten) Faktor-VIII-Verminderung
- Mitbestimmung des Faktors V bei einem Faktor-VIII-Mangel, um ggf. einen kombinierten Faktor-V- und Faktor-VIII-Mangel zu erfassen (S. 139f.)
- Gentypisierung auch bei den weiblichen Blutsverwandten. Der häufigste Gendefekt bei schwerer Hämophilie A ist die Intron-22-Inversion, auf die primär untersucht werden sollte. Eine Datenbank findet sich auf unter http://europium.csc.mrc.ac.uk im Internet.
- Bei Vorliegen von Hemmkörpern erfolgt eine quantitative Bestimmung der Hemmkörper nach der Bethesda-Methode in der Nijmwegen-Variante (s. S. 489f.) [4].

Therapie der Hämophilien A und B

Der Kernpunkt der Hämophiliebehandlung ist die Substitutionstherapie mit dem jeweiligen Faktoren-Konzentrat (s. Kap. E34). Zur Substitutionstherapie der Hämophilien stehen heutzutage kommerziell hergestellte, hochgereinigte Faktorenkonzentrate zur Verfügung, die die Beherrschung fast jeder Situation und eines jeden Eingriffes erlauben. Diese Konzentrate werden entweder aus dem Plasma von Blutspendern (sog. pd-Konzentrate = Plasma-derived) oder gentechnisch (sog. rekombinante Konzentrate) hergestellt. Der Gehalt der Konzentrate an dem entscheidenden Gerinnungsfaktor ist mit Einheiten (E bzw. IU) angegeben.

> Überschlagsmäßig führt eine i.v. Initialdosis von 1 E/kg Körpergewicht im Allgemeinen in der ersten Stunde nach Injektion zu einem Anstieg des jeweiligen Faktorenspiegels um 1–2 % im Plasma [12], [15].

Zur Dosierungsberechnung s.u. und Kap. E34.

Prinzipiell kommen 2 verschiedene Therapiestrategien zum Einsatz:
- Behandlung **bei Bedarf**, d.h. bei Vorliegen einer Blutung oder im Zeitraum vor, während und nach einem geplanten operativen Eingriff
- blutungsverhütende Dauerbehandlung (**Prophylaxe**).

Behandlung bei Bedarf [15]

Die Therapie hämophiler Blutungen muss wegen der möglichen Zweiterkrankungen wesentlich differenzierter durchgeführt werden als früher. Das therapeutische Vorgehen hängt ab von:
- Art und Schweregrad der Hämophilie
- bereits vorhandenen Dauerschäden
- Lokalisation, Ausmaß und Gefährdungsgrad der Blutung oder des Eingriffs.

Die Stillung der hämophilen Blutung gelingt fast immer prompt und besteht lediglich in der i.v. Injektion des fehlenden Gerinnungsfaktors (Substitutionstherapie) in ausreichender Dosierung. Bei der milden Hämophilie A können unter bestimmten Voraussetzungen die körpereigenen Reserven des Faktors VIII mittels Desmopressin (DDAVP), einem Vasopressin-Analogon, mobilisiert werden (s. Kap. E.35) [8]. Gelegentlich empfehlen sich Zusatztherapien mit Fibrinolysehemmern oder lokale blutstillende Maßnahmen mittels Fibrinkleber oder Laserkoagulation.

> Die optimale Substitutionstherapie der hämophilen Blutung erfolgt:
> - so früh wie möglich
> - in ausreichender Dosierung
> - über einen ausreichend langen Zeitraum.

Mit „so früh wie möglich" ist der **Zeitpunkt** gemeint, an dem der Patient die ersten Zeichen der Blutung verspürt. Diese frühzeitige Behandlung ist aber nur in der sog. Heimselbstbehandlung möglich, wo die Behandlung unmittelbar vor Ort erfolgt, ohne dass das Behandlungszentrum aufgesucht werden muss (s. u.).

Die **Höhe der initialen Dosis** hängt vom individuellen Faktorenbedarf ab, d. h. von der erwarteten Wiederfindung des zugeführten Faktors im Blut des Patienten (Recovery), von der Halbwertszeit des zugeführten Faktors (s. dort) sowie vom Blutungsort, dem ggf. vorausgegangenen Blutverlust und der Größe und Art der Wundflächen sowie auch von der aktuellen Restaktivität des betroffenen Faktors ab. Orientierende Dosierungsempfehlungen finden sich in den Querschnittsleitlinien zur Therapie mit Blutkomponenten und Plasmaderivaten der Bundesärztekammer (Tab. 11.2) [15], ein Überblick über Dosierungshandhandungen in der englischsprachigen Literatur siehe Srviastata et al. [16].

Tab. 11.2 Mittlere Initialdosis für die Bedarfsbehandlung (E/kg KG) [15]

Indikation	Erwachsene	Kinder
Gelenk- und Muskelblutungen	20–40	30–40
lebensbedrohliche Blutung	50–80	80–100
Operationen: große Wundflächen (z. B. Hüftendoprothesen) kleine Wundflächen	50–80 25–40	80–100 50–100

Die **Behandlungsdauer** wird letztlich von der Dauer der Wundheilung bestimmt, da das Fibroblastenwachstum ein konstantes Fibrinnetz benötigt, für das ein ausreichender Faktorenspiegel aufrechterhalten werden muss. Kleinere Blutungen kommen häufig nach der ersten Injektion zum Stehen (= Initialdosis; ca. 75 % aller Blutungen), größere Blutungen erfordern wiederholte Injektionen in Abständen, die der Halbwertszeit des jeweiligen Faktors entsprechen. Bei frischen Wundflächen kann die Halbwertszeit auch nur wenige Stunden betragen (z. B. intraoperativer Bedarf). Nach größeren Operationen ist eine mehrwöchige Substitutionstherapie erforderlich. Die für eine Blutungsepisode benötigte Gesamtdosis kann daher ein Vielfaches der Initialdosis betragen.

Abb. 11.1 zeigt schematisch das perioperative Verhalten des zugeführten Faktors VIII bei einem Patienten mit schwerer Hämophilie A. Präoperativ sind bei einem Ausgangswert von < 1 % 2 E/kg KG erforderlich. Intraoperativ ist die Halbwertszeit verkürzt und der Bedarf infolge des Blutverlustes höher. Postoperativ ist als Erhaltungsdosis nur noch 1 E/kg KG für den notwendigen Wirkspiegel erforderlich.

11.2 Klinik, Labor und Therapie

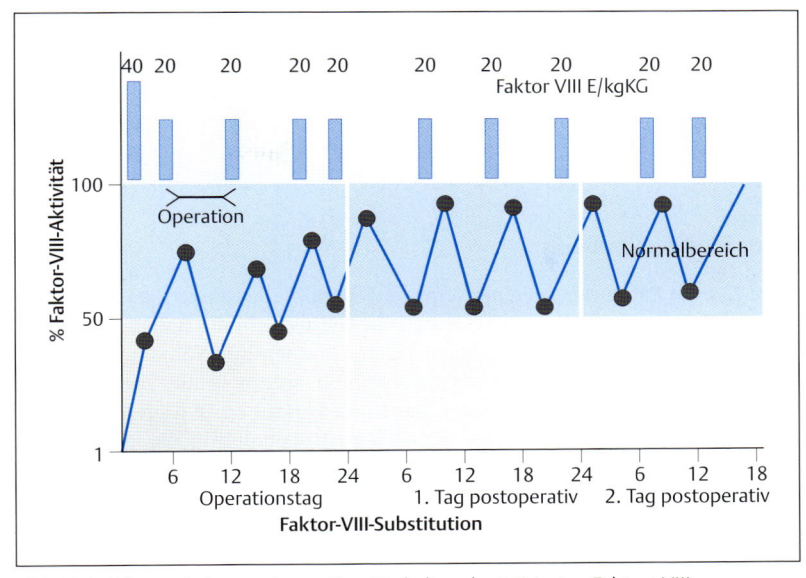

Abb. 11.1 Schematisches perioperatives Verhalten des injizierten Faktors VIII.

Vorbeugende Dauerbehandlung

Eine wesentliche Aufgabe bei der Behandlung der schweren Hämophilie besteht in der vorbeugenden Dauerbehandlung mit dem fehlenden Gerinnungsfaktor. Dieser wird in bestimmten mehrtägigen Abständen gegeben, damit weitere Blutungen bzw. wiederholte Einblutungen in denselben Blutungsort (Gelenk, OP-Wunde) möglichst verhütet werden. Es hat sich als sinnvoll erwiesen, die vorbeugende Dauerbehandlung bereits im frühen Kindesalter zu beginnen, spätestens aber nach der ersten Gelenkblutung oder häufigeren anderen Blutungen. Dabei sind individuelle Anpassungen je nach klinischer Situation und Alter erforderlich [15]. Diese Dauerbehandlung sollte bis nach der Pubertät, u. U. auch länger ununterbrochen durchgeführt werden, in Abhängigkeit von der Situation des Patienten. Zur Dosierung s. Tab. 11.3.

Der Anstieg und das Verhalten von i.v. injizierten Faktor VIII oder Faktor IX während einer vorbeugenden Dauerbehandlung eines Patienten sind in der Regel einschätzbar. So ist der FVIII-Spiegel am jeweils 3. Tag p.inj. am niedrigsten, die Blutungsgefährdung dementsprechend dann auch am höchsten.

Tab. 11.3 Mittlere Initialdosis für die Dauerbehandlung

Hämophilieformen	Kinder und Erwachsene
Hämophilie A	20–30 E/kg KG mindestens 3 ×/Woche
Hämophilie B	wegen der längeren Halbwertszeit genügen weniger Injektionen, mindestens aber 2/Woche

Heimselbstbehandlung

Etwa 75 % der Patienten mit einer schweren Hämophilie führen die i.v. Applikation des Gerinnungsfaktors selber durch und dieses nicht nur zuhause, sondern auch am Arbeitsplatz oder auf Reisen. Eltern können ihre Söhne in der Regel bereits ab dem 3. Lebensjahr selber behandeln, sofern es die Venenverhältnisse und die Kooperationsfähigkeit des Kindes erlauben. In Gegenwart einer Aufsichtsperson können Kinder etwa ab dem 10. Lebensjahr die i.v. Injektion selber vornehmen. Mit der Eigentherapie nicht vertraute Patienten suchen einen niedergelassenen Arzt oder ein Krankenhaus auf, wenn möglich das nächste Hämophiliezentrum.

Unerwünschte Arzneiwirkungen

Kurzfristige unerwünschte Arzneiwirkungen der Substitutionstherapie, wie z. B. allergische Reaktionen, sind extrem selten. Mit der Substitutionstherapie gehen bzw. gingen jedoch eine Reihe von schwerwiegenden **langfristigen** Nebenwirkungen einher:

Übertragung von Infektionen durch Blutprodukte. Im Zeitraum Anfang der 70er Jahre bis Mitte der 90er Jahre kam es mit Einführung von Präparaten aus menschlichem Plasma (pd-Konzentraten) zur Übertragung von Virusinfektionen mit chronischen Erkrankungen und in vielen Fällen tödlichem Ausgang. Hier waren es vor allem die Hepatitiden B und C und dann Anfang der 80er Jahre die HIV-Infektion mit dem Endstadium der Immunschwäche, dem AIDS (Acquired Immune Deficiency Syndrome). Seitdem gelten jedoch die Konzentrate aus menschlichem Plasma, nicht zuletzt dank umfangreicher Gesetzesvorschriften, als virussicher, wobei Neuinfektionen mit unbekannten Viren oder technisches Versagen immer noch ein Restrisiko darstellen (Details s. Kap. E34).

Hemmkörperhämophilien. Vorrangige Komplikation ist heutzutage die Entwicklung von allogenen Antikörpern, sog. Hemmkörpern, die den zugeführten Gerinnungsfaktor unwirksam machen, eine erhöhte Blutungsgefährdung darstellen und eine besondere Therapie erfordern (s. u.). Die Häufigkeit ihres Vorkommens wird für die Hämophilie A unterschiedlich mit zwischen 5 und 20 % angegeben, für die Hämophilie B mit 3–4 %. Die tatsächliche Häufigkeit dürfte erst bei Berücksichtigung aller möglichen Einflussgrößen (Art des genetischen Defekts, Therapieform usw.) zu ermitteln sein [12], [1].

Substitutionstherapie bei Hemmkörperhämophilie: Bei Vorliegen einer sog. Hemmkörperhämophilie sind zwei unterschiedliche Maßnahmen erforderlich:
- Zur blutstillenden oder verhütenden Therapie trotz Anwesenheit eines Inhibitors müssen Faktorenkonzentrate und Dosierungen eingesetzt werden, die den Inhibitoreffekt weitestmöglich umgehen.
- Eine ggf. kausale Therapie hat die Erzeugung einer Immuntoleranz und damit Sistieren der Hemmkörperbildung zum Ziel [12].
- Behandlung bei Bedarf und bei Vorliegen eines Hemmkörpers: Da der Hemmkörper die Wirkung des substituierten Faktors VIII neutralisiert, müssen zur Blutungsbehandlung Faktorenkonzentrate eingesetzt werden, die eine Thrombinbildung ohne Faktor VIII ermöglichen, wie FEIBA (Factor Eight Inhibitor Bypassing Activity) oder NovoSeven (rekombinanter Faktor VIIa). (Details s. Kap. E34 [12], [15]).

Auswahl und Dosierung der Blutkomponenten und Plasmaderivate unterscheidet sich in Abhängigkeit davon ob eine akute Blutung vorliegt und ob es sich bei dem Patienten um einen Low- oder High-Responder handelt. Als **Low-Responder** bezeichnet man Patienten mit einem Hemmkörpertiter von < 5 Bethesda-Einheiten; bei **High-Respondern** liegt der Hemmkörpertiter > 5 Bethesda-Einheiten. Die Therapieempfehlungen der Querschnitts-Leitlinien zur Therapie mit Blutkomponenten und Plasma-Derivaten der Bundesärztekammer [15] zeigt Tab. 11.4.

Eine kausale Therapie zur Erzielung einer Immuntoleranz sollte den Hämophiliebehandlungszentren vorbehalten bleiben. Dosierungsangaben finden sich in den Querschnitts-Leitlinien zur Therapie mit Blutkomponenten und Plasmaderivaten der Bundesärztekammer [15].

Kausale Therapie der Hämophilien

Eine eigentlich kausale Therapie der Hämophilien ist z. Zt. noch nicht generell möglich. In Einzelfällen, in denen eine Lebertransplantation vorgenommen werden musste, kam es danach zu einem deutlichen Anstieg des Faktor-VIII-Spiegels im Blut bis hin zur Normalisierung. Die Gentherapie hat das Potenzial zur Heilung, befindet sich aber noch im experimentellen Stadium.

Tab. 11.4 Therapie mit Blutkomponenten und Plasma-Derivaten [15]

Kinder und Erwachsene	EG**
akute Blutungen oder Low-Responder	
Faktor VIII hochdosiert bis zum Erreichen hämostatisch wirksamer Faktor-VIII-Spiegel*	1C+
aktiviertes Prothrombinkomplex-Konzentrat (FEIBA) als Initialdosis bis 100 E/kg KG; Erhaltungsdosis bis 100 E/kg KG 2 ×/d	1A
alternativ rekombinanter Faktor VIIa (mittlere initiale Dosis 90 µg/kg KG oder 270 µg/kg KG als Einzelgabe)	1C+
High-Responder	
aktiviertes Prothrombinkomplex-Konzentrat (FEIBA) als Initialdosis bis 100 E/kg KG; Erhaltungsdosis bis 100 E/kg KG 2 ×/d	1A
Alternativ rekombinanter Faktor VIIa (mittlere initiale Dosis 90 µg/kg KG oder 270 µg/kg KG als Einzelgabe)	1C+
in Notfällen und bei Versagen dieser beiden Maßnahmen: Immunadsorptionsapherese erwägen	1C

* falls machbar
** EG = Evidenzgrade

Überwachung und Dokumentation der Hämophiliebehandlung

Jeder Patient sollte in einem **Hämophiliezentrum** registriert sein. Diese Zentren erfüllen u. a. eine wichtige beratende Funktion, da bei diesen seltenen Krankheitsbildern der niedergelassene Arzt nicht über die aktuellen notwendigen Informationen verfügt. Die optimale Behandlung des Hämophilen erfordert zudem eine langjährige sorgfältige Betreuung und Schulung durch Spezialisten. Auskunft über Hämophiliezentren: **Deutsche Hämophiliegesellschaft** (E-Mail: dhg@dhg.de).

Die Heimselbstbehandlung fernab vom Behandlungszentrum, aber auch die Besonderheiten der Substitutionstherapie erfordern interne und externe Maßnahmen zur Überwachung und Qualitätskontrolle, wozu sich die heutigen Möglichkeiten der EDV anbieten. Intern ist die Kontrolle durch die von den Patienten geführten Behandlungsprotokolle sowie die regelmäßigen Vorstellungen im Zentrum gegeben.

Die externe Kontrolle erfolgt durch das **Paul-Ehrlich-Institut** (**PEI**) in Langen/Hessen, das zum Geschäftsbereich des Bundesministeriums für Gesundheit gehört, und den gesetzlichen Auftrag hat, in jährlichen Berichten Herstellung und Verbrauch von Blutprodukten zu ermitteln. Der Verbrauch von Blutprodukten muss daher jährlich dem Paul-Ehrlich-Institut als zuständiger Bundesoberbehörde gemeldet werden. Die Regelungen dafür finden sich in §21 des Transfusionsgesetzes.

Im PEI ist gleichfalls das **Deutsche Hämophilieregister (DHR)** angesiedelt. Dort werden therapierelevante Daten von Patienten mit Hämostasestörungen gesammelt.

Literatur

[1] Barthels M, Oldenburg J. Gerinnungsfaktorenkonzentrate. Hämostaseologie 2008; 28: 387–399
[2] Darby SC, Kan SW, Spooner RJ et al. Mortality rates, life expectancy, and causes of death in people with hemophilia A or B in the United Kingdom who were not infected with HIV. Blood, 2007; 110: 815–825
[3] Franchini AM, Favaloro EJ, Lippi G. Mild hemophilia A. JTH 2010; 8: 421–432
[4] Giles AR, Verbruggen B, Rivard GE et al. A detailed comparison of the performance of the standard versus the Nijmegen modification of the bethesda assay in detecting favtor VIII:C inhibitors in the haemophila A population of Canada. Thromb Haemost 1998; 79: 872–875
[5] Kessler CM, Mariani G. Clinical manifestations and therapy of the hemophilias. In: Colman RW, Clowes AW, George JN, Goldhaber SZ, eds. Hemostasis and Thrombosis. Basic Principles and Clinical Practice. 5th ed. Philadelphia: Lippincott, Williams & Wilkins; 2006: 17–20
[6] Landbeck G, Kurme A. Die hämophile Kniegelenkarthropathie. Monatsschr Kinderheilkd 1970; 118: 29–41
[7] Lechner K. Hämophilie. In: Handbuch der Inneren Medizin. Bd. II/9 Blutgerinnung und hämorrhagische Diathesen II: Angeborene und erworbene Koagulopathien. Berlin, Heidelberg: Springer; 1985: 12–175
[8] Lethagen S. Desmopression in mild hemophilia A: Indications, limitations, efficacy, and safety. Semin Thromb Hemost 2003; 29: 101–106
[9] Ling M, Heysen JPH, Duncan EM et al. High incidence of ancle arthropathy in mild and moderate haemophilia A. Thromb Haemost 2011; 105: 261–268
[10] Mannhalter C. Molekularbiologie und Hämostase. Hämostaseologie 2008; 28: 272–288
[11] Mannucci PM, Tuddenham EGD. The hemophilias – from royal genes to gene therapy. N Engl J Med 2001; 344: 1773–1779
[12] Oldenburg J, Barthels M. Angeborene Koagulopathien am Beispiel der Hämophilie A und B, Hemmkörperhämophilile. Hämostaseologie 2008; 28: 335–347
[13] Petterson H, Ahlberg A, Nilsson IM. A radiologic classification of hemophilic arthropathy. Clin Orthop 1980; 149: 153–159
[14] Pipe SW, Eickhorst AN, McKinley SH et al. Mild hemophilia A caused by increased rate of factor VIII A2 subunit dissociation: evidence for nonproteolytic inactivation of factor VIIIa in vivo. Blood 1999; 93: 176–183
[15] Querschnitts-Leitlinien zur Therapie mit Blutkomponenten und Plasmaderivaten. Hrsg. Bundesärztekammer. Köln: Deutscher Ärzte-Verlag; 2009
[16] Srivastata A. Dose and response in haemophilia – optimization of factor replacement therapy. Br J Haematol 2004; 127: 12–25

[17] White GC, Rosendaal F, Aledort LM et al. Definitions in hemophilia. Recommendation of the Scientific Subcommittee on factor VIII and Factor IX of the Scientific and Standardization Committee of the International Society on Thrombosis and Haemostasis. Thromb Haemost 2001; 85: 560–575

12 Angeborenes von-Willebrand-Syndrom

J.-D. Studt

Übersichtsliteratur
Sadler et al. 2000 [17], Sadler et al. 2006 [16], Schneppenheim u. Budde 2008 [19]

12.1 Allgemein

Definition

Das von-Willebrand-Syndrom (VWS) ist eine komplexe Hämostasestörung. Es gilt als häufigstes angeborenes Blutungsleiden und wird durch quantitative oder qualitative Defekte des von-Willebrand-Faktors (VWF), eines hochmolekularen multimeren Adhäsivproteins, verursacht. Im Unterschied zur Hämophilie A erfolgt die Vererbung in den meisten Fällen autosomal-dominant, in wenigen Fällen auch autosomal-rezessiv. Beide Geschlechter sind gleich häufig betroffen. Der klinische Schweregrad kann innerhalb einer betroffenen Familie unterschiedlich ausgeprägt sein.

Epidemiologie

Das VWS ist nach heutigem Wissensstand das weltweit häufigste angeborene Blutungsleiden. Eine seinem milden Typ 1 entsprechende laboranalytische Konstellation – die nicht mit der Diagnose eines VWS gleichzusetzen ist – kann bei etwa 1 % der Bevölkerung nachgewiesen werden. Eine klinisch relevante Ausprägung findet sich aber nur bei einem geringen Teil (etwa 1 : 3000–1 : 10000).

Da zudem die klinischen Manifestationen eine große Spannbreite aufweisen und von gelegentlichen milden Blutungserscheinungen bis zu bedrohlichen, einer schweren Hämophilie ähnlichen Blutungen reichen können, ist die Prävalenz des VWS und insbesondere des milden Typ 1 entscheidend von den Kriterien der Patientenidentifikation abhängig [17]: Anhand der Erfassung symptomatischer Patienten durch Zentren in verschiedenen Ländern ergibt sich eine Spannbreite der Prävalenz zwischen etwa 0,002 und 0,01 %, während Populationsscreenings höhere Werte zwischen etwa 0,8 und 1,3 % ermitteln.

12.2 Klassifikation

Die derzeit gültige Klassifikation teilt das VWS in 3 Hauptkategorien (Typ 1, 2, 3) und den Typ 2 in 4 Subtypen (2A, 2B, 2M, 2N) ein (Tab. 12.1) [16]. Diese bilden unterschiedliche Phänotypen und pathophysiologische Mechanismen ab und fassen zahlreiche Varianten der früheren Klassifikation zusammen [14]. Eine weitergehende Untergliederung nimmt die aktuelle Klassifikation nicht vor. Zusätzliche Information kann in Klammern hinzugefügt werden, beispielsweise Ortsnamen, die einen besonderen Phänotyp kennzeichnen (z. B. Vicenza), oder eine spezielle Variante der früheren Klassifikation (z. B. IIA, IIC, IID, IIE). Abb. 12.1 zeigt die unterschiedliche gelelektrophoretische Auftrennung der VWF-Multimere bei VWS-Syndrom Typ 1 und 2.

Tab. 12.1 Klassifikation des von-Willebrand-Syndroms der International Society on Thrombosis and Haemostasis [16]

Typ	Beschreibung
1	partieller quantitativer Mangel des VWF
2	qualitative Defekte des VWF
• 2A	verminderte VWF-abhängige Plättchenadhäsion bei selektiver Verminderung der großen VWF-Multimere
• 2B	erhöhte Affinität des VWF zum thrombozytären GPIb
• 2M	verminderte VWF-abhängige Plättchenadhäsion ohne selektive Verminderung der großen VWF-Multimere
• 2N	deutlich verminderte Bindungsaffinität des VWF für FVIII
3	praktisch vollständiges Fehlen des VWF

VWF = von-Willebrand-Faktor; FVIII = Faktor VIII; GPIb = Glykoprotein Ib

Die Typen und Subtypen des VWS weisen unterschiedliche Schweregrade einer Blutungsneigung auf, mit dementsprechend unterschiedlichen prophylaktischen oder therapeutischen Konsequenzen. Daher ist neben der grundsätzlichen Diagnose eines VWS immer die genaue Erfassung des Subtyps erforderlich.

> Die Diagnose eines von-Willebrand-Syndroms erfordert immer auch die Bestimmung des Subtyps.

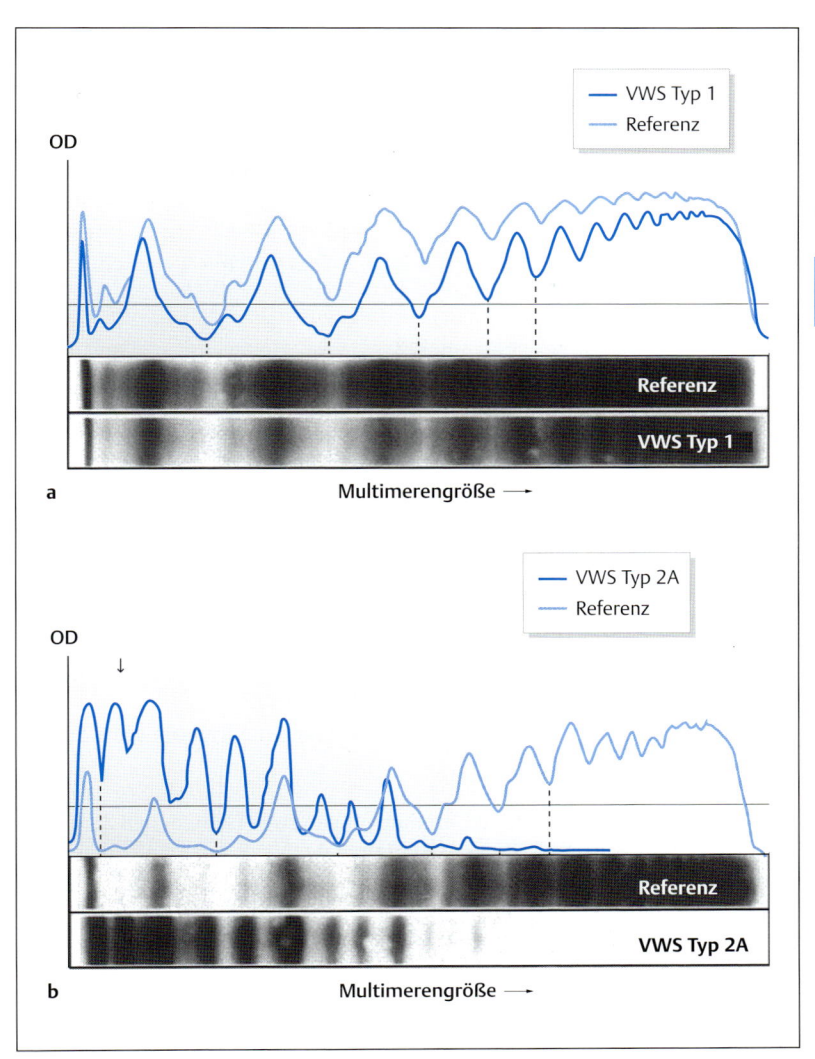

Abb. 12.1 Gelelektrophoretische Auftrennung der von-Willebrand-Faktor-Multimere. Die hellblauen Hintergrundlinien zeigen die Auftrennung des VWF aus Normalplasma an [23]. OD = Optische Dichte
a Patient mit von-Willebrand-Syndrom Typ 1
b Patient mit von-Willebrand-Syndrom Typ 2A

Tab. 12.2 Typische Befundkonstellationen der Varianten des von-Willebrand-Syndroms (nach [4] und [10])

VWS-Typ	Erbgang	BZ	PFA	FVIII:C	VWF:Ag	VWF:RCo
1	AD	↑/N	↑/N	↓	↓	↓
2A	AD/AR	↑	↑	↓/N	↓	↓
2B	AD	↑	↑	↓/N	↓/N	↓
2M	AD	↑	↑	↓/N	↓	↓/N
2N	AR	N	N	↓↓	N/↓	N/↓
3	AR	↑↑	↑↑	↓↓	nn	nn

AD = autosomal-dominant; AR = autosomal-rezessiv; BZ = Blutungszeit; PFA = Verschlusszeit im Platelet Function Analyzer; FVIII:C = Faktor-VIII-Aktivität; VWF:Ag = Antigenkonzentration des von-Willebrand-Faktors; VWF:RCo = Ristocetin-Kofaktor-Aktivität des von-Willebrand-Faktors; VWF:CB = Kollagenbindungsaktivität des von-Willebrand-Faktors; VWF:FVIIIB = Bindungskapazität des von-Willebrand-Faktors für Faktor VIII; RIPA = Ristocetin-induzierte Plättchenagglutination; N = normal; nn = nicht nachweisbar

Diagnose und Klassifikation des VWS werden erschwert durch die erhebliche interindividuelle und intraindividuelle Variabilität von klinischer Symptomatik und Laborparametern:
- VWF reagiert als Akutphasenprotein.
- Seine Konzentration unterliegt einer Vielzahl endogener und exogener Einflüsse.
- Personen mit Blutgruppe 0 weisen primär einen niedrigeren VWF-Spiegel auf.

Daher sind oftmals wiederholte Untersuchungen zu verschiedenen Zeitpunkten erforderlich. Mitunter ist die Abgrenzung des VWS Typ 1 von einem moderat verminderten VWF schwierig [15].

Tab. 12.2 zeigt die typischen Befundkonstellationen der Varianten des VWS (zu Einzelheiten der Tests s. Kap. D27.12).

VWS Typ 1

Dieser macht als häufigster Subtyp etwa 50 bis > 70 % aller Fälle aus [15], [21]. Er umfasst Patienten mit partieller quantitativer Verminderung des VWF und wird meist autosomal-dominant vererbt. Pathomechanismen sind eine durch Mutationen verminderte Expression des VWF-Gens, eine verminderte Sekretion oder eine beschleunigte Clearance des VWF. Klinisch imponiert

VWF:CB	RIPA	VWF:FVIIIB	Multimere im Plasma
↓	N/↓	N	alle vorhanden
↓	↓/N	N	große und ggf. mittelgroße fehlen
↓	↑↑	N	große fehlen
N/↓	↓/N	N	alle vorhanden
N/↓	N	↓↓	alle vorhanden
nn	nn	nn	nn

meist eine milde Blutungsneigung, die sich oftmals nur in Situationen manifestiert, in denen die Hämostase beansprucht wird, z.B. bei Operationen oder Zahnextraktionen.

Die Blutungsneigung wird durch quantitative Verminderung des VWF verursacht (meist etwa 20–50% des Normalbereichs). Der verbliebene VWF ist funktionell normal:
- In der Multimerenanalyse findet sich kein signifikanter Verlust der großen Multimere.
- Die Aktivitätsminderung funktioneller Tests (Ristocetin-Kofaktor-Aktivität [VWF:RCo], Kollagenbindungsaktivität des VWF [VWF:CB]) liegt daher in der gleichen Größenordnung wie die Verminderung des VWF:Ag (normale Ratio VWF:RCo/VWF:Ag; von verschiedenen Laboratorien definierte Cut-off-Werte liegen üblicherweise zwischen 0,6 und 0,8).
- Die Bindungskapazität des VWF für Faktor VIII (VWF:FVIIIB) ist nicht beeinträchtigt; die Faktor-VIII-Restaktivität kann aber entsprechend dem VWF:Ag vermindert sein.

Zur Erfassung signifikanter Blutungssymptome beim Typ 1 wurden ein Fragebogen und ein Blutungsscore entwickelt (verfügbar unter www.isth.org) [13]. Ferner definierte die International Society on Thrombosis and Haemostasis (ISTH) folgende vorläufige **Kriterien für die Diagnose des Typ 1** [18]:
- klinische Symptome (signifikante mukokutane Blutungen)
- Laboruntersuchungen (Testergebnisse vereinbar mit VWS 1)
- Vererbung (positive Familienanamnese für VWS 1 oder Nachweis einer geeigneten VWF-Mutation).

Ein mögliches (possible) VWS 1 umfasst demgegenüber Personen, deren Laborresultate mit einem VWS Typ 1 vereinbar sind und die entweder eine signifikante mukokutane Blutungsneigung oder eine positive Familienanamnese für ein VWS 1 aufweisen.

VWS Typ 2

Dieser umfasst qualitative Defekte des VWF, der zugleich auch quantitativ vermindert sein kann. Dieser Typ wird überwiegend autosomal-dominant, selten auch autosomal-rezessiv (VWS 2N, Subtyp IIC der vorherigen Klassifikation) vererbt und macht bis > 30 % aller Fälle mit VWS aus [21]. Die betroffenen Patienten bluten häufig in Abhängigkeit vom Schweregrad des Defekts und werden daher nicht selten bereits in einem frühen Lebensalter auffällig.

Der Typ 2 wird auf Grundlage spezifischer funktioneller und struktureller Defekte, die die Fähigkeit des VWF zur Plättchenadhäsion oder Faktor-VIII-Bindung beeinträchtigen, in die Subtypen 2A, 2B, 2M und 2N unterteilt.

Subtyp 2A

Dieser stellt den größten Teil des Typ 2 (je nach Kollektiv bis zu > 70 %) und umfasst qualitative Varianten mit einer infolge selektiver Verminderung der großen Multimere herabgesetzten Fähigkeit zur Plättchenadhäsion. Die Vererbung erfolgt größtenteils autosomal-dominant, die Mutationen betreffen verschiedene Domänen des VWF. Pathophysiologisch liegen Synthesedefekte mit Störungen des multimeren Aufbaus des VWF oder eine gesteigerte Empfindlichkeit gegenüber Proteolyse durch die VWF-spaltende Metalloprotease ADAMTS-13 zugrunde. Der Typ 2A zeichnet sich durch große Heterogenität aus, wird aber in der aktuellen Klassifikation nicht weiter unterteilt.

- Im Labor ist VWF:Ag häufig vermindert.
- Typischerweise sind die Werte der funktionellen Tests (VWF:RCo, VWF:CB) in Relation zum VWF:Ag überproportional vermindert (pathologische Ratio VWF:RCo/VWF:Ag bzw. VWF:CB/VWF:Ag; von verschiedenen Laboratorien definierte Cut-off-Werte liegen üblicherweise zwischen 0,6 und 0,8).
- Da die Dysfunktion des VWF beim Typ 2A durch den Verlust der großen Multimere verursacht wird, beruht die Diagnose entscheidend auf der Multimerenanalyse (Fehlen der großen, teilweise auch der mittelgroßen Multimere, z. T. Nachweis zusätzlicher struktureller Alterationen).

Subtyp 2B

Dieser umfasst qualitative Varianten mit einer vermehrten Affinität zum Thrombozytenglykoprotein GPIb. Ursächlich sind Mutationen der A1-Domäne des VWF.
- Als Ausdruck der gesteigerten Interaktion des VWF mit GPIb ist funktionell eine vermehrte Ristocetin-induzierte Plättchenagglutination (RIPA) bei Zugabe von Ristocetin bereits in niedriger Konzentration typisch. Dies erlaubt die Differenzierung des Typs 2B vom Typ 2A.
- Infolge der Bindung des VWF ans GPIb fehlen in der Multimerenanalyse häufig die größten Multimere. Zudem können sich Zeichen einer vermehrten Proteolyse finden.
- Häufig wird eine begleitende Thrombozytopenie beobachtet, die sich nach Gabe von Desmopressin (DDAVP) verstärken kann.
- Das VWS 2B muss vom Pseudo- oder Platelet-VWS unterschieden werden, das bei gleichem Erscheinungsbild auf Mutationen des thrombozytären GPIb beruht.

Subtyp 2M

Dieser umfasst qualitative Varianten mit einer verminderten VWF-abhängigen Plättchenadhäsion, die aber nicht auf dem selektiven Fehlen der großen Multimere beruht. Ursächlich sind vielmehr Mutationen der Bindungsstellen für GPIb (A1-Domäne) oder subendotheliales Kollagen (A3-Domäne). Die Vererbung erfolgt meist autosomal-dominant.
- Im Plasma ist VWF:Ag im Allgemeinen vermindert.
- Auch hier zeigen die funktionellen Tests (VWF:RCo, VWF:CB) eine im Vergleich mit dem VWF:Ag überproportionale Verminderung.
- Allerdings kann das Testrepertoire limitierend sein: seltenere Fälle eines Typ 2M mit Kollagenbindungsdefekt werden durch die VWF:RCo nicht erfasst, sondern nur durch die VWF:CB. Umgekehrt erfasst die VWF:CB nicht die häufigeren Fälle mit gestörter GPIb-Interaktion.
- In der Multimerenanalyse sind die großen Multimere des VWF erhalten; Hinweise auf strukturelle Alterationen des VWF können vorhanden sein. Die dem Typ 2M zugeordnete Variante Vicenza weist besonders große (supranormale) Multimere auf.

Subtyp 2N

Dieser umfasst qualitative Varianten mit einer deutlich herabgesetzten Bindungsfähigkeit des VWF für Faktor VIII (VWF:FVIIIB). Ursächlich sind homozygote oder compound-heterozygote Mutationen der Faktor-VIII-Bindungsstellen in der D'-Domäne und Teilen der D3-Domäne. Da Faktor VIII ohne Bindung durch VWF nur kurze Zeit in der Zirkulation verbleibt, resultiert eine Faktor-VIII-Verminderung trotz normaler Synthese. Dadurch entsteht ein hämophilieähnliches Bild.

Das Ausmaß der Faktor-VIII-Verminderung korreliert mit spezifischen Mutationen. Der Typ 2N entspricht dem VWS Normandy und den als „Factor VIII Binding Site Mutants" bezeichneten Varianten der vorherigen Klassifikation.
- Die Interaktion mit Thrombozyten ist normal.
- Die Diagnose wird über den Nachweis einer verminderten Bindung des Faktors VIII durch den VWF gestellt (VWF:FVIIIB).

Die Prävalenz des Typ 2N dürfte etwa 9% der Typ-2-Fälle betragen [21]. Ein Screening von mit der Diagnose einer milden Hämophilie A belegten Patienten ergab, dass ein Teil von diesen tatsächlich ein VWS 2N aufweist [20]. Die eindeutige Differenzierung des VWS 2N von der Hämophilie A durch Messung der VWF:FVIIIB ist wichtig, da moderne hochgereinigte plasmatische oder rekombinante Faktor-VIII-Konzentrate keinen VWF enthalten und daher beim VWS 2N nicht wirksam sind [2].

> Das VWS 2N muss eindeutig von der Hämophilie A differenziert werden, da beim VWS 2N die Gabe von Faktor VIII ohne VWF nicht wirksam ist.

VWS Typ 3

Der Typ 3 wird auch als homozygotes oder schweres VWS bezeichnet.
- VWF ist im Plasma nicht oder nur in geringsten Konzentrationen nachweisbar.
- Sekundär ist Faktor VIII ebenfalls stark vermindert (meist < 10%), sodass ein kombinierter Defekt von primärer Hämostase und plasmatischer Gerinnung auftritt.
- VWF:Ag und funktionelle Tests (VWF:RCo, VWF:CB) sind nicht oder nur sehr schwach reaktiv (< 5%).

Der Typ 3 ist selten (etwa 1 : 1 Mio.) und dürfte etwa 6% der Patienten mit VWS betreffen [21]. Die Vererbung erfolgt autosomal-rezessiv. Im Unterschied hierzu wird der Typ 1 in der Regel autosomal-dominant vererbt und weist auch in ausgeprägten Fällen nur selten ein bis auf 10 % vermindertes VWF:Ag auf.

Pseudo- oder Platelet-VWS

Das Pseudo- oder Platelet-VWS beruht nicht auf einem Defekt des VWF, sondern ist ein Thrombozytendefekt mit erhöhter Affinität des GPIb-Rezeptors für normalen VWF.
- Klinisches Bild und Laborparameter sind ähnlich wie beim VWS 2B. In der Multimerenanalyse lässt sich ebenfalls oft ein Fehlen der größten Multimere nachweisen.
- Das Pseudo-VWS kann vom VWS 2B durch Zugabe von normalem VWF zu plättchenreichem Patientenplasma differenziert werden. Beim Pseudo-VWS induziert dies eine Plättchenaggregation, nicht aber beim Typ 2B.

12.3 Klinik, Labor und Therapie

Klinisches Bild

Die Symptomatik des VWS kann sich je nach Typ und Subtyp unterscheiden. Sie kann durch eine Störung der primären Hämostase bestimmt sein (Typ 1, 2A, 2B, 2M). Als Folge eines zusätzlichen sekundären Faktor-VIII-Mangels können aber auch Defekte sowohl der primären Hämostase als auch der plasmatischen Gerinnung auftreten (v. a. Typ 3). Beim mit ungenügender Faktor-VIII-Stabilisierung einhergehenden Typ 2N findet sich nur ein Defekt der plasmatischen Gerinnung, der sich wie eine milde Hämophilie äußern kann und eine wichtige Differenzialdiagnose zu dieser bildet.

Hauptmanifestationsorte der Blutungen sind Haut und Schleimhäute (Tab. 12.3). Blutungen in Gelenke und Weichteilgewebe treten in Abhängigkeit von einem sekundären Faktor-VIII-Mangel neben dem Typ 2N fast nur beim Typ 3 auf. Insbesondere beim milden Typ 1 zeigt sich der Hämostasedefekt oftmals erst unter Provokation, etwa bei einer Zahnextraktion oder einem operativen Eingriff.

Während der Schwangerschaft ist ab dem 2. Trimenon vielfach ein Anstieg des VWF zu beobachten, sodass beim milden Typ 1 häufig normale VWF-Spiegel erreicht werden. Da die Plasmakonzentration des VWF nach der Entbindung wieder absinkt, können aber postpartale Blutungen auftreten.

Eine Übersicht der Blutungssymptome bei den verschiedenen Typen des VWS zeigt Tab. 12.3.

Tab. 12.3 Häufigkeit (%) verschiedener Blutungssymptome beim von-Willebrand-Syndrom [5], [8], [22]

Blutungs-symptome	italienische VWS-Patienten (n = 1286)			iranische VWS-Patienten (Typ 3) (n = 385)	skandina-vische VWS-Patienten (n = 264)
	Typ 1 (n = 944)	Typ 2 (n = 268)	Typ 3 (n = 74)		
Epistaxis	56	63	74	77	62
Menorrhagien	31	32	62	69	60
Blutung nach Zahnextrakttion	31	39	53	70	51
Hämatome	14	19	31	nb	49
Blutung aus Wunden	36	40	50	nb	36
Zahnfleischbluten	30	37	48	nb	35
postoperative Blutungen	20	23	41	41	28
postpartale Blutungen	17	18	26	15	23
gastrointestinale Blutungen	5	11	18	20	14
Petechien	nb	nb	nb	nb	11
Gelenkblutungen	2	5	42	37	8
Hämaturie	2	4	11	1	7
ZNS-Blutungen	0,5	2	8	2	0,6

VWS = von-Willebrand-Syndrom; nb = nicht berichtet

Labordiagnostik

Übersichtsliteratur
Budde et al. 2004 [4], Patzke u. Schneppenheim 2008 [12]

Die Diagnostik des VWS ist komplex:
- Klinische Manifestationen und Laborparameter sind heterogen und zeigen eine hohe interindividuelle und intraindividuelle Variabilität.
- Zudem wird das VWS nach der derzeit gültigen Klassifikation in 3 Hauptkategorien und insgesamt 6 Subtypen unterteilt, die wiederum zahlreiche Varianten der vorherigen Klassifikation umfassen (s. Tab. 12.**1**).
- Da sich jeweils unterschiedliche Schweregrade der Blutungsneigung und unterschiedliche Konsequenzen für Therapie und Prophylaxe ergeben, muss neben der grundsätzlichen Diagnose eines VWS immer der Subtyp bestimmt werden.

Diagnose und Subtypisierung des VWS beruhen wesentlich auf Labortests (s. Kap. D27.12). Diese messen:
- Plasmakonzentration des VWF (VWF:Ag)
- verschiedene Funktionen des VWF (Interaktion mit Plättchenrezeptoren [VWF:RCo] und subendothelialem Kollagen [VWF:CB], Faktor-VIII-Bindung [VWF:FVIIIB])
- strukturelle Intaktheit des VWF (Multimerenmuster).

Darüber hinaus kann zur Abklärung spezieller Fragestellungen eine molekulargenetische Diagnostik erfolgen.

Da der VWF zahlreichen endogenen und exogenen Einflüssen unterliegt, als Akutphasen-Protein reagiert und seine Plasmakonzentration somit starke Schwankungen aufweisen kann, ist zur korrekten Diagnosestellung die Einbeziehung der aktuellen klinischen Situation und oftmals die wiederholte Durchführung vieler Tests erforderlich. Auch muss beachtet werden, dass VWF während einer Schwangerschaft etwa ab dem 2. Trimenon ansteigt.

Erschwerend wirkt sich aus, dass sich vielfach das Spektrum der Methoden von Labor zu Labor unterscheidet oder manche von diesen nur an Speziallaboratorien zur Verfügung stehen. Zudem sind viele Tests unzureichend standardisiert und in ihren Ergebnissen nur eingeschränkt vergleichbar.

Der Untersuchungsgang kann nach Budde unterteilt werden (Tab. 12.**4**) [3]:
- orientierende Untersuchungen
- Bestätigungsuntersuchungen
- Untersuchungen zur Subklassifizierung (meist nur in Speziallabors verfügbar).

Tab. 12.4 Diagnostik des von-Willebrand-Syndroms [3]

orientierende Diagnostik	• Anamnese (Eigen- und Familienanamnese) • PFA-Verschlusszeit • aPTT • Plättchenzahl • (in-vivo-Blutungszeit)*
Bestätigungstests	• FVIII:C • VWF:Ag • VWF:RCo • VWF:CB
Spezialtests	• VWF-Multimerenanalyse • VWF-Propeptid • VWF:FVIIIB • RIPA • molekulargenetische Untersuchungen

PFA = Platelet Function Analyzer; aPTT = aktivierte partielle Thromboplastinzeit; FVIII:C = Faktor-VIII-Aktivität; VWF:Ag = Antigenkonzentration des von-Willebrand-Faktors; VWF:RCo = Ristocetin-Kofaktor-Aktivität des von-Willebrand-Faktors; VWF:CB = Kollagenbindungsaktivität des von-Willebrand-Faktors; RIPA = Ristocetin-induzierte Plättchenagglutination; VWF:FVIIIB = Bindungskapazität des von-Willebrand-Faktors für Faktor VIII

* *Die in-vivo-Blutungszeit wurde zugunsten besser standardisierter Verfahren weitgehend verlassen.*

Für einen Überblick über die charakteristischen Befundkonstellationen bei den Typen und Subtypen des VWS vgl. Tab. 12.2. Einzelheiten zu den jeweiligen Tests sind in Kap. D27.12 dargestellt.

Abb. 12.2 zeigt den diagnostischen Prozess bei Verdacht auf ein von-Willebrand-Syndrom anhand von 2 der zahlreichen möglichen Kombinationen.

Therapie

Übersichtsliteratur
Ingerslev et al. 2004 [7], Federici et al. 2006 [6], Mannucci et al. 2009 [9], Oldenburg u. Schramm 2009 [11]

Therapie und Prophylaxe des VWS erfolgen differenziert je nach Typ und Subtyp, Blutungsrisiko und Ausprägung der Blutungsneigung (Tab. 12.5). Hauptsächliche Prinzipien sind:
- Steigerung der endogenen VWF-Freisetzung mittels Desmopressin (DDAVP)
- VWF-Substitution mittels Faktorenkonzentraten.

12.3 Klinik, Labor und Therapie

**1. Positive Blutungsanamnese +
verlängerte aPTT +
verlängerte PFA-Verschlusszeit**

↓

- Faktor VIII ↓
- Blutungszeit ↑
- PFA-Verschlusszeit ↑
- Thrombozytenzahl: normal (evtl. ↓)

↓

VWS wahrscheinlich

↓

Bestätigung und Klassifikation erforderlich:
- VWF: Ag, VWF: RCo, Ratio VWF: RCo/VWF: Ag
- VWF: CB, Ratio VWF: CB/VWF: Ag
- Multimerenanalyse
- (evtl. Gentypisierung)
- falls Thrombozytopenie: andere Ursachen ausschließen

**2. Positive Blutungsanamnese +
normale aPTT +
verlängerte PFA-Verschlusszeit**

↓

- Faktor VIII normal
- Blutungszeit ↑
- PFA-Verschlusszeit ↑

↓

VWS wahrscheinlich
Plättchenfunktionsstörungen müssen ausgeschlossen werden

↓

Thrombozytenfunktionstests normal, weitergehende Diagnostik des VWS erforderlich

↓

- VWF: Ag, VWF: RCo, Ratio VWF: RCo/VWF: Ag
- VWF: CB, Ratio VWF: CB/VWF: Ag
- Multimerenanalyse
- (evtl. Gentypisierung)

Abb. 12.2 Beispielhaftes diagnostisches Vorgehen bei Verdacht auf ein von-Willebrand-Syndrom (mod. nach [1]).

a Konstellation 1: Positive Blutungsanamnese und verlängerte aPTT.

b Konstellation 2: Positive Blutungsanamnese und normale aPTT.

12 Angeborenes von-Willebrand-Syndrom

Tab. 12.5 Therapie des von-Willebrand-Syndroms (nach [10])

Typ VWS	Mittel der 1. Wahl
Typ 1	Desmopressin (DDAVP)
Typ 2A	VWF-Konzentrat
Typ 2B	VWF-Konzentrat
Typ 2M	VWF-Konzentrat
Typ 2N	VWF-Konzentrat
Typ 3	VWF-Konzentrat

Beim milden Typ 1 kann zur Behandlung von Blutungen oder vorbeugend vor Eingriffen oder Zahnextraktionen das Vasopressin-Analogon 1-Desamino-8-D-Arginin-Vasopressin (DDAVP, Desmopressin) appliziert werden. DDAVP bewirkt eine gesteigerte Freisetzung des VWF (und von Faktor VIII) und einen 3- bis 5-fachen Anstieg seiner Plasmakonzentration mit einem Maximum innerhalb der ersten Stunde und sukzessivem Abfall über 4–8 Stunden. Bei der Mehrzahl der Patienten mit einem milden Typ 1 wird so eine ausreichende Hämostasefunktion erreicht.

Vor der DDAVP-Gabe müssen Nebenwirkungen, Kontraindikationen und Vorsichtsmaßnahmen beachtet werden (z. B. nicht bei Kleinkindern, koronarer Herzkrankheit, Herzinsuffizienz, Anfallsleiden, Hyponatriämie, fortgeschrittenem Lebensalter, Schwangerschaft u. a.; Details siehe Fachinformation) [11].

- Möglichst vor dem ersten klinischen Einsatz von DDAVP sollte eine hinsichtlich Höhe und Dauer des VWF-Anstiegs adäquate Wirkung dokumentiert werden (Beispiel für einen DDAVP-Stimulationsversuch: DDAVP 0,3 µg/kg KG und maximale Einzeldosis 24 µg über 45 min i.v., Messung von VWF:Ag, VWF:RCo und FVIII:C vor sowie 1 h, 2 h und 4 h nach DDAVP-Gabe). Die DDAVP-Wirkung ist bei ein und demselben Patienten im Allgemeinen reproduzierbar, kann aber interindividuell sehr unterschiedlich ausfallen.
- Bei wiederholter Anwendung von DDAVP stellt sich eine Erschöpfung des Effekts ein (Tachyphylaxie; Abb. 12.3). Eine Wiederholung wird daher erst etwa 8–12 h nach der Erstgabe empfohlen.
- Daneben hat sich die Anwendung von Fibrinolysehemmern wie Tranexamsäure bewährt. Bei Menorrhagien empfiehlt sich in milden Fällen die Gabe von Tranexamsäure; falls dies nicht ausreicht, ist eine Hormonbehandlung zu erwägen.

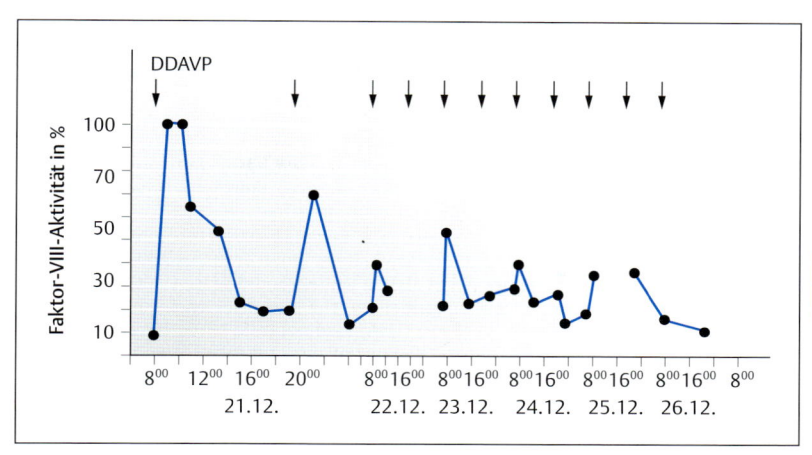

Abb. 12.3 Anstieg der Faktor-VIII-Aktivität nach wiederholten Gaben von DDAVP i.v. bei einem Patienten mit milder Hämophilie A. VWF zeigt ein gleichartiges Verhalten.

- Die Behandlung mit DDAVP ist nicht effektiv bei ausgeprägteren quantitativen oder qualitativen Defekten des VWF (Typ 3 und die meisten Varianten des Typs 2). Wegen der möglichen Induktion einer Thrombozytenaggregation sollte DDAVP beim Typ 2B nicht eingesetzt werden.
- In diesen Fällen, bei Nichtansprechen auf DDAVP sowie bei ausgeprägten Blutungen oder vor größeren Eingriffen wird üblicherweise VWF mit Hilfe teilgereinigter Plasma-derived Faktor-VIII/VWF-Konzentrate substituiert. Wo diese nicht verfügbar sind, kann die Vorstufe, das sog. Kryopräzipitat, verwendet werden [2], [11].

> Zu beachten ist, dass moderne hochgereinigte plasmatische oder rekombinante Faktor-VIII-Konzentrate keinen VWF enthalten.

Literatur

[1] Barthels M, von Depka M. Das Gerinnungskompendium. Thieme, Stuttgart 2001
[2] Barthels M, Oldenburg J. Gerinnungsfaktorenkonzentrate. Hämostaseologie 2008; 28: 387–399
[3] Budde U. Diagnosis of von Willebrand disease subtypes: implications for treatment. Haemophilia 2008; 14 (Suppl. 5): 27–38
[4] Budde U, Drewke E, Will K et al. Standardisierte Diagnostik des von-Willebrand-Syndroms. Hämostaseologie 2004: 24: 12–26

[5] Federici AB, Castaman G, Mannucci PM. Guidelines for the diagnosis and management of von Willebrand disease in Italy. Haemophilia 2002; 8: 607–621
[6] Federici AB, Castaman G, Thompson A et al. Von Willebrand's disease: clinical management. Haemophilia 2006; 12 (Suppl. 3): 152–158
[7] Ingerslev J, Hvitfeldt Poulsen L, Sørensen B. Current treatment of von Willebrand's disease. Hämostaseologie 2004: 24: 56–64
[8] Lak M, Peyvandi F, Mannucci PM. Clinical manifestations and complications of childbirth and replacement therapy in 385 Iranian patients with type 3 von Willebrand disease. Br J Haematol 2000; 111: 1236–1239.
[9] Mannucci PM, Franchini M, Castaman G et al. Evidence-based recommendations on the treatment of von Willebrand disease in Italy. Blood Transfus 2009; 7: 117–126
[10] Nichols WL, Hultin MB, James AH et al. Von Willebrand disease (VWD): evidence-based diagnosis and management guidelines, the National Heart, Lung, and Blood Institute (NHLBI) Expert Panel report (USA). Haemophilia 2008; 14: 171–232
[11] Oldenburg J, Schramm W. Faktor-VIII-Konzentrate, Faktor-VIII-/von Willebrand-Faktor-Konzentrate, Faktor-IX-Konzentrate, aktivierte Prothrombinkomplex-Konzentrate. In: Vorstand und Wissenschaftlicher Beirat der Bundesärztekammer, Hrs. Querschnitts-Leitlinien (BÄK) zur Therapie mit Blutkomponenten und Plasmaderivaten, 4. Aufl. Köln: Deutscher Ärzte-Verlag; 2009
[12] Patzke J, Schneppenheim R. Laboratory diagnosis of von Willebrand disease. Hämostaseologie 2010; 30: 203–206
[13] Rodeghiero F, Castaman G, Tosetto A et al: The discriminant power of bleeding history for the diagnosis of type 1 von Willebrand disease: an interntional, multicenter study. J Thromb Haemost 2005; 3: 2619–2626
[14] Ruggeri ZM, Zimmerman TS. Von Willebrand factor and von Willebrand disease. Blood 1987; 70: 895–904
[15] Sadler JE. Low von Willebrand factor: sometimes a risk factor and sometimes a disease. Hematology Am Soc Hematol Educ Program 2009: 106–112
[16] Sadler JE, Budde U, Eikenboom JCJ et al. Update on the pathophysiology and classification of von Willebrand disease: a report of the Subcommittee on von Willebrand Factor. J Thromb Haemost 2006; 4: 2103–2114
[17] Sadler JE, Mannucci PM, Berntorp E et al. Impact, Diagnosis and Treatment of von Willebrand disease. Thromb Haemost 2000; 84: 160–174
[18] Sadler JE, Rodeghiero F. Provisional criteria for the diagnosis of VWD type 1. J Thromb Haemost 2005; 3: 775–777
[19] Schneppenheim R, Budde U. Angeborenes und erworbenes von-Willebrand-Syndrom. Hämostaseologie 2008; 28: 312–319
[20] Schneppenheim R, Budde U, Krey S et al. Results of a screening for von Willebrand disease typ 2N in patients with suspected haemophilia A or von Willebrand disease type 1. Thromb Haemost 1996; 76: 598–602
[21] Schneppenheim S, Dittmer R, Schneppenheim R et al. Classification of a large cohort of patients with von Willebrand disease between 2006 and 2010 (Abstract). Hämostaseologie 2011; 31: 66
[22] Silwer J. Von Willebrand's disease in Sweden. Acta Paediatr Scand Suppl. 1973; 238: 1–159
[23] Studt JD, Budde U, Schneppenheim R et al. Quantification and facilitated comparison of von Willebrand factor multimer patterns by densitometry. Am J Clin Pathol 2001; 116: 567–574

13 Andere angeborene Koagulopathien

M. Barthels

13.1 Mangel einzelner Gerinnungsfaktoren

Generell gilt zunächst, dass Mangelzustände einzelner Gerinnungsfaktoren mit einem Risiko abnormer Blutungen einhergehen, das umso größer ist, je ausgeprägter der Defekt, d. h. je geringer die Restaktivität des jeweiligen Faktors im Plasma ist. Bei der Einteilung der Schweregrade richtet man sich grob schematisch nach der Definition der Schweregrade für die Hämophilien (s. (Tab. 11.1).

Darüber hinaus wird die Blutungsneigung jedoch auch qualitativ, d. h. vom betroffenen Faktor und individuell, d. h. von der Gesamtsituation bestimmt. So kann eine Faktor-VIII-Restaktivität von 20 % nach einer Appendektomie eher zu Komplikationen führen als eine Faktor-V-Restaktivität von 20 %. Die Blutungsneigung beim Faktor-VII-Mangel korreliert nicht in jedem Fall mit der Restaktivität.

In sehr seltenen Fällen wird auch das Vorkommen von Thrombosen infolge eines Faktorenmangels diskutiert. Klassisches Beispiel ist hier der angeborene Faktor-XII-Mangel. Aber auch beim Faktor-V-Mangel finden sich Hinweise.

Bezüglich der individuellen Blutungsneigung und der Besonderheiten des jeweiligen Faktorenmangels s. Abschnitt D bei den jeweiligen Faktoren. Tab. 13.1 nennt bekannte angeborene Mangelzustände einzelner Gerinnungsfaktoren. Für alle Gerinnungsfaktoren gilt, dass sowohl echte Mangelzustände als auch Dysformen mit Aktivitätsminderung, aber höherer bis normaler Proteinkonzentration vorkommen.

13.2 Mangel mehrerer Gerinnungsfaktoren

Im Allgemeinen gilt die Regel, dass die Verminderung eines einzelnen Faktors eher auf eine angeborene Gerinnungsstörung und die Verminderung mehrerer Faktoren auf eine erworbene Gerinnungsstörung hinweist. Hierzu gib es jedoch Ausnahmen. Im Folgenden werden 3 extrem selten vorkommende, angeborene Defekte mehrerer Gerinnungsfaktoren genannt.
Charakteristisch für diese angeborenen, komplexen Koagulopathien ist, dass die Auswirkungen außerhalb des Gerinnungssystems lokalisiert sind, und

13 Andere angeborene Koagulopathien

Tab. 13.**1** Angeborene Defekte einzelnder Gerinnungsfaktoren

Faktor	Krankheits-bezeichnung	genereller Schweregrad, Kommentar
Fibrinogen*	Afibrinogenämie	schweres Blutungsleiden
	Hpofibrinogenämie	mildes Blutungsleiden
	Dysfibrinogenämie	55% asymptomatisch, 25% meist mildes Blutungsleiden, 20%Thrombosebereitschaft ± Blutungsneigung [3]
Faktor-II-Mangel*	Prothrombin-Mangel Dysprothrombinämie	Blutungsneigung abhängig vom Schweregrad
Faktor-V-Mangel*		relativ mildes Blutungsleiden Blutungsneigung abhängig vom Schweregrad
Faktor-VII-Mangel*		relativ mildes Blutungsleiden, Blutungsneigung abhängig von Schweregrad und Art des Gendefekts [4]
Faktor-X-Mangel*		relativ mildes Blutungsleiden, Blutungsneigung abhängig vom Schweregrad
Faktor-XI-Mangel*		relativ mildes Blutungsleiden Blutungsneigung abhängig vom Schweregrad
Faktor-XII-Mangel*	Hagemann-Faktor-Mangel	keine Blutungsneigung evtl. Thromboseneigung
Präkallikrein-Mangel		keine Blutungsneigung
HMWK-Mangel		Keine Blutungsneigung
Faktor-XIII-Mangel*		relativ mildes Blutungsleiden Blutungsneigung abhängig vom Schweregrad
Faktor-V- und VIII-Mangel		mittelschweres bis mildes Blutungsleiden
Prothrombinkomplex-Mangel		Blutungsneigung abhängig vom Schweregrad

HMWK = hochmolekulares Kininogen
* Mangel oder Defekt (= Aktivitätsminderung bei immunologisch normaler Konzentration)

dass dann erst letztlich die jeweiligen Faktoren vermindert sind mit einer ggf. daraus resultierenden Blutungsneigung der Betroffenen.

■ Angeborener Faktor-VIII- und Faktor-V-Mangel

Übersichtsliteratur
Spreafico u. Peyvandi 2009 [7]

Definition

Der kongenitale Faktor-V- und -VIII-Mangel ist ein autosomal-rezessives Blutungsleiden, bedingt durch Defekte zweier intrazellulärer transmembraner Transportproteine, die u. a. für Transport und Sekretion der Faktoren V und VIII zuständig sind. Diese angeborene kombinierte Verminderung der Faktoren V und VIII unterscheidet sich eindeutig von einer zufälligen gleichzeitigen Verminderung beider Faktoren.

Pathophysiologie

Verantwortlich für den Faktorenmangel sind 2 inzwischen bekannte, definierte genetische Defekte. Zum einen handelt es sich um das 1998 entdeckte ERGIC-53 Gen (Endoplasmatic Reticulum/Golgi Intermediate Compartment) auf Chromosom 18q21, jetzt LMAN1-Gen genannt (Lectin Mannose-binding Protein), dessen Defekte bei ca 70% der Patienten gefunden werden. 2003 wurde ein zweites Gen auf Chromosom 2p21 entdeckt, das MCFD2 (Multiple Coagulation Factor Deficiency 2), das bei 15% der Patienten ursächlich infrage kommt.

Man nimmt an, dass das transmembrane LMAN1-Protein (MG: 53 kDa) die entsprechenden Glykoproteine für den Transport durch das RES zum Golgi-Apparat bindet. Es bildet mit dem MCFD2-Protein (MG: 16 kDa) einen 1 : 1-Komplex, der für den Transport der Faktoren V und VIII spezifisch zu sein scheint. Beide Proteine können infolge ihrer genetischen Defekte sowohl quantitativ als auch qualitativ vermindert sein.

Klinisches Bild

Es handelt sich um ein extrem seltenes Blutungsleiden (generell 1 : 1 Million), das Männer und Frauen gleichermaßen betrifft. Vorzugsweise findet es sich in den Ländern des Mittleren Ostens, wohl mitbedingt durch Ehen unter Blutsverwandten. Die Blutungsneigung wird generell als mild bis mittelschwer beschrieben.

Die quantitative Verminderung der Faktoren V und VIII (Antigen und Aktivität) im Plasma liegt im Allgemeinen zwischen 5 und 20%. Die Blutungsneigung soll durch die kombinierte Verminderung nicht verstärkt sein. Außer einer Neigung zu Hautblutungen kommt es vor allem zu verstärkten Blutungen nach invasiven Eingriffen, Menorrhagien, postpartalen Blutungen sowie Blutungen nach Zirkumzision. Aber auch Gelenkblutungen wurden beschrieben.

Diagnostik

Erste Hinweise auf diesen Defekt kann die Anamnese (Konsanguinität der Eltern) bieten. Vor allem ist es der gleichzeitig pathologische Ausfall von Quick-Test und aPTT, der eine reine Hämophilie ausschließen lässt (abgesehen von zusätzlichen erworbenen Mangelzuständen, zufälliges Zusammentreffen von Faktor-V- und -VIII-Mangel usw). Letztlich wird die Diagnose durch die molekularbiologische Untersuchung gestellt.

Therapie

Der Faktor VIII wird bei Bedarf (on demand) und der Situation entsprechend durch Faktor-VIII-Konzentrate behoben. Da es für den Faktor V keine Konzentrate gibt, muss FFP (Fresh Frozen Plasma) verwendet werden (s. Kap. D34). Eine Prophylaxe ist bei den milden Defekten nicht erforderlich.

■ Angeborener Prothrombinkomplex-Mangel

Übersichtsliteratur
Brenner et al. 2009 [1]

Definition

Eine angeborene Störung der y-Carboxylierung von Vitamin-K-abhängigen Gerinnungsfaktoren geht infolge einer Verminderung des sog. Prothrombinkomplexes, d.h. der 4 Faktoren II, VII, IX und X, mit einem Blutungsleiden einher.

Pathophysiologie

Zum Vitamin-K-Zyklus s. Kap. C15. Die bekannten Vitamin K-abhängigen Faktoren sind:
- der Prothrombinkomplex

- die physiologischen Inhibitoren Protein C, Protein S und Protein Z
- die knochenständigen Proteine Osteokalzin und Matrix-Gla-Protein.

Sie alle benötigen für ihre Funktionsfähigkeit, d.h. die Bindung von Kalziumionen, die sog. y-Carboxylierung, d.h. die Anhängung einer zweiten COOH-Gruppe an N-terminale Glutaminsäuren der Proteine mit Hilfe von Vitamin K. Dazu werden 2 Enzyme benötigt:
- **y-Glutamyl-Carboxylase** mit dem reduziertem Vitamin K (KH_2) als Kofaktor katalysiert die y-Carboxylierung.
- **Vitamin-K-Epoxid-Reduktase-Enzymkomplex (VKORC1)** reduziert dann das während der y-Carboxylierung aus Vitamin KH_2 entstandene Vitamin-K-Epoxid (KO) wiederum zu Vitamin-KH_2.

Die genetischen Defekte als Ursachen eines Prothrombinkomplex-Mangels sind bekannt [1]:
- Das Gen für die y-Glutamyl-Carboxylase (GGCX) befindet sich auf Chromosom 2p12. Mutationen dieses Gens bedingen den Vitamin-K-abhängigen Gerinnungsfaktorenmangel **VKCFD Typ I**.
- Das Gen für die Vitamin K-Epoxid-Reduktase (VKORC1) auf Chromosom 16p11.2. Mutationen dieses Gens bedingen den Vitamin-K-abhängigen Gerinnungsfaktorenmangel **VKCFD Typ II**. Mutationen innerhalb des VKORC1-Gens verursachen einen Phänotyp, der gegen Vitamin-K-Antagonisten (VKA) weitgehend resistent ist und sich als einer der wichtigsten Determinanten der Dosierung von VKA herausgestellt hat.

Klinisches Bild

Das Blutungsleiden wird autosomal-rezessiv vererbt. Die Bandbreite der Symptomatik für VKCFD Typ I und Typ II ist groß, sie korreliert primär mit dem Ausmaß der Faktorenverminderung. Es wurden sowohl schwerste Blutungsformen (bei Faktorenspiegeln < 5%) als auch mildere Formen beschrieben.

Zu beachten ist, dass Blutungen mit (passageren) Vitamin-K-Mangelzuständen assoziiert sein können, z.B. in der Kindheit mit Infekten und Antibiotikatherapien, da letztere zu einer verminderten Vitamin-K-Produktion durch Darmbakterien führen. Routinemäßige Vitamin-K-Gaben beim Neugeborenen können die Diagnose verschleiern.

Kinder mit schweren Defekten können Knochenabnormalitäten aufweisen, wie sie bei den Warfarin-bedingten Embryopathien beobachtet werden.

Obwohl auch die Spiegel von Protein C und Protein S niedrig sind, wurden bisher keine thromboembolischen Komplikationen bei VKCFD beschrieben.

Diagnostik

Leitbefunde sind auch hier die gleichzeitige Verminderung von Quick-Test und aPTT. Die Einzelbestimmung der Faktoren ergibt dann die Diagnose, die durch die molekularbiologische Untersuchung verifiziert wird. Ausgeschlossen werden müssen

- ein erworbener Vitamin-K-Mangel und
- eine VKA-Wirkung (Achtung: Intoxikation!).

Therapie

Die meisten Patienten mit einem angeborenen Prothrombinkomplex-Mangel sprechen auf orale oder parenterale Vitamin-K-Gabe an mit einer teilweisen oder vollständigen Normalisierung der Prothrombinkomplex-Spiegel. In einigen Fällen war jedoch die Vitamin-K-Gabe ineffektiv. Eine Vorhersage bezüglich der Effektivität der Vitamin-K-Gabe ist nicht möglich.

Bei unzureichender Vitamin-K-Wirkung oder erhöhtem Bedarf (z.B. perioperativ) empfehlen Brenner et al. die Gabe von virusinaktiviertem Frischplasma vor demjenigen von PPSB-Konzentraten wegen der potenziellen Thrombogenität [1]. Dabei berufen sie sich auf Köhler et al. [5].

■ Faktor-VIII- oder -IX-Mangel (Hämophilien) und Inhibitoren-Mangel

Übersichtsliteratur
Franchini et al. 2009 [2]

Es ist seit langem bekannt, dass Patienten mit einer schweren Hämophilie bei gleich geringer Restaktivität eine unterschiedlich ausgeprägte Blutungsneigung haben. Sowohl erworbene externe als auch genetische Ursachen werden diskutiert. Hierzu gehört die Kombination von Gerinnungsfaktorenmangel und Mangel einer der Komponenten, der bei Blutungsnormalen mit einer erhöhten Thrombosebereitschaft einhergeht. Dieses gilt insbesondere für die häufigste Ursache, Faktor V Leiden. Franchini et al. werteten 29 Studien aus und kamen zu dem Schluss, dass ein gleichzeitiges Vorkommen von Faktor V Leiden einen gewissen protektiven Effekt haben soll [2]. Dennoch erlauben die wenigen bisherigen Daten keine eindeutige Aussage.

■ Carbohydrate-Glykoprotein-Deficiency-Syndrom

Übersichtsliteratur
van Geet u. Jaeken 1993 [8]

Charakteristikum dieses vielfältigen Syndroms ist ein Kohlehydrat-Mangel in vielen Serum-Glykoproteinen, insbesondere Serin und Transferrin. Aber auch eine Reihe sonst nicht zusammenhängender Gerinnungsfaktoren und Inhibitoren kann vermindert sein, wie z. B. Faktor XI, Antithrombin, Protein C und Protein S. Die betroffenen Kinder weisen Entwicklungsstörungen und insbesondere neurologische Störungen auf, wobei apoplexieähnliche Episoden vorkommen können.

Literatur

[1] Brenner B, Kuperman AA, Watzka M et al. Vitamin K-dependent coagulation factors deficiency. Semin Thromb Hemost 2009; 35: 439–446
[2] Franchini M, Montagna M, Targher G et al. Interpatient phenotypic inconsistency in severe congenital hemophilia: a systematic review of the role of inherited thrombophilia. Semin Thromb Hemost 2009; 35: 307–312
[3] Hayes T. Dysfibrinogenemia and thrombosis. Arch Pathol Lab Med 2002; 126: 1387–1390
[4] Herrmann FH, Wulff K, Auerswald G. Factor VII deficiency: Clinical manifestation of 717 subjects from Europe and Latin America with mutations in the factor VII gene. Haemophilia 2009; 15: 267–280
[5] Köhler M. Thrombogenicity of prothrombin complex concentrates. Thromb Res 1999; 95 (4, Suppl 1): S13–S17
[6] McDonagh J. Dysfibrinogenemia and other disorders of fibrinogen structure or function. In: Colman R, Hirsh J, Marder V, Clowes A, George J, eds. Hemostasis and Thrombosis. Basic Principles and Clinical Practice, 4th ed. Philadelphia: Lippincott, Williams & Wilkins; 2001: 855–892
[7] Spreafico M, Peyvandi F. Combined factor V and Factor VIII deficiency. Semin Thromb Hemost 2009; 35: 390–399
[8] van Geet C, Jaeken J. An unique pattern of coagulation abnormalities in carbohydrate-deficient glycoprotein syndrome. Pediatr. Res 1993; 33: 540–541

14 Erworbener Mangel einzelner Gerinnungsfaktoren

A. Tiede, M. Barthels

Übersichtsliteratur
Kessler et al. 2006 [39]

Eine Blutungsneigung auf dem Boden einer erworbenen Verminderung eines einzelnen Gerinnungsfaktors kommt selten vor. Die häufigste Ursache sind Autoantikörper, meist vom IgG-Typ, die entweder idiopathisch oder sekundär im Rahmen bestimmter Erkrankungen gebildet werden. Am häufigsten sind Autoantikörper gegen Faktor VIII, die im Rahmen der erworbenen Hämophilie auftreten. Sehr selten findet man Autoantikörper gegen jeden anderen Gerinnungsfaktor.

Allgemein können Antikörper gegen Gerinnungsfaktoren auf folgende Weisen wirken:
- neutralisierend durch Inhibition katalytischer Zentren oder funktionell wichtiger Strukturen [42], [60]
- nicht neutralisierend durch Bindung an Strukturen, durch die die Funktion des Proteins zwar nicht beeinträchtigt, aber seine Clearance beschleunigt wird [2]
- durch proteolytische Degradation [40].

Neutralisierende (d. h. inhibitorische) Antikörper sind meist in Mischversuchen funktioneller Gerinnungstests nachweisbar. Nicht neutralisierende Antikörper können im ELISA nachgewiesen werden. Andere Ursachen eines isolierten, erworbenen Faktorenmangels werden im Folgenden bei dem betreffenden Faktor aufgeführt.

14.1 Erworbene Hämophilie

Übersichtsliteratur
Green u. Lechner 1981 [32], Collins et al. 2007 [15], Huth-Kühne et al. 2009 [36], Tiede et al. 2009 [62]

Definition

Die erworbene Hämophilie ist eine Autoimmunerkrankung, die bei Patienten ohne angeborene Hämophilie auftritt, und die durch die Bildung **neutralisierender Autoantikörper** („Inhibitor", „Hemmkörper") gegen den Gerinnungsfaktor VIII charakterisiert ist.

Davon unterschieden wird die Bildung **inhibitorischer Alloantikörper** (ebenfalls „Hemmkörper") gegen immunologisch fremden Faktor VIII im Rahmen der Substitutionstherapie bei Patienten mit angeborener Hämophilie (s. Kap. C11). Beide Krankheitsbilder werden missverständlich auch als „Hemmkörperhämophilie" bezeichnet. Sie unterscheiden sich aber wesentlich in Bezug auf Pathophysiologie, Klinik und Therapie.

Pathophysiologie

Die Ursachen der zugrundeliegenden Dysregulation des Immunsystems sind unklar. Faktor VIII scheint ein besonders immunogenes Glykoprotein zu sein, da Autoantikörper in niedrigen Konzentrationen auch bei Gesunden gefunden werden [29], [50]. In einer Fallkontrollstudie hatten Patienten mit erworbener Hämophilie bestimmte MHC-Klasse-II-Haplotypen häufiger als gesunde Kontrollen [52]. Auch wurden gehäuft bestimmte Faktor-VIII-Genvarianten in Kombination mit bestimmten Klasse-II-Haplotypen gefunden, die eine Alloimmunisierung durch fetomaternale Transfusion oder Blutprodukte nahelegen [61].

Autoantikörper bei erworbener Hämophilie sind in der Regel polyklonal und häufig vom Typ IgG4, seltener vom Typ IgG1 [45]. Eine exakte Kartierung der Epitope oder Untersuchungen zum Mechanismus der Inhibition von Faktor VIII wurden selten durchgeführt. Die Epitope lagen, ähnlich wie bei der angeborenen Hämophilie, meist in der A2- oder C2-Domäne des Faktor-VIII-Moleküls. Die Autoantikörper zeigten aber meist nur Bindung an eine dieser Domänen, seltener an beide wie bei der angeborenen Hämophilie [54].

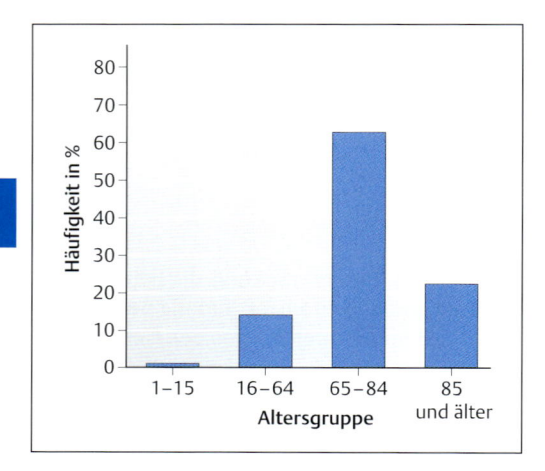

14 Erworbener Mangel einzelner Gerinnungsfaktoren

Abb. 14.1 Erworbene Hämophilie: Alter bei Erstdiagnose [16].

Epidemiologie

Die erworbene Hämophilie ist eine seltene Erkrankung mit einer jährlichen Inzidenz von 1,4 Neuerkrankungen pro 1 Mio. Einwohner [16]. Es sind überwiegend ältere Patienten betroffen (medianes Alter bei Ersterkrankung 70 Jahre) (Abb. 14.1) Frauen und Männer sind gleichermaßen betroffen.

Klinisches Bild

Die Erkrankung ist in ca. 40 % der Fälle mit einer immunologischen oder malignen Erkrankung assoziiert, selten auch mit Schwangerschaft oder multiplen Transfusionen (Tab. 14.1). Die kausale Rolle der assoziierten Erkrankungen ist weitgehend unklar.

Blutungen

Häufigste Blutungslokalisationen sind im Gegensatz zur angeborenen schweren Hämophilie in der Regel nicht die Gelenke, sondern abrupt auftretende, z. T. ausgedehnte Blutungen in Subkutangewebe (Abb. 14.2), Muskulatur sowie in den Gastrointestinal- und Urogenitaltrakt (Abb. 14.3), außerdem schwer stillbare Blutungen nach kleinen Verletzungen und Punktionen, bei Frauen nach Entbindung auch zum Teil schwere vaginale Blutungen. Das Blutungsmuster unterscheidet sich deutlich von dem bei angeborener schwerer Hämophilie mit oder ohne Hemmkörper, wo vor allem Gelenk- und Muskelblutungen im Vordergrund stehen.

Tab. 14.1 Erworbene Hämophilie: Häufigkeit assoziierter Erkrankungen und Zustände

	retro-spektive Fallsammlung [32]	prospektive britische Kohortenstudie [16]
Patienten (n)	215	150
idiopathisch	46 %	63 %
Autoimmunerkrankungen: chronische Polyarthritis, systemischer Lupus erythematodes, Arteriitis temporalis, Colitis ulcerosa, Dermatomysitis u.a.	19 %	17 %
Malignome: Leukämien, Lymphome, solide Tumoren	7 %	15 %
postpartal (schwangerschaftsassoziiert)	7 %	2 %
Medikamente: Penicilline, Fluorchinolone	7 %	–
Hauterkrankungen: Pemphigus, Psoriasis u.a.	5 %	3 %
multiple Transfusionen	3 %	–
Atemwegserkrankungen: Asthma bronchiale, Sarkoidose	4 %	–
sonstige Graft-versus-Host-Erkrankung, Amyloidose, Therapie mit Interferon-α u.a.	5 %	–

Der Schweregrad der Blutungsneigung ist sehr variabel. Ca. 30 % der Patienten benötigen keinerlei spezifische hämostyptische Therapie, 9 % hingegen versterben an schwerwiegenden Blutungen und deren unmittelbaren Folgen [16].

Diagnostik

Der Verdacht auf eine erworbene Hämophilie sollte immer gestellt werden, wenn Patienten mit neu aufgetretener Blutungsneigung eine verlängerte aPTT aufweisen, die nicht durch Antikoagulanzien (z. B. Heparin) erklärbar ist.

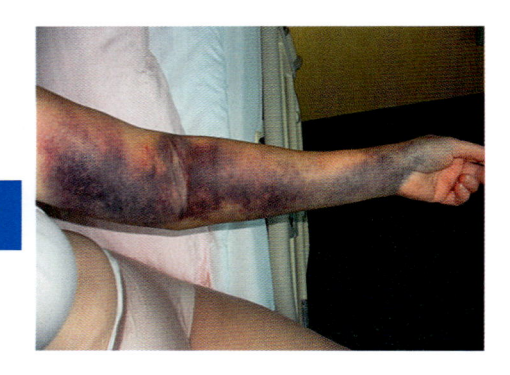

Abb. 14.2 Typische subkutane Effusion nach venöser Blutentnahme bei einer älteren Patientin mit erworbener Hämophilie.

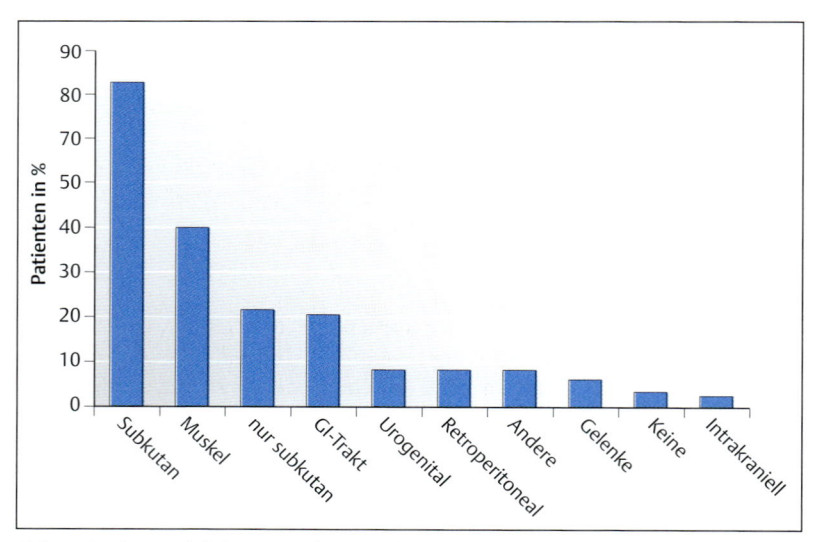

Abb. 14.3 Blutungslokalisationen bei erworbener Hämophilie (Daten der brit. Kohortenstudie 2001–2003 [16]).

Stufendiagnostik

Bei unerklärter, isolierter aPTT-Verlängerung sind die Faktoren des intrinsischen Systems zu untersuchen. Mit einer vermehrten Blutungsneigung sind dabei Mängel der Faktoren VIII, IX und XI assoziiert. Bei der erworbenen Hämophilie ist in der Regel an Mangel an Faktor VIII zu erwarten. Der inhi-

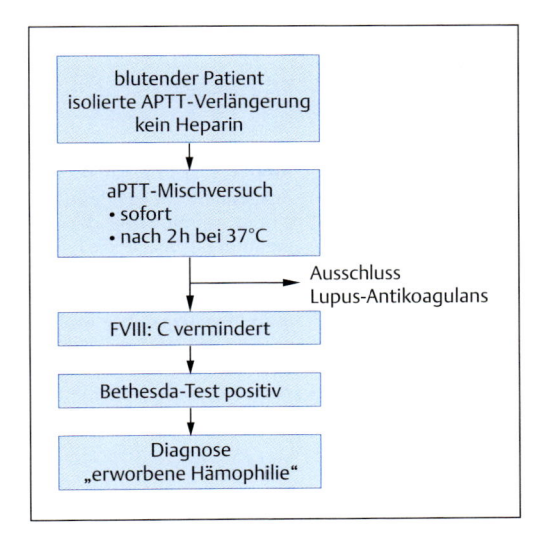

```
blutender Patient
isolierte APTT-Verlängerung
kein Heparin
        │
        ▼
aPTT-Mischversuch
• sofort
• nach 2h bei 37°C  ──────▶ Ausschluss
        │                    Lupus-Antikoagulans
        ▼
FVIII: C vermindert
        │
        ▼
Bethesda-Test positiv
        │
        ▼
Diagnose
„erworbene Hämophilie"
```

Abb. 14.4 Erworbene Hämophilie: Vorschlag für den Ablauf der Labordiagnostik.

bitorische Antikörper („Hemmkörper") als Ursache des Faktor-VIII-Mangels wird qualitativ durch einen aPTT-Mischversuch bzw. quantitativ durch den Bethesda-Test nachgewiesen (Abb. 14.4).

aPTT-Mischversuch

Mit diesem Test, auch „Plasmatauschversuch" genannt, erhält man einen ersten Hinweis auf das Vorliegen eines Inhibitors. Hierbei werden Patientenplasma und Normalplasma in verschiedenen Konzentrationsverhältnissen miteinander vermischt und die aPTT durchgeführt. Meist genügt eine 1 + 1-Mischung zur groben Information, ob ein Inhibitor vorliegt. Nach Mischung von unverdünntem Patientenplasma und Normalplasma wird die aPTT einmal sofort und einmal nach 2 h Inkubation bei 37 °C bestimmt. Der Befund ist pathologisch, wenn sich die Gerinnungszeit der Mischung um mindestens 5 s verlängert (Abb. 14.5) [38].

Typischerweise ist bei der erworbenen Hämophilie die aPTT-Verlängerung im Mischansatz nach 2 h bei 37 °C länger als bei sofortiger Messung („Progressiv-Inhibitor"). Dagegen ist beim Lupus-Antikoagulans die aPTT-Verlängerung auch bei sofortiger Messung schon voll ausgeprägt („Sofort-Inhibitor"). Gelegentlich können aber auch Faktor-VIII-Inhibitoren bei erworbener Hämophilie Sofort-Inhibitoren sein, weshalb eine Bestimmung von Faktor VIII:C und der Bethesda-Test immer erforderlich sind.

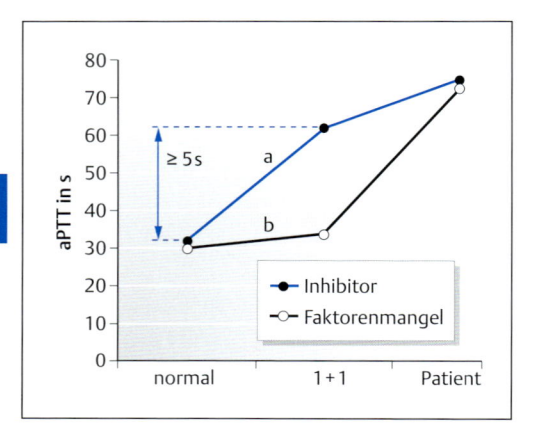

Abb. 14.5 aPTT-Plasmamischversuch. Gezeigt sind eine Kurve mit vorhandenem Inhibitor (a), bei der die Gerinnungszeit in der Mischung um mehr als 5 s verlängert ist, und eine Kurve mit einfachem Faktorenmangel (b), bei der es zu einer annähernden Normalisierung der Gerinnungszeit in der Mischung kommt.

Bethesda-Test (Abb. 14.6)

Durch serielle Verdünnung des Patientenplasmas kann der Inhibitor quantifiziert werden (s. Kap. D27.5). Ferner können anhand der Dosis-Effekt-Beziehung Charakteristika des Hemmkörpers beschrieben werden:
- **Typ-1-Inhibitoren** (typisch für Alloantikörper bei angeborener Hämophilie) zeigen eine lineare Beziehung zwischen dem Logarithmus der Restaktivität und der Inhibitorkonzentration; bei der höchsten Inhibitorkonzentration ist in der Regel keine Restaktivität mehr nachweisbar.
- **Typ-2-Inhibitoren** (typisch für Autoantikörper bei erworbener Hämophilie) zeigen dagegen eine nichtlineare Beziehung zwischen dem Logarithmus der Restaktivität und der Inhibitorkonzentration; auch bei der höchsten Inhibitorkonzentration sowie im Patientenplasma selbst ist in der Regel eine gewisse Restaktivität nachweisbar. Der Bethesda-Test ist zur Quantifizierung von Typ-1-Inhibitoren geeignet, während die Potenz von Typ-2-Inhibitoren anhand des Bethesda-Titers nicht valide geschätzt werden kann.

> Hemmkörper bei der erworbenen Hämophilie sind häufig Typ-2-Inhibitoren, für deren Quantifizierung der Bethesda-Test nicht geeignet ist.
>
> Die sehr variable Blutungsneigung bei erworbener Hämophilie korreliert nicht mit der Faktor-VIII-Restaktivität oder der Inhibitor-Konzentration im Bethesda-Test.

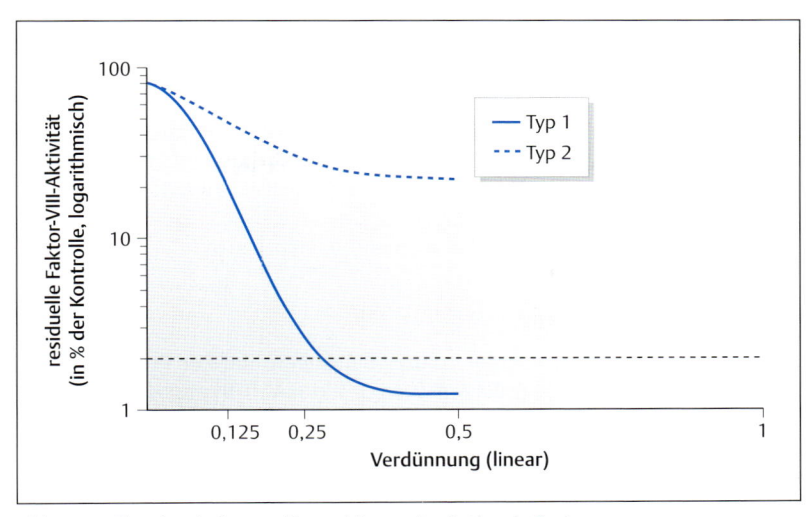

Abb. 14.**6** Charakteristika von Hemmkörpern im Bethesda-Test.

> Eine Unterscheidung in „High Responder" und „Low Responder" wie bei der angeborenen Hämophilie ist nicht sinnvoll, da sie das Ansprechen auf die Substitutionstherapie nicht vorhersagt.

Differenzialdiagnosen

Wichtigste Differenzialdiagnose ist das erworbene von-Willebrand-Syndrom, bei dem der Faktor VIII auch vermindert sein kann, der Bethesda-Test aber negativ ausfällt und stattdessen pathologische Befunde in den VWF-Tests erhoben werden.

Abzugrenzen ist auch das Lupus-Antikoagulans, bei dem der aPTT-Mischversuch und gelegentlich auch der Bethesda-Test pathologisch sein können. Sinnvoll erscheinen bei Verdacht der Nachweis von Antiphospholipid-Antikörpern im ELISA und die Durchführung eines Faktor-VIII-unabhängigen Tests für das Lupus-Antikoagulans (z. B. diluted Russel-Viper-Venom-Time-Test). Gelegentlich kann bei Patienten mit erworbener Hämophilie auch gleichzeitig ein Lupus-Antikoagulans vorliegen [55], wobei die klinische Bedeutung derzeit unklar ist. Umgekehrt kann ein Lupus-Antikoagulans auch mit dem aPTT-basierten Einstufen-Test für die Faktor-VIII-Aktivität interferieren [31].

Therapie

Operationen, aber auch kleine Eingriffe wie die Anlage zentraler Venenkatheter oder diagnostische Punktionen können mit schweren Blutungen einhergehen, auch wenn eine messbare Faktor-VIII-Restaktivität vorliegt. Invasive Maßnahmen sollten niemals unbedacht und ohne vorherige Konsultation mit einem ausreichend erfahrenen Spezialisten durchgeführt werden.

> Erstes Ziel in der Therapie ist die Vermeidung von Blutungen.

Hämostyptische Therapie

Zur Therapie klinisch relevanter, akuter Blutungen und zur Prophylaxe bei invasiven Eingriffen stehen derzeit 2 sog. Faktor-VIII-Bypass-Produkte zur Verfügung:
- rekombinanter Faktor VIIa (NovoSeven)
- aktiviertes Prothrombinkomplex-Konzentrat (APCC, FEIBA).

Die Dosierung erfolgt analog zur angeborenen Hämophilie mit Hemmkörpern. Das Ansprechen auf die Therapie muss in erster Linie klinisch beurteilt werden, da es validierte Labortests bislang nicht gibt. Die Häufigkeit thromboembolischer Komplikationen unter der Therapie ist höher als bei der angeborenen Hämophilie, vermutlich aufgrund eines stärker ausgeprägten Risikoprofils der meist älteren und häufig komplex kranken Patienten.

Gelegentlich wird in Analogie zur angeborenen Hämophilie für Patienten mit niedriger Inhibitor-Konzentration (< 5 BE/ml) die Verwendung von Faktor-VIII-Konzentraten empfohlen. Zu beachten ist allerdings, dass der Bethesda-Test nicht für die Quantifizierung von Typ-2-Inhibitoren geeignet ist und deshalb das Ansprechen auf die Therapie schwer vorhersagbar ist. Zumindest für schwere Blutungen wird deshalb von der Verwendung von Faktor-VIII-Konzentraten abgeraten [36]. Gleiches gilt für Desmopressin.

> Die Therapie der Wahl für klinisch relevante Blutungen bei erworbener Hämophilie sind Bypass-Produkte, nicht Faktor-VIII-Konzentrate oder Desmopressin.

Eradikation des Inhibitors

Spontanremissionen sind möglich, treten aber oft erst nach Monaten oder Jahren auf [18], in denen der Patient einem hohen Blutungsrisiko ausgesetzt ist. Mit dem Ziel, möglichst schnell eine Remission zu erreichen, werden Immunsuppressiva eingesetzt. In erster Linie werden Steroide (Prednisolon 1 mg/kg KG/d oder Äquivalent) mit oder ohne Cyclophosphamid (1–1,5 mg/kg KG/d) empfohlen [36]. Die mediane Dauer bis zum Erreichen einer Remission beträgt 4–6 Wochen. Ist diese Therapie nicht erfolgreich oder wegen Kontraindikationen nicht durchführbar, kommen andere Substanzen wie z.B. Rituximab in Betracht [59]. Rituximab wurde häufig in der für Lymphome verwendeten Dosierung (375 mg/m^2 1 ×/Wo.) gegeben, vereinzelt wurden aber auch Erfolge mit niedrigeren Dosierungen berichtet.

Für eine Immuntoleranztherapie mit hochdosiertem Faktor VIII, wie sie Therapiestandard bei der angeborenen Hämophilie mit Hemmkörpern ist, gibt es bei der erworbenen Hämophilie keine Evidenz.

Bei Patienten mit assoziierten Grunderkrankungen, die ohnehin eine immunsuppressive oder zytostatische Therapie benötigen, wird diese die Immunsuppression ggf. ersetzen. Bei postpartal erworbener Hämophilie wird häufig spontan oder unter alleiniger Steroidtherapie schnell eine Remission erreicht.

> Grundlage der Therapie ist eine Immunsuppression mit Steroiden oder anderen Immunsuppressiva. Eine Immuntoleranztherapie mit Faktor-VIII-Konzentraten ist nicht belegt.

Immunadsorption

Bei schwerer Blutungsneigung oder dringenden invasiven Eingriffen mit hohem Blutungsrisiko kann zusätzlich zur Immunsuppression die direkte Elimination des Hemmkörpers durch Immunadsorption erfolgen. Da Faktor-VIII-Antikörper meist der Subklasse IgG-1 oder IgG-4 angehören, eignen sich prinzipiell verschiedene Immunaffinitätschromatografie-Systeme, z.B. mit polyvalentem Anti-Humanimmunglobulin vom Schaf [68], aber auch Säulen mit Staphylokokken-Protein A [7], [24]. Im Rahmen des modifizierten Bonn-Malmö-Protokolls (MBMP) wurde zusätzlich Faktor VIII in hoher Dosis substituiert, worunter es meist sehr schnell zu einer hämostyptisch wirksamen Faktor-VIII-Aktivität im Plasma kommt [68]. Mit diesem Behandlungsschema war der Hemmkörper im Median nach 3 Behandlungstagen nicht mehr nachweisbar; die gesamte Behandlung dauerte im Median 14 Tage.

Schwangerschaftsassoziierte erworbene Hämophilie

Diese ist mit einer geschätzten Häufigkeit von 1 auf 350000 Entbindungen zwar sehr selten [16], verdient aber aufgrund einiger Besonderheiten Beachtung. Sie tritt meist 1 bis 4 Monate nach der Entbindung auf, sehr selten auch schon im letzten Trimester oder noch bis zu einem Jahr nach der Entbindung. Das Blutungsmuster ist ähnlich wie bei Patienten mit erworbener Hämophilie aufgrund anderer Erkrankungen; hinzu kommen vor allem vaginale Blutungen und Blutungen nach Kaiserschnitt, die lebensbedrohlich sein können. In retrospektiven Studien deutet sich im Vergleich zu anderen Patienten mit erworbener Hämophilie eine recht hohe Rate von Spontanremissionen an, unter Immunsuppression aber eine längere Dauer bis zum Erreichen der Remission [6], [34], [58].

Diese Daten sind nicht ausreichend robust, um Empfehlungen für die Therapie ableiten zu können. Gegenwärtig wird eine Immunsuppression grundsätzlich empfohlen, wobei eine Monotherapie mit Steroiden in den meisten Fällen eine sinnvolle Erstlinientherapie darstellt. Besteht noch Kinderwunsch, wird auf Cyclophosphamid meist verzichtet. Das Risiko eines Rezidivs in einer folgenden Schwangerschaft scheint gering zu sein, ist aber vorhanden: In einer Studie wurden Rezidive in 4 von 6 folgenden Schwangerschaften bei 3 Frauen beobachtet [58]; in einer anderen Studie trat bei Frauen in Folgeschwangerschaften kein Rezidiv auf [6].

14.2 Erworbenes von-Willebrand-Syndrom

Übersichtsliteratur
Federici et al. 2000 [22], Tiede et al. 2008 [63], Tiede et al. 2011 [64]

Definition

Das erworbene von-Willebrand-Syndrom (AVWS) ist eine Struktur- oder Funktionsstörung des von-Willebrand-Faktors (VWF), die nicht vererbt wird und zu einer vermehrten Blutungsneigung führt. Damit wird das AVWS einerseits vom kongenitalen von-Willebrand-Syndrom (VWS) abgegrenzt, andererseits aber auch von primär thrombotischen Erkrankungen mit Strukturveränderungen des VWF, wie z. B. der thrombotisch-thrombozytopenischen Purpura.

Pathophysiologie

Verschiedene pathophysiologische Mechanismen der Struktur- und Funktionsstörung des VWF wurden beschrieben. Die Erkennung der zugrunde liegenden Mechanismen ist wichtig, da die Therapie weitgehend von ihnen abhängt. Beschrieben wurden vor allem:

- neutralisierende Autoantikörper, die in Mischversuchen ähnlich dem Bethesda-Test die Ristocetin-Kofaktor-Aktivität (VWF:RCo) oder Kollagenbindung (VWF:CB) inhibieren [49], [65]
- nicht neutralisierende Autoantikörper, meist im ELISA nachweisbar, und unspezifische Paraproteine, die die Clearance des VWF beschleunigen [43]
- Adsorption der hochmolekularen Multimere an Tumorzellen oder Thrombozyten, sowohl bei myeloproliferativen Erkrankungen als auch bei ausgeprägter reaktiver Thrombozytose [9], [10]
- durch Scherstress bedingte Entfaltung und nachfolgend vermehrte proteolytische Spaltung durch die VWF-spaltende Protease, insbesondere bei Herzklappenerkrankungen und linksventrikulären Unterstützungssystemen [66]
- anderweitig vermehrte proteolytische Spaltung bei Pankreatitis, Leberzirrhose, Leukämie und anderen Erkrankungen [21]
- verminderte Synthese, z. B. bei Hypothyreose oder Medikation mit Valproinsäure [19], [47], [57].

Die pathophysiologischen Mechanismen sind nicht in allen Fällen ohne Weiteres einer eventuell vorhandenen Grunderkrankung zuzuordnen. So werden z. B. VWF-spezifische Autoantikörper zwar vor allem bei Patienten mit lymphoproliferativen und immunologischen Erkrankungen gefunden, vereinzelt aber auch bei Patienten mit Herzklappenerkrankungen [63].

Klinisches Bild

Das AVWS gilt als seltene Erkrankung; seine Häufigkeit wird aber vermutlich unterschätzt, da die Diagnose nicht oder falsch gestellt wird [20]. Die Blutungssymptomatik beim AVWS ähnelt prinzipiell der des angeborenen VWS und ist in ihrem Schweregrad ähnlich variabel. Im Vordergrund stehen Schleimhautblutungen, aber auch Hämatomneigung und teils schwerwiegende postoperative Blutungen.

Im Gegensatz zur erworbenen Hämophilie, die in mindestens der Hälfte der Fälle idiopathisch auftritt, findet sich beim AVWS fast immer eine Grunderkrankung (Tab. 14.2). In der retrospektiven Fallsammlung der ISTH fanden sich vor allem Patienten mit lymphoproliferativen (48 %), kardiovaskulären (21 %), myeloproliferativen (15 %), anderen neoplastischen (5 %) und autoimmunen (2 %) Erkrankungen [22]. In neueren Kohortenstudien treten zunehmend Fälle mit kardiovaskulären Grunderkrankungen in den Vordergrund (Abb. 14.7). Entsprechend der Altersverteilung der verschiedenen Grunderkrankungen sind prinzipiell Patienten jeden Alters betroffen; das ISTH-Register berichtet von Patienten im Alter zwischen 2 und 96 Jahren (median 62 Jahre).

Tab. 14.2 Mit dem AVWS assoziierte Grunderkrankungen

lymphoproliferative Erkrankungen	• monoklonale Gammopathie unklarer Signifikanz • multiples Myelom • Morbus Waldenström (Immunozytom) • chronische lymphatische Leukämie • Haarzell-Leukämie • andere Non-Hodgkin-Lymphome • akute lymphatische Leukämie
myeloproliferative Neoplasien	• essenzielle Thrombozythämie • Polyzythaemia vera • chronische myeloische Leukämie • primäre Myelofibrose
solide Tumoren	• Wilms-Tumor • andere
Autoimmunerkrankungen	• systemischer Lupus erythematodes • Kollagenosen • Colitis ulcerosa • Graft-versus-Host-Erkrankung
kardiovaskuläre Erkrankungen	• Aortenklappenstenose • Z.n. Aortenklappenersatz • Ventrikelseptumdefekt • linksventrikuläre Unterstützungssysteme • andere
Medikamente	• Ciprofloxacin • Griseofulvin • Valproinsäure • Hydroxyethylstärke
sonstige	• Hypothyreose • Urämie • Hämoglobinopathie • Sarkoidose • Teleangiektasie • Epstein-Barr-Virusinfektion • Sarkoidose

Diagnostik

Die Labortests sind prinzipiell die gleichen wie die zur Diagnose des kongenitalen VWS. Die Möglichkeit eines AVWS sollte prinzipiell bei jeder Erstdiagnose eines VWS in Erwägung gezogen werden, insbesondere bei negativer

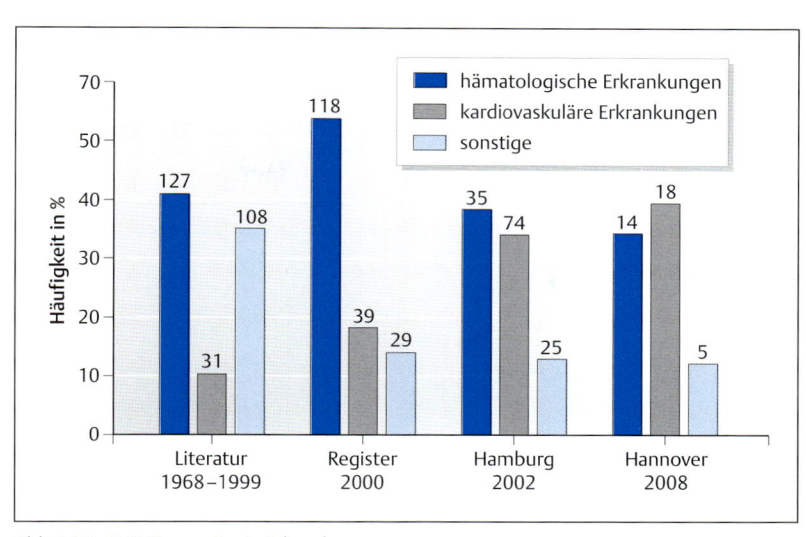

Abb. 14.7 AVWS-assoziierte Erkrankungen.
Vergleich verschiedener Register- und Kohortenstudien. Die Daten stammen, von links nach rechts, aus einer Analyse der publizierten Literatur 1968–1999 [22], der retrospektiven Fallsammlung der ISTH [22], der Kohortenstudie eines deutschen Einsendelabors und einer retrospektiven Single-Center-Studie der Medizinischen Hochschule Hannover [63]. Die Jahreszahl der Publikation ist in der unteren Zeile angegeben.

Familienanamnese und/oder Vorhandensein einer typischerweise AVWS-assoziierten Erkrankung (Tab. 14.2).

Routinetests (Abb. 14.8)

Bei begründetem Verdacht auf ein AVWS sollten FVIII:C, VWF:Ag, VWF:RCo (oder VWF-Aktivität), VWF:CB und eine **Multimerendiagnostik** angefordert werden. Aus der Pathophysiologie der Erkrankung leitet sich ab, dass häufig ein selektiver Verlust der hochmolekularen Multimere des VWF besteht, während die kleineren Multimere normal oder oft sogar vermehrt sind. Dementsprechend sind das VWF-Antigen (VWF:Ag), aber auch der VWF:RCo und die VWF:CB in vielen Fällen nicht reduziert. Lediglich ein Teil der Patienten mit lymphoproliferativen Erkrankungen zeigt deutlich niedrige Messwerte in den Routinetests. Die Sensitivität dieser einzelnen Tests liegt in der Größenordnung von 20–30 % [63]. Eine deutliche Diskrepanz von Funktionstest und Antigen (VWF:RCo/Ag-Ratio oder VWF:CB/Ag-Ratio < 0,7) kann auf einen Verlust

14 Erworbener Mangel einzelner Gerinnungsfaktoren

der hochmolekularen Multimere hinweisen. Zum Nachweis oder Ausschluss der Erkrankung ist aber in der Regel eine Multimerenanalyse erforderlich.

> Der Defekt der hochmolekularen VWF-Multimere beim AVWS wird häufig erst in der Multimerenanalyse entdeckt, während alle anderen Tests normal ausfallen können.

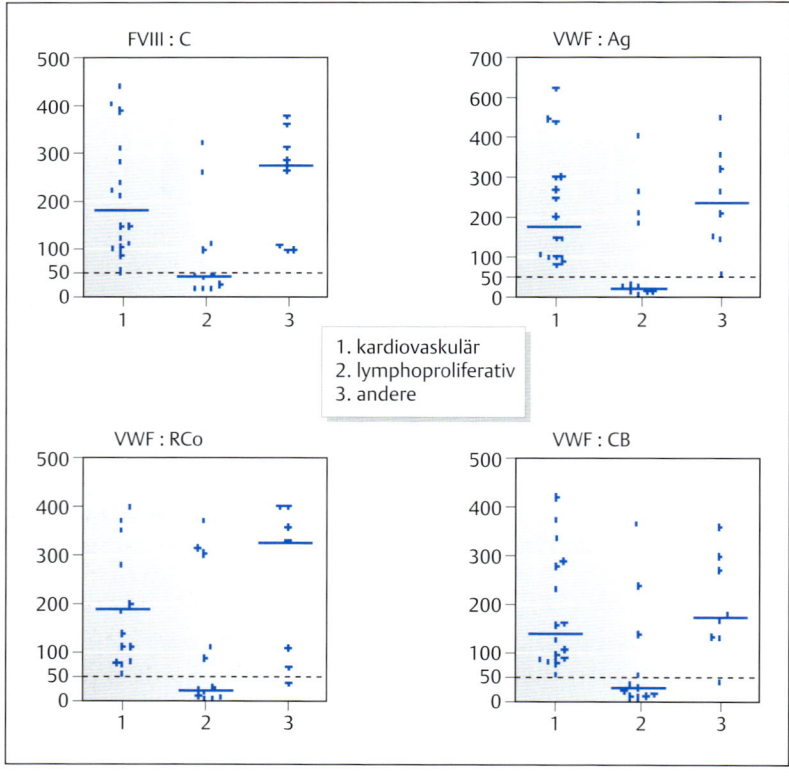

Abb. 14.8 VWF-Routinetests nach zugrunde liegender Erkrankung (mod. nach [63]).

1. kardiovaskulär
2. lymphoproliferativ
3. andere

Spezialtests

Der Nachweis von neutralisierenden Antikörpern erfolgt in **Plasma-Mischversuchen** in Analogie zum Bethesda-Test, wobei in der Mischung aus seriell verdünntem Patientenplasma und Normalplasma VWF:Ag, VWF:RCo und/oder VWF:CB gemessen werden. Nicht neutralisierende Autoantikörper können im **ELISA** nachgewiesen werden, wobei sich durch Verwendung spezifischer Sekundärantikörper auch die Immunglobulin-Klasse bestimmen lässt. Eine Standardisierung dieser Tests fehlt derzeit noch.

Die **Bestimmung des VWF-Propeptid** (**VWF:Ag II**) wurde vielfach vorgeschlagen, da bei erniedrigtem VWF:Ag und normalem oder erhöhtem Propeptid prinzipiell auf eine beschleunigte Clearance des VWF geschlossen werden könnte. Der praktische Nutzen ist jedoch begrenzt, da auch ein nicht unerheblicher Teil der Patienten mit kongenitalem VWS Typ 1 eine erhöhte Propeptid/Antigen-Ratio im Sinne einer beschleunigten Clearance aufweist [33].

Therapie

Eine Therapie der Grunderkrankung sollte immer angestrebt werden, da sie in vielen Fällen zu einer Remission des AVWS führt, so z. B. die Substitution von Schilddrüsenhormon bei Hypothyreose-assoziiertem AVWS. Auch alle anderen therapeutischen Maßnahmen richten sich in erster Linie nach der Grunderkrankung.

Kardiovaskuläre Erkrankungen

Bei Patienten mit AVWS infolge einer Aortenklappenstenose kommt es in der Regel zu einer Remission des AVWS nach Aortenklappenersatz [66]. Allerdings treten im Verlauf Rezidive auf, insbesondere dann, wenn es zu einem paravalvulären Leck kommt. So wird das AVWS nicht selten erstmals bei Patienten diagnostiziert, die unter oraler Antikoagulation nach einem Herzklappenersatz zum ersten Mal bluten. Kommt in dieser Situation eine erneute Korrekturoperation nicht in Betracht, kann die Reduktion bzw. Beendigung einer Antikoagulation oder antithrombozytären Therapie sinnvoll sein. Die Abwägung zwischen dem Blutungsrisiko und dem Risiko thromboembolischer Ereignisse, insbesondere bei mechanischen Klappen im Niederdrucksystem und bei linksventrikulären Unterstützungssystemen, muss individuell erfolgen und kann schwierig sein. Einzelne Fallberichte deuten aber darauf hin, dass bei Patienten mit erheblicher Blutungsneigung die normalerweise üblichen antithrombotischen Therapien beendet werden können, ohne dass es zu thromboembolischen Komplikationen kommt [53].

Die Möglichkeiten zur Behandlung akuter Blutungen und zur Prophylaxe bei invasiven Eingriffen sind begrenzt. Desmopressin ist wegen der Gefahr der Volumenüberladung für viele Patienten mit kardiovaskulären Erkrankungen nicht geeignet; unabhängig davon liegt die Ansprechrate nach Daten des ISTH-Registers bei nur 10 %. Die Ansprechrate von VWF-haltigen Konzentraten liegt zwischen 10 und 70 %, wobei häufig hohe Dosen und kurze Dosierintervalle erforderlich sind. Das Monitoring muss in aller Regel klinisch erfolgen, da VWF:Ag und VWF:RCo ohnehin nicht vermindert sind und somit als Parameter ausfallen.

Lymphoproliferative und autoimmune Erkrankungen

Eine Therapie der Grunderkrankung sollte in jedem Fall angestrebt werden, sofern eine wirksame Therapie zur Verfügung steht. Nicht immer wird aber mit Erlangen einer partiellen oder kompletten Remission der Grunderkrankung auch eine Remission des AVWS erreicht. Für die häufigste AVWS-assoziierte lymphoproliferative Erkrankung, die monoklonale Gammopathie unklarer Signifikanz (MGUS), existiert keine kausale Therapie. Die Ansprechraten von Desmopressin und VWF-haltigen Konzentraten sind niedrig, vor allem da die Halbwertszeit sehr kurz ist [23].

Bei Patienten mit Paraproteinen und Autoantikörpern der Klasse IgG führt eine Therapie mit hochdosierten, intravenösen Immunglobulinen (0,5–1 g/kg KG/d für 2 Tage) zu einem Anstieg des VWF, der nach 1–3 Tagen beginnt und 2–3 Wochen anhält [23]. Für Patienten mit Paraproteinen und Autoantikörpern der Klasse IgM ist diese Therapie nicht erfolgreich. Es kommen alternativ Plasmapherese, Immunadsorption, VWF-Konzentrate, rekombinanter Faktor VIIa und Antifibrinolytika in Betracht.

Myeloproliferative Neoplasien

Durch eine zytoreduktive oder molekular zielgerichtete Therapie der Grunderkrankung wird oft, aber nicht immer eine Remission des AVWS erreicht [48]. Bei akuten Blutungen wird gewöhnlich Desmopressin empfohlen, vor allem weil der von Endothelzellen unter Desmopressin neu sekretierte VWF besonders reich an hochmolekularen Multimeren ist. Die Ansprechrate im ISTH-Register lag jedoch nur bei 21 %. Alternativ kommen VWF-haltige Konzentrate in Betracht. Bei refraktären und insbesondere bedrohlichen Blutungen kann rekombinanter Faktor VIIa in Erwägung gezogen werden. Zu beachten ist dabei, dass viele Patienten mit myeloproliferativen Erkrankungen, insbesondere bei essenzieller Thrombozythämie und Polyzythaemia vera ein erhöhtes Risiko arterieller und venöser thromboembolischer Ereignisse haben.

14.3 Erworbener Mangel anderer Gerinnungsfaktoren

Übersichtsliteratur
Kessler et al. 2006 [39]

Mangelzustände nahezu jedes Einzelfaktors wurden beschrieben, vor allem durch spezifische Autoantikörper, Kreuzreaktion von Alloantikörpern, die durch Proteinersatztherapien hervorgerufen wurden, Immunkomplexbildung und andere Mechanismen.

Faktor-V-Mangel

Faktor V ist ein polymorphes Gerinnungsprotein. Die Entwicklung neutralisierender Antikörper wurde gelegentlich nach Verwendung von Fibrinkleber beschrieben, der entweder bovinen oder humanen Faktor V enthielt [3], [12]. Offenbar kommt es zu einer Kreuzreaktion von Alloantikörpern mit autologem Faktor V, so dass ein erworbener Faktor-V-Mangel resultiert. Im Fall von Blutungen kann eine Substitutionstherapie mit Thrombozytenkonzentraten erfolgreich sein, da Thrombozyten Faktor V enthalten und dieser intrazellulär zumindest teilweise vor dem Inhibitor geschützt ist [13]. Alternativ oder bei Versagen dieser Therapie kommen Bypass-Produkte in Betracht. Die Antikörperbildung ist oft transient; in Einzelfällen wurde auch der Einsatz von Plasmapherese und Immunsuppressiva berichtet [37].

Faktor-VII-Mangel

Neutralisierende Autoantikörper gegen Faktor VII sind sehr selten und wurden in verschiedensten klinischen Situationen beschrieben: Neoplasien, Sepsis, Pankreatitis, Medikamente (Antithymozyten-Globulin, Penicilline, Cephalosporine, Interleukin 2). Vereinzelt wurden auch Antikörper beschrieben, die zu einer beschleunigten Elimination führten, sowie ein Faktor-VII-Mangel bei Amyloidose [39]. Häufiger ist ein isolierter, milder Faktor-VII-Mangel Ausdruck eines milden oder beginnenden Vitamin-K-Mangels oder eines Leberschadens (s. S. 462 f.). Die Blutungsneigung ist möglicherweise stärker ausgeprägt als beim kongenitalen Faktor-VII-Mangel, was jedoch zum Teil auch auf einem Publikationsbias beruhen könnte [39].

Faktor-IX-Mangel

Antikörper gegen Faktor IX kommen nicht nur als Alloantikörper infolge Substitutionstherapie der Hämophilie B vor, sondern extrem selten auch als Autoantikörper, z.B. im Zusammenhang mit Kollagenosen, Schwangerschaft oder Neoplasien [39], [56]. Eine Verminderung des Faktors IX wurde auch bei der Amyloidose beschrieben.

Faktor-X-Mangel

Ein erworbener Faktor-X-Mangel beruht am häufigsten auf einer AL-Amyloidose (s.u.). Er resultiert aus einer beschleunigten Clearance des Faktors X durch Interaktion mit den Amyloid-Fibrillen [14], [25], aber offenbar auch aus einer funktionellen Interferenz, da das Faktor-X-Antigen im Mittel um das 2,5-Fache höher ist als die Faktor-X-Aktivität [51]. Daneben wurde ein erworbener Faktor-X-Mangel durch Faktor-X-bindende neutralisierende oder nicht neutralisierende Antikörper beschrieben [39].

Prothrombinmangel (Faktor-II-Mangel)

Antiprothrombin-Antikörper kommen im Rahmen des Antiphospholipid-Antikörpersyndroms vor und sind ein Risikofaktor für Thrombosen. Sehr selten kommt es auch in diesen Fällen zu einer Hypoprothrombinämie mit entsprechender Veränderung der Globaltests und vermehrter bis bedrohlicher Blutungsneigung [67].

Thrombin (Faktor IIa)

Antikörper gegen Thrombin sind seltener. Sie treten als xenoreaktive Antikörper vor allem nach Therapie mit Fibrinkleber auf und sind dann meist spezifisch gegen bovines Thrombin gerichtet [3], [41]. Echte Autoantikörper gegen humanes Thrombin sind noch seltener und wurden im Zusammenhang mit Autoimmunerkrankungen [35], Medikationen [27], Leberzirrhose [4], [5] und monoklonaler Gammopathie [26] beschrieben. Sofern diese Antikörper artspezifisch sind, können sie bei Verwendung von bovinem Thrombin in der Thrombinzeit unwirksam sein und fallen dann nur über eine Veränderung von Thromboplastinzeit und aPTT auf. Sie können eine vermehrte Blutungsneigung bedingen, in einigen Fällen aber auch eine Thromboseneigung, wenn der Antikörper an Zentren bindet, die für die antikoagulatorischen Funktionen von Thrombin verantwortlich sind [1]. Zur Therapie existieren nur wenige Fallberichte, in denen der erfolgreiche Einsatz von Immunsuppressiva oder Plasmapherese berichtet wurde. Bei akuten Blutungen scheinen Bypass-Produkte wirksam zu sein [30].

Inhibitoren der Fibrinpolymerisation

Sehr selten wurde über Alloantikörper-Bildung infolge der Substitutionstherapie bei kongenitaler Afibrinogenämie berichtet [17]. Häufiger sind polyklonale Autoantikörper, die Immunkomplexe mit Fibrinogen und Fibrinmonomeren bilden, die Abspaltung der Fibrinopeptide durch Thrombin inhibieren [44] oder die Polymerisation von Fibrinmonomeren beeinträchtigen [28] und zu einer schweren Blutungsneigung führen. Auch unspezifische monoklonale oder polyklonale IgG-Autoantikörper können die Fibrinpolymerisation hemmen. Die Laborbefunde (relativ niedrige Fibrinogen-Konzentration nach Clauss, verlängerte Thrombinzeit und/oder Batroxobinzeit) scheinen zunächst für eine Dysfibrinogenämie zu sprechen, das Fibrinogenmolekül ist jedoch normal. Solche Autoantikörper finden sich vorzugsweise bei fortgeschrittenen Lebererkrankungen, monoklonaler Gammopathie und Autoimmunerkrankungen [39]. Zu anderen Ursachen eines erworbenen Fibrinogenmangels s. S.430f.

Faktor-XIII-Mangel

Ein durch Autoantikörper erworbener Faktor-XIII-Mangel kann auf folgenden Pathomechanismen beruhen:
- Hemmung der Faktor-XIII-Aktivierung durch Thrombin (Typ 1)
- Hemmung der katalytischen Transamidase-Aktivität (Typ 2)
- Blockierung der Faktor-XIIIa-Bindungsstelle auf dem Fibrinmolekül (Typ 3).

Die Globaltests der Gerinnung sind dabei meist normal; amidolytische Faktor-XIII-Aktivitätstests erfassen einige, aber nicht alle Varianten. Eventuell fällt eine verminderte Gerinnselfestigkeit in der Thrombelastografie auf.

Hämostasestörung bei Amyloidose

Amyloidosen sind Erkrankungen, bei denen pathologisch veränderte Proteine in Form von wasserunlöslichen b-Fibrillen im Gewebe abgelagert werden. Sie werden nach dem betreffenden Protein eingeteilt (z.B. A<u>A</u>-Amyloidose: Serum-Amyloid-<u>A</u>, A<u>L</u>-Amyloidose: Immunglobulin-<u>L</u>eichtketten u.a.). Bei der AL-Amyloidose wird durch eine klonale Plasmazell-Population eine Ig-Leichtkette gebildet, die im Plasma sowie in unlöslicher Form im Gewebe angetroffen wird.

Die Erkrankung geht nicht selten mit einer komplexen Hämostasestörung einher. Der erworbene Faktor-X-Mangel ist dabei die häufigste Gerinnungsstörung (s. o.); gleichzeitig können aber auch Mangelzustände anderer Gerinnungsfaktoren vorliegen [11], [46]. Neben den Hämostasestörungen scheint auch die amyloidbedingte Beeinträchtigung der Gefäßintegrität eine Rolle zu spielen. Therapeutisch ist bei AL-Amyloidose in der Regel eine systemische Chemotherapie erforderlich. In Analogie zur Behandlung des multiplen Myeloms wurde vor allem eine Hochdosistherapie mit Melphalan mit autologer Stammzelltransplantation eingesetzt. Bei Ansprechen wird meist auch eine Remission des Faktor-X-Mangels erreicht [14]. Für akute Blutungen kommt unabhängig davon eine Substitution mit Prothrombinkomplex-Konzentrat, anderen Faktor-X-haltigen Konzentraten oder Bypass-Produkten in Betracht. Die Wirksamkeit ist unsicher, da insbesondere die Faktor-X-Halbwertszeit extrem verkürzt sein kann. Es empfiehlt sich deshalb ein engmaschiges Monitoring.

Literatur

[1] Arnaud E, Lafay M, Gaussem P et al. An autoantibody directed against human thrombin anion-binding exosite in a patient with arterial thrombosis: effects on platelets, endothelial cells, and protein C activation. Blood 1994; 84: 1843–1850
[2] Bajaj SP, Rapaport SI, Barclay S et al. Acquired hypoprothrombinemia due to non-neutralizing antibodies to prothrombin: mechanism and management. Blood 1985; 65: 1538–1543
[3] Banninger H, Hardegger T, Tobler A et al. Fibrin glue in surgery: frequent development of inhibitors of bovine thrombin and human factor V. Br J Haematol 1993; 85: 528–532
[4] Barthels M, Heimburger N. Acquired thrombin inhibitor in a patient with liver cirrhosis. Haemostasis 1985; 15: 395–401
[5] Barthels M, Kraus M, Bohn U et al. Factor VIII inhibitor-tests could be less sensitive than supposed. Vox Sang 1999; 77 Suppl 1: 87–89
[6] Baudo F, de Cataldo F. Acquired factor VIII inhibitors in pregnancy: data from the Italian Haemophilia Register relevant to clinical practice. BJOG 2003; 110: 311–314
[7] Brzoska M, Krause M, Geiger H et al. Immunoadsorption with single-use columns for the management of bleeding in acquired hemophilia A: a series of nine cases. J Clin Apher 2007; 22: 233–240
[8] Budde U, Bergmann F, Michiels JJ. Acquired von Willebrand syndrome: experience from 2 years in a single laboratory compared with data from the literature and an international registry. Semin Thromb Hemost 2002; 28: 227–238
[9] Budde U, Schaefer G, Mueller N et al. Acquired von Willebrand's disease in the myeloproliferative syndrome. Blood 1984; 64: 981–985
[10] Budde U, van Genderen PJ. Acquired von Willebrand disease in patients with high platelet counts. Semin Thromb Hemost 1997; 23: 425–431
[11] Butler WM, Baldwin PE. Prolongation of thrombin and reptilase times in patients with amyloidosis and acquired factor X deficiency. South Med J 1984; 77: 648–651
[12] Caers J, Reekmans A, Jochmans K. Factor V inhibitor after injection of human thrombin (tissucol) into a bleeding peptic ulcer. Endoscopy 2003; 35: 542–544

[13] Chediak J, Ashenhurst JB, Garlick I et al. Successful management of bleeding in a patient with factor V inhibitor by platelet transfusions. Blood 1980; 56: 835–841
[14] Choufani EB, Sanchorawala V, Ernst T et al. Acquired factor X deficiency in patients with amyloid light-chain amyloidosis: incidence, bleeding manifestations, and response to high-dose chemotherapy. Blood 2001; 97: 1885–1887
[15] Collins PW. Treatment of acquired hemophilia A. J Thromb Haemost 2007; 5: 893–900
[16] Collins PW, Hirsch S, Baglin TP et al. Acquired hemophilia A in the United Kingdom: a 2-year national surveillance study by the United Kingdom Haemophilia Centre Doctors' Organisation. Blood 2007; 109: 1870–1877
[17] de Vries A, Rosenberg T, Kochwa S et al. Precipitating antifibrinogen antibody appearing after fibrinogen infusions in a patient with congenital afibrinogenemia. Am J Med 1961; 30: 486–494
[18] Delgado J, Jimenez-Yuste V, Hernandez-Navarro F et al. Acquired haemophilia: review and meta-analysis focused on therapy and prognostic factors. Br J Haematol 2003; 121: 21–35
[19] Eberl W, Budde U, Bentele K et al. Acquired von Willebrand syndrome as side effect of valproic acid therapy in children is rare. Hamostaseologie 2009; 29: 137–142
[20] Federici AB. Acquired von Willebrand syndrome: is it an extremely rare disorder or do we see only the tip of the iceberg? J Thromb Haemost 2008; 6: 565–568
[21] Federici AB, Berkowitz SD, Lattuada A et al. Degradation of von Willebrand factor in patients with acquired clinical conditions in which there is heightened proteolysis. Blood 1993; 81: 720–725
[22] Federici AB, Rand JH, Bucciarelli P et al. Acquired von Willebrand syndrome: data from an international registry. Thromb Haemost 2000; 84: 345–349
[23] Federici AB, Stabile F, Castaman G et al. Treatment of acquired von Willebrand syndrome in patients with monoclonal gammopathy of uncertain significance: comparison of three different therapeutic approaches. Blood 1998; 92: 2707–2711
[24] Freedman J, Rand ML, Russell O et al. Immunoadsorption may provide a cost-effective approach to management of patients with inhibitors to FVIII. Transfusion 2003; 43: 1508–1513
[25] Furie B, Voo L, McAdam KP et al. Mechanism of factor X deficiency in systemic amyloidosis. N Engl J Med 1981; 304: 827–830
[26] Gabriel DA, Carr ME, Cook L et al. Spontaneous antithrombin in a patient with benign paraprotein. Am J Hematol 1987; 25: 85–93
[27] Galanakis DK, Newman J, Summers D. Circulating thrombin time anticoagulant in a procainamide-induced syndrome. JAMA 1978; 239: 1873–1874
[28] Ghosh S, McEvoy P, McVerry BA. Idiopathic autoantibody that inhibits fibrin monomer polymerization. Br J Haematol 1983; 53: 65–72
[29] Gilles JG, Saint-Remy JM. Healthy subjects produce both anti-factor VIII and specific anti-idiotypic antibodies. J Clin Invest 1994; 94: 1496–1505
[30] Giovannini L, Appert A, Monpoux F et al. Successful use of recombinant factor VIIa for management of severe menorrhagia in an adolescent with an acquired inhibitor of human thrombin. Acta Paediatr 2004; 93: 841–843
[31] Green D, Hougie C, Kazmier FJ et al. Report of the Working Party on Acquired Inhibitors of Coagulation: studies of the „lupus" anticoagulant. Thromb Haemost 1983; 49: 144–146
[32] Green D, Lechner K. A survey of 215 non-hemophilic patients with inhibitors to Factor VIII. Thromb Haemost 1981; 45: 200–203

[33] Haberichter SL, Castaman G, Budde U et al. Identification of type 1 von Willebrand disease patients with reduced von Willebrand factor survival by assay of the VWF propeptide in the European study: molecular and clinical markers for the diagnosis and management of type 1 VWD (MCMDM-1VWD). Blood 2008; 111: 4979–4985

[34] Hauser I, Schneider B, Lechner K. Post-partum factor VIII inhibitors. A review of the literature with special reference to the value of steroid and immunosuppressive treatment. Thromb Haemost 1995; 73: 1–5

[35] Hawiger J, Hanicki Z, Struzik T. On the Immunologic Nature of Antithrombin in the Course of Lupus Erythematosus Disseminatus. Acta Med Pol 1964; 5: 53–60

[36] Huth-Kuhne A, Baudo F, Collins P et al. International recommendations on the diagnosis and treatment of patients with acquired hemophilia A. Haematologica 2009; 94: 566–575

[37] Kajitani M, Ozdemir A, Aguinaga M et al. Severe hemorrhagic complication due to acquired factor V inhibitor after single exposure to bovine thrombin product. J Card Surg 2000; 15: 378–382

[38] Kapiotis S, Speiser W, Pabinger-Fasching I et al. Anticardiolipin antibodies in patients with venous thrombosis. Haemostasis 1991; 21: 19–24

[39] Kessler CM, Acs P, Mariani G. Acquired disorders of coagulation: the immune coagulopathies. In: Colman RW, Marder VJ, Clowes AW, George JN, Goldhaber S, eds. Hemostasis and thrombosis. Basic Principles and Clinical Practice. 5th ed. Philadelphia: Lippincott Williams & Wilkins; 2006: 1061–1084

[40] Lacroix-Desmazes S, Moreau A, Sooryanarayana, et al. Catalytic activity of antibodies against factor VIII in patients with hemophilia A. Nat Med 1999; 5: 1044–1047

[41] Lawson JH, Pennell BJ, Olson JD et al. Isolation and characterization of an acquired antithrombin antibody. Blood 1990; 76: 2249–2257

[42] Lubahn BC, Ware J, Stafford DW et al. Identification of a F.VIII epitope recognized by a human hemophilic inhibitor. Blood 1989; 73: 497–499

[43] Mannucci PM, Lombardi R, Bader R et al. Studies of the pathophysiology of acquired von Willebrand's disease in seven patients with lymphoproliferative disorders or benign monoclonal gammopathies. Blood 1984; 64: 614–621

[44] Marciniak E, Greenwood MF. Acquired coagulation inhibitor delaying fibrinopeptide release. Blood 1979; 53: 81–92

[45] Matsumoto T, Shima M, Fukuda K et al. Immunological characterization of factor VIII autoantibodies in patients with acquired hemophilia A in the presence or absence of underlying disease. Thromb Res 2001; 104: 381–388

[46] McPherson RA, Onstad JW, Ugoretz RJ et al. Coagulopathy in amyloidosis: combined deficiency of factors IX and X. Am J Hematol 1977; 3: 225–235

[47] Michiels JJ, Budde U, van der Planken M et al. Acquired von Willebrand syndromes: clinical features, aetiology, pathophysiology, classification and management. Best Pract Res Clin Haematol 2001; 14: 401–436

[48] Mohri H, Motomura S, Kanamori H et al. Clinical significance of inhibitors in acquired von Willebrand syndrome. Blood 1998; 91: 3623–3629

[49] Mohri H, Tanabe J, Ohtsuka M et al. Acquired von Willebrand disease associated with multiple myeloma; characterization of an inhibitor to von Willebrand factor. Blood Coagul Fibrinolysis 1995; 6: 561–566

[50] Moreau A, Lacroix-Desmazes S, Stieltjes N et al. Antibodies to the FVIII light chain that neutralize FVIII procoagulant activity are present in plasma of nonresponder patients with severe hemophilia A and in normal polyclonal human IgG. Blood 2000; 95: 3435–3441

[51] Mumford AD, O'Donnell J, Gillmore JD et al. Bleeding symptoms and coagulation abnormalities in 337 patients with AL-amyloidosis. Br J Haematol 2000; 110: 454–460
[52] Pavlova A, Zeitler H, Scharrer I et al. HLA genotype in patients with acquired haemophilia A. Haemophilia 2010; 16: 107–112
[53] Pereira NL, Chen D, Kushwaha SS et al. Discontinuation of antithrombotic therapy for a year or more in patients with continuous-flow left ventricular assist devices. Interact Cardiovasc Thorac Surg 2010; 11: 503–505
[54] Prescott R, Nakai H, Saenko EL et al. The inhibitor antibody response is more complex in hemophilia A patients than in most nonhemophiliacs with factor VIII autoantibodies. Recombinate and Kogenate Study Groups. Blood 1997; 89: 3663–3671
[55] Saxena R, Mishra DK, Kashyap R et al. Acquired haemophilia - a study of ten cases. Haemophilia 2000; 6: 78–83
[56] Scharrer I. Erworbene Inhibitoren gegen Faktor IX. Haemostaseologie 1996; 16: 171–173
[57] Serdaroglu G, Tutuncuoglu S, Kavakli K et al. Coagulation abnormalities and acquired von Willebrand's disease type 1 in children receiving valproic acid. J Child Neurol 2002; 17: 41–43
[58] Solymoss S. Postpartum acquired factor VIII inhibitors: results of a survey. Am J Hematol 1998; 59: 1–4
[59] Sperr WR, Lechner K, Pabinger I. Rituximab for the treatment of acquired antibodies to factor VIII. Haematologica 2007; 92: 66–71
[60] Spiegel PC Jr., Jacquemin M, Saint-Remy JM et al. Structure of a factor VIII C2 domain-immunoglobulin G4kappa Fab complex: identification of an inhibitory antibody epitope on the surface of factor VIII. Blood 2001; 98: 13–19
[61] Tiede A, Eisert R, Czwalinna A et al. Acquired haemophilia caused by non-haemophilic factor VIII gene variants. Ann Hematol 2010; 89: 607–612
[62] Tiede A, Huth-Kühne A, Oldenburg J et al. Immunosuppressive treatment for acquired haemophilia: current practice and future directions in Germany, Austria and Switzerland. Ann Hematol 2009; 88: 365–370
[63] Tiede A, Priesack J, Werwitzke S et al. Diagnostic workup of patients with acquired von Willebrand syndrome: a retrospective single-centre Cohort study. J Thromb Haemost 2008; 6: 569–576
[64] Tiede A, Rand JH, Budde U et al. How I treat the acquired von Willebrand syndrome. Blood 2011; 117: 6777–6785
[65] van Genderen PJ, Vink T, Michiels JJ et al. Acquired von Willebrand disease caused by an autoantibody selectively inhibiting the binding of von Willebrand factor to collagen. Blood 1994; 84: 3378–3384
[66] Vincentelli A, Susen S, Le Tourneau T et al. Acquired von Willebrand syndrome in aortic stenosis. N Engl J Med 2003; 349: 343–349
[67] Vivaldi P, Rossetti G, Galli M et al. Severe bleeding due to acquired hypoprothrombinemia-lupus anticoagulant syndrome. Case report and review of literature. Haematologica 1997; 82: 345–347
[68] Zeitler H, Ulrich-Merzenich G, Hess L et al. Treatment of acquired hemophilia by the Bonn-Malmo Protocol: documentation of an in vivo immunomodulating concept. Blood 2005; 105: 2287–2293

15 Vitamin-K-Mangel

A. Tiede

Übersichtsliteratur
Sutor et al. 1999 [18], Shearer 2009 [16], Brenner et al. 2009 [4]

15.1 Allgemein

Definition

Ein Vitamin-K-Mangel besteht, wenn mindestens ein Vitamin-K-abhängiges Protein nicht vollständig γ-carboxyliert wird und dies durch Gabe von Vitamin K (VK) aufgehoben werden kann [19].

Physiologische Bedeutung

VK ist erforderlich für die Biosynthese der Proenzyme der Serinproteasen des sog. Prothrombin-Komplexes (PPSB):
- Faktor II (Prothrombin)
- Faktor VII (Prokonvertin)
- Faktor X (Stuart-Prower-Faktor)
- Faktor IX (Christmas-Faktor, Faktor der Hämophilie B).

Ferner sind VK-abhängig:
- Protein C
- Protein S
- Protein Z
- Osteokalzin.

Es handelt sich bei diesen Faktoren um Glykoproteine, die sich biochemisch sehr ähnlich sind. Bei Plasma-Fraktionierungsverfahren werden sie aufgrund ähnlicher biochemischen Eigenschaften meist gemeinsam isoliert.

VK außerhalb der Hämostase

VK ist auch für die Synthese einiger Glykoproteine mit Funktionen außerhalb der Hämostase verantwortlich, z.B. Osteokalzin. Ferner wurde berichtet, dass

VK$_2$ offenbar direkt die Transkription regulatorischer Gene in Osteoblasten steuert. Beobachtungsstudien zeigen, dass VK-Mangel mit einer geringeren Knochenmasse und einem erhöhten Risiko für Hüftgelenksfrakturen assoziiert ist [14].

Natürliches Vorkommen und Metabolismus

Natürlich Quellen von VK sind vor allem grüne Pflanzen (VK$_1$, Phyllochinon) sowie fermentierte Lebensmittel und die Darmflora (VK$_2$, Menachinon) (Abb. 15.1). Das hydrophobe VK$_1$ interagiert im Darm mit Gallensalz- und lipidhaltige Mizellen und wird dann von der Mukosa des Ileums resorbiert. Nach oraler Aufnahme von synthetischem VK$_1$ wird die maximale Serumkonzentration nach 4 h erreicht; die Halbwertszeit beträgt 1–2 h [13]. Die physiologische Relevanz von VK$_2$ ist umstritten. Es wird in individuell unterschiedlicher Menge in der Leber gespeichert und stellt wahrscheinlich eine Reserve dar, die v. a. bei diätetischem VK$_1$-Mangel genutzt wird [15]. Die von der Deutschen Gesellschaft für Ernährung empfohlene tägliche Zufuhr von VK$_1$ beträgt bei Frauen 65 µg/kg, bei Männern 80 µg/kg und bei Kindern 10 µg/kg.

Wirkmechanismus

VK ist das Koenzym einer Carboxylase (exakt: γ-Glutamylcarboxylase, GGCX), die im endoplasmatischen Retikulum des Hepatozyten die posttranslationale Carboxylierung von Glutamatresten zu γ-Carboxyglutamat katalysiert. Die

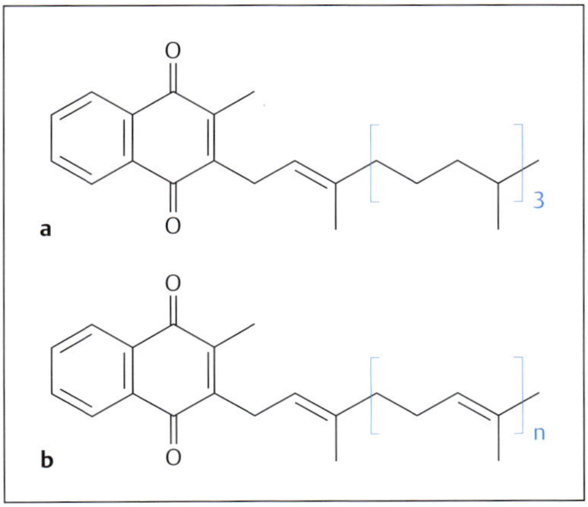

Abb. 15.1 Strukturformeln von Vitamin K.
a VK$_1$ (Phyllochinon).
b VK$_2$ (Menachinon).

aktive Form des VK ist das Hydrochinon (VKH_2), das im Zuge der Carboxylgruppen-Übertragung zum Epoxyd (VKO) oxidiert wird. In zwei Reduktionsschritten wird VKO über VK zu VKH_2 regeneriert (Abb. 15.2). Die Reaktion wird durch die VK-Epoxyd-Reduktase (VKOR) katalysiert. Möglicherweise kann der zweite Reduktionsschritt auch durch ein anderes Enzymsystem katalysiert werden, da VK auch bei vollständiger Hemmung der VKOR klinisch wirksam ist, z.B. bei Intoxikation mit VK-Antagonisten [17].

Die carboxylierten Glutamatreste liegen in der N-terminalen GLA-Domäne der Proteine. Diese werden dadurch effiziente Kalzium-Chelatoren, wodurch die Bindung der Proteine an aktivierte Phospholipid-Membranen möglich wird. In Abwesenheit von VK findet man nichtcarboxylierte, gerinnungsinaktive Vorstufen im Plasma (Acarboxy-Proteine oder PIVKA [Produced in the Absence of Vitamin K]).

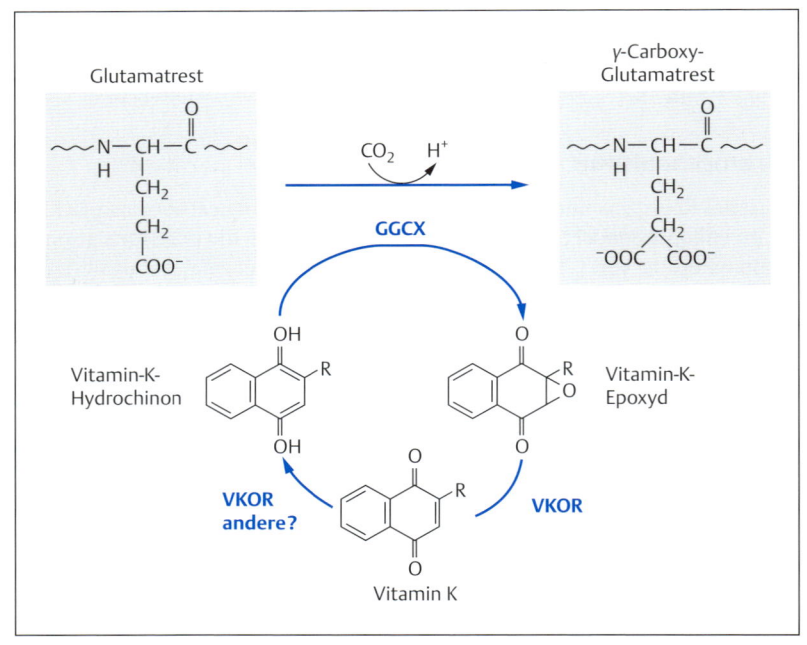

Abb. 15.2 Vitamin-K-Zyklus. GGCX = γ-Glutamylcarboxylase, VKOR = Vitamin-K-Epoxyd-Reduktase.

15.2 Angeborene Mangelzustände

Ein angeborener Mangel der VK-abhängigen Gerinnungsfaktoren (VKCFD) ist eine sehr seltene, autosomal-rezessiv vererbte Erkrankung. Es werden 2 Formen unterschieden [4]:
- VKCFD Typ 1 (GGCX-Defekte)
- VKCFD Typ 2 (VKOR-Defekte).

Verschiedene VKOR-Genvarianten (Haplotypen) sind mit der Empfindlichkeit gegenüber VK-Antagonisten assoziiert (z.B. besonders hohe oder niedrige Warfarin-Empfindlichkeit [8]).

15.3 Erworbener VK-Mangel

Folgende Ursachen lassen sich differerenzieren:
- nutritiver (exogener) Mangel
- mangelnde Resorption
- Anwesenheit von VK-Antagonisten
- passagerer (physiologischer) VK-Mangel bei Neugeborenen.

Nutritiver VK-Mangel

Bei VK-freier parenteraler Ernährung setzt ein Mangel mit Abfall des Prothrombin-Komplexes nur sehr allmählich ein und erreicht selten Bereiche, wie sie bei der Therapie mit VKA erwünscht sind [15]. Ursache dafür ist vermutlich die Fähigkeit zur Nutzung von VK_2, das von der Darmflora auch bei VK-freier Ernährung gebildet und in der Leber gespeichert werden kann. Wesentlich früher und ausgeprägter kann ein VK-Mangel bei gleichzeitiger Therapie mit oralen oder gallegängigen Antibiotika sein, worunter eine starke Verminderung des Prothrombin-Komplexes mitunter schon nach wenigen Tagen auftritt.

Malabsorption und Cholestase

Ein milder VK-Mangel kann vor allem bei Erkrankungen mit Fettresorptionsstörungen (z.B. Sprue) und Kurzdarmsyndrom auftreten. Auch bei kompletter Cholestase kann es infolge Gallensalzmangels zum VK-Mangel kommen, allerdings wird bei vielen cholestatischen Erkrankungen zunächst eine (wahrscheinlich durch die Akutphase bedingte) Steigerung der Syntheserate des Prothrombin-Komplexes und anderer Gerinnungsfaktoren beobachtet [6].

VK-Antagonisten

Neben den therapeutisch genutzten Kumarinen (derzeit in Deutschland Warfarin und Phenprocoumon) gibt es sogenannte Superwarfarine (z. B. Difenacoum, Brodifacoum), die als Mittel zur Bekämpfung von Nagetieren eingesetzt werden. Sie spielen gelegentlich im Rahmen von Intoxikationen eine Rolle. Aufgrund ihrer hohen Bindungsstärke haben sie eine hohe biologische Potenz und eine sehr lange Wirkdauer. Ferner können Antibiotika (Cephalosporine) eine direkte VK-antagonistische Wirkung entfalten, so dass es innerhalb von Tagen nach Therapiebeginn zum Abfall des Prothrombin-Komplexes kommt.

VK-Mangel bei Neugeborenen

VK ist schlechter plazentagängig als andere fettlösliche Vitamine. Neugeborene haben deshalb sehr niedrige VK-Plasmaspiegel, die aber nach 3–4 Tagen im Allgemeinen die Konzentrationen von Erwachsenen erreichen. Auch die hepatischen Reserven an VK_1 und VK_2 sind wesentlich geringer als beim Erwachsenen [15]. Muttermilch enthält weniger VK_1 als die meisten Kuhmilchprodukte. Ferner gibt es mütterliche und kindliche Risikofaktoren für einen neonatalen VK-Mangel (Tab. 15.1).

Tab. 15.1 Mögliche Risikofaktoren für einen VK-Mangel beim Neugeborenen [18]

Medikation der Mutter während der Schwangerschaft	<ul><li>Tuberkulostatika (Rifampicin, Isoniazid)</li><li>Antikonvulsiva (Carbamazepin, Diphenhydantoin, Phenobarbital, nicht dagegen Valproinsäure)</li><li>Kumarine</li><li>Laxanzien</li></ul>
Stoffwechselerkrankungen des Neugeborenen	<ul><li>Abetalipoproteinämie [5]</li><li>zystische Pankreasfibrose</li></ul>
Cholestase	<ul><li>Antitrypsin-Mangel [10]</li></ul>

15.4 Klinik, Diagnostik und Therapie

Klinisches Bild

Der erworbene VK-Mangel ist eine der häufigsten Gerinnungsstörungen. Meist bestehen keine Blutungszeichen, da der Mangel rechtzeitig erkannt und behandelt wird, während sich der Prothrombin-Komplex noch im subnormalen, nicht blutungsgefährlichen Bereich befindet. Kommt es zu Blutungen, können diese in praktisch allen Geweben lokalisiert sein. Typischerweise werden Hämatome, gastrointestinale und urogenitale Blutungen beobachtet. Seltener, aber klinisch ebenso relevant sind intrakranielle Hämatome und Hämarthrosen. Aus Studien mit VK-Antagonisten weiß man, dass die Kombination mit antithrombozytären Substanzen das Blutungsrisiko deutlich erhöht [12].

VK-Mangel des Neugeborenen

Hier kann es in seltenen Fällen zu einem aufgeprägten Abfall des Prothrombin-Komplexes und damit zur VK-Mangelblutung kommen (Tab. 15.2), weshalb allgemein eine Vitamin-K-Prophylaxe empfohlen wird (s. S. 178).

Diagnostik

Der Mangel an Faktoren des Prothrombin-Komplexes äußert sich in einer verlängerten Thromboplastinzeit bzw. einem verminderten Quick-Wert sowie in einer Verlängerung der aPTT. Thrombinzeit, Thrombozytenzahl und Fibrinogen-Konzentration sind dagegen normal. In der Einzelfaktor-Bestimmung sind die Faktoren II, VII, IX und X sowie Protein C und S typischerweise vermindert, bei normaler Faktor-V- und Antithrombin-Aktivität. Letzteres erlaubt in vielen Fällen eine einfache Abgrenzung des VK-Mangels gegenüber einer Lebererkrankung und einer disseminierten intravasalen Gerinnung (DIC) bzw. Hyperfibrinolyse.

Zu beachten ist die unterschiedliche Geschwindigkeit, mit der die VK-abhängigen Faktoren zu Beginn eines VK-Mangel oder Therapie mit VKA abfallen. Diese Geschwindigkeit ergibt sich aus der Halbwertszeit der Faktoren (Abb. 15.3). Der Quick-Test reagiert mit den meisten am Markt befindlichen Reagenzien vor allem auf einen Mangel an Faktor VII. Er liegt deshalb zu Beginn einer Therapie mit VKA oder eines VK-Mangels meist niedriger als der Faktor II, während er in der Frühphase nach Zufuhr von VK darüber liegt (Abb. 15.4).

Koller-Test

Dieser Test erlaubt eine einfache klinische Differenzialdiagnose zwischen mangelnder VK-Zufuhr, VK-Resorption und einem vermutlich VK-unabhängigem Mangel an Faktoren des Prothrombin-Komplexes (Abb. 15.5). Der Test ist zur Orientierung in der Klinik in vielen Fällen sinnvoll, erlaubt aber keine Differenzierung zwischen mangelnder VK-Zufuhr und Kumarin-Effekt. Ebenso wenig ermöglicht er einen sicheren Ausschluss angeborener Defekte des VK-Stoffwechsels (auch diese sprechen zum Teil auf VK-Gabe an) oder einer Lebererkrankung (auch hier liegt nicht selten gleichzeitig ein VK-Mangel vor).

15 Vitamin-K-Mangel

Tab. 15.2 Formen der VK-Mangelblutung bei Neugeborenen und Säuglingen [18]

	frühe VK-Mangelblutung	klassische VK-Mangelblutung	späte VK-Mangelblutung
Zeit	< 24 h postpartal	1.–7. Lebenstag	2.–6. Monat
Risikofaktoren	• Medikamente in der Schwangerschaft	• niedriger VK-Gehalt der Muttermilch • später Stillbeginn • unzureichende Milchaufnahme	• niedriger VK-Gehalt der Muttermilch • Malabsorption bei Darm- und Lebererkrankungen • häufiger Jungen als Mädchen • häufiger im Sommer als im Winter
Häufigkeit (ohne VK-Prophylaxe)	< 5 % in Risikogruppen	0,01–1,5 %	4–10/100000
Lokalisationen (nach Häufigkeit)	• Kephalhämatom • Nabel • intrakraniell • intraabdominal • intrathorakal • gastrointestinal	• gastrointestinal • Nabel • Nase • Einstichstellen • Zirkumzision • intrakraniell	• intrakraniell (30–60 %) • Haut • Nase • gastrointestinal • Einstichstellen • Nabel • urogenital • intrathorakal
Maßnahmen zur Prophylaxe	• Absetzen oder Ersetzen der Medikation bei der Schwangeren (Tab. 15.1) • VK-Prophylaxe bei der Schwangeren	• frühes Stillen • VK-Prophylaxe (p.o. ebenso effektiv wie i.m.)	• VK-Prophylaxe (einmalig i.m. oder mehrfach p.o.) • Früherkennung prädisponierender Faktoren (Tab. 15.1) und „Warnblutungen"

Weitere Methoden zum Nachweis eines VK-Mangels

In den meisten Fällen ist die Diagnose eines VK-Mangels wie oben angegeben unproblematisch, insbesondere wenn eine alleinige VK-Gabe erfolgreich war. In Einzelfällen kann jedoch die Abgrenzung eines VK-Mangels gegenüber angeborenen Mangelzuständen VK-abhängiger Gerinnungsfaktoren oder gegenüber Lebererkrankungen schwieriger sein. In diesen Fällen können Methoden

15.4 Klinik, Diagnostik und Therapie

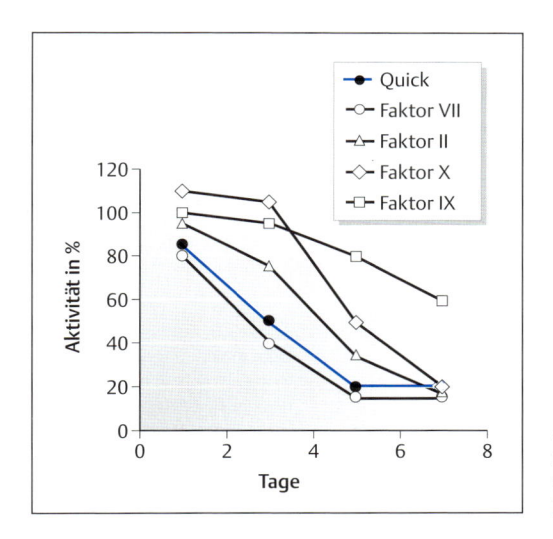

Abb. 15.**3** Unterschiedlich rasche Abnahme der Faktoren des Prothrombinkomplexes zu Beginn einer Therapie mit VKA.

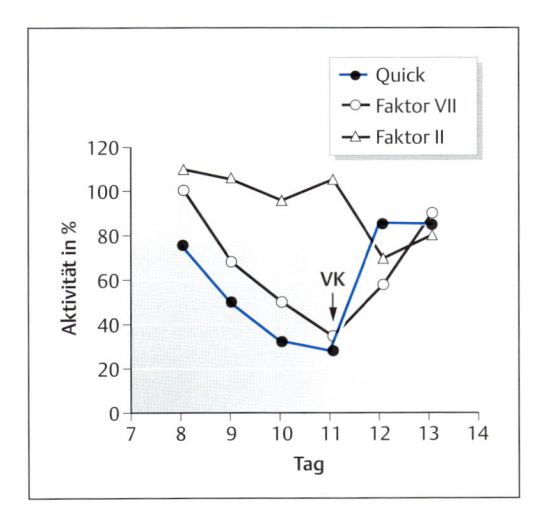

Abb. 15.**4** Typische Kinetik eines VK-Mangels bei VK-freier parenteraler Ernährung sowie nach VK-Zufuhr. Der Pfeil zeigt den Zeitpunkt der Substitution von VK an. **Beachte:** Der Quick-Test liegt bei beginnendem VK-Mangel niedriger als die Faktor-II-Aktivität, in der Frühphase nach Substitution aber höher. Der leichte Abfall der Faktor-V-Aktivität nach VK-Substitution dürfte durch den Wiederanstieg des Protein C bedingt sein.

zum Nachweis der fehlenden γ-Carboxylierung hilfreich sein. Acarboxyproteine (PIVKA) können entweder funktionell oder immunologisch bestimmt werden (Tab. 15.3). Es muss aber beachtet werden, dass auch bei Lebererkran-

15 Vitamin-K-Mangel

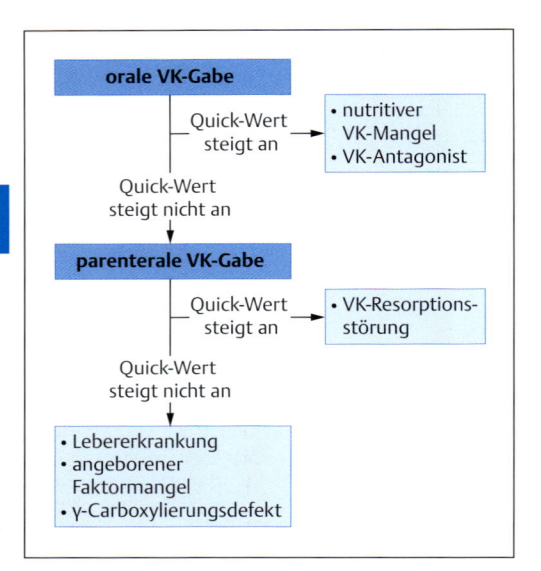

Abb. 15.5 Koller-Test zur Differenzialdiagnose des VK-Mangels. Aus dem Verhalten des Quick-Tests nach oraler bzw. parenteraler VK-Gabe ergibt sich eine Verdachtsdiagnose (hellblaue Boxen). Diese ist meist richtig, wichtige Ausnahmen sind aber zu beachten (Näheres s. Text).

Tab. 15.3 Methoden zum Nachweis fehlender γ-Carboxylierung von Gerinnungsfaktoren

Methode	Prinzip der Anwendung	Hinweise
chromogene Substrattests	die Aktivität von Acarboxyproteinen kann am chromogenen Peptidsubstrat höher sein, da hier eine Phospholipid-Bindung nicht (oder weniger) erforderlich ist	gilt nicht für alle Substrate und Testanordnungen [3]
Aktivierung mit Ecarin oder Staphylokoagulase	die Prothrombin-Aktivierung ist mit diesen Enzymen phospholipid-unabhängig, sodass auch Acarboxy-Prothrombin gemessen wird	für Prothrombin in einem Assay mit dem Substrat SIIa-01 kommerziell verfügbar [11]
PIVKA-II	immunologische Bestimmung von Acarboxy-Prothrombin mittels monoklonaler Antikörper (ELISA) oder Clarke-Freeman-Elektrophorese	ELISA kommerziell verfügbar

kungen, zumindest beim hepatozellulären Karzinom, PIVKA gebildet werden, da es bei diesen Erkrankungen unabhängig von einem VK-Mangel zu einem Carboxylierungsdefekt kommt [7].

Therapie

Nutritiver Mangel

In den meisten Fällen genügt eine einmalige orale VK-Gabe von 1–2 mg, um den Quick-Test bzw. die INR innerhalb von 12–24 Stunden in den Normbereich zu bringen (Abb. 15.4). Bei akuter Blutung oder dringend erforderlicher Operation kann eine parenterale Gabe (Normalisierung innerhalb von 6–12 h) oder die Gabe von PPSB (Normalisierung sofort) sinnvoll sein.

Therapie mit VKA

Die zur Antagonisierung erforderliche VK-Menge hängt von der Kumarindosis ab. Bei Antikoagulation mit einer INR im therapeutischen Bereich genügt in der Regel eine orale Gabe von 2–5 mg, wenn die Zeit bis zur Normalisierung der INR (meist 12–24 h) abgewartet werden kann. Bei Überdosierung können größeren VK-Mengen von 10 mg, in Extremfällen gar bis zu 50 mg täglich erforderlich sein. Die Dauer der Substitution orientiert sich an der Halbwertszeit des Medikaments und kann bei Intoxikation mit Superwarfarinen mehrere Monate betragen.

Eine Substitutionstherapie mit PPSB sollte bei schwerwiegenden Blutungen oder umgehend erforderlichen Operationen erfolgen (Tab. 15.4, Tab. 15.5). Gefrorenes Frischplasma (GFP) wird in dieser Indikation nicht mehr empfohlen, da die Transfusion ausreichender Mengen deutlich länger dauert [2].

Tab. 15.4 Dosierung von VK zur Antagonisierung einer Therapie mit VKA (nach [1] und [2])

klinische Situation	aktuelle INR	VK-Dosis und Route	zusätzliche Maßnahmen
Überdosierung beim nicht blutenden Patienten	erhöht, aber < 5,0	kein VK	VKA reduzieren
	5,0–9,0	evtl. VK ≤ 5 mg p.o. bei erhöhtem Blutungsrisiko	VKA pausieren und reduzieren, intensiveres Monitoring
	> 9,0	VK 5–10 mg p.o.	
ernsthafte Blutung oder dringend erforderliche Operation	jede INR	VK 10 mg i.v.	ggf. PPSB (Tab. 15.5)

Tab. 15.**5** Dosierung von PPSB zur Antagonisierung einer Therapie mit VKA bei akuten Blutungen oder dringend erforderlichen Operationen [9]

initiale INR	Dosis
2,0–3,9	25 IU/kg
4,0–6,0	30 IU/kg
> 6,0	50 IU/kg

VK-Prophylaxe bei Neugeborenen

Die Handhabung der Prophylaxe erfolgt in Deutschland im Einklang mit der ISTH-Empfehlung von Sutor et al. aus dem Jahr 1999 [18]. Demnach wird die parenterale Gabe wegen der mit der intramuskulären Injektion verbundenen Risiken primär nicht mehr empfohlen. Die einmalige orale Gabe ist jedoch weniger effektiv als 3 Gaben. Es wird deshalb die 3-malige orale Gabe von jeweils VK_1 2 mg empfohlen: am 1. Lebenstag (U1), zwischen dem 5. und 7. Lebenstag (U2) und in der 3.–4. Lebenswoche (U3).

Literatur

[1] Ansell J, Hirsh J, Poller L et al. The pharmacology and management of the vitamin K antagonists: the Seventh ACCP Conference on Antithrombotic and Thrombolytic Therapy. Chest 2004; 126: 204S–233S
[2] Baglin TP, Keeling DM, Watson HG. Guidelines on oral anticoagulation (warfarin): third edition–2005 update. Br J Haematol 2006; 132: 277–285
[3] Bergstrom K, Egberg N. Determination of vitamin K sensitive coagulation factors in plasma: studies on three methods using synthetic chromogenic substrates. Thromb Res 1978; 12: 531–547
[4] Brenner B, Kuperman AA, Watzka M et al. Vitamin K-dependent coagulation factors deficiency. Semin Thromb Hemost 2009; 35: 439–446
[5] Caballero FM, Buchanan GR. Abetalipoproteinemia presenting as severe vitamin K deficiency. Pediatrics 1980; 65: 161–163
[6] Cederblad G, Korsan-Bengtsen K, Olsson R. Observations of increased levels of blood coagulation factors and other plasma proteins in cholestatic liver disease. Scand J Gastroenterol 1976; 11: 391–396
[7] Inagaki Y, Tang W, Xu H et al. Des-gamma-carboxyprothrombin: clinical effectiveness and biochemical importance. Biosci Trend. 2008; 2: 53–60
[8] Oldenburg J, Watzka M, Rost S et al. VKORC1: molecular target of coumarins. J Thromb Haemost 2007; 5 Suppl 1: 1–6
[9] Pabinger I, Brenner B, Kalina U et al. Prothrombin complex concentrate (Beriplex P/N) for emergency anticoagulation reversal: a prospective multinational clinical trial. J Thromb Haemost 2008; 6: 622–631

[10] Payne NR, Hasegawa DK. Vitamin K deficiency in newborns: a case report in alpha-1-antitrypsin deficiency and a review of factors predisposing to hemorrhage. Pediatrics 1984; 73: 712–716
[11] Rosen S, Andersson M, Ghosh R. A new chromogenic prothrombin method providing accurate determination of elevated prothrombin activity in plasma samples. 1999: ISTH, Abstract 269
[12] Schulman S, Beyth RJ, Kearon C et al. Hemorrhagic complications of anticoagulant and thrombolytic treatment: American College of Chest Physicians Evidence-Based Clinical Practice Guidelines. 8th ed. Chest 2008; 133: 257S–298S
[13] Schurgers LJ, Teunissen KJ, Hamulyak K et al. Vitamin K-containing dietary supplements: comparison of synthetic vitamin K1 and natto-derived menaquinone-7. Blood 2007; 109: 3279–3283
[14] Shea MK, Booth SL. Update on the role of vitamin K in skeletal health. Nutr Rev 2008; 66: 549–557
[15] Shearer MJ. Vitamin K metabolism and nutriture. Blood Rev 1992; 6: 92–104
[16] Shearer MJ. Vitamin K deficiency bleeding (VKDB) in early infancy. Blood Rev 2009; 23: 49–59
[17] Stafford DW. The vitamin K cycle. J Thromb Haemost 2005; 3: 1873–1878
[18] Sutor AH, von Kries R, Cornelissen EA et al. Vitamin K deficiency bleeding (VKDB) in infancy. ISTH Pediatric/Perinatal Subcommittee. International Society on Thrombosis and Haemostasis. Thromb Haemost 1999; 81: 456–461
[19] Vermeer C, Hamulyak K. Pathophysiology of vitamin K-deficiency and oral anticoagulants. Thromb Haemost 1991; 66: 153–159

16 Leberfunktionsstörungen

A. Tiede

Übersichtsliteratur
Rapaport 2000 [17], Northup et al. 2008 [15], Lisman et al. 2010 [10]

16.1 Allgemein

Definition

Leberbedingte Hämostasestörungen treten bei Patienten mit akuten und chronischen Lebererkrankungen auf und können entweder zu einer vermehrten Blutungs- oder Thromboseneigung führen.

Pathophysiologie

Bei Lebererkrankungen finden sich vielfältige systemische Veränderungen der Hämostase, aber auch lokale Besonderheiten, wie z.B. hämodynamische Veränderung, die das Risiko von Blutungen und Thrombosen erhöhen. Die wichtigsten Aspekte sind in Tab. 16.1 zusammengefasst und werden nachfolgend näher erläutert.

Faktorenmangel infolge Proteinsynthesestörung

Ursachen sind überwiegend eine quantitativ verminderte Proteinbiosynthese, seltener qualitative Synthesedefekte, wie z.B. eine verminderte γ-Carboxylierung der Faktoren des Prothrombin-Komplexes [2], Vitamin-K(VK)-Mangel oder die exzessive Sialylierung des Fibrinogens mit der Folge einer Dysfibrinogenämie [12].

Faktorenmangel infolge erhöhten Verbrauchs

Vor allem bei fortgeschrittenen Lebererkrankungen findet man auch Befunde, die für einen vermehrten Verbrauch von Gerinnungsfaktoren im Sinne einer disseminierten intravasalen Gerinnung (DIC) sprechen. Am deutlichsten zeichnet sich dies durch erhöhte Konzentrationen der Aktivierungsprodukte D-Dimer und Thrombin-Antithrombin-Komplex (TAT) ab. Diese können Produkt einer

16.1 Allgemein

Tab. 16.1 Wichtige Veränderungen der Hämostase bei Lebererkrankungen

Komponente	Veränderungen mit Erhöhung des Blutungsrisikos	Veränderungen mit Erhöhung des Thromboserisikos
Gefäße	Umgehungskreisläufe (Fundus- und Ösophagusvarizen) erhöhter portalsystemischer Füllungsdruck verstärkte Produktion von Stickoxid (NO) und Prostazyklin	reduzierter portaler Blutfluss reduzierte antikoagulatorische Funktion der endothelialen Glykokalyx
primäre Hämostase	Thrombozytopenie Thrombozytopathie	Erhöhung von VWF Verminderung von ADAMTS-13
plasmatische Gerinnung	Verminderung des Prothrombin-Komplexes (Faktoren II, VII, IX, X) Verminderung der Faktoren V, XI, XII, XIII Hypo- und Dysfibrinogenämie VK-Mangel	Verminderung von Antithrombin, Protein C, Protein S reaktive Erhöhung von Faktor VIII, Fibrinogen und anderen Faktoren erhöhte Konzentration von Gewebefaktor
Fibrinolyse	verstärkte Bildung und verzögerte Elimination von t-PA Verminderung von α_2-Antiplasmin und TAFI Verminderung von PAI-1	Verminderung von Plasminogen Erhöhung von PAI-1

ADAMTS-13 = A Disintegrin and Metalloprotease with Thrombospondin Type 1 Domains 13; TAFI = Thrombin-activatable Fibrinolysis Inhibitor; PAI-1 = Plasminogen-Aktivator-Inhibitor 1; VK = Vitamin K

verstärkten Gerinnungsaktivierung sein (z. B. durch vermehrte Freisetzung von Gewebefaktor), aber auch Folge einer gestörten Clearance der Abbauprodukte (s. u.). Unterstützt wird die Annahme eines erhöhten Verbrauchs auch durch die Verkürzung der Halbwertszeit von Fibrinogen und anderen Faktoren, wie z. B. Faktor V und Antithrombin. Auch die Thrombozytopenie muss nicht ausschließlich Folge einer hepato-splenischen Sequestration sein, sondern kann (zusätzlich) aus einem systemischen Verbrauch resultieren. Der Verbrauchsprozess ist dabei primär Ausdruck einer prothrombotischen Situation, kann aber mit zunehmendem Faktorenmangel auch das Blutungsrisiko erhöhen.

Faktorenmangel durch Verlust und Verdünnung

Zu einem Verlust von Gerinnungsfaktoren kommt es vor allem bei Patienten mit ausgeprägten chronischen und akuten Blutungen, aber auch bei Aszites

(v. a. Antithrombin, Fibrinogen, Plasmin [19]) und nephrotischem Syndrom (z. B. Antithrombin). Nach massiven Blutungen kann die Konzentration von Gerinnungsfaktoren durch Umverteilung und Volumenersatztherapie ferner im Sinne einer Verdünnungskoagulopathie abfallen.

Faktorenmangel durch Inhibitoren

Autoantikörper gegen Gerinnungsfaktoren (z. B. gegen Thrombin oder gegen Faktor V) sowie ein erworbenes von-Willebrand-Syndrom wurden bei Patienten mit Leberzirrhose immer wieder beschrieben [1], [23].

Fibrinolytische Aktivität

Analog zur plasmatischen Gerinnung, bei der pro- und antikoagulatorische Veränderungen nebeneinander vorliegen, finden sich auch in der Regulation der Fibrinolyse gleichermaßen eine Störung der Aktivierung und der Inhibition (Tab. 16.1). In einigen klinischen Situationen, wie z. B. beim akuten Leberversagen und in der anhepatischen Phase der Lebertransplantation, steht oft die Hyperfibrinolyse im Vordergrund. Ursächlich liegen dann meist ein Mangel an Antiplasmin und Plasminogenaktivator-Inhibitor (PAI-1) sowie eine erhöhte Konzentration von Gewebeplasminogen-Aktivator (t-PA) im Plasma vor. Bei anderen Erkrankungen, z. B. bei der nichtalkoholischen Fettleberhepatitis, ist die fibrinolytische Kapazität vermindert.

Thrombozytopenie

Die Thrombozytopenie resultiert vor allem aus einer Sequestration bei Hypersplenie. Aufgrund der längeren Verweildauer in Milz und Leber werden Thrombozyten phagozytiert. Vor allem im Bereich von Lebernekrosen findet auch eine vermehrte Aktivierung und Ablagerung statt [15]. Eine Thrombozytopenie kann verstärkt werden durch verminderte Bildung im Knochenmark aufgrund von Mangel an Vitamin B_{12} und Folsäure, nicht adäquater Sekretion von Thrombopoetin und toxischen Einflüssen (z. B. Ethanol, Medikamente). Ferner kann sie, vor allem bei fortgeschrittener Erkrankung, durch systemischen Verbrauch verstärkt werden.

Thrombozytopathie

Bei manchen Lebererkrankungen sind die Blutungszeit oder Befunde der Aggregometrie deutlich stärker pathologisch ausgeprägt, als anhand der Thrombozytenzahl zu erwarten wäre. Dies kann auf eine echte Thrombozytopathie hinweisen, aber auch durch andere Defekte wie z. B. eine Hyperfibrinolyse bedingt sein. Hohe Konzentrationen von Fibrin(ogen)-Degradationsprodukten scheinen ebenfalls einen inhibitorischen Effekt auf die Thrombozytenfunktion zu haben.

Stadienabhängige Ausprägung der Veränderungen

Mit wenigen Ausnahmen scheint das Ausmaß der Hämostasestörung nicht so sehr von der Ätiologie der Lebererkrankung, sondern von ihrem Schweregrad abzuhängen.

In **frühen Stadien** akuter und chronischer Lebererkrankungen ist zuerst nur die Aktivität des Prothrombin-Komplexes eingeschränkt, allen voran die des Faktors VII, der die kürzeste Halbwertszeit aufweist. Die Fibrinogen-Konzentration und andere Akutphaseproteine sind in dieser Phase in der Regel erhöht.

Mit **fortschreitender Erkrankung** fallen weitere Faktoren sowie die Thrombozyten ab und es kommt zunehmend häufiger zur Hypo- und Dysfibrinogenämie.

Eine wichtige Ausnahme bilden Faktor VIII und VWF, die auch bei fortgeschrittener Leberzirrhose und schwerer akuter Hepatitis meist noch reaktiv erhöht sind. Aus diesem Grund, aber auch weil die Inhibitoren der Gerinnung (Antithrombin, Protein C) gleichermaßen vermindert sind, ist nicht nur das Blutungs-, sondern auch das Thromboserisiko erhöht.

In **späten Stadien** kommt es durch Mangel der Fibrinolyse-Inhibitoren α_2-Antiplasmin und PAI-1 zur systemischen Hyperfibrinolyse, die dann eine ausgeprägt vermehrte Blutungsneigung bedingt.

16.2 Klinik, Diagnostik und Therapie

Klinisches Bild

Vielfacht wurde postuliert, dass die Hämostase bei Lebererkrankungen „balanciert" sei, weil die Veränderungen gleichermaßen aktivierende und inhibitorische Komponenten betreffen [10]. Dies wird dadurch unterstützt, dass die häufigsten Blutungskomplikation im Bereich von Ösophagus- und Fundusvarizen lokalisiert sind und meist auf lokale und hämodynamische Faktoren zurückgeführt werden. In einer retrospektiven Serie von 9212 perkutanen Leberbiopsien traten bei mäßiger Koagulopathie (entsprechend einer INR < 1,8) und mäßiger Thrombozytopenie (> 55000/µl) nur 32 klinisch schwerwiegende Nachblutungen auf [13].

Zum Konzept der „balancierten" Hämostase muss einschränkend angemerkt werden, dass das es sich um ein Gleichgewicht auf niedrigerem, und deshalb eher instabilem Niveau handelt. Exogene Einflüsse, wie zum Beispiel Infektionen, chemische Noxen und medizinische Interventionen können dieses Gleichgewicht leicht kippen. In größeren Fall-Kontroll-Studien drückt sich dies durch ein erhöhtes perioperatives Blutungsrisiko aus [7].

Gleichermaßen ist bei Patienten mit Lebererkrankungen das Risiko venöser Thrombosen statistisch signifikant erhöht [20], während für arterielle Thrombosen widersprüchliche Daten erhoben wurden [10].

Blutungszeichen

Am häufigsten kommt es zu Blutungen im Bereich von Ösophagus- und Fundusvarizen, aber auch zu gastrointestinalen Blutungen an anderer Stelle. Da diese vor allem von lokalen Faktoren abhängen, sind sie wenig geeignet, klinische Informationen über die Funktion der Hämostase zu liefern. Dagegen sprechen multilokulär auftretende, spontane Blutungen (Nasenbluten, ausgeprägte Hämatomneigung, Blutung nach Venenpunktion, rezidivierende postoperative Blutungen) für eine systemische Hämostasestörung, die dann abgeklärt werden sollte.

Thrombosen

Das Risiko von venösen Thrombosen und Lungenembolien ist in allen Stadien von Lebererkrankungen erhöht [15]. Dies betrifft sowohl spontan auftretende Thrombosen als auch postoperative Ereignisse.

Patienten mit Leberzirrhose entwickeln häufig eine **Pfortaderthrombose;** zum Zeitpunkt einer Lebertransplantation findet man sie bei ca. 15 % der Patienten [6]. Das Vorliegen einer Pfortaderthrombose erhöht auch das Risiko gastrointestinaler Blutungen. Sie verschlechtert ferner die Prognose nach Lebertransplantation, da es häufig zu Rezidiven kommt und auch das Risiko einer Thrombose der A. hepatica erhöht ist.

Eine besondere Situation findet sich bei der **nichtalkoholischen Fettleberhepatitis**, der hepatischen Manifestation des metabolischen Syndroms. Hier ist sowohl das venöse als auch das arterielle Thromboserisiko klar erhöht. Dazu passend finden sich regelmäßig eine Erhöhung von PAI-1 [22], von prokoagulatorischen Gerinnungsfaktoren (Fibrinogen, VWF, Faktor VII, Gewebefaktor [5], [21]), eine Hyperreagibilität der Thrombozyten [14] und eine Endotheldysfunktion [25].

Diagnostik

Klinische Aspekte

Grundsätzlich sind Anamnese, klinischer Untersuchungsbefund und bildgebende Untersuchungen Ausgangspunkt der Diagnostik. Erforderlich ist eine genaue Charakterisierung von Blutungszeichen und Zeichen thromboembolischer Ereignisse. Wichtig sind dabei Lokalisation (multilokulär versus lokal), Umstände (spontan versus provoziert) und zeitliche Verhältnisse (länger zurückliegend oder kürzlich versus aktuell, einmalig versus rezidivierend). Nur so können die vielfältigen Veränderungen der Hämostase, die sich in Laboruntersuchungen abzeichnen, für den individuellen Patienten eingeordnet werden.

Marker der Leberfunktion

Es hat sich gezeigt, dass Gerinnungsbefunde wie der Quick-Test oder die Faktor-V-Aktivität besser zur Verlaufskontrolle von Lebererkrankungen geeignet sind als andere klinisch-chemische Messgrößen wie Albumin oder Cholinesterase [9]. Die INR wird auch in derzeit gültigen Scores zur Beurteilung der Leberfunktion verwendet, so z. B. im MELD-Score (Model of Endstage Liver Disease), der mit der Wahrscheinlichkeit eines Versterbens in den nächsten 3 Monaten korreliert und für die Organvergabe zur Lebertransplantation entscheidend ist:

$$\text{MELD-Score} = 10 \times [0{,}957 \ln(\text{Serumkreatinin}) + 0{,}378 \ln(\text{Bilirubin ges.}) + 1{,}12 \ln(\text{INR}) + 0{,}643]$$

Besonderheiten einzelner Gerinnungsfaktoren

Quick-Test. Er fällt im Allgemeinen als erster von allen Gerinnungstests pathologisch aus und wird vor allem durch die Aktivität von Faktor VII bestimmt, der nicht in die aPTT eingeht. Eine Angabe des Quick-Tests als INR ist nur für Patienten unter Therapie mit VK-Antagonisten etabliert, nicht für Patienten mit Leberfunktionsstörungen, obwohl dies gerade in der angloamerikanischen Literatur vielfach getan wird. Bei gleichem Quick-Test bzw. INR kann die Funktion der Hämostase bei Leberstörungen völlig anders sein als bei antikoagulierten Patienten, weshalb ein Vergleich irreführend ist und grundsätzlich vermieden werden sollte.

> Die Annahme, dass Patienten mit einer Leberfunktionsstörung und einem verminderten Quick-Wert bzw. einer deutlich erhöhten INR bereits „natürlich antikoaguliert" seien, ist falsch!

aPTT. Der Effekt einer Lebererkrankung auf die aPTT ist stark abhängig vom verwendeten Reagens. Meist ist die aPTT bei fortgeschrittener Leberzirrhose leicht verlängert, was auf einer Verminderung der Faktoren V, II, X und/oder Fibrinogen beruht. Bei sehr hoher Faktor-VIII-Aktivität kann die aPTT aber auch trotz eines Mangels dieser Faktoren noch normal sein. In fortgeschrittenen Stadien können auch die Vorphasefaktoren (XI, XII) vermindert sein, was dann zu einer deutlicheren aPTT-Verlängerung führt.

Thrombinzeit und Batroxobinzeit. Eine Verlängerung tritt vor allem bei fortgeschrittener Erkrankung auf und beruht dann auf einer schweren Hypo- oder Dysfibrinogenämie. Fibrin(ogen)-Degradationsprodukte sind bei Lebererkrankungen nur selten so stark erhöht, dass sie zu einer Verlängerung der Thrombin- oder Batroxobinzeit führen.

Faktoren des Prothrombin-Komplexes. Eine Verminderung der Faktoren VII, X, II und IX (Abfall meist in dieser Reihenfolge) beruht in erster Linie auf der Proteinsynthesestörung, kann aber bei chronischen Erkrankungen auch Folge eines VK-Mangels sein. Eine Differenzierung ist durch probatorische VK-Substitution möglich.

Fibrinogen, Antithrombin und Faktor V. Die Verminderung dieser Faktoren spiegelt eine Einschränkung der Proteinsynthese wider, zeigt aber auch Verbrauch und Verlust. Eine Differenzierung ist am ehesten durch gleichzeitige Bestimmung der Aktivitätsparameter D-Dimer und TAT sowie im Verlauf, z.B. durch Abschätzung ihrer Halbwertszeit mittels wiederholter Bestimmung nach Substitution, möglich.

Aktivitätsparameter

Eine Erhöhung von Fibrin(ogen)-Degradationsprodukten und TAT ist Folge einer verstärkten Gerinnungsaktivität (durch prothrombotische Stimuli wie Gewebefaktor sowie durch Mangel an Inhibitoren), aber auch einer verminderten Clearance der Abbauprodukte in der Leber und/oder einer Hyperfibrino(geno)lyse. Eine Differenzierung ist nicht ohne Weiteres möglich; meist dürften auch beide Prozesse nebeneinander vorliegen.

Ältere Untersuchungen zur Differenzierung von Fibrinogen-Degradationsprodukten (FgDP) und Fibrin-Degradationsprodukten (FbDP) haben hier eine bessere Differenzierung erlaubt:
- Sind vorrangig FbDP und D-Dimer erhöht, weist dies auf eine intakte Fibrin-Polymerisation und Faktor-XIII-Aktivität hin, Ursachen sind dann vor allem eine **verstärkte Hämostaseaktivität** und verminderte Clearance der Abbauprodukte.

- Sind vor allem FgDP erhöht, weist dies auf eine **Hyperfibrinogenolyse** durch Plasminämie und damit auf ein Versagen der antifibrinolytischen Komponenten (α_2-Antiplasmin, PAI-1) hin.

Neuere Ansätze

Aufgrund der Komplexität der Hämostasestörung bei Lebererkrankungen erscheinen integrative Ansätze zur Beurteilung der „globalen" Hämostase möglicherweise vielversprechend. Thrombin-Generierungstests (im plättchenarmen und/oder plättchenreichen Plasma) oder thrombelastografische Tests geben möglicherweise ein vollständigeres Abbild der Hämostase, da je nach Testanordnung zum Teil auch die Inhibitoren der Gerinnung, die Fibrinolyse und Aspekte der Thrombozytenfunktion eingehen. Beispielsweise zeigen Thrombin-Generierungsteste, dass auch bei Patienten mit vermindertem Quick-Test die Thrombinbildung normal sein kann [24].

Therapie

Transfusionsstrategie

Grundsätze für die Therapie sind in der Querschnittsleitlinie der Bundesärztekammer (BÄK) zusammengefasst [4]. Für die Substitutionstherapie sollten auf dieser Basis möglichst klinikinterne Standards festgelegt werden, die auf lokale Besonderheiten bezüglich Logistik, Patientengut, durchgeführte Eingriffe und beobachtete Komplikationen eingehen.

Grundsätzlich wird eine ungezielte Therapie mit Plasmaprodukten, insbesondere gefrorenem Frischplasma (GFP) und Solvent-Detergent-Plasma (SDP), zunehmend kritisch gesehen. Für eine effektive Substitution sind meist hohe Dosierungen erforderlich, die anhand folgender Faustformel ermittelt werden können:

$$\text{Dosis [ml]} = \text{Körpergewicht [kg]} \times (\text{Quick}_{\text{angestrebt}} [\%] - \text{Quick}_{\text{aktuell}} [\%])$$

Die Gabe effektiver Dosierungen ist dabei nicht nur mit einer hohen Volumenbelastung verbunden, sondern erhöht auch den portalvenösen Füllungsdruck, wodurch das Risiko von Blutungen in diesem Bereich ansteigt. Die Gabe von GFP ist ferner mit Nebenwirkungen wie Unverträglichkeit, Alloimmunisierung bei Patienten mit IgA-Mangel und transfusionsassoziierter Lungenschädigung belastet.

Bei Substitutionstherapie mit Einzelfaktorkonzentraten (Prothrombin-Komplex-Konzentrat, Fibrinogen-Konzentrat, Faktor-XIII-Konzentrat) spielen diese Nebenwirkungen keine Rolle. Allerdings bestehen hier therapeutische

Lücken (z. B. Faktor V); ferner könnte potenziell das Risiko thromboembolischer Komplikationen erhöht sein, wenn das Gleichgewicht zwischen prokoagulatorischen Faktoren und Inhibitoren (v. a. Antithrombin) gestört wird. Adäquate klinische Studien fehlen. In den Leitlinien der BÄK wird diese Therapie zurzeit nur zusätzlich zu GFP empfohlen, wenn letztere nicht ausreichend ist.

C Transfusionsziele

Aufgrund der Komplexität der Hämostasestörung bei Lebererkrankungen sind einfache, auf wenige Laborwerte reduzierte Transfusionsempfehlungen grundsätzlich problematisch. In vielen klinischen Situationen ließ sich zumindest bei mäßiggradig eingeschränkter Leberfunktion kein klarer Zusammenhang zwischen einzelnen Laborparametern und Blutungsrisiko herausarbeiten [13]. Auf der anderen Seite konnte gezeigt werden, dass bei ausgeprägter Leberfunktionsstörung das Blutungsrisiko deutlich erhöht ist [7], [11], [18].

Tab. 16.2 zeigt die aktuellen Empfehlungen der BÄK-Leitlinie. Diese sind eine pragmatische Orientierungshilfe, die aber überwiegend nicht auf klinischen Studien mit hohem Evidenzgrad beruht. Insbesondere die Gabe hoher GFP-Dosen ist empirisch nicht belegt. Eine deutlich restriktivere Indikationsstellung zur prophylaktischen GFP-Gabe scheint möglich zu sein. Die mit hochdosierten GFP-Gaben verbundene Volumenüberladung kann das Blutungsrisiko sogar erhöhen [8]. Zunehmend werden deshalb Strategien berichtet, die auf Vermeidung eines hohen zentralvenösen Drucks durch medikamentöse Maßnahmen, Flüssigkeitsrestriktion oder gar Aderlass abzielen [26].

Orthotope Lebertransplantation

Patienten, die einer Lebertransplantation unterzogen werden, weisen in der Regel schon im Vorfeld eine ausgeprägte Hämostasestörung auf. Aus den oben genannten Gründen wird eine prophylaktische Substitutionstherapie, insbesondere mit GFP, aber zunehmend kritisch gesehen [26]. Einige Zentren kommen in der Lebertransplantation ganz ohne Plasmagaben aus [16]. Die gezielte Substitution mit Einzelfaktor-Konzentraten könnte gegenüber der GFP-Therapie von Vorteil sein; ausreichende klinische Studien fehlen aber. Besondere Störungen mit z. T. erheblicher Blutungsneigung treten vor allem in der anhepatischen und der Reperfusionsphase der Transplantation auf. Hier wird nicht selten eine erhöhte fibrinolytische Aktivität gesehen, erkennbar an einer Spindelform im Thrombelastogramm. Es konnte gezeigt werden, dass Antifibrinolytika Blutungsneigung und Transfusionsbedarf bei der Lebertransplantation reduzieren können [3].

Tab. 16.2 Transfusionsempfehlungen für Patienten mit Lebererkrankungen (mod. nach [4])

klinische Situation	plasmatische Gerinnung	Thrombozyten
akutes Leberversagen	prophylaktische Plasmagabe verbessert die Prognose nicht bei schweren Blutungen und Quick < 50%: GFP/SDP (dann 20 ml/kg)	TK bei < 20000/µl oder petechialen Blutungen
chronische Leberinsuffizienz	bei schweren Blutungen und Quickwert < 50%: GFP/SDP (dann 20 ml/kg)	bei akuten Blutungen: TK bei < 20000/µl
transjuguläre Leberbiopsie, zentrale Venenpunktion, Parazentese, Thorakozentese	keine prophylaktische Plasmagabe	TK bei < 10000/µl
transkutane Leberbiopsie (ultraschallgesteuerte oder laparoskopische Feinnadelbiopsie)	keine prophylaktische Plasmagabe	bei Thombopenie meiden wenn unverzichtbar: TK bei < 50000/µl
mittlere und große Operationen	bei Quick < 50%: GFP/SDP (dann 20 ml/kg) wenn nicht ausreichend: Einzelfaktorkonzentrate	TK bei < 20000/µl

TK = Thrombozytenkonzentrat; GFP = gefrorenes Frischplasma; SDP = Solvent-Detergent-Plasma

Thromboembolische Ereignisse

Patienten mit tiefen Beinvenenthrombosen, Lungenembolien und abdominellen Thrombosen müssen antikoaguliert werden, sofern es keine absoluten Kontraindikationen gibt. Eine Therapie mit unfraktioniertem oder niedermolekularem Heparin ist in der Regel unproblematisch, wenngleich bei ausgeprägter Gerinnungsstörung oder Thrombozytopenie das Blutungsrisiko erhöht ist. Adäquates Labormonitoring und ggf. Dosisreduktionen sind erforderlich.

Eine Umstellung auf orale Antikoagulanzien, insbesondere VK-Antagonisten, ist aus mehreren Gründen problematisch. In Abhängigkeit vom Ausmaß der Leberfunktions- und Hämostasestörung kann das Blutungsrisiko deutlich erhöht sein; die verwendeten Substanzen können hepatotoxisch wirken; das Monitoring ist bei verminderter Aktivität des Prothromin-Komplexes bzw. der INR eingeschränkt oder unmöglich. In diesen Fällen kann es sinnvoll bzw.

notwendig sein, die Antikoagulation auch längerfristig mit niedermolekularen Heparinen oder anderen Substanzen durchzuführen.

Literatur

[1] Barthels M, Heimburger N. Acquired thrombin inhibitor in a patient with liver cirrhosis. Haemostasis 1985; 15: 395–401
[2] Blanchard RA, Furie BC, Jorgensen M et al. Acquired vitamin K-dependent carboxylation deficiency in liver disease. N Engl J Med 1981; 305: 242–248
[3] Boylan JF, Klinck JR, Sandler AN et al. Tranexamic acid reduces blood loss, transfusion requirements, and coagulation factor use in primary orthotopic liver transplantation. Anesthesiology 1996; 85: 1043–1048; discussion 1030A–1031A
[4] Bundesärztekammer. Querschnittsleitlinien (BÄK) zur Therapie mit Blutkomponenten und Plasmaderivaten. 4. Auf. Deutsch Ärztebl 2008; 105: A2121
[5] Cigolini M, Targher G, Agostino G et al. Liver steatosis and its relation to plasma haemostatic factors in apparently healthy men–role of the metabolic syndrome. Thromb Haemost 1996; 76: 69–73
[6] Francoz C, Belghiti J, Vilgrain V et al. Splanchnic vein thrombosis in candidates for liver transplantation: usefulness of screening and anticoagulation. Gut 2005; 54: 691–697
[7] Friedman LS. The risk of surgery in patients with liver disease. Hepatology 1999; 29: 1617–1623
[8] Jones RM, Moulton CE, Hardy KJ. Central venous pressure and its effect on blood loss during liver resection. Br J Surg 1998; 85: 1058–1060
[9] Lechner K, Niessner H, Thaler E. Coagulation abnormalities in liver disease. Semin Thromb Hemost 1977; 4: 40–56
[10] Lisman T, Caldwell SH, Burroughs AK et al. Hemostasis and thrombosis in patients with liver disease: the ups and downs. J Hepatol 2010; 53: 362–371
[11] Martin RC 2nd, Jarnagin WR, Fong Y et al. The use of fresh frozen plasma after major hepatic resection for colorectal metastasis: is there a standard for transfusion? J Am Coll Surg 2003; 196: 402–409
[12] Martinez J, Palascak JE, Kwasniak D. Abnormal sialic acid content of the dysfibrinogenemia associated with liver disease. J Clin Invest 1978; 61: 535–538
[13] McGill DB, Rakela J, Zinsmeister AR et al. A 21-year experience with major hemorrhage after percutaneous liver biopsy. Gastroenterology 1990; 99: 1396–1400
[14] Natarajan A, Zaman AG, Marshall SM. Platelet hyperactivity in type 2 diabetes: role of antiplatelet agents. Diab Vasc Dis Res 2008; 5: 138–144
[15] Northup PG, Sundaram V, Fallon MB et al. Hypercoagulation and thrombophilia in liver disease. J Thromb Haemost 2008; 6: 2–9
[16] Ozier Y, Pessione F, Samain E et al. Institutional variability in transfusion practice for liver transplantation. Anesth Analg 2003; 97: 671–679
[17] Rapaport SI. Coagulation problems in liver disease. Blood Coagul Fibrinolysis 2000; 11 Suppl 1: S69–S74
[18] Schiff J, Misra M, Rendon G et al. Laparoscopic cholecystectomy in cirrhotic patients. Surg Endosc 2005; 19: 1278–1281
[19] Schölmerich J, Köttgen E, Volk BA et al Proteases and antiproteases in ascites – differentiation of malignant and nonmalignant ascites and prediction of coagulopathy in ascites retransfusion. Adv Exp Med Biol 1988; 240: 555–560

[20] Sogaard KK, Horvath-Puho E, Gronbaek H et al. Risk of venous thromboembolism in patients with liver disease: a nationwide population-based case-control study. Am J Gastroenterol 2009; 104: 96–101
[21] Targher G, Bertolini L, Scala L et al. Non-alcoholic hepatic steatosis and its relation to increased plasma biomarkers of inflammation and endothelial dysfunction in non-diabetic men. Role of visceral adipose tissue. Diabet Med 2005; 22: 1354–1358
[22] Targher G, Marra F, Marchesini G. Increased risk of cardiovascular disease in non-alcoholic fatty liver disease: causal effect or epiphenomenon? Diabetologia 2008; 51: 1947–1953
[23] Tiede A, Priesack J, Werwitzke S et al. Diagnostic workup of patients with acquired von Willebrand syndrome: a retrospective single-centre Cohort study. J Thromb Haemost 2008; 6: 569–576
[24] Tripodi A, Salerno F, Chantarangkul V et al. Evidence of normal thrombin generation in cirrhosis despite abnormal conventional coagulation tests. Hepatology 2005; 41: 553–558
[25] Villanova N, Moscatiello S, Ramilli S et al. Endothelial dysfunction and cardiovascular risk profile in nonalcoholic fatty liver disease. Hepatology 2005; 42: 473–480
[26] Westerkamp AC, Lisman T, Porte RJ. How to minimize blood loss during liver surgery in patients with cirrhosis. HPB (Oxford). 2009; 11: 453–458

17 Disseminierte intravasale Gerinnung

A. Tiede, M. Barthels

Übersichtsliteratur
Lasch et al. 1971 [16], Müller-Berghaus et al. 1999 [26], Levi 2010 [18]

17.1 Allgemein

Definition

Die disseminierte intravasale Gerinnung (DIC), im deutschen Sprachgebrauch oft auch synonym Verbrauchskoagulopathie genannt [16], ist ein erworbenes komplexes Syndrom auf dem Boden unterschiedlichster Erkrankungen. Sie ist daher immer ein sekundäres Geschehen.

Kennzeichen der DIC ist die abnorme intravasale Thrombinbildung, die überwiegend in der Mikrozirkulation eine diffuse Fibrinbildung verursacht. Dadurch kommt es zu einem erhöhten Umsatz („Verbrauch") an Thrombozyten, Fibrinogen, Gerinnungsfaktoren und -inhibitoren sowie einem Anstieg von Aktivierungsmarkern von Gerinnung und Fibrinolyse.

Die International Society of Thrombosis and Haemostasis (ISTH) definiert die DIC folgendermaßen: Die DIC ist ein erworbenes Syndrom, das durch die intravaskuläre Aktivierung der Gerinnung mit Verlust ihrer Lokalisation aufgrund verschiedener Ursachen charakterisiert ist. Die DIC kann aus Schäden der Mikrozirkulation resultieren und diese wiederum schädigen, was bei entsprechend schwerer Ausprägung zu Organschäden führt. [29]

Die DIC kann in sehr unterschiedlichen Schweregraden auftreten:
- Die latenten, meist klinisch stummen Formen (**„non overt" DIC**) sind hauptsächlich durch den charakteristischen Anstieg von Aktivierungsmarkern der Gerinnung gekennzeichnet. Generell ist das Hämostasesystem noch kompensiert.
- Ist der Prozess ausgeprägt, kommt es zu einem erhöhten Verbrauch von Thrombozyten und Gerinnungsfaktoren und in dekompensierten Fällen zu thrombotischen Verschlüssen der Endstrombahn mit Ausfall der dazugehörigen Gebiete (z.B. Nekrosen der Haut und der Akren, Funktionseinschränkung von Organen bis hin zum Organversagen) und/oder generalisierter Blutungsneigung (Ekchymosen, Suggilationen, Schleim-

hautblutungen, Blutungen aus Wundflächen und aus allen Stichkanälen; „overt" DIC [29]).

Auf diesen Verbrauch bezieht sich der von H. G. Lasch geprägte – und häufig mit „DIC" synonym gebrauchte – Begriff „Verbrauchskoagulopathie" [14], [15]. Dieser Begriff stellt die messbaren, dynamischen Veränderungen der Hämostase in den Vordergrund. Er wird benutzt, um das Blutungsleiden zu beschreiben, das durch die DIC entstehen kann [26].

Die Diagnosestellung einer DIC ist problematisch und aus folgenden Gründen häufig nur eine Verdachtsdiagnose:
- Eine anatomische Diagnose mittels histologischem Nachweis von Fibrin ist kaum möglich.
- Das klinische Bild lässt häufig nur den Verdacht einer DIC zu.
- Die laborchemischen Messgrößen haben zwar eine hohe Sensitivität, aber eine relativ geringe Spezifität.

Pathophysiologie

Die DIC entsteht auf dem Boden unterschiedlichster Erkrankungen. Der gemeinsame Nenner ist die Fibrinbildung in der Mikrozirkulation infolge einer durch das Gewebsthromboplastin (Gewebefaktor, Tissue-Faktor) induzierten abnormen Thrombinbildung. Charakteristisch für die DIC ist die dabei entstehende abnorme Bildung von – im Plasma messbaren – fibrinverwandten Molekülen: lösliches Fibrin (früher: Fibrinmonomer), Fibrindegradationsprodukte, D-Dimer etc. [29], [3].

Diese intravasale Fibrinbildung findet vorwiegend systemisch statt. Einige Organe wie Haut, Leber, Nebennieren und Nieren werden bevorzugt befallen. Seltener wird die Gerinnung lokal abnorm aktiviert, so z.B. bei Gefäßdissektionen, oder bleibt auf bestimmte Organe beschränkt (z.B. ein Transplantatorgan). Gleichfalls selten kommt es gleichzeitig zu venösen, noch seltener zu arteriellen Gefäßverschlüssen [27].

Auslösemechanismen

Die hauptsächlich auslösenden Ursachen für die vermehrte Freisetzung des Tissue-Faktors sind vor allem Entzündungsprozesse bzw. septische Prozesse, insbesondere der septische Schock. Die Freisetzung von Tissue-Faktor erfolgt:
- aus dem lädierten Endothel, aus Gewebe, aktivierten Leukozyten (Monozyten) und Makrophagen sowie über die vermehrte Bildung von Zytokinen (s.u.)

17 Disseminierte intravasale Gerinnung

- durch **exogene Erreger**, vor allem durch **gramnegative Bakterien** (Endotoxine) via Zytokine/Zellen/Endothel. Klassische **Beispiele** hierfür sind das sog. Shwartzman-Phänomen im Tierversuch sowie die **Purpura fulmina**ns bei der Meningokokken-Sepsis [23]. Aber auch nahezu alle anderen Keime wie grampositive Bakterien (**Exotoxine der Staphylokokke**n), **Viren, Pilze** und **Parasiten** können eine DIC auslösen.
- bei Traumen mit ausgedehnter Verletzung (**Polytrauma**) – insbesondere, wenn besonders **Tissue-Faktor-haltiges Gewebe** (**z. B. ZNS**) betroffen ist.
- bei **Tumoren und malignen Erkrankung**en des hämatopoetischen Systems (eklatantestes Beispiel ist die Promyelozyten-Leukämie)
- bei **p**rotrahiertem Schock, schwerem **Volumenmangel**, **Kachexie**.

In Abhängigkeit von der Grunderkrankung kommen noch differenzierte Pathomechanismen hinzu, die nur zum Teil bekannt sind. Nachfolgend sind ausgewählte pathophysiologische Aspekte in der Entstehung einer DIC dargestellt.

Zytokine. Zahlreiche **Wechselwirkunge**n zwischen I**mmunsystem und Hämostase** wurden beschrieben, insbesondere bei der **Seps**is. Eine **wichtige Rolle spi**elen die Zytokine IL-6 und TNF-α, die die **Gerinnung aktivie**ren und die **Fibrinolyse hemmen können** [5], [6].

Thrombin. Eine dysregulierte Thrombinbildung führt **nicht nu**r zur Umwandlung **von Fibrinogen in Fibrin,** sondern aktiviert wiederum andere Faktoren der Hämostase (**V, VIII, XI, XII**I), die Fibrinolyse sowie über Thrombinrezeptoren (PAR, Protease-activated Receptor) Thrombozyten, Endothelzellen und Leukozyten und führt damit zur vermehrten Zytokin-Freisetzung [28].

Mikropartikel. Die Aktivierung von Leukozyten und Thrombozyten führt zur Bildung von gemischten Mikropartikeln, die Adhäsionsmoleküle, Gewebefaktor und gerinnungsaktive Phospholipide exprimieren. Sie sind eine potente Matrix für die Amplifikation des Gerinnungsprozesses [24].

Zytopathische Effekte. Sepsis, Intoxikationen, Verbrennung, aber auch (passagere) Hypoxie bei Trauma und Schock können irreversible Schäden des Endothels mit Verlust seiner antikoagulatorischen Funktion hervorrufen und eine DIC auslösen [8].

Inhibitoren der Gerinnung. TFPI (Tissue Factor Pathway Inhibitor), Antithrombin und aktiviertes Protein C (APC) inhibieren aktivierte Faktoren der Gerinnung und lokalisieren so unter physiologischen Bedingungen den Prozess der Gerinnung auf den Ort einer Verletzung. Ein zunehmender Verbrauch dieser Faktoren kann zur systemischen Ausbreitung der Gerinnung führen. Unabhängig davon haben Inhibitoren Endothel-protektive Funktion; nach Bindung von Protein C an seinen endothelialen Rezeptor (EPCR) kommt es zur Aktivierung von PAR-1 und somit zu einer Signaltransduktion, die Endothelaktivierung vermeiden kann. Ein Verlust dieses Mechanismus scheint insbesondere zur Pathophysiologie der Sepsis beizutragen und ist die biologische Grundlage einer Therapie mit aktiviertem Protein C (APC, [19]).

Ausgeprägte Hämolysen. z. B. bei Blutgruppenunverträglichkeit.

Grunderkrankungen, die mit einer DIC einhergehen

Die DIC ist immer Folge einer Grunderkrankung. Am häufigsten sind schwere Infektionen, Lebererkrankungen, Tumoren und Traumen (Tab. 17.1).

Tab. 17.1 Erkrankungen, die häufig mit einer DIC/Verbrauchskoagulopathie einhergehen

Fachgebiet	Erkrankungen
Innere Medizin	Sepsis und schwere Infektionen [19] • häufig gramnegative Keime (Escherichia coli, Meningokokken, Klebsiellen, Pseudomonas, Proteus) • seltener grampositive Keime invasive Mykosen Virusinfektionen Hyperzytokinämie („Cytokine Storm") bei schwerer Anaphylaxie, Antikörpertherapie u. a. Tumoren und Leukämien, besonders häufig akute Promyelozyten-Leukämie [9] akutes Leberversagen (infektiös, toxisch), dekompensierte Leberzirrhose [22] akute Pankreatitis [22] Hämolyse Graft-versus-Host-Erkrankung massive thromboembolische Prozesse anderer Ursache [17] Vergiftungen Schlangenbiss (umstritten [12]) Schock
Geburtshilfe, Gynäkologie	Gestosen (Präeklampsie, HELLP-Syndrom [Hemolysis, Elevated Liver Enzymes, Low Platelets])

17 Disseminierte intravasale Gerinnung

Tab. 17.1 *(Fortsetzung)*

Fachgebiet	Erkrankungen
	Infektionen • Puerperalsepsis • Amnioninfektionssyndrom • infizierter Abort
	Entbindungskomplikationen • Placenta accreta (vorzeitige Plazentalösung) • Placenta praevia
	Fruchtwasserembolie
Chirurgie	Infektionen und Sepsis
	Trauma [20]
	Polytrauma
	ZNS-Verletzungen
	Verbrennungen [21]
	Operation an Pankreas, Uterus, Prostata oder Lunge
	Organtransplantation
	große Gefäßanomalien, z. B. Aneurysma dissecans der Aorta
	Schock
Kinderheilkunde	Sepsis, gelegentlich auch banale Infektionserkrankungen
	hyperpyretischer Schock und andere Schockzustände
	Vergiftungen
	Tumoren und Leukämien
	zyanotische kongenitale Vitien
	Gefäßanomalien (z. B. Kasabach-Merritt-Syndrom)

Thrombohämorrhagische Verschlusskrankheiten, die selten oder nicht mit einer DIC einhergehen

Es gibt thrombohämorrhagische Grunderkrankungen, bei denen vorwiegend die Mikrozirkulation betroffen ist, aber auch relativ häufig das venöse und arterielle Gefäßsystem. Diese unterscheiden sich durch charakteristische Besonderheiten der pathogenetischen Mechanismen, der Klinik und Therapie von der klassischen DIC.

Hierzu gehören
- das typische, diarrhoe-assoziierte hämolytisch-urämische Syndrom (HUS), bei dem es zur Endothelschädigung und Hämostaseaktivierung im Rahmen einer Infektion durch Shiga-Toxin-bildende Bakterien kommt (Details s. Kap. C19.3)
- die thrombotisch-thrombozytopenische Purpura (TTP) infolge eines Mangels der von-Willebrand-Faktor-spaltenden Protease ADAMTS-13 (Details s. Kap. C19.2).
- das Antiphospholipid-Syndrom (APS), das primär mit einer erhöhten Inzidenz venöser und arterieller Gefäßverschlüsse einhergeht, aber insbesondere beim sog. „catastrophic" APS (CAPS) durch mikrovaskuläre Thrombosen charakterisiert sein kann (Details s. Kap. C22.1)
- die Heparin-induzierte Thrombozytopenie (HIT), die auf einer generalisierten Thrombozyten-Aktivierung beruht und in ausgeprägten Fällen mit Veränderungen einhergehen kann, „die eine DIC simulieren" [23] (Details s. Kap. C22.2).

17.2 Verlauf der DIC

Grundsätzlich gilt für den Verlauf einer DIC:
- Die DIC ist ein dynamischer Prozess, bei dem sich in Abhängigkeit von Schweregrad und Situation(en) – z.T. innerhalb von Stunden, z.T. innerhalb von Tagen bis Monaten – die Konzentrationen von Aktivierungsmarkern, Thrombozyten, Gerinnungsfaktoren und Inhibitoren im Blut rascher verändern als es ihrem jeweiligen physiologischen Verhalten (Halbwertzeit!) entspricht. Verlaufskontrollen von Messgrößen sind daher meist aussagekräftiger als absolute Messwerte (Abb. 17.1).
- Bei den chronischen Formen der DIC haben sich die Komponenten der Hämostase häufig auf relativ konstante subnormale Bereiche eingespielt mit meist nur leichten graduellen Schwankungen.
- Die Plasmaspiegel der Komponenten der Hämostase werden zusätzlich vom Gesamtzustand des jeweiligen Betroffenen bestimmt. Beispiele:
  - In einer Akutphasensituation liegen Fibrinogen- und Faktor-VIII-Spiegel deutlich oberhalb des Referenzbereichs; sog. Normalwerte können daher eine relative Verminderung bedeuten.
  - Die Synthese von Gerinnungsproteinen kann infolge akuten Leberversagens unterschiedlich stark beeinträchtigt sein. Dieses führt u.U. dann auch zu einer Verminderung von Faktoren, die sonst nicht vom Verbrauch betroffen sind.

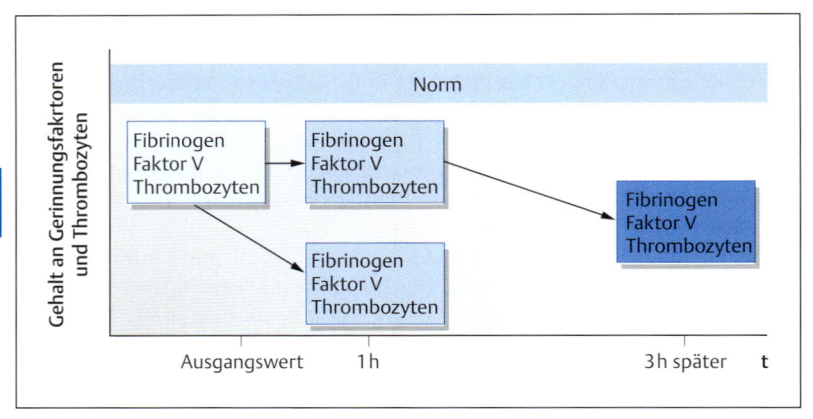

Abb. 17.1 Unterschiedliches Verhalten von Hämostasekomponenten bei unterschiedlichen Schweregraden der DIC bei gleichem Ausgangswert.

Variabilität in der Ausprägung

Die verschiedenen Auslösemechanismen einer DIC bleiben nicht ohne Konsequenz für die klinische und laboranalytische Ausprägung. Viel Verwirrung stammt daher, dass der Verbrauch durchaus nicht immer alle Komponenten betreffen muss. Der pathologische Prozess muss auch nicht immer systemisch ablaufen, sondern kann z.B. lokal auf eine bestimmte Gefäßanomalie beschränkt sein.

Folgende mögliche Veränderungen werden durch die abnorme Thrombinbildung bewirkt:
- verstärkte Aktivierung der Gerinnungsfaktoren Faktor V und Faktor VIII, bevor ihr Verbrauch einsetzt
- Verbrauch (Abfall) nur von bestimmten, nicht von allen Hämostasekomponenten, nämlich Fibrinogen, die Faktoren V, VIII, XIII sowie die Inhibitoren Antithrombin, Protein C und Protein S
- keine DIC bedingten Verminderungen der Faktoren des Prothrombinkomplexes – mit Ausnahme des Faktors II (= Prothrombin), da sie beim Gerinnungsprozess nicht verbraucht werden und daher auch nach der In-vitro-Gerinnung im Serum nachweisbar sind (vgl. Abb. 8.2, S. 84, die das Verhalten einzelner Gerinnungskomponenten in einem in vitro induzierten Verlauf der Thrombinbildung und Fibrinbildung aufzeigt, und Abb. 17.2). Die Faktoren XI und XII sind zwar auch im Serum nachweisbar, können aber über eine vermehrte Beanspruchung des C_1-Inhibitors des Komplement-

systems und infolge von Synthesestörungen bei schweren Sepsisformen vermindert sein.
- Ungleichgewicht der Hämostase infolge des vermehrten Verbrauches der Inhibitoren Antithrombin, Protein C und Protein S.
- abnorm verminderte oder erhöhte fibrinolytische Aktivität: Zu Beginn der DIC ist die fibrinolytische Aktivität herabgesetzt, da – nicht zuletzt dank des Thrombins – der wirksame Fibrinolyse-Inhibitor PAI-1 (Plasminogen-Aktivator-Inhibitor) aus dem Endothel vermehrt freigesetzt wird. Später – manchmal auch schlagartig gleich zu Beginn – kommt es zu einer überschießenden fibrinolytischen Aktivität. Diese beansprucht die Inhibitoren der Fibrinolyse (PAI-1 und Plasmininhibitor) vermehrt und dezimiert sie. Außerdem baut sie nicht nur das Fibrin vor Ort ab, sondern jetzt auch systemisch das Fibrinogen. Ein typisches Beispiel hierfür ist wiederum die akute Promyelozyten-Leukämie.
- Anstieg von Aktivierungsmarkern von Gerinnung und Fibrinolyse: Hier sind es – entsprechend der Reihenfolge im Gerinnungsablauf – die Aktivierungsmarker Prothrombinfragment 1 + 2, der Thrombin-Antithrombin-Komplex (TAT), das lösliche Fibrin (früher Fibrinmonomer), die beim Fibrin(ogen)abbau freiwerdenden Fibrin(ogen)-Degradations-Produkte, die in sehr hohen Konzentrationen dann ihrerseits die Fibrinbildung hemmen und damit u. U. zur hämorrhagischen Diathese beitragen. Wenngleich dem löslichen Fibrin eine hohe Sensitivität zukommt [4], so hat sich in der Praxis die Bestimmung des D-Dimers, des Neoantigens der Fibrinolyse bewährt [31].

Tab. 17.2 fasst die wichtigsten Aspekte dieser Variabilität zusammen (s. nächste Seite). Abb. 17.2 zeigt ein verallgemeinertes Schema der Pathophysiologie (siehe nächste Seite).

Einflüsse auf den Schweregrad der DIC

Prinzipiell hängt der Schweregrad einer DIC von folgenden 3 Faktoren ab:
- Ausmaß der intravasalen Thrombinbildung
- Hämostase- und Kompensationspotenzial des Betroffenen
- Anzahl und Ausmaß der jeweiligen Grundleiden, d. h. der individuellen Situation des Patienten.

So wird beispielsweise eine Infektion mit hohem Endotoxinanfall und ausgeprägten Entzündungsreaktionen (z. B. Meningokokken-Sepsis) oft mit einer Purpura fulminans, d. h. einer schweren DIC, einhergehen. Bei einem Patienten im schweren hämorrhagischen Schock kann u. U. bereits eine leichte Aktivierung der Gerinnung genügen, um eine DIC auszulösen.

17 Disseminierte intravasale Gerinnung

Tab. 17.2 Variabilität der Ausprägung einer DIC (in Anlehnung an [23])

Aspekt	Ausprägung
Zeit	• akut versus chronisch
Schweregrad	• latent (klinisch stumm), mild, schwer
Wechsel	• latent versus schwer • chronisch versus akut
Lokalisation	• disseminiert versus lokal (uf bestimmte Organe beschränkt, z. B. ein Transplantatorgan oder Harnwege bei urogenitalen Tumoren)
beteiligte Hämostase-Komponenten	• messbar gesteigerte Aktivität einzelner Gerinnungsfaktoren • messbarer Verbrauch von Gerinnungsfaktoren • messbarer Anstieg von D-Dimer u. a. Aktivierungsmarkern • mit versus ohne reaktiv verstärkte, lokale Fibrinolyse • mit versus ohne systemische Hyperfibrinolyse

Gerinnungsaktivierung

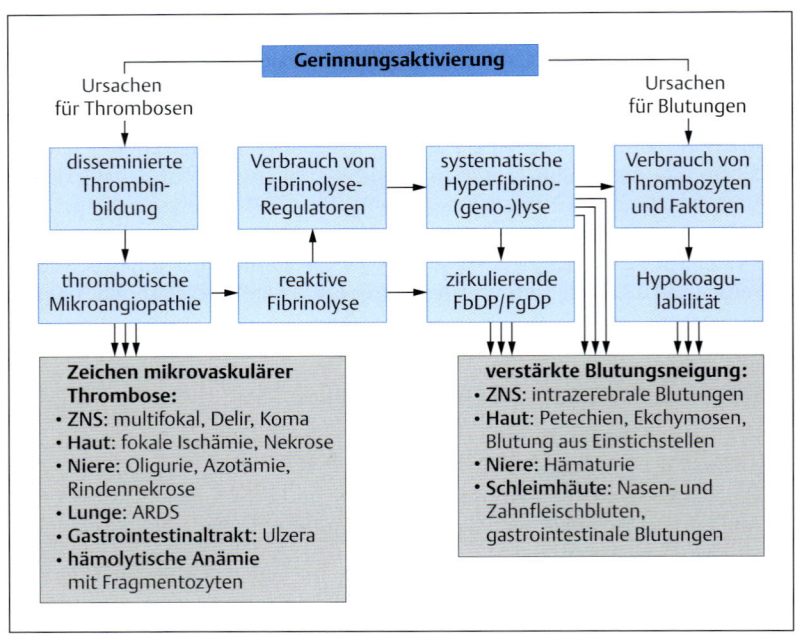

Ursachen für Thrombosen → disseminierte Thrombinbildung → Verbrauch von Fibrinolyse-Regulatoren → systematische Hyperfibrino-(geno-)lyse ← Verbrauch von Thrombozyten und Faktoren ← Ursachen für Blutungen

thrombotische Mikroangiopathie → reaktive Fibrinolyse → zirkulierende FbDP/FgDP → Hypokoagulabilität

Zeichen mikrovaskulärer Thrombose:
- **ZNS**: multifokal, Delir, Koma
- **Haut**: fokale Ischämie, Nekrose
- **Niere**: Oligurie, Azotämie, Rindennekrose
- **Lunge**: ARDS
- **Gastrointestinaltrakt**: Ulzera
- **hämolytische Anämie** mit Fragmentozyten

verstärkte Blutungsneigung:
- **ZNS**: intrazerebrale Blutungen
- **Haut**: Petechien, Ekchymosen, Blutung aus Einstichstellen
- **Niere**: Hämaturie
- **Schleimhäute**: Nasen- und Zahnfleischbluten, gastrointestinale Blutungen

Abb. 17.2 Pathophysiologie der DIC. Abkürzungen: ARDS = Adult Respiratory Distress Syndrome; FbDP, Fibrin-Degradationsprodukte; FgDP, Fibrinogen-Degradationsprodukte; ZNS, Zentralnervensystem.

17.3 Klinik, Diagnostik und Therapie

Klinisches Bild

Das Spektrum der klinischen Ausprägung einer DIC ist breit (s. S. Variabilität in der Ausprägung).

Die **milderen, kompensierten Verlaufsformen der DIC** (latente DIC, „non overt" DIC) sind meist klinisch unauffällig; nur die Konzentrationen der Aktivierungsmarker der Gerinnung im Plasma sind erhöht, die Thrombozytenzahl kann bereits leicht abgefallen sein. Die Plasmaspiegel der einzelnen Faktoren sind normal, z.T. erhöht wie bei Faktor VIII, hängen jedoch auch von zusätzlichen Einflussgrößen ab (Akutphase-Proteine Fibrinogen und Faktor VIII!). Die (Verdachts)-Diagnose DIC wird hier in Verbindung mit dem zu einer DIC prädisponierenden Grundleiden gestellt.

Bei den schweren Formen der DIC („overt" DIC) kommt es:
- zu thrombotischen Verschlüssen der Endstrombahn mit Ausfall der dazugehörigen Gebiete
- zu einer generalisierten Blutungsneigung infolge der Koagulopathie und vor allem infolge einer erhöhten fibrinolytischen Aktivität
- zur Beeinträchtigung bis zum Zusammenbruch verschiedener biologischer Systeme, die, da sie mit dem Gerinnungssystem interagieren, sich in ihren negativen Auswirkungen gegenseitig verstärken können. Beispiele hierfür sind der „Cross-Talk" des Gerinnungs- und Entzündungssystems [19] sowie der Verbrauch von Komponenten (C1-Inhibitor) des Komplementsystems im septischen Schock, der zugleich der Inhibitor der Kontaktfaktoren XI und XII ist.

Blutungen

Das Vollbild einer dekompensierten DIC mit schwerem Verbrauch von Gerinnungsfaktoren und Hyperfibrinolyse führt oft zu einer schweren, generalisierten Blutungsneigung. Typisch ist dies vor allem für DIC bei bestimmten Geburtskomplikationen (vorzeitige Plazentalösung, Placenta praevia, massive postpartale Blutung [PPH], Puerperalsepsis) und bei bestimmten, schweren Formen der Sepsis. Klassisches und ältestes Beispiel ist die gramnegative Meningokokken-Sepsis mit der sog. „Purpura fulminans"). Aber auch beim Polytrauma und anderen Intensiv-Krankheitsbildern kann es zu schweren Fällen einer DIC kommen. Zu beobachten sind vor allem Hautblutungen (anfangs häufig petechial, später als Ekchymosen, letztere typischerweise landkartenartig und girlandenförmig mit entzündlich gerötetem Rand und zentraler Nekrose.

Typisch sind ferner Schleimhautblutungen (Mund- und Nasenschleimhaut, Gastrointestinaltrakt, Urogenitaltrakt) sowie lang dauernde Nachblutungen aus Punktionsstellen. Seltener treten Blutungen an allen anderen Stellen des Körpers auf; zu nennen sind vor allem ZNS-Blutungen und pulmonale Hämorrhagien. Generell ist die Blutungsneigung bei Patienten mit systemischer Hyperfibrinolyse stärker ausgeprägt.

Thrombosen

Im Vordergrund steht bei der DIC typischerweise die disseminierte mikrovaskuläre Thrombose, die histologisch als thrombotische Mikroangiopathie beschrieben wird. Sie kann generalisiert auftreten und sich sichtbar durch Nekrosen der Haut und der Akren (Abb. 17.3, Abb. 17.4) sowie Funktionseinschränkungen der Organe bis hin zum Multiorganversagen manifestieren. Bestimmte Organe wie Leber, ZNS, Nebennieren und Nieren sind bevorzugt befallen. Die DIC kann aber auch auf ein Organ beschränkt sein (z. B. ein Transplantat). Je nach beteiligtem Organ finden sich charakteristische Funktionsstörungen, z. B. akutes Nierenversagen, akutes Leberversagen, ZNS-Funktionsstörungen u. a. In der Lunge scheint die DIC zum ARDS (Adult Respiratory Distress Syndrome) beizutragen, ist aber sicherlich nicht dessen einzige Ursache.

Die typischerweise distal lokalisierten Nekrosen (Gangrän) werden klinisch (nicht immer ganz einheitlich) unterschieden:

- **oberflächliche Hautnekrosen:** Diese betreffen Haut und Unterhautfettgewebe und treten vor allem bei der Sepsis, aber auch zu Beginn einer Therapie mit VKA auf (Abb. 17.3).
- **Purpura fulminans:** generalisierte thrombotische Verschlüsse kleiner und mittlerer Gefäße mit sekundärer Einblutung; klinisch zeigen sich nicht erhabene Rötungen, z. T. mit zentraler Nekrose; typisch für den schweren angeborenen Protein-C-Mangel bei Kindern und Neugeborenen [32], Patienten mit heterozygotem Protein-C- oder Protein-S-Mangel bei Beginn einer Therapie mit VKA oder schweren erworbenen Protein-C-Mangel bei Sepsis (z. B. Meningokokken).
- **Venous Limb Gangrene:** akrale Ischämie ohne Nachweis einer arteriellen Durchblutungsstörung. Es zeigen sich je nach Stadium bläuliche oder tiefschwarze, meist scharf demarkierte Areale. Sie tritt auf bei HIT, wenn frühzeitig eine Therapie mit Vitamin-K-Antagonisten begonnen wird (Abb. 17.4, [34]), aber auch bei Patienten ohne HIT, wenn bei akuten Thrombosen eine Therapie mit VKA ohne überlappende Heparintherapie begonnen wird. Das **Purpule Toe Syndrome** ist vor allem eine angiologische Beschreibung; es kann der Venous Limb Gangrene entsprechen, aber auch auf anderen Mechanismen beruhen (z. B. Cholesterin-Embolie [10]).

17.3 Klinik, Diagnostik und Therapie

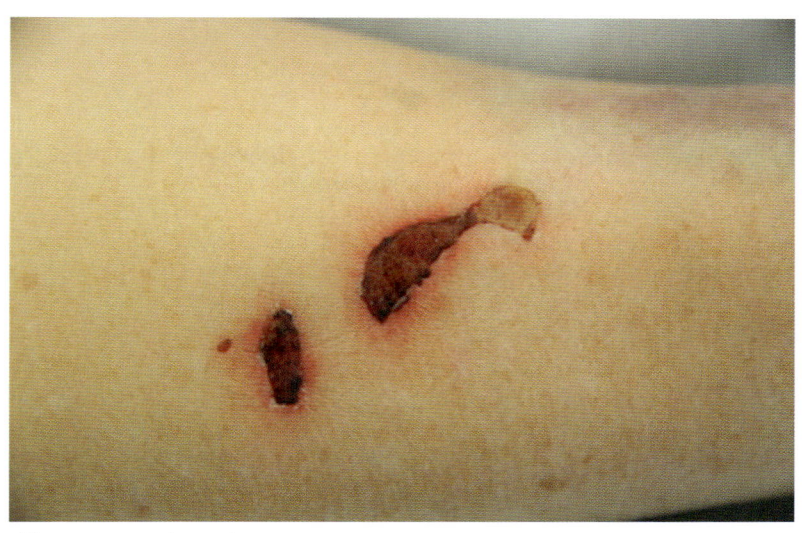

Abb. 17.3 Hautnekrosen bei DIC.

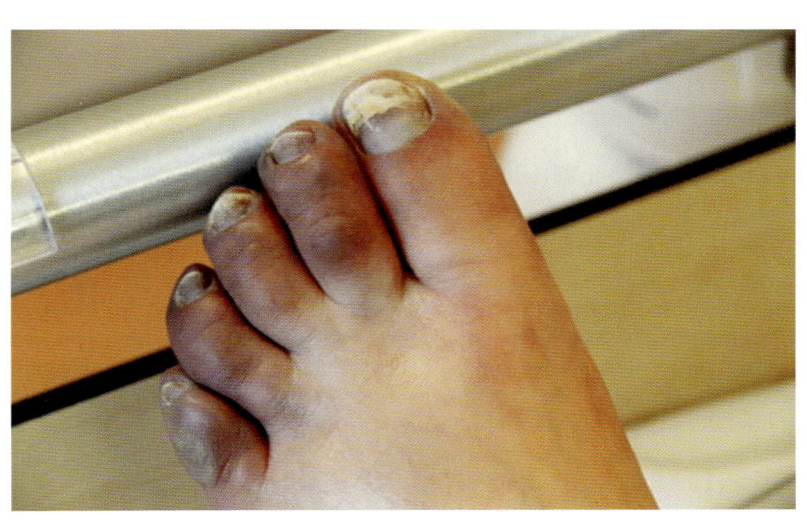

Abb. 17.4 Akrale Nekrosen (i. S. e. Venous Limb Gangrene) bei einer Patientin mit DIC bei HIT und frühzeitigem Beginn einer Therapie mit VKA.

Diagnostik

Die wichtigsten Aspekte in der Diagnostik einer DIC sind:
- Erkennen der Grunderkrankung
- Charakterisierung der aktuellen klinischen Auswirkungen der DIC
- Charakterisierung der aktuellen, laboranalytisch fassbaren Veränderungen (mindestens erforderlich sind Thrombozytenzahl, Quick-Test, aPTT, Fibrinogen, D-Dimer, Antithrombin nach den Vorgaben der ISTH; [29]).
- Erkennen der Dynamik der klinischen und laboranalytischen Charakteristika im Verlauf und unter Therapie

Laborbefunde

Diese sind entscheidend zur Diagnosestellung, ihr Spektrum ist aber sehr breit [7]. Allen Formen und Stadien gemeinsam ist das vermehrte Auftreten von Aktivierungsprodukten der Gerinnung, was mangels Spezifität für eine Diagnosestellung aber nicht ausreicht. Hinzu kommen der Verbrauch von Thrombozyten sowie in unterschiedlichem Umfang und Ausmaß der Verbrauch von Gerinnungsfaktoren.

> Entscheidend für die Bewertung ist in der Regel nicht die absolute Konzentration oder Aktivität eines Analyten, sondern der Abfall im Verlauf.

Dies geht so auch in Punktwertsysteme ein, die die Diagnostik erleichtern sollen (z. B. Overt-/Non-overt-DIC-Score der ISTH [31]). Für die Beurteilung wesentlich ist auch die Unterscheidung in DIC mit und ohne Hyperfibrinolyse.

Stadienabhängiger Verlauf der Laborveränderungen

Oft ist eine DIC nicht anhand einer einzelnen Untersuchung zu diagnostizieren, sondern erst durch Beurteilung von Veränderungen im Verlauf. H.G. Lasch, einer der ersten Erforscher der Verbrauchskoagulopathie, und seine Mitarbeiter teilten den Ablauf in 3 Phasen ein, in etwa analog der In-vitro-Gerinnung (s. Abb. 8.2). Bei einigen In-vivo-Verläufen kann man diese 3 Phasen auch in dieser Reihenfolge beobachten. Daneben gibt es aber Mischformen, Überschneidungen und Auswirkungen anderer Mechanismen (z. B. iatrogene Hämodilution bei Polytrauma! Abbau von Antithrombin und Faktor XIII durch die bei Entzündungsprozessen aus den Leukozyten freigesetzte Elastase), sodass im Einzelfall die Beurteilung oft erschwert ist (Abb. 17.5, Tab. 17.3).

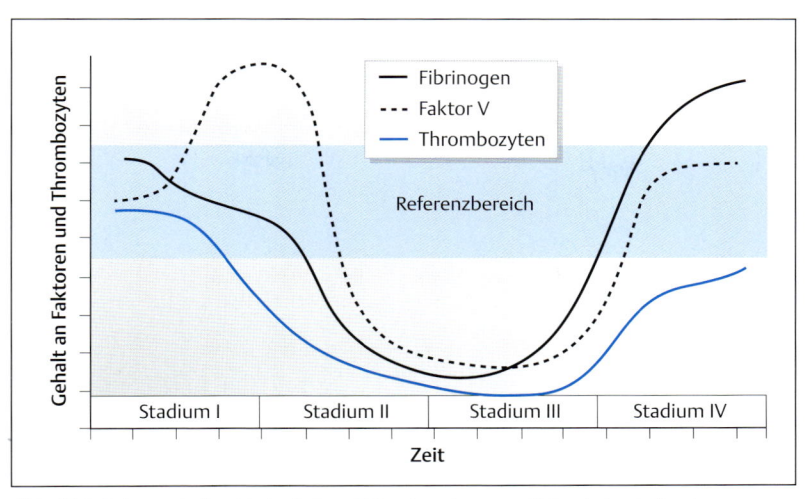

Abb. 17.5 Schematischer Verlauf einer DIC anhand ausgewählter Laborbefunde.

DIC-Score

Die ISTH hat zwei Scores zur Beurteilung der DIC vorgeschlagen, die vor allem für klinische Studien sinnvoll sind [1], [31]. Sie können auch im klinischen Alltag die Diagnostik erleichtern, sollten aber nicht losgelöst vom klinischen Kontext und zusätzlich vorhandenen diagnostischen Informationen genutzt werden.

- Zunächst ist bei Vorliegen einer DIC-assoziierten Grunderkrankung der **Overt-DIC-Score** (Tab. 17.4) zu bilden. Ist dieser positiv, ist die Diagnose einer DIC wahrscheinlich, sofern nicht andere Umstände die dort eingehenden Befunde erklären.
- Ist der Overt-DIC-Score (noch) negativ, wird frühestens 12 h später der **Non-overt-DIC-Score** (Tab. 17.5) gebildet. Ist dieser dann positiv, kann die Diagnose einer DIC ebenfalls gestellt werden.

Tab. 17.3 Phasen einer DIC*

Charakteristika	Phase 1 kompensierte Aktivierung	Phase 2 dekompensierte Aktivierung	Phase 3 Vollbild	Phase 4 Erholung
Thrombozyten	fallen als Erste ab, evtl. noch im Referenzbereich	mäßiggradige Thrombozytopenie	schwere Thrombozytopenie	langsame Erholung der Thrombozytenzahl über Tage bis Wochen
Aktivierungsprodukte	Anstieg aller Aktivierungsprodukte höchste Sensitivität: lösliches Fibrin („Fibrin-Monomer") [4] laut ISTH ist ihm gleichwertig: D-Dimer (notfallmäßig nachweisbar)	steigen weiter an Fibrin(ogen)-Degradationsprodukte sind noch nicht so sehr erhöht, dass sie die Gerinnungszeiten der Globaltests verkürzen	starke Erhöhung der Aktivierungsprodukte, vor allem der Fibrin(ogen)-Degradations-produkte	beginnender Abfall (= meist das erste Erholungszeichen)
Globaltests	unverändert, evtl. verkürzte Gerinnungszeiten (Quick-Test, aPTT) evtl. Veränderungen in der Thrombelastografie und Thrombin-Generierungstest	Gerinnungszeiten können verlängert sein, Summationseffekt, da noch kein ausgeprägter Faktorenmangel	starke Verlängerung der Gerinnungszeiten in den Globaltests, bedingt durch a) Faktorenmangel b) Fibrin(ogen)-Degradationsprodukte	allmähliche Normalisierung entsprechend der beginnenden Normalisierung der Gerinnungskomponenten
Fibrinogen	häufig eher erhöhte Konzentration (akute Phase), bei beginnendem Verbrauch aber auch „pseudonormale" Konzentration	deutlicher Abfall, „pseudonormaler" Bereich bis vermindert	deutliche Verminderung (vor allem gegenüber dem Vorwert)	Fibrinogen steigt meist als erster Parameter wieder an

Faktor VIII	eher erhöhte Konzentration, da es sich um ein Akutphase-Protein handelt evtl. kommt es zur Aktivitätssteigerung durch Thrombin?	erhöht bis „normaler" Bereich	Abfall bis Verminderung	Wiederanstieg
Faktor V	normal bis evtl. Aktivitätssteigerung durch Thrombin	evtl. beginnender Abfall erkennbar	vermindert	Wiederanstieg
Faktor II	unverändert	unverändert	praktisch unverändert, sofern keine Syntheseeinschränkung	praktisch unverändert
physiologische Inhibitoren	Protein C fällt als Erstes ab, Antithrombin ist meist noch normal	Protein C und Antithrombin sind vermindert	Protein C und Antithrombin sind deutlich vermindert	Wiederanstieg
fibrinolytisches Potenzial	die Fibrinolyse-Inhibitoren PAI-1 und Plasmininhibitor sind Akutphaseproteine, Plasminogen ist normal	keine wesentliche Veränderung Plasmin-Plasmininhibitor-Komplex (PPI) könnte leicht erhöht sein	Plasmin-Plasmininhibitor-Komplex (PPI) ist erhöht, die Fibrinolyse-Inhibitoren können deutlich vermindert sein	Wiederanstieg

*Tabelle stützt sich auf frühe Publikationen (keine Studien oder festgelegte Definitionen!)

Tab. 17.4 Overt-DIC-Score der IST (mod. durch [1])

Marker	Resultat	Punkte
Thrombozyten	> 100000/µl	0
	50000–100000/µl	1
	< 50000/µl	2
D-Dimer (µg/ml)	< 1,0	0
	1,0–5,0	2
	> 5,0	3
Quick	> 70 %	0
	40–70 %	1
	< 40 %	2
Fibrinogen	> 1 g/l	0
	< 1 g/l	1
Summe	positiv bei ≥ 5 Punkten	

Therapie

Das Erkennen und Behandeln der Grundkrankheit ist die Basis der Therapie.

Pathophysiologie und natürlicher Verlauf einer DIC sind je nach Grunderkrankung verschieden. Demgemäß sind die Maßnahmen zur symptomatischen Therapie in unterschiedlichem Maße notwendig und erfolgreich. Kontrollierte Therapiestudien mit klaren Ergebnissen gibt es nur wenige, weshalb die hämostaseologische Therapie in vielen Fällen eine individuelle Einzelfallentscheidung ist.

Tab. 17.5 Non-overt-DIC-Score der ISTH

Marker	Resultat	Punkte	Trend	Punkte
DIC-assoziierte Grunderkrankung	nicht bekannt	0		
	bekannt	2		
Thrombozyten	> 100000/µl	0	fallend	1
	< 100000/µl	1	gleich	0
			steigend	−1
Quick	normal	0	fallend	1
	vermindert	1	gleich	0
			steigend	−1
D-Dimer	normal	0	steigend	1
	erhöht	2	gleich	0
			fallend	−1
Antithrombin	normal	−1		
	vermindert	1		
Protein C	normal	−1		
	vermindert	1		
Summe	**positiv bei ≥ 5 Punkten**			

Substitutionstherapie

Der Ersatz verbrauchter Gerinnungsfaktoren und Thrombozyten ist wahrscheinlich nicht hilfreich, sofern Patienten nicht aktiv bluten oder invasive Prozeduren durchlaufen. Die Befürchtung, dass die Substitutionstherapie „Öl ins Feuer" eines mikrovaskulären thrombotischen Prozesses sei, erscheint nachvollziehbar, wurde aber nur in wenigen Fällen wirklich überzeugend dokumentiert. Sofern sie wegen Blutungen erfolgt, sind gefrorenes Frischplasma und Thrombozyten-Konzentrate die Basis der Substitution. Bei blutenden Patienten mit ausgeprägtem Fibrinogenmangel kann auch Fibrinogen-Konzentrat zum Einsatz kommen. In jedem Fall sollte das Ansprechen auf eine Substitution durch wiederholte Laboruntersuchungen und eine kritische Beurteilung des klinischen Erfolgs begleitet werden.

Heparin

Da die DIC grundsätzlich ein Vorgang verstärkter Gerinnungsaktivierung ist, erscheint eine Antikoagulation sinnvoll. In zahlreichen Einzeldarstellungen wurde gezeigt, dass eine Heparintherapie zum Durchbrechen der pathologischen Gerinnungsaktivierung und einem konsekutiven Anstieg der Gerinnungsfaktoren führen kann. Ergebnisse kontrollierter Studien sind aber widersprüchlich. Heparin scheint die therapeutischen Effekte der Antithrombin-Substitution zu reduzieren (s. u.). Keinesfalls sollte Heparin bei aktiv blutenden Patienten angewandt werden.

Antithrombin

Rationale einer gezielten Antithrombin-Substitution mittels Faktorenkonzentrat war viele Jahre die Überlegung, dass eine DIC (zum Teil) auf dem Versagen der natürlichen Inhibitoren der Gerinnung beruht. Präklinische und kleinere klinische Studien, vor allem zur DIC bei Sepsis, zeigten Verbesserungen von Organfunktionen und zum Teil auch Überlebensvorteile. Eine große Phase-III-Studie zeigte keinen Überlebensvorteil für substituierte Patienten [35]. Nachträglich wurde gezeigt, dass Patienten ohne gleichzeitige Heparingabe durchaus einen Überlebensvorteil hatten, im Gegensatz zu Patienten mit gleichzeitiger Heparingabe. Dieser Befund bedarf einer prospektiven Bestätigung, die allerdings auch Jahre nach der Veröffentlichung der Studie noch nicht erfolgt ist.

Protein C und aktiviertes Protein C

Auch der Mangel an Protein C scheint eine entscheidende Rolle in der Pathogenese der DIC zu spielen, insbesondere im Zusammenhang mit Sepsis. Es existieren Fallberichte und kleinere Studien zum Einsatz eines plasmatischen Protein-C-Konzentrats, besonders bei infektiöser Purpura fulminans bzw. Meningokokken- oder Pneumokokken-bedingter Sepsis mit DIC. Randomisierte Studien fehlen aber [13]. Aktiviertes rekombinantes Protein C (Drotrecogin alfa [aktiviert]) hat in einer Phase-III-Studie einen statistisch signifikanten Überlebensvorteil von ca. 6% gezeigt [2], wurde aber 2011 wieder vom Markt genommen, nachdem weitere Studien keine konsistenten Effekte gezeigt hatten.

Literatur

[1] Angstwurm MW, Dempfle CE, Spannagl M. New disseminated intravascular coagulation score: A useful tool to predict mortality in comparison with Acute Physiology and Chronic Health Evaluation II and Logistic Organ Dysfunction scores. Crit Care Med 2006; 34: 314–320; quiz 328
[2] Bernard GR, Vincent JL, Laterre PF et al. Efficacy and safety of recombinant human activated protein C for severe sepsis. N Engl J Med 2001; 344: 699–709
[3] Dempfle CE. The use of soluble fibrin in evaluating the acute and chronic hypercoagulable state. Thromb Haemost, 1999 82(2): 673–683
[4] Dempfle CE. et al. Use of soluble fibrin antigen instead of D-dimer as fibrin-related marker may enhance the prognostic power of the ISTH overt DIC score. Thromb Haemost 2004; 91(4): 812–818
[5] Esmon C. Do-all receptor takes on coagulation, inflammation. Nat Med 2005; 11: 475–477
[6] Esmon C. The interactions between inflammation and coagulation. Br J Haematol 2005; 131: 417–430
[7] Favaloro EJ. Laboratory testing in disseminated intravascular coagulation. Semin Thromb Hemost 2010; 36: 458–467
[8] Fink MP. Cytopathic hypoxia. Mitochondrial dysfunction as mechanism contributing to organ dysfunction in sepsis. Crit Care Clin 2001; 17: 219–237
[9] Franchini M, Dario Di Minno MN, Coppola A. Disseminated intravascular coagulation in hematologic malignancies. Semin Thromb Hemost 2010; 36: 388–403
[10] Hirschmann JV, Raugi GJ. Blue (or purple) toe syndrome. J Am Acad Dermatol 2009; 60: 1–20; quiz 21–22
[11] Hosler GA, Cusumano AM, Hutchins GM. Thrombotic thrombozytopenic purpura and hemolytic uremic syndrome are distinct pathologic entities. A review of 56 autopsy cases. Arch Pathol Lab Med 2003; 127: 834–839
[12] Isbister GK. Snakebite doesn't cause disseminated intravascular coagulation: coagulopathy and thrombotic microangiopathy in snake envenoming. Semin Thromb Hemost 2010; 36: 444–451
[13] Knoebl PN. Human protein C concentrates for replacement therapy in congenital and acquired protein C deficiency. Drugs Today (Barc) 2008; 44: 429–441
[14] Lasch HG, Krecke H-J, Rodriguez-Erdmann F et al. Verbrauchskoagulopathien (Pathogenese und Therapie). Folia Haematol (NF) 1961; 6: 325–330

[15] Lasch HG, Heene DL, Huth K et al. Pathophysiology, clinical manifestations and therapy of consumption-coagulopathy ("Verbrauchskoagulopathie"). Am J Cardiol 1967; 20: 381–391
[16] Lasch HG, Huth K, Heene DL et al. Die Klinik der Verbrauchskoagulopathie. Dtsch Med Wochenschr 1971; 96: 715–727 passim
[17] Levi M. Disseminated intravascular coagulation or extended intravascular coagulation in massive pulmonary embolism. J Thromb Haemost 2010; 8: 1475–1476
[18] Levi M. Disseminated intravascular coagulation: a disease-specific approach. Semin Thromb Hemost 2010; 36: 363–365
[19] Levi M, Schultz M, van der Poll T. Disseminated intravascular coagulation in infectious disease. Semin Thromb Hemost 2010; 36: 367–377
[20] Lippi G, Cervellin G. Disseminated intravascular coagulation in trauma injuries. Semin Thromb Hemost 2010; 36: 378–387
[21] Lippi G, Ippolito L, Cervellin G. Disseminated intravascular coagulation in burn injury. Semin Thromb Hemost 2010; 36: 429–436
[22] Lisman T, Porte RJ. Activation and regulation of hemostasis in acute liver failure and acute pancreatitis. Semin Thromb Hemost 2010; 36: 437–443
[23] Marder VJ, Feinstein DI, Colman RW et al. Consumptive thrombohemorrhagic disorders. In: Colman RW, Clowes AW, George JN, Goldhaber SZ, eds. Hemostasis and Thrombosis. Basic Principles and Clinical Practice. 5th ed. Philadelphia: Lippincott, Williams & Wilkins; 2006: 1571–1600
[24] Meziani F, Delabranche X, Asfar P et al. Bench-to-bedside review: circulating microparticles – a new player in sepsis? Crit Care 2010; 14: 236
[25] Montagnana M, Franchi M, Danese E et al. Disseminated intravascular coagulation in obstetric and gynecologic disorders. Semin Thromb Hemost 2010; 36: 404–418
[26] Muller-Berghaus G, Ten Cate H, Levi M. Disseminated intravascular coagulation: clinical spectrum and established as well as new diagnostic approaches. Thromb Haemost 1999; 82: 706–712
[27] Pötzsch B, Madlener K. Disseminierte intravasale Gerinnung. In: Pötzsch B, Madlener K, eds. Hämostaseologie. Grundlagen, Diagnostik, Therapie. 2. Auflage. Berlin-Heidelberg: Springer Verlag; 2010: 249–255
[28] Soh UJ, Dores MR, Chen B, Trejo J. Signal transduction by protease-activated receptors. Br J Pharmacol 2010; 160: 191–203
[29] Taylor FB, Toh CH, Hoots WK et al. Scientific and Standardization Committee Communications – Towards definition, clinical and laboratory criteria, and a scoring system for disseminated intravacular coagulation. On behalf of the Scientific subcommittee on disseminated intravascular coagulation (DIC) of the International Society on thrombosis and Haemostasis (ISTH). Thromb Haemost 2001; 86 (5) 1327–1330
[30] Ten Cate H, Timmerman J, Levi M. The pathophysiology of disseminated intravascular coagulation. Thromb Haemost 1999; 82(2): 713–717
[31] Toh CH, Hoots WK. The scoring system of the Scientific and Standardisation Committee on Disseminated Intravascular Coagulation of the International Society on Thrombosis and Haemostasis: a 5-year overview. J Thromb Haemost 2007; 5: 604–606
[32] Urbaniak JR, O'Neil MT, Meyer LC. Purpura fulminans. J Bone Joint Surg Am 1973; 55: 69–77
[33] Veldman A, Fischer D, Nold MF et al. Disseminated intravascular coagulation in term and preterm neonates. Semin Thromb Hemost 2010; 36: 419–428

[34] Warkentin TE, Elavathil LJ, Hayward CP et al. The pathogenesis of venous limb gangrene associated with heparin-induced thrombocytopenia. Ann Intern Med 1997; 127: 804–812
[35] Warren BL, Eid A, Singer P et al. Caring for the critically ill patient. High-dose antithrombin III in severe sepsis: a randomized controlled trial. JAMA 2001; 286: 1869–1878

18 Störungen des fibrinolytischen Gleichgewichtes

M. Barthels

Übersichtsliteratur
Francis u. Marder 2006 [7], Marder u. Francis 2006 [16], Dellas u. Loskutoff 2005 [3], Jespersen et al. 1999 [9], Nilsson 1978 [18]

18.1 Allgemein

Definition

Angeborene und erworbene Störungen der fibrinolytischen Prozesse innerhalb des Gefäßsystems beruhen auf einem Ungleichgewicht zwischen Aktivatoren und Inhibitoren der Fibrinolyse. Sie können sowohl lokal als auch systemisch entweder eine Blutungsneigung unterschiedlichen Ausmaßes oder eine erhöhte Bereitschaft zu Gefäßverschlüssen verursachen, aber auch klinisch stumm sein.

Klassifikation

Man unterscheidet eine **primäre fibrinolytische Aktivität** (z. B. erhöht infolge vermehrter t-PA-Freisetzung bei längerem venösen Stau) von einer **sekundären fibrinolytischen Aktivität,** die reaktiv im Gefolge eines vorher überschießenden intravasalen Gerinnungsprozesses (DIC) auftritt. Es gibt sowohl **angeborene** als auch **erworbene** Störungen der fibrinolytischen Aktivität.

18.2 Erhöhte fibrinolytische Aktivität

■ Allgemeines

Unabhängig von der auslösenden Ursache überwiegen die Fibrinolyseaktivatoren, sei es durch eine vermehrte Freisetzung des Plasminogenaktivators t-PA aus dem Endothel, sei es durch therapeutisch eingesetzte Plasminogenaktivatoren (z. B. t-PA, Urokinase u.a.m) oder durch einen Mangel an Inhibitoren wie PAI-1 oder Plasmininhibitor (s.u.). Erhöhte Plasminogenkonzentrationen spielen hingegen keine Rolle.

Letztlich entscheidend für die Blutungsneigung ist die **vorzeitige Wiederauflösung** des Wundverschlusses Fibrin bzw. in Extremfällen bereits die Hemmung der Fibrinbildung infolge Fibrinpolymerisationsstörungen durch Fibrin(ogen)-Degradationsprodukte. Details zu den einzelnen Fibrinolyse-Komponenten s. S. 77 ff.

Die Ursachen einer erhöhten fibrinolytische Aktivität sind nicht selten komplex, die einzelnen Komponenten des Fibrinolyse- und Gerinnungssystems können u.U. miteinander interagieren und sich ggf. gegenseitig aufschaukeln. Beispielsweise kommt es bei fortgeschrittenen Leberfunktionsstörungen zu einer verminderten Synthese von PAI-1. Daraus resultiert ein Überwiegen von t-PA, das wiederum zu einem erhöhten Verbrauch des Plasmininhibitors führt. Die Konsequenz ist eine zunehmend erhöhte fibrinolytische Aktivität bei eingeschränkter Synthese von Fibrinogen.

Erhöhter t-PA-Gehalt

Der t-PA-Gehalt des Blutes ist erhöht mit potenzieller Blutungsneigung [7]:
- kongenital (bis 2006 in 2 Fällen beschrieben [7])
- längerer venöser Stau (Tourniquet-Ischämie) [26], [15]
- fortgeschrittenes Leberzellversagen, v. a. in der anhepatischen Phase einer orthotopischen Lebertransplantation [4]
- Operationen an aktivatorreichen Organen (meist Hohlorgane bzw. Organe mit Ausführungsgängen wie Uterus, Prostata oder Lunge) oder bei Eingriffen in der Mundhöhle (hoher Aktivatorgehalt des Speichels!)
- Bei Frauen mit Menorrhagien und normalem organischem Befund wurde ein höherer Aktivatorgehalt des Menstruationsblutes und der endometrialen Zellen festgestellt. Antifibrinolytika haben sich hier als effektiv erwiesen [14].

Erhöhter u-PA-Gehalt

Eine **Erhöhung des Urokinaseplasminogenaktivators u-PA** in den Thrombozyten ist – wie sich herausgestellt hat – verantwortlich für die teilweise proteolytische Veränderung von Thrombozytenproteinen in den α-Granula, unter ihnen der Gerinnungsfaktor V – und für die Blutungsneigung. Der genetische Defekt, ursprünglich als Faktor V Quebec [25] bezeichnet, wird jetzt daher **„Quebec Platelet Disorder"** genannt [8] (s. a. Kap. C20).

■ Mangel an Fibrinolyseinhibitoren

Ein **Mangel an Inhibitoren der Fibrinolyse** (Plasmininhibitor oder PAI-1) mit dadurch bedingter erhöhter Blutungsneigung ist im breiten Spektrum der hämorrhagischen Diathesen eher selten. Kongenitale Mangelzustände sind extrem selten. Es wurden sowohl echte Mangelzustände als auch Dysformien beschrieben.

Plasmininhibitor-Mangel

Der **kongenitale Mangel** wurde 1978 von Koie et al. erstmals beschrieben [12] (weitere Fälle s. [7], [5], [23]). Bei schweren Formen besteht ein hämophilie-ähnliches Bild mit generalisierter Blutungsneigung und auch Gelenkblutungen [12], mildere Fälle gehen entsprechend mit geringerer Blutungsneigung einher.

Der **erworbene primäre Mangel** infolge erhöhten Verbrauchs an Plasmininhibitor tritt vor allem bei systemischen fibrinolytischen Therapien ein, die früher vielfach eingesetzt wurden (Streptokinase, Urokinase, weniger bei t-PA-Therapie) oder pathologischen systemischen Fibrino(geno)lysen, s. o., aber auch infolge verminderter Synthese bei fortgeschrittenen Leberfunktionsstörungen.

Den **erworbenen sekundären Mangel** findet man:
- vor allem bei überschießender reaktiver Fibrinolyse auf dem Boden einer DIC (Verbrauchskoagulopathie). Hier kann gelegentlich ein Mangel an Plasmininhibitor mit einer starken Blutungsneigung auftreten.
- Eine sekundäre Hyperfibrinolyse mit z.T. schwerer Blutungsneigung kam zumindest früher bei der akuten Promyelozytenleukämie vor. Eine DIC als Auslöser ist möglich. Eine weitere mögliche Ursache ist nach Menell et al. die vermehrte Expression des Rezeptors Annexin II mit einer vermehrten Bindung von Plasminogen und t-Pa, die damit zu einer erhöhten fibrinolytischen Aktivität mit vermehrtem Verbrauch des Plasmininhibitors führt [17]. In einem eigenen Fall eines Kleinkindes betrug die Aktivität des Plasmininhibitors < 1 %.

PAI-1-Mangel

Der **kongenitale PAI-1-Mangel** scheint nur in homozygoter Form mit einer Blutungsneigung einherzugehen [7].

Erworbene Mangelzustände finden sich vor allem bei schweren Leberfunktionsstörungen (s. C16), Francis et al. beschrieben 1986 einen Fall bei Amyloidose [6].

Verminderte Aktivierung des Fibrinolyseinhibitors TAFI

Der Fibrinolyseinhibitor TAFI (Thrombin-activatable Fibrinolysis Inhibitor) wird bei schweren Leberfunktionsstörungen weniger gebildet bzw. infolge unzureichender Thrombinbildung (z.B. infolge schwerer Leberfunktionsstörungen oder schwerer Hämophilie) weniger aktiviert, sodass die fibrinolytische Aktivität erhöht ist [7].

18.3 Verminderte fibrinolytische Aktivität

Vom theoretischen Konzept her war es naheliegend, umgekehrt eine verminderte fibrinolytische Aktivität mit einer erhöhten Thrombosebereitschaft in Verbindung zu bringen. Dementsprechend sind seit den 70er Jahren zahlreiche, z.T. epidemiologische Untersuchungen hierzu erfolgt [3], [7].

Angeborene Verminderung von t-PA

Eine **angeborene verminderte Freisetzung von t-PA** nach vorhergehendem Venenstau als Ursache einer familiären Thromboseneigung wurde Anfang der 80er Jahre bei 3 schwedischen Familien beschrieben [7]. Hier ist jedoch offen, inwieweit andere anerkannte Risikofaktoren vorlagen.

Angeborener erhöhter PAI-1

Ein **angeborener erhöhter PAI-1-Spiegel** als Ursache einer familiären Thrombophilie ist nicht bekannt.

Erworbener erhöhter PAI-1

Erworbene erhöhte Konzentrationen von PAI-1 kommen häufig vor, nicht zuletzt weil PAI-1 ein Akutphase-Protein ist [3], das bei vielen Krankheitsbildern erhöht ist, die auch mit einer erhöhten Thromboseneigung einhergehen. Details s. D27.26.

Angeborener Plasminogen-Mangel

Ein **angeborener Plasminogenmangel bzw. eine Dysplasminogenämie** wurde weltweit mehrfach beschrieben und schien zunächst eindeutig mit einer familiären Thrombosebereitschaft einherzugehen [7]. Die Erstbeschreibung eines biochemisch charakterisierten Dysplasminogens fand 1978 durch Aoki et al. statt [1]. Metaanalysen ergaben jedoch, dass ein angeborener Plasminogenmangel kein eindeutiges thrombophiles Risiko darstellt [24]. Es scheint sich höchstens um einen schwachen, ggf. additiven Risikofaktor zu handeln. Dies bestätigen bestimmte Mutationen (Arg216His und Trp597Cys), die mit einem homozygotem Plasminogenmangel und einer lichenoiden Konjunktivitis ohne Thromboseneigung einhergehen. Durch Gabe von Plasminogen-Konzentrat lässt sich die Konjunktivitis erfolgreich behandeln [21].

Fibrinbindungsstörungen fibrinolytischer Komponenten

Bei einigen **angeborenen Dysfibrinogenämien** beruht die familiäre Thromboseneigung auf Bindungsstörungen fibrinolytischer Komponenten an das Fibrinmolekül [7].

18.4 Äußere Einflüsse und Erkrankungen mit veränderter fibrinolytischer Aktivität

Im Folgenden werden mehrere (teils physiologische) Einflüsse und sowie Krankheitsbilder genannt, bei denen die fibrinolytische Aktivität außerhalb des normalen Gleichgewichts liegt, sei sie erhöht oder vermindert. Eine direkte Zuweisung zu bestimmten Faktoren ist zwar nicht immer eindeutig möglich, aber eine Blutungsneigung kann durchaus auftreten.

Tab. 18.1 zeigt die Einflüsse, unter denen eine erhöhte fibrinolytische Aktivität vorkommt bzw. beschrieben ist.

Die Blutungsneigung ist dabei gering bis fehlend, sie manifestiert sich manchmal erst nach invasiven Eingriffen.

Tab. 18.1 Faktoren, die die fibrinolytische Aktivität erhöhen können

äußere Einflüsse	• körperliche Anstrengung [13] • emotionaler Stress • Venous Occlusion (venöser Stau, Tourniquet-Ischämie) [26]
Medikamente	• Katecholamine • Vasopressinderivate (z. B. DDAVP, s. Kap. E35) • Furosemid • Nikotinsäure • Biguanide • anabole Steroide • verschiedene Fibrinolytika (s. Kap. E38)

18.4 Äußere Einflüsse und Erkrankungen mit veränderter fibrinolytischer Aktivität

Bei folgenden Krankheitsbildern ist besonders mit einem Ungleichgewicht der Fibrinolyse zu rechnen:
- **fortgeschrittene Leberleiden** (Leberzirrhose): Hier ist die fibrinolytische Aktivität häufig gesteigert infolge erhöhtem t-PA-Spiegel bei vermindertem PAI-1, TAFI und Plasmininhibitor [7], gelegentlich jedoch auch vermindert [2]. Insbesondere in der anhepatischen Phase der orthotopen Lebertransplantation ist die fibrinolytische Aktivität stark erhöht.
- **DIC** mit sekundärer, u.U. überschießender fibrinolytischer Aktivität (z.B. Promyelozyten-Leukämie!): Diese kann die Blutungsneigung per se wesentlich erhöhen bis hin zur unstillbaren Blutung.
- **Operationen an Hohlorganen** bzw. besonders t-PA-haltigen Organen wie Uterus, Lunge, Prostata, aber auch in der Mundhöhle (Speichel enthält t-PA!). Es kann intra- oder postoperativ zu systemischen oder lokal begrenzten erhöhten fibrinolytischen Aktivitäten und damit zu Blutungen kommen.
- **koronare Herzkrankheit und Herzinsuffizienz:** Man hat festgestellt, dass sportliche Betätigung in gemäßigter und auch intensiver Form das Risiko koronarer Herzkrankheiten senkt, wohingegen intensive Betätigungen bei Untrainierten, insbesondere über 70-Jährigen, das Risiko eines akuten Herztodes noch bis zu 30 Minuten nach Beendigung erhöht – wenn auch nur leicht [13]. Eine niedrige fibrinolytische Aktivität wurde mit der Entwicklung einer koronaren Herzkrankheit sowie einem erhöhten Thromboserisiko inklusive Myokardinfarktgefährdung in Zusammenhang gebracht [3].
- **Amyloidose**, ggf. mit gleichzeitigem Faktorenmangel (Inhibitor gegen PAI [6], [23]) und mit dadurch erhöhtem weiteren Blutungsrisiko.
- **Menorrhagien:** Hier kann die erhöhte fibrinolytische Aktivität verschiedene Ursachen haben (z.B. Stress [7]).
- **Tumorassoziierte erhöhte fibrinolytische Aktivität:**
  - Beim Ovarialkarzinom wurde die D-Dimer-Bestimmung als Tumormarker eingesetzt. Ihre Konzentration korreliert direkt mit dem Tumorwachstum.
  - Prostatakarzinom: Besonders bei Operationen besteht eine erhöhte Blutungsneigung.
  - kolorektale Tumoren.
  - Pankreastumoren.
- **Promyelozyten-Leukämie:** Es kann zu einer ausgeprägten Fibrinolyse kommen, die u.U. zum völligen Verbrauch des Plasmininhibitors mit entsprechender Blutungsneigung führen kann.

- **ausgeprägte Faktorenmangelzustände** (schwere Hämophilien): Hier kann die verzögerte, unzureichende Thrombinbildung auch zu einer erhöhten fibrinolytischen Aktivität führen.
- **Retransfusionen von Aszites:** Sie können Hyperfibrinolysen bewirken [20].

Die Spannbreite der klinischen Symptome ist groß: Sie reicht von Symptomfreiheit über leicht vermehrte Hämatombildung – insbesondere bei äußeren Einflüssen – und leichten Nachblutungen nach invasiven Eingriffen bis hin zur schweren, nicht zu unterschätzenden Blutung mit ausgedehnten, flächenhaften Hautblutungen, Blutungen aus allen Einstichkanälen und im Extremfall bis hin zur unstillbaren Blutung.

18.5 Diagnostik und Therapie

Diagnostik

Die Diagnose einer erhöhten fibrinolytischen Aktivität ist im Akutfall heutzutage immer noch problematisch, da es eine Auswahl an Globaltests, vor allem an Schnelltests zur Erfassung der fibrinolytischen Aktivität nicht gibt. Verfügbare Tests (vor allem das ROTEM (s. Kap. D33.4)) sind noch nicht ausreichend evaluiert, besonders hinsichtlich ihrer Empfindlichkeit. Die früher häufig eingesetzten Globaltests wie die Euglobulin-Lysezeit oder die Fibrinplattenmethode Tab. 18.2) können nur als In-House-Tests verwendet werden.

Die Einzelkomponenten und Aktivierungsprodukte des fibrinolytischen Systems sind hingegen heutzutage präzise mit chromogenen Substratmethoden oder mit immunologischen Methoden messbar. Allerdings ist bei der Bestimmung der einzelnen Komponenten des fibrinolytischen Systems zu berücksichtigen, dass nicht immer von einem einzelnen Fibrinolyseparameter auf die gesamte fibrinolytische Aktivität des Blutes geschlossen werden kann: So konnte zwar einerseits in bestimmten Kollektiven nachgewiesen werden, dass ein Anstieg des t-PA mit der fibrinolytischen Aktivität korreliert. Andererseits wurden z. B. in den ersten Tagen nach Polytrauma PAI-1-Konzentrationen gemessen, die um das 20-Fache über der Norm lagen [11], und die eine herabgesetzte fibrinolytische Aktivität hätten annehmen lassen müssen, wenn nicht gleichzeitig die Konzentration der D-Dimer-Antigene um das 10-Fache über der Norm gelegen hätte!

Tab. 18.2 gibt einen Überblick, woran sich Veränderungen der fibrinolytischen Aktivität erkennen lassen.

18.5 Diagnostik und Therapie

Tab. 18.2 Kennzeichen von Hyperfibrinolysen*

Deutlich erhöhte fibrinolytische Aktivität	Schwach erhöhte fibrinolytische Aktivität
Spindelform im ROTEM	
erhöhte Konzentrationen der Fibrin(ogen)-Degradationsprodukte um ein Vielfaches der Norm	Leicht erhöhte Konzentrationen der Fibrin(ogen)-Degradationsprodukte, bzw. nur der D-Dimere (Schnelltest!)
Primär verlängerte Thrombinzeit und/oder Batroxobinzeit, ggf. auch anderer Gerinnungsteste	Keine Verlängerung der Gerinnungszeiten in den Globaltests
(Relativ) niedrige Fibrinogenspiegel, bzw. deutlicher Abfall des Fibrinogens	Fibrinogenspiegel unbeeinflusst
Verminderter Plasmininhibitor	Plasmininhibitor unverändert
stark erhöhte Konzentration des Plasmin-α2-Antiplasmin-Komplexes im Plasma	leicht erhöhte Konzentration des Plasmin-Plasmininhibitor-Komplexes im Plasma
Plasminogenspiegel im Plasma vermindert	Plasminogenspiegel im Plasma unverändert
Euglobulin-Lysezeit** extrem verkürzt	Euglobulin-Lysezeit verkürzt
	Fibrinplatten-Methode***: vergrößerte Lysehöfe
Ggf. generalisierte schwer stillbare Blutungsneigung	Keine bis u.U. lokale Blutungsneigung bis auffällige Blutungsneigung
In Notfällen und in Ermangelung anderer Diagnostik kann man selber prüfen, ob ein Gerinnsel sich innerhalb einer Stunde auflöst, früher als sog. „Clot observation time" bezeichnet. Euglobulinlysezeit deutlich verkürzt.	

* Anmerkung: Eindeutige, bzw. allgemein anerkannte Definitionen und Abgrenzungen liegen nicht vor, es handelt sich um grobe Einschätzungen anhand von Erfahrungswerten.
** Euglobulin-Lysezeit: Es wird die Zeit gemessen, in der sich die Euglobulinfraktion des zu untersuchenden Plasmas auflöst. Globaler Test, der primär vom t-PA-Gehalt, z.T. von seinen Inhibitoren (Plättchenkonzentration!), ggf. auch freiem Plasmin beeinflusst wird. Die Methode ist zeitaufwendig (2–4 h) und nur grob informativ [19]
*** Fibrinplattenmethode: Quantitative Messung der Aktivatoraktivität in der Plasma-Euglobulinfraktion [19]. Globaler Test, dessen Messergebnis (Größe des Lysehofs) auch von den t-PA-Inhibitoren und ggf. freiem Plasmin abhängt, aber auch vom pH des Testmilieus! Dauer: 24–48 h

Therapie

Fibrinolytische Blutungen können mittels **Antifibrinolytika** zum Stehen gebracht werden, wodurch die Diagnose ex juvantibus bestätigt wird. Antifibrinolytika sollten sehr restriktiv gehandhabt werden, da u. U. bei prädisponierten Patienten Thrombosen begünstigt werden.

Derzeit steht nur Tranexamsäure (Cyklokapron) zur Verfügung. Dabei handelt es sich um ein sog. **Lysinanalogon**. Es besetzt die lysinbindenden Stellen von Plasminogen bzw. Plasmin irreversibel, sodass die Bindung an das Substrat Fibrin nicht mehr erfolgen kann und damit die lytische Wirkung ausbleibt.

Der Kallikrein-Inhibitor Aprotinin wurde aus dem Handel genommen.

Literatur

[1] Aoki N, Moroi M, Sakata Y et al. Abnormal plasminogen. A hereditary molecular abnormality found in a patient with recurrent thrombosis. J Clin Invest 1978; 61: 1186–1195
[2] Brommer EJP, Boks AL, Schalm SW et al. Inhibitoren von Gerinnung und Fibrinolyse bei akuter und dekompensierter chronischer Leberinsuffizienz. In Tilsner V, Matthias FR. Leber, Blutgerinnung und Hämostase. Basel: Roche; 1984: 43–50
[3] Dellas C, Loskutoff DJ. Historical analysis of PAI-1 from its discovery to its potential role in cell motility and disease. Thromb Haemost 2005; 93: 631–640
[4] Dzik WH, Arkin CF, Jenkins RL et al. Fibrinolysis during liver transplantation in humans: Role of the tissue type plasminogen activator. Blood 1988; 71: 1090–1095
[5] Favier R, Aoki N, de Moerloose P. Congenital alpha(2)-plasmin inhibitor deficiencies: a review. Br J Haematol 2001; 114: 4–10
[6] Francis RBJ, Liebmann H, Koehler S et al. Accelerated fibrinolysis in amyloidosis. Specific binding of tissue plasminogen activator inhibitor by an amyloidogenic monoclonal IgG. Blood 1986; 68: 333a
[7] Francis CW, Marder VJ. Clinical disorders of fibrinolysis. In: Colman RW, Clowes AW, George JN, Goldhaber SZ, eds. Hemostasis and Thrombosis. Basic Principles and Clinical Practice. 5th ed. Philadelphia: Lippincott, Williams & Wilkins; 2006: 1035–1044
[8] Hayward CP, Rivard GE, Kane WH et al. An autosomal dominant, qualitative platelet disorderassociated with multimerin deficiency, abnormalities in platelet factor V, thrombospondin, von Willebrand factor, and fibrinogen and an epinephrine aggregation defect. Blood 1996; 87: 4967–4978
[9] Jespersen J, Bertina RM, Haverkate F. Laboratory techniques in thrombosis. A manual. Dordrecht, Boston, London: Kluwer Academic Publishers; 1999
[10] Kluft C, Nieuwenhuizen HK, Rijken DC et al. Diurnal fluctuations in the activity of the fast acting t-PA inhibitor. Progr Fibrinol 1985; 7: 117–119
[11] Kluft C, de Bart ACW, Barthels M et al. Short term extreme increases in plasminogen activator inhibitor (PAI-1) in plasma of polytrauma patients. Fibrinolysis 1988; 2: 223–226
[12] Koie K, Kamiya T, Ogata D et al. α_2-Plasmin inhibitor deficiency (Miyasato disease). Lancet 1978; 11: 1334–1336

[13] Lee KW, Lip GYH. Acute versus habitual exercise, thrombgenesis and exercise intensity. Thromb Haemost 2004; 91: 416–409
[14] Lethaby A, Farquharc, Cooke I. Antifibrinolytics for heavy menstrual bleeding. Cochrane Database Syst Rev 2000; 4: CD000249
[15] Mannucci PM, Rota I. Plasminogen activator response after DDAVP: a clinico-pharmacological study. Thromb Res 1980; 20: 69–76
[16] Marder VJ, Francis CW. Physiologic regulation of fibrinolysis. In: Colman RW, Clowes AW, George JN, Goldhaber SZ, eds. Hemostasis and Thrombosis. Basic Principles and Clinical Practice. 5th ed. Philadelphia: Lippincott, Williams & Wilkins; 2006: 419–436
[17] Menell JS, Cesarman GM, Jacovina AT et al. Annexin II and bleeding in acute promylocytic leucemia. New Engl J Med 1999; 340: 994–1004
[18] Nilsson IM. Local fibrinolysis as a mechanism for haemorrhage. Thromb Diathes Haemorrh. 1975; 34: 623–633
[19] Nilsson IM, Hedner U, Pandolfi M. The measurement of fibrinolytic activities. In: Markwardt, FN. Fibrinolytics and Antifibrinolytics. Handbuch der experimentellen Pharmakologie, Vol. 43. Berlin: Springer; 1978
[20] Schölmerich J, Köttgen E, Volk BA et al. Proteases and antiproteases in ascites – differentiation of malignant and nonmalignant ascites and prediction of coagulopathy in ascites retransfusion. Adv Exp Med Biol 1988; 240: 255–260
[21] Schott D, Dempfle CE, Beck P et al. Therapy with purified plasminogen concentrate in an infant with ligneous coniunctivitis and homozygous plasminogen deficiency. New Engl J Med 1998; 339: 1679–1686
[22] Stewart D, Marder VJ. Therapy with antifibrinolytic agents. In: Colman RW, Clowes AW, George JN, Goldhaber SZ, eds. Hemostasis and Thrombosis. Basic Principles and Clinical Practice. 5th ed. Philadelphia: Lippincott, Williams & Wilkins; 2006: 1173–1192
[23] Stump DC, Taylor FB, Nesheim ME et al. Pathologic fibrinolysis as a cause of clinical bleeding. Sem Thromb Hemost 1990; 16: 260–273
[24] Tait RC, Walker ID, Conkie JA et al. Isolated familial plasminogen deficiency may not be a risk factor for thrombosis. Throm Haemost 1996; 76: 1004–1008
[25] Tracy PB, Giles AR, Mann KG et al. Factor V (Quebec) a bleeding diathesis associated with a qualitative platelet factor V deficiency. J Clin Invest 1984; 74: 1221–1228
[26] Walker JD, Davidson JF, Hutton J. "Fibrinolytic potential" – the response to a 5 minute venous occlusion test. Thromb Res 1976; 8: 629–638

19 Thrombotische Mikroangiopathien

J.-D. Studt

Übersichtsliteratur
Lämmle et al. 2005 [19], Zheng u. Sadler 2008 [32], Moake 2009 [23]

19.1 Allgemein

Definition

Die thrombotischen Mikroangiopathien bilden eine ätiologisch und pathophysiologisch heterogene Gruppe von Erkrankungen mit Verschlüssen der Mikrozirkulation durch Thrombozytenaggregate. Als Folge findet sich eine oft ausgeprägte Thrombozytopenie sowie eine Coombs-negative mikroangiopathische hämolytische Anämie mit zahlreichen Fragmentozyten im Blutausstrich. Symptome von Organschädigungen können in variabler Konstellation und Ausprägung auftreten.

Primäre thrombotische Mikroangiopathien sind die **thrombotisch-thrombozytopenische Purpura** (TTP) und das **hämolytisch-urämische Syndrom** (HUS). Daneben können sekundäre thrombotische Mikroangiopathien in Verbindung mit verschiedenen Erkrankungen und Medikamenten und nach allogener hämatopoetischer Stammzelltransplantation auftreten.

Epidemiologie

Thrombotische Mikroangiopathien sind vergleichsweise seltene Erkrankungen:
- Die jährliche Inzidenz aller Fälle wird auf etwa 11/Mio. geschätzt.
- Davon entfallen etwa 4,4/Mio. auf die idiopathische **TTP** und etwa 1,7/Mio. auf die TTP mit schwerer Defizienz der von-Willebrand-Faktor (VWF)-spaltenden Metalloprotease ADAMTS-13 [29].
- Die Inzidenz des **HUS** wird mit 1–2/100000 angegeben, bei Kindern unter 5 Jahren mit etwa 5/100000. Etwa 90% aller HUS-Fälle werden als typisches, 5–10% als atypisches HUS klassifiziert. Von den letzteren zeigen weniger als 20% eine familiäre Form [24].

- Die Inzidenz nach allogener hämatopoetischer Stammzelltransplantation wurde in verschiedenen Fallserien mit einer Spannbreite von 2,5–31 % angegeben. Die verwendeten Diagnosekriterien sind uneinheitlich [14].

Klassifikation und Pathophysiologie

Bislang existiert keine allgemein verbindliche Klassifikation der thrombotischen Mikroangiopathien. Dieser Umstand erschwert neben der Einordnung von Patienten auch die Bewertung der wissenschaftlichen Literatur. Die gebräuchlichen Bezeichnungen umfassen beispielsweise thrombotische Mikroangiopathie, TTP, HUS, TTP-HUS, idiopathische TTP, sekundäre TTP, typisches oder atypisches HUS. Etliche von diesen überschneiden sich oder sind pathophysiologisch noch unverstanden. Im Sinne einer Aufzählung verschiedener den thrombotischen Mikroangiopathien zuzurechnender Formen können genannt werden:
- idiopathische TTP (erworben, hereditär)
- HUS (typisch: Diarrhö-positiv [D+], atypisch: Diarrhö-negativ [D–])
- thrombotische Mikroangiopathie nach allogener hämatopoetischer Stammzelltransplantation
- thrombotische Mikroangiopathie bei disseminiertem Tumorleiden
- medikamentenassoziiert, z. B. Ticlopidin, Mitomycin C, Cyclosporin A
- thrombotische Mikroangiopathie assoziiert mit anderen Erkrankungen (z. B. systemischer Lupus erythematosus, HIV-Infektion)
- thrombotische Mikroangiopathie bei Schwangerschaft, HELLP-Syndrom.

19.2 Thrombotisch-thrombozytopenische Purpura (TTP)

Übersichtsliteratur
Lämmle et al. 2005 [19], Moake 2009 [23]

Klinisches Bild

Die klassische diagnostische Pentade der TTP umfasst nach Amorosi und Ultmann [2]:
- mikroangiopathische hämolytische Anämie (zahlreiche Fragmentozyten im Blutausstrich)
- eine meist ausgeprägte Thrombozytopenie
- eine oft fluktuierende neurologische Symptomatik

- Niereninsuffizienz
- Fieber.

Oftmals ist diese Pentade aber nur unvollständig ausgeprägt. Das klinische Bild kann oligosymptomatisch oder unspezifisch sein. Die Sterblichkeit unbehandelter Verläufe ist mit über 90 % außerordentlich hoch. Da die Plasmatherapie als wirksame Behandlung etabliert ist, gilt bereits das Vorhandensein von Thrombozytopenie und mikroangiopathischer hämolytischer Anämie ohne alternative Erklärung als ausreichend für die Annahme einer TTP und die umgehende Einleitung einer Plasmatherapie.

Pathophysiologie

In den vergangenen Jahrzehnten wurden zahlreiche Hypothesen zur Ätiologie und Pathogenese der TTP aufgestellt. Entscheidende Fortschritte sind seit den 1980er Jahren gelungen: Wegweisend war die Beobachtung besonders großer Formen des von-Willebrand-Faktors (VWF) mit supranormalen Multimeren im Plasma von Patienten mit chronisch-rezidivierender TTP. Als Ursache hierfür wurde das Fehlen einer VWF-Depolymerase vermutet. Diese VWF-spaltende Protease, ADAMTS-13 (A Disintegrin and Metalloprotease with Thrombospondin Type 1 Domains 13), wurde 1996 durch Furlan et al. und Tsai identifiziert [8], [30]. Sie spaltet VWF spezifisch in seiner A2-Domäne an der Peptidbindung Tyr1605-Met1606.

Bei schwerer Verminderung der ADAMTS-13 im Plasma (je nach Testsystem < 5–10 % des Normalwertes) bleibt die physiologische Proteolyse des VWF aus. Dieser interagiert daher vermehrt mit Thrombozyten. Dies begünstigt die Ausbildung von Thrombozyten- und VWF-reichen Thromben in der Mikrozirkulation mit nachfolgender mikroangiopathischer Hämolyse und Organischämie.

Eine schwere ADAMTS-13-Verminderung kommt zustande:
- konstitutionell im Rahmen der hereditären TTP
- erworben durch Wirkung meist inhibierender Autoantikörper gegen ADAMTS-13.

Eine schwere ADAMTS-13-Verminderung gilt als spezifischer Befund einer klassischen TTP und bestätigt deren Vorliegen [4]. Umgekehrt weisen nicht alle Patienten mit der klinischen Diagnose TTP eine schwere ADAMTS-13-Verminderung auf: Mehrere (meist retrospektive) Kohortenstudien fanden diese im Mittel bei etwa 50–60 % der Patienten (zwischen 33 und 100 %). Diese Variationsbreite kommt vermutlich durch unterschiedliche diagnostische und Selektionskriterien zustande. Zum Teil könnte sie auch dadurch bedingt sein, dass die verfügbaren Labortests in einem statischen Milieu wohl nicht alle Fälle einer in vivo defizienten ADAMTS-13-Wirkung erfassen.

> Eine schwere ADAMTS-13-Verminderung (< 5–10%) bestätigt die Diagnose einer TTP. Höhere oder normale Werte schließen eine TTP jedoch nicht aus.

Hereditäre TTP

Die hereditäre TTP (Synonym: Upshaw-Shulman-Syndrom) ist selten und wird schätzungsweise bei etwa 0,5/Mio. gefunden (in der Schweiz 5 bekannte Fälle/7,8 Mio. Einwohner [Kremer Hovinga, mündliche Miteilung], in Japan 41 von 324 untersuchten Patienten mit schwerer ADAMTS-13-Verminderung [6] bzw. 43 von 919 Patienten mit thrombotischer Mikroangiopathie [7]. Ursache ist ein konstitutioneller, also auch in Remission vorhandener, schwerer ADAMTS-13-Mangel. Ein Inhibitor gegen ADAMTS-13 ist dementsprechend nicht nachweisbar.

- Etwa die Hälfte der Patienten erleidet einen ersten Erkrankungsschub zwischen der Neonatalperiode und dem 5. Lebensjahr, die andere Hälfte im jüngeren Erwachsenenalter.
- Nach dem ersten Schub nimmt die Erkrankung in der Regel einen chronisch-rezidivierenden Verlauf.
- Fehldiagnosen, etwa als atypisches Evans-Syndrom oder immunthrombozytopenische Purpura, sind häufig und können den Beginn einer adäquaten Therapie verzögern.

Bis heute wurde eine große Zahl kausaler Mutationen im ADAMTS13-Gen identifiziert (Genort auf Chromosom 9q34; [20]). Betroffene Patienten sind doppelt heterozygote oder homozygote Mutationsträger; einfach heterozygote Träger sind asymptomatisch. Die bekannten Mutationen betreffen das gesamte ADAMTS13-Gen.

Eine Korrelation des Mutationstyps mit dem klinischen Phänotyp, wie beispielsweise dem Alter der Erstmanifestation oder dem Schweregrad der Erkrankung, kann bislang nur in Ansätzen hergestellt werden. Vereinzelt wurde ein konstitutioneller ADAMTS-13-Mangel ohne klinische Zeichen einer TTP bis ins Erwachsenenalter beobachtet. Zumindest in diesen Fällen sind offenbar zusätzliche Auslöser eines TTP-Schubs erforderlich. Diese sind nur unzureichend bekannt; so tritt beispielsweise ein erster Schub nicht selten während einer ersten Schwangerschaft auf.

Die hereditäre TTP ist selten, dürfte aber unterdiagnostiziert sein. Ihre frühzeitige Identifikation ist wegen der Möglichkeit einer wirksamen Prophylaxe und Therapie durch Infusion geringer Volumina gefrorenen Frischplasmas (GFP) wichtig [3], [16]. Angesichts eines konstitutionellen ADAMTS-13-Mangels ist ein Plasmaaustausch nicht erforderlich; eine immunsuppressive Behandlung ist naturgemäß wirkungslos.

Erworbene TTP

Die erworbene TTP tritt sporadisch und überwiegend im Erwachsenenalter auf. Einzelfälle eines familiären Vorkommens wurden beschrieben. Sie wird meist durch inhibierende IgG-Autoantikörper gegen ADAMTS-13 verursacht. Ein Epitop-Mapping dieser Antikörper zeigte in allen Fällen eine Reaktivität gegen die Cys-rich/Spacer-Domäne, daneben in unterschiedlicher Ausprägung auch gegen andere Domänen des ADAMTS-13-Moleküls [13], [21]. Daneben könnten Autoantikörper in vivo auch die Interaktion von ADAMTS-13 mit VWF behindern oder zu einer beschleunigten ADAMTS-13-Clearance führen. Dies kann mit den verfügbaren statischen Labortests nicht erfasst werden.

Klinik

Da die klinische Symptomatik in vielen Fällen unspezifisch ist, kann die Diagnose eines akuten TTP-Schubs erhebliche Schwierigkeiten bereiten. Angesichts der hohen Sterblichkeit ist eine Therapie jedoch dringend. Daher wird üblicherweise ein Plasmaaustausch bereits aufgrund einer Thrombozytopenie und mikroangiopathischen hämolytischen Anämie ohne andere Erklärung eingeleitet [1], [16].

> Thrombozytopenie und mikroangiopathische hämolytische Anämie ohne andere Erklärung sind bereits ausreichende Kriterien für die Einleitung einer Plasmatherapie.

Rezidive treten in bis zu > 60 % der Fälle und bevorzugt während des ersten Jahres auf. Rezidive sind aber auch nach mehreren Jahren möglich. Die Persistenz einer schweren ADAMTS-13-Verminderung oder zirkulierender ADAMTS-13-Autoantikörper kann das Rezidivrisiko verdreifachen [25].

Neueren Daten zufolge unterscheidet sich die TTP-assoziierte Sterblichkeit von Patienten mit und ohne schwere ADAMTS-13-Verminderung nicht [18]. Allerdings haben Patienten mit schwerer ADAMTS-13-Verminderung offenbar einen höheren Bedarf an Plasmaaustauschbehandlungen zum Erreichen einer Remission und ein höheres Rezidivrisiko. Auch scheint ein Inhibitor ≥ 2 BU (= Bethesda Units; analog zur Inhibitor-Messung bei Gerinnungsfaktoren;

Details s. D27.5 und D27.13) bei Patienten mit schwerer ADAMTS-13-Verminderung mit einem geringeren Überleben assoziiert zu sein.

Es wurden mehrere Patienten mit erworbener TTP beschrieben, die trotz anhaltender klinischer Remission eine persistierende oder rekurrente schwere ADAMTS-13-Verminderung infolge eines Inhibitors aufwiesen. In einigen Fällen scheint somit ein zusätzlicher Auslöser für die Manifestation einer akuten TTP erforderlich zu sein.

Labordiagnostik

Im Blutbild fallen eine mitunter ausgeprägte Thrombozytopenie und eine mikroangiopathische hämolytische Anämie auf (zahlreiche Fragmentozyten im Blutausstrich). Typischerweise ist der direkte Coombs-Test negativ.

Im klinisch-chemischen Labor imponiert ein starker Anstieg der LDH. Zusätzliche Marker können auf Organschädigungen wie beispielsweise eine Niereninsuffizienz oder einen Myokardinfarkt hinweisen (z. B. Kreatinin, Troponin T usw.).

Labormethoden zur Messung der ADAMTS-13-Aktivität erfassen die Proteolyse eines gereinigten oder rekombinanten VWF-Substrats (full length-VWF oder VWF-Peptid) [22], [31], [26] (vgl. auch Kap. D27.13). Das Ausmaß der VWF-Proteolyse ist zur im Patientenplasma vorhandenen ADAMTS-13-Aktivität proportional und kann auf verschiedene Weise sichtbar gemacht werden, z. B.:
- SDS-Gelelektrophorese und Immunoblotting des degradierten VWF
- Generierung C-terminaler VWF-Spaltfragmente
- Quantifizierung der restlichen Kollagenbindungsaktivität oder Ristocetin-Kofaktor-Aktivität des degradierten VWF
- immunoradiometrisches Assay mit monoklonalen Antikörpern gegen C- und N-terminale Epitope des VWF
- Fluoresezenz-Resonanz-Energie-Transfer mit trunkiertem synthetischem VWF-Peptid (FRETS-VWF73 Assay). Dieser Test dürfte gegenwärtig der für Routineuntersuchungen geeignetste sein.

In Vergleichsstudien zeigen viele dieser Tests eine gute Übereinstimmung für die Identifikation einer schweren ADAMTS-13-Verminderung (je nach Testsystem < 5–10 % des Normalwerts). Wie oben ausgeführt bestätigt der Nachweis einer schweren ADAMTS-13-Defizienz die Diagnose einer TTP; bei höheren oder normalen Werten kann eine TTP aber nicht ausgeschlossen werden.

Inhibierende Autoantikörper gegen ADAMTS-13 können über die Messung der nach Inkubation mit Patientenplasma noch vorhandenen ADAMTS-13-Aktivität in Normalplasma erfasst werden, ggf. mit Angabe der Höhe der

Inhibitorenkonzentration in BU (= Bethesda Units). Der Nachweis kausaler homozygoter oder doppelt heterozygoter Mutationen im ADAMTS13-Gen bestätigt die Diagnose einer hereditären TTP [20].

19.3 Hämolytisch-urämisches Syndrom (HUS)

Übersichtsliteratur
Moake 2009 [23], Noris u. Remuzzi 2009 [24], Kavanagh u. Goodship 2010 [11], Kavanagh u. Goodship 2011 [12]

Das HUS imponiert klinisch als Trias aus:
- mikroangiopathischer hämolytischer Anämie (Coombs-negativ, zahlreiche Fragmentozyten im Blutausstrich)
- Thrombozytopenie
- teils ausgeprägter Niereninsuffizienz.

Auch beim HUS können zusätzlich neurologische und andere Symptome auftreten. Die klinische Abgrenzung gegenüber der TTP kann daher große Schwierigkeiten bereiten. Eine schwere ADAMTS-13-Verminderung findet sich beim HUS nicht. Es können eine typische und eine atypische Variante unterschieden werden:
- Diarrhö-assoziiertes (D+), typisches HUS (etwa 90% der Fälle)
- nicht Diarrhö-assoziiertes (D−), atypisches HUS (5–10% der Fälle).

Das **typische (D+) HUS** tritt überwiegend bei Kindern und auch älteren Erwachsenen nach Infektion mit Verotoxin-produzierenden Erregern wie E. coli O157:H7 auf, häufig, aber nicht immer nach einer Episode blutiger Diarrhö. Gelegentlich wird ein epidemisches Auftreten beobachtet. Diagnostisch wird Verotoxin im Stuhl und/oder werden Antikörper gegen dieses im Serum nachgewiesen. Therapeutisch reicht bei Kindern mit mildem HUS und kurzer Dauer einer Oligoanurie in vielen Fällen ein adäquates Management von Flüssigkeits- und Elektrolythaushalt aus. In einigen Fällen kann sich aber ein terminales Nierenversagen entwickeln. Eine Plasmatherapie ist bei Kindern mit HUS im Allgemeinen nicht angezeigt.

Das **atypische HUS** entwickelt sich ohne vorherige Diarrhö oder nachweisbare Infektion mit Verotoxin-produzierenden Erregern. Ätiologie und Altersverteilung sind heterogen, einige Fälle treten familiär gehäuft auf. Eine schwere ADAMTS-13-Verminderung findet sich nicht. Ein großer Teil kann auf Defekte der Komplementregulation mit übermäßiger Komplementaktivierung zurückgeführt werden. Es sind Loss-of-Function-Mutationen der Komplement-Regulatoren Faktor H, Faktor I und Membran-Kofaktor-Protein (MCP) sowie des Thrombomodulins bekannt, ferner Gain-of-Function-Mutationen des Faktors B und eine Autoantikörperbildung gegen Faktor H.

Die Untersuchung auf diese Mutationen bzw. Antikörper kann z. B. im Zusammenhang mit Nierentransplantationen interessant sein (vermutlich höhere Rezidivraten bei Faktor-H- und -I-Mutationen verglichen mit MCP-Mutationen, möglicher Nutzen einer vorherigen Reduktion von Faktor-H-Antikörpern [12], möglicher Nutzen des Einsatzes des Anti-C5-Antikörpers Eculizimab [15]).

Für etliche Fälle des atypischen HUS ist noch keine effektive Behandlung etabliert. Die Prognose ist mit einer akuten Sterblichkeit von bis zu 25 % vergleichsweise schlecht; bis zu 50 % der Überlebenden sind zumindest zeitweise auf eine Dialyse angewiesen.

19.4 Andere thrombotische Mikroangiopathien

Thrombotische Mikroangiopathie nach Stammzelltransplantation

Bis zu mehreren Monaten nach allogener hämatopoetischer Stammzelltransplantation kann eine thrombotische Mikroangiopathie auftreten [14]. Die Sterblichkeit ist hoch, eine Plasmatherapie in der Regel ohne Nutzen. Allenfalls kann eine potenziell auslösende Cyclosporin-A-Gabe beendet werden. Eine schwere ADAMTS-13-Verminderung findet sich nicht; möglicherweise spielt eine Endothelschädigung eine Rolle.

Die Angaben zur Inzidenz der Stammzelltransplantations-assoziierten Mikroangiopathie divergieren stark (zwischen etwa 2,5 und 31 % der Patienten), da die diagnostischen Kriterien uneinheitlich sind und die Abgrenzung gegenüber anderen Komplikationen der Stammzelltransplantation schwierig ist.

Von verschiedenen Seiten vorgeschlagene Kriterien [9], [27] beinhalten:
- vermehrtes Auftreten von Fragmentozyten im Blutausstrich
- neu aufgetretene, prolongierte oder progrediente Thrombozytopenie
- LDH-Anstieg
- Abfall der Hämoglobinkonzentration oder vermehrten Transfusionsbedarf
- Abfall des Serum-Haptoglobins
- renale oder neurologische Dysfunktion ohne geeignete Erklärung
- negativer direkter und indirekter Antiglobulintest.

Thrombotische Mikroangiopathie bei Tumorleiden

Das Auftreten einer thrombotischen Mikroangiopathie wird ferner bei disseminierten Tumorleiden beobachtet. Auch hier findet sich keine schwere ADAMTS-13-Verminderung. Eine Plasmatherapie ist meist unwirksam.

Medikamentös bedingte thrombotische Mikroangiopathie

Eine thrombotische Mikroangiopathie kann sich nach Einnahme verschiedener Medikamente entwickeln. Dies wurde u. a. für Cyclosporin A, Sirolimus und Ticlopidin beschrieben, bei dem letztgenannten mit einer schweren Autoantikörper-induzierten ADAMTS-13-Verminderung.

19.5 Therapie der thrombotischen Mikroangiopathien

Übersichtsliteratur
Allford et al. 2001 [1], Fontana et al. 2006 [5], Kremer Hovinga u. Meyer 2008 [16]

Thrombotisch-thrombozytopenische Purpura

Obgleich sich publizierte Leitlinien zur Therapie thrombotischer Mikroangiopathien finden [1], sind nur wenige prospektive kontrollierte Studien verfügbar. Die Mehrzahl der Empfehlungen basiert auf Beobachtungsstudien, die häufig noch vor der Entdeckung von ADAMTS-13 durchgeführt wurden.
Therapiegrundsätze:
- Die hereditäre TTP mit konstitutionellem ADAMTS-13-Mangel wird durch Infusion von GFP behandelt. Eine immunsuppressive Therapie ist nicht indiziert.
- Die erworbene TTP mit oder ohne schwere ADAMTS-13-Verminderung wird primär durch Plasmaaustausch mit GFP behandelt. Empirisch kommen daneben häufig auch Kortikosteroide und andere Immunsuppressiva zum Einsatz.
- Zusätzliche Optionen für plasmarefraktäre oder häufig rezidivierende Verläufe einer erworbenen TTP mit Autoantikörper-vermittelter ADAMTS-13-Defizienz sind der Einsatz des Anti-CD20-Antikörpers Rituximab oder eine Splenektomie.

Angesichts dieser unterschiedlichen Therapien muss die Differenzierung einer hereditären von einer erworbenen TTP angestrebt werden (Nachweis von ADAMTS-13-Autoantikörpern bzw. kausalen Mutationen im ADAMTS13-Gen).

Die Sterblichkeit der TTP betrug vor Einführung der Plasmatherapie mehr als 90 %. Nachdem durch Plasmaaustausch eine Reduktion der Sterblichkeit auf 10–20 % erreicht werden konnte, ist diese heute die Behandlung der Wahl und sollte nach Diagnosestellung umgehend eingeleitet werden. Als Austauschflüssigkeit wird üblicherweise GFP eingesetzt. Bis zur Verfügbarkeit eines Plasmaaustauschs können überbrückend Plasmainfusionen erfolgen.

Die Zahl der zum Erreichen einer Remission notwendigen Behandlungen kann stark variieren (in verschiedenen Studien zwischen 7 und 45 Therapien). Sie scheint bei Patienten mit schwerer ADAMTS-13-Verminderung insgesamt höher zu liegen als bei solchen ohne ADAMTS-13-Verminderung [18]. Die TTP-assoziierte Sterblichkeit ist aber für Patienten mit und ohne ADAMTS-13-Verminderung vergleichbar. In einigen Fällen ist ein früher Wiederanstieg des Inhibitors mit paralleler Verschlechterung der Klinik zu beobachten, sodass sich ein engmaschiges Monitoring empfiehlt. Plasmarefraktären oder rezidivierenden Verläufen wird in der Regel zunächst mit einer Intensivierung des Austauschregimes begegnet, die durch Steigerung des Austauschvolumens oder der Austauschfrequenz erreicht werden kann. Begleitend werden bei der erworbenen TTP häufig empirisch Kortikosteroide oder Immunsuppressiva eingesetzt.

Rezidive treten nach einem ersten Schub bei bis > 60 % der Patienten und bevorzugt innerhalb des ersten Jahres auf. Meist führt dies zur Wiederaufnahme einer Plasmaaustauschbehandlung. Peyvandi et al. beobachteten, dass Patienten, bei denen nach Erreichen der Remission eine schwere ADAMTS-13-Defizienz andauert, ein höheres Rezidivrisiko aufweisen [25].

Bereits vor Identifikation des erworbenen, Autoantikörper-bedingten ADAMTS-13-Mangels als Ursache einer TTP wurde über viele Jahre eine empirische **Splenektomie** durchgeführt, die in kleinen Fallserien Remissionsraten von 50–100 % erbrachte. Heute kann nach Splenektomie in Remission eine Normalisierung der ADAMTS-13-Aktivität und ein Rückgang des Inhibitors dargestellt werden [10], [17]. Die Splenektomie bleibt üblicherweise refraktären oder rezidivierenden Fällen vorbehalten.

Der Anti-CD20-Antikörper **Rituximab** rückt als Option zur Behandlung refraktärer oder rezidivierender Verläufe einer erworbenen TTP vermehrt ins Blickfeld. In etlichen Fällen kann durch den Einsatz von Rituximab eine lang anhaltende Remission erzielt werden. Vorteilhaft stellen sich neben einem guten Sicherheitsprofil ein geringerer Plasmabedarf und die Vermeidung einer hochgradigen Immunsuppression dar. Allerdings wurde Rituximab bislang nur zusammen mit oder nach einer Plasmaaustauschbehandlung eingesetzt

[28]. Eine effektive Intervallbehandlung für die erworbene TTP ist gegenwärtig nicht bekannt.

Vor diesem Hintergrund ist die Differenzierung einer erworbenen von einer hereditären TTP anhand des Nachweises von Autoantikörpern gegen ADAMTS-13 bzw. kausaler Mutationen im ADAMTS13-Gen von großer Wichtigkeit:

- Bei der durch konstitutionelle ADAMTS-13-Defizienz verursachten hereditären TTP sind Splenektomie und immunsuppressive oder immunmodulierende Therapien wirkungslos und stellen eine unnötige Belastung dar. Auch ein Plasmaaustausch ist nicht erforderlich.
- Vielmehr kann die hereditäre TTP durch Infusion geringer Volumina GFP, durch die die ADAMTS-13-Aktivität auf 10–20 % des Normalwertes angehoben wird, behandelt werden. Rezidiven einer hereditären TTP wird durch regelmäßige Wiederholung der FFP-Infusion etwa alle 2–3 Wochen vorgebeugt [3], [16].

> Wegen der Konsequenzen für Therapie und Prophylaxe muss eine hereditäre von einer erworbenen Therapie differenziert werden.

Eine während der Schwangerschaft auftretende TTP wird prinzipiell gleichartig wie eine idiopathische TTP behandelt. Ihr Verlauf wird nicht durch eine vorzeitige Entbindung beeinflusst.

Hämolytisch-urämisches Syndrom

Das typische (D+) HUS bei Kindern wird meist supportiv und bei Nierenversagen mittels Hämodialyse behandelt. Die Prognose ist überwiegend günstig, ein Plasmaaustausch bringt keinen Vorteil.

Das atypische HUS wird im Allgemeinen mittels Plasmaaustausch und Dialyse behandelt. Die Prognose ist mit einer Sterblichkeit von bis zu 25 % vergleichsweise schlecht. Der Einsatz eines humanisierten monoklonalen Antikörpers gegen die Komplementkomponente C5 (Eculizumab) wird gegenwärtig evaluiert [15].

Andere thrombotische Mikroangiopathien

Für die mit Stammzelltransplantation oder Malignomen assoziierten Mikroangiopathien ist keine wirksame Therapie bekannt. Die Sterblichkeit ist hoch, eine Plasmatherapie in der Regel unwirksam. Allenfalls kann die Eradikation des ursächlichen Tumors die Therapie der Wahl sein bzw. eine potenziell auslösende Cyclosporin-A-Gabe beendet und Defibrotide zum Einsatz gebracht werden.

Literatur

[1] Allford SL, Hunt BJ, Rose P et al. Guidelines on the diagnosis and management of the thrombotic microangiopathic haemolytic anaemias. Br J Haematol 2003; 120: 556–573
[2] Amorosi EL, Ultmann JE. Thrombotic thrombocytopenic purpura: report of 16 cases and review of the literature. Medicine (Baltimore) 1966; 45: 139–159
[3] Barbot J, Costa E, Guerra M et al. Ten years of prophylactic treatment with fresh frozen plasma in a child with chronic relapsing thrombotic thrombocytopenic purpura as a result of a congenital deficiency of von Willebrand factor-cleaving protease. Br J Haematol 2001; 113: 649–651
[4] Bianchi V, Robles R, Alberio L et al. Von Willebrand factor-cleaving protease (ADAMTS-13) in thrombocytopenic disorders: a severely deficient activity is specific for thrombotic thrombocytopenic purpura. Blood 2002; 100: 710–713
[5] Fontana S, Kremer Hovinga JA, Lämmle B et al. Treatment of thrombotic thrombocytopenic purpura. Vox Sang 2006; 90: 245–254
[6] Fujimura Y, Matsumoto M, Isonishi A et al. Natural history of Upshaw-Shulman syndrome based on ADAMTS-13 gene analysis in Japan. J Thromb Haemost 2011; 9 (Suppl. 1): 283–301
[7] Fujimura Y, Matsumoto M, Isonishi A et al. Natural history of Upshaw-Shulman syndrome based on ADAMTS-13 gene analysis in Japan. J Thromb Haemost 2011; 9 (Suppl. 1): 283–301
[8] Furlan M, Robles R, Lämmle B. Partial purification and characterization of a protease from human plasma cleaving von Willebrand factor to fragments produced by in vivo proteolysis. Blood 1996; 87: 4223–4234
[9] Ho VT, Cutler C, Carter S et al. Blood and marrow transplant clinical trials network toxicity committee consensus summary: thrombotic microangiopathy after hematopoietic stem cell transplantation. Biol Blood Marrow Transplant 2005; 11: 571–575
[10] Kappers-Klunne MC, Wijermans P, Fijnheer R et al. Splenectomy for the treatment of thrombotic thrombocytopenic purpura. Br J Haematol 2005; 130: 768–76
[11] Kavanagh D, Goodship T. Atypical haemolytic uremic syndrome. Curr Opin Hematol 2010; 17: 432–438
[12] Kavanagh D, Goodship T. Haemolytic uraemic syndrome. Nephron Clin Pract 2011; 118: c37–c42
[13] Klaus C, Plaimauer B, Studt JD et al. Epitope mapping of ADAMTS-13 autoantibodies in acquired thrombotic thrombocytopenic purpura. Blood 2004; 103: 4514–4519
[14] Kojouri K, George JN. Thrombotic microangiopathy following allogeneic hematopoietic stem cell transplantation. Curr Opin Oncol 2007; 19: 148–154
[15] Köse Ö, Zimmerhackl BL, Jungraithmayr T et al. New treatment options for atypical hemolytic uremic syndrome with the complement inhibitor Eculizumab. Semin Thromb Hemost 2010; 36: 669–672
[16] Kremer Hovinga JA, Meyer S.C. Current management of thrombotic thrombocytopenic purpura. Curr Opin Hematol 2008; 15: 445–450
[17] Kremer Hovinga JA, Studt JD, Demarmels Biasiutti F et al. Splenectomy in relapsing and plasma-refractory acquired thrombotic thrombocytopenic purpura. Haematologica 2004; 89: 320–324

- [18] Kremer Hovinga JA, Vesely SK, Terrell DR et al. Survival and relapse in patients with thrombotic thrombocytopenic purpura. Blood 2010; 115: 1500–1511
- [19] Lämmle B, Kremer Hovinga JA, Alberio L. Thrombotic thrombocytopenic purpura. J Thromb Haemost 2005; 3: 1663–1675
- [20] Lotta LA, Garagiola I, Palla R et al. ADAMTS-13 mutations and polymorphisms in congenital thrombotic thrombocytopenic purpura. Hum Mutat 2010; 31: 11–19
- [21] Luken B, Turenhout EAM, Hulstein JJJ et al. The spacer domain of ADAMTS-13 contains a major binding site for antibodies in patients with thrombotic thrombocytopenic purpura. Thromb Haemost 2005; 93: 267–274
- [22] Miyata T, Kokame K, Banno F. Measurement of ADAMTS-13 activity and inhibitors. Curr Opin Hematol 2005; 12: 384–389
- [23] Moake J. Thrombotic thrombocytopenic purpura (TTP) and other thrombotic microangiopathies. Best Pract Res Clin Haematol 2009; 22: 567–576
- [24] Noris M, Remuzzi G. Atypical hemolytic uremic syndrome. N Engl J Med 2009; 361: 1676–1687
- [25] Peyvandi F, Lavoretano S, Palla R et al. ADAMTS-13 and anti-ADAMTS-13 antibodies as markers for recurrence of acquired thrombotic thrombocytopenic purpura during remission. Haematologica 2008; 93: 232–239
- [26] Peyvandi F, Palla R, Lotta LA et al. ADAMTS-13 assays in thrombotic thrombocytopenic purpura. J Thromb Haemost 2010; 8: 631–640
- [27] Ruutu T, Barosi G, Benjamin RJ et al. Diagnostic criteria for hematopoietic stem cell transplant-associated microangiopathy: results of a consensus process by an international working group. Haematologica 2007; 92: 95–100
- [28] Scully M, McDonald V, Cavenagh J et al. A phase 2 study of the safety and efficacy of rituximab with plasma exchange in acute thrombotic thrombocytopenic purpura. Blood 2011; 118: 1746–1753
- [29] Terrell DR, Williams LA, Vesely SK et al. The incidence of thrombotic thrombocytopenic purpura-hemolytic uremic syndrome: all patients, idiopathic patients, and patients with severe ADAMTS-13 deficiency. J Thromb Haemost 2005; 3: 1432–1436
- [30] Tsai HM. Physiologic cleavage of von Willebrand factor by a plasma protease is dependent on its conformation and requires calcium ion. Blood 1996; 87: 4235–4244
- [31] Veyradier A, Girma JP. Assays of ADAMTS-13 activity. Semin Hematol 2004; 41: 41–47
- [32] Zheng XL, Sadler JE. Pathogenesis of thrombotic microangiopathies. Annu Rev Pathol 2008; 3: 249–277

20 Thrombozytopenie und Thrombozytenfunktionsstörungen

A. Ganser

Übersichtsliteratur
Bennett 2006 [1], Kiefel 2010 [7], Selleng u. Greinacher 2010 [12]

Patienten mit quantitativen (Thrombozytopenie) und qualitativen (Thrombozytopathie) Störungen der Plättchen fallen klinisch durch Haut- und Schleimhautblutungen (Petechien, Ekchymosen, Epistaxis, Menorrhagie), weniger durch Hämatome auf. Thrombozytopenien und Thrombozytopathien können angeboren oder erworben sein. Angeborene Thrombozytopenien und Thrombozytopathien sind relativ selten, können jedoch schwere Blutungen zur Folge haben. Erworbene Thrombozytopathien sind dagegen viel häufiger, haben meist eine milde Ausprägung, können jedoch auch zu schweren Blutungen führen.

20.1 Thrombozytopenie

Übersichtsliteratur
Kiefel 2010 [7]

Bei einer Thrombozytopenie liegen die Thrombozytenwerte unter 150000/µl. Die Funktion der Thrombozyten ist üblicherweise normal. Thrombozytopenien können hereditär oder erworben sein. Folgende Ursachen können einer erniedrigten Thrombozytenzahl zugrunde liegen:
- verminderte Produktion im Knochenmark (hyporegenerativ)
- erhöhter peripherer Verbrauch
- gestörte Verteilung bei Hypersplenismus
- Verdünnung bzw. erhöhter Verlust bei massiver Blutung (s. Tab. 20.3).

> Immer abzugrenzen ist bei klinisch unauffälligen Patienten die **Pseudothrombozytopenie,** die durch Thrombozytenaggregatbildung im EDTA-Blut bedingt ist. Die Durchsicht des Blutausstrichs auf Aggregate und die Wiederholung der Messung im Citratblut führen meist rasch zur Klärung (Details s. Kap. D29).

Das Risiko für Spontanblutungen ist bei fehlender Thrombozytopathie erst ab Werten unter 50000/µl erhöht, schwerere Spontanblutungen treten aber erst bei Werten unter 10000/µl auf. Es ist schwirig, für den Einzelfall einen Grenzwert anzugeben, da das Blutungsrisiko von der Ätiologie der Thrombozytopenie – Thrombozytopenie infolge Produktionsstörung hat ein höheres Risiko – und Begleitfaktoren, wie z.B. Fieber, Infekte, zusätzliche Medikation, abhängt. Die Querschnittsleitlinien der Bundesärztekammer zur Therapie mit Blutkomponenten und Plasmaderivaten geben detaillierte Hinweise für die Indikation zur Substitution in Abhängigkeit vom Schweregrad der Thrombozytopenie und -pathie, der klinischen Situation und den geplanten Eingriffen (s. Tab. 20.**6**).

Als Grenzwert, bei dessen Unterschreitung eine Thrombozytentransfusion indiziert ist, werden empfohlen:
- 10000/µl für nicht blutende Patienten mit hämatologischen und onkologischen Erkrankungen
- 20000/µl für Patienten mit zusätzlichen Risikofaktoren (Fieber, Infektion, zusätzliche plasmatische Gerinnungsstörungen, Graft-versus-Host-Disease).

Liegt eine chronische Thrombozytopenie vor, z.B. bei aplastischer Anämie, wird bei fehlender Blutungsneigung auch ein Grenzwert von 5000/µl toleriert.

Es ist üblich, die Thrombozytopenien danach einzuteilen, ob sie kongenital (üblicherweise hereditär) auftreten (Tab. 20.**1**, Tab. 20.**2**) oder erworben (s. Tab. 20.**3**) sind.

Tab. 20.**1** Angeborene Thrombozytopenien und Thrombozytenfunktionsstörungen

Thrombozytopenie	Thrombozytopathie	Thrombozytopenie und -pathie
- kongenitale amegakaryozytäre Thrombozytopenie (CAMT) - Thrombozytopenie mit Radiusaplasie (TAR) - Fanconi-Anämie - mediterrane Makrothrombozytopenie - Thrombozytopenie mit Assoziation zu myeloischen Neoplasien	- Thrombasthenie Glanzmann - Storage-Pool-Defekte (Hermansky-Pudlak-Syndrom, Chediak-Higachi-Syndrom) - von-Willebrand-Plättchentyp	- Bernard-Soulier-Syndrom - Wiskott-Aldrich-Syndrom - Gray-Platelet-Syndrom - hereditäre Makrothrombozytopenien mit MYH9-Genmutation - Thrombozytopenie mit GATA1-Mutation

Tab. 20.2 Kongenitale hyporegenerative Thrombozytopenie

	Blutung	Plättchengröße	weitere Charakteristika
X-chromosomal			
Wiskott-Aldrich-Syndrom	ja	klein	T-Zell-Defekt: erhöhte Infektanfälligkeit, Ekzeme
Wiskott-Aldrich-like-Syndrom	ja	klein	Mädchen betroffen
GATA1-Mutation	ja	normal bis groß	Dyshämatopoese, kein Immundefekt
autosomal-dominant			
MYH9-Genmutation: • May-Hegglin-Anomalie • Sebastian-Syndrom • Epstein-Syndrom • Fechtner-Syndrom	nein	groß	• Döhle-Körperchen • abnorme Döhle-Körperchen (EM) • keine Döhle-Körperchen • Nephritis, Hörverlust, Katarakt
mediterrane Makrothrombozytopenie	nein	groß	
velo-kardio-faziales Syndrom/DiGeorge-Syndrom	nein	groß	Herz-, Thymus-, Gesichtsanomalien
familiäre Thrombozytopenie mit Assoziation zu myeloischen Neoplasien	ja	normal	akute myeloische Leukämie
Paris-Trousseau/Jacobson-Syndrom	ja	groß	psychomotorische Verlangsamung, Herz- und Gesichtsanomalien
Gray-Platelet-Syndrom	nein	groß, grau	keine α-Granula
autosomal-rezessiv			
kongenitale amegakaryozytäre Thrombozytopenie	ja	normal	keine Megakaryozyten
Thrombozytopenie mit Radiusaplasie (TAR)	ja	normal	fehlende Radii, Daumen normal
Bernard-Soulier-Syndrom	variabel	groß	Defekt des GP-Ib/IX

■ Angeborene Thrombozytopenien

Die angeborenen Thrombozytopenien sind sehr selten und in ihrer Genese heterogen. Bei einigen dieser Erkrankungen bestehen gleichzeitig Funktionsstörungen, sodass es sich um kombinierte Thrombozytopenien/-pathien handelt (Tab. 20.**1**, Tab. 20.**2**).

Wiskott-Aldrich-Syndrom (WAS)

Pathogenese. Seltene, X-chromosomal vererbte Erkrankung mit Thrombozytopenie mit kleinen Thrombozyten (< 7 fl) in Kombination mit einem Immundefekt und Ekzemneigung. Sie ist verursacht durch eine Mutation im Gen für das WAS-Protein.

Klinisches Bild. Die Erkrankung manifestiert sich meist im Kleinkindalter, ist im Grad der Manifestation jedoch variabel. Es besteht eine erhöhte Rate an Malignomen und Autoimmunerkrankungen (Arthritis, Vaskulitis, Glomerulonephritis, chronisch-entzündliche Darmerkrankungen).

Diagnostik. Nachweis des Gendefekts.

Therapie. Die Therapie umfasst Maßnahmen zur Immunprophylaxe bei Immundefekt, Impfungen und eine Antibiotikaprophylaxe. Kurativ ist die allogene Stammzelltransplantation; die Gentherapie befindet sich im experimentellen Stadium. Bei thrombozytopenen Blutungen ist die Gabe von bestrahlten Thrombozytenkonzentraten indiziert, da ein T-Zell-Defekt besteht.

Thrombozytopenie mit GATA1-Mutation

Pathogenese. Seltene, X-chromosomal vererbte Thrombozytopenie mit mäßiger Dyserythropoese, die durch Mutation im GATA1-Gen verursacht wird. Es kommt zu einer gestörten Expression des GP-Ib-IX-V-Komplexes.

Klinisches Bild. Postnatal moderate bis schwere Thrombozytopenie (10000–40000/µl), jedoch normale oder vergrößerte Thrombozyten, keine Immundefekte oder Ekzeme. Thrombozytopathie.

Diagnostik. Nachweis der Genmutation.

Therapie. Gabe von Thrombozytenkonzentraten bei Blutungen. Kurativ ist die allogene Stammzelltransplantation.

Kongenitale amegakaryozytäre Thrombozytopenie (CAMT)

Pathogenese. Im Knochenmark fehlen die Megakaryozyten fast vollständig, es liegen aber keine Skelettanomalien vor. Ursache ist eine autosomal-rezessiv vererbte Mutation im c-mpl-Gen.

Diagnostik. Knochenmarkhistologie, Nachweis der Genmutation.

Therapie. Thrombozytenkonzentrate bei Blutungen. Kurativ ist die allogene Stammzelltransplantation.

Thrombozytopenie mit Radiusaplasie (TAR)

Pathogenese. Im Knochenmark findet sich eine Reduktion der Megakaryozyten; diese sind klein, basophil und oft vakuolisiert. Der zugrunde liegende Gendefekt ist noch unbekannt, wahrscheinlich führt er zu einer Störung in der Thrombopoetin-Signaltransduktion. Die Vererbung erfolgt autosomal-rezessiv.

Klinisches Bild. Meist perinatal ausgeprägte Thrombozytopenie mit fehlenden Radii und weiteren Skelettanomalien. Im Gegensatz zur Fanconi-Anämie sind die Daumen intakt und es liegen keine Chromosomenanomalien vor. Häufig finden sich Herzmissbildungen sowie eine ausgeprägte Kuhmilchallergie mit Durchfällen; dabei kommt es zur Verstärkung der Thrombozytopenie.

Diagnostik. Pathognomonisch ist die Thrombozytopenie mit beidseitig fehlenden Radii und intakten Daumen.

Therapie. Bei Blutungen Gabe von Thrombozytenkonzentraten. Meist Besserung nach dem 1. bis 2. Lebensjahr, dann normale Lebenserwartung.

Fanconi-Anämie

Pathogenese. Thrombozytopenie im Rahmen einer Panzytopenie, die durch Gendefekte (FANCA, FANCC, FANCG, u. a.) verursacht wird. Sie führen zu genetischer Instabilität.

Klinisches Bild. Die Thrombozytopenie entwickelt sich zusammen mit einer Panzytopenie zwischen dem 5. und 10. Lebensjahr. Zusätzlich finden sich Skelettanomalien (u. a. dysplastische Daumen und Radii) und Hyperpigmentierungen der Haut.

Diagnostik. Nachweis des Gendefekts, Nachweis einer erhöhten Chromosomenbruchrate in vitro.

Therapie. Kurativ ist die allogene Stammzelltransplantation.

Thrombozytopenien mit MYH9-Genmutation

Zu dieser Gruppe der Thrombozytopenien zählen die May-Hegglin-Anomalie, das Sebastian-Syndrom, das Epstein-Syndrom und das Fechtner-Syndrom.

Pathogenese. Autosomal-dominante Vererbung von Mutationen im MYH9-Gen auf Chromosom 22q12–13. Veränderungen in den schweren Ketten des nicht muskulären Myosins Typ IIA mit Störung des Zytoskeletts von Megakaryozyten und Thrombozyten. MYH9 wird sowohl in Thrombozyten als auch in der Ausreifung von Granulozyten exprimiert.

Klinisches Bild. Charakteristisch ist die Triade von Thrombozytopenie, Makrothrombozyten und Döhle-Körperchen in den Granulozyten. Man findet sie im Rahmen folgender Krankheitsbilder:
- May-Hegglin-Anomalie
- Sebastian-Syndrom (nur elektronenmikroskopisch Döhle-ähnliche Einschlusskörperchen)
- Epstein-Syndrom (ohne Döhle-Körperchen)
- Fechtner-Syndrom (Glomerulonephritis, sensoneuronaler Hörverlust, Katarakt).

Die Thrombozytopenie ist mild; lebensbedrohliche Blutungen treten nicht auf. Häufigste Fehldiagnose ist die Autoimmunthrombozytopenie (Familienanamnese!). Es liegt eine Thrombozytopathie vor.

Diagnostik. Makrothrombozyten, Nachweis von Makrothrombozyten und Döhle-Körperchen im Blutausstrich, Untersuchung von Verwandten 1. Grades, Audiogramm, augenärztliche Untersuchung, Nierenfunktionsparameter.

Therapie. Eine Therapie ist nicht notwendig. Ausgleich eines häufig bestehenden Eisenmangels bei Frauen infolge Menorrhagie. Genetische Beratung.

Mediterrane Makrothrombozytopenie

Pathogenese. Autosomal-dominante Vererbung; ethnische Herkunft aus Südeuropa.

Klinisches Bild. Die Thrombozytopenie ist mild bis moderat (70000–150000 µl). Das klinische Bild entspricht dem Überträger der Bernard-Soulier-Anomalie.

Diagnostik. Makrothrombozyten.

Therapie. Üblicherweise keine spezielle Therapie oder Thrombozytentransfusion. Genetische Beratung.

Familiäre Thrombozytopenie mit Assoziation zu myeloischen Neoplasien

Pathogenese. Autosomal-dominate Vererbung; Mutation im CBFA2-Gen (früher: AML1-Gen) auf Chromosom 21. Megakaryozytäre Vorläufer im Knochenmark sind vermindert.

Klinisches Bild. Milde bis moderate Thrombozytopenie, aber verlängerte Blutungszeit. Die Thrombozytengröße ist normal.

Diagnostik. Nachweis des Gendefekts.

Therapie. Bei Blutungen Thrombozytentransfusion. Kurativ ist die allogene Stammzelltransplantation, die aber wegen des 75%-igen Risikos des Gendefekts beim Geschwister nur von einem Fremdspender erfolgen sollte.

Gray-Platelet-Syndrom (α-Storage-Pool-Defekt)

Pathogenese. Autosomal-dominante Vererbung mit Fehlen der α-Granula und ihrer Inhaltsstoffe (u. a. VWF, Fibrinogen).

Klinisches Bild. Milde bis moderate Makrothrombozytopenie. Die Thrombozyten erscheinen im Blutausstrich wegen reduzierten Gehalts an α-Granula grau. Es besteht nur eine geringe bis moderate lebenslange Blutungsneigung. Thrombozytopathie. Retikulinfaservermehrung im Knochenmark.

Diagnostik. Blutausstrich. Thrombozyten sind vergrößert und erscheinen grau.

Therapie. Normalerweise nicht nötig. Bei Blutung Thrombozytentransfusion, DDAVP ist meist nicht wirksam.

■ Erworbene Thrombozytopenien

Erworbene Thrombozytopenien sind viel häufiger als die hereditären, müssen aber insbesondere im Kindesalter hiervon abgegrenzt werden. Zu unterscheiden sind die **hyporegenerativen Thrombozytopenien** [8], die bei allen Erkrankungen oder therapeutischen Maßnahmen, die die normale Knochenmarkfunktion einschränken, auftreten können (Tab. 20.3), von den Thrombozytopenien infolge **Verteilungsstörungen** (Hypersplenismus) und **erhöhtem peripheren Verbrauch oder Abbau.** Die Thrombozytopenie bei Leberzirrhose und Splenomegalie ist wahrscheinlich eine Kombination aus verminderter Thrombozytopoese bei erniedrigten Thrombopoetinspiegeln und Verteilungs-

Tab. 20.3 Ursachen erworbener hyporegenerativer Thrombozytopenien

- selektive megakaryozytäre Aplasie (Autoimmunerkrankung)
- Infektionen (Viren, Bakterien, Parasiten)
- Chemotherapie/Bestrahlung
- Vitaminmangel (Vitamin B_{12}, Folsäure)
- Eisenmangel
- Äthanol
- Medikamente (insbesondere Thiazide)
- myelodysplastische Syndrome, PNH, Osteomyelofibrose
- Knochenmarkinfiltrate durch Lymphome, Metastasen
- zyklische Thrombozytopenie

störung der Thrombozyten. Zusätzlich führt die gestörte plasmatische Gerinnung zu einer erhöhten Blutungsneigung.

Thrombozytopenien durch vermehrten Abbau oder Verbrauch können durch Immunprozesse induziert oder nichtimmunologisch bedingt sein. Nichtimmunologisch bedingte Thrombozytopenien treten bei Sepsis und disseminierter intravasaler Gerinnung auf, im Rahmen von Mikroangiopathien oder auch durch Verbrauch in großen Hämangiomen (Kasabach-Merritt-Syndrom).

Immunthrombozytopenie (ITP) (Morbus Werlhof)

Übersichtsliteratur
Rodeghiero et al. 2009 [11], Neunert et al. 2011 [9]

Pathogenese

Unter dem Begriff der Immunthrombozytopenie (ITP) werden die primäre ITP und sekundäre Formen zusammengefasst. Die Pathogenese wird durch IgG-Antikörper gegen Plättchen- und Megakaryozytenantigene bestimmt, die zu einem rascheren peripheren Abbau der Thrombozyten und zu einer verminderten Plättchenproduktion im Knochenmark führen. Relativer Thrombopoetinmangel. Zusätzlich können zytotoxische T-Zellen beteiligt sein.

Nimmt man einen Grenzwert von 50000/µl an, liegt die Inzidenz bei 1,5–3/100000/Jahr. Ein Zusammenhang zwischen Auftreten einer ITP und Infektionen mit Helicobacter pylori und Hepatitis C wird diskutiert.

Klinisches Bild

Vor allem bei Kindern tritt nach Virusinfekten, selten auch nach Impfungen (Varizellen, Hepatitis B), die **akute postinfektiöse ITP** auf. Die Thrombozytopenie ist meist ausgeprägt (< 20000/µl) mit verstärkter Blutungsneigung in Form von Petechien oder Hämatomen nach leichten Traumen. Im Rahmen von Virusinfekten kann eine Splenomegalie auftreten. Üblicherweise bildet sich die Thrombozytopenie innerhalb von Tagen oder Wochen zurück.

Dauert die ITP länger als 12 Monate, sprechen wir von einer **chronischen ITP**. Ihr Beginn ist häufig schleichend; die Diagnose erfolgt anhand eines Routineblutbildes. Bei der chronischen ITP entwickelt sich üblicherweise keine Splenomegalie. Im Alter bis 40 Jahren sind Frauen doppelt so häufig betroffen wie Männer, im höheren Alter gleicht sich die Geschlechtsverteilung dann an.

Bei Kombination von ITP mit einer Coombs-positiven autoimmunhämolytischen Anämie vom Wärmetyp liegt ein **Evans-Syndrom** vor. In der Familienanamnese finden sich häufiger andere Autoimmunerkrankungen.

Sekundär kann eine ITP bei systemischem Lupus erythematodes, anderen Kollagenosen und niedrig-malignen Lymphomen auftreten, deshalb sollte speziell bei Erwachsenen hiernach gesucht werden.

Stadieneinteilung

- neu diagnostizierte ITP: bis zu 3 Monate nach Diagnosestellung, Zeitraum der Erstlinientherapie
- persistierende ITP: 3–12 Monate nach Diagnosestellung, Zeitraum der Zweitlinientherapie
- chronische ITP: mehr als 12 Monate nach Diagnosestellung; Spontanremission oder komplette Remission unwahrscheinlich.

Diagnostik

Klassische Kombination von isolierter Thrombozytopenie ohne Veränderungen der anderen Zellreihen. Im Blutausstrich Nachweis von Riesenthrombozyten und Ausschluss von Thrombozytenaggregaten bei Pseudothrombozytopenie sowie von charakteristischen Veränderungen, die für andere Ursachen der Thrombozytopenie (Tab. 20.4) sprechen. Zum Ausschluss medikamentinduzierter Thrombozytopenien ist eine sorgfältige Anamnese erforderlich, inkl. Nachfrage nach Chinidin (Tonic Water) und Pflanzenextrakten.

Die Untersuchung auf antithrombozytäre Antikörper ist wenig hilfreich, ebenso die Bestimmung von Thrombozytenüberlebenszeit und -abbauort. Eine Knochenmarkuntersuchung ist bei isolierter Thrombozytopenie im Kindes- und Jugendalter üblicherweise nicht erforderlich. Im Erwachsenenalter sollte bei Splenomegalie und Auffälligkeiten der Erythrozyten und Thrombozyten eine Knochenmarkuntersuchung erfolgen. Im Alter von über 60 Jahren ist sie nahezu obligatorisch, um myelodysplastische Syndrome und maligne Lympho-

Tab. 20.4 Differenzialdiagnosen der isolierten Thrombozytopenie

- Pseudothrombozytopenie
- Immunthrombozytopenie
- medikamenteninduzierte Thrombozytopenie
- Post-Transfusionspurpura
- Heparin-induzierte Thrombozytopenie (HIT)
- thrombotisch-thrombozytopenische Purpura
- hämolytisch-urämisches Syndrom
- schwangerschaftsassoziierte Thrombozytopenie
- chronische disseminierte intravasale Koagulopathie
- myelodysplastische Syndrome
- kongenitale oder erworbene amegakaryozytäre Thrombozytopenie
- kongenitale Thrombozytopenien
- von-Willebrand-Syndrom Typ 2B
- Antiphospholipid-Syndrom

me nicht zu übersehen. Charakteristisch für die ITP ist die Vermehrung von Megakaryozyten im Knochenmark mit Vermehrung großer Formen.

Weitere Diagnostik: HIV-Test und Hepatitis-B/C-Serologie bei Erwachsenen, Ig-Spiegel im Serum zum Ausschluss einer Hypogammaglobulinämie und eines selektiven IgA-Mangels; in ausgewählten Fällen sind Tests auf antinukleäre Antikörper (ANA), Lupus-Antikoagulans und Schilddrüsen-Autoantikörper sinnvoll.

Therapie

Die Therapie der **akuten ITP** ist indiziert bei manifester, lebensbedrohlicher Blutung oder Blutung mit Gefährdung von Organen. Ziel ist nicht die Normalisierung der Thrombozytenwerte, sondern die Vermeidung von Blutungen. Bei Erwachsenen besteht bei Erstvorstellung eine Indikation zur Therapie erst bei einem Abfall der Thrombozyten < 20000/μl unter Berücksichtigung von Blutungstendenz und -risiken (Alter, Hypertonie), körperlicher Aktivität (Kontaktsportarten), möglichen Nebenwirkungsrisiken und Patientenwunsch.

Die **Primärtherapie** im Erwachsenenalter ist Prednison 1–2 mg/kg KG/d p.o. für 14–21 Tage. Nach Erreichen normaler Thrombozytenzahlen wird die Dosis schrittweise über 4–8 Wochen reduziert. Die Ansprechrate liegt bei 50–75 % und beginnt meist innerhalb von 1–2 Wochen. Bei den meisten Patienten tritt ein Rückfall auf, nur 5–30 % erreichen eine langfristige Remission. Alternativ kann hochdosiert Dexamethason eingesetzt werden: 40 mg/d für 4 Tage. Die Remission soll rascher eintreten und bei etwa 85 % liegen. 50 % haben eine langfristige Remission (> 50000/μl). Bei erneutem Thrombozytenabfall erfolgt die Gabe eines zweiten Dexamethason-Kurses.

20.1 Thrombozytopenie

Eine hochdosierte intravenöse Immunglobulingabe (0,4 g/kg KG für 5 Tage, alternativ 1 g/kg für 1–3 Tage) zusammen mit Prednison oder Dexamethason ist indiziert bei schweren Blutungen, wenn trotz Steroiden die Thrombozytenwerte nach mehreren Tagen unter 5000/µl bleiben oder wenn eine ausgedehnte Purpura der Haut und Schleimhäute vorliegt. Die Ansprechrate liegt bei 80 %, jedoch kommt es üblicherweise nach 3–4 Wochen zum Rezidiv. Der Einsatz ist ebenfalls indiziert bei vorgesehenen Operationen, die rasch eine nahezu Normalisierung der Thrombozyten erfordern (Neurochirurgie, Orthopädie, Ophthalmologie) und als alleinige Therapie bei Kontraindikationen gegen Steroide. Nicht indiziert ist sie bei fehlender klinischer Blutungsneigung, auch bei sehr niedrigen Thrombozytenzahlen.

Bei Rhesus-(D)-positiven Patienten, die noch nicht splenektomiert sind, besteht mit der intravenösen Gabe von Anti-D(IgG) die Möglichkeit einer relativ nebenwirkungsarmen Therapie durch Blockade des retikuloendothelialen Systems. Die Dosierung beträgt 50–75 µg/kg KG. Ein Hb-Abfall ist zu beachten; ein positiver Coombs-Test ist eine relative Kontraindikation. Die Ansprechrate liegt bei 70 %, wobei der Thrombozytenanstieg sehr rasch erfolgt.

Die **Zweitlinientherapie** der persistierenden bzw. chronischen ITP ist indiziert, wenn der Patient auf die Erstlinientherapie nicht angesprochen hat und weiterhin blutet bzw. nach initialem Ansprechen erneut eine schwerere thrombozytopene Blutung entwickelt. Liegen die Thrombozyten nach Splenektomie > 30000/µl, ist bei asymptomatischen Patienten eine erneute Therapie nicht erforderlich. Als Vorbereitung auf operative Eingriffe werden erneut Steroide mit oder ohne Immunglobuline eingesetzt, eine längerfristige und höher dosierte (> 10 mg/d) Steroidtherapie ist zu vermeiden.

Die Therapie mit der höchsten Ansprechrate ist die **Splenektomie,** wodurch der Abbauort der Thrombozyten entfernt wird. Die Indikation zur Splenektomie ist bei chronischer ITP abhängig von der Schwere der thrombozytopenen Blutung, der Verträglichkeit der Steroid- oder anderer Therapien und der Einstellung des Patienten zu operativen Maßnahmen. Die Entscheidung zur Splenektomie stellt sich heutzutage meist erst nach einer 12-monatigen erfolglosen konservativen Therapie, bzw. wenn die zur Aufrechterhaltung von Thrombozytenwerten > 30000/µl notwendige Prednisondosis 10 mg oder mehr beträgt. Dauerhaft verbesserte Thrombozytenwerte sind bei 60 % der splenektomierten Patienten zu erwarten. Die Splenektomie kann laparoskopisch oder offen erfolgen, 2 Wochen vor der Splenektomie ist eine Impfung gegen Pneumokokken, Haemophilus influenzae b und Meningokokken durchzuführen.

> Der nuklearmedizinische Nachweis des Abbauortes der Thrombozyten in der Milz ist **nicht** prädiktiv für den Erfolg der Splenektomie und kann deshalb unterbleiben.

Nach Splenektomie finden sich Howell-Jolly-Körperchen (Mikrokerne) in einem Teil der Erythrozyten. Rezidiviert ein Patient nach Splenektomie und sind keine Howell-Jolly-Körperchen mehr nachweisbar, liegt wahrscheinlich eine Nebenmilz vor, die erneut operativ entfernt werden kann. Ist eine Splenektomie kontraindiziert, können Thrombopoetinrezeptor-Agonisten und Rituximab eingesetzt werden (s. u.).

Thrombopoetinrezeptor-Agonisten (TRA) sind bei einem Rezidiv der ITP nach Steroidtherapie und Splenektomie zugelassen. Es stehen derzeit Romiplostim für die wöchentliche subkutane Gabe und Eltrombopag für die tägliche orale Applikation zur Verfügung. Es handelt sich um eine Dauertherapie mit individueller Adaptation der Dosis an die Zielthrombozytenwerte von 50000–80000/µl. Die Indikation richtet sich nach der Blutungsneigung und nicht nach den Thrombozytenwerten. Bei 80 % der mit TRA behandelten Patienten werden Thrombozytenwerte > 50000/µl erreicht mit Verminderung der Blutungskomplikationen. Die zu Beginn meist parallel erfolgende Steroidbehandlung sollte ausgeschlichen werden. Häufigste Nebenwirkungen der TRA sind Kopf-, Gelenk- und Muskelschmerzen. Thrombosen können auftreten.

Die Behandlung mit **Rituximab,** einem Anti-CD20-Antikörper, führt zur Elimination der B-Lymphozyten und somit zur Depletion der Plasmazellen. Dies benötigt jedoch Zeit, sodass ein Ansprechen erst nach frühestens einem Monat bei einer Ansprechrate von 60 % und nach einem Jahr noch bei 18–35 % der Patienten gesehen wird. Die Dosierung beträgt 375 mg/m² in wöchentlichem Abstand für 4 Gaben. Neben akuten Unverträglichkeitsreaktionen sind die erhöhte Infektionsgefährdung und die Möglichkeit einer progressiven multifokalen Leukenzephalopathie zu beachten. Rituximab ist für diese Indikation nicht zugelassen, wird aber in der Leitlinie der American Society of Hematology (ASH) von 2011 empfohlen.

Etwa 80 % der **Kinder mit ITP** zeigen innerhalb von 6–12 Monaten eine Spontanremission. Die Therapie besteht deshalb in der Gabe von hochdosierten Immunglobulinen, Anti-D und Prednison. Bei schwerer Thrombozytopenie mit Blutungen ist immer eine Therapie erforderlich, üblicherweise mit Immunglobulinen, außerdem sollte die körperliche Aktivität möglichst eingeschränkt werden. Meist wird bei Thrombozyten über 20000–30000/µl wegen der hohen Rate an Spontanremission keine Therapie durchgeführt.

Prophylaktische Thrombozytengaben sind nicht indiziert. Bei lebensbedrohlicher Blutung können parallel zur Steroid- und Immunglobulingabe Thrombozyten verabreicht werden, allerdings in einer deutlich höheren Menge (z. B. ein Konzentrat alle 30 Minuten) als bei hyporegenerativer Thrombozytopenie. Rekombinanter Faktor VII ist wegen der Thrombosegefahr nur mit Vorsicht einzusetzen. Von einer Notfallsplenektomie wird abgeraten.

Bei chronisch-refraktären Patienten wurden neben der Splenektomie Thrombopoetinanaloga, Rituximab und – mit mehr oder weniger Erfolg – Cyclophosphamid, Vincristin, Azathioprin. Cyclosporin A, Danazol und Alemtuzumab eingesetzt. Unwirksam sind Plasmapheresen und Immunadsorption.

Besteht eine HCV-assoziierte ITP, sollte unter Beachtung einer möglichen Verstärkung der Thrombozytopenie durch Interferon eine antivirale Therapie begonnen werden. Vorzugsweise wird die ITP mit hochdosierten Immunglobinen behandelt.

Bei HIV-assoziierter ITP wird vorzugsweise antiretroviral behandelt, da sich die Thrombozytopenie meist verbessert. Ist eine Therapie der ITP notwendig, dann vorzugsweise mit Steroiden, Immunglobulinen oder Anti-D. Bei refraktären Patienten ist eine Splenektomie anderen immunsuppressiven Maßnahmen vorzuziehen.

Bei H.-pylori-asoziierter ITP vorzugsweise Eradikationstherapie mit Erfolgswahrscheinlichkeit von 50 %.

ITP in der Schwangerschaft

Therapeutisch muss zwischen Mutter und Fetus/Neugeborenem unterschieden werden. Thrombozytenwerte der Mutter von 20000–30000/µl sind ausreichend. Primär werden Immunglobuline und Steroide eingesetzt; Anti-D ist sicher und wirksam. Eine Splenektomie ist für die schwierigsten Fälle vorbehalten und wird dann im zweiten Trimester durchgeführt. Zu den Thrombopoetinanaloga gibt es keine ausreichenden Daten. Zur Entbindung sollten Thrombozytenwerte über 50000/µl vorliegen. Die Indikation zur Sectio caesarea sollte nur aufgrund geburtshilflicher Indikationen gestellt werden. Eine intrapartale Thrombozytenmessung beim Feten ist nicht indiziert.

Neonatale Thrombozytopenie

Übersichtsliteratur
Jin u. Bussel 2006 [6]

Unterschieden werden die nicht immunogen bedingten Thrombozytopenien (z. B. bei Sepsis, Virusinfekt, Asphyxie, Thrombose, Lebererkrankung u. a.) von der Immunthrombozytopenie. Durch transplazentaren Transfer der mütterlichen antithrombozytären Antikörper kann beim Feten eine Thrombozytopenie auftreten. Bei mütterlicher ITP tritt dies relativ selten auf, meist sind es Alloimmunthrombozytopenien gegen humane Plättchenantigen (HPA)-1A. Da beide durch den transplazentaren Transfer mütterlicher Antikörper verursacht sind, kommt es zu einer spontanen Besserung nach 1–4 Wochen.

Unmittelbar nach der Geburt sollte beim Neugeborenen die Thrombozytenzahl bestimmt und in den folgenden 3–4 Tagen täglich wiederholt gemessen werden. Eine Indikation zur Therapie mit Immunglobulinen in Kombination mit Steroiden besteht bei fehlender intrazerebraler Blutung erst, wenn die Thrombozyten unter 20000–50000/µl abfallen. Bei intrazerebraler Blutung ist zusätzlich eine Thrombozytentransfusion erforderlich.

Schwangerschaftsassoziierte Thrombozytopenie

Abzugrenzen von der ITP in der Schwangerschaft und dem HELLP-Syndrom als Folge einer mikroangiopathischen Störung ist die schwangerschaftsassoziierte Thrombozytopenie. Sie tritt im 3. Trimester bei ca. 5 % der Schwangerschaften auf, ist meist mild mit Thrombozytenwerten > 70000/µl, reversibel nach der Entbindung und nicht behandlungsbedürftig. Beim Feten und Neugeborenen tritt keine Thrombozytopenie auf.

Posttransfusionelle Purpura

Übersichtsliteratur
Jin u. Bussel 2006 [6]

Seltene Komplikation nach Bluttransfusion mit Auftreten einer schweren Thrombozytopenie üblicherweise 1–2 Wochen nach Transfusion. Bedingt durch Antikörper gegen humane Plättchenantigene (HPA). Meist spontane Besserung nach 7–35 Tagen. Therapeutisch sind Steroide, hochdosierte Immunglobuline oder Plasmaaustausch wirksam.

Medikamentinduzierte Immunthrombozytopenie

Übersichtsliteratur
George 2005 [4], George 2006 [5]

Sie ist eine häufige Ursache von akuter schwerer Thrombozytopenie bei ansonsten gesunden Personen. Ursächlich können viele Medikamente (Tab. 20.**5**),

Tab. 20.5 Medikamente, die am häufigsten zur Immunzytopenie führen

- Chinidin, Chinin
- Trimethroprim-Sulfamethoxazol
- Aciclovir
- Diclofenac
- Ibuprofen
- Phenylbutazon
- Indomethacin
- Thiazide
- Furosemid
- Carbamazepin
- Valproinsäure
- Rifampicin
- Para-Aminosalicylsäure
- Paracetamol
- Ranitidin

Nahrungsmittel oder pflanzliche Extrakte sein. Die Differenzierung von der ITP ist wegen der unterschiedlichen Therapiemaßnahmen wichtig.

Die medikamenteninduzierte Thrombozytopenie tritt nach mehrwöchiger kontinuierlicher Einnahme oder nach längeren Perioden einer intermittierenden Einnahme des verantwortlichen Medikaments auf. Ausnahmen hiervon sind die in der Kardiologie eingesetzten GP-IIb/IIIa-Antagonisten, die unmittelbar nach Ersteinnahme zu einer Thrombozytopenie führen können.

Thrombozytopenien und invasive Maßnahmen mit Blutungsrisiko

Folgende Thrombozytenwerte sollten bei invasiven Maßnahmen mit Blutungsrisiko eingehalten werden (Tab. 20.6). Diese Grenzwerte sind für Thrombozytopenien mit Bildungsstörung (üblicherweise nach Chemotherapie) festgelegt, in Anbetracht fehlender Daten aber auch für Thrombozytopenien bei erhöhtem Verbrauch nach individueller Abwägung anzusetzen.

20.2 Thrombozytopathien

Übersichtsliteratur
Bennett 2006 [1], Selleng u. Greinacher 2010 [12]

Pathophysiologisch kann die Thrombozytenfunktion auf verschiedenen Ebenen gestört sein:
- Thrombozytenadhäsion
- Signaltransduktion und -amplifikation
- Granulasekretion
- prokoagulatorische Thrombozytenoberfläche
- Thrombusfestigkeit.

Tab. 20.**6** Grenzwerte für Thrombozyten bei invasiven Maßnahmen [2]

Maßnahme	Grenzwert
zahnärztliche Zahnreinigung, Zahnsteinentfernung	> 20000–30000/µl
Zahnextraktion (einfach)	> 20000/µl
Zahnextraktion (komplex, z. B. Molar)	> 50000/µl
Leitungsanästhesie bei Zahneingriff	> 30000/µl
Lumbalpunktion (elektiv)	> 50000/µl
Spinalanästhesie	> 50000/µl
Epiduralanästhesie	> 80000/µl
gastrointestinale Endoskopie ohne Biopsie	auch bei sehr niedrigen Werten möglich
gastrointestinale Endoskopie mit Biopsie	> 20000/µl
Bronchoskopie/Bronchiallavage	> 20000/µl
Bronchoskopie mit transbronchialer Biopsie	> 50000/µl
andere Organpunktionen/Biopsien	> 50000/µl
kleine Operation	> 20000/µl
größere Operation	> 50000/µl
neurochirurgischer Eingriff	70000–100000/µl
Eingriffe am hinteren Augenabschnitt	70000–100000/µl
Knochenmarkbiopsie	auch bei sehr niedrigen Werten möglich

■ Angeborene Thrombozytopathien

Bernard-Soulier-Syndrom (BSS)

Pathogenese. Autosomal-rezessiver Erbgang. Starke Verminderung (Typ I) oder Fehlen (Typ II) des Glykoprotein-Ib-IX-V-Komplexes. Sehr selten ist die Dysfunktion trotz Expression (Bolzano-Variante). Die Inzidenz heterozygoter Genträger mit leicht vergrößerten Thrombozyten, aber normaler Funktion liegt bei etwa 1 : 500; homozygote Erkrankte machen etwa 1 : 1 Mio. aus. Ein erworbenes BSS kommt bei lymphoproliferativen Erkrankungen und myelodysplastischen Syndromen vor.

Klinisches Bild. Heterozygote sind klinisch unauffällig. Homozygote fallen wegen Blutungsneigung im frühen Lebensalter auf; die Blutungsschwere kann sich in Pubertät und Erwachsenenalter ändern. Die Thrombozytenwerte liegen meist < 100000/µl; Riesenthrombozyten.

Diagnostik. Nachweis des GP-Ib-IX-V-Mangels in der Durchflusszytometrie, fehlende Aggregation bzw. Agglutination der Thrombozyten mit Ristocetin in hoher Konzentration; normale Aggregation bei ADP und Kollagen.

Therapie. Bei Blutungen Antifibrinolytika, DDAVP, rFVIIa, Thrombozytentransfusionen.

> **!** Bei Thrombozytentransfusionen besteht die Gefahr der Alloimmunisierung und Transfusionsrefraktarität.

Bei Menorrhagien ist die Verwendung eines Gestagen-Intrauterinsystems hilfreich.

Thrombasthenie Glanzmann

Pathogenese. Die Thrombasthenie Glanzmann wird autosomal-rezessiv vererbt. Mutationsbedingt kommt es zu einer quantitativen oder qualitativen Störung des GP-IIb/IIIa-Rezeptors und infolgedesen zum Verlust der Bindung von Fibrinogen oder von-Willebrand-Faktor und damit der Aggregation.

Klinisches Bild. Typischerweise kommt es zu mukokutanen Blutungen bei Neugeborenen und Kleinkindern; Hämatome, Nasenbluten, verstärkte Regelblutung. Nachlassen der schweren Blutungen mit zunehmendem Alter.

Diagnostik. Fehlende Aggregation mit ADP und Kollagen, fehlende Gerinnselretraktion. Thrombozytenzahl und Plättchengröße sind normal. In der Durchflusszytometrie Nachweis des Fehlens von GP-IIb/IIIa.

Therapie. Bei Blutungen möglichst Minimierung der Alloimmunisierung gegen thrombozytäre oder HLA-Klasse-I-Antigene, deshalb vorrangig lokale Maßnahmen zur Blutstillung, Antifibrinolytika. DDAVP ist nicht wirksam. rFVIIa (mindestens 3 Boli mit je 80–120 µg/kg KG i.v. alle 2 h). Wegen des hohen Risikos der Alloimmunisierung sollten möglichst HLA-kompatible (bestrahlte) Thrombozyten verabreicht werden. Bei Menorrhagien ist ein Gestagen-Intrauterinsystem wirksam. Bei schwerer Erkrankung ist eine allogene Stammzelltransplantation zu erwägen.

δ-Storage-Pool-Defekte

Es handelt sich um die häufigsten Thrombozytopathien. Ca. 20% der angeborenen Thrombozytopathien betreffen Defekte der δ-Granula. Es ist eine heterogene Gruppe mit Störungen der dichten Granula (ADP, ATP, Serotonin).

Pathogenetisch beruhen die dominant oder rezessiv vererbten Defekte auf einer Störung der Membranbildung oder von Transporterproteinen der Granulamembran. Die Blutungsneigung ist gering.

- Hermansky-Pudlak-Syndrom: autosomal-rezessiv vererbte Störung, die sich durch Tyrosinase-positiven, okulokutanen Albinismus, Thrombozytopathie mit hämorrhagischer Diathese und zeroidähnliche Einschlüsse in Zellen des retikuloendothelialen Systems äußert
- Chediak-Higachi-Syndrom: ebenfalls autosomal-rezessiv vererbter partieller okulokutaner Albinismus, Anfälligkeit für bakterielle Infekte und Neutropenie mit lysosomalen Einschlüssen.

Diagnostik. Aggregometrie: Die Aggregation mit ADP, Adrenalin und Kollagen (niedrige Konzentration) kann eingeschränkt sein. Im Blutausstrich große Peroxidase-positive Granula in neutrophilen Granulozyten.

Therapie. DDAVP, Antifibrinolytika. Selten ist eine Thrombozytentransfusion bei Blutungen notwendig. Prednison (20–50 mg für 3–4 Tage); rFVIIa.

α-Storage-Pool-Defekte

Gray-platelet Syndrom

Siehe unter Thrombozytopenien (Kap. C20.1).

Quebec-Thrombozytopathie

Sie ist gekennzeichnet durch eine abnorm gesteigerte Proteolyse von α-Granula-Proteinen infolge eines abnorm hohen (bis zu 100-fach) Gehalts der Serinprotease Platelet Urokinase-type Plasminogen Activator (u-PA, s. Kap. B7, B12) und damit Plasminbildung. Betroffen (d.h. vermindert) ist vor allem der Plättchen-Faktor V, weshalb der Defekt zunächst als Faktor-V-Quebec bezeichnet wurde. Vermindert sind auch u.a. das den Plättchenfaktor-V-bindende Multimerin, Fibrinogen und von-Willebrand-Faktor. Die Blutungsneigung ist sowohl durch den Plättchendefekt als auch durch die vermehrte Freisetzung von u-PA charakterisiert. Der Erbgang ist autosomal dominant.

Klinisches Bild. Schleimhautblutungen, Hämatome, auch Gelenkblutungen und bis zu 24 Stunden verzögert einsetzende Blutungen nach Traumen oder operativen Eingriffen.

Diagnostik. Im Gegensatz zum Gray-Platelet-Syndrom ist lichtmikrospkopisch die Plättchenmorphologie unauffällig, die Thrombozytenzahl normal bis leicht vermindert. Der Plättchenfaktor V ist vermindert, nicht jedoch der plasmatische Faktor V. Die Aggregationstests fallen individuell anscheinend unterschiedlich pathologisch aus, angebl. eher in Gegenwart von Adrenalin als in Gegenwart von Kollagen und ADP.

Therapie. Im Gegensatz zu anderen angeborenen Thrombozytopathien sprechen die Patienten auf Antifibrinolytika an. Die Gabe von Thrombozytenkonzentraten soll hingegen eher ineffektiv sein [3], [10]. Siehe auch Kap. C18.

Pseudo-von-Willebrand-Syndrom

Pathogenese. Dominanter Erbgang. Die Funktion des GP-Ibα-Rezeptors ist gesteigert mit verstärkter Affinität zu hochmolukaren VWF-Multimeren.

Klinisches Bild. Die Klinik ähnelt der des von-Willebrand-Syndroms Typ 2B mit leicht gesteigerter Blutungsneigung, mäßiger Thrombozytopenie und Makrothrombozyten.

Diagnostik. Aggregometrie. Hochmolekulare VWF-Multimere sind vermindert.

Therapie. DDAVP und VWF-haltige Faktorpräparate sind kontraindiziert. Lokale Maßnahmen zur Blutstillung, u.u. Thrombozytenkonzentrate bei Blutungen.

Störungen der Signaltransduktion

Pathogenese. Verschiedenste Pathomechanismen, z. B. Mangel/Funktionsstörungen von G-Proteinen, Phospholipase-C2-Mangel, Störungen der Kalziummobilisation, Phosphorylierungsstörungen. Dadurch kommt es zu Störungen der Funktion des Thromboxan-, Kollagen-, Noradrenalin- oder ADP-Rezeptors. Die Störungen können angeboren oder erworben sein.

Diagnostik. Aggregometrie (Tab. 20.7), Speziallabor.

Therapie. Bei Blutung zunächst DDVAP, bei Versagen Thrombozytentransfusion.

Tab. 20.7 Aggregometriebefunde bei Thrombozytopathien

	ADP [5 mM]	ADP [20 mM]	Kollagen [0,1 µg/ml]	Kollagen [4 µg/ml]	Adrenalin [2 mM]	Adrenalin [10 mM]	Ristocetin [0,3 mg/ml]	Ristocetin [1,5 mg/ml]
Thrombasthenie Glanzmann	0	0	0	0	0	0	0	n
Bernard-Soulier-Syndrom	n	n	n	n	n	n	0	0
Zyklooxygenasedefekt, ASS-, Clopidrogrel-Gabe, Signaltransduktionsstörung	>	v–n	v–n	n	>	n	0	n
α-Storage-Pool-Defekt	>	n	>	n	>	n	0	n
δ-Storage-Pool-Defekt (leicht)	v–n	n	v–n	n	v–n	n	0	n
δ-Storage-Pool-Defekt (schwer)	>	v–n	>	v–n	>	v–n	0	n
ADP-Rezeptor-Defekt	0	0	>	n	>	n	0	n
Kollagen-Rezeptor-Defekte	n	n	>	>	n	n	0	n
von-Willebrand-Erkrankung Typ 2B	n	n	n	n	n	n	positiv	n
von-Willebrand-Plättchentyp	n	n	n	n	n	n	positiv	n

n normal; v vermindert; 0 keine Aggregation

■ Erworbene Thrombozytopathien

Thrombozytopathien sind häufig bei Leberinsuffizienz, terminaler Niereninsuffizienz, chronisch-myeloproliferativen Neoplasien, Dysproteinämien, Therapieverfahren wie Herz-Lungen-Maschine, artefizielles Herz u. a.

Tab. 20.**8** Thrombozytopathien durch ausgewählte Medikamente [1]

Medikament	beeinflusst Plättchen-funktion ex vivo	erhöht Blutungs-risiko
ASS	++	++
NSAR	+	+/−
Penicillin (hochdosiert), Cephalosporine	+	+/−
Ticlopidin, Clopidrogrel, Prasugrel	++	++
GP-IIb/IIIa-Antagonisten (z. B. Abciximab)	++	++
PGI_2-Antagonisten (Prostazyklin, Iloprost)	+	−
Phosphodiesterase-Inhibitoren (Dipyridamol)	+	−
Heparin	+	+
Plasminogenaktivatoren	+	+
Kalziumantagonisten	+	−
Nitroprussid, Nitroglyzerin, Nitroxid	+	−
Betablocker	+	−
Plasmaexpander (Dextran, HES)	+	+/−
trizyklische Antidepressiva	+	−
Phenothiazine	+	−
Anästhetika (Lidocain, Tetracain, Halothan)	+	−
Antihistaminika	+	−
Röntgenkontrastmittel	+	−
Cyclosporin A	+	−
Zytostatika (Daunomycin, Mithramycin, BCNU)	+	−

Selten entsteht bei Bildung von Autoantikörpern gegen den GP-IIb/IIIa-Komplex eine **erworbene Thrombasthenie** mit deutlich erhöhter Blutungsneigung bei nur leicht erniedrigten oder normalen Thrombozytenwerten. Diagnostisch werden die Aggregationstests (pathologisch mit ADP und Kollagen) und die Durchflusszytometrie (normale Expression von GP-IIb/IIIa) eingesetzt, sowie der Nachweis von Antikörpern gegen GP-IIb/IIIa.

Bei Blutungen gibt man therapeutisch zunächst DDAVP, bei Versagen Thrombozyten und rFVIIa.

Am häufigsten sind **medikamenteninduzierte Thrombozytopathien.** Manche Medikamente beeinflussen die Thrombozytenfunktion nur ex vivo, andere erhöhen auch das Blutungsrisiko (Tab. 20.**8**). Die Therapie besteht im Absetzen des verantwortlichen Medikaments, bei Blutungen Gabe von DDVAP, Thrombozytenkonzentraten, u. U. rFVIIa.

Literatur

[1] Bennett JS. Inherited and acquired disorders of platelet function. In: Young NS, Gerson SL, High KA (eds.). Clinical Hematology. Philadelphia: Elsevier; 2006: 767–780
[2] Bundesärztekammer: Querschnitts-Leitlinien (BÄK) zur Therapie mit Blutkomponenten und Plasmaderivaten. 4. überarbeitete Auflage. Deutscher Ärzteverlag 2009. Abrufbar unter http://www.baek.de/haemotherapie
[3] Francis CW, Marder VJ. Clinical disorders of fibrinolysis. In: Colman RW, Clowes AW, George JN, Goldhaber SZ (eds.). Hemostasis and Thrombosis. Basic Principles and Clinical Practice. 5th ed. Philadelphia: Lippincott, Williams & Wilkins; 2006: 1035–1044
[4] George JN. Database for drug-induced thrombocytopenia. In: Platelets on the Internet. Hematology/Oncology Section, Department of Medicine, University of Oklahoma Health Sciences Center, 2005. Abrufbar unter: http//moon.ouhsc.edu/jgeorge
[5] George JN. Drug-induced thrombocytopenia. In: Young NS, Gerson SL, High KA (eds.). Clinical Hematology. Philadelphia: Elsevier; 2006: 791–801
[6] Jin DK, Bussel JB. Immune, posttransfusional, and neonatal thrombocytopenia. In: Young NS, Gerson SL, High KA (eds.). Clinical Hematology. Philadelphia: Elsevier; 2006: 781–790
[7] Kiefel V. Thrombozytenbildungs-, Abbau- und Verteilungsstörungen. In: Pötzsch B, Madlener K (Hrsg.). Hämostaseologie. Berlin, Heidelberg: Springer; 2010: 306–318
[8] Loren AW, Abrams CS, Gewirtz AM. Megakaryocyte development and disorders of thrombopoiesis. In: Young NS, Gerson SL, High KA (eds.). Clinical Hematology. Philadelphia: Elsevier; 2006: 89–102
[9] Neunert C, Lim W, Crowther M et al. The American Society of Hematology 2011 evidence-based practice guidelines for immune thrombocytopenia. Blood 2011; 117: 4190–4207
[10] Rao KA. Hereditary disorders of platelet secretion and signal transduction In: Colman RW, Clowes AW, George JN, Goldhaber SZ (eds.). Hemostasis and Thrombosis. Basic Principles and Clinical Practice. 5th ed. Philadelphia: Lippincott, Williams & Wilkins; 2006: 961–974.

[11] Rodeghiero F, Stasi R, Gernsheimer T et al. Standardization of terminology, definitions and outcome criteria in immune thrombocytopenic purpura (ITP) of adults and children: Report from an International Working Group. Blood 2009; 113: 2386–2393
[12] Selleng K, Greinacher A. Thrombozytopathien. In: Pötzsch B, Madlener K (Hrsg.). Hämostaseologie. Berlin, Heidelberg: Springer; 2010: 319–335

21 Angeborene Thrombophilie

J.-D. Studt

Übersichtsliteratur
Seligsohn u. Lubetsky 2001 [56], Merriman u. Greaves 2006 [39], Lindhoff-Last et al. 2008 [33], Coppola et al. 2009 [9], Rosendaal u. Reitsma 2009 [54]

21.1 Allgemein

Definition

Gemäß der International Society on Thrombosis and Haemostasis kann eine hereditäre Thrombophilie als genetisch determinierte Neigung zu Thromboembolien verstanden werden [28], [29].

In der Mehrzahl der Fälle ist die klinische Manifestation, also das Auftreten venöser Thromboembolien, multifaktoriell bedingt und wird vom Hinzukommen zusätzlicher Risikofaktoren begünstigt (s. u. und Kap. C22).

Pathophysiologie

Hereditäre Thrombophilien werden bei bis zu 50 % der Patienten mit venösen Thromboembolien gefunden (Tab. 21.1) [39]. Nach ihrer Pathophysiologie können sie unterteilt werden in:
- seltene Mangelzustände natürlicher antikoagulatorischer Proteine (Antithrombin-, Protein-C- und Protein-S-Mangel)
- mit hoher Prävalenz vorkommende Mutationen von Gerinnungsfaktoren (Faktor-V-Leiden [FV G1691A]-Mutation, Prothrombin [FII 20210G>A]-Genmutation)
- sonstige Mechanismen wie z. B. Kongenitale Dysfibrinogenämien

Nach Evidenzgrad und klinischer Relevanz können daneben gesicherte von unsicheren Risikofaktoren unterschieden werden (Tab. 21.2).

Tab. 21.1 Hereditäre Thrombophilien (nach [39])

Defekt	Prävalenz (%)		jährliches Thromboserisiko (%) Personen ohne vorherige VTE			
	Normalbevölkerung	Patienten mit erster VTE	insgesamt	Schwangerschaft	Ovulationshemmer	Hormon-Ersatztherapie
kein Defekt	85	50	0,01	0,1	0,02	0,32 **
FVL heterozygot	3–7	10–20	0,05 ** 0,1–0,2 *	0,2 ** 2,1 *	0,1 ** 0,48 *	1,6 **
PT heterozygot	1–3	5–6	0,13 *	0,5 **	0,07	n.b.
Protein-C-Mangel	0,2–0,5	2–3	0,7 *	1,7 *	n.b.	n.b.
Protein-S-Mangel	0,2–0,5	2–3	0,8 *	6,6 *	n.b.	n.b.
Antithrombin-Mangel	0,1–0,3	1–2	1,7 *	3 *, 40 **	n.b.	n.b.
FVL homozygot	0,1	1,5	0,8	8–16	n.b.	n.b.
FVL/PT kombiniert heterozygot	0,1	2	0,42 *	4% *	0,17 **	n.b.

FVL = Faktor V Leiden (FV G1691A); PT = Prothrombin-Genmutation (FII 20210 G>A); VTE = venöse Thromboembolie; n.b. = nicht bekannt

* Familienscreening
** Case-Control-Studien

Klinisches Bild

Klinische Manifestationen schwerwiegender thrombophiler Diathesen oder die Kombination von weniger schwerwiegenden können nach Lane et al. sein [28], [29]:
- frühes Alter der Erstmanifestation
- häufige Rezidive
- deutliche familiäre Belastung
- ungewöhnliche, wechselnde oder ausgedehnte Lokalisation
- im Verhältnis zum Stimulus übermäßige Ausprägung.

Tab. 21.2 Relevanz hereditärer Thrombophilien (nach [9])

Evidenz	Labormarker
gesicherte Evidenz	Antithrombin-Mangel
	Protein-C-Mangel
	Protein-S-Mangel
	FV-G1691A (Faktor-V-Leiden)-Mutation
	FII-20210 G>A-Mutation
	Dysfibrinogenämie
unterstützende Daten	Hyperhomozysteinämie
	erhöhte Konzentration von Faktor VIII und anderen Gerinnungsfaktoren (Fibrinogen, Faktor IX, Faktor XI)
schwache Evidenz	Protein-Z-Mangel
	thermolabile Methylentetrahydrofolat-Reduktase (MTHFR C677T)
	Faktor V-HR2-Haplotyp
	Faktor XIII-A-Untereinheit Val34Leu
	verminderter Tissue Factor Pathway Inhibitor (TFPI)
	vermindertes fibrinolytisches Potenzial (Plasminogenmangel oder -dysfunktion, Erhöhung des Plasminogen-Aktivator-Inhibitors 1 [PAI-1], Erhöhung des Thrombin-activatable Fibrinolysis Inhibitors [TAFI])
	Thrombomodulin- und endothelialer Protein-C-Rezeptor (EPCR)-Polymorphismen
	Lipoprotein A
keine Evidenz	Methylentetrahydrofolat-Reduktase A1298C
	Faktor-VII-Polymorphismen (Arg353Gln, G73A, H7H7)
	PAI-1-4G/5G-Polymorphismus
	Plättchenglykoprotein-Polymorphismen
	Apolipoprotein-B- und -E-Polymorphismen
	Angiotensin- und Angiotensin-Converting-Enzyme-Polymorphismen

In der Mehrzahl der Fälle ist das Auftreten venöser Thromboembolien multifaktoriell bedingt und wird vom Hinzukommen zusätzlicher Risikofaktoren begünstigt. Dazu gehören Immobilisation, postoperativer Zustand, Trauma, Schwangerschaft und Wochenbett, Tumorleiden, hormonelle Kontrazeption oder Hormonersatztherapie, Adipositas, höheres Lebensalter, nephrotisches Syndrom, myeloproliferative Erkrankung, zentrale Venenkatheter, postthrombotisches Syndrom oder Varikosis (s. Kap. C22).

21.2 Thrombophile Defekte

Antithrombin-Mangel

Übersichtsliteratur
Maclean u. Tait 2007 [35], Patnaik u. Moll 2008 [47]

Ein hereditärer Antithrombin-Mangel ist selten. Seine Prävalenz in der Normalbevölkerung beträgt etwa 0,07–0,16% [58], bei Patienten mit venösen Thromboembolien je nach Selektion zwischen 0,5 und 5% [37]. Er tritt in nahezu allen Fällen in heterozygoter Auspägung auf; homozygot führt er im Allgemeinen bereits in utero zum Tode. Der Erbgang ist meist autosomal-dominant, selten autosomal-rezessiv. Eine große Zahl kausaler Mutationen ist bekannt [34].

Es können quantitative und qualitative Defekte unterschieden werden (Typ I und II):
- Beim Typ I sind Antigen und Aktivität des Antithrombins gleichermaßen vermindert.
- Beim Typ II findet sich als Ausdruck eines dysfunktionellen Antithrombinmoleküls ein normaler oder nahezu normaler Antigen-, aber verminderter Aktivitätswert.

Beim Typ II werden je nach Lokalisation der Mutation 3 Varianten unterschieden:
- Reactive-Site-Defekte (Typ II RS): Verminderung der Serinproteasenaktivität in An- und Abwesenheit von Heparin
- Heparin-Binding-Site-Defekte (Typ II HBS): Verminderung der Heparinbindungskapazität, aber normale Serinproteasenaktivität in Abwesenheit von Heparin
- pleiotrope, d.h. mehrere Eigenschaften betreffende Defekte (Typ II PE): abnormes Antithrombin mit Verminderung von Serinproteasenaktivität und Heparinbindungskapazität.

Die Differenzierung erfolgt mittels funktioneller, immunologischer und genetischer Tests (s. Kap. D27.18). Von den symptomatischen Patienten zeigen 60–80% den Typ I [21], [36].

Unter den bekannten hereditären Thrombophilien weist der Antithrombin-Mangel das höchste Thromboembolierisiko auf [62] (s. Tab. 21.1). Je nach Studie wird die jährliche Inzidenz spontaner venöser Thromboembolien mit 1–1,7 % angegeben [36], [55], [62], [30]. Das diesbezügliche Lebenszeitrisiko wird auf mindestens 50 % geschätzt [10]. Allerdings könnten an diesem hohen Risiko zusätzliche Faktoren Anteil haben, die zum Zeitpunkt der Schätzung noch nicht berücksichtigt werden konnten, etwa eine Koheredität für die mit hoher Prävalenz vorkommende Faktor-V-Leiden-Mutation.

Das Thromboembolierisiko hängt von der betroffenen Domäne des Antithrombins ab. Es ist für den Typ II HBS mit heterozygoter Mutation der heparinbindenen Domäne deutlich geringer als für den Typ I und die Subtypen II RS und II PE [19]. Daher kann eine Mutationsanalyse sinnvoll sein.

Thromboembolien treten zu etwa 60 % unprovoziert und zu 40 % assoziiert mit weiteren Risikofaktoren auf. Dabei zeigt sich eine Assoziation mit steigendem Lebensalter. Auch während einer Schwangerschaft ist das Thromboembolierisiko erhöht und wird auf 1 : 2,8 für Frauen mit Typ-I- und auf 1 : 42 für Frauen mit Typ-II-Antithrombin-Mangel geschätzt [38], zum Teil sogar auf > 50 % [51].

Protein-C-Mangel

Auch der hereditäre Protein-C-Mangel ist selten. Seine Prävalenz in der Normalbevölkerung beträgt etwa 0,14–0,5 % [41], [59], bei Patienten nach einer ersten Thromboembolie bis zu 4,6 % [37], [25]. Er tritt meist in heterozygoter Ausprägung auf. Ein homozygoter Protein-C-Mangel ist sehr selten und führt bereits im Neugeborenenalter zu Purpura fulminans, disseminierter Gerinnung und schwerwiegenden Thromboembolien.

Es werden quantitative und qualitative Defekte unterschieden (Typ I und II; s. Kap. D27.20). Der Erbgang ist überwiegend autosomal-dominant. Es wurde eine große Zahl kausaler Mutationen beschrieben; eine routinemäßge Mutationssuche ist aber nicht sinnvoll.

Der heterozygote Protein-C-Mangel geht mit einer Erhöhung des Thromboembolierisikos um etwa das 3- bis 7-Fache einher [25], [36]. Das jährliche Risiko wird auf 0,7–1,5 % geschätzt [36], [62], [30].

In der Einleitungsphase einer oralen Antikoagulation mit Vitamin-K-Antagonisten begünstigt ein Protein-C-Mangel das Auftreten von Kumarinnekrosen.

Protein-S-Mangel

Auch der hereditäre Protein-S-Mangel ist selten. Schätzungen seiner Prävalenz in der Normalbevölkerung reichen von 0,003–0,13% [15]. Bei Patienten mit Thromboembolien wird er im Schnitt bei etwa 4% gefunden [25], [37].

Es können quantitative (Typ I und III) und qualitative (Typ II) Formen unterschieden werden (s. Kap. D27.21). Es sind zahlreiche kausale Mutationen bekannt. Die große Mehrzahl der Patienten mit einem Protein-S-Mangel weist einen quantitativen Defekt auf (Typ I und III). Die jährliche Thromboseinzidenz wird je nach Kollektiv auf 0,4–1,9% geschätzt [36], [55], [62], [30].

Wie der homozygote Protein-C-Mangel kann auch ein homozygoter Protein-S-Mangel bereits im Neugeborenenalter mit schwerwiegenden thromboembolischen Komplikationen, Purpura fulminans und disseminierter Gerinnung einhergehen. Ebenso begünstigt ein Protein-S-Mangel die Entstehung von Kumarinnekrosen in der Einleitungsphase einer oralen Antikoagulation.

Faktor-V-Leiden-Mutation

Die heterozygote Faktor-V-G1691A (Faktor-V-Leiden)-Mutation ist die häufigste angeborene Thrombophilie. Sie liegt bei rund 5% der kaukasischen Normalbevölkerung vor, kaum aber bei anderen Ethnien. Aufgrund dieser hohen Prävalenz wird sie bei etwa 20% der Patienten mit einer Thromboembolie gefunden, bei Patienten mit familiärer Thromboseneigung sogar in bis zu 50% [3], [53], [50], [12]. Die Mutation wird autosomal-dominant vererbt. Sie führt zur Veränderung der Spaltstelle des Faktors V für aktiviertes Protein C und verhindert so die Inaktivierung des Faktors V (**APC-Resistenz**). Das Thromboembolierisikio ist bei heterozygoter Anlage etwa 5- bis 7-fach erhöht [26]. Die jährliche Thromboembolieinzidenz wird auf etwa 0,1% geschätzt, in Familienstudien auf etwa 0,5% [62], [30].

In homozygoter Ausprägung wird die Faktor-V-Leiden-Mutation bei etwa 0,1% der Normalbevölkerung und 1,5% der Patienten mit erster venöser Thromboembolie gefunden; das Thromboembolierisiko ist 50- bis 80-fach erhöht [53].

Prothrombin-Genvariante

Die heterozygote Prothrombin-Genmutation (FII-20210 G>A-Mutation) als zweithäufigste angeborene Thrombophilie wird bei etwa 2% der kaukasischen Normalbevölkerung und etwa 6% unselektierter Patienten mit einer venösen Thromboembolie gefunden [48], [49]. Bei anderen Ethnien ist sie deutlich seltener, in Südeuropa häufiger als in Nordeuropa [52]. Als Folge der Mutation ist die Prothrombinkonzentration erhöht. Dadudrch steigt das Risiko venöser Thromboembolien etwa auf das 2- bis 3-Fache.

In homozygoter Ausprägung ist die Prothrombingen-Mutation sehr selten. Sie fällt durch starke Heterogenität des klinischen Phänotyps auf, mit einer Spannbreite von asymptomatischen Trägern bis hin zu schwerwiegenden Thromboembolien [5].

Kombinierte Defekte

Kombinierte Defekte sind im Vergleich mit einfachen heterozygoten Defekten mit einem höheren Thromboembolierisiko assoziiert.

Eine kombinierte Heterozygotie für Faktor-V-Leiden- und Prothrombin-Genmutation kommt angesichts der relativ hohen Prävalenz beider Mutationen bei etwa 0,01 % der kaukasischen Normalbevölkerung und etwa 2 % der Patienten mit Thromboembolien vor. Sie geht mit einer etwa 20-fachen Erhöhung des Thromboembolierisikos einher [17].

Kombinationen einer heterozygoten Faktor-V-Leiden- oder Prothrombin-Genmutation mit einem heterozygoten Antithrombin-, Protein-C- oder Protein-S-Mangel kommen ebenfalls vor, sind aber infolge der niedrigen Prävalenz der letzten drei Störungen sehr selten.

Die jährliche Inzidenz venöser Thromboembolien bei kombinierten thrombophilen Defekten beträgt insgesamt etwa 1,6 % [62].

Andere angeborene Ursachen erhöhter Thromboseneigung

Bestimmte **kongenitale Dysfibrinogenämien** sind eine seltene, jedoch etablierte Ursache venöser Thromboembolien (Übersichten: [45], [23], [42], [11]). Der größere Teil der Patienten mit einer Dysfibrinogenämie ist asymptomatisch. Etwa 25 % weisen eine Blutungsneigung und etwa 20 % eine Neigung zu überwiegend venösen Thromboembolien auf, die sich bereits in jungem Alter manifestieren kann [22]. Betroffene Patientinnen fallen durch eine hohe Inzidenz von schwangerschaftsassoziierten oder postpartalen Thromboembolien und Spontanaborten auf.

Als pathophysiologische Mechanismen werden strukturelle Defekte des Fibrinogenmoleküls mit defekter Bindung an Thrombin und vermehrter Resistenz gegenüber der Fibrinolyse vermutet, insbesondere im Bereich der γ-Ketten. Beispielhaft können hier die Dysfibrinogene Hannover VI, Homburg VII, Stuttgart und Suhl genannt werden [40].

Die bei der Abklärung von Patienten mit Thrombosen gefundene Prävalenz von Dysfibrinogenämien ist sehr niedrig (< 1 %), sodass die Suche nach ihnen meist nicht Bestandteil einer Thrombophilieabklärung ist. Allerdings könnten Dysfibrinogenämien unterdiagnostiziert sein. Ein geeigneter Suchtest ist die Thrombinzeit (Kap. D.26.3).

Ein **erhöhter Faktor-IX-Plasmaspiegel** wird als schwacher Risikofaktor für Thromboembolien diskutiert, wobei die genetische Basis bislang unklar blieb [56], [61]. Kürzlich wurde bei einem jungen Patienten mit Thromboseneigung die Faktor-IX-Variante R338L (Faktor IX Padua) mit zwar normalem Faktor IX-Plasmaspiegel, aber gesteigerter Faktor IX-Aktivität beschrieben [57].

Die **AB0-Blutgruppe** kann als genetisch determinierter Risikofaktor im weiteren Sinn gelten. Personen mit einer Non-0-Blutgruppe haben im Vergleich mit solchen der Blutgruppe 0 ein 2- bis 4-fach höheres Thromboembolierisiko [24]. Möglicherweise ist dies durch die Assoziation der Blutgruppe 0 mit niedrigeren Konzentrationen des von-Willebrand-Faktors und des Faktors VIII zu erklären. Die Risikoerhöhung betrifft alle Non-00-Genotypen außer A201/A202/A2A2 [43].

Die häufige **C677T-Mutation der Methylentetrahydrofolat-Reduktase** kann in homozygoter Ausprägung zu milder Hyperhomozysteinämie führen und wurde in Metaanalysen mit einem gering erhöhten Thromboembolierisiko in Verbindung gebracht [14]. Eine groß angelegte Studie an über 4000 Patienten nach erster venöser Thromboembolie konnte aber eine Assoziation von C677T-Mutation und Thromboserisiko nicht bestätigen [4]. Daher ist ihre Bestimmung im Rahmen einer Thrombophilieabklärung nicht sinnvoll.

Hereditäre Thrombophilie und Rezidivthrombosen

Übersichtsliteratur
Kyrle et al. 2010 [27], Lindhoff-Last 2011 [31]

Nach heutiger Datenlage ist der Stellenwert einer Untersuchung auf hereditäre Thrombophilien für die Einschätzung des Risikos von Rezidivthrombosen gering [13], [16], [2], [6], [8]. Klinische Risikofaktoren wie spontanes Auftreten der ersten Thromboembolie oder männliches Geschlecht sind diesbezüglich von größerem Gewicht (Tab. 21.3). Ein kürzlich publizierter Cochrane-Review stellte überdies fest, dass bislang keine Studien von hinreichender Qualität (randomisierte, kontrollierte Studien) zur Verfügung stehen, auf Grundlage derer der Nutzen einer Untersuchung auf hereditäre Thrombophilien für die Verringerung des Rezidivrisikos beurteilt werden könnte [7].

> Nach heutiger Kenntnis ist der Stellenwert der hereditären Thrombophilien für das Rezidivrisiko venöser Thromboembolien insgesamt gering.

Tab. 21.3 Risikomarker rezidivierender venöser Thromboembolien (nach [33])

Risikofaktor	relatives Risiko für Rezidivthrombose (95 % Konfidenz-Intervall)
heterozygote Faktor-V-Leiden-Mutation (Faktor V G1691A)	1,3 (0,8–2,1)
heterozygote Prothrombin-Genmutation (Faktor II 20210 G>A)	0,7 (0,3–2,0)
persistierende Faktor-VIII-Erhöhung	1,3 (0,8–2,0)
Mangel natürlicher Gerinnungsinhibitoren (Protein C, Protein S, Antithrombin)	1,8 (0,9–3,8)
kombinierte Thrombophilie	1,6 (1,0–2,7)
spontane vs. Risikofaktor-assoziierte venöse Thromboembolie	1,9 (1,2–2,9)
männliches vs. weibliches Geschlecht	2,7 (1,8–4,2)

21.3 Labordiagnostik

Spektrum der Labortests

Übersichtsliteratur
Favaloro et al. 2009 [18]

Erwiesene hereditäre Thrombophilien, die üblicher Bestandteil einer Abklärung sind, werden in Tab. 21.4 aufgeführt (s.a. Tab. 21.2 und die jeweiligen Unterkapitel, für erworbene Thrombophilien s. Kap. C22).

Tab. 21.4 Erwiesene hereditäre Thrombophilien und übliche Nachweismethoden

Parameter	übliche Nachweismethoden
Antithrombin (s. Kap. D27.18)	Aktivität: meist chromogene Substratmethoden ggf. Antigen: immunologisch
Protein C (s. Kap. D27.20)	Aktivität: meist chromogene Substratmethoden, auch koagulometrische Methoden
Protein S (s. Kap. D27.21)	freies und totales Protein-S-Antigen: immunologisch APC-Kofaktor-Aktivität: funktionelle Tests auf Basis von aPTT, Quick-Test oder Faktor-Xa-Test
APC-Resistenz (s. Kap. D27.3)	funktioneller Test, kann der molekulargenetischen Suche nach der Faktor-V-Leiden-Mutation vorgeschaltet werden
FVL-Mutation (s. Kap. D27.3)	molekulargenetisch
PT-Mutation (s. Kap. D27.2)	molekulargenetisch
Dysfibrinogenämie (s. Kap. D27.1)	Suchtests: Thrombinzeit, Batroxobinzeit, parallele Messung des gerinnbaren Fibrinogens und des Fibrinogen-Antigens; ggf. molekulargenetisch

APC = aktiviertes Protein C; FVL = Faktor-V-G1691A (Faktor-V-Leiden)-Mutation; PT = Prothrombin-Genmutation (FII 20210 G>A); aPTT = aktivierte partielle Thromboplastinzeit

Bewertung der Laborbefunde

Übersichtsliteratur
Favaloro et al. 2009 [18]

Bei der Bewertung der Laborbefunde einer Thrombophilieabklärung sollten verschiedene Punkte berücksichtigt werden:
- Je nach untersuchtem Kollektiv werden die gegenwärtig bekannten hereditären Thrombophilien nur bei etwa 50% der Patienten mit Thromboembolien gefunden. Ein unauffälliges Untersuchungsergebnis schließt daher eine durch bislang unbekannte Mechanismen verursachte hereditäre Thomboseneigung nicht aus.
- Die klinische Manifestation einer Thrombophilie wird auch vom Vorhandensein zusätzlicher prädisponierender Faktoren beeinflusst. Solche Faktoren sind z.B.: Immobilisation, postoperativer Zustand, Trauma, Schwangerschaft und Wochenbett, Tumorleiden, hormonelle Kontrazeption oder Hormonersatztherapie, Adipositas, höheres Lebensalter, nephrotisches

Syndrom, myeloproliferative Erkrankung, zentrale Venenkatheter, postthrombotisches Syndrom und Varikosis (s. Kap. C22).
- Die Wahl des geeigneten Zeitpunkts kann die Aussagekraft der Untersuchung erheblich beeinflussen. Die Untersuchung sollte nicht unmittelbar nach dem Auftreten einer Thromboembolie und nicht während oder kurz nach einer Antikoagulanzientherapie erfolgen. Andernfalls sind falsch pathologische Befunde für Antithrombin, Protein C, Protein S und APC-Resistenz möglich (s. u. und Tab. 21.5; weitere Einzelheiten in den jeweiligen Unterkapiteln).
- Dem Normalbereich eines Messwerts entspricht üblicherweise der Bereich des Mittelwerts ± 2 Standardabweichungen. Dies umfasst typischerweise etwa 95 % der erwarteten Werte einer Normalpopulation. Etwa 5 % der Normalpopulation liegen somit außerhalb dieses Referenzbereichs, von denen der Anteil unterhalb des unteren Grenzwerts als pathologisch bewertet werden würde. Da Mangelzustände von Antithrombin, Protein C und Protein S selten sind (< 1 % der Bevölkerung, 1–5 % der Patienten mit Thrombosen), könnte damit auf jeden echten (klinisch relevanten) mindestens ein nur vermeintlicher Mangelzustand kommen [18].
- Thrombophile Gendefekte können selbst innerhalb einer betroffenen Familie eine unterschiedliche klinische Penetranz aufweisen, sodass die Ergebnisse einer Thrombophilieabklärung nur begrenzten Nutzen für das Management individueller Patienten versprechen.
- Thrombophile Gendefekte sind zwischen verschiedenen Ethnien ungleichmäßig verteilt. So werden Faktor-V-Leiden- und Faktor-II-20210 G > A-Mutation in der kaukasischen Bevölkerung häufig angetroffen, jedoch nur sehr selten in der afrikanischen oder asiatischen.

> Ein unauffälliges Ergebnis von Laboruntersuchungen schließt das Vorhandensein einer hereditären Thromboseneigung nicht aus.

Zeitpunkt und Indikation der Laboruntersuchung

Zeitpunkt

Eine Thrombophilieabklärung sollte nicht unmittelbar nach einer Thromboembolie oder während bzw. kurz nach einer Antikoagulanzientherapie durchgeführt werden, da sonst falsch pathologische Ergebnisse auftreten können (s. Tab. 21.5; weitere Einzelheiten in den jeweiligen Unterkapiteln).
- In der akuten Phase einer Thromboembolie können die Plasmaspiegel von Antithrombin, Protein C und Protein S vermindert sein.

Tab. 21.5 Mögliche Fehlerquellen bei der Interpretation von Resultaten einer Abklärung auf hereditäre Thrombophilie (in Anlehnung an [18])

Messgröße	Resultat	Kommentar
Antithrombin	vermindert	• hereditäre Defizienz sehr selten • verminderte Plasmaspiegel möglich unmittelbar nach Thromboembolie, bei systemischer Thrombolyse und Heparintherapie, Lebererkrankung, Verbrauchskoagulopathie, Hämodilution, nephrotischem Syndrom, Asparaginasetherapie, fehlerhafter Blutentnahme • Ausschluss dieser Einflüsse, Wiederholung ab 1 Woche nach Ende einer Antikoagulanzientherapie
Protein C/S	vermindert	• hereditäre Defizienz sehr selten • verminderte Spiegel von Protein C und/oder Protein S möglich unmittelbar nach Thromboembolie, bei VKA-Therapie, Vitamin-K-Mangel, Lebererkrankung, Verbrauchskoagulopathie, Hämodilution, fehlerhafter Blutentnahme (Protein S: Hormonersatztherapie, Ovulationshemmer, Schwangerschaft, nephrotisches Syndrom) • Ausschluss dieser Einflüsse, Wiederholung 4–6 Wochen nach Ende VKA-Therapie
Protein C/S	vermindert (einige Methoden)	• je nach Testsystem Interferenz durch FVL/APCR möglich
Protein C/S	erhöht (Clot-basierte Methoden)	• Interferenz durch LA möglich
APCR	jedes Ergebnis	• Beeinflussung möglich durch LA, Faktoreninhibitoren, Faktorenmangel, Therapie mit Antikoagulanzien

FVL = Faktor-V-Leiden-Mutation; APCR = Resistenz gegen aktiviertes Protein C; LA = Lupus-Antikoagulans; VKA = Vitamin-K-Antagonisten

- Eine Antikoagulation mit Vitamin-K-Antagonisten führt zu verminderten Plasmaspiegeln von Protein C und S.
- Schwangerschaft und Östrogeneinnahme können eine Verminderung des Protein-S-Spiegels zur Folge haben.

- Infolge systemischer Thrombolyse- und Heparintherapie kann der Antithrombinspiegel vermindert sein.

In der Literatur werden für die Untersuchung folgende Mindestabstände empfohlen [60], [18]:
- zu einem akuten Ereignis zwischen 2–3 Wochen und 3 Monaten
- zum Ende einer Therapie mit Vitamin-K-Antagonisten zwischen 2 und 6 Wochen
- zum Ende einer Heparintherapie 1 Woche (für die Antithrombinmessung).

Indikationen

Indikationen und Umfang einer Untersuchung auf hereditäre Thrombophilien sind nach wie vor Gegenstand der wissenschaftlichen Diskussion [39], [32], [33], [1].

Weitgehende Einigkeit herrscht darüber, dass die Abklärung unselektierter Patienten, d.h. aller Patienten nach einer ersten venösen Thromboembolie, nicht sinnvoll ist. Dies gilt umso mehr, als die Untersuchung auf hereditäre Thrombophilien offensichtlich nicht zu einer Senkung der Häufigkeit von Rezidivthrombosen führt [8].

Hingegen kann die Abklärung selektiver Patientengruppen auf hereditäre Thrombophilien sinnvoll sein, sofern vom Untersuchungsergebnis ein Einfluss auf deren weitere Behandlung erwartet wird.

Nach Baglin et al. sind dies [1]:
- Patienten mit erster Thromboembolie in jungem Lebensalter (< 40 Jahre) und mit deutlicher familiärer Belastung (> 2 weitere symptomatische Familienangehörige)
- Neugeborene und Kinder mit Purpura fulminans (Protein C, Protein S)
- Erwachsene, die unter Einnahme von Vitamin-K-Antagonisten Hautnekrosen entwickeln (Protein C, Protein S nach Sistieren des Vitamin-K-Antagonisten)
- asymptomatische Verwandte von Patienten mit Thrombophilien, die mit einem höheren Risiko assoziiert sind (z.B. Antithrombin-Mangel, Protein-C- oder -S-Mangel), in ausgewählten thrombosebelasteten Familien
- Frauen/Schwangere, deren Ersterreignis mit einem nur milden prädisponierenden Faktor assoziiert war
- Frauen/Schwangere mit erstgradigen Verwandten, bei denen eine erste Thromboembolie unprovoziert oder assoziiert mit einer Schwangerschaft, der Einnahme kombinierter Ovulationshemmer oder einem nur milden prädisponierenden Faktor aufgetreten ist.

Andere Autoren [46], [20] befürworten eine Abklärung bei:
- Patienten < 50 Jahren nach erster Thromboembolie
- Patienten mit rezidivierenden Thromboembolien
- Patienten mit Thromboembolien in jedem Lebensalter bei ausgeprägter familiärer Belastung
- Patienten mit Thromboembolien an ungewöhnlicher Lokalisation
- Frauen mit Thromboembolien in Verbindung mit Schwangerschaft, Postpartalzeit oder der Einnahme von Ovulationshemmern.

Nach Merriman und Greaves (2006) und Lindhoff-Last (2008) [39], [32], [33] kann auch eine Untersuchung asymptomatischer Frauen mit familiärer Thromboemboliebelastung vor Einnahme eines Ovulationshemmers oder Beginn einer postmenopausalen Hormonersatztherapie sinnvoll sein (auf den in der jeweiligen Familie bekannten thrombophilen Marker).

Literatur

[1] Baglin T, Gray E, Greaves M, et al. Clinical guidelines for testing for heritable thrombophilia. Br J Haematol 2010; 149: 209–220
[2] Baglin T, Luddington R, Brown K et al. Incidence of recurrent venous thromboembolism in relation to clinical and thrombophilic risk factors: prospective cohort study. Lancet 2003; 362: 523–526
[3] Bertina RM, Koeleman RP, Koster T et al. Mutation in blood coagulation factor V associated with resistance to activated protein C. Nature 1994; 369: 64–67
[4] Bezemer ID, Doggen CJ, Vos HL et al. No association between the common MTHFR 677C→T polymorphism and venous thrombosis. Arch Intern Med 2007; 167: 497–501
[5] Bosler D, Mattson J, Crisan D. Phenotypic heterogeneity in patients with homozygous prothrombin 20210AA genotype. J Mol Diagn 2006; 8: 420–425
[6] Christiansen SC, Cannegieter SC, Koster T et al. Thrombophilia, clinical factors, and recurrent venous thrombotic events. JAMA 2005; 293: 2352–2361
[7] Cohn D, Vansenne F, de Borgie C et al. Thrombophilia testing for prevention of recurrent venous thromboembolism. Cochrane Database Syst Rev 2009; 21: CD007069
[8] Coppens M, Reijnders JH, Middeldorp S et al. Testing for inherited thrombophilia does not reduce the recurrence of venous thrombosis. J Thromb Haemost 2008; 6: 1474–1477
[9] Coppola A, Tufano A, Cerbone AM et al. Inherited thrombophilia: implications for prevention and treatment of venous thromboembolism. Semin Thromb Hemost 2009; 35: 683–694
[10] Demers C, Ginsberg JS, Hirsh J et al. Thrombosis in antithrombin-III-deficient persons: report of a large kindred and literature review. Ann Intern Med 1992; 116: 754–761
[11] De Moerloose P, Boehlen F, Neerman-Arbez M. Fibrinogen and the risk of thrombosis. Semin Thromb Hemost 2010; 36: 7–17
[12] De Stefano V, Chiusolo P, Paciaroni K et al. Epidemiology of factor V Leiden: clinical implications. Semin Thromb Hemost 1998; 24: 367–379

[13] De Stefano V, Martinelli I, Mannucci PM et al. The risk of recurrent venous thromboembolism among heterozygous carriers of the G20210A prothrombine mutation. Br J Haematol 2001; 113: 630–635
[14] Den Heijer M, Lewington S, Clarke R. Homocysteine, MTHFR and risk of venous thrombosis: a meta-analysis of published epidemiological studies. J Thromb Haemost 2005; 3: 292–299
[15] Dykes AC, Walker ID, McMahon AD et al. A study of protein S antigen level in 3788 healthy volunteers: influence of age, sex, and hormone use, and estimate for prevalence of deficiency state. Br J Haematol 2001; 113: 636–641
[16] Eichinger S, Weltermann A, Mannhalter C et al. The risk of recurrent venous thromboembolism in heterozygous cariers of the factor V Leiden and a first spontaneous venous thromboembolism. Arch Int Med 2002; 162: 2357–2360
[17] Emmerich J, Rosendaal FR, Cattaneo M et al. Combined effect of factor V Leiden and prothrombin 20210A on the risk of venous thromboembolism. Thromb Haemost 2001; 86: 809–816
[18] Favaloro EJ, McDonald D, Lippi G. Laboratory investigation of thrombophilia: the good, the bad, and the ugly. Semin Thromb Hemost 2009; 35: 695–710
[19] Finazzi G, Caccia R, Barbui T. Different prevalence of thromboembolism in the subtypes of congenital antithrombin III deficiency: review of 404 cases. Thromb Haemost 1987; 58: 1094
[20] Grody WW, Griffin JH, Taylor ASK et al. Americal College of Medical Genetics consensus statement on factor V Leiden mutation testing. Genet Med 2001; 3: 139–148
[21] Harper PL, Luddington RJ, Daly M et al. The incidence of dysfunctional antithrombin variants: four cases in 210 patients with thromboembolic disease. Br J Haematol 1991; 77: 360–364
[22] Haverkate F, Samama M. Familial dysfibrinogenemia and thrombophilia. Thromb Haemost 1995; 73: 151–161
[23] Hayes T. Dysfibrinogenemia and thrombosis. Arch Pathol Lab Med 2002; 126: 1387–1390
[24] Jick H, Slone D, Westerholm B et al. Venous thromboembolic disease and ABO blood type. Lancet 1969; 293: 539–542
[25] Koster T, Rosendaal FR, Briët E et al. Protein C deficiency in a controlled series of unselected outpatients: an infrequent but clear risk factor for venous thrombosis (Leiden thrombophilia study). Blood 1995; 85: 2756–2761
[26] Koster T, Rosendaal FR, De Ronde H et al. Venous thrombosis due to poor anticoagulant response to activated protein C: Leiden Thrombophilia Study. Lancet 1993; 342: 1503–1506
[27] Kyrle PA, Rosendaal FR, Eichinger S. Risk assessment for recurrent venous thrombosis. Lancet 2010; 376: 2032–2039
[28] Lane DA, Mannucci PM, Bauer KA et al. Inherited thrombophilia. Part 1. Thromb Haemost 1996; 76: 651–662
[29] Lane DA, Mannucci PM, Bauer KA et al. Inherited thrombophilia. Part 2. Thromb Haemost 1996; 76: 824–834
[30] Lijfering WM, Brouwer JL, Veeger NJ et al. Selective testing for thrombophilia in patients with first venous thrombosis: results from a retrospective family cohort study on absolute thrombotic risk for currently known thrombophilic defects in 2479 relatives. Blood 2009; 113: 5314–5322
[31] Lindhoff-Last E. Bewertung des Rezidivthromboserisikos venöser Thromboembolien. Hämostaseologie 2011; 31: 7–12

[32] Lindhoff-Last E, Luxembourg B. Evidence-based indications for thrombophilia screening. Vasa 2008; 37: 19–30
[33] Lindhoff-Last E, Luxembourg B, Pabinger I. Update thrombophilia. Hämostaseologie 2008; 28: 365–375
[34] Luxembourg B, Delev D, Geisen C et al. Molecular basis of antithrombin deficiency. Thromb Haemost 2011; 105: 635–646
[35] Maclean PS, Tait RC. Hereditary and acquired antithrombin deficiency. Drugs 2007; 67: 1429–1440
[36] Martinelli I, Mannucci PM, De Stefano V et al. Different risks of thrombosis in four coagulation defects associated with inherited thrombophilia: a study of 150 families. Blood 1998; 92: 2353–2358
[37] Mateo J, Oliver A, Borrell M et al. Laboratory evaluation and clinical characteristics of 2132 consecutive unselected patients with venous thromboembolism – results of the Spanish multicentric study on thrombophilia (EMET-study). Thromb Haemost 1997; 77: 444–451
[38] McColl MD, Ramsay JE, Tait RC et al. Risk factors for pregnancy associated venous thrombombolism. Thromb Haemost 1997; 78: 1183–1188
[39] Merriman L, Greaves M. Testing for thrombophilia: an evidence-based approach. Postgrad Med J 2006; 82: 699–704
[40] Meyer M, Franke K, Richter W et al. New molecular defects in the gamma subdomain of fibrinogen D-domain in four cases of (hypo)dysfibrinogenemia: fibrinogen variants Hannover VI, Homburg VII, Stuttgart and Suhl. Thromb Haemost 2003; 89: 637–646
[41] Miletich J, Sherman L, Broze G. Absence of thrombosis in subjects with heterozygous protein C deficiency. N Engl J Med 1987; 317: 991–996
[42] Moen JL, Lord ST. Afibrinogenemias and Dysfibrinogenemias. In: Colman RW, Clowes AW, George JN, Goldhaber SZ, eds. Hemostasis and Thrombosis. Basic Principles and Clinical Practice. 5th ed. Philadelphia: Lippincott, Williams & Wilkins; 2006: 939–952
[43] Morelli VM, De Visser MC, Vos HL et al. AB0 blood group and the risk of venous thrombosis: effect of factor V Leiden. J Thromb Haemost 2005; 3: 183–185
[44] [46] Morris TA, Marsh JJ, Chiles PG et al. High prevalence of dysfibrinogenemia among patients with chronic thromboembolic pulmonary hypertension. Blood 2009; 114: 1929–1936
[45] Mosessohn MW. Dysfibrinogenemia and thrombosis. Semin Thromb Hemost 1999; 25: 311–319
[46] Olsen JD. College of American Pathologists consensus conference XXXVI: diagnostic issues in thrombophilia. Arch Pathol Lab Med 2002; 126: 1277–1280
[47] Patnaik MM, Moll S. Inherited antithrombin deficiency: a review. Haemophilia 2008; 14: 1229–1239
[48] Poort S, Rosendaal FR, Reitsma PH et al. A common genetic variation in the 3'-untranslated region of the prothrombin gene is associated with elevated plasma prothrombin levels and an increase in venous thrombosis. Blood 1996; 88: 3698–3703
[49] Ridker PM, Hennekens C, Miletich JP. G20210A mutation in prothrombin gene and risk of myocardial infarction, stroke, and venous thrombosis in a large cohort of US men. Circulation 1999; 99: 999–1004
[50] Ridker PM, Miletich JP, Hennekens CH et al. Ethnic distribution of factor V Leiden in 4047 men and women. Implications for venous thromboembolism screening. JAMA 1997; 277: 1305–1307

- [51] Robertson L, Wu O, Langhorne P et al. Thrombophilia in pregnancy: a systematic review. Br J Haematol 2006; 132: 171–196
- [52] Rosendaal FR, Doggen CJ, Zivelin A et al. Geographic distribution of the 20210 G to A prothrombin variant. Thromb Haemost 1998; 79: 706–708
- [53] Rosendaal FR, Koster T, Vandenbroucke JP et al. High risk of thrombosis in patients homozygous for factor V Leiden (activated protein C resistance). Blood 1995; 85: 1504–1508
- [54] Rosendaal F, Reitsma PH. Genetics of venous thrombosis. J Thromb Haemost 2009; 7 (Suppl. 1): 301–304
- [55] Sanson BJ, Simioni P, Tormene D et al. The incidence of venous thromboembolism in asymptomatic carriers of a deficiency of antithrombin, protein C, or protein S: a prospective cohort study. Blood 1999; 94: 3702–3706
- [56] Seligsohn U, Lubetsky A. Genetic susceptibility to venous thrombosis. N Engl J Med 2001; 344: 1222–1231
- [57] Simioni P, Tormene D, Tognin G et al. X-linked thrombophilia with a mutant factor IX (factor IX Padua). N Engl J Med 2009; 361: 1671–1675
- [58] Tait RC, Walker ID, Perry DJ et al. Prevalence of antithrombin deficiency in the healthy population. Br J Haematol 1994; 87: 106–112
- [59] Tait RC, Walker ID, Reitsma PH et al. Prevalence of protein C deficiency in the healthy population. Thromb Haemost 1995; 73: 87–93
- [60] Tripodi A. Issues concerning the laboratory investigation of inherited thrombophilia. Mol Diagnos 2005; 9: 181–186
- [61] Van Minkelen R, de Visser MCH, van Hylckama Vlieg A. Sequence variants and haplotypes of the factor IX gene and the risk of venous thrombosis. J Thromb Haemost 2008; 6: 1610–1613
- [62] Vossen CY, Conard J, Fontcuberta J et al. Risk of a first venous thrombotic event in carriers of a familial thrombophilic defect. The European Prospective Cohort on Thrombophilia (EPCOT). J Thromb Haemost 2005; 3: 459–464

22 Erworbene Thrombophilie

F. Bergmann

22.1 Antiphospholipid-Syndrom – Klinik

Übersichtsliteratur
Bergmann u. Hempel 2008 [12], Lim 2009 [51], Hughes 2010 [41]

Definition

Das Antiphospholipid-Syndrom (APS) zählt zu den Autoimmunerkrankungen. Bedingt durch das Auftreten von Antiphospholipid-Antikörpern (aPL) kann sich ein breites Spektrum klinischer Symptome entwickeln. aPL zählen zu den erworbenen Ursachen einer Thrombophilie, denn es besteht eine hohe Assoziation mit arteriellen oder venösen Gefäßverschlüssen, die z.T. atypisch lokalisiert sind (Mesenterial- oder Subklaviavene), sowie vaskulären Schwangerschaftskomplikationen (Tab. 22.1). Der Nachweis von aPL kann auch ein Zufallsbefund im Rahmen der Abklärung einer verlängerten aPTT bei einem asymptomatischen Individuum sein. In diesem Fall darf jedoch nicht von einem Syndrom gesprochen werden. aPL werden durch 2 verschiedene Testsysteme nachgewiesen:
- Die Tests auf ein Lupusantikoagulanz erfassen aPL, die Phospholipid-abhängige Gerinnungszeiten verlängern (z.B. die aPTT).

Tab. 22.1 Klinische Kriterien für das APS (nach [62])

klinisches Ereignis	
Gefäßverschluss (einer oder mehrere)	• arteriell oder venös • auch kleiner Gefäße
Schwangerschaftskomplikationen	• ≥ 3 Aborte < 10. SSW, Ausschluss chromosomaler Störungen der Eltern • ≥ 1 Fehlgeburt ≥ 10. SSW*, ohne morphologische bzw. chromosomale Störungen • ≥ 1 Frühgeburt ≤ 34. SSW infolge schwerer Präeklampsie oder Plazentainsuffizienz

* Der intrauterine Fruchttod hat eine hohe Spezifität für ein APS; habituelle Aborte zeigen eine hohe Sensitivität, aber geringe Spezifität, da es viele andere Ursachen gibt

- aPL werden quantitativ mittels ELISA gemessen, deren Platten mit Phospholipid-bindenden Antigenen (Phospholipid-Protein-Komplexe) beschichtet sind.

Klassifikation

In der sog. **Sapporo-Klassifikation** von 1999 mit Revision 2006 wurde im Konsens festgelegt, dass man die Diagnose APS nur stellen darf, wenn die definierten **klinischen Symptome** und **persistierende Antiphospholipid-Antikörper (aPL)** nachweisbar sind, d. h. eine Bestätigungsanalyse nach 12 Wochen erneut eindeutig pathologische Befunde ergibt [62].

Daneben gibt es klinisch stumme, passagere, zumeist parainfektiös oder medikamentös induzierte (s. Tab. 22.2) und bei 2–5 % der „gerinnungsgesunden" Normalbevölkerung auftretende aPL (Untersuchung an Blutspenderkollektiven) (s. auch Abschnitt Ätiologie und Prävalenz). Insbesondere im Kindesalter führt dies jedoch in der präoperativen Diagnostik zu Problemen [56]; s. auch Abschnitt Zufallsbefund aPTT-Verlängerung im Kindesalter (S. 283) und Kap. D31).

Die klinischen Kriterien für ein APS sind daher streng definiert (Tab. 22.1). Vielfältige Stör- und Einflussgrößen sind bei der Diagnostik zu berücksichtigen (s. Kap. D31).

Der Begriff „Lupusantikoagulans" ist irreführend, denn weder hat die Mehrzahl der Patienten mit einem Lupusantikoagulans einen systemischen Lupus erythematodes (SLE), noch zeigen die Antikörper einen antikoagulatorischen Effekt in vivo. Eine schwere Blutungsneigung ist eine seltene Ausnahme und wird bei spezifischen Anti-Prothrombin-Antikörpern mit Verminderung der Faktor-II-Aktivität oder bei ausgeprägter Thrombozytopenie bedingt durch Autoantikörper beschrieben.

> Unter dem Obergriff Antiphospholipid-Antikörper (aPL) werden der Nachweis eines Lupusantikoagulans (LA), der Anticardiolipin-Antikörper (aCL) und Anti-β_2-Glykoprotein-I-Antikörper (Anti-β_2-GPI-AK) sowie weiterer Antikörper zusammengefasst (zur Terminologie/Nomenklatur der aPL s. Tab. 31.**1** in Kap. D31).

Pathophysiologie

aPL-Antikörper sind gegen Plasmaproteine gerichtet, die eine hohe Affinität zu negativ geladenen Oberflächen zeigen, z. B. Phospholipide. Phospholipide wie Cardiolipin, Phosphatidylserin oder -ethanolamin sind Bestandteil von

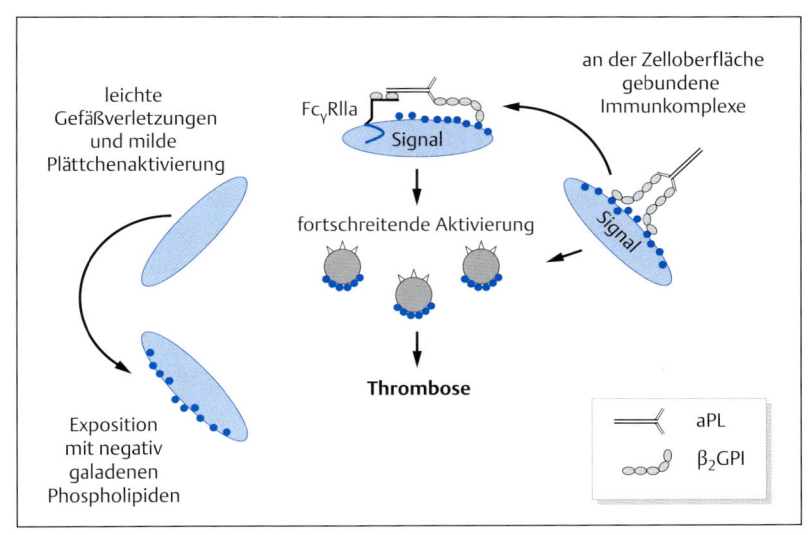

Abb. 22.1 Theoretischer Pathomechanismus der Antiphospolipid-Antikörper [12].
aPL = Antiphospholipid-Antikörper; β_2-GPI = β_2-Glykopeptid I; FcγRIIa = Fcγ-Rezeptor IIa

Zellmembranen, im Gehirn, im Herz, in der Leber, etc. Als die beiden Hauptzielantigene der aPL-Antikörper werden das β_2-GPI (Syn. Apolipoprotein H) und Prothrombin angesehen (Abb. 22.1) [4].

Weitere Antigene bzw. Phospholipid-bindende Proteine sind beschrieben, wie aktiviertes Protein C, Protein S, Annexin V, oxLDL, Faktor XII (zusammenfassende Übersicht in [28]).

aPL beeinflussen Reaktionen an Phospholipid-Oberflächen. Der genaue Pathomechanismus, wie es zur Gerinnungsaktivierung durch aPL kommt, ist bisher nicht geklärt, es gibt unterschiedliche theoretische Ansätze, die durch In-vitro-Experimente belegt wurden [31]:

- aPL stören endogene antikoagulatorische Mechanismen (Zerstörung des Annexin-V-Schutzschildes der Plazenta, Hemmung des Protein-C-Pathways [erworben aPC-Resistenz bei Lupuskoagulans], Hemmung von Antithrombin).
- Es kommt zur Bindung und konsekutiven Aktivierung von Thrombozyten mit Thrombinbildung an ihrer Oberfläche.
- Es finden Interaktionen mit Endothelzellen statt, in deren Verlauf es zur Expression von Adhäsionsmolekülen und Bindung von Gewebefaktor (Tissue-Faktor) sowie weiterer Gerinnungsfaktoren aus der Zirkulation kommt.

- Die Hemmung von TFPI (Tissue Factor Pathway Inhibitor), der ebenfalls an negativ geladene Oberflächen und phospholipidabhängigen Faktor Xa bindet, führt zu einer vermehrten Thrombingenerierung.
- Es kommt zur Hemmung der Fibrinolyse durch Blockade des endothelialen Annexin-II-Rezeptors, an den tPA und Plasminogen binden.
- Das Komplementsystem wird aktiviert.

Ätiologie und Prävalenz

Verschiedene Ursachen können erhöhten Antiphospholipid-Antikörpern im Blut zugrunde liegen [55], [67]:
- Die Prävalenz von erhöhten aPL liegt bei 2–5 % in der Normalbevölkerung [73] sowie bei < 5 % gesunder, schwangerer Frauen (häufig leicht erhöhte Anti-Cardiolipin IgM-AK) [54].
- Häufig werden erhöhte aPL ohne erkennbare Grundkrankheit gefunden (Zufallsbefund).
- Die Inzidenz der aPL nimmt im Alter zu (verändertes Immunsystem).
- aPL treten häufig im Rahmen von Infektionen auf. Sie werden sowohl nach banalen Infekten bei gesunden Kindern gefunden (bis 28 %) [68], als z. B. auch bei Borreliose, HCV-, HIV-, VZV-Infektionen.
- Auch Medikamente können die aPL-Bildung induzieren (Tab. 22.2).
- Bei Autoimmunerkrankungen, insbesondere SLE, aber auch bei rheumatoider Arthritis, Sjögren-Syndrom bzw. ITP kommen häufig erhöhte aPL-Konzentrationen vor – hier insbesondere mit klinischen Manifestationen. Das Thromboserisiko beim SLE wird, sofern aPL nachweisbar sind, mit einer Odds Ratio (OR) von 3,2 angegeben [45]. Bei Patienten mit einem gesicherten APS und positivem LA-Nachweis liegt die OR für arterielle oder venöse Gefäßverschlüsse in den verschiedenen Studien zwischen 5,7 und 9,4 [29].

Tab. 22.2 aPL-induzierende Medikamentengruppen [77]

Medikamentengruppe	Wirkstoffe
Antibiotika	Penicillin- und -derivate, Streptomycin
Antiarrhythmika	Procainamid, Quinin, Quinidin
Antihypertensiva	Propranolol, Hydralazin
Antikonvulsiva	Valproat
Psychopharmaka	Chlorpromazin

- Das familiäre Antiphospholipid-Syndrom ist sehr selten, man geht von einem autosomal-dominanten Erbgang aus [76], [13].

Klinisches Bild

Allgemeines

Das APS ist eine Multiorganerkrankung, welche mit diversen Symptomen assoziiert sein kann. Neben den klassischen Thrombosen kleiner oder großer Gefäße in verschiedenen Organen und atypischer Lokalisation sind auch neurologische Symptome (Migräne, TIA) oder dermatologische Auffälligkeiten (Livedo reticularis, Hautulzera) beschrieben. In einer europäischen Kohortenstudie wurde die Häufigkeit der unterschiedlichen klinischen Manifestationen von 1000 Patienten über einen Zeitraum von 5 Jahren ausgewertet. Es wurden 20% der Patienten symptomatisch, meist mit Gefäßverschlüssen (16,6%); die Mortalität infolge bakterieller Infektion, Herzinfarkt, Schlaganfall, Lungenembolie, aber auch Blutungen betrug 5,3% (Tab. 22.3) [15], [16].

In seltenen Fällen können bei einer ausgeprägten Thrombopenie (< 50G/l) [27] oder Hypoprothrombinämie eine Blutungsneigung und eine Thromboseneigung vorliegen [25]. Diese Patienten stellen in Bezug auf Therapie und Prophylaxe eine besondere Herausforderung dar [51].

Das „catastrophic" APS (CAPS) ist definiert durch lebens- und organbedrohende Komplikationen überwiegend durch Mikrothromben bis hin zum Multiorganversagen [5], [14]. Es kann ausgelöst werden von verschiedenen Faktoren: Infektionen, Trauma, Operation und auch in der Phase des Absetzens von Vitamin K-Antagonisten. In der Differenzialdiagnose sind hier zu berücksichtigen:
- eine foudroyant verlaufende Sepsis
- dissiminierte intravasale Gerinnung
- Heparin-induzierte Thrombozytopenie (HIT).

Schwangerschaftsassoziierte Komplikationen (Tab. 22.3)

3 oder mehr Frühaborte vor der 10. Schwangerschaftswoche (SSW) sowie ein Spätabort oder intrauteriner Fruchttod sind – sofern endokrinologische und anatomische Ursachen ausgeschlossen wurden – ein Symptom bei 10–15% der Frauen mit APS. Ursächlich ist dabei die durch aPL gestörte Trophoblastinvasion (Apoptose und gestörte Proliferation).

Des Weiteren ist die Assoziation mit der frühen Form der Präklampsie (< 34. SSW), mit intrauteriner Wachstumsretardierung infolge Plazentainsuffizienz und mit vorzeitiger Plazentalösung beschrieben. Die Rate extremer

Tab. 22.3 Klinische Manifestation des Antiphospholipid-Syndroms (nach [15], [16])

Symptome	Patienten (% der Kohorte)
tiefe Venenthrombose	21 (2,1 %)
Thrombozytopenie (< 100/nl)**	37 (3,7 %)
Livedo reticularis*	26 (2,6 %)
Insult*	24 (2,4 %)
Thrombophlebitis*	9 (0,9 %)
TIA*	23 (2,3 %)
hämolytische Anämie	9 (0,9 %)
Lungenembolie	21 (2,1 %)
Hautulzera*	17 (1,7 %)
Epilepsie*	17 (1,7 %)
Herzinfarkt	9 (0,9 %)
Herzklappenveränderung (inkl. Vegetationen)*	31 (3,1 %)
Frühaborte (> 10. SSW)	18 (1,8 %)
Spätaborte	7 (0,7 %)
Frühgeburtlichkeit	28 (2,8 %)
Wachstumsretardierung	11 (1,1 %)

* Einige Patienten entwickeln mehr als ein APS-bedingtes Symptom
** Diese Symptome sind laut Consensus 2006 nicht Bestandteil der revidierten klinischen Kriterien; ebenso nicht Herzklappenerkrankungen und Nephropathie

Frühgeburten ist auch trotz prophylaktischer Antikoagulation bei betroffenen Frauen mit ca. 30 % extrem hoch (mündliche Mitteilung zur PROMISSE-Studie [74]). Ebenso ist die Präeklampsierate mit 23 % deutlich erhöht (gesunde Schwangere < 10 %). Ohne jede Behandlung liegt die Abortrate bei 74 % [49], unter Antikoagulation wurden in einer europäischen Kohortenstudie jedoch 82 % der Schwangerschaften ausgetragen.

Für die früh auftretenden Komplikationen soll die Aktivierung des Komplementsystems eine wichtige Rolle spielen [32]. Die vaskulären Schwangerschaftskomplikationen werden häufig als Folge von Mikrothrombosen im plazentaren Gefäßbett beschrieben.

Zufallsbefund aPTT-Verlängerung im Kindesalter

Besonders häufig fallen Kinder im Rahmen der präoperativen Diagnostik vor HNO-Eingriffen auf. Ursächlich sind meist klinisch stumme, parainfektiöse bzw. antibiotikainduzierte aPL. Teilweise fällt nur der aPTT-Mischversuch positiv aus (s. Kap. D31.4), bei anderen sind die spezifischen Tests zum Nachweis der aPL ebenfalls positiv (Lupusantikoagulans und/oder aCL im ELISA).

Hier darf in der Befundinterpretation **nicht** von einem APS gesprochen werden, da keine Symptome vorliegen. Man sollte – auch um die Eltern zu beruhigen – lieber von einem „unspezifischen Inhibitorphänomen" sprechen, welches noch nach Monaten nachweisbar ist [56]. Im Allgemeinen besteht keine Blutungs- und Thrombosegefährdung.

Besonderheiten der aPL bei Kindern [61]:
- Bei Kindern ist die aPTT bei Verwendung eines LA-empfindlichen aPTT-Reagenzes häufig stärker verlängert als bei Verwendung eines LA-unempfindlichen-Reagenzes, ohne dass sich dieser Befund eindeutig weiter klären lässt und ohne dass eine Blutungsneigung besteht.
- Bei Kindern wird häufiger als bei Erwachsenen (aber insgesamt dennoch sehr selten) ein zusätzlicher Faktor-II-Mangel beobachtet, der dann auch mit Blutungen einhergehen kann (Kasuistiken s. D31). Parallel kommt es zur Verminderung des Quick-Wertes. Es können Antiprothrombin-Antikörper zum Abbinden des Faktors II und Elimination aus der Zirkulation führen [9].

Indikation zur Diagnostik

Die Laboranalytik ist zu veranlassen, wenn aufgrund eines klinischen Kriteriums die Wahrscheinlichkeit für das Vorliegen eines LA groß ist oder wenn der Zufallsbefund „verlängerte aPTT" gefunden wird (Tab. 22.4). Um ein Überdiagnostizieren zu vermeiden, sollte die Analyse auf ein LA nicht als Screeningtest bei asymptomatischen Individuen oder Patienten eingesetzt werden, die die Kriterien nicht erfüllen.

Tab. 22.4 Selektionskriterien für die Indikation zur Diagnostik

Angemessenheit/ Empfehlungsgrad	Patientenklientel
niedrig	• venöse/arterielle Thrombosen bei älteren Patienten (> 50 Jahre)
moderat	• Zufallsbefund aPTT-Verlängerung bei asymptomatischen Individuen • getriggerte Thrombose bei jungen Patienten (< 50 Jahre) • ≥ 3 Frühaborte vor der 10. SSW
hoch	• spontane arterielle/venöse Thrombosen bei jungen Patienten • Thrombose an ungewöhnlicher Lokalisation • Spätaborte, intrauteriner Fruchttod • jede Thrombose oder vaskuläre Schwangerschaftskomplikation bei einer Frau mit einer Autoimmunerkrankung

Prophylaxe und Therapie

Es gibt keine Empfehlung für eine Primärprophylaxe/Antikoagulation bei asymptomatischen Patienten mit einem positiven aPL-Laborbefund (z.B. Zufallsbefund im Rahmen einer präoperativen aPTT-Abklärung). Es gilt die Empfehlung zur bedarfsangepassten Thromboseprophylaxe mit Heparin in Risikosituationen wie für andere Patienten mit einer Thrombophilie [34].

Ob sich aus der Beobachtung von Pengo 2011 [64] zukünftig andere Empfehlungen ergeben werden, bleibt abzuwarten. Es konnte eine jährliche Thromboserate von 5,3 % bei sog. triple-positiven, asymptomatischen Merkmalsträgern festgestellt werden. Dabei waren Männer häufiger betroffen und auch Korisikofaktoren waren von Bedeutung. Die kumulative Inzidenz betrug 37,1 % (95 %-CI: 19,9–54,3 %).

Die Primärprophylaxe bei SLE-Patienten mit niedrig dosiertem ASS oder Hydroxychloroquin wird diskutiert [78].

Ein Drittel der Patienten wird mit einer tiefen Venenthrombose symptomatisch; ihr Rezidivrisiko nach Beendigung der oralen Antikoagulation ist um ein Vielfaches höher als bei Patienten mit einer Faktor-V-Leiden- oder Prothrombin-Genmutation nach der ersten Thrombose. In retrospektiven Analysen konnte gezeigt werden, dass 52–69 % der Patienten binnen 5–6 Jahren ein Rezidiv erlitten hatten, für Patienten mit Z.n. erster Thrombose ohne APS liegt die Rate bei 30 %. Daher wird heute die langfristige orale Antikoagulation mit Ziel-INR 2–3 empfohlen [46], [72].

Für Patienten mit einem ersten Insult (häufigste arterielle Manifestation) wird für die Sekundärprophylaxe ASS oder andere Thrombozytenfunktionshemmer empfohlen [47].

Das Rezidivrisiko nach Beendigung der Antikoagulation ist auch abhängig davon, ob der Patient zur Hochrisikogruppe gehört, die in allen drei aPL-Testsystemen einen positiven Befund ausweisen [63].

Bei symptomatischen APS-Patienten mit einer ausprägten Thrombozytopenie < 50G/l und Blutungszeichen ist die Antikoagulation individuell zu entscheiden, ebenso bei Patienten mit Rezidivthrombosen unter oraler Antikoagulation oder schlecht einstellbarer INR [71].

Die Antikoagulation bei Frauen mit vaskulären Schwangerschaftskomplikationen hat den Erhalt einer nächsten Schwangerschaft zum Ziel. Es wird die präkonzeptionelle Gabe von niedrigdosiertem ASS und über die gesamte Schwangerschaft (antepartum) die Gabe von niedermolekularem Heparin in prophylaktischer oder intermediärer (halbtherapeutischer) Dosierung empfohlen [10]. Hierunter konnte die Lebendgeburtenrate auf 74% gesteigert werden [18].

Für Schwangere, die selbst zuvor eine Thrombose hatten und dauerantikoaguliert werden, gelten andere Empfehlungen [10], [11].

22.2 Heparin-induzierte Thrombozytopenie

Übersichtsliteratur
Cuker A. 2012 [22], Greinacher et al. 2010 [38], Greinacher 2003 [35]

Definition

Die Heparin-induzierte Thrombozytopenie (HIT) ist die häufigste Immunthrombozytopenie und die häufigste medikamentös induzierte Thrombozytopenie, die meist in der 2. Woche der Heparinexposition auftritt und paradoxerweise nicht mit einer Blutungs-, sondern mit einer schwersten Thromboseneigung assoziiert ist [38]. Die Inzidenz beträgt 0,5–3% der exponierten Patienten, wobei zu den Hochrisikokollektiven Patienten nach großen Operationen sowie unfallchirurgische und orthopädische Patienten gehören, die eine Thromboseprophylaxe mit Standardheparin erhalten [80]. Diese Nebenwirkung ist beim Einsatz unfraktionierten Heparins (UFH) um den Faktor 10 höher als beim Einsatz von fraktioniertem, niedermolekularen Heparin (NMH) [58].

In den ACCP-Leitlinien von 2012 wird detailliert dargelegt [50], welche Risikogruppen und unter welcher Medikation ein deutlich höheres Risiko (>1%) für die Entwicklung einer HIT haben. Bei diesen Patienten wird die Thrombozytenzählung weiterhin empfohlen.

Das regelmäßige Zählen der Thrombozyten bei Patienten mit einer Risikowahrscheinlichkeit <1,0% wird nicht mehr empfohlen. Jedoch hat diese Risikobewertung keinen Eingang in die deutsche Leitlinie zur Thromboseprophylaxe gefunden [24].

> Der Terminus „Heparin-induzierte Thrombozytopenie" kann irreführend sein, da sich auch bei normalen Thrombozytenzahlen Antikörper-induzierte Thrombosen auftreten können und die Thrombozytenzahlen gar nicht oder erst nach der Thrombose abfallen. Insbesondere bei unfallchirurgischen Patienten mit großem Blutverlust kommt es zu einem reaktiven Anstieg der Thrombozyten, so dass im Vergleich mit dem Ausgangswert der wahre Abfall unterbewertet wird.

Es ergeben sich rechtliche Aspekte, da es sich um eine iatrogene Nebenwirkung handelt, die in vielen Fällen durch das konsequente Zählen der Thrombozyten an Tag 0 (Ausgangswert) und 2 ×/Woche zwischen Tag 5 und Tag 14 der Exposition zu erkennen wäre [35].

Pathophysiologie

Ausgelöst werden venöse und arterielle Thrombosen durch eine Antikörper-vermittelte Thrombozytenaktivierung. Das auslösende Antigen, der **Heparin/Plättchenfaktor-4 (PF4)-Komplex** wurde von Amiral 1992 beschrieben und der Pathomechanismus von Greinacher 1994 aufgezeigt [2], [38]. Die Immunisierung ist abhängig von der Molekülgröße (UFH > NMH > Fondaparinux), der Menge und der Stabilität des Heparin/PF4-Komplexes. Durch die Komplexbildung entstehen Neoantigene, die zur Bildung der neuen Antikörper führen. Diese Anti-Heparin/PF4-Ak (HIT-AK) binden über die F(ab)-Domäne an PF4. Durch die Bindung der Antikörper an Heparin/PF4-Komplexe oder andere sulfatierte Polysaccharide (z.B. Heparansulfat der Endothelzelle) entstehen multimolekulare Immunkomplexe [39].

Nur **Antikörper der Klasse IgG** gelten als pathogen, da nur sie an den Fcγ-Rezeptor IIa der Thrombozytenmembran binden können mit konsekutiver Aktivierung der Thrombozyten und Freisetzung weiterer gerinnungsaktivierender Substanzen zur Thrombingenerierung [6]. HIT-Antikörper aktivieren auch Monozyten und Neutrophile, die wiederum Aggregate mit Thrombozyten bilden können. Es entstehen zuerst kleinere Aggregate, in denen die Thrombozyten verbraucht werden, bis hin zu Organ- oder Extremitäten-bedrohenden Gefäßverschlüssen (Synonym: White-Clott-Syndrom).

Antikörper der Isotypen IgA und IgM haben keinen Fc-Anteil und können daher nicht an Thrombozyten binden und zur Aktivierung beitragen.

Selten sind **andere Antigene** für die Entwicklung einer HIT ursächlich: Interleukin-8 und Neutrophilen-aktivierendes Protein (NAP)-2.

In sehr seltenen Fällen können B-Zellen auch klassische Autoantikörper gegen Heparin/PF4-Komplex freisetzen, die an Thrombozyten auch ohne Gegenwart von Heparin binden. Es kommt zu einem HIT-ähnlichen klinischen Bild noch Tage oder Wochen nach Beendigung der Heparinexposition [7].

> Die frühere Unterscheidung zwischen HIT I und II ist aufgegeben worden, da nur die HIT II klinisch relevant ist.

Klinische Bilder

Der Thrombozytenabfall tritt typischerweise zwischen Tag 5 und 14, selten bis Tag 21 bei Erstanwendung von Heparin auf. Bei vorimmunisierten Patienten (Heparin-Exposition in den letzten 100 Tagen) kann ein schnellerer Abfall nach dem 1. Tag der Reexposition auftreten (Early-Onset-HIT), in seltenen Fällen auch wesentlich später, Tage bis Wochen nach Absetzen des Heparins (Delayed-Onset-HIT) [3]. Das rasche Erkennen dieser Komplikation durch Zählen der Thrombozyten 2 ×/Woche und das Einleiten einer Alternativantikoagulation sind hier u. U. lebensrettend.

Die Verdachtsdiagnose HIT sollte immer durch objektive Labortests bestätigt werden, da die beiden Hauptsymptome Thrombose und/oder Thrombozytopenie unspezifisch sind. Bei ca. 40 % aller Intensivpatienten entwickelt sich eine Thrombozytopenie, die jedoch andere Gründe hat [36]. Nur selten ist die Ursache eine HIT. Je nach untersuchtem Kollektiv bestätigt sich die Diagnose HIT in 5–10 % der Verdachtsfälle, viel häufiger ist der immunologische Nachweis von HIT-Antikörpern – ohne dass das klinische Bild einer HIT mit Thrombosen vorliegt (sog. **Eisbergphänomen,** Abb. 22.2). So sind in ca. 50 % der kardiochirurgischen Patienten diese Antikörper nachweisbar [26], aber nur 1–2 % dieser Patienten entwickeln Gefäßverschlüsse infolge einer Thrombozytenaktivierung. Die Beurteilung des Thrombozytenverlaufs bei dieser Patientengruppe in der postoperativen Phase ist erschwert [75].

Die Thrombozytopenie ist im Allgemeinen moderat mit einem Nadir zwischen 50 und 60/nl, nur selten liegen die Werte niedriger [79]. Bei Patienten

22 Erworbene Thrombophilie

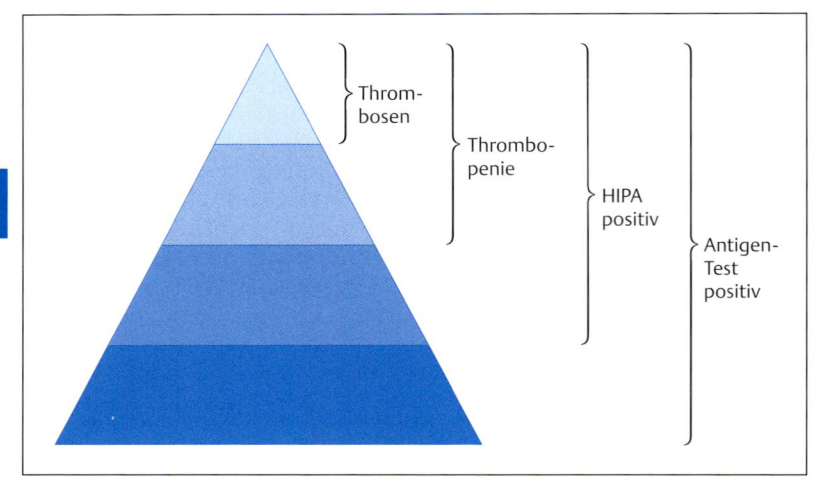

Abb. 22.2 Das Eisbergphänomen.
Die „Spitze des Eisberges" bzw. die Verhältnisse der 4 Anteile untereinander ist je nach untersuchtem Kollektiv unterschiedlich groß, d. h. bei orthopädischen Patienten ist die Spitze am größten, bei herzthoraxchirurgischen Patienten die Basis (s. Kap. D30).

mit Thrombozytenzahlen < 20/nl sollten andere Differenzialdiagnosen ausgeschlossen werden (s. Kap. C19 und C20):
- andere medikamentös-induzierte Thrombozytopenien
- thrombotisch-thrombozytopenische Purpura (TTP)
- disseminierte intravasale Gerinnung (DIC)
- schweres Antiphospholipid Syndrom
- posttransfusionelle Purpura.

Tab. 22.5 zeigt wichtige Befundkonstellationen, die an die Diagnose HIT denken lassen müssen (s. a. Abb. 22.3).

Im von Greinacher et al. untersuchten Kollektiv traten venöse Thromboembolien bei 20–50 % der Patienten auf. Bei 40 % der Patienten zeigte sich ein Thrombozytenabfall um > 50 % bevor eine Thrombose auftrat; 26 % präsentierten zeitgleich Thrombose und Thrombozytopenie und bei 33 % der Patienten trat erst die Thrombose auf, gefolgt von der Thrombozytopenie nach 1–7 Tagen [37].

Die komplexe Laboranalytik zur Sicherung der Diagnose ist nicht in jedem Krankenhaus zu etablieren, da sie zeitaufwendig und kostenintensiv ist (s. Kap. D30).

Tab. 22.5 Mögliche Befundkonstellationen bei HIT

Thrombozytenabfall um 50% des Ausgangswertes bzw. Thrombozytopenie ab 4. Expositionstag bei Reexposition innerhalb von 30 Tagen bei vorimmunisierten Patienten auch früher (binnen 24 h; Early-Onset-HIT)
Auftreten oder Progression einer tiefen Venenthrombose und/oder Lungenembolie
thromboembolische Komplikation 1–3 Wochen nach Beginn der Heparingabe (dosisunabhängig)
akuter arterieller Gefäßverschluss • untere Extremitätenarterien (besonders gefährdet bei vorbestehenden Verletzungen infolge gefäßchirurgischem Eingriff oder Dauerkatheter) • Herz- und Hirninfarkt • Mesenterialgefäße
Hautnekrosen, Brennen und Quaddeln an der Einstichstelle

Um die Wahrscheinlichkeit für eine HIT zu ermitteln, wurde von der Arbeitsgruppe um Greinacher und Warkentin ein Score-System entwickelt, in das die typischen klinischen Symptome der HIT eingehen (Grad der Thrombozytopenie und zeitlicher Zusammenhang zur Dauer der Heparinexposition, andere Ursachen der Thrombozytopenie und frische Thrombose o.ä.), der sog. **4T-Score** (Näheres im Internet unter www.medizin.uni-greifswald.de/transfus/).

Die klinische Wahrscheinlichkeit für eine HIT bei einem Punkte-Score < 4 liegt bei < 5% [53], so dass auf eine Laboranalytik verzichtet werden könnte.

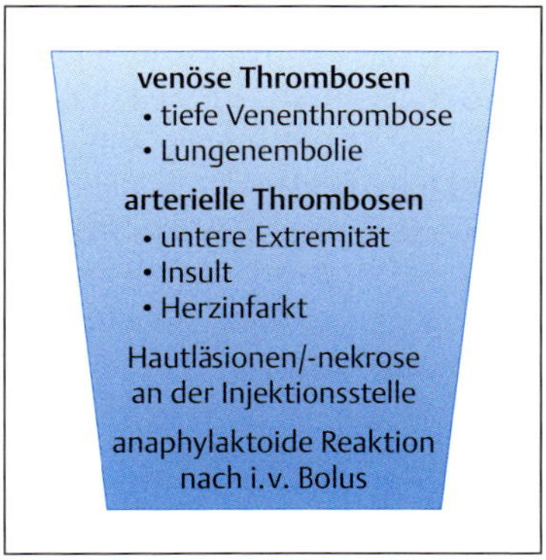

Abb. 22.3 Lokalisation und relative Häufigkeit der Gefäßkomplikationen bei HIT. Venöse Thrombosen überwiegen die arteriellen im Verhältnis 5 : 1 [38].

Allerdings sollte man bei der Anwendung des Punkte-Scores berücksichtigen, auf welches Patientenkollektiv er angewandt wird. Die frische Thrombose ohne Thrombozytopenie bei Heparingabe wird von diesem Score unterbewertet, sie bekommt nur max. 2 Punkte. Dies kann bei dem Hochrisikokollektiv der unfallchirurgischen Patienten u. U. fatal sein, wie wir an einigen Fällen unserer Kohorte nachweisen konnten. Zwischenzeitlich gibt es ein weiteres, differenzierteres Score-System (**HEP-Score**), der dies berücksichtigt [21]. Für die Klientel der kardiochirurgischen Patienten gibt es ebenfalls einen angepassten Score, der die Dauer des kardiopulmonalen Bypasses berücksichtigt. Alle Scores sind unter dieser Adresse zu finden: http://uwmcacc.org/pretest_scoring_HIT.html.

Da die unnötigerweise eingesetzten Alternativ-Antithrombotika mit einem höheren Blutungsrisiko für den Patienten mit Thrombozytopenie und mit höheren Kosten einhergehen, gilt es auch in Hinsicht auf die Notwendigkeit zukünftiger Heparingaben, die Verdachtsdiagnose zeitnah zu bestätigen oder sicher auszuschließen, denn im Gegensatz zu anderen Antikörpern, die eine medikamentös bedingte Thrombozytopenie verursachen, sind die HIT-Antikörper nur wenige Wochen bis Monate im Blut nachweisbar (zur Diagnostik s. Kap. D30). Bereits in 60 % der Fälle sind nach 100 Tagen die Anti-PF4/Heparin-Antikörper im Serum nicht mehr nachweisbar [81] (s. zur Diagnostik D30).

Therapie

Bereits nur bei Verdacht auf eine HIT sind Heparin, Heparin-beinhaltende Produkte, insbesondere auch Katheterspülungen abzusetzen; ein Austausch gegen niedermolekulares Heparin ist dann nicht mehr sinnvoll bzw. kontraindiziert. Da die HIT aber zu den stärksten erworbenen Thrombophilien gehört, sollte die Umstellung auf eine Alternativantikoagulation erfolgen, da das alleinige Absetzen von Heparin Thrombosen nicht verhindert. Das relative Risiko binnen 48 h einen Gefäßverschluss zu bekommen ist hoch, OR 20-40 (30fach erhöhtes Thromboserisiko) [33]. Das absolute Risiko liegt bei 10-15 % binnen 48h, 40 % binnen 7 Tagen und bei 40-50 % innerhalb eines Monats [81] .

In Deutschland sind 3 Präparate für die Behandlung einer akuten HIT zugelassen (s. Kap. D32.3):
- Orgaran (Danaparoid-Na)
- Refludan (Lepirudin) (Produktionseinstellung April 2012)
- Argatra (Argatroban)

Alle Präparate verfügen über eine Grad 1B- (für Danaparoid-Na) bzw. 1C-Empfehlung in den ACCP-Guidelines [50]. Für welches sich der Behandler entscheidet, ist abhängig auch von der Verfügbarkeit, Steuerbarkeit infolge Komorbidität bzw. Halbwertzeit oder persönlicher Erfahrung. Fondaparinux (Arixtra) ist nicht für die Behandlung zugelassen (Grad 2C), findet aber Einsatz bei Patienten mit Zustand nach HIT. Allerdings sind auch Einzelfälle einer HIT unter Fondaparinux beschrieben worden und mit einer Zulassung zur Behandlung der HIT ist derzeit nicht zu rechnen, wie in einer Übersichtsarbeit von Warkentin dargestellt wurde [82]. Als Antikoagulans der Wahl bei Patienten mit HIT und eingeschränkter Nierenfunktion wird Argatroban empfohlen (Grad 2C).

Ein positiver HIT-Befund ist zu dokumentieren und dem Patienten mitzuteilen – in der S3-Leitlinie zur Prophylaxe der venösen Thromboembolie wird ein Ausweis empfohlen. Dies ist jedoch umstritten, da der Merksatz „Einmal HIT – immer HIT!" heute nicht mehr gilt. Im Gegensatz zu anderen Antikörpern, die eine medikamentös bedingte Thrombozytopenie verursachen, sind die HIT-Antikörper nur wenige Wochen bis Monate im Blut nachweisbar [81]. Es handelt sich weiterhin um eine meldepflichtige Arzneimittelnebenwirkung. Der Meldebogen ist unter http://www.akdae.de/Arzneimittelsicherheit/UAW-Meldung/index.html zu finden.

22.3 Schwangerschaftsbedingt erhöhte Thromboseneigung

Übersichtsliteratur
Robertson et al. 2007 [70], Zotz et al. 2008 [84]

Allgemeines

Die Thromboembolie ist in den westlichen Industrieländern die Hauptursache der Müttersterblichkeit; Blutungskomplikationen sind mit den vorhandenen Möglichkeiten im Allgemeinen beherrschbar.

Allein durch die physiologischen Veränderungen des Hämostasesystems besteht für jede Frau in der Schwangerschaft ein erhöhtes Thromboserisiko, welches gegenüber gleichaltrigen, nicht schwangeren Frauen 4- bis 5-fach erhöht ist [40], [66].

Neben dieser Hyperkoagulabilität sind weitere Kriterien der Virchow-Trias erfüllt: Die Stase in der unteren Extremität ist bedingt durch die Gefäßkompression des wachsenden Uterus und anatomische Besonderheiten wie die Kompression im Bereich der Kreuzung der linken V. iliaca mit der rechten A. iliaca. Das Gefäßtrauma erfolgt durch die Geburt und wird verstärkt durch eine operative Entbindung (Sektio, Zangengeburt etc).

Epidemiologie

Die Thromboseinzidenz ist mit 1–2/1000 Geburten/Jahr niedrig [43]. In 55 % handelt es sich um eine tiefe Beinvenenthrombose, zwei Drittel davon treten ante partum auf und hiervon wiederum jede zweite im 1. und 2. Trimester. Postpartal sind im Verhältnis Lungenembolien häufiger und das Risiko pro Tag, ein Ereignis zu erleiden, ist im Wochenbett am höchsten [69].

> Verteilt man 100 Thrombosen über die Schwangerschaftsdauer, so beträgt das Risiko pro Tag, eine Thrombose zu erleiden, ante partum 0,23 und post partum 0,82. Das höchste Thromboembolierisiko besteht in der Phase des Wochenbetts, d. h. in den 6 Wochen postpartal.

Mehr als 80 % der Gefäßverschlüsse sind venös und von diesen sind über 80 % aus anatomischen Gründen im linken Bein lokalisiert. Nur 6 % der Thrombosen sind isolierte Unterschenkelvenenthrombosen, 71 % sind proximale, iliofemorale Thrombosen ohne Unterschenkelthrombose [19]. Aus dieser Beobachtung heraus ist die Annahme richtig, dass die physiologischen Veränderungen des Gerinnungssystems hier ätiologisch nur eine untergeordnete Rolle spielen, sondern die Kompression der V. iliaca links durch Kreuzung mit der rechten A. iliaca und die lokale Stase von größerer Bedeutung sind. Arterielle Gefäßverschlüsse sind selten [43].

> Das höchste Risiko stellt die positive Thromboseanamnese einer Frau dar, ca. 20 % der schwangerschaftsassoziierten Thrombosen sind Rezidive und bei 20–50 % der Frauen kann eine Thrombophilie nachgewiesen werden [70].

Hereditäre Thrombophilie und schwangerschaftsassoziiertes Thromboserisiko

Eine besondere Risikogruppe stellen Frauen mit angeborenen Thrombophiliefaktoren oder Komorbiditäten dar.

Für die beiden häufigsten genetischen Risikofaktoren, die Faktor-V-Leiden- und Prothrombin-Genmutation, wird in der Schwangerschaft eine Risikoerhöhung um das 6- bis 8-Fache angegeben [70]. Dies liegt deutlich höher als von Dilley im Jahr 2000 beschrieben (2- bis 3-fach höheres Risiko) [23]. Für Frauen mit einer der beiden Mutationen in heterozygoter Ausprägung findet sich eine Thromboseinzidenz von 1–2 % [59]. Das absolute Risiko ist somit gering.

Tab. 22.6 zeigt die Wahrscheinlichkeiten, in einer Schwangerschaft eine erste Thrombose bei Vorhandensein eines genetischen Risikofaktors für Throm-

Tab. 22.**6** Thromboserisiko in der Schwangerschaft bei Frauen mit angeborener (oder erworbener) Thrombophilie [20]

Thromboserisikofaktor	Odds Ratio (95% CI)
Faktor-V-Leiden heterozygot	8,3 (5,4–12,7)
Faktor-V-Leiden homozygot	34,4 (9,9–120,1)
Faktor-II-Genmutation heterozygot	6,8 (2,5–18,8)
Faktor-II-Genmutation homozygot	26,4 (1,24–559,3)
Faktor-V- und Faktor-II–Mutation doppelt heterozygot*	88 (40,7–166)
Protein-C-Mangel	4,8 (1,3–16,9)
Protein-S-Mangel	3,2 (1,5–6,9)
Antithrombin-Mangel	4,7 (1,3–16,9)
Lupusantikoagulans (APL)	15,8 (10,9–22,8)
MTHFR-Mutation homozygot	0,74 (0,22–2,48)

Zahlen zusammengestellt aus James et al. 2006 [43] und Robertson et al. 2005 [70]
* Gerhardt 2003 [30]
CI = Konfidenzintervall

bosen (bzw. bei einem erworbenen Risikofaktor, Nachweis des Lupusantikoagulans) zu entwickeln.

Komorbiditäten

Bei 70% der symptomatischen Schwangeren finden sich die folgenden Komorbiditäten [52]:
- angeborene und erworbene Thrombophilie
- Alter > 35 Jahre (in Deutschland heute jede 2. Schwangere)
- Adipositas
- Präeklampsie
- operative Entbindung

Zur Risikobeurteilung wird auf Tab. 22.**7** verwiesen.

Tab. 22.**7** Komorbiditäten und Thromboserisiko in der Schwangerschaft [20]

Risikofaktoren	Odds Ratio (95% CI)
bestehende Risikofaktoren	
Thrombophilie	s. Tab. 22.**6**
positive Eigen- oder Familienanamnese für VTE	24,8 (17,0–36,0)[1]
Adipositas • Ante-partum-VTE • Post-partum-VTE	 1,8 (1,3–2,4)[2] 2,4 (1,7–3,3)[2]
Alter > 35 Jahre	2,1 (2,0–2,3)[1]
Rauchen (10–30 Zigaretten/d) • Ante-partum-VTE • Post-partum-VTE	 2,1 (1,3–3,4)[2] 3,4 (2,0–5,5)[2]
Sichelzellerkrankung	6,7 (4,4–10,1)[1]
Diabetes mellitus	2,0 (1,4–2,7)[1]
Hypertonus	1,8 (1,4–2,3)[1]
neue bzw. transiente Risikofaktoren	
Zwillingsschwangerschaft	2,6 (1,1–6,2)[2]
Immobilisation • Ante-partum-VTE • Post-partum-VTE	 7,7 (3,2–19,0)[2] 10,8 (4,0–28,8)[2]
nach In-vitro Fertilisation • Einling • Zwillinge	 4,3 (2,0–9,4)[2] 6,6 (2,1–21,0)[2]
Sektioentbindung • selektiv, keine Infektion • Notsektio, keine Infektion	 1,3 (0,7–2,2) 2,7 (1,8–4,1)[2]
Blutungskomplikation post partum (> 1000 ml) • ohne chirurgische Intervention • mit chirurgischer Intervention	 4,1 (2,3–7,3)[2] 12 (3,9–36,9)[2]
Infektion • vaginale Entbindung • jede Sektio	 20,2 (6,4–63,5)[2] 6,2 (2,4–16,2)[2]

Risikofaktoren	Odds Ratio (95% CI)
Präeklampsie	
• ohne IUGR	3,1 (1,5–5,3)[2]
• mit IUGR	5,8 (2,1–16,0)[2]

[1] [43]
[2] [42]

CI = Konfidenzintervall; Adipositas = BMI > 25 kg/m²; VTE = venöse Thromboembolie; Immobilisation = 1 Woche oder länger; chirurgische Intervention = Ausschabung, Hämatomausräumung, Abszessdrainage; Infektion = Endometritis, Sepsis, Fieber und CRP-Anstieg, positive Blutkultur oder Leukozytose; Präeklampsie = Bluthochdruck ≥ 140/90 mmHg und Albuminausscheidung im Urin ≥ 0,3 g/l; IUGR = intra-uterine growth restriction (Wachstumsretardierung)

An dieser Stelle kann nur darauf hingewiesen werden, dass eine Vielzahl von Studien auch eine Assoziation der hereditären Thrombophilien mit vaskulären Schwangerschaftskomplikationen zeigt, beispielsweise mit Präeklampsie/HELLP-Syndrom, intrauteriner Wachstumsretardierung, Aborten oder vorzeitiger Plazentalösung [70]. Kontrovers wird diskutiert, ob es die Ursache ist und ob hieraus eine Indikation zur Antikoagulation in der nächsten Schwangerschaft abgeleitet werden kann [60], [44], [57].

Entsprechend den publizierten Empfehlungen und aktuell gültigen Leitlinien besteht derzeit für eine Vielzahl von asymptomatischen Frauen mit hereditärer Thrombophilie (heterozygote Faktor-V- oder Prothrombin-Genmutation) nur die Indikation zur physikalischen Thromboseprophylaxe (mit Kompressionsstrümpfen) in der Schwangerschaft und zusätzlicher medikamentöser Prophylaxe im Wochenbett (vgl. AWMF-Leitlinie Thromboseprophylaxe 2009 [8], [10]).

Im Einzelfall ist bei schweren Defekten (z. B. klassischer Antithrombin-Mangel Typ I) in Abstimmung mit der Patientin zu entscheiden, ob neben einer Heparinprophylaxe (entsprechend den Empfehlungen für die mittlere Risikogruppe) auch eine Substitutionstherapie bei bisher asymptomatischen Schwangeren angewendet werden sollte.

Literatur

[1] Albers GW, Amarenco P et al. Antithrombotic and thrombolytic therapy for ischemic stroke: American College of Chest Physicians Evidence-Based Clinical Practice Guidelines (8th ed). Chest 2008; 133(6 Suppl): 630S–669S
[2] Amiral J, Bridey F, Dreyfus M et al. Platelet factor 4 complexed to heparin is the target for antibodies generated in heparin-induced thrombocytopenia. Thromb Haemost 1992; 68: 95–96
[3] Arepally GM, Ortel TL. Clinical practice. Heparin-induced thrombocytopenia. N Engl J Med 2006; 355(8): 809–817

[4] Arnout J, Vermylen J. Current status and implications of autoimmune antiphospholipid antibodies in relation to thrombotic disease. J Thromb Haemost 2003; 1(5): 931–942
[5] Asherson RA, Cervera R et al. Catastrophic antiphospholipid syndrome: international consensus statement on classification criteria and treatment guidelines. Lupus 2003; 12(7): 530–534
[6] Aster RH. Heparin-induced thrombocytopenia and thrombosis. N Engl J Med 1995; 332(20): 1374–1376
[7] Aster RH. Heparin-independent activation of platelets by HIT antibodies: a clue to the etiology of delayed thrombocytopenia/thrombosis in patients given heparin? J Thromb Haemost 2005; 3(10): 2166–2167
[8] AWMF-Leitlinie Prophylaxe der venösen Thromboembolie (VTE). 2008; siehe http://www.awmf.org/leitlinien/detail/ll/003-001.html
[9] Baca V, Montiel G et al. Diagnosis of lupus anticoagulant in the lupus anticoagulant-hypoprothrombinemia syndrome: report of two cases and review of the literature. Am J Hematol 2002; 71(3): 200–207
[10] Bates SM, Greer IA, Middeldorp S et al. VTE, Thrombophilia, Antithrombotic Therapy, and Pregnancy. Antithrombotic Therapy and Prevention of Thrombosis, 9th ed; American College of Chest Physicians Evidence-Based Clinical Practice Guidelines. Chest 2012; 141 (2 Suppl): e691S–e736S
[11] Bauersachs RM, Dudenhausen J et al. Risk stratification and heparin prophylaxis to prevent venous thromboembolism in pregnant women. Thromb Haemost 2007; 98(6): 1237–1245
[12] Bergmann F, Hempel M. Diagnosis and clinical symptoms of antiphospholipid Syndrome. Hamostaseologie 2008; 28(3): 141–149
[13] Castro-Marrero J, Balada E et al. Genetic risk factors of thrombosis in the antiphospholipid syndrome. Br J Haematol 2009; 147(3): 289–296
[14] Cervera R. Catastrophic antiphospholipid syndrome (CAPS): update from the 'CAPS Registry'. Lupus 2010; 19(4): 412–418
[15] Cervera R, Piette JC et al. Antiphospholipid syndrome: clinical and immunologic manifestations and patterns of disease expression in a cohort of 1,000 patients. Arthritis Rheum 2002; 46(4): 1019–1027
[16] Cervera R, Khamashta MA et al. Morbidity and mortality in the antiphospholipid syndrome during a 5-year period: a multicentre prospective study of 1000 patients. Ann Rheum Dis 2009; 68(9): 1428–1432
[17] Cervera R, Khamashta MA et al. The Euro-Lupus Project: epidemiology of systemic lupus erythematosus in Europe. Lupus 2009; 18(10): 869–874
[18] Cervera R, Boffa MC et al. The Euro-Phospholipid Project: epidemiology of the antiphospholipid syndrome in Europe. Lupus 2009; 18(10): 889–893.
[19] Chan W-S, Spencer FA et al. Anatomic distribution of deep vein thrombosis in pregnancy. CMAJ 2010; 182(7): 657–660
[20] Chunilal SD, Bates SM. Venous thromboembolism in pregnancy: diagnosis, management and prevention. Thromb Haemost 2009; 101(3): 428–438
[21] Cuker A, Arepally G et al. The HIT Expert Probability (HEP) Score: a novel pre-test probability model for heparin-induced thrombocytopenia based on broad expert opinion. J Thromb Haemost 2010; 8(12): 2642–2650
[22] Cuker A, Cines DB. How I treat heparin-induced thrombocytopenia. Blood 2012; 119(10): 2209-2218

[23] Dilley A, Austin H et al. Genetic factors associated with thrombosis in pregnancy in a United States population. Am J Obstet Gynecol 2000; 183(5): 1271–1277
[24] Encke A, Haas S, et al. S3-Leitlinie: Prohylaxe der venösen Thromboembolien. European Journal of Vascular Medicine 2009; 38(S/76): 27
[25] Erkan D, Bateman H et al. Lupus anticoagulant-hypoprothrombinemia syndrome associated with systemic lupus erythematosus: report of 2 cases and review of literature. Lupus 1999; 8(7): 560–564
[26] Everett BM, Yeh R et al. Prevalence of heparin/platelet factor 4 antibodies before and after cardiac surgery. Ann Thorac Surg 2007; 83(2): 592–597
[27] Finazzi G. The Italian Registry of Antiphospholipid Antibodies. Haematologica 1997; 82(1): 101–105
[28] Galli M, Luciani D et al. Anti-beta 2-glycoprotein I, antiprothrombin antibodies, and the risk of thrombosis in the antiphospholipid syndrome. Blood 2003; 102(8): 2717–2723
[29] Galli M, Luciani D et al. Lupus anticoagulants are stronger risk factors for thrombosis than anticardiolipin antibodies in the antiphospholipid syndrome: a systematic review of the literature. Blood 2003; 101(5): 1827–1832
[30] Gerhardt A, Scharf RE et al. Effect of hemostatic risk factors on the individual probability of thrombosis during pregnancy and the puerperium. Thromb Haemost 2003; 90(1): 77–85
[31] Giannakopoulos B, Passam F et al. Current concepts on the pathogenesis of the antiphospholipid syndrome. Blood 2007; 109(2): 422–430
[32] Girardi G, Berman J et al. Complement C5a receptors and neutrophils mediate fetal injury in the antiphospholipid syndrome. J Clin Invest 2003; 112(11): 1644–1654
[33] Girolami B, Prandoni P et al. The incidence of heparin-induced thrombocytopenia in hospitalized medical patients treated with subcutaneous unfractionated heparin: a prospective cohort study. Blood 2003; 101(8): 2955-2959
[34] Giron-Gonzalez JA, Garcia del Rio E et al. Antiphospholipid syndrome and asymptomatic carriers of antiphospholipid antibody: prospective analysis of 404 individuals. J Rheumatol 2004; 31(8): 1560–1567
[35] Greinacher A. Heparin induzierte Thrombozytopenie. Dtsch Arztebl 2003; 100: A2220–2229
[36] Greinacher A, Selleng K. Thrombocytopenia in the intensive care unit patient. Hematology Am Soc Hematol Educ Program 2010: 135–143
[37] Greinacher A, Farner B et al. Clinical features of heparin-induced thrombocytopenia including risk factors for thrombosis. A retrospective analysis of 408 patients. Thromb Haemost 2005; 94(1): 132–135
[38] Greinacher A, Althaus K et al. Heparin-induced thrombocytopenia. Hämostaseologie 2010; 30(1): 17–28
[39] Greinacher A, Amiral J, Dummel V et al. Laboratory diagnosis of heparin-associated thrombocytopenia and comparison of platelet aggregation test, heparin-induced platelet activation test, and platelet factor 4/heparin enzyme-linked immunosorbent assay. Transfusion 1994; 34: 381–385
[40] Heit JA, Kobbervig CE et al. Trends in the incidence of venous thromboembolism during pregnancy or postpartum: a 30-year population-based study. Ann Intern Med 2005; 143(10): 697–706
[41] Hughes GR. Antiphospholipid syndrome (Hughes syndrome): 10 clinical topics. Lupus 2010; 19(4): 343–346
[42] Jacobsen AF, Skjeldestad FE et al. Ante- and postnatal risk factors of venous thrombosis: a hospital-based case-control study. J Thromb Haemost 2008; 6(6): 905–912

[43] James AH, Jamison MG et al. Venous thromboembolism during pregnancy and the postpartum period: incidence, risk factors, and mortality. Am J Obstet Gynecol 2006; 194(5): 1311–1315
[44] Kaandorp SP, Goddijn M et al. Aspirin plus heparin or aspirin alone in women with recurrent miscarriage. N Engl J Med 2010; 362(17): 1586–1596
[45] Kaiser R, Cleveland CM et al. Risk and protective factors for thrombosis in systemic lupus erythematosus: results from a large, multi-ethnic cohort. Ann Rheum Dis 2009; 68(2): 238–241
[46] Kearon C, Akl EA, Comerota AJ et al. Antithrombotic Therapy for VTE Disease. Antithrombotic Therapy and Prevention of Thrombosis, 9th ed: American college of Chest Physicians Evidence-Based Clinical Practice Guidelines. Chest 2012; 141 (2 Suppl): e419S–e494S
[47] Landsberg MG, O´Donnell MJ, Khatri P et al. Antithrombotic and Thrombolytic Therapy for Ischemic Stroke. Antithrombotic Therapy and Prevention of Thrombosis, 9th ed; American College of Chest Physicians Evidence-Based Clinical Practice Guidelines. Chest 2012; 141 (2 Suppl): e601S–e636S
[48] Levine JS, Branch DW et al. The antiphospholipid syndrome. N Engl J Med 2002; 346(10): 752–763
[49] Levy RA, Jesus GR et al. Obstetric antiphospholipid syndrome: still a challenge. Lupus 2010; 19(4): 457–459
[50] Linkins LA, Dans AL, et al. Treatment and Prevention of Heparin-Induced Thrombocytopenia. Chest 2012; 141(2 suppl): e495S–e530S
[51] Lim W. Antiphospholipid antibody syndrome. Hematology Am Soc Hematol Educ Program. 2009; 233–239
[52] Lippi G, Franchini M. Pathogenesis of venous thromboembolism: when the cup runneth over. Semin Thromb Hemost 2008; 34(8): 747–761
[53] Lo GK, Juhl D et al. Evaluation of pretest clinical score (4 T's) for the diagnosis of heparin-induced thrombocytopenia in two clinical settings. J Thromb Haemost 2006; 4(4): 759–765
[54] Lockshin MD. Pregnancy loss and antiphospholipid antibodies. Lupus 1998; 7(Suppl 2): S86–89
[55] MacCrae KR, Feinstein DI et al. Antiphospholipid antibodies and the antiphospholipid syndrome. In: Colman RW, Hirsh J, Marder VJ, Clowes AW, George JN. Hemostasis and thrombosis. Philadelphia: Lippincott Williams & Wilikins; 2001: 1339–1356
[56] Male C, Lechner K et al. Transient lupus anticoagulants in children: stepwise disappearance of diagnostic features. Thromb Haemost 2000; 83(1): 174–175
[57] Marik PE. Venous thromboembolism in pregnancy. Clin Chest Med 2010; 31(4): 731–740
[58] Martel N, Lee J et al. Risk for heparin-induced thrombocytopenia with unfractionated and low-molecular-weight heparin thromboprophylaxis: a meta-analysis. Blood 2005; 106(8): 2710–2715
[59] Martinelli I, Battaglioli T et al. The risk of first venous thromboembolism during pregnancy and puerperium in double heterozygotes for factor V Leiden and prothrombin G20210A. J Thromb Haemost 2008; 6(3): 494–498
[60] Middeldorp S. Thrombophilia and pregnancy complications: cause or association? J Thromb Haemost 2007; 5(Suppl 1): 276–282
[61] Mingers AM, Sutor AH. Lupusinhibitoren im Kindesalter. Hämostaseologie 1992; 12: 101–106

[62] Miyakis S, Lockshin MD et al. International consensus statement on an update of the classification criteria for definite antiphospholipid syndrome (APS). J Thromb Haemost 2006; 4(2): 295–306
[63] Pengo V, Ruffatti A et al. Clinical course of high-risk patients diagnosed with antiphospholipid syndrome. J Thromb Haemost 2010; 8(2): 237–242
[64] Pengo V, Ruffatti A, et al. Incidence of a first thromboembolic event in asymptomatic carriers of high-risk antiphospholipid antibody profile: a multicenter prospective study. Blood 2011; 118(17): 4714-4718
[65] Pengo V, Tripodi A et al. Update of the guidelines for lupus anticoagulant detection. Subcommittee on Lupus Anticoagulant/Antiphospholipid Antibody of the Scientific and Standardisation Committee of the International Society on Thrombosis and Haemostasis. J Thromb Haemost 2009; 7(10): 1737–1740
[66] Pomp ER, Lenselink AM, Rosendaal FR et al. Pregnancy, the postpartum period and prothrombotic defects: risk of venous thrombosis in the MEGA study. J thromb Haemost 2008; 6: 632–7
[67] Rand J, Senzel L. Antiphospholipid Antibodies and the Antiphospholipid Syndrome. Hemostasis and thrombosis. R. W. Colman, V. J. Marder, A. W. Clowes, J. N. George and S. Goldhaber. Philadelphia, Lippincott Williams & Wilikins: 2006; 1621–1636
[68] Rapizzi E, Ruffatti A et al. Correction for age of anticardiolipin antibodies cut-off points. J Clin Lab Anal 2000; 14(3): 87–90
[69] Ray JG, Chan WS. Deep vein thrombosis during pregnancy and the puerperium: a meta-analysis of the period of risk and the leg of presentation. Obstet Gynecol Surv 1999; 54(4): 265–271
[70] Robertson L, Wu O et al. Thrombophilia in pregnancy: a systematic review. Br J Haematol 2006; 132(2): 171–196
[71] Ruiz-Irastorza G, Khamashta MA. Lupus and pregnancy: integrating clues from the bench and bedside. Eur J Clin Invest 2011; 41(6): 672–678
[72] Ruiz-Irastorza G, Cuadrado MJ et al. Evidence-based recommendations for the prevention and long-term management of thrombosis in antiphospholipid antibody-positive patients: report of a task force at the 13th International Congress on antiphospholipid antibodies. Lupus 2011; 20(2): 206–218
[73] Ruiz-Irastorza G, Egurbide MV et al. Antiphospholipid antibodies predict early damage in patients with systemic lupus erythematosus. Lupus 2004; 13(12): 900–905
[74] Salmon J. Hospital for Special Surgery, New York. Predictors of Pregnancy Outcome in Systemic Lupus Erythematosus (SLE) and Antiphospholipid Syndrome (APS) (PROMISSE). Im Internet unter http://www.hss.edu/conditions_promisse-largest-investigation-lupus-pregnancy-loss.asp; Stand 01.10.2012
[75] Selleng S, Malowsky B et al. Early-onset and persisting thrombocytopenia in post-cardiac surgery patients is rarely due to heparin-induced thrombocytopenia, even when antibody tests are positive. J Thromb Haemost 2010; 8(1): 30–36
[76] Sestak A, O'Neil KM. Familial lupus and antiphospholipid syndrome. Lupus 2007; 16(8): 556–563
[77] Triplett DA. Many faces of lupus anticoagulants. Lupus 1998; 7(Suppl 2): S18–22
[78] Wahl DG, Bounameaux H et al. Prophylactic antithrombotic therapy for patients with systemic lupus erythematosus with or without antiphospholipid antibodies: do the benefits outweigh the risks? A decision analysis. Arch Intern Med 2000; 160(13): 2042–2048
[79] Warkentin TE. Drug-induced immune-mediated thrombocytopenia – from purpura to thrombosis. N Engl J Med 2007; 356(9): 891–893

[80] Warkentin TE, Sheppard JA et al. Impact of the patient population on the risk for heparin-induced thrombocytopenia. Blood 2000; 96(5): 1703–1708
[81] Warkentin TE Kelton JG. Temporal aspects of heparin-induced thrombocytopenia. N Engl J Med 2001; 344(17): 1286-1292.
[82] Warkentin TE. HIT paradigms and paradoxes. J Thromb Haemost 2011; 9 Suppl 1: 105-117
[83] Warkentin TE, Sheppard JI et al. The use of well-characterized sera for the assessment of new diagnostic enzyme-immunoassays for the diagnosis of heparin-induced thrombocytopenia. J Thromb Haemost 2010; 8(1): 216–218
[84] Zotz RB, Sucker C et al. [Thrombophilia in pregnancy: venous thromboembolism, fetal loss, preeclampsia, intrauterine growth restriction]. Hamostaseologie 2008; 28(5): 455–464

22.4 Andere erworbene Ursachen einer erhöhten Thromboseneigung

Übersichtsliteratur
Cushman 2007 [13], Lippi und Franchini 2008 [25]

Die arterielle oder venöse Thromboseentstehung ist ein multifaktorielles Geschehen. Einzelne angeborene oder erworbene Risikofaktoren für Gefäßverschlüsse sind im Allgemeinen als mild zu bezeichnen. Häufig ist es erst die Kombinationen oder ein letzter Trigger (insbesondere bei Blutstase), der das „Fass zum Überlaufen bringt" – und somit zur Thromboseentstehung beiträgt.

Risikofaktoren sind zu unterscheiden in prädispositionelle (endogene) und expositionelle (exogene) sowie in beeinflussbare und nicht beeinflussbare Faktoren wie das Geschlecht oder das Alter. Außerdem ist das Risiko für Kaukasier höher als für Asiaten [40]. Die niedrigere Inzidenz kann höchstwahrscheinlich auf die niedrigere Prävalenz der Faktor-V-Leiden- oder Prothrombingenmutation bei Nichtkaukasiern zurückgeführt werden [32].

Geschlecht

Bereits 2004 wurde nach einem Beobachtungszeitraum von 5 Jahren ein erhöhtes Thromboserisiko bei Männern beschrieben (OR 3,6) [22]. Das Rezidivrisiko ist bei Männern insbesondere für spontane, venöse Thrombosen nach Beendigung der oralen Antikoagulation signifikant erhöht (OR 2,6). Dagegen ergibt sich bei Frauen kein Unterschied in Bezug auf das Wiederholungsrisiko in Abhängigkeit davon, ob das erste Ereignis getriggert oder spontan war (15,4 vs. 16,7 pro 1000 Patientenjahre, bei Männern 29,2 vs. 43,8) [10].

Alter

In jungen Jahren liegt die Thrombose-Inzidenz bei 1 : 10.000, steigt nach dem 45. Lebensjahr deutlich an und liegt im Alter von > 85 Jahren bei 8 : 1000 [38], [29]. Ob der eigentliche Alterungsprozess ursächlich ist, erscheint fraglich, da in der Studie von Christiansen et al. das Rezidivrisiko für Thrombosen bei Frauen mit zunehmendem Alter niedriger wurde [10]. Vielmehr mag ein Zusammenhang zwischen im Alter häufiger auftretenden Erkrankungen, exogenen Risikofaktoren und der Thromboseneigung vorliegen [14].

Chirurgie

In der Präambel zur S3-Leitlinie „Thromboseprophylaxe in der Chirurgie" steht: „Bei chirurgischen Patienten besteht in Abhängigkeit von Art und Umfang des operativen Eingriffes bzw. einer Verletzung sowie der dadurch bedingten Immobilisation ein gewisses venöses **expositionelles Thromboembolierisiko.** Die Notwendigkeit einer Thromboembolieprophylaxe …".

Die Identifizierung von Patienten mit einem erhöhten Risiko und das Einleiten von Prophylaxemaßnahmen sind häufig noch unzureichend. Dies führt zu hohen Folgekosten gerade auch in der stationären Versorgung von Patienten [12].

Risikokategorien wie niedrig, mittel und hoch sind in der Chirurgie zur Beurteilung des expositionellen Risikos des Patienten etabliert und Grundlage der Maßnahmen zur Thromboseprophylaxe (Tab. 22.**8**) [3].

Das Thromboserisiko ist abhängig von der Art des chirurgischen Eingriffs und dem Patientenkollektiv.

In der LETS-Studie wurde eine Odds Ratio von 5,9 für Thrombosen in der Allgemeinchirurgie ermittelt, wenn die Patienten keine Thromboseprophylaxe erhielten; das höchste Risiko hatten Patienten nach kolorektalen Operationen [42].

Ein relatives neues Risikopotenzial birgt die **plastische Chirurgie.** In den USA wurden im Jahr 2001 ca. 18.000 tiefe Venenthrombosen dokumentiert. Darunter hatte die Abdominoplastik das höchste Risiko mit einer Thrombose-Inzidenz von 1,2 %, Lungenembolie 0,8 %. Das Risiko steigt exponenziell, wenn eine Fettabsaugung mit anderen Maßnahmen kombiniert wird, dabei erhöhte sich die Mortalität von 1 : 47.415 Operationen auf 1 : 7.314 [19]. Häufig gehören die Patienten einer Risikogruppe an und haben multiple Risikofaktoren.

Tab. 22.8 Risikoklassifizierung chirurgischer Eingriffe [3]

Risiko	Art des Eingriffs
niedrig	• Eingriff < 30 min • geringe Traumatisierung, Verletzung ohne oder mit geringem Weichteilschaden • kein zusätzliches bzw. nur geringes dispositionelles Risiko
mittel	• längere OP • gelenkübergreifende Immobilisation der unteren Extremität im Hartverband • niedriges bzw. verletzungsbedingtes Thromboembolierisiko und zusätzlich dispositionelles Risiko (z. B. Schwangerschaft)
hoch	• größere Eingriffe in der Bauch-/Beckenregion bei malignen Tumoren oder entzündlichen Erkrankungen • Polytrauma, schwere Wirbelsäulenverletzungen, Verletzungen des Beckens oder Beins oder größere OP in diesen Bereichen • größere OP in den Körperhöhlen der Brust-, Bauch und/oder Beckenregion • mittleres operations- bzw. verletzungsbedingtes Risiko und zusätzliches dispositionelles Risiko • Patienten mit positiver **Anamnese** für Thromboembolien

Sektio

Das Thromboserisiko steigt zum Geburtstermin hin kontinuierlich an und ist in der erste Woche post partum auch nach spontaner Entbindung am höchsten. Nach einer Sektio wird ein um das 2,5- bis 20-fach erhöhtes Risiko im Vergleich zur Spontangeburt angenommen; die Lungenembolie-Inzidenz steigt um das 10-Fache. Hochrisikopatientinnen sind Frauen nach einer Notsektio. In einer englischen Erhebung waren 2 von 3 Todesfällen im Wochenbett auf eine Thromboembolie nach Sektio zurückzuführen [28].

Die S3-Leitlinien zur Thromboseprophylaxe gibt folgende Empfehlung [3]: Frauen mit niedrigem Risiko (Risikofaktorenprofil), die antepartal keine medikamentöse Prophylaxe erhalten haben, aber per Sektio entbinden und/oder eine positive Familienanamnese oder zusätzliche Risikofaktoren haben, sollen neben der physikalischen auch eine Heparin-Prophylaxe erhalten. Allerdings geben die Leitlinien keinen Hinweis zur Dosis oder Dauer der Prophylaxe. Somit sollte eine individuelle Risikoabschätzung erfolgen und dann ggf. die Indikation zur medikamentösen Thromboseprophylaxe gestellt werden.

Wichtige Ko-Risikofaktoren sind in Tab. 22.9 zusammengefasst, ebenso eine entsprechende Empfehlung (basierend auf den englischen Daten [28]).

Tab. 22.9 Risikostratifizierung nach Entbindung per Sektio

Risiko-klassifikation	zusätzliche Faktoren	Prophylaxe-maßnahmen
niedrig	<ul><li>frühe Entlassung</li><li>keine Ko-Risikofaktoren</li><li>unkomplizierte Schwangerschaft</li></ul>	keine
mittel	<ul><li>Alter > 35 Jahre</li><li>Adipositas (BMI > 30 kg/m^2)</li><li>> 3 Geburten</li><li>ausgeprägte Varikosis</li><li>Präeklampsie</li><li>frische Infektion</li><li>schwere Grundkrankheit</li><li>Notsektio</li><li>Immobilisation > 4 Tage vor der Sektio</li></ul>	Kompressionsstrümpfe oder NMH (Dauer und Dosis sind individuell festzulegen)
hoch	<ul><li>> 2 der o.g. Risikofaktoren oder</li><li>zusätzliche Hysterektomie oder</li><li>bekannte Thrombophilie</li></ul>	Kompressionsstrümpfe und NMH für 6 Wochen post partum

Trauma- und orthopädische Chirurgie

Orthopädische Chirurgie geht mit einem 4-fach erhöhten Thromboserisiko einher [4]; ohne adäquate Thromboseprophylaxe mit Heparin würde die Thromboserate bei 40–60 % liegen. Häufig handelt es sich bei Knie- oder Hüft-Operationen um ein Hochrisikokollektiv mit multiplen Risikofaktoren. Die traumatische Hüftgelenksfraktur ist mit dem höchsten Risiko behaftet, aber auch die Kniearthroskopie stellt eine besondere Risikosituation dar. Hier ist ohne Prophylaxe mit einer Thromboserate von 10 % zu rechnen [20] und trotz Prophylaxe tritt bei 3 % der Patienten eine Thrombose auf [23].

Auch kleine Verletzungen der unteren Extremität sind ein Risikofaktor für Thrombosen (bis zu 10 Wochen nach dem Trauma; OR 3,1), bei Patienten mit Faktor-V-Leiden-Mutation erhöht sich das Risiko auf das 50-Fache [44].

Immobilisierung

Die Immobilisation spielt bei bestimmten Krankheitsbildern eine wichtige Rolle:
- akute Querschnittslähmung (vs. Rollstuhlfahrer) oder akuter Insult
- Ruhigstellung der unteren Extremität (z.B. Zinkleimverband, Gips, Schienung)

- internistische Erkrankung mit Bettruhe (z.B. schwere Herzinsuffizienz, COPD).

Der Terminus „Immobilisation" ist jedoch nicht genau definiert, je nach Fachgruppe spricht man bei Bettruhe > 4 Tage oder einer täglichen Belastung des Beins < 8h/d von einer Immobilisation. Hier gilt es, auch die Umstände, die zur Immobilisation führen, zu berücksichtigen (z.B. Operation). Daher ist die Risikoerhöhung durch Immobilisation nicht sicher beurteilbar. In einer Metaanalyse wurde für internistische Patienten eine Odds Ratio von 2,5 ermittelt, wenn immobilisierte Patienten gegen mobile verglichen wurden; hierbei wurde das Alter nicht berücksichtigt [31].

Da zur Stase immer noch weitere Faktoren der Virchow-Trias hinzutreten müssen, bevor eine Thrombose entsteht [46], erhalten (und benötigen) langzeitbettlägerige Patienten oder Rollstuhlfahrer im klinischen Alltag keine medikamentöse Thromboseprophylaxe. Das Risiko einer Thromboembolie bei akut querschnittsgelähmten Patienten sinkt drastisch nach 3–4 Monaten, sodass dann die medikamentöse Prophylaxe beendet wird [15].

Adipositas

Ein BMI ≥ 30 kg/m^2 geht mit einem 2-fach erhöhten Thromboserisiko einher [2]. Bei jungen Frauen mit einem BMI > 25 kg/m^2, die zusätzlich orale Kontrazeptiva einnehmen, kommt sogar zu einer 10-fachen Risikoerhöhung, wobei der Pathomechanismus offen bleiben muss. Eine Korrelation mit ansteigendem Fibrinogen, FVIII:C oder D-Dimeren konnte nicht nachgewiesen werden [1]. Somit bleibt zu spekulieren, ob ein verzögerter venöser Rückfluss oder die verringerte körperliche Aktivität mit ursächlich sein können.

Tumorerkrankungen (Neoplasien)

Tumorpatienten haben gegenüber der Normalbevölkerung ein 4- bis 7-fach erhöhtes Thromboserisiko; dieses variiert stark mit der Tumorart und Tumorhistologie und ist für Adenokarzinome am höchsten [5]. Hinzu kommen Risiken wie Gefäßkompression durch den Tumor, Immobilisation, Operation und Chemotherapie. Diese allein macht ein 6-fach erhöhtes Risiko aus. Pankreaskarzinom, Lymphome und Hirntumoren gehen mit einer Risikoerhöhung um das 25-Fache einher, Leukämien, Leber- und Zervixkarzinom erhöhen das Risiko > 17-fach [17]. In der MEGA-Studie zeigten Patienten mit Lymphomen das höchste Risiko (OR 28), gefolgt von Lungen- und Magenkrebs [5].

Reisethrombose

Der Terminus „Reisethrombose" bezieht sich auf eine Thromboembolie in engem zeitlichem Abstand von 4 (bis 8) Wochen nach einer Reise unabhängig von dem Transportmittel. Jede Reise geht mit einem leichten, etwa 2-fach erhöhten Thromboserisiko einher (OR 2,1, CI 1,5–3,0) [6].

Ob Langstreckenreisen im Flugzeug oder Bus mit einem erhöhten Thromboserisiko assoziiert sind, wurde lange Zeit kontrovers diskutiert. Häufig findet man bei betroffenen Individuen zusätzliche hereditäre (z. B. Faktor-V-Leiden- oder Prothrombingenmutation) oder erworbene Risikofaktoren (z. B. Zustand nach Operation, Tumorerkrankung). Bei einer Reisedauer < 4 h (innerhalb Europas) ist nicht von einem signifikant erhöhten Risiko auszugehen, daher wird keine Prophylaxe empfohlen.

Die gepoolten Odds Ratios aus 3 großen Fallkontrollstudien hatten 2003 kein erhöhtes Risiko für Thrombosen in zeitlichem Zusammenhang mit Reisen einer durchschnittlichen Dauer von 7 h ergeben, erst Reisedauern > 10–15 h wiesen eine Odds Ratio von 2,5 auf [41]. Neue Daten zeigen, dass das absolute Risiko für symptomatische Thrombosen im Zeitraum von 4 Wochen nach einer Flugdauer von mindestens 4 h bei 1 : 4500 oder 21,5 pro 100.000 Flüge betrug (OR 3,2) und das Lungenembolierisiko auf 4,8 pro 1 Mio. bei einer Flugdauer von > 12 h ansteigt. Wichtige Einflussgrößen waren neben der Flugdauer auch die Häufigkeit von Langstreckenflügen pro Jahr. Junge Personen (Alter < 30 Jahre) waren häufiger betroffen als ältere (Alter > 50 Jahre). Frauen zeigten ein höheres Risiko als Männer; Frauen, die ein orales Kontrazeptivum einnahmen, hatten ein zusätzlich erhöhtes Risiko. Auch spielt die Körpergröße eine Rolle: Das Risiko ist für Personen mit Körpergröße < 165 cm und > 185 cm erhöht, ebenso bei einem BMI > 25 kg/m^2 [21]. Bei den untersuchten Personen handelte es sich um gesunde Mitarbeiter internationaler Firmen, nicht um einen repräsentativen Bevölkerungsquerschnitt.

Die Autoren sahen aufgrund dieser Daten keine Indikation zur generellen medikamentösen Thromboseprophylaxe. Grundsätzlich ist das Blutungsrisiko durch den Einsatz von Antikoagulanzien gegen ihren möglichen Benefit abzuwägen. Das Risiko der Blutungskomplikation wurde hier als höher bewertet [34].

Generell sollten bei Reisen allgemeine Basismaßnahmen beachtet werden [3]:
- ausreichende Zufuhr nicht-alkoholischer Getränke (mind. 250 ml/2 h)
- Übungen zur Aktivierung der Muskelpumpe des Unterschenkels (Bewegung des Sprunggelenks, isometrische Übungen, sofern möglich Umhergehen; bei Auto- oder Busfahrten regelmäßige Unterbrechungen und Umherlaufen

- lockere Bekleidung
- striktes Vermeiden von Schlafmitteln, Sedativa
- ggf. Tragen von Kompressionskniestrümpfen Klasse I bzw. Klasse II bei vorbestehender chronisch-venöser Insuffizienz.

Der positive Effekt auf die Reduktion von Unterschenkelödemen und asymptomatischen tiefen Venenthrombosen bei Flugreisenden, die Kompressionsstrümpfe trugen, wird durch eine Cochrane-Analyse bestätigt [11]. Für die Subgruppe der Hochrisikopatienten (Tab. 22.10) ist individuell zu entscheiden [37].

Die Dosierung für den Hochrisikobereich liegt bei mindestens 4000 Heparin-Einheiten (direkt bei Reiseantritt z.B. 1 × 1/d Enoxaparin 40 mg oder Dalteparin 5000 E, bei bekannter Unverträglichkeit ist auch die Gabe von Fondaparinux 2,5 mg 1 × 1/d möglich). Je nach Präparat gibt es Abpackungen mit 2 Fertigspritzen; die zweite Spritze sollte im Koffer transportiert werden!

> Es gibt keine Empfehlung für die Verordnung einer Heparinprophylaxe für bisher asymptomatische Frauen ohne Ko-Risikofaktoren, die ein Hormonpräparat einnehmen.

Tab. 22.10 Klassifikation des Risikos für Reisethrombosen (mod. nach [37])

Risikogruppe		
niedrig	• jeder Passagier ohne zusätzliche Risikofaktoren	allgemeine Basismaßnahmen
mittel	• Schwangerschaft / Wochenbett • bekannte Thrombophilie (z.B. Faktor-V-Leiden- oder Prothrombingenmutation) • Alter > 60 Jahre • ausgedehnte Varikosis und/oder chronisch-venöse Insuffizienz • Pilleneinnahme/Hormonersatztherapie • Adipositas mit BMI > 30	allgemeine Basismaßnahmen Kompressions(knie)strümpfe Klasse I (ggf. Klasse II bei chronisch-venöser Insuffizienz) im Einzelfall bzw. bei Kombination mehrerer Risikofaktoren kann die Gabe von NMH* erwogen werden
hoch	• **Z.n. Thromboembolie** • manifeste Tumorerkrankung oder andere schwere Grundkrankheiten • Immobilisation des Beins (z.B. Gipsverband) • kürzlich erfolgte größere Operation	allgemeine Basismaßnahmen Kompressions(knie)strümpfe Klasse I (ggf. Klasse II bei chronisch-venöser Insuffizienz) Gabe von NMH* erwägen

NMH = niedermolekulares Heparin

ASS wird zur Prophylaxe **nicht** empfohlen, da es keinen adäquaten Schutz vor venösen Thrombosen bietet (**cave**: Nebenwirkungen beachten, wie mehrtägig erhöhtes Blutungsrisiko, z. B. Nasenbluten im Flugzeug!).

> Unabhängig vom Transportmittel oder dem Sitzkomfort ist von einem 2- bis 4-fach erhöhten Risiko bei einer Reisedauer > 8 h auszugehen. Das absolute Risiko bezogen auf die Gesamtzahl aller Reisender ist jedoch gering, geht man allein von einer Zahl von 2 Milliarden Flugreisenden pro Jahr aus (Stand 2005).

Ovulationshemmer

Das Thromboserisiko junger Frauen ist relativ gering und wird mit 1 : 10.000 pro Jahr angegeben. Die Assoziation zwischen Einnahme oraler Kontrazeptiva und erhöhtem Thromboserisiko ist seit Einführung der Präparate in den 1960er Jahren bekannt. Laut der WHO nahmen 1998 weltweit ca. 100 Mio. Frauen ein Pillenpräparat ein. Gegenüber den Nichtanwenderinnen ist das Thromboserisiko durch die Pilleneinnahme in jungen Jahren (< 35 Jahre) um das 2- bis 6-Fache erhöht. Das Risiko wird von der Pillenzusammensetzung mit beeinflusst, es steigt mit der Höhe des Östrogenanteils sowie dem Typ des eingesetzten Gestagens und fällt mit der Dauer der Einnahme über > 1 Jahr wieder ab [16],[24].

Man unterscheidet bezogen auf den Östrogen- und Gestagenanteil verschiedene Generationen von Pillenpräparaten, die mit einem unterschiedlichen Thromboserisiko assoziiert sind. Bei Einnahme von kombinierten Kontrazeptiva mit Gestagenen der 4. Generation (Cyproteronacetat oder Drospirenon oder Desogestrel) ist das Risiko 6- bis 7-fach erhöht gegenüber einer Nichtanwenderin. Das geringste Risiko birgt die Anwendung von niedrig dosierten Östrogenpillen kombiniert mit Levonorgestrel (3- bis 4-fache Risikoerhöhung) [43].

In einer prospektiven Untersuchung dänischer Frauen konnte gezeigt werden, dass Gestagen-Monopräparate (Levonorgestrel 30 μg, Noresthisteron 350 μg, Desogestrel 75 μg) nicht mit einem erhöhten Thromboserisiko assoziiert sind. Gleiches gilt für die hormonbeschichtete Spirale [24]. Diese Kontrazeptionsmöglichkeiten werden auch für Frauen mit einem hereditären Thrombophiliefaktor oder Zustand nach Thrombose von der WHO empfohlen (WHO 2009, www.who.int/reproductivehealth). Nicht empfohlen werden hingegen Gestagen-Stäbchenimplantate oder der hormonbeschichtete Vaginalring [27]. Dieser entspricht seiner Zusammensetzung nach einer Kombinationspille mit den entsprechend messbaren Veränderungen der Gerinnungsfaktoren.

In Kombination mit einer hereditären Thrombophilie steigt das Risiko – insbesondere in den ersten Monaten nach Beginn der Pilleneinnahme – deutlich an. Für Frauen mit Faktor-V-Leiden-Mutation kommt es durch Einnahme von Ovulationshemmern zu einer supraadditiven Risikoerhöhung, d. h. sie ist höher als das Risiko beider Einzelkomponenten. Die aus 6 Studien gepoolte Odds Ratio betrug 15,62 (95 %-CI 8,66–28,15). Dies liegt deutlich unter der häufigsten zitierten Angabe von Vanderbroucke mit einer Odds Ratio von 34 [45]. Auf weitere Angaben zur Risikoerhöhung bei selteneren Thrombophilierisikofaktoren verweisen wir auf diese Arbeit von Wu et al. 2005 [47].

In Kombination mit dem Rauchen erhöht sich das Thromboserisiko von Pillenanwenderinnen um das 8-Fache (OR 8,79; 95 %-CI 5,73–13,49), Frauen, die rauchen und keine Pille nehmen, haben ein ca. 2-fach erhöhtes Risiko (OR 2,03) [30].

> Trotz der relativen Häufigkeit genetischer Risikofaktoren in der Population gibt es keine Empfehlung zum generellen Screening vor Pillenerstverschreibung. Diese Analytik sollte nach Aufklärung entsprechend dem Gendiagnostikgesetz von 2009 (Bundesgesetzblatt G5702, Nr. 50, S. 2529) für junge Frauen mit einer positiven Familienanamnese, d. h. erstgradige Verwandte mit Thrombosen vor dem 45. Lebensjahr, angeboten werden, insbesondere, wenn diese in hormonabhängigen Situationen auftraten [26].

Hormonersatztherapie (HRT)

Die Präparate zur Hormonersatztherapie haben im Allgemeinen einen deutlich niedrigeren Östrogenanteil (mit/ohne Gestagen). Lange Jahre wurden die Vorteile gegenüber dem Risiko für Gefäßverschlüsse hervorgehoben. Dies hat sich umgekehrt, nachdem sich kein Benefit in Bezug auf Reduktion des Brustkrebs- und des kardiovaskulären Risikos nachweisen ließ [35]: Im Gegenteil zeigte sich eine Odds Ratio von 2,1 für venöse Thrombosen und für Schlaganfälle von 1,41. Frauen unter Hormonersatztherapie haben ein 2- bis 4-fach erhöhtes Risiko für Gefäßverschlüsse, d. h. es ergibt sich ein relatives Risiko von 2,3 pro 1000 Frauenjahre.

Das Alter spielt keine zusätzliche Rolle, aber die Zusammensetzung des Präparates: Die Kombination mit einem Gestagen führte zur Verdoppelung des Risikos [36]. Das Risiko ist im ersten Jahr der Einnahme deutlich höher als in den Folgejahren (relatives Risiko 4,0 vs. 2,1) und die Kombination oraler Östrogene mit Adipositas oder einer hereditären Thrombophilie erhöht das Risiko weiter.

Die ESTHER (Estrogen and Thromboembolism Risk)-Studie hat gezeigt, dass durch die transdermale Applikation die Veränderungen auf das Gerinnungssystem deutlich niedriger ausfielen, einhergehend mit einem niedrigeren Thromboserisiko. Auch hier ist der Gestagentyp entscheidend: Transdermal appliziertes Progestagen und Pregnane gingen nicht mit einer Risikoerhöhung einher (OR 0,7 bzw. 0,9), im Gegensatz zur oralen Gabe von Norpregnan (OR 4,0) [7]. Dies zeigt auch eine Metaanalyse, in der die Risikoerhöhung durch die transdermale HRT-Applikation deutlich schwächer ausgeprägt war als nach oraler Gabe (gepoolte OR 1,2 vs. 2,5) [8].

In Bezug auf hereditäre Thrombophilien liegen lediglich für die Kombination von HRT und Faktor-V-Leiden-Mutation Daten über das Thromboserisiko vor. Sie zeigten ähnliche Ergebnisse wie die Einnahme von Ovulationshemmern; die gepoolte Odds Ratio beträgt 13,16 (95%-CI 4,28–40,47) [18], [33].

Sonstiges

Für eine Vielzahl von weiteren metabolischen und exogenen Einflussfaktoren konnte eine leichte Risikoerhöhung für Gefäßverschlüsse nachgewiesen werden (Tab. 22.11).

Tab. 22.11 Häufige metabolische und exogene Risikofaktoren für Gefäßverschlüsse

Parameter	Risikoerhöhung (OR)	Referenz
Lp(a) > 30 mg/dl	1,8	[39]
Hyperhomocysteinämie	1,2–3,4	[9]
Diabetes mellitus	1,42	[2]
Bluthochdruck	1,51	[2]
Rauchen	1,18 bzw. 1,43	[30]
Hypercholesterinämie	1,16	[2]

Literatur

[1] Abdollahi M, Cushman M et al. Obesity: risk of venous thrombosis and the interaction with coagulation factor levels and oral contraceptive use. Thromb Haemost 2003; 89(3): 493–498
[2] Ageno W, Becattini C et al. Cardiovascular risk factors and venous thromboembolism: a meta-analysis. Circulation 2008; 117(1): 93–102
[3] AWMF. S3-Leitlinie: Prophylaxe der venösen Thromboembolie (VTE). AWMF Leitlinien Register Nr. 003/001; 2009
[4] Banning L, Doggen CJM, Nelissen RGHH et al. Increased risk of venous thrombosis after orthopedic and general surgery: results of the MEGA study [abstract]. J Thromb Haemost 2005; 3 (Suppl 1): 1653
[5] Blom JW, Doggen CJ et al. Malignancies, prothrombotic mutations, and the risk of venous thrombosis. JAMA 2005; 293(6): 715–722
[6] Cannegieter SC, Doggen CJ et al. Travel-related venous thrombosis: results from a large population-based case control study (MEGA study). PLoS Med 2006; 3(8): e307
[7] Canonico M, Oger E et al. Hormone therapy and venous thromboembolism among postmenopausal women: impact of the route of estrogen administration and progestogens: the ESTHER study. Circulation 2007; 115(7): 840–845
[8] Canonico M, Plu-Bureau G et al. Hormone replacement therapy and risk of venous thromboembolism in postmenopausal women: systematic review and meta-analysis. BMJ 2008; 336(7655): 1227–1231
[9] Cattaneo M. Hyperhomocysteinemia and venous thromboembolism. Semin Thromb Hemost 2006; 32(7): 716–723
[10] Christiansen SC, Lijfering WM et al. Sex difference in risk of recurrent venous thrombosis and the risk profile for a second event. J Thromb Haemost 2010; 8(10): 2159–2168
[11] Clarke MJ, Hopewell S et al. Compression stockings for preventing deep vein thrombosis in airline passengers. Cochrane Database Syst Rev 2006; 19;(2): CD004002
[12] Cohen AT, Tapson VF et al. Venous thromboembolism risk and prophylaxis in the acute hospital care setting (ENDORSE study): a multinational cross-sectional study. Lancet 2008; 371(9610): 387–394
[13] Cushman M. Epidemiology and risk factors for venous thrombosis. Semin Hematol 2007; 44(2): 62–69
[14] Engbers MJ, van Hylckama Vlieg A et al. Venous thrombosis in the elderly: incidence, risk factors and risk groups. J Thromb Haemost 2010; 8(10): 2105–2112
[15] Gaber TA. Significant reduction of the risk of venous thromboembolism in all long-term immobile patients a few months after the onset of immobility. Med Hypotheses 2005; 64(6): 1173–1176
[16] Gomes MP, Deitcher SR. Risk of venous thromboembolic disease associated with hormonal contraceptives and hormone replacement therapy: a clinical review. Arch Intern Med 2004; 164(18): 1965–1976
[17] Heit JA. Cancer and venous thromboembolism: scope of the problem. Cancer Control 2005; 12 Suppl 1: 5–10
[18] Herrington DM, Vittinghoff E et al. Factor V Leiden, hormone replacement therapy, and risk of venous thromboembolic events in women with coronary disease. Arterioscler Thromb Vasc Biol 2002; 22(6): 1012–1017
[19] Hughes CE 3rd. Reduction of lipoplasty risks and mortality: an ASAPS survey. Aesthet Surg J 2001; 21(2): 120–127

22.4 Literatur

[20] Ilahi OA, Reddy J et al. Deep venous thrombosis after knee arthroscopy: a meta-analysis. Arthroscopy 2005; 21(6): 727–730
[21] Kuipers S, Cannegieter SC et al. The absolute risk of venous thrombosis after air travel: a cohort study of 8,755 employees of international organisations. PLoS Med 2007; 4(9): e290
[22] Kyrle PA, Minar E et al. The risk of recurrent venous thromboembolism in men and women. N Engl J Med 2004; 350(25): 2558–2563
[23] Leclerc JR, Gent M et al. The incidence of symptomatic venous thromboembolism after enoxaparin prophylaxis in lower extremity arthroplasty: a cohort study of 1,984 patients. Canadian Collaborative Group. Chest 1998; 114 (2 Suppl Evidence): 115S–118S
[24] Lidegaard Ø, Løkkegaard E et al. Hormonal contraception and risk of venous thromboembolism: national follow-up study. BMJ 2009; 339: b2890
[25] Lippi G, Franchini M. Pathogenesis of venous thromboembolism: when the cup runneth over. Semin Thromb Hemost 2008; 34(8): 747–761
[26] Luxembourg B, Lindhoff-Last E. Genomic diagnosis of thrombophilia in women: clinical relevance. Hämostaseologie 2007; 27: 22–31
[27] Mantha S, Karp R, Raghavan V et al. Assessing the risk of venous thromboembolic events in women taking progestin-only contraception: a meta-analysis. BMJ 2012; 345: e4944
[28] Marik PE, Plante LA. Venous thromboembolic disease and pregnancy. N Engl J Med 2008; 359(19): 2025–2033
[29] Naess IA et al. Incidence and mortality of venous thrombosis: a population-based study. J Thromb Haemost 2007; 5(4): 692–699
[30] Pomp ER, Rosendaal FR et al. Smoking increases the risk of venous thrombosis and acts synergistically with oral contraceptive use. Am J Hematol 2008; 83(2): 97–102
[31] Pottier P, Hardouin JB et al. Immobilization and the risk of venous thromboembolism. A meta-analysis on epidemiological studies. Thromb Res 2009; 124(4): 468–476
[32] Ridker PM, Miletich JP, Hennekens CH. Ethnic distribution of factor V Leiden in 4047 men and women. Implications for venous thromboembolism screening. JAMA 1997; 277: 1305–1307
[33] Rosendaal FR, Vessey M et al. Hormonal replacement therapy, prothrombotic mutations and the risk of venous thrombosis. Br J Haematol 2002; 116(4): 851–854
[34] Rosendaal FR. Interventions to prevent venous thrombosis after air travel: are they necessary? No. J Thromb Haemost 2006; 4(11): 2306–2307
[35] Rossouw JE, Anderson GL, Prentice RL et al. Writing Group for the Women's Health Initiative Investigators. Risks and Benefits of Estrogen Plus Progestin in Healthy Postmenopausal Women. JAMA 2002; 288(3): 321–333
[36] Sare GM, Gray LJ et al. Association between hormone replacement therapy and subsequent arterial and venous vascular events: a meta-analysis. Eur Heart J 2008; 29(16): 2031–2041
[37] Schobersberger W, Toff WD et al. Traveller's thrombosis: international consensus statement. Vasa 2008; 37(4): 311–317
[38] Silverstein MD, Heit JA et al. Trends in the incidence of deep vein thrombosis and pulmonary embolism: a 25-year population-based study. Arch Intern Med 1998; 158(6): 585–593
[39] Sofi F, Marcucci R et al. Lipoprotein (a) and venous thromboembolism in adults: a meta-analysis. Am J Med 2007; 120(8): 728–733

- [40] Stein PD, Kayali F et al. Pulmonary thromboembolism in American Indians and Alaskan Natives. Arch Intern Med 2004; 164(16): 1804–1806
- [41] ten Wolde M, Kraaijenhagen RA et al. Travel and the risk of symptomatic venous thromboembolism. Thromb Haemost 2003; 89(3): 499–505
- [42] van der Meer FJ, Koster T, Vandenbroucke JP et al. The Leiden Thrombophilia Study (LETS). Thromb Haemost 1997; 78(1): 631–635
- [43] van Hylckama Vlieg A, Helmerhorst FM et al. The venous thrombotic risk of oral contraceptives, effects of oestrogen dose and progestogen type: results of the MEGA case-control study. BMJ 2009; 339: b2921
- [44] van Stralen KJ, Rosendaal FR et al. Minor injuries as a risk factor for venous thrombosis. Arch Intern Med 2008; 168(1): 21–26
- [45] Vandenbroucke JP, Koster T et al. Increased risk of venous thrombosis in oral-contraceptive users who are carriers of factor V Leiden mutation. Lancet 1994; 344(8935): 1453–1457
- [46] Wessler S, Reiner L et al. Serum-induced thrombosis. Studies of its induction, and evolution under controlled conditions in vivo. Circulation 1959; 20: 864–874
- [47] Wu O, Robertson L et al. Oral contraceptives, hormone replacement therapy, thrombophilias and risk of venous thromboembolism: a systematic review. The Thrombosis: Risk and Economic Assessment of Thrombophilia Screening (TREATS) Study. Thromb Haemost 2005; 94(1): 17–25

23 Besonderheiten der Hämostase in der Pädiatrie

F. Bergmann

Übersichtsliteratur
Monagle et al. 2010 [30], Monagle et al. 2006 [28], Lippi et al. 2007 [21], Andrew et al. 1987 [3], Nowak-Gottl et al. 2008 [32]

23.1 Allgemein

Klinische Bedeutung

Die Entwicklung der Hämostase beginnt bereits intrauterin und ist ein dynamischer Prozess über das gesamte Leben (s. a. Physiologische Veränderungen beim Gesunden, Kap. C9.2). Einige Komponenten unseres Gerinnungssystems verändern sich im Kindesalter und insbesondere im ersten Lebensjahr dramatisch, um sich den geänderten Lebensbedingungen anzupassen. Es gibt eine Vielzahl physiologischer Besonderheiten bei Kindern, derer man sich bewusst sein muss, um sie sicher von pathologischen Veränderungen abgrenzen zu können. Dieses Wissen verdanken wir vor allem der kanadischen Kinderärztin M. Andrew, die mit ihren Arbeiten in den 80er Jahren die Basis für alle weiteren Studien legte.

> Eine Beurteilung von Hämostaseparametern bei Kindern, insbesondere bei Neugeborenen und Kindern vor Abschluss des ersten Lebensjahres, darf nur anhand altersentsprechender Normwerte erfolgen. Bei Frühgeborenen ist das Reifealter zugrunde zu legen (Tab. 23.**1**) [2].

Präanalytik

Die Blutentnahme ist häufig erschwert und die Bedingungen zur Präanalytik, wie man sie bei Erwachsenen fordert (s. Kap. D24), können meist nicht eingehalten werden. Es gelten folgende Besonderheiten:
- Blutentnahme bei Neugeborenen/Kleinkindern ist häufig nur durch freies Abtropfen in Citrat-Monovetten möglich (spezielle, kleine Abnahmegefäße,

23 Besonderheiten der Hämostase in der Pädiatrie

Tab. 23.1 Altersabhängige Referenzwerte für verschiedene Analysen (jeweils Mittelwert und 95%-Konfidenzintervall) [28], [18]

Alter	1–3 Monate	4–6 Monate	7–12 Monate	bis 4 Jahre	5–9 Jahre	10–18 Jahre	Erwachsene[1]
aPTT [s][2]	39 (28–49)	36 (31–44)	35 (29–42)	33 (28–41)	34 (28–41)	34 (29–42)	31 (26–36)
Alter	**1 Tag**	**3 Tag**	**1–12 Monate**	**1–5 Jahre**	**6–10 Jahre**	**11–16 Jahre**	**Erwachsene**
Faktor II [%]	54 (41–69)	62 (50–73)	90 (62–103)	89 (70–109)	89 (67–110)	90 (61–107)	110 (78–138)
Faktor V [%]	81 (64–103)	122 (92–154)	113 (94–141)	97 (67–127)	99 (56–141)	89 (67–141)	118 (78–152)
Faktor VII [%]	70 (52–88)	86 (67–107)	128 (83–160)	111 (72–150)	113 (70–156)	118 (69–200)	129 (61–199)
Faktor VIII [%]	182 (105–329)	159 (83–274)	94 (54–145)	110 (36–185)	117 (52–182)	120 (59–200)	160 (52–290)
Faktor IX [%]	48 (35–56)	72 (44–97)	71 (43–121)	85 (44–127)	96 (48–145)	111 (64–216)	130 (59–254)
Faktor X [%]	55 (46–67)	60 (46–75)	95 (77–122)	98 (72–125)	97 (68–125)	91 (53–122)	124 (96–171)
Faktor XI [%]	30 (7–41)	57 (24–79)	89 (62–125)	113 (65–162)	113 (65–162)	111 (65–139)	112 (67–196)
Faktor XII [%]	58 (43–80)	53 (14–80)	79 (20–135)	85 (36–135)	81 (26–137)	75 (14–117)	115 (35–207)
Antithrombin [%]	76 (58–90)	74 (60–89)	109 (72–134)	116 (101–131)	114 (95–134)	111 (96–126)	96 (66–124)
Protein C [%] (chromogen)	36 (24–44)	44 (28–54)	71 (31–112)	96 (65–127)	100 (71–129)	94 (66–118)	104 (74–164)
Protein S [%] (Clot)	36 (28–147)	49 (33–67)	102 (29–162)	101 (67–136)	109 (64–154)	103 (65–140)	75 (54–103)
D-Dimere [µg/l]	1470 (410–2470)	1340 (580–2740)	220 (110–420)	250 (90–530)	260 (100–560)	270 (160–390)	180 (50–420)

[1] entsprechend Beipackzettel; [2] gemessen mit Pathromtin SL

sog. „Broken-Needle"-Technik, Venenpunktion an der Kopfhaut oder am Handrücken).
- Wegen physiologisch höherem Hämatokrits sind die Plasma-Mengen beim Neugeborenen gering – eine Hämatokritkorrektur ist hier nicht nötig, da die altersentsprechenden Normwerte unter diesen Bedingungen ermittelt wurden und eine Korrektur nicht vorgenommen wurde.
- Wichtig ist die Berücksichtigung der Plasma-Mindestmengen für die benötigten Analysen und Absprache einer sinnvollen Stufendiagnostik mit den behandelnden Kollegen von Seiten des Labors.

> Der häufigste Abnahmefehler sind unterfüllte Proben, diese sind zu verwerfen.

Bedeutung der Plazentaschranke

Die Plazenta ist für pro- und antikoagulatorische Gerinnungsfaktoren nicht durchlässig. Es werden jedoch **IgG-Antikörper** diaplazentar übertragen, die das Gerinnungssystem des Ungeborenen beeinflussen können:
- **antithrombozytäre Antikörper** bei der neonatalen Alloimmunthrombozytopenie (NAIT) bzw. der Immunthrombozytopenie (ITP) der Mutter. Diese Antikörper können zu schweren Thrombozytopenien mit bedrohlichen Blutungskomplikationen intrauterin bzw. beim Neugeborenen führen (s. Kap. C20.1)
- **Antiphospholipid-Antikörper,** die intrauterin bzw. peripartal beim Neugeborenen zu Gefäßverschlüssen führen können, u.U. mit sekundären Stauungsblutungen im ZNS

> Bei V.a. eine dieser Störungen, sollte immer zuerst das mütterliche Blut auf diese Antikörper analysiert werden, da je nach Testansatz viel Blut benötigt wird!

23.2 Hämostase des Neugeborenen

Die zum Teil großen Unterschiede für die verschiedenen Komponenten der Hämostase zu den Erwachsenennormwerten sind unter evolutionären Bedingungen als „Schutzmechanismus" anzusehen, der sich in einem physiologischen Gleichgewicht befindet: Auf der einen Seite steht die **verminderte Thrombinbildung,** auf der anderen die **reduzierte Thrombinhemmung.**

Vonseiten der Laborparameter liegt ein Paradox vor: Das Neugeborene zeigt für die meisten Gerinnungsfaktoren deutlich niedrigere Werte als ein Erwachsener. Ursächlich ist meist die verminderte Lebersyntheserate des Neugeborenen; aber auch ein beschleunigter Umsatz wird diskutiert, insbesondere unter der Geburt.

Die Aktivität der Vitamin-K-abhängigen Faktoren ist deutlich niedriger: Faktor II, VII, IX und X sowie Protein C und Protein S (frei und gesamt). Erhöht sind Parameter der primären Hämostase: von-Willebrand-Faktor mit supranormalen Multimeren, wodurch eine kurze Blutungszeit und auch verkürzte Verschlusszeiten am PFA-100 (PFA: Platelet Function Analyzer) resultieren (zusätzlich spielt der erhöhte Hämatokrit eine Rolle).

Die Thrombozytenfunktion ist in den ersten 2–4 Wochen postpartal reduziert. Dies lässt sich mit den verschiedenen Methoden nachweisen. Es besteht eine verminderte Sekretionsleistung der Thrombozyten und bei der Aggregation zeigt sich ein vermindertes Ansprechen auf die Agonisten ADP, Kollagen und Adrenalin. Die Thrombingenerierung und die fibrinolytische Aktivität sind eingeschränkt. Trotzdem zeigen gesunde Neugeborene keine Blutungsneigung und kranke Neugeborene erleiden häufiger thrombotische als Blutungskomplikationen. Während des gesamten Kindesalters gilt, dass das Hämostasesystem einen Schutz vor Thrombosen aufweist, **ohne** mit einem erhöhten Blutungsrisiko einherzugehen [1].

■ Blutungsneigung des Neugeborenen

Vitamin-K-Mangel des Neugeborenen

Vitamin K ist nur schlecht plazentagängig, sodass bei Geburt ein latenter Mangel vorliegt (Werte unterhalb der Detektionsgrenze von 0,02 ng/ml). Trotzdem reicht dies peripartal im Allgemeinen für die Hämostase aus. Die Werte steigen bis zum 4. Lebenstag auf Konzentrationen wie bei Erwachsenen (0,4 ng/ml) an [37]. Muttermilch enthält weniger Vitamin K als die Vitamin-K-angereicherte Formulamilch; die Konzentration ist variabel. Bei voll gestillten Neugeborenen oder Neugeborenen mit einer Cholestase bzw. Resorptionsstörungen oder bei Sojamilchernährung kann es infolge unzureichender exogener Vitamin-K-Zufuhr zu schweren Blutungen kommen. Man unterscheidet zwischen der frühen und der späten Vitamin-K-Mangelblutung des Neugeborenen:

- Die **frühe Form** tritt in der ersten Lebenswoche auf, typischerweise durch eine „Blutung nach außen" über die Nabelschnur oder die Schleimhäute (auch Melaena).

- Die **späte Form** der Vitamin-K-Mangelblutung, die bei gestillten Kindern zwischen der 2. und 12. Lebenswoche auftreten kann, stellt seit Einführung der postpartalen Vitamin-K-Prophylaxe eine Rarität dar. Betroffene Kinder können durch Schleimhautblutungen oder Hämatome frühzeitig auffallen, fatal sind intrazerebrale Blutungen, die in 50% der Fälle auftreten.

Alle Neugeborenen erhalten in Deutschland 2 mg Vitamin K p.o bei den Vorsorgeuntersuchungen U1, U2 und U3, um den niedrigen Vitamin-K-Gehalt der Muttermilch auszugleichen. Vor Einführung dieser Prophylaxe lag die Inzidenz bei 7–10 : 100.000 Neugeborene. Sie konnte auf 0,44 : 100.000 minimiert werden [39], [40]. Ursache ist hier die nicht gewollte oder vergessene Prophylaxe oder die Nichtvorstellung des Neugeborenen zu den ersten Vorsorgeuntersuchungen. Gefährdet sind auch Kinder, deren Mütter in der Schwangerschaft und Stillzeit Medikamente einnehmen müssen, die den Vitamin-K-Haushalt stören. Hervorzuheben sind Antikonvulsiva wie Carbamazepin, Felbamat, Oxcarbazepin, Levitiracetam, Phenobarbital, Phenytoin und Primidon [14].

Zur Historie der Einführung der Vitamin-K-Prophylaxe und zur Diskussion über verschiedene Applikationsformen wird auf die Übersichtsarbeit von A. Sutor verwiesen [38], der sich um diese lebensrettende Prophylaxemaßnahme in Deutschland sehr verdient gemacht hat.

> **!** An die Möglichkeit eines Vitamin-K-Mangels wird bei der Analyse von Quick-Test und aPTT bei der Abklärung der Blutungsneigung eines Neugeborenen nicht mehr immer gedacht. Dieses Krankheitsbild gerät in Vergessenheit! Von Seiten des Labors können die verlängerten Gerinnungszeiten fälschlich als „unplausibel" oder „überheparinisiert" oder „Probe geronnen" interpretiert und ausberichtet werden, wenn nur Quick-Test und aPTT angefordert werden. Es darf deshalb nicht versäumt werden, zusätzlich Fibrinogen und die Thrombinzeit zu bestimmen, welche hierbei normal sind. Die Befundkonstellation des Vitamin-K-Mangels ist rasch abzusichern, denn Zeit für weitere Kontrollanforderungen hat ein betroffenes Kind nicht.

Blutungsneigung des Neugeborenen durch hereditären Mangel an Einzelfaktoren

Nur äußerst selten manifestiert sich eine hereditäre Blutungsneigung bereits im Neugeborenalter. Schwere peripartale Blutungskomplikationen werden für den hereditären Faktor-X-Mangel mit einer Restaktivität von unter 10% berichtet [8] und sind auch für den sehr seltenen Prothrombinmangel beschrieben [26]. Für den Faktor-VII-Mangel ist dies nicht beschrieben [19].

Der **Faktor-XIII-Mangel** (< 10 %) fällt, wie auch die schwere Hypofibrinogenämie und andere seltene Einzelfaktorenmangelzustände, über Nabelstumpfblutungen auf, auch intrakranielle Blutungen sind möglich (nach eigener Beobachtung auch subdurale Hämatome beim Faktor-XIII-Mangel). Näheres siehe auch unter www.rbdd.org.

Für die schwere Form des **von-Willebrand-Syndroms** (Typ 3) sind nur 2 Fälle einer postnatalen Blutung beschrieben [41]. Die Blutgruppenabhängigkeit des von-Willebrand-Faktors entwickelt sich erst nach dem ersten Lebensjahr, Normwerte finden sich bei Klarmann et al. [18]. Die Symptome seltener Blutungsleiden werden in den britischen Leitlinien bzw. in der Übersichtsarbeit von Bolton-Maggs et al. ausführlich dargestellt [6]; s. a. Kap. C11 und C12.

Eine sporadisch aufgetretene **Hämophilie A oder B** wird im Allgemeinen im Neugeborenalter noch nicht auffällig. Einzelfälle sind beschrieben, die durch einen Hb-Abfall z. B. infolge eines Kephalhämatoms oder durch Blutungen nach Zirkumzison symptomatisch wurden. Bei einer gesicherten **Konduktorin** sind für die Entbindung Vorsichtsmaßnahmen zu beachten (Tab. 23.2) [22].

Weitere Hinweise zum geburtshilflichen Management bei Frauen mit einer hereditären Blutungsneigung finden sich in den englischen Leitlinien [1], [20].

Blutungsneigung des Neugeborenen durch schwere hereditäre Thrombozytenfunktionsdefekte

Theoretisch könnten die Kinder mit einem Morbus Glanzmann oder Bernhard-Soulier-Syndrom direkt postpartal über Kephalhämatome, Nabelstumpfblu-

Tab. 23.**2** Empfehlungen für das geburtshilfliche Management einer Konduktorin (mod. nach [22])

- interdisziplinäre Zusammenarbeit von Geburtshelfer, Pädiater, Hebamme und Hämostaseologen
- pränatale Geschlechtsbestimmung (wenn möglich per Ultraschall, nicht invasiv)
- geburtshilfliche Beurteilung einer Sektio-Indikation, z. B. bei Missverhältnis von Beckendurchmesser und Kopfumfang des Kindes
- Bestimmung der Faktor-VIII-/-IX-Restaktivität der Mutter ca. in der 34. SSW, ggf. Substitutionsbedarf peripartal klären
- unter der Geburt eines Knaben kein invasives Monitoring (keine fetale Skalp-Elektrode oder Blutentnahme)
- primär vaginale Entbindung anstreben (kein erhöhtes Blutungsrisiko für das Kind*)
- großzügige Indikationsstellung zur sekundären Sectio bei prolongierter Geburt
- **cave:** Nachblutung im Wochenbett möglich

* kontroverse Diskussion s. [16]

tungen oder Petechien auffallen. Dies ist in der Literatur jedoch nicht beschrieben und entspricht auch nicht der klinischen Erfahrung der Autoren.

■ Thromboseneigung des Neugeborenen
Venöse Thrombosen

Das Risiko für spontane venöse Thrombosen ist im Neugeborenenalter mit 5,1 : 100.000 am höchsten, ein zweiter Gipfel folgt mit Beginn der Pubertät [4]. Die Inzidenz der venösen Thrombosen bei stationär behandelten Kindern beträgt 5,3 : 10.000 Fälle bzw. 24 : 10.000 Neugeborene unter intensivmedizinischer Betreuung [21] (Tab. 23.3). Typische Manifestationsorte sind Sinus- und Nierenvenen sowie der perinatale Insult.

Die Inzidenz für Thrombosen im Kindesalter ist mit 0,07–0,14 : 10.000 sehr niedrig. Das Rezidivrisiko liegt bei 3% für ein Neugeborenes und bei 8% im Kindesalter. Die internationale Fachgesellschaft (ISTH, SSC for Perinatal and Pediatric Hemostasis) empfiehlt eine Stufendiagnostik zur Abklärung [23]. In den letzten Jahren wurde diese Empfehlung von anderen Arbeitsgruppen kritisch diskutiert [33].

Arterielle Thrombosen

Bei den arteriellen Gefäßverschlüssen des Neugeborenen überwiegt der peripartale Insult mit einer Inzidenz von 1 : 4000 [27] bzw. 1 : 2300 [36]. Häufig finden sich Komorbiditäten (Tab. 23.3). Auffallend ist dabei die Häufung erhöhter Lp(a)-Wert als unabhängiger Risikofaktor [13]. Zusätzlich spielen hier Gefäßanomalien eine wichtige Rolle (z.B. Moya-Moya-Erkrankung) sowie mütterliche Risikofaktoren wie Drogenabusus, Infektionen in der Schwangerschaft (z.B. CMV) und das Antiphospholipid-Syndrom. Im Kindesalter liegt die Inzidenz bei 1,29–13,0 : 100.000, in 50% lässt sich keine Ursache finden (kryptogen) [17]. Es besteht eine Assoziation zu Infektionserkrankungen (z.B. Varizellen) und Antiphospholipid-Antikörpern.

Hereditärer Mangel der Inhibitoren

Bereits in der Neonatalperiode manifestiert sich der sehr seltene **homozygote** Protein-C- oder Protein-S-Defekt mit Thrombosen und einer katastrophalen **Purpura fulminans** (Inzidenz 0,5–1 : 250.000 Neugeborene). Getriggert wird die Purpura fulminans u.U. durch die orale Vitamin-K-Prophylaxe, die die Imbalance des Gerinnungssystems durch den raschen Anstieg der prokoagulatorischen Faktoren verstärkt [24]. Häufig erblinden die Kinder bereits

Tab. 23.**3** Komorbiditäten als Risikofaktoren für Thrombosen im Neugeborenen- und Kindesalter [31]

perinatale Erkrankungen	• Asphyxie • RDS/ARDS • diabetische Fetopathie • neonatale Infektionen • nekrotisierende Enterokolitis • Exikkose/Dehydratation • angeborenes neprotisches Syndrom
medizinische Interventionen	• ZVK (25 % aller Thrombosen) [35] • operative Eingriffe • Transplantation (Niere, Herz, Knochenmark) • Immobilisation*, Gips* • ECMO-Beatmung
akute Erkrankungen	• Trauma • Sepsis • Dehydratation • akute rheumatische Erkrankung • nephrotisches Syndrom • HUS, TTP • akute Leukämie
chronische Erkrankungen	• Malignome • Nierenerkrankungen • Herzfehler, Herzerkrankungen • rheumatische Erkrankung • Morbus Crohn, Colitis ulcerosa • Sichellzellanämie
Medikamente	• Prednison • E.-coli-Asparaginase • aktivierte Gerinnungsfaktoren • Heparin (HIT) • Antifibrinolytika • orale Kontrazeptiva

* *entspricht nicht der Erfahrung der Autoren*

ECMO = extrakorporale Membranoxygenierung; HUS = hämolytisch-urämisches Syndrom; TTP = thrombotisch-thrombozytopenische Purpura; HIT = Heparin-induzierte Thrombozytopenie

intrauterin (Verschluss der Augengefäße) oder erleiden peripartal schwerste Thrombosen. Dieses „Experiment" der Natur unterstreicht die Bedeutung des Protein-C-Systems für die physiologische Antikoagulation.

Homozygote Antithrombin-Mangelzustände sind nicht beschrieben und gelten daher als mit dem Leben nicht vereinbar. **Heterozygote** Mangelzustände für die Inhibitoren Protein C und S sowie Antithrombin können in den ersten Lebensmonaten nicht sicher diagnostiziert werden, da die altersentsprechenden Normwerte niedrig sind und sich mit dem pathologischen Bereich überlappen. Hier wäre, sofern zwingend erforderlich, zur Sicherung der Diagnose die molekulargenetische Analyse anzustreben. Dies gilt für das Protein C bis zum vollendeten ersten Lebensjahr [18].

Weitere hereditäre Thromboserisikofaktoren

Die heute bekannten genetischen Risikofaktoren wie aPC-Resistenz/Faktor-V-Leiden-, Prothrombin-Genmutation, erhöhte Lp(a)-Werte und erhöhte Nüchtern-Homozysteinwerte gelten auch in der Pädiatrie als Risikofaktor [23]. Umstritten ist die Bedeutung erhöhter Faktor-VIII-Werte, des verminderten Faktors XII (cave: komplexierende Antikörper möglich bei Antiphospholipid-Syndrom), und der Dysfibrinogenämie. Eine Empfehlung zum Screening in dieser Altersgruppe besteht nicht (s.a. Empfehlungen zur prädiktiven Diagnostik [42], [9]).

Die um ca. 50 % niedrigere Thrombinbildungskapazität von Kindern bis zur Pubertät stellt vermutlich einen Schutz vor Thromboembolien dar [10], [28]. Auch ergeben sich hieraus modifizierte Empfehlungen zur Thromboseprophylaxe bzw. für die therapeutische Heparindosierung.

Komponenten des Fibrinolysesystems

Neugeborene weisen eine verminderte fibrinolytische Aktivität auf, da niedrigere Werte für Plasminogen, Plasmininhibitor und Tissue-type Plasminogenaktivator (t-PA) gefunden werden. Insbesondere der relative Plasminogenmangel beeinflusst die Wirksamkeit thrombolytischer Therapien (z.B. rt-PA-Lyse). Daher ist ggf. eine Plasminogensubstitution durch Gabe von gefrorenem Frischplasma sinnvoll [31].

Therapeutische Interventionen bei Gefäßverschlüssen bei Neugeborenen und Kindern

Unfraktioniertes Heparin (UFH)

Für die Wirksamkeit einer Heparintherapie mit UFH bedarf es eines Antithrombinspiegels > 80 %, ggf. ist die parallele Antithrombin-Substitution indiziert [31].

Die In-vivo-Wirksamkeit von Heparin ist altersabhängig. Die Dosissteuerung über die aPTT-Messung führt häufig zum Herunterdosieren auf eine subtherapeutische Dosis, wenn man die aPTT mit der korrespondierenden Anti-Faktor-Xa-Aktivität vergleicht [15].

Niedermolekulares Heparin

Seit der ersten Dosisfindungsstudie für Enoxaparin bei Neugeborenen und Kindern ist auch hier die Altersabhängigkeit bekannt [25]. Der Bedarf ist bei Neugeborenen um 50 % höher und durch eine weitere Anhebung der Initialdosis kann ein therapeutischer Spiegel schneller erreicht werden [5].

Dosierungsempfehlungen für die Prophylaxe oder Therapie mit Standard- oder niedermolekularem Heparin, sowie zur oralen Antikoagulation mit Vitamin-K-Antagonisten sind den Leitlinien der ACCP und der Leitlinie „Thrombosen im Kindesalter" zu entnehmen [31], [29].

23.3 Hämostasesystem nach dem 1. Lebensjahr bis zur Pubertät

Viele Komponenten erreichen nach dem 1. Lebensjahr die Normwerte des Erwachsenen. Bezogen auf die Mittelwerte sind folgende Ausnahmen zu berücksichtigen:
- Antithrombin liegt ab dem 1. Lebensmonat und weiter im Kindesalter um 10 % höher als im Erwachsenenalter.
- Faktor II und VII bleiben um 10–20 % niedriger.
- Die Mittelwerte für Faktor V, IX, X, XI und XII sind tendenziell niedriger [11], [12].

Dies kann in Abhängigkeit von der Faktorenempfindlichkeit des jeweiligen Reagens Einfluss auf die Prothrombinzeit und die aPTT-Messung haben.

> Unabhängig vom eingesetzten Reagens ist die aPTT im Kindesalter länger als bei Erwachsenen.

Die Hersteller der Reagenzien geben keine altersbezogenen Normwerte für die Screeningtests an. Dies kann in der präoperativen Diagnostik zu scheinbar auffälligen Befunden führen, mit den Konsequenzen der aufwendigen und kostenintensiven Abklärung, Verängstigung der Betroffenen und Verschieben geplanter OP-Termine etc. Daher wäre es wünschenswert, wenn für die häufigsten Systeme entsprechende Referenzbereiche ermittelt und durch die Firmen ausgewiesen würden.

23.4 Interpretation der Befunde

Die absoluten Veränderungen der Gerinnungsfaktoren variieren je nach Reagens und Analysegerät; der Trend der zu beobachtenden Veränderungen ist davon jedoch unabhängig [28]. Bei Frühgeborenen ist das Reifealter zugrunde zu legen (Tab. 23.1) [2], [34], [1]).

Die Diagnose einer angeborenen Thrombophilie oder Blutungsneigung darf erst nach wiederholten Bestimmungen erfolgen, ggf. im Abstand von 3–6 Monaten nach einer Akutphase [31]. Es müssen erworbene Einflüsse und das Alter des Kindes berücksichtigt werden, ebenso die Familienanamnese. Im Zweifelsfall sollte eine molekulargenetische Sicherung angestrebt werden. Um eine Stigmatisierung zu vermeiden, ist es u. U. besser nur von einem „Verdacht auf …" zu sprechen.

Bei der Abklärung eines von-Willebrand-Syndroms im Kindesalter ist besonderer Wert auf die Anamneseerhebung zu legen und ein pädiatrischer Blutungs-Score zu erheben [7].

Literatur

[1] Andrew M. Developmental hemostasis: relevance to thromboembolic complications in pediatric patients. Thromb Haemost 1995; 74(1): 415–425
[2] Andrew M, Paes B et al. Development of the human coagulation system in the healthy premature infant. Blood 1988; 72(5): 1651–1657
[3] Andrew M, Paes B et al. Development of the human coagulation system in the fullterm infant. Blood 1987; 70(1): 165–172
[4] Aschka I, Aumann V et al. Prevalence of factor V Leiden in children with thromboembolism. Eur J Pediatr 1996; 155(12): 1009–1014
[5] Bauman ME, Belletrutti MJ et al. Evaluation of enoxaparin dosing requirements in infants and children. Better dosing to achieve therapeutic levels. Thromb Haemost 2009; 101(1): 86–92
[6] Bolton-Maggs PH, Perry DJ et al. The rare coagulation disorders–review with guidelines for management from the United Kingdom Haemophilia Centre Doctors' Organisation. Haemophilia 2004; 10(5): 593–628
[7] Bowman M, Riddel J et al. Evaluation of the diagnostic utility for von Willebrand disease of a pediatric bleeding questionnaire. J Thromb Haemost 2009; 7(8): 1418–1421
[8] Brown DL, Kouides PA. Diagnosis and treatment of inherited factor X deficiency. Haemophilia 2008; 14(6): 1176–1182
[9] Bundestag. Gesetz über genetische Untersuchungen beim Menschen (Gendiagnostikgesetz – GenDG). Bundesgesetzblatt Teil 1 2009; (50): 2529–2538
[10] Cvirn G, Gallistl S et al. Effects of antithrombin and protein C on thrombin generation in newborn and adult plasma. Thromb Res 1999; 93(4): 183–190
[11] Flanders MM, Crist RA et al. Pediatric reference intervals for seven common coagulation assays. Clin Chem 2005; 51(9): 1738–1742

[12] Flanders MM, Phansalkar AR et al. Pediatric reference intervals for uncommon bleeding and thrombotic disorders. J Pediatr 2006; 149(2): 275–277
[13] Gunther G, Junker R et al. Symptomatic ischemic stroke in full-term neonates : role of acquired and genetic prothrombotic risk factors. Stroke 2000; 31(10): 2437–2441
[14] Harden CL, Pennell PB et al. Practice Parameter update: Management issues for women with epilepsy – Focus on pregnancy (an evidence-based review): Vitamin K, folic acid, blood levels, and breastfeeding. Neurology 2009; 73(2): 142–149
[15] Ignjatovic V, Summerhayes R et al. Therapeutic range for unfractionated heparin therapy: age-related differences in response in children. J Thromb Haemost 2006; 4(10): 2280–2282
[16] James AH, Hoots K. The optimal mode of delivery for the haemophilia carrier expecting an affected infant is caesarean delivery. Haemophilia 2010; 16(3): 420–424
[17] Kirkham F, Sebire G et al. Arterial ischaemic stroke in children. Review of the literature and strategies for future stroke studies. Thromb Haemost 2004; 92(4): 697–706
[18] Klarmann D, Eggert C et al. Association of ABO(H) and I blood group system development with von Willebrand factor and Factor VIII plasma levels in children and adolescents. Transfusion 2010; 50(7): 1571–1580
[19] Lapecorella M, Mariani G. Factor VII deficiency: defining the clinical picture and optimizing therapeutic options. Haemophilia 2008; 14(6): 1170–1175
[20] Lee CA, Chi C et al. The obstetric and gynaecological management of women with inherited bleeding disorders–review with guidelines produced by a taskforce of UK Haemophilia Centre Doctors' Organization. Haemophilia 2006; 12(4): 301–336
[21] Lippi G, Franchini M et al. Coagulation testing in pediatric patients: the young are not just miniature adults. Semin Thromb Hemost 2007; 33(8): 816–820
[22] Ljung R. The optimal mode of delivery for the haemophilia carrier expecting an affected infant is vaginal delivery. Haemophilia 2010; 16(3): 415–419
[23] Manco-Johnson MJ, Grabowski EF et al. Laboratory testing for thrombophilia in pediatric patients. On behalf of the Subcommittee for Perinatal and Pediatric Thrombosis of the Scientific and Standardization Committee of the International Society of Thrombosis and Haemostasis (ISTH). Thromb Haemost 2002; 88(1): 155–156
[24] Marlar RA Neumann A. Neonatal purpura fulminans due to homozygous protein C or protein S deficiencies. Semin Thromb Hemost 1990; 16(4): 299–309
[25] Massicotte P, Adams M et al. Low-molecular-weight heparin in pediatric patients with thrombotic disease: a dose finding study. J Pediatr 1996; 128(3): 313–318
[26] Meeks SL, Abshire TC. Abnormalities of prothrombin: a review of the pathophysiology, diagnosis, and treatment. Haemophilia 2008; 14(6): 1159–1163
[27] Miller V. Neonatal cerebral infarction. Semin Pediatr Neurol 2000; 7(4): 278–288
[28] Monagle P, Barnes C et al. Developmental haemostasis. Impact for clinical haemostasis laboratories. Thromb Haemost 2006; 95(2): 362–372
[29] Monagle P, Chalmers E et al. Antithrombotic therapy in neonates and children: American College of Chest Physicians Evidence-Based Clinical Practice Guidelines. 8th ed. Chest 2008; 133(6 Suppl): 887S–968S
[30] Monagle P, Ignjatovic V et al. Hemostasis in neonates and children: pitfalls and dilemmas. Blood Rev 2010; 24(2): 63–68
[31] Nowak-Göttl U, Heller C et al. Thrombosen im Kindesalter. Deutsche Leitlinien Thrombosetherapie im Kindesalter. 2004; im Internet unter http://www.paediatrische-haemostaseologie.de/pdf/leitlinien.pdf

[32] Nowak-Göttl U, Kurnik K et al. Thrombophilia in the young. Hämostaseologie 2008; 28(1–2): 16–20
[33] Raffini L, Thornburg C. Testing children for inherited thrombophilia: more questions than answers. Br J Haematol 2009; 147(3): 277–288
[34] Salonvaara M, Riikonen P et al. Development of selected coagulation factors and anticoagulants in preterm infants by the age of six months. Thromb Haemost 2004; 92(4): 688–696
[35] Schmidt B, Andrew M. Neonatal thrombosis: report of a prospective Canadian and international registry. Pediatrics 1995; 96(5 Pt 1): 939–943
[36] Schulzke S, Heininger U et al. Apnoea and bradycardia in preterm infants following immunisation with pentavalent or hexavalent vaccines. Eur J Pediatr 2005; 164(7): 432–435
[37] Shearer MJ. Vitamin K metabolism and nutriture. Blood Rev 1992; 6(2): 92–104
[38] Sutor AH. New aspects of vitamin K prophylaxis. Semin Thromb Hemost 2003; 29(4): 373–376
[39] Sutor AH, von Kries R et al. Vitamin K deficiency bleeding (VKDB) in infancy. ISTH Pediatric/Perinatal Subcommittee. International Society on Thrombosis and Haemostasis. Thromb Haemost 1999; 81(3): 456–461
[40] von Kries R, Hachmeister A, Göbel U. Can 3 oral 2-mg doses of Vitamin K effectively prevent late vitamin K-deficiency bleeding? Eur J Pediatr 1999; 158 Suppl 3: 183–186
[41] Wetzstein V, Budde U et al. Intracranial hemorrhage in a term newborn with severe von Willebrand disease type 3 associated with sinus venous thrombosis. Haematologica 2006; 91(12 Suppl): ECR60
[42] Zerres K. Humangenetische Beratung. Dtsch Arztebl 2003; 100(42): 2720–2727

D Laboratoriumsdiagnostik

24 Qualitätsmanagement im Gerinnungslabor

A. Czwalinna

Übersichtsliteratur
Endler et al. 2010 [8], Bundesärztekammer 2008 (RiliBÄK) mit Ergänzungen aus 2010 und 2011 [6], Kitchen et al. 2009 [11]

24.1 Einleitung

Die Qualitätssicherung der Laboranalytik ist im Arbeitsalltag eine etablierte Größe, die durch eine Vielzahl von Normen und Richtlinien geregelt wird. Für ein Gerinnungslabor kommen weitere Anforderungen hinzu. Die kontinuierlich hohe Qualität der Befunde setzt ein funktionierendes Qualitätsmanagement voraus.

Laboratorien, die nach ISO 15189 zertifiziert wurden, sind verantwortlich für die Bedingungen der Präanalytik; diese werden vom Labor im **Handbuch zur Primärprobengewinnung** definiert. Blutentnahme, Probentransport, Analytik und Befundinterpretation sind wichtige Einflussgrößen, aber erst das Zusammenführen klinischer Daten mit den Ergebnisse anderer Analyseverfahren wie der Molekulargenetik und Immunologie ermöglicht eine sinnvolle Interpretation von Gerinnungsbefunden. Diese Komplexität der Anforderung an das Labor bedarf eines großen Fachwissens und ständiger Weiterbildung aller Mitarbeiter (Kompetenznachweis). Dies spiegelt auch die Bedeutung des Qualitätsmanagementsystems im Labor und Einführung der Teilgebietsbezeichnung Hämostaseologie wider.

24.2 Präanalytik

Die hohe Variabilität und Fehleranfälligkeit der Gerinnungsanalysen wird durch die komplexe Präanalytik beeinflusst.

> Die **Unterfüllung** stellt das häufigste präanalytische Problem dar (ca. 30 % der Beanstandungen im Gerinnungslabor). Man muss sich bewusst sein, dass ca. 5 % der Befunde durch gravierende präanalytische Fehler falsch pathologisch ausfallen. Dies kann zu fehlerhaften Therapieentscheidungen und hohen

Folgekosten bei der Spezialanalytik zur Abklärung der Befunde führen. **Antikoagulanzien,** insbesondere die oralen direkten Faktor-IIa- und Faktor-Xa-Inhibitoren, beeinflussen die Globaltests wie auch alle thrombinabhängigen Analyten massiv – ohne Wissen des Labors um diese Medikation kommt es zu Fehldiagnosen!

Eine gute Zusammenstellung über den Einfluss der Antikoagulanzien bietet die Übersichtskarte „Die Einflüsse von Antikoagulanzien auf Routine- und Spezialdiagnostik im Gerinnungslabor", die von der Firma Roche in Zusammenarbeit mit Frau Prof. Dr. E. Lindhoff-Last und Herrn Prof. Dr. D. Peetz entstanden ist.

Tab. 24.1 Häufige präanalytische Fehler und mögliche Gegenmaßnahmen bei Verwendung von 3,2 % Natriumcitrat-Monovetten

Fehler	Referenz	Auswirkungen/Gegenmaßnahmen
Patientenverwechselung bei der Entnahme (ca. 2 % aller Krankenhaus-Proben)	[18]	• Beschriftung des Probengefäßes **vor** der Blutentnahme (Barcode-Etikettierung, Order-Entry-Systeme, Verwendung von 2 unabhängigen Identifikationssystemen [Name/Nr. und Barcode]) • Frage nach der Einwilligung zur Blutentnahme grundsätzlich mit Patientenidentifikation kombinieren • unbeschriftete Röhrchen verwerfen
unterfüllte Citrat-Monovette (häufigster präanalytischer Fehler!)	[2], [17], [7], [9]	**Probe ablehnen** • Grenzen genau definieren, entsprechend skalierte Mustergefäße an der Zentrifuge/Probenannahmeplatz bereithalten • < 70 % Füllhöhe muss verworfen werden • 70–90 % Füllhöhe kann zu veränderten Werten führen: Missverhältnis zwischen Plasma und Citratanteil zugunsten des Citratanteils verlängert Gerinnungszeiten, der Befund **muss** entsprechend kommentiert werden • Empfehlung für TPZ*-Bestimmung aus eigener Erfahrung: Füllhöhe von 80 % akzeptabel, da TPZ robuster ist als aPTT

Tab. 24.1 *(Fortsetzung)*

Fehler	Referenz	Auswirkungen/Gegenmaßnahmen
überfüllte Citrat-Monovette (> 110%) (spricht für nicht sachgerechte Abnahmetechnik wie Öffnen des Systems und Umfüllen aus einer Spritze)		**Probe ablehnen** • Information an den Einsender bzw. sichere Abnahmesysteme zur Verfügung stellen und verwenden • Missverhältnis zwischen Plasma und Citratanteil zugunsten des Plasmas führt zu verkürzten Gerinnungszeiten
Lagerung im Kühlschrank (führt zu Kälteaktivierung und Zellzerfall)		• Hinweis an Einsender geben • von-Willebrand-Diagnostik: Kollagenbindungsaktivität ↓ • Kälteaktivierung von Faktor VII und Faktor XI
Probentransportdauer	[16], [1], [19]	• < 24 h für TPZ • < 4 h für aPTT und andere Assays • neuere Daten zeigen eine längere Stabilität (s. D24.3)
Probe teilgeronnen oder geronnen		• durch Schwenken bei der Annahme sind geronnene Proben meist zu erkennen, teilgeronnene erst bei der Plausibilitätsprüfung
Kontamination mit Infusionslösungen/Heparin oder anderen Antikoagulanzien (durch Abnahme aus ZVK, unter Dialyse oder nachträgliches Umfüllen des Blutes aus einer Heparin- oder EDTA-Monovette)		• nicht proximal einer liegenden Infusion abnehmen • Gerinnungsanalytik möglichst nicht aus Katheterblut (ggf. mind. 10 ml zuvor abziehen oder zuvor mit NaCl 0,9% spülen) • kein nachträgliches Umfüllen
Hyperlipidämie (chromogene Tests sind bei leichter bis moderater Lipidämie weniger störanfällig; Triglyzeridwerte > 850 mg/dl führen zur Interferenz)	[4], [3]	• Lipidinfusion ca. 2 h pausieren, Kontrolle aus Nüchtern-Blutentnahme • alternativ: TPZ-Messung mit mechanischer Methode oder nach Ultrazentrifugation erneute Messung versuchen
Hämolyse (2–5% der Proben; bei freiem Hb < 1 g/l und leichter bis moderater Hämolyse verkür-	[13]	• in vivo bei hämolytischer Anämie nicht zu beeinflussen • in vitro durch zu rasches Abziehen aus englumiger Kanüle

Tab. 24.1 *(Fortsetzung)*

Fehler	Referenz	Auswirkungen/Gegenmaßnahmen
zen sich Gerinnungszeiten um ca. 3 %) **cave:** starke Hämolyse (wie Himbeerwassersaft) verfälscht insbesondere chromogene Tests durch Eigenfärbung der Probe)		• Zwischenlagerung bei niedrigen Temperaturen vermeiden
wiederholtes Auftauen einer Probe		• ist zwingend zu vermeiden, da Tests auf Lupusantikoagulans falsch negativ ausfallen • beeinflusst von-Willebrand-Diagnostik: Kollagenbindungsaktivität oder Ristocetin-Kofaktor- und Faktor-VIII-Aktivität fallen niedriger aus

* TPZ = Thromboplastinzeit (Quick-Test)

24.3 Blutentnahmetechnik, Probentransport, Probenaufbereitung und -Lagerung

Richtlinien dienen der Festigung von Qualitätsstandards und stellen häufig Maximalforderungen auf, die sich in der täglichen Routine nicht komplett umsetzen lassen (z. B. Logistik des Probentransports, Zentrifugationsbedingungen). An ihnen sollen interne Laborstandards evaluiert werden.

Die Entnahme und Aufbereitung von venösem Citratplasma für hämostaseologische Analysen sind in der DIN-Norm 58905-1 geregelt (aktuelle Version 2000) – diese Norm ist nicht mehr in allen Punkten auf die heutige Laborsituation anwendbar. Die folgenden wichtigen Punkte sind in Anlehnung an die DIN-Norm zu beachten.

Blutentnahmetechnik

- Die venöse Blutentnahme erfolgt am **liegenden Patienten** (bei Säuglingen und Kleinkindern gelten andere Bedingungen).
- Der **Staudruck** liegt zwischen systolischem und diastolischem Druck; max. 1 min stauen (Hautdesinfektion zuvor beginnen), Stauschlauch möglichst während der Entnahme öffnen.

> Bei Fehlversuch nicht die gleiche Venen nochmals punktieren!

- Gewinnung von Citrat-antikoaguliertem Vollblut: 3,2 % Natriumcitrat (108 mmol/l); Mischung 1 : 10 im Verhältnis mit Patientenblut; das Mischungsverhältnis ist exakt einzuhalten!
- Jedes Labor sollte ein **Abnahmesystem** (Röhrchen) festlegen, da unterschiedliche Systeme auch zu unterschiedlichen Gerinnungszeiten beitragen können (bis zu 10 % bei der TPZ [10]). Silikonisierte Glasröhrchen sind heute kaum noch in der Routineanwendung, Plastikröhrchen überwiegen, da geringe Bruchgefahr und höhere Elastizität in der Zentrifuge.
- Für **Spezialtests** wie die Thrombozytenfunktionsuntersuchung (z. B. Multiplate, PFA-100) sind auch andere Abnahmegefäße entsprechend der Herstellerempfehlung möglich.
- Die großlumige Kanüle (19–21 G) soll frei in der Vene liegen. (Die neuen, geschlossenen Systeme machen ein abschließendes Aspirieren einer Luftblase, wie in der DIN-Norm empfohlen, praktisch unmöglich). Umgehendes, mehrmaliges **Schwenken** zur Vermischung von Antikoagulans und Blut, sonst gerinnt die Probe (nicht Schütteln, dies führt zu Schaumbildung!).
- **Reihenfolge der Abnahmegefäße:** Um das Einschwemmen von Gewebsthromboplastin zu vermeiden, sollte nicht zuerst die Citrat-, sondern eine neutrale Serum-Monovette befüllt werden, ggf. erstes Blut verwerfen – diese Empfehlung wird jedoch kontrovers diskutiert [5]. (Hersteller von Abnahmesystemen verweisen auf die Möglichkeit des Verschleppens von EDTA/Heparin oder Hirudin über die Adapter).

Hämatokrit

- Ein **Hämatokrit > 55 %** (z. B. Patienten mit zyanotischem Herzfehler, Polycythaemia vera), d. h. ein erhöhter Anteil von Zellen, verschiebt das Plasma/Citrat-Verhältnis im Sinne eines Citratüberschusses. Die bei der Analytik zugesetzte definierte Menge an $CaCl_2$ ist dann nicht mehr ausreichend und führt zu verlängerten Gerinnungszeiten [15]. Der dann individuell benötigte Citratanteil ist entsprechend der folgenden Formel [12] vor der Blutentnahme zu errechnen und das vorgelegte Citrat entsprechend zu reduzieren (z. B. mittels Tuberkulinspritze):

$$S = V(100 - Hkt)/640 - Hkt)$$

S = Volumen der Citratlösung; Hkt = Hämatokrit; V = Gesamtvolumen der Blutprobe (Blut + Citratanteil)

24.3 Blutentnahmetechnik, Probentransport, Probenaufbereitung und -Lagerung

> Da der Plasmaanteil der Probe deutlich reduziert ist, wird für eine komplexe Analytik u. U. die Abnahme von mehr als 10 ml Citratblut notwendig!

- Bei **Neugeborenen** mit einem Hämatokrit > 55 % ist eine Korrektur nicht notwendig, da deren Normwerte der Gerinnungsparameter unter diesen Bedingungen ermittelt wurden.
- Die Anpassung des Citratanteils bei **niedrigem Hämatokrit** (< 30 %) wird nicht empfohlen.

Probenaufbereitung

- Zur Gewinnung thrombozytenarmen Plasmas (Thrombozytenzahl < 10 G/l) ist die Probe innerhalb einer Stunde nach Entnahme 15 min in einer Kühlzentrifuge bei 15 ± 3 °C zu zentrifugieren (1500–2500 g). Diese Logistikanforderung kann nur bei Blutentnahme direkt im Labor erfüllt werden (auch in einem Großklinikum dauert der Probentransport u. U. Stunden; eine Mehrzahl der zu analysierenden Proben wird mittels Fahrdienst aus Praxen in zentrale Labors gebracht). Um Verzögerungen zu vermeiden wurden auch kürzere Zentriguationszeiten getestet. Für die Messung der Routineparamater kann die Zentrifugation von 5–10 min bei 1500 g ausreichend sein [14]. Dies sollte jedes Labor für sein System evaluieren.
- Unter strenger Schonung des „Buffy Coats" (Leukozytenfilm) wird der Plasmaüberstand in ein weiteres Zentrifugenröhrchen überführt und verschlossen bei Raumtemperatur gelagert (ist praktisch nicht umzusetzen und birgt eine große Verwechselungsgefahr. Ziel ist es heute, die Analytik aus dem Primärgefäß – dem Original – durchzuführen). Die Probe ist dann in dem für die einzelnen Methoden genormten Zeitraum nach der Entnahme zu untersuchen.
- Die Messung binnen 4 h nach der Entnahme wird empfohlen. In dieser Zeit kann das Citratplasma bei Raumtemperatur bleiben (ausreichende Stabilität).
- Sofern ein **Einfrieren des Analyten** (Citratplasma) möglich und eine umgehende Analytik nicht notwendig oder nicht durchführbar ist (Batch-Abarbeitung), wird ein weiterer Zentrifugationsschritt gefordert (dies ist in der Praxis nicht umzusetzen, da die Zentrifugation in vielen Labors das zeitliche Nadelöhr darstellt!). Die Probe ist dann bei –65 °C im Kältebad schockzugefrieren (Problem der Arbeitssicherheit!) und dann bei –70 °C aufzubewahren (hohe Anschaffungs- und Energiekosten; in der Praxis wird bei –20 °C eingefroren und aufbewahrt, Stabilität der Analyten über 1 Monat gesichert und meistens ausreichend).

- **Auftauen der Plasmaproben** bei 37 °C im Wasserbad für 5–10 min; gute Durchmischung vollständig aufgetauter Proben muss gewährleistet sein (**cave:** Kryopräzipitat!) und 15 min bei Raumtemperatur vor der Analyse stehen lassen.
- Eine einmal aufgetaute Probe darf nicht wieder eingefroren werden (in der Praxis werden diese als solche gekennzeichnet und gefroren gelagert, um ggf. Nachforderungen zu bearbeiten oder unplausible Werte zu kontrollieren – je nach Methode ist diese dann aus einer wieder eingefrorenen Probe nicht durchführbar [z. B. Lupusantikoagulans]).

> Mindestblutmengen für die gewünschte Analytik sollten mit dem bearbeitenden Labor vor der Blutentnahme geklärt werden! Ggf. sollte eine Stufendiagnostik festgelegt werden. Die Angabe der klinischen Fragestellung ist hilfreich, um im Labor zu entscheiden, welche Analysen aus dem vorhandenen Material (ggf. wenig Plasma bei Kleinkindern) zielführend veranlasst werden sollen.

Probenstabilität

Im klinischen Alltag wird eine Vielzahl von Gerinnungsproben (auch für die Spezialanalytik) in Zentrallaboratorien bearbeitet. Diese Proben werden aus Praxen oder anderen Krankenhäusern mittels Transportdienst zugestellt. Ihre Bearbeitung binnen 1 h ist unmöglich (z. T. auch Postversand). Durch die Entwicklung **Matrix-unempfindlicherer Analysensysteme** (Latex-Reagenzien, chromogene oder EIA-Tests) sind einige Analyten in den letzten Jahren unempfindlicher auf präanalytische Einflussgrößen geworden, so dass die engen Vorgaben zum Probentransport zu hinterfragen sind.

Zürcher et al. [19] untersuchten die Transportstabilität für die Routine-Paramater aPTT, TPZ und INR bei Patienten unter Einnahme von Vitamin-K-Antagonisten, Fibrinogen, Faktor II, V, VII, VIII, IX, X, XI; VWF:Ag und VWF-RCo sowie Antithrombin, Protein-C-Aktivität (chromogen und koagulometrisch), Protein-S-Antigen (gesamt und frei), aPC-Resistenz, D-Dimere und TAT. Die Bestimmungen erfolgten aus Proben, die 1 h, 4–6 h, 8–12 h, 24–28 h bzw. 48–52 h nach der Entnahme zentrifugiert und bei –80 °C gefroren wurden.

Eine Abweichung von > 10 % von der sofort analysierten Probe galt als klinisch relevant (über dem Variationskoeffizienten für die Methode liegend und oberhalb der in den Richtlinien der Bundesärztekammer [RiliBÄK] [6] genannten Grenzen).

Für Fibrinogen, Antithrombin und TAT-Komplex zeigte sich eine Transportstabilität auch nach > 48 h. Die Faktor-V-Aktivität fiel nach 12 h und die Faktor-

VIII-Aktivität nach 6–8 h sowie Protein-S-Antigen (gesamt) nach 24–28 h relevant ab. Alle anderen Analyten waren 24–28 h stabil, jedoch mit steigender Streuung um den Mittelwert (dies bestätigt unsere Evaluationsergebnisse).

> Die meisten Gerinnungsparameter sind im Citratvollblut bei Raumtemperatur/Umgebungstemperatur stabil(er) – der Probentransport im primären Abnahmegefäß ist daher vorzuziehen. Bei der Befundbeurteilung ist die Transportdauer zwingend zu berücksichtigen.

! Die Untersuchungen zur Präanalytik sind fast ausnahmslos am Blut gesunder Probanden erfolgt – welchen Einfluss diese Bedingungen auf pathologischen Proben haben ist nicht dokumentiert!

24.4 Qualitätssicherung im Gerinnungslabor

Zertifizierung und Akkreditierung

Eine **Zertifizierung** des Labors nach EN ISO 9001 bestätigt die Basisanforderungen an ein Qualitätsmanagementsystem, rezertifiziert wird das Labor in jährlichen Abständen im Rahmen eines Überwachungsaudits einer unabhängigen Stelle (z. B. TÜV; www.tuev-sued.de/mangement_systeme/qualitaet/iso_90012000).

Eine **Akkreditierung** stellt besondere Anforderungen an die Qualität der Ergebnisse und an deren kompetente Bewertung (Tab. 24.2). Die **Reakkreditierung** erfolgt alle 5 Jahre, dazwischen erfolgen **Überwachungsaudits** durch externe Fachgutachter. Seit 2009 sind die zuvor bestehenden unterschiedlichen Akkreditierungsstellen in der „Deutsche Gesellschaft für Akkreditierung GmbH" zusammengeschlossen.

Die Vorgaben der EU laufen auf eine generelle Akkreditierung aller medizinischen Labors nach ISO 15189 hinaus, wie es in Frankreich bereist seit 2010 Pflicht ist. In Deutschland ist jedoch noch ein großer Anteil nur nach ISO 17025 akkreditiert (Ref. ISO 15189, 17025). Die ISO-15189-Norm regelt erstmals auf europäischer Ebene die Anforderungen an Qualität und Kompetenz eines medizinischen Labors, ihre Umsetzung bedarf eines großen, kontinuierlichen Engagements aller Mitarbeiter und erheblicher finanzieller Ressourcen.

> Ziel ist es, die Labortätigkeit so auszuführen, dass die Qualität den Bedürfnissen des Kunden bzw. Patienten entspricht.

Tab. 24.2 Bestandteile der Akkreditierung nach ISO 15189:2011

Bereich	Kernaussagen*
Organisation und Management	• regelt Verantwortlichkeiten und die rechtliche Situation im Labor (sog. Organigramm) • Position des QM-Beauftragten wird definiert
Qualitätsmanagementsystem	• Erstellen des QM-Handbuchs (umfasst Analysenspektrum, Qualitätsziele; regelt Abläufe im Labor; Verpflichtung zur „guten fachlichen Praxis")
Dokumentenlenkung	• Verfahrensanweisungen • Planung und Ergebnisverwaltung von Ringversuchen • Zuständigkeiten der Ärzte • Probenversand • Formulare für die Dokumentation der praktischen Arbeit • Kontrollmaßnahmen etc.
Auftrags- bzw. Vertragsprüfung	• regelt auch Teile der Präanalytik (Annahme und Ablehnen der Probe) • Bedingungen müssen genau definiert sein, ebenso die Vorgehensweise bei Auftragserweiterung
Fremdversand an Auftragslaboratorien	• Auswahlkriterien müssen schriftlich definiert sein (vertragliche Regelungen und Eignungsprüfungen, Bevorzugung akkreditierter Labors) • Fremdversandbefunde müssen eindeutig gekennzeichnet sein
Beschwerde- und Fehlermanagement	
Korrekturmaßnahmen	
Verbesserungsmaßnahmen	
Beratungsleistung	• durch qualifizierte Mitarbeiter und Ärzte
Dokumentation der technischen Leistungen inkl. Qualitätskontrollen	
interne Audits	

Tab. 24.**2** *(Fortsetzung)*

Bereich	Kernaussagen*
Überprüfung durch das Management	
Personal	
räumliche Ausstattung	• zum Schutz des Patienten und der Mitarbeiter • umfasst auch Maßnahmen zur Reinigung der Räume und Arbeitssicherheit
Geräteausstattung	
präanalytische Maßnahmen	
Untersuchungsverfahren	• nach aktuellem medizinischen Standard
Qualitätssicherstellungsmaßnahmen	• interne und externe Qualitätskontrolle auch für Parameter ohne Ringversuchsangebot • interne Vergleichsmessungen zwischen Geräten mit gleichen Parametern • Aufbewahrungspflicht der Dokumente nach gesetzlichen Auflagen
postanalytische Maßnahmen	
Befundberichterstellung	

* *Kernaussagen sind nur in ausgewählten Punkten ausgeführt*

Wichtige Unterschiede bzw. Überlappungen zwischen ISO 15189 und der RiliBÄK 2007

Eine übersichtliche **Normensynopse** findet sich in einem Beitrag von Manfred Zwirner [20].

Die neue RiliBÄK fordert im **Teil A** die Etablierung eines Qualitätsmanagementsystems. Diese Forderung kann durch Einführung und Umsetzung eines Qualitätsmanagementsystems nach ISO 9001:2000 erfüllt und bei Bedarf durch eine Zertifizierung bestätigt werden (MPBetreibV Konformitätsvermutung zur RiliBÄK Teil A).

Die speziell für medizinische Laboratorien entwickelte **ISO 15189** stellt besondere Anforderungen an die Qualität der Ergebnisse und an deren kompetente Bewertung (Bestandteil der Akkreditierung). Die RiliBÄK bindet diese Norm als Stoffsammlung in das Qualitätsmanagementsystems ein. Die Patientenorientierung schließt nicht nur den Schutz des Patienten ein, sondern berücksichtigt auch die Bedürfnisse des Einsenders und des klinischen Personals.

Der **Teil B** der RiliBäk widmet sich ausführlich den internen und externen Qualitätskontrollen.

Die Dokumentenlenkung hingegen ist in der RiliBÄK nur grob formuliert, viele Elemente der ISO-Normen (ISO 15189 und ISO 9001) sind zwar enthalten, aber nicht präzise ausformuliert.

Generell ersetzt keines der 3 Qualitätsverfahren inhaltlich ein anderes. Jedes Verfahren weist andere Schwerpunkte auf. Eine Akkreditierung der Laboratorien sollte nach Einführung der RiliBÄK individuell abgewogen werden, da hohe Folgekosten (Reakkreditierung) entstehen.

RiliBÄK 2007

Zur Sicherstellung der Qualität der Laboranalytik sind die Maßnahmen der internen (Präzisions- und Richtigkeitskontrollen) und externen (Ringversuche [RV]) Qualitätskontrolle heute Standard und unterliegen den Anforderungen der RiliBÄK. Die Anwendung der RiliBÄK 2007 ist gemäß §4a MPBetreibV verpflichtend: Wer eine laboratoriumsmedizinische Untersuchung durchführt, hat ein Qualitätssicherungssystem einzurichten. Eine ordnungsgemäße Qualitätssicherung wird vermutet, wenn die Teile A und B1 (quantitative Untersuchungen) der RiliBÄK 2007 beachtet werden.

Die seit 1.4.2008 gültige Version unterscheidet sich in den folgenden wichtigen Punkten von der letzten Version (aus 2001):

- Alle vom Labor durchgeführten Untersuchungen unterliegen der internen Qualitätskontrolle.
- Es gibt nur noch Richtigkeitskontrollen, diese werden auch als Präzisionskontrolle eingesetzt.
- Alle quantitativen Messverfahren unterliegen jetzt der statistischen Qualitätskontrolle.
- Kontrollprobeneinzelmessungen laufen arbeitstäglich mindestens 1 ×; innerhalb von 24 h (und längstens nach 16 h) 2 ×. Die Kontrollproben haben Zielwerte im ärztlich relevanten Bereich und werden im Wechsel in den unterschiedlichen Konzentrationsbereichen eingesetzt – sofern verfügbar (z. B. für Thrombinzeit nicht möglich). **Neu:** Immer wenn ein Gerät vollständig abgeschaltet war, nach Kalibration, nach Reparatur oder Wartung, nach Reagens-Chargenwechsel und wie zuvor nach Reagens-Wechsel.
    - Dauer des Kontrollzyklus ist im Allgemeinen 1 Kalendermonat, in diesem Zeitraum müssen mind. 15 Kontrollprobeneinzelmessungen erfolgen (Vorperiode), die zur Freigabe der Messung führen, Gesamtzeitraum

max. 3 Monate. Aus diesen Werten wird der quadratische Mittelwert der Messabweichung ermittelt.

$$\Delta = \sqrt{\frac{1}{n}\sum_{i=1}^{n}(x_i - x_0)^2} = \sqrt{\frac{n-1}{n}s^2 + \delta^2}$$

Δ = quadratischer Mittelwert der Messabweichung; x_0 = Zielwert der Kontrollprobe; x_i = Wert der Einzelmessung; n = Anzahl der zur Messung herangezogenen Einzelergebnisse; s = empirische Standardabweichung der Stichprobe (Unpräzision); δ = systematische Abweichung (Unrichtigkeit)
- In der RiliBÄK ist die zulässige relative Abweichung des Einzelwertes bzw. des relativen quadratischen Mittelwertes (%) für aPTT (10,5%) und TPZ (11,5%) ausgewiesen.

4 × jährlich ist die Teilnahme an Ringversuchen für Analyte in Tab. B1 der RiliBÄK verpflichtend!

- Für alle Analyte, die nicht in Tab. B1 der RiliBÄK aufgeführt sind, gelten zunächst die Kontrollgrenzen der Hersteller. In einem Kontrollzyklus wird für jede eingesetzte Kontrollprobe eine Messung an verschiedenen Tagen durchgeführt. In Anlehnung an den quadratischen Mittelwert der Messabweichung wird der laborinterne Fehlerbereich nach 15 Messungen ermittelt. Bei Überschreiten der ermittelten Grenzen ist der Analyt zu sperren.
- Anwendung auch auf Geräte zur Point-of-Care-Testung (POCT; s. Kap. D33).

Literatur

[1] Adcock DM, Hoeffner DM et al. Collection, Transport, and Processing of Blood Specimens for Testung Plasma-based Coagulation Assays and Molecular Hemostasis Assays. Approved Guideline, 5th ed. Clin Lab Stand Inst## Clinical and Laboratoriy Standards Institute 2008; 28(5): H21–A25
[2] Adcock DM, Kressin DC et al. Minimum specimen volume requirements for routine coagulation testing: dependence on citrate concentration. Am J Clin Pathol 1998; 109(5): 595–599
[3] Appert-Flory A, Fischer F et al. Evaluation and performance characteristics of the automated coagulation analyzer ACL TOP. Thromb Res 2007; 120(5): 733–743
[4] Arambarri M, Oriol A et al. Interference in blood coagulation tests on lipemic plasma. Correction using n-hexane clearing. Sangre (Barc) 1998; 43(1): 13–19
[5] Bamberg R, Cottle JN et al. Effect of drawing a discard tube on PT and APTT results in healthy adults. Clin Lab Sci 2003; 16(1): 16–19
[6] Bundesärztekammer. Bekanntmachungen: Richtlinie der Bundesärztekammer zur Qualitätssicherung laboratoriumsmedizinischer Untersuchungen. Dtsch Arztebl

2008; 105(7): A341–A355. Ergänzt durch folgende Beschlüsse des Vorstands der Bundesärztekammer (vom 19.11.2010, 01.07.2011, 23.09.2011): Dtsch Arztebl 2011; 108(1-2): A55–A58; Dtsch Arztebl 2011; 108(30): A1647–A1651; Dtsch Arztebl 2011; 108(43): A2298–A2304

[7] Chuang J, Sadler MA et al. Impact of evacuated collection tube fill volume and mixing on routine coagulation testing using 2,5-ml (pediatric) tubes. Chest 2004; 126(4): 1262–1266

[8] Endler G, Slavka G et al. The importance of preanalytics for the coagulation laboratory. Hamostaseologie 2010; 30(2): 63–70; quiz 71–62

[9] Favaloro EJ, Lippi G et al. Preanalytical and postanalytical variables: the leading causes of diagnostic error in hemostasis? Semin Thromb Hemost 2008; 34(7): 612–634

[10] Fiebig EW, Etzell JE et al. Clinically relevant differences in prothrombin time and INR values related to blood sample collection in plastic vs glass tubes. Am J Clin Pathol 2005; 124(6): 902–909

[11] Kitchen S, Olson JD et al. Quality in Laboratory Hemostasis and Thrombosis. Wiley Blackwell: 2009

[12] Komp DM, Sparrow AW. Quantitation of secondary fibrinolysis in cyanotic heart disease. J Pediatr 1970; 77(4): 679–682

[13] Laga AC, Cheves TA et al. The effect of specimen hemolysis on coagulation test results. Am J Clin Pathol 2006; 126(5): 748–755

[14] Lippi G, Salvagno GL et al. Influence of the centrifuge time of primary plasma tubes on routine coagulation testing. Blood Coagul Fibrinolysis 2007; 18(5): 525–528

[15] Marlar RA, Potts RM et al. Effect on routine and special coagulation testing values of citrate anticoagulant adjustment in patients with high hematocrit values. Am J Clin Pathol 2006; 126(3): 400–405

[16] Rao LV, Okorodudu AO et al. Stability of prothrombin time and activated partial thromboplastin time tests under different storage conditions. Clinica Chimica Acta 2000; 300(1–2): 13–21

[17] Reneke J, Etzell J et al. Prolonged prothrombin time and activated partial thromboplastin time due to underfilled specimen tubes with 109 mmol/L (3.2%) citrate anticoagulant. Am J Clin Pathol 1998; 109(6): 754–757

[18] Renner SW, Howanitz PJ et al. Wristband identification error reporting in 712 hospitals. A College of American Pathologists' Q-Probes study of quality issues in transfusion practice. Arch Pathol Lab Med 1993; 117(6): 573–577

[19] Zurcher M, Sulzer I et al. Stability of coagulation assays performed in plasma from citrated whole blood transported at ambient temperature. Thromb Haemost 2008; 99(2): 416–426

[20] Zwirner M. Die neue RiliBÄK 2007 im Konsens mit ISO 9001:2000 und ISO 17025 und ISO 15189. 2003; http://www.bioref.com/PDF/LaborExtrakt_01_2008.pdf

25 Grundlagen der Gerinnungsdiagnostik

M. Barthels, A. Tiede, S. Ziemer

Übersichtsliteratur
Jespersen et al. 1999 [10], DIN-Taschenbuch 261 2002 [6], Kitchen et al. 2009 [13]

25.1 Allgemein

Besonderheiten der Gerinnungsdiagnostik

Unter „Plasma" versteht man die ungeronnene Blutflüssigkeit vor Ablauf der In-vitro-Gerinnung, unter „Serum" die Blutflüssigkeit nach Ablauf der In-vitro-Gerinnung. Die Gerinnungsdiagnostik erfordert eine ungeronnene Blutflüssigkeit. Hierzu wird unmittelbar nach der Blutentnahme (ex vivo) das Blut ungerinnbar gemacht. Der Zeitpunkt der Gerinnung wird dann vom Untersucher bestimmt.

Die Gerinnungsdiagnostik erfordert daher besondere Maßnahmen:
- spezielle präanalytische Maßnahmen bei der Probengewinnung (s. Kap. D24)
- spezielle Maßnahmen bei der Probenverarbeitung
- Kenntnisse der Einflussgrößen und Störfaktoren.

Darüber hinaus ist es erforderlich, die Abläufe der Gerinnung sowohl in vivo als auch in vitro zu kennen, da sie nicht bzw. nur bedingt identisch sind. So werden beispielsweise einige in vivo relevante Einflussgrößen – sofern nicht gezielt untersucht – mit den gängigen Tests nicht erfasst. Beispiele:
- Aktivierung über Zellrezeptoren (z. B. fehlende Aktivierung des Protein-C-Wegs in vitro, die physiologisch am Endothel stattfindet)
- natürliche Inhibitoren (die Wirkung von Antithrombin mit defekter Heparinbindung wird mit den Routinetests nicht erfasst)
- Scherkräfte (z. B. bei Untersuchung des von-Willebrand-Faktors, auf dessen physiologische Wirkung Scherkräfte entscheidenden Einfluss haben)
- positive Verstärkungsmechanismen, wie sie in vivo für die Thrombinbildung entscheidend sind, z. B. via Faktor Va und Faktor VIIIa
- Quervernetzung durch Faktor XIII (d. h. nur in spezifischen Tests)
- fibrinolytische Aktivität (standardisierte globale Tests sind derzeit nicht verfügbar).

Die Gerinnungstests wurden von den Herstellern derart eingestellt, dass sie einen möglichst hohen prädiktiven Wert oder zumindest eine möglichst hohe Sensitivität für die zu untersuchende Komponente erzielen. Dies wird jedoch damit erkauft, dass die physiologischen Verhältnisse immer nur ausschnittsweise dargestellt sind. So erfasst beispielsweise die Thromboplastinzeit (Quick-Test) in mehreren enzymatischen Reaktionen nur 3 der 4 Proenzyme des Prothrombin-Komplexes (Faktor II, VII und X), nicht jedoch den Faktor IX, obgleich auch er von Faktor VII aktiviert wird (s. Abb. 4.**6**). Andererseits wird der Faktor IX auch von der Thromboplastinzeit mit erfasst, wenn das Reagens ausreichend verdünnt ist (sog. Diluted Thromboplastin Time).

Maßeinheiten und Kalibrierung

Die Messergebnisse werden mit unterschiedlichen Maßeinheiten angegeben:
- Die gemessene **Gerinnungszeit** wird in Sekunden angegeben (z. B. Thrombinzeit oder aktivierte partielle Thromboplastinzeit).
- Die **relative Aktivität** wird durch Umrechnung der gemessenen Gerinnungszeit (z. B. beim Quick-Test oder den Einzelfaktorentests) anhand einer Kalibrationskurve ermittelt, die durch verdünntes Standardplasma erstellt wurde. Die Aktivität wird angeben:
    - **in Prozent der Norm,** wobei ein Plasma aus einem Spenderpool von > 30 Spendern 100 % entspricht (s. DIN-Norm 58939-1 [4])
    - **in Einheiten (E) pro Volumen,** dabei ist die Aktivität von gepooltem sog. Normalplasma (s.a. Referenzplasma, Standardplasma) definiert als 1 E/ml; bei Vorhandensein des jeweils gültigen international akzeptierten Standardplasmas auch als internationale Einheit (IE) bzw. International Unit (IU) (Details s. [2]).
    - in **Masse-Einheiten** (z. B. für das gerinnbare Fibrinogen nach Clauss in g/l).

Erstellung der Kalibrationskurve

Hierzu wird eine geometrische Verdünnungsreihe eines Normalplasmapools erstellt und die gemessenen Werte anhand einer Bezugskurve der jeweiligen Aktivität (in % oder E) oder Konzentration zugeordnet (vgl. Abb. D26.**1**, s.a. Kalibrierung von Messverfahren DIN 58911-1 [4]).

Antikoagulation in vitro

Die Antikoagulation des Blutes unmittelbar nach der Entnahme erfolgt für die Routine-Diagnostik durch Entzug der freien Kalziumionen mittels einer Natriumcitratlösung im Verhältnis 10 : 1 (9 Teile venöses Blut + 1 Teil vorgelegte Natriumcitratlösung, Details s. Kap. D24). Die beiden heutzutage verwendeten Natriumcitratlösungen weisen unterschiedliche Konzentrationen auf: Gebräuchlich ist die 0,105–0,109 molare Lösung (= 3,2 %), wie sie von der WHO für die plasmatische Diagnostik empfohlen wird [1]. Seltener wird 0,129 molare Lösung (= 3,8 %) eingesetzt (für Spezialtests). Hinzu kommen gepufferte Citratlösungen, z. B. für die Plättchenfunktionstestung im PFA-100.

Andere Antikoagulanzien wie unfraktioniertes Heparin, Hirudin und EDTA sind speziellen Gerinnungstests vorbehalten.

25.2 Methoden

Auch heutzutage werden weiterhin überwiegend die sog. Gerinnungstests eingesetzt. Hinzu kommen weitere Tests, die auf anderen Methoden basieren. Dazu gehören Tests mit synthetischen Peptidsubstraten sowie die Vielfalt immunologischer Tests, insbesondere ELISA-Tests. Daher folgt hier ein Überblick über die derzeit in der Routine meistgebrauchten Tests und ihre Prinzipien.

■ Aktivitätstests

Diese Tests messen die Aktivität eines oder mehrerer Gerinnungsfaktoren, wobei die gemessenen Aktivitäten möglichst mit den Konzentrationen korrelieren (sollen), allerdings auch von Inhibitoren und anderen Effekten beeinflusst werden. Aktivitätstests sind daher nur bedingt spezifisch, da sie auch auf unspezifische Aktivitäten reagieren können, z. B. eine durch unvermuteten Heparingehalt der Plasmaprobe verlängerte Gerinnungszeit, die eine Verminderung gerinnungsaktiver Proteine vortäuscht.

Einteilung von Aktivitätstests

Aktivitätstests lassen sich nach ihrem jeweiligen **Substrat** einteilen. Dieses kann das physiologische, großmolekulare Fibrin sein oder ein kleinmolekulares Peptidsubstrat. Letzteres kann u. U. noch Aktivitäten erfassen, die physiologisch (d. h. bei der Fibrinbildung) keine Rolle mehr spielen; so kann z. B. an α_2-Makroglobulin gebundenes und damit „inaktives" Thrombin noch ein Peptid spalten (s. Kap. D27.28). Es gibt auch sog. **„globale" Tests,** die einen Teilbereich der Hämostase erfassen – und damit von mehreren Enzymreaktionen beeinflusst werden (z. B. die aPTT), sowie Tests, die gezielt **einzelne Komponenten** messen (z. B. Faktor-VIII-Einstufentest).

Einflussfaktoren

Die Tests zur Messung der Gerinnungsaktivität beruhen auf enzymatischen Reaktionen, entsprechend denjenigen während der Blutgerinnung. Sie werden je nach Testansatz beeinflusst von:
- den **direkten Reaktionspartnern**:
  - Gerinnungsenzymen und ihren Substraten (z. B. Thrombin und Fibrinogen)
  - Akzeleratoren (z. B. Faktor V und Faktor VIII)
  - gerinnungsaktiven Phospholipiden
  - Kalziumionenkonzentration
- **pathologischen Inhibitoren** (z. B. Auto- oder Alloantikörpern)
- **Antikoagulanzien** (z. B. Heparinen, direkten Thrombininhibitoren oder Faktor-Xa-Inhibitoren)
- **Milieu (Matrix) der Probe** (d. h. von physikochemischen Einflüssen wie Ionenstärke, Temperatur, pH etc.).

Daher ist es verständlich, dass schon geringfügige Änderungen des Testansatzes zu einem anderen Testergebnis führen können, z. B. Verschiebung der Citrat/Plasma-Relation, Änderung der Ionenstärke, Temperatur u. a.; sogar der Durchmesser des Probenröhrchens kann einen Einfluss haben.

Wird eine Lösung mit geringerer Ionenstärke (z. B. Aqua dest.) im Testansatz (z. B. Thrombinzeit) verwendet, werden kürzere Gerinnungszeiten gemessen als bei Verwendung einer Lösung mit höherer Ionenstärke (z. B. 0,9 % NaCl-Lösung).

Die Verminderung eines einzelnen Proenzyms kann – in unterschiedlichem Ausmaß – zu einem pathologischen Ausfall all derjenigen Tests führen, die dieses Proenzym erfassen. Beispielsweise bedingt ein Prothrombin- oder Faktor-II-Mangel eine Verlängerung von Quick-Test und aPTT (s. a. Abb. 4.6).

Antikoagulanzien sind in der Lage, all diejenigen Tests empfindlich zu beeinflussen, auf die sich das betreffende Antikoagulans auswirkt, z. B. hemmt unfraktioniertes Heparin via Antithrombin Faktor Xa und Thrombin, verzögert damit die Fibrinbildung und kann daher sämtliche Tests modifizieren, mit denen die Fibrinbildungsgeschwindigkeit gemessen wird (z. B. Thrombinzeit oder partielle Thromboplastinzeit [aPTT]).

Koagulometrische Tests

Koagulometrische Tests sind noch immer die meistverwendeten Tests. Bei ihnen erfolgt die Aktivitätsmessung eines einzelnen oder gleichzeitig mehrerer

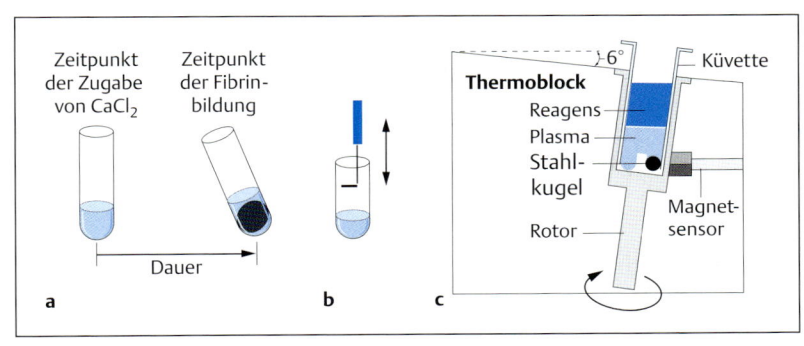

Abb. 25.1 Klassische Nachweismethoden der Fibrinbildung.
a Kippmethode.
b Häkchenmethode.
c Kugelkoagulometrie.

Gerinnungsfaktoren durch Messung der Fibrinbildungsgeschwindigkeit. Von ihrer Dauer wird auf die Aktivität oder Konzentration der Messgröße geschlossen. Konkret misst man die Gerinnungsdauer vom Augenblick der Zugabe von Kalziumionen bis zur ersten fassbaren Fibrinbildung (Abb. 25.1).

Das gebildete Fibrin kann manuell oder mittels Teil- oder Vollautomaten erfasst werden:

- **manuelle Kippmethode** (Abb. 25.1 a): Hierbei wird manuell das Reagenzglas gekippt und der Zeitpunkt der Sichtbarwerdung des Fibrins vom Untersucher gestoppt. Diese Methode ist heute eher von historischem Interesse, wurde aber noch längere Zeit von Standardisierungskomitees empfohlen, um gerätespezifische Einflüsse auszuschalten. Sie ist einerseits sehr subjektiv und benötigt Erfahrung, hat aber andererseits den Vorteil, dass die Gerinnselbildung von keinerlei Mechanik (s. u.) beeinflusst wird.
- **manuelle Häkchenmethode** (Abb. 25.1 b): Bei dieser Methode wird eine Platinöse so lange durch das Plasma gezogen, bis ein Fibrinfaden an der Öse hängen bleibt. Sie wird noch von der DIN-Norm für die Bestimmung der Thrombinzeit empfohlen [4].
- **mechanisch-elektrisch:** Die Methode nach Schnitger und Gross ist eine Modifikation der Häkchenmethode, in der die Fibrinbildung beim „Häkeln" über die elektrische Leitfähigkeit registriert wird („Coagulometer") [17]. Mit dieser Messform besteht allerdings die Gefahr, dass brüchige Fibringerinnsel bei einer Koagulopathie im Anfangsstadium zerrissen werden und daher die längeren Gerinnungszeiten nicht mehr mit der eigentlichen Konzentration korrelieren.

- **mechanisch-magnetisch:** Dabei erfasst ein Kugelkoagulometer (Abb. 25.**1 c**) die Fibrinbildung durch Bewegungsänderung einer ferromagnetischen Kugel. Auch hier besteht die Gefahr, dass ein unzureichendes Gerinnsel nicht rechtzeitig erfasst wird.
- **optisch:** Die Fibrinbildung wird durch Zunahme der Trübung erfasst. Einflussgrößen wie Hämolyse oder Lipämie können dabei das Messergebnis verfälschen.

D Tests mit synthetischen Peptidsubstraten

Übersichtsliteratur
Witt 1988 [19], Rosén 2005 [18]

Hierbei handelt es sich um synthetische Peptide von 3–4 Aminosäuren, die mit einem Indikator versehen sind und deren Sequenz so angeordnet ist, dass sie für die jeweilige Serinprotease eine hohe Spezifität haben. Bei chromogenen Substraten ist der Indikator meist p-Nitroanilin, bei fluorogenen Substraten z. B. α-Methyl-D-Glucopyranosid (AMG). Andere Tests, z. B. die Faktor-XIII-Aktivitätsmessung, beruhen auf der photometrischen Messung des in einer Redoxreaktion umgesetzten NADH.

Der Substratumsatz kann **kinetisch** oder mittels **Endpunktmessung** erfolgen (Abb. 25.2). Zurzeit sind mehrere Komponenten des Gerinnungs- und Fibrinolysesystems (z. B. Faktor VIII oder Plasminogen) messbar, vorzugsweise

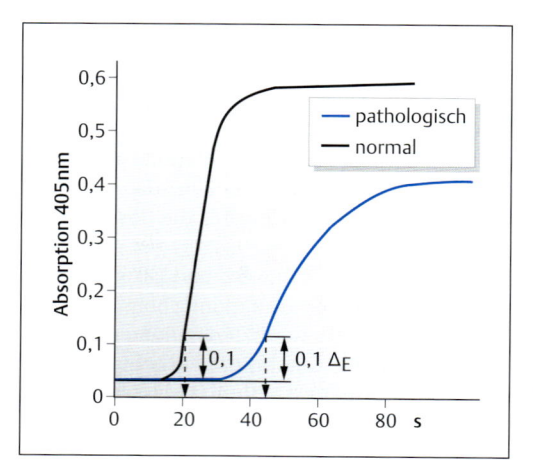

Abb. 25.**2** Messung der enzymatischen Aktivität anhand der Absorption infolge Spaltung des Peptidsubstrats (hier: Quick-Test). Beim pathologischen Testausfall dauert es wesentlich länger, bis 10% der Peptidsubstrate (ΔE) umgesetzt werden.

Inhibitoren wie Antithrombin oder die Hemmung des Faktors Xa. Prinzipiell können diese Tests auch für globale Tests eingesetzt werden. So war bereits einmal eine Methode zur Bestimmung des Quick-Tests verfügbar.

> **Partiell defekte Enzyme** können, selbst wenn sie unter physiologischen Bedingungen nicht in der Lage sind, mit ihren Substraten zu reagieren, durchaus noch Aktivität in der Spaltung kleinmolekularer Substrate zeigen. Beispiele sind die Acarboxy-Proteine, die bei der Therapie mit Vitamin K-Antagonisten gebildet werden (PIVKA). Diese können in Tests mit chromogenen Peptidsubstraten höhere enzymatische Aktivitäten für Protein C und S aufweisen als in koagulometrischen Tests.

Ferner haben chromogene Substrate zwar eine hohe Selektivität und Sensitivität, können aber durchaus auch von anderen Enzymen mehr oder weniger gespalten werden.

Globale Tests

Globale Tests werden entweder mit unverdünntem Plasma (Quick-Test, aPTT u.a.) oder mit Citrablut (manche Quick-Tests, z.B. der Thrombotest) oder mit Kapillar-Vollblut durchgeführt (s. Kap. D33, Point-of-Care-Tests, Bedside-Tests).

Global- und Gruppentests werden als **Screeningtests** verwendet, weil mit einem Test (zumindest schwerwiegende) Mängel mehrerer Gerinnungsfaktoren ausgeschlossen werden können. Daneben dienen sie vor allem zur **Verlaufsbeurteilung** von Hämostaseveränderungen und zum **Monitoring** von Antikoagulanzien.

In Screeningtests laufen stets mehrere enzymatischen Reaktionen ab, wie von Hemker und Kessels 1991 beschrieben [9]: „one of the main charms of blood coagulation that advanced biochemistry is continuous to every day medical practice and vice versa. Common clinical facts hide the most enchanting enzymology. The prothrombin time (PT) and the activated partial thromboplastin time (APTT) are perfect examples."

Dementsprechend groß ist die Zahl biologischer Einflussgrößen und methodischer Störfaktoren. Verstärkt wird dieses durch das unverdünnte Testmilieu.

Für das Verständnis der Tests ist von größter Wichtigkeit, dass Art und Ausmaß einer Veränderung nie direkten Rückschluss auf die Gerinnbarkeit des Blutes in vivo erlauben. Hier werden stets zusätzliche klinische Informationen benötigt. Dies wird an folgenden Beispielen deutlich:

- Eine Verlängerung der aPTT kann auf einem Mangel an Faktor VIII beruhen (und damit Zeichen einer Blutungsneigung sein), aber auch als Folge der Interferenz von Antiphospholipid-Antikörpern (sog. Lupus-Antikoagulans) auftreten und damit eine vermehrte Thromboseneigung anzeigen.
- Eine Verminderung des Quick-Wertes kann Folge eines Vitamin-K-Mangels sein, aber auch durch eine Lebersynthesestörung verursacht werden, bei der die Gabe von Vitamin K ineffektiv ist.
- Eine therapeutische Dosis unfraktionierten Heparins verlängert die aPTT deutlich, während dies bei einer therapeutischen Dosis niedermolekularen Heparins in der Regel kaum der Fall ist. Klinische Effektivität und Blutungskomplikationen sind trotz dieser scheinbaren Diskrepanz sehr ähnlich.
- Neuere Antikoagulanzien wie die direkten Thrombin- oder Faktor-Xa-Inhibitoren beeinflussen die Globaltests in unterschiedlichem Maße, ohne dass ein direkter Schluss auf das Blutungsrisiko gezogen werden könnte.

> Art und Ausmaß einer Veränderung der Global- und Gruppentests lassen nur im klinischen Kontext eine Aussage über die Gerinnbarkeit des Blutes in vivo zu.
>
> Das Messergebnis eines Screeningtests ist generell nicht wie eine Einzelkomponente zu bewerten (wie z. B. Kalium).

Trotz der vielen zu berücksichtigenden Einflussgrößen und Störfaktoren sind die meistgebräuchlichen Screeningtests wie der Quick-Test und die aPTT so gut standardisiert, dass sie eine hohe Präzision besitzen (s. Kap. D24).

Angaben zur Standardisierung der Methoden finden sich in der Richtlinie der Bundesärztekammer und im DIN-Taschenbuch 261 [6].

Durch ihre Besonderheiten haben die Screeningtests auch Vorteile gegenüber der gezielten Bestimmung einer Einzelkomponente, die von den Untersuchern bewusst genutzt werden:

- Man kann davon ausgehen, dass die Summe aller derzeitig verfügbaren Parameter immer noch nicht die biologische Realität vollständig erfasst. Durch die unerklärliche Aktivitätsminderung eines Screeningtests können sich auch bislang unbekannte Gerinnungsstörungen erstmalig manifestieren.
- Die Screeningtests erfassen primär nicht einkalkulierte Störungen. Beispielsweise ist eine aPTT von 57 s unter der Therapie mit Vitamin-K-Antagonisten im Verhältnis zum verminderten Quick-Wert von 35 % bzw. einer INR von 2,0 unverhältnismäßig verlängert und kann auf die Anwesenheit eines zusätzlichen Lupusantikoagulans, eine Faktor-IX-Mutation oder andere Defekte hindeuten.

- Screeningtests erlauben eine Rationalisierung der Diagnostik durch Eingrenzung einer bislang unbekannten Hämostasestörung auf einen bestimmten Teilbereich (vgl. Befundkombinationen in Abschnitt A, die auf globalen Tests basieren).
- Einige globale Tests erlauben außer der Beurteilung der enzymatischen Abläufe zusätzliche Aussagen, wie z. B. das ROTEM über die insbesondere mechanische, d. h. biologische Qualität des Fibringerinnsels.
- Schließlich erfolgen Globaltests in meist unverdünntem Plasma oder Vollblut und erfassen daher schwache Einflussgrößen besser als die Methoden zur Bestimmung einzelner Komponenten, die meist in verdünntem Plasma gemessen werden.

Einzelfaktorenbestimmungen

Eine Einzelfaktorbestimmung erfolgt in einem Testsystem, in dem der zu untersuchende Faktor möglichst selektiv die Geschwindigkeit des Reaktionsablaufs bestimmt. Dennoch ist sie nie völlig frei von Einflussgrößen – dies muss sich der Untersucher bei der Interpretation stets bewusst machen. Zur Erkennung solcher Einflussfaktoren können klinische Informationen, aber auch die gleichzeitige Bestimmung der Globaltests hilfreich sein. Im Folgenden sind die Prinzipien der verbreiteten Einzelfaktortests dargestellt.

Koagulometrische Einstufentests

Verdünntes Patientenplasma (Reduzierung von Störfaktoren) wird mit einem sog. **Mangelplasma** gemischt, das von dem zu untersuchenden Faktor depletiert wurde, alle anderen Faktoren aber in standardisierter Qualität enthält. Die Bestimmung der Einzelfaktoren des intrinsischen Systems (Faktoren VIII, IX, XI und XII) basiert auf der aPTT, die Bestimmung von Faktor VII (extrinsisches System) und der Faktoren der gemeinsamen Endstrecke (Faktoren X, II, V) auf der Thromboplastinzeit (Quick-Test). Die Gerinnungszeit ist umgekehrt proportional zum Logarithmus der Aktivität des Faktors. Die Faktoraktivität kann an einer Kalibrationskurve abgelesen werden. Nicht erfasst wird hierbei der Faktor XIII.

Koagulometrische Zweistufentests

Sie sind kaum noch verbreitet und wurden durch die ebenfalls meist zweistufigen chromogenen Tests verdrängt. Klinische Relevanz hatte vor allem der Faktor-VIII-Zweistufentest [3], weil er für bestimmte Mutationen bei Hämophilie A deutlich empfindlicher war als der Einstufentest.

Tests mit Peptidsubstraten

Spezifische Substrate stehen für viele, aber nicht alle Enzyme der Gerinnungskaskade zur Verfügung. Die Tests werden deshalb oft zweistufig durchgeführt:
- Im ersten Schritt werden zum verdünnten Patientenplasma alle notwendigen Reaktionspartner im Überschuss zugegeben, sodass während einer definierten Inkubationsphase ein in der Kaskade folgendes Proenzym aktiviert wird (z. B. Faktor X im chromogenen Faktor-VIII-Test). Die Aktivität des zu untersuchenden Faktors ist dabei der limitierende Faktor.
- In einem zweiten Schritt wird ein für das aktivierte Enzym spezifisches Peptidsubstrat zugegeben (z. B. das Faktor-Xa-spezifische S-2765 oder S-2222), dessen Umsatz mittels kinetischer Methode quantifiziert wird, wobei die Extinktionsänderung direkt proportional zur Aktivität des zu untersuchenden Faktors ist (Abb. 25.2, Abb. 25.3).

■ Tests zum Nachweis von Inhibitoren

Mischversuche

Der Nachweis pathologischer Inhibitoren, d. h. Antikörper gegen Gerinnungsfaktoren oder gegen gerinnungswirksame Protein-Phospolipidkomplexe, erfolgt meist primär in Mischversuchen. Beim **aPTT-Mischversuch** wird Patientenplasma und Normalplasma zu gleichen Teilen gemischt und die aPTT

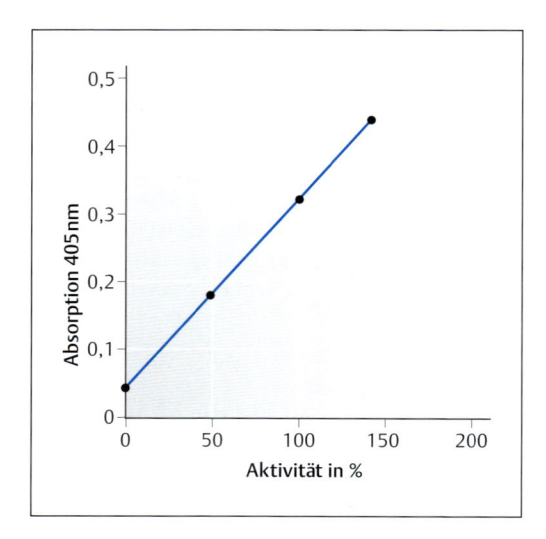

Abb. 25.3 Typische Kalibrationskurve eines Tests mit einem Peptidsubstrat.

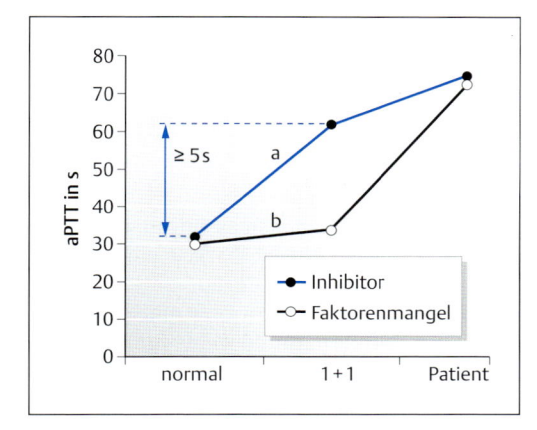

Abb. 25.4 aPTT-Plasma-Mischversuch. Gezeigt sind **a)** eine Kurve mit vorhandenem Inhibitor, bei der die Gerinnungszeit in der 1+1 Mischung um mehr als 5 s verlängert ist, und **b)** eine Kurve mit einfachem Faktorenmangel, bei der es zu einer annähernden Normalisierung der Gerinnungszeit in der 1+1 Mischung kommt.

entweder sofort oder nach zweistündiger Inkubation bei 37 °C bestimmt. Der Befund ist pathologisch, wenn sich die Gerinnungszeit der 1+1 Mischung um mindestens 5 s verlängert (Abb. 25.4) [11]. Generell reagiert ein Lupus-Antikoagulans im aPTT-Mischversuch sofort, während Antikörper gegen Einzelfaktoren (z. B. Anti-Faktor-VIII-Antikörper) erst nach Inkubation für 2 h voll wirksam sind.

Bethesda-Test [12]

Spezifischer können Antikörper gegen Einzelfaktoren im sog. **Bethesda-Test** nachgewiesen werden. Hier wird seriell verdünntes Patientenplasma mit Normalplasma für 2 h bei 37 °C inkubiert und danach die Einzelfaktor-Aktivität bestimmt (s. Kap. D27.5).

■ Messung der fibrinolytischen Aktivität

Es gibt keine standardisierten Globaltests zur Erfassung der fibrinolytischen Aktivität des Blutes. Sie erfolgte früher meist visuell anhand der Fibrinlöslichkeit (Euglobulinlysezeit, Fibrinplattenmethode). Diese sind jedoch relativ unempfindlich, nicht standardisiert und zeitaufwendig [16].

Indirekt wird die fibrinolytische Aktivität durch die – meist immunologische – Bestimmung der einzelnen Messgrößen (z. B. Fibrin[ogen]-Degradationsprodukte, Plasmin-Plasmininhibitor-Komplex, t-PA oder Plasminogenaktivator-Inhibitor [PAI 1]) erfasst bzw. beurteilt. Die Möglichkeiten der Fehlinterpretationen sind jedoch groß, da zum einen die Summe der Tests trotzdem kein objektives Bild erlaubt. Zum anderen sind die Konzentrationsmessungen häufig höher als die Aktivität einer z.T. verbrauchten Komponente.

Die Thrombelastografie oder die Rotationsthrombelastometrie ermöglicht es, schnell eine stärkere Fibrinolyse zu erfassen (s. Kap. D33).

■ Immunologische Methoden

Alle immunologischen Methoden sind Konzentrationsmessungen, die in den meisten Fällen nichts über die Aktivität bzw. Aktivierbarkeit eines Gerinnungsfaktors aussagen. Sie haben vor allem 2 Anwendungen:
- **Nachweis und Konzentrationsbestimmung** von Substraten und Reaktionsprodukten (z.B. D-Dimer) sowie von Faktoren, für die keine funktionellen Tests existieren (z.B. Protein Z).
- **Klassifikation** von Faktorenmängeln: Typ-1-Mangel (Antigen und Funktion gleichermaßen reduziert) versus Typ-2-Mangel (Funktion wesentlich stärker reduziert als Antigen).

ELISA (Enzyme-linked Immunosorbent Assay)

Am häufigsten wird der sog. „Sandwich"-ELISA verwendet, bei dem mono- oder polyklonale Antikörper an eine Mikrotiterplatte immobilisiert werden, die den zu bestimmenden Analyten aus der verdünnten Probe binden. Nachdem nicht gebundenes Material herausgewaschen wurde, wird ein zweiter Antikörper gegen das Antigen gebunden, der mit einem Enzym (z.B. Peroxidase) gekoppelt ist. Nach weiteren Waschschritten wird ein Peroxidase-spezifisches Substrat zugegeben, dessen Umsatz photometrisch bestimmt wird (Abb. 25.5).

Laser-Nephelometrie

Hierbei wird die Streuung des Lichts durch Antigen-Antikörper-Komplexe gemessen. Sie braucht ein spezielles Gerät und ist in der Nachweisgrenze empfindlicher als die LIA-Tests (s.u.). Die Laser-Nephelometrie wird zur Bestimmung von Fibronektin, aber auch Fibrinogen und Antithrombin eingesetzt. Sie ist nicht geeignet für die Bestimmung von Faktor XIII und von-Willebrand-Faktor. Ihr Vorteil ist, dass sie nicht von veränderten Wanderungsgeschwindigkeiten der Moleküle beeinflusst wird; sie erfordert aber Arbeiten in besonders gereinigtem Milieu.

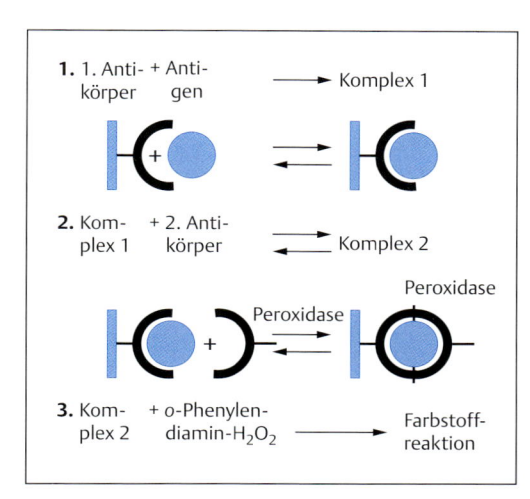

Abb. 25.5 Prinzip eines immunologischen ELISA-Tests (Enzyme-linked Immunosorbent Assay; „Sandwich"-Technik).

Latexpartikel-Tests (LIA).

Es handelt sich um Latex-verstärkte Immunoassays. Hier wird das zu messende Antigen an Latex gekoppelt und mit dem auch an Latex gekoppelten Antikörper inkubiert. Es folgt eine Photometrie. Statt Antikörper können auch Liganden in Latexpartikel-Tests verwendet werden (z.B. für rekombinantes Glykoprotein Ib zur Bestimmung des von-Willebrand-Faktors.). Damit sind Bestimmungen an „Gerinnungsautomaten" schnell möglich.

Western Blot

Nach elektrophoretischer Auftrennung der Plasmaproteine erfolgt der Transfer auf eine Nitrozellulose-Membran und die anschließende Inkubation mit Antikörpern gegen den Analyten. Dieses Verfahren wird vor allem noch in der Multimer-Analyse des von-Willebrand-Faktors eingesetzt, da es wichtige Information zur Struktur des Proteins liefern kann (s. Abb. 11.1 in Kap. C17).

Veraltete immunologische Methoden

Sie werden heute in der Hämostaseologie kaum noch eingesetzt, weil sie wesentlich aufwendiger sind als andere immunologische Testverfahren. Ihre Prinzipien werden hier genannt, um ggf. die Ergebnisse in älteren Publikationen einschätzen zu können. Diese Tests wurden in der Hämostaseologie weitgehend durch ELISA ersetzt.

Laurell-Elektrophorese [14]

Die Länge der Präzipitate ist gut sicht- und messbar und korreliert mit der Konzentration. Allerdings besteht die Gefahr verfälschter Messergebnisse, da in vivo oder in vitro alterierte Moleküle ihre Wanderungsgeschwindigkeit und damit die Länge ihrer Präzipitate verändern können (z. B. der von-Willebrand-Faktor durch Plasmineinwirkung; Abb. 25.**6**)

Clark-Freeman-Elektrophorese

Bei der Clark-Freeman-Elektrophorese handelt es sich um eine zweidimensionale Variante der Laurell-Elektrophorese. Mit ihr kann der Geübte relativ kostengünstig alterierte Moleküle nachweisen, wie z. B. das Acarboxyprothrombin. Allerdings ist die Methode wenig empfindlich und nicht standardisierbar.

Diffusionsmethoden

Dazu gehören z. B. die Mancini- oder Ouchterlony-Technik [16].

Radioimmunassay (RIA)

Er erfolgt unter Verwendung radioaktiv markierter Antigene und erfordert daher entsprechende Strahlenschutzbedingungen.

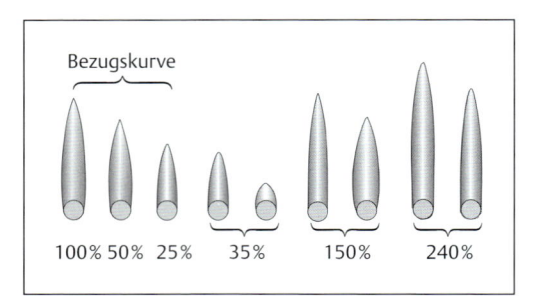

Abb. 25.**6** Prinzip der Immunelektrophorese nach Laurell (Rocket-Technik). Die Länge der Präzipitate in der antikörperhaltigen Agarose korreliert direkt mit dem Antigengehalt der aufgetragenen Flüssigkeit.

25.3 Häufige Fehler und Ursachen der Fehlinterpretation

Übersichtsliteratur
Dörner 2010 [7]

Präanalytische Ursachen

Zu präanalytischen Ursachen s. Kap. D24 Qualitätsmanagement. Zu den wichtigsten Fehlerquellen gehört die **Blutentnahmetechnik**.

> Der Ausfall der Gerinnungstests und damit ihre Zuverlässigkeit wird – im Gegensatz zu den Untersuchungen im Serum im klinisch-chemischen Labor – wesentlich von der Technik der Blutentnahme mitbestimmt.

- Bei **zu langem venösem Stauen** werden Aktivatoren der Fibrinolyse aus der Venenwand freigesetzt und damit die fibrinolytische Aktivität des Bluts erhöht (s. Kap. C18). Aber auch Prokoagulatoren wie Faktor VIII und von-Willebrand-Faktor sowie Fibrinogen steigen an.
- Eine **verzögerte Blutentnahme** und **kleinlumige Kanülen** führen zur unerwünschten Bildung von Thrombinspuren und damit zu einer Gerinnungsaktivierung mit u. U. einer zunächst nicht sichtbaren Bildung von Fibrin. So waren in einer Untersuchung 2 % der täglich eingehenden Citratblutproben angeronnen [15]. Bei ausgeprägter Fibrinbildung kommt es dann bekanntermaßen zu einem In-vitro-Verbrauch von Fibrinogen, Gerinnungsfaktoren und Thrombozyten, der damit eine Verbrauchskoagulopathie vortäuschen kann (s. Kap. C17 und Abb. 8.**2**). Beispiel: Die Gerinnungszeit der aPTT betrug bei ein- und demselben Patienten in der Blutprobe direkt nach Venenpunktion 40 s, in der letzten Blutprobe nach mehreren vorausgegangenen Entnahmen 32 s. Hier war also zwischenzeitlich eine Aktivierung des Gerinnungssystems erfolgt.
- Bei **Schaumbildung des Blutes** werden der Probe Proteine entzogen und damit auch Gerinnungsfaktoren. Es kann zudem zu einer Oberflächenaktivierung kommen.

Bei **Hämatokritwerten** über 60 % erreicht der Citratanteil im Plasma eine kritische Grenze, von der ab die Gerinnungszeiten in den globalen Tests verlängert und damit pathologische Verhältnisse vorgetäuscht werden (Formeln s. Kap. D24 und [1]).

Beim **Auflösen von lyophilisierten Kontrollplasmen** können Fehlerquellen resultieren (methodische Fehler, Aktivitätsverlust, pH-Veränderung etc.).

Eine weitere Fehlerquelle ist die **Kälteaktivierung** des Faktors VII durch Kühlzentrifugation [8].

Analytische Fehler

Kalibrierungsfehler können z. B. durch Verwendung eines zu kleinen Referenz-Pools für das Kalibrierplasma auftreten. Die sog. 100 %-Aktivität (1 IE/ml) der Normalplasmen ist bei der großen Spannbreite des Normalbereichs nur dann gegeben, wenn ein Pool aus einer ausreichend großen Anzahl von Spendern verwendet wird (vgl. DIN-Normen 2002 [5]).

Nichtberücksichtigung des jeweiligen Referenzbereichs, z. B. des altersentsprechenden Normalbereichs (Details s. Kap. C9, C10 und C23). Aber auch die einzelnen Gerinnungsfaktoren weisen unterschiedliche Normalbereiche auf. So beträgt der untere Referenzbereich für die Faktoren VIII und XII 50 %, für die Faktoren II, VII, IX und X jedoch 70 %.

25.4 Unterschiede zwischen Plasma und Serum

Die Umwandlung von Plasma in Serum geht mit der Aktivierung und dem Verbrauch vieler Gerinnungsfaktoren einher. Abb. 25.7 zeigt in einem Versuch bei Zimmertemperatur, wie bei der In-vitro-Gerinnung Fibrinogen verbraucht wird. Die Faktoren werden vor allem durch Thrombin in unterschiedlichem Ausmaß aktiviert und anschließend in unterschiedlicher Geschwindigkeit inaktiviert (z. B. Faktoren II, V und VIII), sodass sie dann im Serum nicht mehr nachweisbar sind. Andere Faktoren sind im Serum nachweisbar, wie z. B. die Faktoren IX, X, XI und XII; z. T. besitzen sie im Serum eine höhere Aktivität als im Plasma (z. B. Faktor VII).

> Der Gehalt des Serums an aktivierten und in Inaktivierung befindlichen Faktoren ist höchst unterschiedlich und hängt vom Stadium der Serumbildung und der Thrombinbildung ab.
>
> Spuren von Thrombin im Plasma infolge erschwerter Blutgewinnung bedeuten bereits beginnende Serumbildung. Die dann gemessenen Konzentrationen (Aktivitäten) von Gerinnungsfaktoren entsprechen nicht mehr der In-vivo-Situation.

Schematisch könnte die DIC/Verbrauchskoagulopathie in vivo ähnlich verlaufen.

25.4 Unterschiede zwischen Plasma und Serum

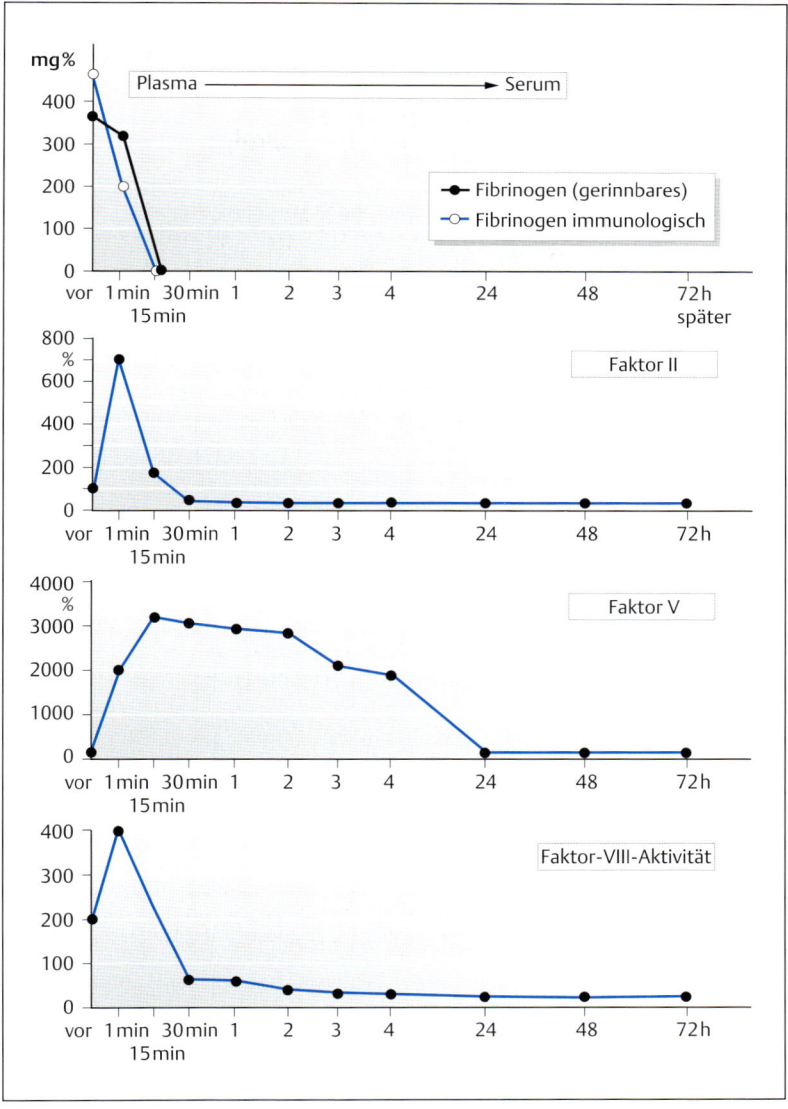

Abb. 25.7 Verhalten der Gerinnungsfaktoren und des Fibrinogens nach Zugabe von $CaCl_2$ zum Plasma (bei 22 °C).

Literatur

[1] Adcock DM. Sample integrity and preanalytical variables. In: Kitchen S, Olson JD, Preston FE eds. Quality in Laboratory Hemostasis and Thrombosis. Chichester: Wiley Blackwell; 2009: 31–42
[2] Barrowcliffe TW. International standards in hemostasis. In: Kitchen S, Olson JD, Preston FE eds. Quality in Laboratory Hemostasis and Thrombosis. Chichester: Wiley Blackwell; 2009: 19–30
[3] Biggs R, Douglas AS. The thromboplastin generation test. J Clin Path 1953; 6: 23–29
[4] DIN 58911-1 Hämostaseologie – Kalibrierung von Messverfahren – Teil 1: Gerinnungszeit-Messverfahren. In: DIN-Taschenbuch 261: Hämostaseologie. 3. Aufl. Berlin–Wien–Zürich: Beuth; 2010: 58–63
[5] DIN 58939-1 Hämostaseologie – Referenzplasma – Teil 1: Anforderungen, Herstellungen. In: DIN-Taschenbuch 261: Hämostaseologie. 3. Aufl. Berlin–Wien–Zürich: Beuth; 2010: 113–118
[6] DIN-Taschenbuch 261. Hämostaseologie. 3. Aufl. Berlin–Wien–Zürich: Beuth; 2010
[7] Dörner K. Leistungsfähigkeit von Labormethoden. In: Pötzsch B, Madlener K Hrsg. Hämostaseologie. 2. Aufl. Heidelberg: Springer; 2010: 129–145
[8] Gjonnaess H. Cold promoted activation of factor VII. - IX. Relation of the coagulation system. Thromb Diathes Haemorrh 1972; 51: 165–173
[9] Hemker HC, Kessels H. Feedback mechanisms in coagulation. Haemostasis 1991; 21: 189–196
[10] Jespersen J, Bertina RM, Haverkate F, eds. Laboratory Techniques in Thrombosis – a Manual. 2nd ed. Dordrecht–Boston–London: Kluwer Academic Publishers; 1999: 107–113
[11] Kapiotis S, Speiser W, Pabinger-Fasching I et al. Anticardiolipin antibodies in patients with venous thrombosis. Haemostasis 1991; 21: 19–24
[12] Kasper C, Aledort L, Counts R et al. A more uniform measurement of factor VIII inhibitors. Thromb Diath Haemorrh 1975; 34: 869–872
[13] Kitchen S, Olson JD, Preston FE, eds. Quality in Laboratory Hemostasis and Thrombosis. Chichester: Wiley Blackwell; 2009: 19–30
[14] Laurell CB. Quantitative estimation of proteins by electrophoresis in agarose gel containing antibodies. Ann Biochem 1966; 15: 45–52
[15] Lessels SE, Allardyce M, Davidson RJC. Unwanted clots in the haematology laboratory. Med Lab Sci 1977; 34: 359–360
[16] Nilsson IM, Hedner U, Pandolfi M. The measurement of fibrinolytic activities. In: Markwardt, FN. Fibrinolytics and Antifibrinolytics. Handbuch der experimentellen Pharmakologie. Vol. 43. Berlin: Springer; 1978: 107–134
[17] Paar D. Meßverfahren mechanisierter Systeme zur Durchführung von Gerinnungsuntersuchungen. Hämostaseologie 1991; 11: 1–3
[18] Rosén S. Chromogenic methods in coagulation diagnostics. Haemostaseologie 2005; 25: 259–266
[19] Witt I. Testsysteme mit synthetischen Peptidsubstraten in der Hämostaseologie. Hämostaseologie 1988; 8: 47–61

26 Global- und Gruppentests

26.1 Quick-Test (Thromboplastinzeit)

M. Barthels, F. Bergmann, A. Czwalinna

Übersichtsliteratur
DIN-Norm 58910, Teil 1–4 2000 [31], [32], [33], [34], Poller 1999 [102], Poller 2004 [101], Witt et al. 1996 [143], WHO Expert Committee on Biological Standardization 1999 [140]

■ Klinische Bedeutung

Mit dem Quick-Test (Synonym: Thromboplastinzeit, Prothrombin Time [PT]) wird der Teil des Gerinnungsablaufs von der Aktivierung von Faktor VII über Faktor X und Prothrombin bis zur Fibrinbildung erfasst und damit auch Faktor V sowie das Substrat Fibrinogen. Er ist daher primär ein sog. **globaler Test**, der mehrere enzymatische Reaktionen beinhaltet. Da er in unverdünntem Plasma durchgeführt wird, können auch gerinnungswirksame Antikörper oder medikamentöse Thrombin- und/oder Faktor-Xa-Inhibitoren die Gerinnungszeit hemmen. Der Einfluss von Heparin entfällt bis zu bestimmten Plasmakonzentrationen (s. Herstellerangaben), wenn entsprechende Zusätze im Reagens vorhanden sind.

Die wichtigsten Indikationen für den Einsatz des Quick-Tests sind:
- Überwachung der Antikoagulanzientherapie mit Vitamin-K-Antagonisten (VKA)

> Es sollte möglichst nur die Bezeichnung „Vitamin K-Antagonisten" (VKA) verwendet werden, da es jetzt auch andere orale Antikoagulanzien gibt, auf die die Bezeichnung Kumarine nicht zutrifft.

- Verdacht auf Vitamin-K-Mangel
- zusätzliche Beurteilung der Leberfunktion
- Suchtest (Screeningtest) bei Verdacht auf angeborene oder erworbene Verminderung eines oder mehrerer Gerinnungsfaktoren
- Globaltest zur allgemeinen Beurteilung des Hämostasepotenzials.

Die Gerinnungszeit dieses meistverwendeten Tests wird primär von der Aktivität der Vitamin-K-abhängigen Faktoren II (Prothrombin), VII und X des Prothrombin-Komplexes bestimmt sowie vom verwendeten Thromboplastinreagens.

■ Terminologie und Definitionen

Terminologie

1935 publizierte A. J. Quick in einem grundlegenden Versuch – auf nur 2 Seiten festgehalten – erstmals diesen Test, wobei er feststellte, dass die Gerinnungszeit von Citratplasma nach Zusatz von Kalziumionen und eines Gewebeextraktes „Thromboplastin" von der Konzentration des Prothrombins bestimmt wurde (andere Gerinnungsfaktoren waren noch nicht entdeckt) [105]. Daher bürgerte sich in der internationalen Literatur bis heute die Bezeichnung „Prothrombin Time", abgekürzt PT, ein, die aber nicht korrekt ist, da sie den Variationsmöglichkeiten des Tests und insbesondere die Faktor-VII-Sensitivität bestimmter Thromboplastine nicht mitberücksichtigt. 1994 lehnte das International Scientific Standardization Committee (SSC) der International Society on Thrombosis and Haemostasis (ISTH) in seiner Nomenklatur hämostaseologischer Substanzen und Einheiten die Verwendung von „Prothrombin Time – PT" ab und schlug statt dessen die Bezeichnung: „Tissue Factor-induced Coagulation Time" vor (ISTH/SSC93) [12]. Diese konnte sich aber wegen ihrer Länge nicht durchsetzen. Im deutschsprachigen Raum haben sich die Bezeichnungen „Quick-Test", bezogen auf den Begründer, und die vom DIN-Normenausschuss propagierte „Thromboplastinzeit" eingebürgert [31], [32], [33], [34].

Im Folgenden werden die Bezeichnungen „Quick-Test" und „Thromboplastinzeit" synonym gebraucht, letztere vor allem, um die Einflüsse auf die Gerinnungszeit dieses speziellen Tests aufzuzeigen.

Thromboplastine

Thromboplastine sind Extrakte aus Geweben, die reichlich Gewebefaktor (s. Kap. 27.15) und gerinnungsaktive Phospholipide enthalten und aus verschiedenen Organen gewonnen werden (meist Kaninchenhirn, aber auch menschliche Plazenta u. a.) [93], [101], [102]. Seit den 90er Jahren wird auch gereinigter bzw. rekombinant hergestellter Gewebefaktor zusammen mit natürlichen oder synthetischen gerinnungsaktiven Phospholipiden verwendet [14], [68]. Thromboplastine unterscheiden sich daher in ihrer Sensitivität bezüglich der einzelnen Faktoren des Prothrombin-Komplexes. Die mit ihnen gewonnenen Messergebnisse sind deswegen nicht miteinander vergleichbar.

Maßeinheiten

Die Angabe der Aktivität des Quick-Tests erfolgt in unterschiedlichen Maßeinheiten:
- Die **Thromboplastinzeit** wird in Sekunden angegeben.
- Der sog. **Quick-Wert** wird in Relativprozent Gerinnungsaktivität bezogen auf einen Normalplasmapool angegeben. Dies hat den Vorteil, dass die gemessene Aktivität leichter der Aktivität der entsprechenden Gerinnungsfaktoren zugeordnet werden kann.
- Bei der **Prothrombinzeit-Ratio** (heutzutage routinemäßig nicht mehr verwendet, dient nur noch zur Ermittlung des ISI, s. u.) handelt es sich um den Quotienten aus Gerinnungszeit des Patientenplasmas und der Gerinnungszeit von Normalplasma bei Verwendung des lokalen Thromboplastins. Dadurch wird bereits eine gewisse Unabhängigkeit von den individuellen Testbedingungen erreicht.
- Die **INR** (**International Normalized Ratio**) ist diejenige Ratio, die mit dem Referenzthromboplastin der WHO ermittelt wurde. Sie sollte nur zur Kontrolle der Dauerantikoagulation mit Vitamin-K-Antagonisten verwendet werden und ist nur sinnvoll für Patienten in der stabilen Phase der oralen Antikoagulation [129]. Sie erlaubt die derzeit größtmögliche Übereinstimmung der Messwerte (Details s. u.).
- Der **ISI** (**International Sensitivity Index**) ist die charakteristische Kalibrierungsgrade eines jeden Thromboplastins zur Kontrolle der Dauerantikoagulation mit VKA (Details s. S. 365).

Es wird versucht, auch für andere Indikationen des Quick-Tests eine Normierung zu erlangen. So unterscheidet das SSC der ISTH zwischen einem ISI_{VKA} und einem ISI_{liver} bei fortgeschrittenen Lebererkrankungen [129]. Dabei weisen die Autoren selber auf die Unzulänglichkeit auch dieses Versuchs hin.

■ Methode

Mit dem Quick-Test wird mittels Zugabe des Reagenzes „Thromboplastin" und Kalziumionen der Gerinnungsablauf von der Faktor-VII-Aktivierung via Faktor Xa und Thrombin bis zur Fibrinbildung erfasst (früher als **extrinsisches System** bezeichnet). Meist wird dieser Test in unverdünntem Plasma durchgeführt, er wird aber auch in Varianten eingesetzt.

Eine Thromboplastinzeit-Bestimmung ist auch mit synthetischen Peptidsubstraten möglich. Hierbei wird die Zeit gemessen, bis eine Absorption von $\Delta E = 0{,}1$ nm erreicht ist.

Testbedingungen

Es stehen 3 unterschiedliche Varianten für die Durchführung des Quick-Tests zur Verfügung:
- der **klassische Quick-Test,** der mit unverdünntem Plasma und Thromboplastin-Kalziumionen-Reagens durchgeführt und der von mehreren unterschiedlichen Komponenten beeinflusst wird
- Tests, die durch Verwendung von verdünntem Plasma und ggf. Zusatz von Fibrinogen und Faktor V spezifischer den eigentlichen **Prothrombin-Komplex** erfassen
- **Point-of-Care-Methoden,** bei denen das Vollblut mit dem lyophilisierten Reagens in Verbindung gebracht wird.

Der Quick-Test kann mit verschiedenen Geräten (Einzelbestimmungen, Großgeräte, Vollautomaten), im Citratplasma, Citratblut, Nativblut (unter bestimmten Bedingungen) und mit verschiedenen Messprinzipien durchgeführt werden:
- manuelle Kippmethode (generell nicht mehr gebräuchlich, aber noch zur Standardisierung benutzt [31], [32], [33], [34], [1], [129])
- mechanische Messung der Fibrinbildung in einem Koagulometer (Häkchen-Methode oder Kugelmethode; s. Abb. 25.1)
- optische Messung durch Trübungsmessung
- optische Messung kombiniert mit mechanischer Messung (Kugelmethode)
- chromogene Messung
- Point-of-Care-Methoden bei der Selbstkontrolle der oralen Antikoagulanzientherapie. Hierzu stehen verschiedene Geräte und Reagenzien zur Verfügung [51].

Bezugskurven

Ein Quick-Wert von 100% bezieht sich auf die Thromboplastinzeit eines Plasmapools von > 30 Spendern [36]. Mit zunehmender Verdünnung des Normalplasmas mit physiologischer Kochsalzlösung verlängert sich die Gerinnungszeit des Quick-Tests. Die Bezugskurve erhält man durch Zuordnung der jeweils gemessenen Gerinnungszeit zu der entsprechenden Plasmaverdünnung. Die sich daraus ergebende Kurve zeigt Abb. 26.1 im linearen System (Abb. 26.1 a) und im doppelt logarithmischen System (Abb. 26.1 b). Mit Hilfe dieser Kurven wird der Prozentwert des Quick-Tests aus der gemessenen Gerinnungszeit (in Sekunden) ermittelt.

26.1 Quick-Test (Thromboplastinzeit)

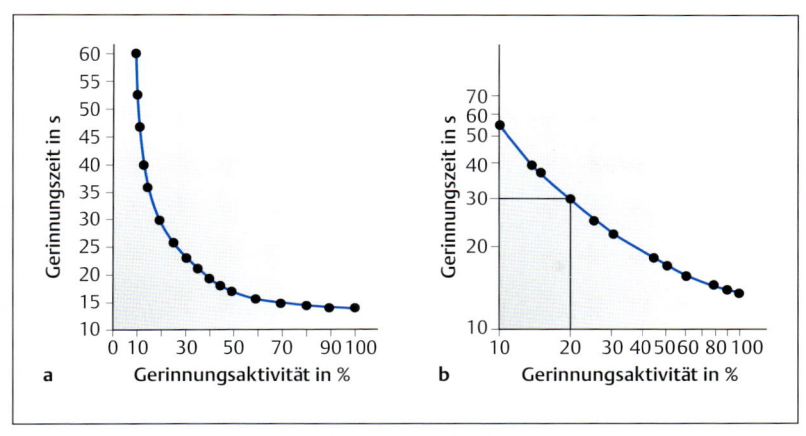

Abb. 26.1 Bezugskurve für den Quick-Test (Thromboplastinzeit).
a Lineares System
b Logarithmisches System

In Abb. 26.1 b ist ein Beispiel für die Ermittlung eines Quick-Wertes von 20 % aus der gemessenen Gerinnungszeit von 30 s (Thromboplastin aus menschlicher Plazenta) gegeben.

Im linearen System sieht man den sehr unterschiedlichen Steilheitsgrad der Bezugskurve und damit auch ihre unterschiedliche Empfindlichkeit (Abb. 26.1 a). Während z. B. der normale Bereich des Quick-Tests zwischen 100 % und 60 % nur 3 s Zeitdifferenz aufweist, beträgt im therapeutischen Bereich zwischen 15 % und 25 % die Zeitdifferenz 9 s. Dies bedeutet, dass z. B. zwischen den Quick-Werten 70 % und 75 % die zeitliche Differenz unter 1 s liegt und dadurch in den Bereich der methodischen Schwankungsbreite gerät. Hingegen beträgt die Zeitdifferenz bei Quick-Werten zwischen 15 % und 20 % 5,5 s und zeigt damit einen signifikanten Unterschied auf.

Standardisierung

Das Problem des trügerisch einfach erscheinenden Quick-Tests liegt vor allem in der Nichtvergleichbarkeit der Messergebnisse zwischen den einzelnen Laboratorien, insbesondere bei der Überwachung der oralen Antikoagulanzientherapie. Dies hat mehrere Gründe:
- Die **individuelle Empfindlichkeit** der von verschiedenen Herstellern angebotenen Thromboplastine für die einzelnen Faktoren des Prothrombin-

Komplexes führt dazu, dass die Messergebnisse, ermittelt mit verschiedenen Thromboplastinreagenzien, hinsichtlich ihres antikoagulatorischen Effekts nicht vergleichbar sind (Details bei Verwendung von Thromboplastinen mit unterschiedlicher Empfindlichkeit für die einzelnen Faktoren des Prothrombin-Komplexes s. u.).

- Die **Kalibrierung** der Thromboplastine und ihrer Bezugskurven erfolgt an unterschiedlichen Kalibrierplasmen.
- Die **verschiedenen Messgeräte** haben Einfluss auf das Ergebnis (auch auf die INR! [102]).
- Für die Bestimmung des Quick-Wertes gibt es verschiedene **Indikationen,** die es zu berücksichtigen gilt. Die interindividuellen Unterschiede sind bei Quick-Werten in der Einstellphase der oralen Antikoagulanzientherapie besonders ausgeprägt. Hier weisen nämlich die Faktoren des Prothrombin-Komplexes dank ihrer verschiedenen Halbwertszeiten unterschiedlichere Aktivitäten auf als in der stabilen Phase der Therapie. Ferner sind Quick-Werte unter der Antikoagulanzientherapie nicht mit denjenigen bei Leberparenchymschäden vergleichbar (Tab. 26.1).
- **Methodische Fehler** (s. Kap. D25).

Um die Zuverlässigkeit der oralen Antikoagulanzienüberwachung zu verbessern und insbesondere eine Vergleichbarkeit der mit verschiedenen Thromboplastinen ermittelten Messwerte zu ermöglichen, wurde von der WHO 1983 die sog. **INR (International Normalized Ratio)** eingeführt [139]. Sie ist ausschließlich in der stabilen Phase der oralen Antikoagulanzientherapie

Tab. 26.1 Einzelbeispiele für den unterschiedlichen Faktorengehalt von Patientenplasma bei verschiedenen Lebererkrankungen und einem angeborenen Faktor-VII-Mangel

Test	kongenitaler Faktor-VII-Mangel	akute Hepatitis	dekompensierte Zirrhose	akutes Leberversagen	Referenzbereich
Quick-Test (%)	75*	60	45	9	70–120
Faktor VII (%)	23	57	48	6	70–120
Faktor V (%)	> 100	100	42	12	70–120
Fibrinogen (g/l)	3,5	3,8	1,2	0,6	2,0–3,5

* mit einem Faktor-VII-unempfindlichem Thromboplastin bestimmt

verwendbar und nicht in der Einstellphase oder bei der Routineüberwachung eines allgemeinen Krankenguts.

Die Bezugsgröße INR ist die **Prothrombinzeit-Ratio (PR)**, wie man sie mit dem WHO-Referenzthromboplastin finden würde (Abb. 26.2). Sie wird aus folgender Formel errechnet:

$$\text{Prothrombinzeit-Ratio (PR)} = \frac{\text{Thromboplastinzeit des Patientenplasmas}}{\text{Thromboplastinzeit eines Normalplasmapools}}$$

Da nicht jedes Labor gegen das WHO-Reagens kalibrieren kann, wurde folgendes Modell entwickelt [101]: Jedes Thromboplastin ist jetzt durch die Steigung seiner Kalibrierungsgraden definierbar. Diese wird als **ISI = International Sensitivity Index** bezeichnet. Man erhält den ISI, indem man den Logarithmus der Thromboplastinzeit von 20 Normalplasmen und Plasmen von 60 mindestens 6 Wochen lang mit Vitamin-K-Antagonisten behandelten Patienten mit dem laboreigenen Thromboplastin und dem WHO-Thromboplastin misst und die Logarithmen der Gerinnungszeiten in einem doppelt-logarithmischen System einander zuordnet. Der ISI des 1. WHO-Standards ist als 1,0 definiert. An ihm sind alle weiteren WHO-Standards sowie die verschiedenen kommerziellen Thromboplastine kalibriert:

$$PR^{ISI} = INR$$

Trotzdem gibt es auch bei der INR noch Varianten, die u.a. auch von den Messgeräten abhängen [51], [101]. Generell gilt jedoch: Je näher der ISI eines Thromboplastins an 1,0 liegt, desto geringer ist der Variationskoeffizient [102], [80], [81].

Die Bedeutung der INR zeigt sich an folgendem Beispiel: Die in den USA seit Anfang der 70er Jahre verwendeten Thromboplastine haben meist einen ISI von 2,0–2,6. Im Gegensatz dazu liegt der ISI der europäischen näher an 1,0. Eine Prothrombinzeit-Ratio von 1,5 bei einem ISI von 2,3 entspricht einer INR von 2,5 – ist also in Wirklichkeit keine Low-Dose-Antikoagulation, sondern liegt bereits im therapeutischen Bereich (zwischen 2,0 und 3,0; Abb. 26.2).

Seitens des International Committee for Standardization in Haematology and on Thrombosis and Haemostasis wurde daher die Einführung der INR generell empfohlen [80], [81] – nicht zuletzt, weil sie einen Vergleich der klinischen Studien zur Effektivität der Antikoagulation erlaubt (Abb. 26.3).

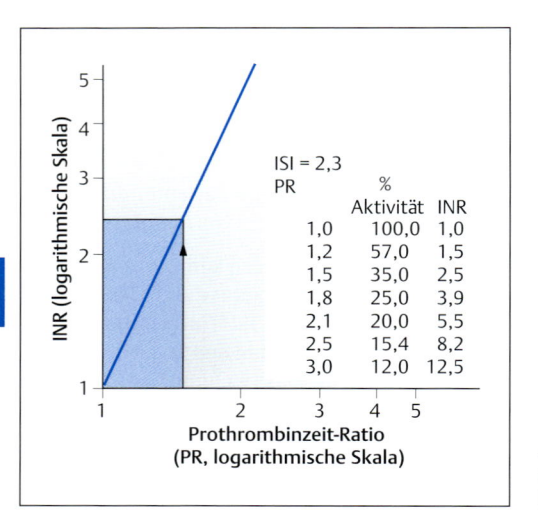

Abb. 26.2 Beispiel für die Umrechnung der Prothrombin-Ratio (PR) in INR (nach [130])

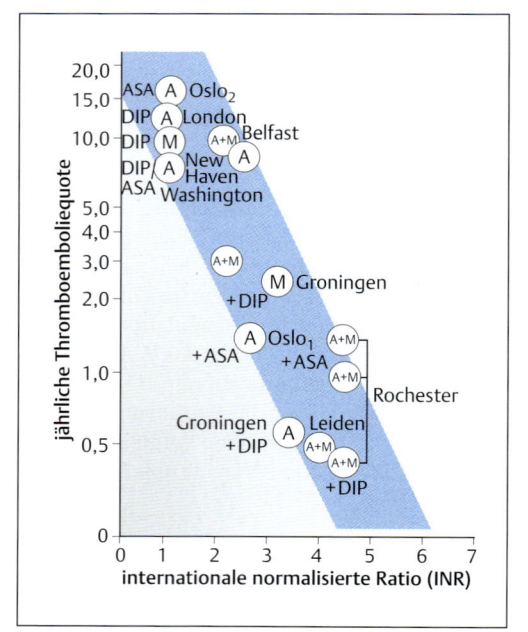

ISI = 2,3		
PR	% Aktivität	INR
1,0	100,0	1,0
1,2	57,0	1,5
1,5	35,0	2,5
1,8	25,0	3,9
2,1	20,0	5,5
2,5	15,4	8,2
3,0	12,0	12,5

Abb. 26.3 Zusammenhang zwischen thrombotischen Ereignissen und Intensität der Therapie mit VKA bei Patienten mit Herzklappenersatz [82].
INR = Ausmaß der Antikoagulation; A = Aortenklappen; M = Mitralklappen; ASA = Acetylsalicylsäure; DIP = Dipyridamol.

■ Einflussgrößen

Der Quick-Test misst keine Einzelkomponente, sondern mehrere enzymatische Reaktionen, d.h. mehrere Einflussgrößen innerhalb eines bestimmten Bereiches der Hämostase. Darunter sind einige sensitiver als andere.

Gerinnungsfaktoren

3 der 4 Faktoren des Prothrombin-Komplexes werden vom Quick-Test erfasst: Faktor II (Prothrombin), Faktor VII und Faktor X.

> Der Quick-Test erfasst weder den 4. Faktor des Prothrombin-Komplexes, den Faktor IX, noch die Faktoren VIII, XI, XII, die zum früher als intrinsisches System bezeichneten Teil der Blutgerinnung gehören. Mit dem Quick-Test kann man daher keine Hämophilie A und B diagnostizieren.

Die Gerinnungszeit verlängert sich sowohl bei Verminderung aller 3 Faktoren als auch durch die Verminderung eines einzelnen Faktors. Die erworbene Verminderung aller 4 Faktoren des Prothrombin-Komplexes ist die häufigste Gerinnungsstörung.

Ursachen für eine Verminderung des Quick-Wertes können sein:
- Ausbleiben der Vitamin-K-Wirkung (s. Kap. C15)
- Therapie mit Vitamin-K-Antagonisten (VKA; s. Kap. E36.5)
- alimentäre oder resorptionsbedingte Vitamin-K-Mangelzustände, die häufiger vorkommen (s. Kap. C15)
- physiologisch beim Neugeborenen und in den ersten Lebenswochen (s. Kap. C23)
- Proteinsynthesestörungen bei verschiedenen Lebererkrankungen (s. Tab. 26.1). Oft, insbesondere in der Initialphase eines Leberleidens, ist nur der Faktor VII vermindert, der von allen Gerinnungsfaktoren die kürzeste Halbwertszeit hat. Der Quick-Test ist daher immer noch einer der empfindlichsten Tests der Leberfunktion (s. Kap. C16 und Verminderung des Prothrombin-Komplexes, vgl. Kasustik S. 370).

> Eine der häufigsten Fehlinterpretationen in der Klinik besteht darin, dass der verminderte Quick-Wert ausschließlich als Verminderung des Prothrombin-Komplexes interpretiert wird und nicht nach den anderen – wenn auch selteneren – Ursachen gesucht wird, wie Faktor-V-Mangel, Hypo- oder Dysfibrinogenämien, Inhibitoren oder unvermutete Antikoagulanzieneffekte.

> Es muss auch an eine **Intoxikation mit VKA** oder mit den sog. **Superwarfarinen** in Nagetiergiften gedacht werden [97]!

Faktor V beeinflusst ebenfalls die Thromboplastinzeit, allerdings weniger stark als die Vitamin-K-abhängigen Faktoren (Details s. Kap. D27.3).

Gerinnbares Fibrinogen wird nur bei ausgeprägtem Mangel oder Dysformen erfasst (s. kongenitale Afibrinogenämie, vgl. Kasuistik, S. 370). Nach eigenen Erfahrungen reagiert der Quick-Test zudem empfindlicher auf Dysfibrinogenämien als die aPTT. In vitro können Fibrinogenkonzentrationen allerdings als sog. „Derived Fibrinogen" photometrisch abgeleitet und quantitativ bestimmt werden.

> Ein normaler Quick-Wert schließt eine drohende Blutungskomplikation infolge Fibrinogenmangels nicht aus!

Angeborene Mangelzustände oder Dysformen eines der o.g. Faktoren oder des Fibrinogens sind extrem selten und werden in den jeweiligen Kapiteln besprochen.

Antikoagulanzien und Inhibitoren

Antikoagulanzien mit einer Hemmwirkung wirken sich unterschiedlich aus:
- Die neueren **Thrombininhibitoren** verlängern die Thromboplastinzeit unterschiedlich (Details s. Kap. D32): Die Wirkung von Argatroban ist am stärksten konzentrationsabhängig, Lepirudin weniger [64], und bei Dabigatran ist die Konzentrationsabhängigkeit nur schwach ausgeprägt. Daher ist bei deutlicher Hemmung mit einer Überdosierung zu rechnen [78]. Der Quick-Test wird nicht zur Kontrolle empfohlen [133].
- Der **orale Faktor-Xa-Inhibitor** Rivaroxaban hemmt die Thromboplastinzeit deutlich, je nach Reagens; ebenso das mittels Thromboplastinen bestimmte sog. **derived Fibrinogen** [87].
- **Heparin** beeinflusst die Thromboplastinzeit nicht, sofern die Heparinwirkung durch Reagens-Zusätze (z.B. Heparinase oder Polybrene) blockiert wird. Die erforderlichen Mengen sind je nach Reagens unterschiedlich (laut Hersteller Thromborel S bis 0,6 U unfraktioniertes Heparin/ml Plasma; Recombiplastin bis 1,0 U Heparin/ml Plasma).

Auto- oder Alloantikörper können – wenn auch extrem selten – prinzipiell gegen Faktor V, Faktor VII, Faktor X, gegen Thrombin selber (!) oder gegen

Fibrinogen gerichtet sein. Sie verlängern konzentrationsabhängig die Thromboplastinzeit (Details bei den Kapiteln zu den jeweiligen Faktoren).

Lupusantikoagulanzien wirken sich weniger stark aus – außer, wenn ein **zusätzlicher Faktor-II-Mangel** vorliegt, der in Extremfällen < 4 % betragen kann (s. Kap. C22 und Kap. D31). Testvariationen und Empfindlichkeit s. u.

Extrem hohe Konzentrationen von **Fibrin(ogen)-Degradationsprodukten** hemmen die Fibrinpolymerisation und verlängern daher auch im Quick-Test die Gerinnungszeit. Früher, als noch routinemäßig systemische fibrinolytische Therapien (Prototyp: Streptokinasetherapie) durchgeführt wurden, sah man diesen Hemmeffekt häufiger. Heute sind pathologische, extreme Hyperfibrinolysen sehr selten.

Es wurden auch **unspezifische, konzentrationsabhängige Hemmwirkungen** beschrieben. So hemmen hohe Konzentrationen von Gallensäuren in vitro die Fibrinbildung [105].

Gelegentlich beobachtet man leichte Verlängerungen der Thromboplastinzeit, deren Ursachen nicht feststellbar sind.

Entscheidungshilfen zum Ausschluss eines Hemmeffektes sind:
- Plasma-Mischtests
- Herausverdünnung des Inhibitors
- Messung der Thrombinzeit, sofern der Hemmeffekt die Thrombin-Fibrinbildung betrifft.

Unerwartet hohe Messwerte

Unerwartet hohe Messwerte findet man nicht selten bei Krankheitsbildern mit erhöhter Gerinnungsaktivität, insbesondere aber artifiziell durch erschwerte Blutentnahme oder Lagerung einer Probe mit erhöhter Gerinnbarkeit bei +4 °C (kälteaktivierter Faktor VII [50]).

■ Thromboplastin-Reagenzien

Die Thromboplastin-Reagenzien sind sowohl von unterschiedlicher Empfindlichkeit bezüglich der Aktivität der Faktoren II, VII und X als auch unterschiedlich zusammengesetzt:
- Faktor-VII-empfindliche Reagenzien erfassen eher den nicht seltenen, isolierten leichten Faktor-VII-Mangel bei beginnenden Leberparenchymschäden. Bei Verwendung eines weniger Faktor-VII-empfindlichen Thromboplastins kann daher ein leichter Faktor-VII-Mangel übersehen werden!

> **Kasuistiken**
> - **kongenitaler Faktor-V-Mangel:** 28-jährige Frau ohne Blutungsneigung, die bereits im jugendlichen Alter rezidivierende Thrombombolien erleidet. Eine gleichzeitige heterozygote Faktor-V-Leiden-Mutation, die zusätzlich zum kongenitalen Faktor-V-Mangel vorliegt, bedingt ein Thromboserisiko, das genauso hoch ist wie bei der homozygoten Faktor-V-Leiden Mutation.
> - **Verminderung des Prothrombin-Komplexes:** Diese Befundkonstellation findet man beim Neugeborenen, beim ausgeprägten Vitamin K-Mangel, bei Einleitung einer Therapie mit VKA oder bei einem Leberzellschaden. Zu beachten ist, dass Quick-Test und aPTT dieselben Befunde ergeben wie beim Faktor-V-Mangel.
> - **kongenitale Afibrinogenämie:** Der Quick-Wert von < 4 % lässt an eine Kumarin-Intoxikation denken oder an eine schwere Verminderung im Bereich des Prothrombin-Komplexes, die ggf. eine sofortige Substitution mit PPSB (= Proenzyme der Serinproteasen des Prothrombin-Komplexes) erfordern würde, sofern die Diagnose stimmt! Die verlängerte Thrombinzeit, der extrem niedrige Fibrinogenspiegel, die normalen Konzentrationen der Faktoren zeigen jedoch, dass eine andere Ursache dahintersteht, und daher die Gabe von PPSB ineffektiv sein wird.

Messgröße	kongenitaler Faktor-V-Mangel	Verminderung des Prothrombin-Komplexes	kongenitale Afibrinogenämie	Referenzbereich
Quick-Test (%)	65–79*	35	< 4	70–120
aPTT (s)	Normalbereich*	45	> 200	30–40
Thrombinzeit (s)	19	19	> 200	16–19
Faktor II (%)	100	43	90	70–120
Faktor VII (%)	80	32	72	70–120
Faktor V (%)	35	120	85	60–120
Fibrinogen (g/l)	3,2	3,2	< 0,1	2–3,5

Die gemessenen Gerinnungszeiten der beiden Global-Tests sind reagensabhängig unterschiedlich. Entscheidend ist, dass sie beide beim kongenitalen Faktor-V-Mangel den milden Faktormangel u. U. nicht erfassen.

- Einige Reagenzien enthalten zusätzlich Fibrinogen und Faktor V, um die Spezifität bei der Therapie mit VKA zu erhöhen.
- Bei schwächer konzentrierten Thromboplastin-Reagenzien (Verdünnung des Reagenzes) wirkt sich auch die Faktor-IX-Aktivität auf den Test aus. Damit wird auch der Quick-Test empfindlich für die Anwesenheit von Lupusantikoagulanzien (dilute Thromboplastin Time; dPT [127]). In den aktuellen internationalen Empfehlungen [96] wird allerdings die dPT für diese Diagnostik nicht mehr empfohlen (s. APS-Diagnostik; Kap. D31).
- Das Thromboplastin aus Rinderhirn (Thrombotest) unterscheidet sich von den anderen Thromboplastinen u. a. darin, dass es eine Variante der Hämophilie B (Hämophilie B_M) mit erfasst [63].

26.2 Aktivierte partielle Thromboplastinzeit (aPTT)

M. Barthels, F. Bergmann, A. Czwalinna

Übersichtsliteratur
DIN-Norm 58908 [30], Poller 1999 [100], White 2003 [137], Kitchens 2005 [73]

■ Klinische Bedeutung

Die aPTT ist – wie der Quick-Test (Thromboplastinzeit) – ein „globaler Test", der mit Ausnahme des Faktors VII die enzymatischen Prozesse aller Gerinnungsfaktoren bis hin zur Fibrinbildung erfasst. In erster Linie lässt er Aussagen über die Faktoren VIII, IX sowie die sog. Kontaktfaktoren Faktor XI, Faktor XII, Präkallikrein und High molecular Weight Kininogen (HMWK) zu. Die Faktoren X, V und II (Prothrombin) sowie Fibrinogen werden sowohl von der aPTT als auch von der Thromboplastinzeit erfasst.

Die Indikationen für den Einsatz der aPTT sind sehr unterschiedlich:
- **Suchtest** für **angeborene oder erworbene Blutungsleiden**, insbesondere Hämophilie A oder B.

> Eine normale aPTT schließt ein mildes Blutungsleiden, insbesondere eine Subhämophilie, nicht aus!

Bei entsprechendem klinischem Verdacht ist die Sensitivität der aPTT hoch. Hingegen hat die routinemäßig (z. B. präoperativ) angeordnete aPTT bei fehlenden klinischen Hinweisen eine geringe Sensitivität (Übersicht in [73]).

- **Suchtest bei Verdacht auf pathologische Inhibitoren** wie z. B. Lupusantikoagulanzien oder Inhibitoren gegen einzelne Gerinnungsfaktoren, insbesondere gegen den Faktor VIII
- Überwachung der **Therapie mit unfraktioniertem Heparin,** ggf. auch mit anderen Antikoagulanzien.

> Die aPTT ist hingegen nicht geeignet, um Substitutionstherapien mit insbesondere Faktor-VIII- und Faktor-IX-Konzentraten zu überwachen [4].

Die aPTT bildet ferner die Grundlage für Einphasen-Gerinnungstests des sog. intrinsischen Systems, insbesondere zur Faktor-VIII- und -IX-Bestimmung. Da sie unter In-vitro-Testbedingungen durch aktiviertes Protein C verlängert wird, stellt sie außerdem als Grundlage für die Diagnostik der aktivierten Protein-C-Resistenz (Faktor-V-Leiden-Mutation) dar.

Eine **verkürzte aPTT** kommt in verschiedenen Situationen vor, die mit einer erhöhten Gerinnbarkeit einhergehen. Dabei bleibt zunächst offen, ob diese Aktivierung in in vivo oder in vitro (angeronnenes Blut!) erfolgte. Nach Absetzen der Antikoagulanzientherapie ist die Ratio: aPTT des Patientenplasmas zur aPTT eines Referenzplasmas gering, aber signifikant kleiner bei späteren Rezidivthrombosen (Details s. u.).

Für die aPTT gilt insbesondere, dass die Messergebnisse nur im Zusammenhang mit der klinischen Information richtig interpretiert werden können. Sie erfordern oft eine weiterführende Diagnostik.

Eine **verlängerte aPTT** kann sowohl Hinweis auf eine Blutungsgefährdung sein (z. B. Verlängerung der aPTT durch einen Faktor-VIII-Mangel infolge Hämophilie A) als auch Hinweis auf eine Thromboseneigung (z. B. Verlängerung der aPTT infolge eines Lupusantikoagulans). Eine verlängerte aPTT kann jedoch auch klinisch bedeutungslos sein, wenn z. B. ein Mangel eines Kontaktfaktors wie Präkallikrein vorliegt.

> Für die aPTT-Beurteilung ist zu beachten:
> - Die aPTT ist infolge zahlreicher Einflussgrößen und ihrer unterschiedlichen Bedeutung nicht als eine einzelne spezifische Messgröße zu bewerten – anders als z. B. ein Elektrolyt-Wert.
> - Bei Unterfüllung der Citratmonovette kommt es zur Verschiebung des Citrat/Plasma-Verhältnisses. Die dadurch verlängerte Gerinnungszeit kann fälschlich den Verdacht auf eine Koagulopathie wecken.
> - Ebenso verlängert die Kontamination mit Heparin oder anderen Antikoagulanzien die Gerinnungszeit und kann daher als Zeichen einer Koagulopathie fehlgedeutet werden (s. Kap. D24).

■ Terminologie und Definitionen

Übersichtsliteratur
White 2003 [137], Kitchens 2005 [73], Rapaport 2005 [107], Tripodi und Mannuci 2006 [128]

Die Kenntnis der Geschichte der Entwicklung des aPTT-Tests erleichtert das Verständnis für Terminologien und Diagnostik. Sie beginnt mit der Feststellung, dass bei Hämophilen die Vollblutgerinnungszeit nach Lee-White verlängert ist, dass aber der Zusatz von **Thromboplastin** (= Gewebsextrakt, der das Apoprotein Gewebefaktor + Phospholipide enthält) mit Kalziumionen zum Plasma hämophiler Patienten die Gerinnungszeit normalisiert [105].

Dies führte 1953 zur Entwicklung des **partiellen Thromboplastins** durch Langdell et al. [75], der mit diesem Reagens hämophile von normalen Plasmen unterscheiden konnte. Als Ausgangsmaterial für das partielle Thromboplastin dienten seinerzeit die Ultrazentrifugation des Thromboplastins, Chloroformextrakte aus Gewebethromboplastin, das Phospholipid „Cephalin" sowie Plättchenextrakte. Es stellte sich schließlich heraus, dass partielles Thromboplastin lediglich der Phospholipidanteil des Thromboplastins ohne den Gewebefaktor ist, und dass somit die partielle Thromboplastinzeit (PTT) alle plasmatischen Gerinnungsfaktoren außer den Faktoren VII und XIII erfasst.

Als nachteilig erwiesen sich die große Schwankungsbreite der damaligen PTT und ihre lange Gerinnungsdauer. Anhand ihrer Untersuchungen an den gerade erst entdeckten Faktoren XI und XII stellten Proctor und Rapaport 1961 fest, dass der Zusatz von negativ geladenen Oberflächen (Kaolin = Tonerde) zum Testansatz die Kontaktfaktoren optimal aktiviert, damit auch die Gerinnungszeit der PTT verkürzt und den Test präzisiert [103]: die **aktivierte partielle Thromboplastinzeit** – aPTT, die bis heute verwendet wird.

Die Begriffe „PTT" und „aPTT" werden noch heutzutage oft synonym gebraucht bzw. nach Gutdünken des jeweiligen Autors verwendet. Jedoch sollten sie strikt getrennt verwendet werden, weil die aPTT der in der Allgemeinroutine verwendete Global- bzw. Screeningtest ist, hingegen die aktivatorfreie „PTT", wenn auch heute nur noch selten durchgeführt, bestimmten Indikationen vorbehalten bleibt (z. B. bei einer Variante der Protein-S-Aktivität-Bestimmung [s. D27.21] oder als Screeningtest zum Nachweis aktivierter Gerinnungsfaktoren bei der Prüfung von Plasmaderivaten) [72].

1952 hatten bereits Conley und Hartmann festgestellt, dass Patienten mit Lupus erythematodes nicht selten eine verlängerte PTT hatten, die durch ein Antikoagulans bedingt war [20]: das sog. **Lupusantikoagulans,** das noch heutzutage mit aPTT-Varianten nachgewiesen wird und dessen von Bowie et al. 1963 erstmals beschriebene Thrombogenität die Indikation zur aPTT-Bestimmung erheblich erweiterte [13].

In den 70er Jahren stellte sich heraus, dass die aPTT von allen globalen Gerinnungstests derjenige war, mit dem sich die Therapie mit unfraktioniertem Heparin am einfachsten überwachen ließ – wenn auch nicht unproblematisch. Es folgte eine Fülle von Publikationen zu Dosierung und Versuchen zur Standardisierung [60], [17].

In jüngerer Zeit wandte sich die Forschung der – in thrombophilen Zuständen nicht selten zu beobachtenden – verkürzten Gerinnungszeit der aPTT und ihrem möglich prädiktiven Wert bezüglich Thromboserezidiven zu [128]. Nach Hron et al. wurde dies erstmals 1977 von McKenna et al. beschrieben [62].

■ Methode

Die Thrombinbildung im zu untersuchenden Plasma wird durch die Zugabe eines negativ geladenen Oberflächenaktivators, Phospholipiden und Kalziumionen zum Plasma ausgelöst (Abb. 26.4). Die Menge des gebildeten Thrombins wird anhand der Fibrinbildungsdauer gemessen. Nach Hemker und Kessels (1991) wird die Dauer der aPTT primär von der Faktor-VIII-Aktivierung durch Thrombin bestimmt [58].

Die aPTT-Reagenzien unterscheiden sich grundlegend in der Zusammensetzung der Phospholipide und ihrer Gewinnung aus tierischem oder pflanzlichem Ausgangsmaterial. Wichtig ist die Anwesenheit von negativ geladenen Phospholipiden wie z. B. Phosphatidylserin. Auch die Oberflächenaktivatoren (Kaolin, Silikate, Celit, Ellagsäure) sind unterschiedlich.

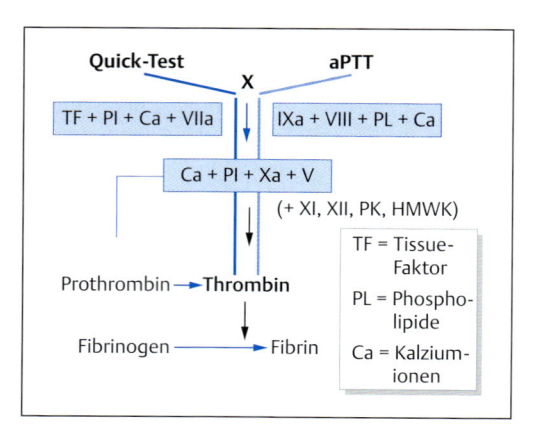

Abb. 26.4 Zuordnung der Gerinnungskomponenten zu Quick-Test und aPTT.

Da insbesondere die zu untersuchenden Messgrößen unterschiedliche Auswirkungen auf die aPTT haben (s. u.), kann kein aPTT-Reagens durch eine alles erfassende Sensitivität definiert werden. Es empfiehlt sich daher im Labor mehrere Reagenzien vorzuhalten. Je nach klinischer Fragestellung können spezielle Faktoren-, Heparin- und/oder Lupus-empfindliche Reagenzien verwendet werden.

Auch bei Faktor-unempfindlichen aPTT-Reagenzien gibt es Unterschiede in der Sensitivität, insbesondere für die Faktoren VIII und IX [17], [5].

Testbedingungen

Bei der routinemäßig im Labor durchgeführten aPTT wird über einen definierten Zeitraum zunächst das Kontaktsystem durch Inkubation des plättchenarmen Testplasmas mit negativ geladenen Oberflächen und Phospholipiden aktiviert. Es wird dann die Zeit vom Augenblick der Zugabe von Kalziumionen zum Plasma bis zur fassbaren Fibrinbildung in Sekunden gemessen. Einige Dinge sind dabei besonders zu beachten:

- **Einhaltung der Inkubationszeit:** Von ihr hängt das Ausmaß der Kontaktaktivierung ab, das die Gerinnungsdauer beeinflusst [5].
- **Citrat-/Plasma-Relation:** Sie ist bei der aPTT besonders wichtig für die Richtigkeit der Messwerte (s. Kap. D24). Ab Hämatokritwerten von > 60 % erreicht der Citratanteil eine kritische Grenze, von der ab die Gerinnungszeit verlängert und pathologische Verhältnisse vorgetäuscht werden (s. Kap. D24).
- **Citrat-pH:** Bei zu hohem pH-Wert des Citrats kommt es zu vorzeitigem Aktivitätsverlust der Faktoren VIII und V und damit zu einer Verlängerung der aPTT [136].

Die aPTT kann mit unterschiedlichen Geräten (Einzelbestimmungen, Großgeräte, Vollautomaten), im Citratplasma und mit verschiedenen Messprinzipien durchgeführt werden:

- mechanische Messung der Fibrinbildung in einem Koagulometer (Häkchen- oder Kugelmethode)
- optische Messung durch Trübungsmessung
- optische Messung kombiniert mit mechanischer Messung (Kugelmethode)
- Point-of-Care-Methoden zur Kontrolle der Heparin-Therapie.

Standardisierung

Die derzeit verfügbaren Tests haben dank der Automatisierung eine hohe Präzision. Es kann ein Variationskoeffizient von < 3 % bei der Präzision in der Serie erwartet werden [74], [2]. Messgröße ist die Angabe der **Gerinnungszeit in Sekunden.**

Eine Standardisierung der aPTT analog zum Quick-Test konnte bislang nicht erreicht werden, was nicht zuletzt an der Vielfalt der Reagenzien und Einflussgrößen liegt (s. u.) [100]. Es wurde versucht – analog zur Prothrombinzeit-Ratio – eine Ratio zu bilden: aPTT des Patientenplasmas zur aPTT eines Normalplasmapools. Ziel war, die Messwerte zu objektivieren und die interindividuellen Differenzen zu reduzieren. Ein weiterer Versuch war die Verlaufskontrolle der Therapie mit unfraktionierten Heparinen durch die Ratio: aPTT des heparinhaltigen Patientenplasmas zur aPTT des Patientenplasmas vor Beginn der Heparintherapie. Denn Patienten mit akuten venösen Verschlusskrankheiten weisen häufig eine kürzere aPTT auf als Normalpersonen [100].

Für die aPTT sind die Referenzbereiche abhängig vom Reagens und auch von den Chargen. Es empfiehlt sich, einen eigenen Referenzbereich zu erstellen [69], [100].

■ Einflussgrößen

Die aPTT wird wie kaum ein anderer Globaltest von unterschiedlichen, z. T. sogar gegensätzlich wirkenden Messgrößen beeinflusst (Tab. 26.2, Tab. 26.3).

Die Ursachen einer aPTT-Verkürzung bzw. Pseudonormalität (Tab. 26.3) scheinen gleichfalls vielfältig zu sein. Ein Zusammenhang mit erhöhten Faktorenspiegeln, insbesondere Faktor VIII und IX, wurde beschrieben (Literatur bei [62]). Ursächlich kann ferner eine abnorme Thrombinbildung in und ex vivo sein, wie z. B. bei angeronnenen Proben infolge einer erschwerten Blutentnahme.

Gerinnungsfaktoren

Faktoren VIII, IX und Kontaktfaktoren

Die aPTT reagiert – bei entsprechendem sensitiven Reagens - besonders empfindlich auf eine verminderte Aktivität der Faktoren VIII und IX, aber auch der Faktoren XI, XII, Präkallikrein und High molecular Weight Kininogen (HMWK). Homozygote Mangelzustände der Kontaktfaktoren bedingen die stärksten Verlängerungen der aPTT, ohne dass eine Blutungsneigung besteht. Zwischen der Aktivität jedes dieser Faktoren und der Gerinnungszeit der aPTT besteht

Tab. 26.2 Ursachen einer aPTT-Verlängerung

angeborene oder erworbene Verminderung von Gerinnungsfaktoren	• Faktoren VIII und IX • Kontaktfaktoren XI, XII, Präkallikrein und High molecular Weight Kininogen (HMWK) • Faktoren II, V, X, Fibrinogen (weniger empfindlich) • komplexe Faktorenmangelzustände (z. B. Lebererkrankungen, Therapie mit VKA, DIC, Hämodilution etc.)
gerinnungshemmende Substanzen	• Lupusantikoagulanzien • Antikörper gegen einzelne Faktoren (v. a. gegen Faktor VIII oder IX, seltener gegen Faktor V oder Thrombin) • Heparin, direkte Thrombininhibitoren oder andere direkte Antikoagulanzien • niedermolekulare Heparine (in höheren Konzentrationen) • aktiviertes Protein C (in vitro unter Testbedingungen)
In-vitro-Einflussgrößen	• Unter- oder Überfüllung der Blutprobe • Hämatokrit > 60 (s. Kap. D24) • z. T. äußerlich nicht erkennbar „angeronnene" Blutproben (McPhedron 1974 [91])

Tab. 26.3 Ursachen einer potenziellen aPTT-Verkürzung bzw. Pseudonormalität [100]

Gerinnungsfaktoren	• erhöhte Konzentrationen von Faktor VIII (Akutphasenprotein), aber auch Faktor IX
Pathophysiologische Ursachen	• Gravidität • Z. n. venösen Thrombosen • Operationen
Medikamente	• Ovulationshemmer
Thrombozyten	• Herabsetzung der Gerinnungshemmung durch Heparin infolge vermehrter Freisetzung von Plättchenfaktor 4 durch Plättchenzerfall (v. a. in vitro durch zu langes Stehenlassen der Probe)

eine negative Korrelation. Die Korrelation zwischen der Faktor-VIII- oder -IX-Aktivität und der aPTT ist jedoch in den unteren pathologischen Bereichen nicht so eindeutig, dass auf die Einzelfaktorenbestimmung verzichtet werden könnte. Bei milden Hämophilie-A-Formen kann die aPTT sogar im oberen Bereich der Norm sein, wenn nämlich der Faktor VIII stressbedingt auf Werte im Bereich der Norm ansteigt.

Insbesondere bei hoch dosierten Substitutionstherapien mit Faktor-VIII-Konzentraten ist die Korrelation zwischen Faktor-VIII-Aktivität und der aPTT aus unbekannten Gründen meist nicht mehr gegeben, wie bereits von Bark und Orloff 1972 festgestellt [4]. Schwankungen der Faktoren VIII, IX, XI und XII innerhalb der Norm wirken sich in der Regel nicht auf die aPTT aus. Hohe Faktor-VIII- oder Faktor-IX-Spiegel können hingegen die aPTT verkürzen [62].

> Bei klinischem Verdacht auf ein Blutungsleiden schließt eine normale aPTT ein mildes Blutungsleiden, insbesondere eine Subhämophilie A oder ein von-Willebrand-Syndrom nicht aus! Es ist eine Einzelfaktorenbestimmung erforderlich!

Faktoren II, V, X

Zwar reagiert die aPTT relativ unempfindlich auf Aktivitätsschwankungen der Faktoren II, V oder X und erfasst den Faktor VII nicht. Dennoch besteht zwischen den im Quick-Test erfassten Faktoren des Prothrombinkomplexes sowie dem Faktor V und der aPTT eine verwertbare Korrelation. Prinzipiell gilt: Je niedriger der Quick-Wert (bzw. je höher die INR), desto länger die Gerinnungszeit der aPTT.

Gelegentlich ist diese Korrelation nicht gegeben; die bestehende Diskrepanz gilt dann als Hinweis für eine komplexe Störung des Gerinnungsablaufs. Abb. 26.5 zeigt bei einem scheinbar optimalen Quick-Wert von 22% bei Therapie mit VKA eine eher verkürzte aPTT. Sie ist als Hinweis auf das Weiterbestehen einer Hyperkoagulabilität zu verstehen. In seltenen Fällen kann es sich bei dieser Befundkombination auch um einen angeborenen Faktor-VII-Mangel handeln.

Die in Abb. 26.6 im Gegensatz zum Quick-Test unverhältnismäßig stark verlängerte aPTT war bei diesem Patienten, der mehrfach Bluttransfusionen

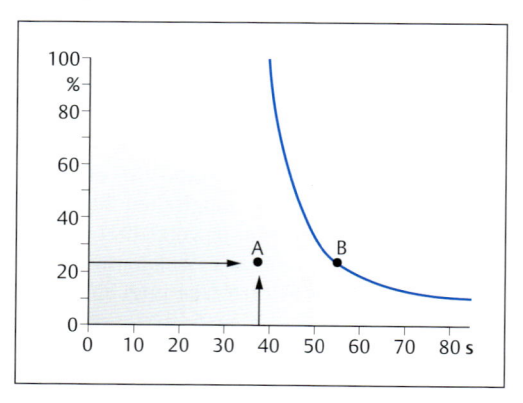

Abb. 26.5 Normaler Ausfall der aPTT trotz eines niedrigen Quick-Wertes.
A = gemessener Wert; B = zu erwartender Wert. Die Angaben beziehen sich auf die Untersuchungen mit einem einzigen aPTT-Reagens.

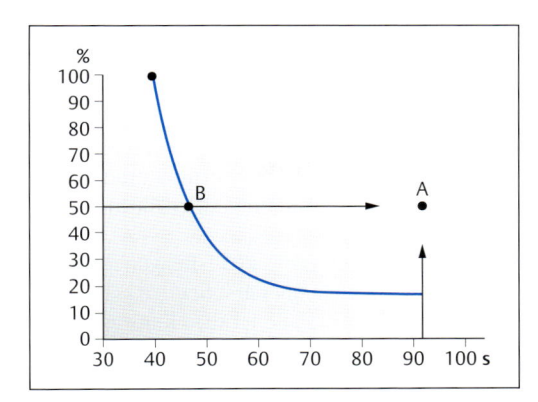

Abb. 26.6 Übermäßig verlängerte aPTT (A) bei leicht vermindertem Quick-Wert. B = zu erwartender aPTT-Wert. Die Angaben beziehen sich auf die Untersuchungen mit einem einzigen aPTT-Reagens.

erhalten hatte, ein Hinweis darauf, dass eine bis dahin nicht entdeckte Hämophilie vorliegen könnte. Dies bestätigten die Faktoreneinzelbestimmung und die gezielt erhobene Anamnese.

Differenzialdiagnostisch findet man bei dieser Konstellation am häufigsten die gleichzeitige Anwesenheit von Heparin in der Probe. Selten kann auch einmal ein Inhibitor (Lupusantikoagulans) vorliegen (s. Kap. C22.1 Kasuistiken) oder ein bislang nicht bekannter Faktor-XII-Mangel oder eine Faktor-IX-Mutation (s. Kap. D27.6).

Fibrinogen

Fibrinogenmangelzustände und Dysfibrinogenämien werden von der aPTT relativ unempfindlich erfasst. Bei einem unserer Patienten mit einer kongenitalen Hypofibrinogenämie von 0,2 g/l war die aPTT noch im Normbereich. Von 15 unserer Patienten mit einer familiären Dysfibrinogenämie hatten nur 3 eine diskret verlängerte aPTT von +1 bis +4 s oberhalb des oberen Normwertes, wobei auch ausgeprägtere Verlängerungen vorkommen (z.B. Fibrinogen Gießen III).

Antikoagulanzien

Unfraktionierte Heparine und aPTT

Die Korrelation der aPTT mit dem Heparingehalt des Plasmas ist unter standardisierten Bedingungen, d.h. bei Verwendung von Plasmen einer homogenen Gruppe jüngerer, sog. normaler Spender linear. Trotzdem ergeben sich für den Kliniker immer wieder unerwartete Befunde und Schwierigkeiten in der

Interpretation, die jedoch in den meisten Fällen geklärt werden können. Die Einflussgrößen und Störfaktoren auf den Heparineffekt sind in Kap. D32 detailliert beschrieben. Die wichtigsten Fakten – jetzt auf die aPTT bezogen – sind zusammengefasst folgende:

- Die **Hemmwirkung der unfraktionierten Heparine** wird von den verschiedenen aPTT-Reagenzien unterschiedlich empfindlich erfasst, sodass ein Vergleich der Messergebnisse – auch bei Verwendung einer Ratio – nicht möglich ist [100].
- Bei der **Testung der Heparinempfindlichkeit** eines aPTT-Reagenzes ist zu beachten, ob das Heparin zuvor in vivo gegeben oder erst in vitro plättchenarmem Plasma zugesetzt wurde. In ersterem Falle ist die Hemmwirkung des Heparins in der Probe weniger ausgeprägt als bei In-vitro-Zusatz derselben Heparinmenge [120].
- Der lineare Messbereich für heparinhaltige Proben sollte 0,1–0,8 IE Anti-Xa/ml Plasma umfassen. Höhere Konzentrationen gehen oft mit einer sprunghaften Verlängerung der Gerinnungszeiten einher, wie z. B. von 80 s auf nicht mehr messbare Werte. Dieses bedeutet jedoch nicht, dass die Heparinkonzentrationen gleichermaßen sprunghaft erhöht sind, sondern lediglich, dass die verzögerte Fibrinbildung technisch nicht entsprechend erfasst werden kann.
- Für die klassische Behandlung akuter thromboembolischer Ereignisse wurden Heparinspiegel zwischen 0,4 und 0,8 IE Anti-Xa/ml Plasma als ausreichend angesehen [60]. Diesen Spiegeln entspricht im Allgemeinen eine Verlängerung der aPTT um das 2- bis 3-Fache gegenüber dem individuellen Ausgangswert vor Heparingabe, bzw. nach einer Heparinratio der aPTT von 1,5–2,5 [11]. Wie Hartung et al. 1998 jedoch anmerkten, ist diese Vorgabe bei der großen Spannbreite der Heparinempfindlichkeit nicht ungefährlich [55]. So kann beispielsweise eine Ratio von 1,5 sowohl einer Heparinkonzentration von 0,15 als auch von 0,35 IE/ml Plasma entsprechen.
- Bei der heutzutage kaum noch eingesetzten niedrig dosierten prophylaktischen Therapie mit unfraktioniertem Heparin liegt der Heparinspiegel in der Mehrzahl der Fälle unter 0,2 IE Anti-Xa/ml und wirkt sich daher auf die aPTT kaum aus, insbesondere nicht in Fällen mit gesteigerter Gesamtgerinnungsaktivierung.
- Bei der Beurteilung des Testergebnisses ist zu beachten, dass die aPTT als globaler Test nicht ausschließlich den Heparineffekt erfasst, sondern auch gleichzeitig die Aktivität der jeweiligen Gerinnungsfaktoren und Inhibitoren. So kann eine zunehmende Verkürzung der aPTT während einer Heparintherapie sowohl die Erholungsphase (z.B. Wiederanstieg der Faktoren nach einer abgeklungenen Verbrauchskoagulopathie) als auch eine erneute

Gefährdung (z. B. Entwicklung einer Thrombozytose mit vermehrtem Anfall von Plättchenfaktor 4 = Antiheparinfaktor) anzeigen.
- **Präanalytische Einflussgrößen** wirken sich besonders auf die aPTT einer heparinhaltigen Probe aus [131]:
  - Durch eine verzögerte Blutentnahme kommt es zur Aktivierung der Gerinnung in vitro und damit zu einer Verkürzung der aPTT, wodurch ein niedrigerer Heparinspiegel vorgetäuscht wird. Beispiel: Die Gerinnungszeit der aPTT betrug bei ein und demselben Patienten in der Blutprobe direkt nach Venenpunktion 40 s, in der letzten Blutprobe nach mehreren vorausgegangenen Entnahmen 32 s. Hier war also zwischenzeitlich eine Aktivierung des Gerinnungssystems erfolgt.
  - Je höher die Konzentration an Plättchenfaktor 4 in der Probe ist, z. B. bei Thrombozytose, desto mehr Heparin wird an Plättchenfaktor 4 gebunden und desto kürzer fällt die aPTT aus.
  - Je länger die Probe transportiert wird oder bei Zimmertemperatur steht, desto kürzer wird die aPTT – vermutlich wegen des zunehmenden Zerfalls der Plättchen mit Freisetzung von Plättchenfaktor 4 [131]. Ist die Probe älter als 24 h, so verlängert sich die aPTT, u. a. infolge Aktivitätsverlust einzelner Gerinnungsfaktoren wie des Faktors VIII.
  - Andererseits ist bei Thrombozytopenien die Hemmwirkung des Heparins stärker ausgeprägt als von der Dosis her zu erwarten!
- Auch **analytische Einflussgrößen** beeinflussen die aPTT einer heparinhaltigen Probe [131]:
  - Die Verwendung von Puffer im Reagens erhöht die Heparinempfindlichkeit des Reagenzes und die Stabilität der heparinhaltigen Probe.
  - Je höher der Lipidgehalt des Reagenzes ist, desto unempfindlicher ist es gegenüber Heparin [5], [100].

Niedermolekulare Heparine (NMH) und Fondaparinux

Die aPTT ist generell nicht für eine Verlaufskontrolle bei NMH-Gabe geeignet, da NMH sich erst in sehr hoher Dosierung auf die aPTT auswirken. Lediglich notfalls lässt sich eine Überdosierung oder relevante Akkumulation auch mit der aPTT feststellen (s. Kap. D32 und Kap. E36.3).

Fondaparinux, ein indirekter Faktor-Xa-Inhibitor, beeinflusst hingegen die aPTT kaum [112].

Bei HIT eingesetzte Antikoagulanzien

Die Wirkspiegel der beiden Thrombininhibitoren Argatroban und Lepirudin korrelieren mit der aPTT, sodass der Test zur Verlaufskontrolle geeignet ist.

Für die Kontrolle von Danaparoidnatrium ist die aPTT hingegen nicht geeignet (Details s. Kap. D32 und Kap. E36.3).

Neue orale Antikoagulanzien

Dazu gehören der **direkte Thrombinhinhibitor** (**DTI**) Dabigatranetexilat sowie die beiden **direkten Faktor-Xa-Inhibitoren** (**DXI**) Rivaroxaban und Apixaban. Sie bewirken eine konzentrationsabhängige Verlängerung der aPTT. Zu beachten ist, dass die Verlängerung der Gerinnungszeit durch diese neuen oralen Antikoagulanzien sehr stark vom jeweils verwendeten aPTT-Reagens und vom Entnahmezeitpunkt abhängt (Details s. Kap. D32 und Kap. E36).

- Nach van Ryn et al. flacht die Kurve zwischen aPTT und der Dagibatrantextilat-Konzentration im Plasma im oberen therapeutischen Bereich ab (> 200 ng/ml) [133]. Das bedeutet, dass die aPTT zwar verwendet werden kann, um sich einen Überblick zu verschaffen, andere globale Tests zur Verlaufskontrolle jedoch besser geeignet sind
- Die Rivaroxaban-Konzentration im Plasma korreliert signifikant linear mit der aPTT bis zu einer Konzentration von 1 µg/ml – im Gegensatz zum indirekten Faktor-Xa-Inhibitor Fondaparinux [112].

Prinzipiell sollten die Therapien mit direkten oralen Antikoagulanzien keine Überwachung benötigen; in bestimmten Fällen kann es jedoch erforderlich sein (Details s. Kap. D32 und Kap. E36).

Inhibitoren

Eine aPTT-Verlängerung kann durch erworbene, pathologische Inhibitoren der Gerinnung bedingt sein:
- Sehr selten findet man Inhibitoren, die **gegen einzelne Gerinnungsfaktoren** gerichtet sind und meist eine Blutungsneigung bewirken, z. B. die Faktor-VIII-Inhibitoren (s. Kap. C14.1).
- Gar nicht so selten treten hingegen die sog. **Lupusantikoagulanzien** auf, die meist klinisch stumm sind, aber auch mit einer Neigung zu Gefäßverschlüssen und Aborten einhergehen können. Sehr selten können sie eine Blutungsneigung verursachen (Details s. Kap. D31).
- Die Hemmwirkung der **Fibrin(ogen)-Derivate** wird heutzutage in der Klinik seltener beobachtet. Bei den systemischen fibrinolytischen Therapien konnte man sehen, wie sich mit steigenden Konzentrationen der anfallenden Fibrin(ogen)-Derivate die aPTT analog zur Thrombinzeit verlängert. Allerdings wird der Testausfall von dem gleichzeitigen Abfall von Faktor V,

Faktor VIII und Fibrinogen mit beeinflusst, sodass die aPTT als Test zur Verlaufskontrolle nicht geeignet ist.

Physiologische Einflussgrößen

Bezüglich aPTT-Verlängerung bei Neugeborenen und Kindern s. Kap. C23, zur aPTT-Verkürzung in der Schwangerschaft s. Kap. C10.

Einflussgrößen in vitro

Die einzelnen aPTT-Testkits unterscheiden sich erheblich, sowohl in Bezug auf ihren Phospholipidgehalt (Tab. 26.4) als auch hinsichtlich ihrer Oberflächenaktivatoren [5], [120].

Tab. 26.4 Beispiele für die Zusammensetzung verschiedener aPTT-Test-Kits

Name	Hersteller	Phospholipidquelle Phospholipidzusammensetzung	Aktivator
Actin	Siemens	Kaninchenhirn	Ellagsäure
Actin FS	Siemens	Soja-Phospholipide	Ellagsäure
Actin FSL	Siemens	Soja- und Kaninchenhirn-Phospholipide	Ellagsäure
Pathromtin SL	Siemens	pflanzliche Phospholipide	Siliziumdioxid
Hemosil APTT-SP	Instrumentation Laboratory	synthetische Phospholipide	kolloidale Silica-Dispersion
Hemosil Synthasil	Instrumentation Laboratory	synthetische Phospholipide	Silica-Dispersion
Triniclot aPTT HS	Tcoag	Phospholipide (Schwein, Huhn)	pulverisiertes Siliziumdioxid
Apttin TC	Technoclone	hochgereinigte Phospholipide	Kaolin/Sulfatid
PTT-Reagenz	Roche Diagnostics	lyophilisiertes Cephalin	Kaolin
STA-Cephascreen	Roche Diagnostics	Cepahlin (Kaninchenhirn)	polyphenolische Aktivatoren

Gerinnungsaktive Phospholipide

Gerinnungsaktive Phospholipide kommen in Thrombozyten, Gewebezellen und Erythrozyten vor, können aber auch aus Pflanzenzellen, z.B. Sojabohnen, gewonnen werden. Diese Phospholipide ersetzen im Testansatz die Membranlipide aktivierter Plättchen. An ihrer negativ geladenen Oberfläche werden die meisten Gerinnungsfaktoren gebunden.

Gerinnungsaktive Phospholipide sind vor allem:
- Phosphatidylserin
- Phosphatidyläthanolamin
- Phosphatidylcholin
- Phosphatidylinositol u.a.

Die Art, die Zusammensetzung und die Konzentration der Phospholipide bestimmen deren prokoagulatorische Wirkung:
- **Art des Phospholipids:** z.B. hat Phosphatidylserin eine stärkere prokoagulatorische Wirkung als Phosphatidylinositol (s. Kap. B4) [69].
- **Zusammensetzung der Phospholipide:** Phospholipide bilden sog. Mizellen, welche je nach Konzentration die Gerinnung unterschiedlich beeinflussen:
  - unterhalb der mizellaren Konzentration: verzögerte Gerinnung
  - mizellare Konzentration: optimale Gerinnung
  - oberhalb der kritischen mizellaren Konzentration: Gerinnungshemmung

  Auch die Zusammensetzung der Mizellen ist entscheidend (s. Kap. B4): So haben gemischte Mizellen mit geringerer Konzentration einzelner Phospholipide oder mit z.T. gerinnungsinaktiven Phospholipiden wie z.B. Cholesterin als „Vehikel" eine stärkere prokoagulatorische Wirkung als ein einzelnes Phospholipid von gleicher Konzentration [69].
- **Konzentration der Phospholipide:** Ein allgemeiner Konsens hinsichtlich der optimalen Phospholipidzusammensetzung und -konzentration ist noch nicht gefunden.
  - Lupusantikoagulanzien werden dann besonders empfindlich erfasst, wenn die Konzentration der Phospholipidkomplexe (Liposomen) besonders niedrig ist [69], [120]. Dies gilt auch für die Konzentration von Phosphatidylserin in einem Liposomenvehikel [69], [96].
  - Andererseits ist die Spezifität des aPTT-Reagenzes für die Einzelfaktoren (v.a. für die Faktoren VIII und IX) größer, wenn die Gesamtkonzentration der Phospholipide und insbesondere diejenige von Phosphatidylserin hoch ist [69]. Demgegenüber stimmt der Faktor-VIII-Einstufentest nur dann mit dem chromogenen Substrattest überein, wenn der Phospho-

lipidgehalt des Einstufentests dem physiologischen Phospholipidmilieu mit relativ niedrigem Phosphatidylseringehalt entspricht [92].
– Allerdings hat eine vergleichende Untersuchung verschiedener aPTT-Reagenzien gezeigt, dass die Konzentration und Zusammensetzung der Phospholipide eine größere Rolle zu spielen scheint als der Gehalt an Phosphatidylserin [120].

Gerinnungsaktive Oberflächen

Die Verwendung von **negativ geladenen Oberflächen** im Testansatz der aPTT führt zur Aktivierung der Kontaktfaktoren und reduziert die unerwünschte Schwankungsbreite der ursprünglichen partiellen Thromboplastinzeit (PTT) [103]. Diese gerinnungsaktiven Oberflächen binden die Kontaktfaktoren XI und XII, Präkallikrein und HMWK. Dabei wird Faktor XII in die aktive Form Faktor XIIa umgewandelt und spaltet dann seinerseits Faktor XI zu Faktor XIa (Details bei den entsprechenden Faktoren).

- **In vivo** werden negativ geladene Oberflächen von Kollagen, der Basalmembran und Cerebrosid-ähnlichen Sulfatiden gebildet [122].
- **In vitro** sind Glas, Kaolin, Celit (Silikate, Kieselgur), Ellagsäure, niedrige Konzentrationen von Dextransulfat u. a. oberflächenaktiv [132].

Man unterscheidet partikelförmige Oberflächenaktivatoren wie Kaolin, Celit oder Silikate, die als Suspensionen vorliegen, von löslichen Aktivatoren wie der Ellagsäure. Heutzutage sind jedoch bei dem verbreiteten Einsatz von Gerinnungsvollautomaten zunehmend klarsichtige, lösliche Oberflächenaktivatoren erforderlich.

Die Art der negativ geladenen Oberfläche beeinflusst die Sensitivität der aPTT für bestimmte Einflussgrößen. Beispiel: Präkallikrein wird in Gegenwart von Kaolin gut erfasst, hingegen in Gegenwart von Ellagsäure kaum [42].

Einfluss der Thrombozyten auf die aPTT

Die Gerinnungszeit der aPTT wird – im Gegensatz zu den lipidfreien Globaltests (z. B. Rekalzifizierungszeit) – im Allgemeinen nicht von der Thrombozytenzahl beeinflusst. Dies gilt jedoch nicht für die aPTT in heparinhaltigem Blut. Je mehr Thrombozyten in der Probe vorhanden sind und je länger der Zeitabstand zwischen Entnahme und Verarbeitung, desto mehr Plättchenfaktor 4 kann freigesetzt und desto mehr Heparin kann abgebunden werden (s. u). Plättchenfaktor 4 wird auch aus restlichen Thrombozyten beim Wiederauftauen von tiefgefrorenem Plasma freigesetzt und beeinflusst dann die Tests zum Nachweis von Lupusantikoagulanzien. Daher sollte der aPTT-Mischversuch auch stets mit Frischplasma durchgeführt werden. Dies gilt ebenso für die Bestimmung der Resistenz gegen aktiviertes Protein C, sofern der Test auf der aPTT beruht (s. Kap. D27.3).

> **Kasuistiken**
> - **Heparintherapie:** Ein 53-jähriger Mann mit einem Körpergewicht von 75 kg erhält wegen einer akuten venösen Thromboembolie 2500 IE unfraktioniertes Heparin. Unmittelbar danach wird sein Anti-Xa-Spiegel kontrolliert. Statt der erwarteten 0,8 IE/ml Plasma (2500 IE : 3000 ml [= Plasmavolumen: 40 ml x 75 kg KG]) findet man 0,5 IE/ml. Dies entspricht – bei dem hier verwendeten Reagens – einer aPTT von ca. 60 s, also dem Doppelten der Norm.
> - **schwere Hämophilie A:** Ein 9 Monate alter Junge entwickelt spontan Hämatome am ganzen Körper.
> - **Verbrauchskoagulopathie im Rahmen einer HIT:** 31-jährige Frau, die bei erneuter Heparingabe eine akute Verbrauchskoagulopathie erleidet.

Messgröße	Heparintherapie	schwere Hämophilie A	Verbrauchskoagulopathie bei HIT	Referenzbereich
Quick-Test (%)	72	85	35	70–120
aPTT (s)	60	> 100	> 100	30–40
Thrombinzeit (s)	35	16	> 100	15–20
Faktor VIII (%)	350	< 1	65	50–150
Fibrinogen (g/l)	3,8	2,2	< 0,5	2,0–3,5
D-Dimere (µg/l)	1200	< 500	52000	< 500
Anti-Xa-Spiegel (IE/ml)	0,5	0	0,6	0
Thrombozyten (x 10^9/l)	338	180	25	150–300

26.3 Thrombinzeit (TZ)

M. Barthels, F. Bergmann, A. Czwalinna

Übersichtsliteratur
Barrowcliffe 2009 [7], Chandler 2009 [17], DIN-Norm 58914-1 [35]

■ Klinische Bedeutung

Die Thrombinzeitbestimmung wurde nur noch selten in der Klinik eingesetzt; mit zunehmendem Einsatz direkter Thrombininhibitoren wird der Test wieder zunehmend an Bedeutung gewinnen. Indikationen zur Bestimmung der Thrombinzeit (TZ) sind:
- Überwachung der Therapie mit **unfraktionierten Heparinen**: Gegenüber der gebräuchlicheren aPTT hat die Thrombinzeit den Vorteil der höheren Sensitivität, da sie kaum von anderen Einflussgrößen abhängig ist. Nachteilig ist eine geringere Präzision bei höheren Heparinkonzentrationen.
- **Nachweis einer Heparinkontamination** (bei unplausibel verlängerten Globaltests)
- **Hinweis auf den Dabigatranspiegel:** Die Thrombinzeit kann nur bei Therapie mit Dabigatran, nicht aber mit anderen direkten Thrombininhibitoren einen Anhalt geben (s. Kap. E36.4 und Kap. D32). Die Dabigatran-Spiegelmessung erfolgt dabei über eine kalibrierte, mit Normalplasma verdünnte Thrombinzeit (diluted Thrombin Time s. Kap. E36.4).
- Verdacht auf **Fibrinpolymerisationsstörungen** durch sehr hohe Konzentrationen von Fibrin(ogen)-Degradationsprodukten, Paraproteine u. a.
- Verdacht auf angeborene oder erworbene **Dysfibrinogenämien**
- Verdacht auf **Afibrinogenämie** oder schwere **Hypofibrinogenämie** (extrem selten)
- Verdacht auf gegen Thrombin gerichtete **Autoantikörper**
- Überwachung **einer systemischen fibrinolytischen Therapie** (z. B. Streptokinase, Urokinase), um das Ausmaß der systemischen Fibrin(ogen)olyse zu erfassen.

Die Thrombinzeit kann auch eingesetzt werden, um – zusammen mit dem Quick-Test und der aPTT – einen Überblick über das plasmatische Gerinnungssystem (mit Ausnahme des Faktors XIII) zu erhalten. Sie ist hingegen nicht als Suchtest geeignet, um Schwankungen des Fibrinogenspiegels oder leichte Hypofibrinogenämien zu erfassen.

Schwankungen der Antithrombin-Konzentration wirken sich nicht auf die Thrombinzeit aus [108].

■ Terminologie und Definitionen

Als Thrombinzeit bezeichnet man die In-vitro-Gerinnungszeit von Plasma aus venösem Citratblut nach Zusatz von Thrombin [35]. Im deutschen Sprachraum wurde sie erstmals 1952 von J. Jürgens beschrieben [66]. Nachdem sie in den 70er und 80er Jahren noch häufiger zur Kontrolle der Therapien mit unfraktioniertem Heparin verwendet wurde, ist sie inzwischen durch die aPTT ersetzt worden. Eine weitere Indikation war damals die Überwachung einer systemischen fibrinolytischen Therapie mit Streptokinase und Urokinase anhand der Gerinnungshemmung durch hohe Konzentrationen von Fibrin(ogen)-Degradationsprodukten.

> Im Gegensatz zur aPTT wird die Thrombinzeit nicht von Thrombinbildungsstörungen beeinflusst.

Hinsichtlich der Angaben in Einheiten des Enzyms Thrombin (EC.3.4.21.5) waren und sind unterschiedliche Einheiten im Gebrauch. Verwendet wurde zunächst die NIH-Einheit (National Institute of Health). Diese ältere NIH-Einheit ist definiert als diejenige Menge Thrombin, die ein (Rinder-)Fibrinogenpräparat in 15 s gerinnen lässt [7]. 1970 wurde der First International Standard von der WHO etabliert. Seine sog. Internationale Einheit (IE) lag jedoch – methodenbedingt – um ca. 15 % höher als die NIH-Einheit [44].

Heute wird die Aktivität von Thrombin meist in Internationalen Einheiten je Milliliter (IE/ml) angegeben. Eine IE ist definitionsgemäß die Aktivität von Thrombin, die in 0,0853 mg des Internationalen Standards der WHO für humanes Thrombin enthalten ist. Sie ist seit 2005 vergleichbar mit einer NIH-Einheit [35]. Die Thrombinaktivität in den heutigen Thrombinzeitreagenzien wird z.T. in NIH-Einheiten, z.T. in IE angegeben. Im Allgemeinen liegt die finale Thrombinkonzentration im Testansatz um 1 IE/NIH-Einheit/ml.

■ Methode

Bei der Bestimmung der Thrombinzeit misst man die Zeit vom Augenblick der Zugabe einer thrombinhaltigen Lösung zum unverdünnten Plasma bis zur fassbaren Fibrinbildung in Sekunden. Damit entfällt die Notwendigkeit zur plasmaeigenen Thrombinbildung, sodass die zur Thrombinbildung erforderlichen Faktoren keinen Einfluss auf die Thrombinzeit besitzen. Auch Kalziumionen

26.3 Thrombinzeit (TZ)

werden für die Thrombin-Fibrinogen-Reaktion nicht mehr benötigt, wenngleich sie die Fibrinpolymerisation und damit die Gerinnungszeit beschleunigen. Die Empfindlichkeit der Thrombinzeit ist vom gewählten Testansatz, vor allem von der finalen Thrombinkonzentration, abhängig.

> Die Thrombinzeit erfasst nur die beiden ersten Stufen der Fibrinbildung:
> - die Abspaltung der Fibrinopeptide A + B sowie
> - die Fibrinpolymerisation.
>
> Nicht erfasst wird hingegen die Quervernetzung durch den Faktor XIII.

Vorteile der Thrombinzeit bestehen darin, dass
- sie ein „reines Testsystem" ist, in dem die Reaktionspartner lediglich Thrombin und Fibrinogen sind.
- die Reaktion trotzdem im physiologischen Milieu des Plasmas abläuft.

Testbedingungen

Die Thrombinzeit kann mit verschiedenen Geräten (Einzelbestimmungen, Großgeräte, Vollautomaten) im Citratplasma durchgeführt werden:
- optische Messung
- optische Messung, ggf. kombiniert mit mechanischer Messung (Kugelmethode)
- mechanische Messung der Fibrinbildung in einem Koagulometer, wobei die Kugelmethode die Fibrinbildung weniger gut erfasst als die Häkchenmethode (s. Kap. D25).

Der Referenzbereich der Thrombinzeit sowie ihre Empfindlichkeit bzgl. Inhibitoren der Thrombinwirkung hängen vom gewählten Testansatz ab:
- Plasmakonzentration (unverdünnt/verdünnt)
- Konzentration des zugegebenen Thrombins
- Ionenstärke des Verdünnungsmittels (Pufferlösung/Aqua dest.)
- verwendete Methode.

Durch Veränderung dieser Variablen kann die Thrombinzeit speziellen diagnostischen Fragestellungen angepasst werden, z.B.:
- Durch Zusatz von **Kalziumionen** wird die Thrombinzeit verkürzt, dies geschieht jedoch nicht oder nur geringgradig bei bestimmten Dysfibrinogenämien oder bei Hemmung der Fibrinpolymerisation.

Tab. 26.5 Thrombinkonzentrationen in den Reagenzien verschiedener Hersteller

Hersteller	Thrombin (Herkunft)	Konzentration im Reagens	finale Konzentration	Referenzbereich (s)*
Instrumentation Laboratories	Rinderthrombin	1,9 NIH U/ml 3,0 NIH U/ml 7,5 NIH U/ml	0,95 NIH U/ml 1,5 NIH U/ml 3,25 NIH U/ml	15,8–26,7 10,3–17,8 4,8–7,2
Siemens	Rinderthrombin	< 0,8 U/ml	< 0,67 IU/ml	< 21
Roche-Stago	Humanthrombin	1,5 NIH U/ml	0,75 NIH U/ml	< 21

Instrumentation Laboratories gibt für ihre 3 Geräte leicht differente Referenzbereiche an; hier wurde die maximale Spannbreite zusammengefasst.

- Die Verwendung von **Aqua dest. statt Pufferlösung** als Verdünnungsmittel oder das **Herabsetzen der Thrombinkonzentration** setzt die Empfindlichkeit der Thrombinzeit herab, sodass höhere Heparinkonzentrationen besser erfasst werden.
- Ferner werden bei Verwendung von **geringeren Thrombinkonzentrationen** u. U. niedrige Konzentrationen der seltenen Antikörper gegen Thrombin erfasst, (z. B. 0,5 IE Thrombin/ml Endkonzentration statt der meistgebräuchlichen 1 IE/ml) [9]. Die Empfindlichkeit kann durch Einsatz von Thrombin humanen Ursprungs verbessert werden, da diese Antikörper meist artspezifisch sind.

Von den großen Herstellern werden Thrombin-Reagenzien meist aus bovinem Ursprung angeboten. Die Konzentrationen sind teilweise flexibel (Tab. 26.5).

Standardisierung

Vgl. Norm DIN 58914-1 mit Verwendung der manuellen Häkchenmethode [35].

■ Einflussgrößen

In-vitro-Einflussgrößen auf die Thrombinzeit

In vitro spielen vor allem methodische Fehler eine Rolle wie:
- Nicht-Konstanthalten der Thrombinkonzentration
- Aktivitätsverlust der Thrombinlösung (niedrig konzentrierte Thrombinlösungen verlieren rascher an Aktivität als hoch konzentrierte Lösungen!)

- Geräteabhängigkeit: Photometrische Methoden ergeben kürzere Gerinnungszeiten als mechanische (u. U. „Zerhacken" des pathologischen Gerinnsels).

Darüber hinaus können bei Verwendung von Thrombinen tierischen Ursprungs spezifische Autoantikörper gegen Thrombin nicht oder nur unzureichend erfasst werden, da diese häufig artspezifisch sind [8].

In-vivo-Einflussgrößen auf die Thrombinzeit

Die Thrombinzeit reagiert in erster Linie und konzentrationsabhängig auf die Anwesenheit von medikamentösen oder pathologischen Inhibitoren der Fibrinbildung. Hauptsächlich ist es das unfraktionierte Heparin, das durch die Komplexbildung mit Antithrombin die langsame Inhibitoraktivität des Antithrombins sofort wirksam macht. Tab. 26.6 gibt einen Überblick über mögliche Ursachen einer verlängerten Thrombinzeit.

Heparin und Thrombinzeit

Steigende Konzentrationen unfraktionierten Heparins im Plasma verlängern zunehmend die Thrombinzeit. Je weniger verdünnt das Plasma im Testansatz und je geringer die Thrombinkonzentration ist, desto größer ist die Heparinempfindlichkeit. Durch Veränderungen der Thrombinkonzentration kann daher die Empfindlichkeit der Thrombinzeit dem individuellen Bedarf angepasst werden.

Bei der Überwachung der Therapie mit unfraktionierten Heparinen hat die Thrombinzeit gegenüber der aPTT den Vorteil, von anderen Einflüssen auf das Testergebnis weitestgehend unabhängig zu sein.

Direkte Thrombininhibitoren und Thrombinzeit

Von den Therapien mit den direkten Thrombininhibitoren ist es nur die Therapie mit Dabigatranetexilat, bei der die Thrombinzeit lediglich einen Hinweis geben kann (s. Kap. E36.4 und Kap. D32). Hirudin verlängert zwar die Thrombinzeit empfindlich, zur Therapiekontrolle ist die Thrombinzeit jedoch wegen der fehlenden linearen Dosis-Wirkungsbeziehung dennoch nicht geeignet [94].

Zur Überwachung der direkten Thrombininhibitoren Dabigatranetexilat, Argatroban, Lepirudin und Bivalirudin wird die sog. diluted Thrombin Time (DTI) eingesetzt (Hemoclot DTI-Kit; Coachrom) [83]. Dabei handelt es sich um eine Variante der Thrombinzeit mit Verwendung von Kalziumionen, bei der das zu testende Plasma mit Normalplasma verdünnt wird.

Tab. 26.6 Ursachen einer verlängerten Thrombinzeit

Ursachen	Mechanismus
unfraktioniertes Heparin	indirekte Hemmung des Thrombins via Antithrombin
niedermolekulare Heparine	nur bei sehr hohen Wirkspiegeln geringe indirekte Hemmung
direkte parenterale Antikoagulanzien (Argatroban, Lepirudin, Bivalirudin)	direkte Thrombinhemmung
direkter oraler Thrombininhibitor (Dabigatranetexilat)	direkte Thrombinhemmung
Fibrin(ogen)-Derivate	Hemmung der Fibrinpolymerisation in hoher Konzentration
Protaminchlorid-Überdosierung	Hemmung der Fibrinpolymerisation
pathologische Inhibitoren (Paraproteine bei Amyloidose u. a.)	Hemmung der Fibrinpolymerisation
andere pathologische Inhibitoren	gegen Thrombin gerichtete Inhibitoren
Hypalbuminämie	sofern nicht durch Albuminzusatz im Testansatz kompensiert
angeborene Dysfibrinogenämie	verschiedene Mechanismen (s. Kap. D27.1)
erworbene Dysfibrinogenämien	Hemmung der Fibrinbildung, meist der Fibrinpolymerisation
schwere Hypofibrinogenämien	

Fibrin(ogen)-Derivate und Thrombinzeit

Die bei ausgeprägten Hyperfibrinolysen, Verbrauchskoagulopathien mit sekundären Hyperfibrinolysen sowie systemischer fibrinolytischer Therapie vermehrt anfallenden Fibrin(ogen)-Derivate verlängern konzentrationsabhängig die Thrombinzeit durch Hemmung der Fibrinpolymerisation. Die Thrombinzeit wird daher zur Überwachung der fibrinolytischen Therapien und bei Verdacht auf eine ausgeprägte systemische Fibrinogenolyse z. T. routinemäßig eingesetzt (s. Kap. D28).

Hierzu ist allerdings Folgendes zu bedenken: Heutzutage werden Fibrin(ogen)-Derivate mit monoklonalen Antikörpern im Plasma bestimmt. Untersuchungen, ab welchen Konzentrationen mit einer gerinnungshemmenden

Wirkung zu rechnen ist, liegen nicht vor. Donati et al. stellten 1972 fest, dass Fibrin(ogen)-Derivate (damals noch mit polyklonalen Antikörpern im Serum nach vorher erfolgter Defibrinierung gemessen) erst ab einer Konzentration von 5 mg%, d. h. 50.000 µg/l aufwärts, die Fibrinpolymerisation zunehmend messbar hemmen [37]. Überträgt man diesen Cut-off-Wert auf die heutigen Konzentrationsmessungen, so dürfte mit einer gerinnungshemmenden Wirkung der Fibrin(ogen)-Derivate erst ab Konzentrationen von > 50.000 µg/l zu rechnen sein. Aus dieser überschlagsmäßigen Berechnung heraus ergibt sich bereits, dass derartige Hyperfibrinolysen zu den großen Seltenheiten des heutigen klinischen Alltags gehören.

Ferner ergibt sich daraus, dass eine normale Thrombinzeit eine deutliche Erhöhung von Fibrin(ogen)-Derivaten im Plasma (z. B. D-Dimere > 1000 µg/l) nicht ausschließt. Bei klinischem Verdacht auf eine latent erhöhte Fibrinolyse (z. B. bei Prostatakarzinom möglich) müssen daher die Fibrin(ogen)-Derivate im Blut direkt bestimmt werden. Da die heutigen Methoden zur Bestimmung von Fibrinogen- und Fibrinspaltprodukten um eine Zehnerpotenz empfindlicher sind als frühere Methoden (s. Kap. D28), werden mit ihnen Hyperfibrinolysen erfasst, die nicht mit einer verlängerten Thrombinzeit einhergehen.

> Im Allgemeinen gilt, dass eine verlängerte Thrombinzeit eher auf die Anwesenheit von unfraktioniertem Heparin als auf erhöhte Konzentrationen von Fibrin(ogen)-Derivaten zurückzuführen ist.

Die gleichzeitige Anwesenheit von Heparin und hohen Konzentrationen an Fibrin(ogen)-Derivaten verlängert die Thrombinzeit additiv.

Protaminchlorid

Eine Überdosierung von Protaminchlorid (z. B. bei der Neutralisation von Heparin nach extrakorporalem Kreislauf) bewirkt eine dosisabhängige Verlängerung der Thrombinzeit und ähnlicher Tests.

> Bei Berechnung der zur Heparinneutralisation erforderlichen Dosis Protaminchlorid ist die kurze Halbwertzeit des Heparins von ca. 60 min mit zu berücksichtigen, sofern die gerinnungshemmende Wirkung des unfraktionierten Heparins im Labor gemessen wird (Dauer von der Blutentnahme bis zum Vorliegen des Messwertes: 30–60 min). Es empfiehlt sich, dann eine niedrigere Dosis Protaminchlorid zu wählen als vom Probengehalt her erforderlich gewesen wäre.

Inhibitoren der Fibrinbildung

Gelegentlich kommt es zur Bildung von abnormen Inhibitoren aus der IgG-, aber auch der IgM-Klasse mit dadurch bedingter Blutungsneigung. Derartige Inhibitoren hemmen die Freisetzung von Fibrinopeptid A durch Thrombin, andere hemmen die Fibrinpolymerisation und verlängern daher die Gerinnungszeiten der Thrombinzeit, Batroxobinzeit und ähnlicher Tests [70].

Primäre Amyloidose

Gastineau et al. berichteten 1991, dass von 103 Patienten mit primärer Amyloidose 41 Patienten eine verlängerte Thrombinzeit und Reptilasezeit aufwiesen. Von diesen litten 20 an einem nephrotischen Syndrom, während nur ein Patient einen Faktor-X-Mangel aufwies [47]. Diese Untersuchungen machten einen Inhibitoreffekt wahrscheinlich.

Thrombininhibitoren

Hinweis auf diese extrem seltenen Inhibitoren (meist Immunglobuline bzw. Paraproteine) ist die Verlängerung der Thrombinzeit bei normalem Ausfall der Batroxobinzeit – sofern ein Heparineffekt ausgeschlossen werden kann. (Erste Hinweise sind die Blutungsanamnese, sowie verlängerte Gerinnungszeiten in den gängigen Globaltests, nachdem die bekannten Ursachen ausgeschlossen wurden.) Gelegentlich können die häufig artspezifischen Inhibitoren so schwach konzentriert sein, dass sie mit der üblichen Thrombinkonzentration im Testansatz nicht erfasst werden, sondern eine geringere Thrombinkonzentration gewählt werden muss [8].

Angeborener Thrombininhibitor

Bislang wurde nur einmal eine genetisch bedingte Variante des α_1-Antitrypsins beschrieben (Antithrombin Pittsburgh) [77], [95]. α_1-Antitrypsin ist ein sog. **Serpin** (**Ser**inproteasen**in**hibitor). Seine Aminosäuresequenz ist bereits normalerweise dem Antithrombin sehr ähnlich. Diese Variante des α_1-Antitrypsins bewirkte eine ausgeprägte Hemmung von Thrombin („Anti-Thrombin"), mit entsprechender Verlängerung der Thrombinzeit. Die resultierende schwere Blutungsneigung führte schließlich zum Tode des Patienten.

Nicht gerinnungsspezifische Proteine

Der Reaktionsablauf in den Gerinnungstests hängt wesentlich vom Testmilieu ab. Wilf und Mitarbeiter beschrieben 1985 eine Beschleunigung der Thrombin-

Fibrinogen-Reaktion in vitro nach Zusatz von Albumin oder anderen, nicht gerinnungsspezifischen Proteinen wie γ-Globulin oder Hämoglobin [141]. Wir selber konnten im Plasma von Patienten mit ausgeprägter Hypalbuminämie infolge nephrotischen Syndroms die pathologisch verlängerte Thrombinzeit in vitro durch Zusatz von Humanalbumin normalisieren. Nach McDonagh (2001) verlängert sich die Thrombinzeit, wenn der Albuminspiegel auf Werte < 20g/l abgefallen ist [90]. Der Zusammenhang ist jedoch nicht unwidersprochen (vgl. Literatur bei [54]).

Angeborene und erworbene Dysfibrinogenämien

Weitere Infos zu dem Thema sind auf der französischsprachigen Website http://www.geht.org/databaseang/fibrinogen zu finden [53].

Angeborene und erworbene Dysfibrinogenämien sind extrem selten, sodass ein routinemäßiger Einsatz der Thrombinzeit im Labor nicht gerechtfertigt ist [104]. Eine gleichzeitige Verlängerung von Thrombinzeit und Batroxobinzeit – sowie von Quick-Test und seltener aPTT – kann durch angeborene oder erworbene Dysfibrinogenämien bedingt sein.

- **angeborene Dysfibrinogenämie:** sehr selten; es handelt sich um ein genetisch bedingt abnorm strukturiertes Fibrinogenmolekül, das zwar in ausreichender Konzentration vorhanden ist, durch dessen Strukturveränderungen jedoch die messbare Fibrinbildung verzögert ist. 55 % der Fälle sind klinisch stumm, 25 % haben ein meist mildes Blutungsleiden, 20 % gehen mit einer erhöhte Thrombosebereitschaft einher (Details s. Kap. D27.1; Übersichten vgl. [90], [25]).
- **erworbene Dysfibrinogenämie:** beschrieben bei Lebererkrankungen (Hepatom, schwere Virushepatitis, fortgeschrittene Leberzirrhose, schwere Intoxikationen). Sie ist erkennbar an einer meist mäßigen Verlängerung der Thrombinzeit und Batroxobinzeit [79], [43]. Weitere Details s. Kap. D27.1 sowie [90], [39].

Die Thrombinzeit gilt als der empfindlichste Test zum Nachweis einer Dysfibrinogenämie. Nach McDonagh reagiert die Thrombinzeit empfindlicher als die Batroxobinzeit, wobei allerdings die finale Thrombinkonzentration im Testansatz eine Rolle spielen dürfte [90]. Sie kann jedoch in seltenen Fällen normal ausfallen (s.a. Fibrinogen Oslo 1 und Hannover II) [25].

> **Kasuistiken**
> - **Therapie mit unfraktioniertem Heparin:** 53-jähriger Mann mit 75 kg Körpergewicht erhält wegen einer akuten venösen Thromboembolie 5000 IE unfraktioniertes Heparin. Unmittelbar nach der Gabe wird die Thrombinzeit kontrolliert. Bei einem zugrunde gelegten Plasmavolumen von 40 ml/kg KG wird folgender Wert erwartet: 5000: (40 x 75) = 1,6 IE/ml; gefunden wurden jedoch 1,1 IE/ml.
> - **systemische fibrinolytische Therapie:** Eine 43-jährige Frau mit akuter Femoralvenenthrombose erhält eine systemische Streptokinasetherapie mit kontinuierlich 100.000 E/h i.v.
> - **familiäre Dysfibrinogenämie mit Blutungsneigung:** 33-jährige Frau mit familiärer Blutungsneigung, die sich zurzeit in der 29. Schwangerschaftswoche befindet.
>
> | Test | Therapie mit unfraktioniertem Heparin | systemische fibrinolytische Therapie | familiäre Dysfibrinogenämie | Referenzbereich |
> |---|---|---|---|---|
> | Quick-Test (%) | 72 | < 10 | 64 | 70–120 |
> | APTT (s) | > 200 | > 200 | 40 | 30–40 |
> | Thrombinzeit (s) | 75 | > 200 | 38 | 16–20 |
> | Thrombinzeit + $CaCl_2$ (s) | – | 180 | 25 | 14–18 |
> | Batroxobinzeit (s) | 18 | > 200 | 41 | 16–20 |
> | gerinnbares Fibrinogen nach Clauss (g/l) | 2,8 | 0,2 | 0,5 | 2,0–3,5 |
> | Fibrinogenkonzentration (g/l) (immunologische Methode) | 4,1 | 1,2 | 2,3 | 2,5–4,5 |
> | Heparin: Anti-Xa (IE/ml) | 1,1 | < 0,05 | < 0,05 | < 0,05 |
>
> *Die verlängerte Thrombinzeit und Batroxobinzeit bei Therapie mit unfraktioniertem Heparin und der Patientin unter systemischer fibrinolytischer Therapie ist primär durch die Hemmwirkung der Fibrin(ogen)-Degradationsprodukte bestimmt und nur resultiert nur geringgradig aus der niedrigen Fibrinogenkonzentration.*

> Eine normale Thrombinzeit schließt bei klinischem Verdacht eine Dysfibrinogenämie oder Hypofibrinogenämie nicht sicher aus!

Fibrinogenmangel

Selten ist eine Verlängerung der Thrombinzeit durch einen ausgeprägten Fibrinogenmangel bedingt. Dies liegt daran, dass Schwankungen des Fibrinogenspiegels im Plasma zwischen 0,6 und 10,0 g/l von der Thrombinzeit nicht erfasst werden. Hinter einer normalen Thrombinzeit kann sich daher eine hämostatisch nicht mehr ausreichende Fibrinogenkonzentration verbergen.

26.4 Batroxobinzeit u.ä. Tests

M. Barthels, F. Bergmann, A. Czwalinna

Übersichtsliteratur
DIN-Norm 58902 [29]

■ Klinische Bedeutung

Batroxobin ist ein thrombinähnliches Enzym eines Schlangengiftes, das Fibrinogen zu Fibrin spaltet. Im Gegensatz zur Thrombinwirkung wird dabei nur das Fibrinopeptid A abgespalten. Batroxobin aktiviert nicht den Faktor XIII. Batroxobin-induzierte Fibringerinnsel sind daher leichter löslich. Batroxobin wird zurzeit nur diagnostisch verwendet.

Die Batroxobinzeit (**Reptilasezeit**) wird im Labor ergänzend zur Thrombinzeit eingesetzt, um die Dauer der Thrombin-unabhängigen Fibrinbildung, d.h. der Fibrinpolymerisation, zu messen [116].

> Während die Thrombinzeit sowohl die Fibrinbildung durch Thrombin als auch die anschließende Fibrinpolymerisation erfasst, ist die Batroxobinzeit frei von Einflüssen auf die Thrombinbildung und die Thrombin-Fibrinogen-Reaktion. Insbesondere wirken sich unfraktioniertes Heparin und die direkten Thrombininhibitoren auf die Batroxobinzeit nicht aus.

Durch den gleichzeitigen Einsatz von Thrombinzeit und Batroxobinzeit kann man zunächst einen Thrombin-hemmenden-Effekt von einer Fibrinpolymerisationsstörung unterscheiden.

Eine **verlängerte Batroxobinzeit** findet man bei allen Störungen der Fibrinpolymerisation, u. a. bei hohen Konzentrationen von Fibrin(ogen)-Derivaten mit Inhibitorwirkung, bei Dysfibrinogenämien sowie ferner bei niedrigen Fibrinogenkonzentrationen.

■ Thrombin-ähnliche Enzyme: Bestandteile und Definitionen

Funktionen Thrombin-ähnlicher Enzyme

- Als **Batroxobin** wird das proteolytische Enzym eines Schlangengiftes *(Bothrops atrox moojeni)* bezeichnet, welches Fibrinogen zu Fibrin umwandelt. Dabei wird nur das Fibrinpeptid A abgespalten; der Faktor XIII wird nicht aktiviert. Das Fibrin ist leichter löslich als das Thrombin-induzierte Fibrin [45].
- Auch **Ancrod,** eine Protease im Gift der Schlange *Agkistrodon rhodostoma,* spaltet nur Fibrinopeptid A ab. Der Faktor XIII wird gleichfalls nicht aktiviert. Das Fibrin ist leichter löslich als das Thrombin-induzierte Fibrin. Für Ancrod gibt es einen 1. Internationalen Standard [7].
- Die aus Staphylokokken gewonnene **Staphylokoagulase** (nicht zu verwechseln mit dem gleichfalls aus Staphylokokken gewonnenen Staphylococcal Clumping Factor zur Durchführung des Staphylococcal Clumping Tests [56]) bildet mit Prothrombin einen 1 : 1-Komplex, das sog. **Staphylothrombin (Thrombinkoagulase).** Es spaltet wie Thrombin die Fibrinopeptide A und B ab [117], [67].
- Das kommerziell nicht erhältliche **Venzym** aus *Agkistrodon c. contortix* spaltet nur Fibrinopeptid B ab [99].

Parallel zu Batroxobin (auch Reptilase genannt) wurden in den 1970er und 1980er Jahren die Enzyme Ancrod oder Staphylothrombin (Thrombinkoagulase) zur Diagnostik verwendet. Zur pathophysiologischen Bedeutung von Staphylothrombin bei Staph.-aureus-Infektionen wurden in den letzten Jahren weitere Details bekannt. Demnach wird nicht nur Staphylokoagulase, sondern auch ein weiteres Protein, das sog. „von-Willebrand-Factor-binding Protein" freigesetzt. Diese beiden Proteine binden an Prothrombin und führen zu einer Konformationsänderung, dem enzymatisch aktiven **Staphylothrombin-Komplex** (Details s. [134]).

Batroxobin wurde früher auch klinisch als lokales Hämostyptikum eingesetzt [45]. Ancrod wurde versuchsweise zur Behandlung der peripheren arteriellen Verschlusskrankheiten [40] oder beim ischämischen Schlaganfall verwendet [25], um den Fibrinogenspiegel zu senken und damit die Blutviskosität herabzusetzen (Beispiel s. Kap. D27.1).

Maßeinheiten, Standards

Die Batroxobinzeit – wie auch die früheren Tests mit Ancrod oder Thrombinkoagulase – wird in Sekunden angegeben. Zur Normierung vgl. DIN-Norm 58902 [29].

■ Methode

Das gelöste Reagens Batroxobin wird zu gleichen Teilen zu unverdünntem Plasma gegeben. Die Messung der Gerinnungszeit ist bei gleicher Applikation geräteunabhängig.

■ Einflussgrößen

- **In vitro** wird die Batroxobinzeit vor allem durch methodische Fehler wie das Nicht-Konstanthalten der Enzymkonzentration beeinträchtigt oder durch den Aktivitätsverlust der Enzymlösung.
- **In vivo** zu berücksichtigende Einflussgrößen sind in Tab. 26.7 zusammengestellt.

Tab. 26.**7** Ursachen einer verlängerten Batroxobinzeit

Ursachen	Mechanismen
Fibrin(ogen)-Derivate	konzentrationsabhängige Hemmung der Fibrinpolymerisation
angeborene Dysfibrinogenämien	genetisch bedingte Defekte (Übersichten bei [25], [90])
erworbene Dysfibrinogenämien	Synthesestörung des Fibrinogens (häufig bei Lebererkrankungen)
pathologische Inhibitoren	Immunglobuline (Autoantikörper, Paraproteine) mit Hemmung der Fibrinpolymerisation [90]
schwere Hypofibrinogenämien	angeboren oder erworben

26.5 Thrombingenerierungstest

T. Siegemund, A. Siegemund

Übersichtsliteratur
Hemker et al. 1993 [59], Baglin 2005 [3], Wilkens 2011 [142]

■ Klinische Bedeutung

Klassische Gerinnungstests messen nur die Zeit bis zum Auftreten erster Thrombinspuren; alle Informationen über den weiteren Ablauf der Gerinnungskaskade gehen verloren. Der Thrombingenerierungstest reflektiert das zeitliche Zusammenspiel nahezu aller Faktoren des Gerinnungssystems inklusive der Thrombozyten über den gesamten Reaktionsverlauf. Der Test kann sowohl eine Hypo- als auch Hyperkoagulabilität abbilden und auch die Wirkung gerinnungsaktiver Substanzen erfassen. Gerade die Möglichkeit, pro- und antikoagulatorische Prozesse in ihrer Balance darzustellen, macht die Thrombingenerierungstests so attraktiv für die Befunderstellung. Durch die Vielzahl an Einflussmöglichkeiten, Testbedingungen und Messgrößen ist eine Interpretation der Ergebnisse jedoch anspruchsvoll.

Es existieren zahlreiche Studien, die einen Zusammenhang zwischen einer hämostaseologischen Störung und der Thrombinbildung zeigen; prospektive Studien, die einen Zusammenhang zwischen Thrombinbildung und Thrombose bzw. Blutung herstellen, sind noch immer eine Ausnahme. Dies folgt aus der hohen interindividuellen Variabilität der Thrombinbildung [135], die oft die gleichen Größenordnung aufweist wie der beobachtete Effekt.

Bei Studien im Rahmen der Zulassung neuer Therapeutika spielen Thrombinbildungstests eine immer wichtigere Rolle bei der Bewertung der Effektivität und Sicherheit. Dies gilt für Antikoagulanzien [49] wie für Hämotherapeutika gleichermaßen [118].

■ Terminologie und Definitionen

- **Lag Time** (auch: Lag Phase, Time To Start) benennt die Zeit von der Zugabe des Start-Reagenzes bis zur Bildung des ersten Thrombins; sie wird in Minuten oder Sekunden angegeben.
- **Thrombin Peak** (TP, auch: Peak Thrombin, V_{max}, C_{max}) bezeichnet die im Reaktionsverlauf auftretende maximale Thrombinaktivität in nmol/l (nM).

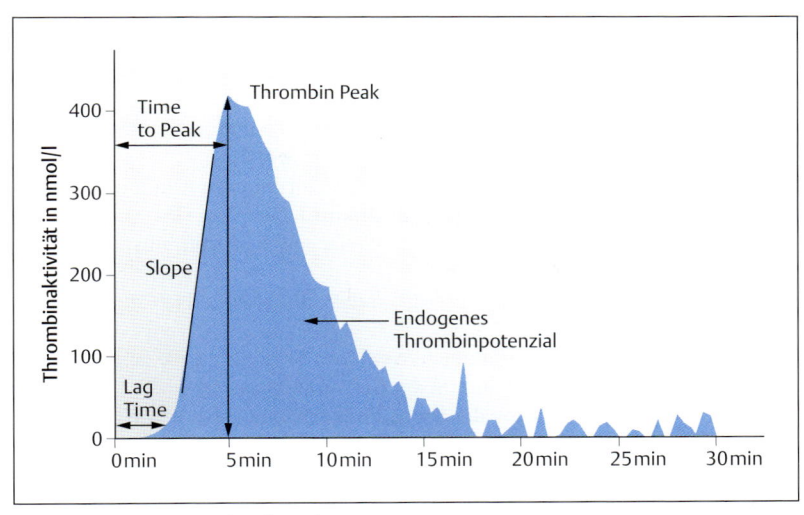

Abb. 26.7 Messgrößen der Thrombingenerierung

- **Time to Peak** (TTP) benennt die Zeit von der Zugabe des Start-Reagenzes bis zum Erreichen des Thrombin Peaks; angegeben in Minuten oder Sekunden. Definitionsbedingt wird die Zeit bis zum Erreichen des Thrombin Peaks auch durch die Lag Time beeinflusst.
- **Slope** (auch: Velocity Index) ist definiert als Anstieg der Thrombinbildungskurve; die Maßeinheit ist nM/min. Hierbei werden jedoch 2 verschiedene Berechnungsgrundlagen unterschieden:
  - der maximale Anstieg
  - der mittlere Anstieg als Quotient zwischen Thrombin Peak und der Differenz von TTP und Lag Time
- **Endogenes Thrombinpotenzial** (ETP, Area Under the Curve, AUC) bezeichnet die Fläche unter der Thrombinbildungskurve und ist ein Maß für die Gesamtmenge an gebildetem Thrombin, angegeben in nM min.
  Abb. 26.7 zeigt die Messgrößen der Thrombingenerierung.

> Der von Siemens Healthcare Diagnostics angebotene vollautomatisierte Thrombinbildungstest trägt den Namen ETP. Es besteht die Möglichkeit einer Verwechslung von Testname und Testparameter.

■ Methode

Der Thrombingenerierungstest beruht auf der Aufzeichnung der Thrombinbildung nach vergleichsweise schwacher Aktivierung des Gerinnungssystems bis zum Erliegen desselben. Der zeitliche Verlauf der Thrombinaktivität kann mit verschiedenen Methoden aufgezeichnet werden:

- **diskontinuierlich,** wobei zu verschiedenen Zeitpunkten Aliquote zur Aktivitätsbestimmung aus dem Ansatz entnommen werden
- **kontinuierlich** mit einem langsam reagierenden, thrombinspezifischen Substrat
- **viskoelastometrisch** über die Festigkeit des entstehenden Fibringerinnsels.

Erst die geringe Konzentration der Aktivatoren ermöglicht die Abhängigkeit der Testergebnisse von der Mehrzahl der Gerinnungskomponenten. Zusätzlich wird eine geringe Verdünnung der Probe im Ansatz angestrebt, um den Ablauf der Gerinnungskaskade möglichst physiologisch abzubilden.

> Bei Thrombingenerierungstests wird die **Aktivität** des Thrombins bestimmt, nicht seine **Konzentration.** So bewirken direkte Thrombininhibitoren einen verminderten Substratumsatz. Auch wird der Substratumsatz im entstehenden Gerinnsel nicht nur durch die Thrombinkonzentration, sondern auch durch die Diffusionsgeschwindigkeit der Reaktionspartner bestimmt.

Testbedingungen

Thrombingenerierungstests sollten innerhalb von 2 Stunden nach der Blutentnahme durchgeführt werden; dies gilt insbesondere für Messungen in plättchenreichem Plasma (Platelet-rich Plasma, PRP) oder Vollblut. Nach der Zugabe von Corn-Trypsin-Inhibitor ist es möglich, die Proben bis zu 6 Stunden zu lagern [23]. Bei Einfrieren von Plasma besteht die Möglichkeit, dass noch vorhandene Plättchen zerstört werden, die bei späteren Messungen zu fehlerhaften Ergebnissen führen können. Deshalb wird eine Filtration des Plasmas empfohlen [18].

Um die Wirkung der Thrombozyten in PRP abschätzen zu können, sollte parallel eine Messung in plättchenarmen Plasma (Platelet-poor Plasma, PPP) durchgeführt werden.

> Da die Ergebnisse eines Thrombinbildungstests stark von der Temperatur abhängen, sollte die Präinkubation von Proben, Reagenzien und Gefäßen auf 37 °C gewährleistet sein [26].

Messprinzipien und Datenaufbereitung
Subsampling

Bei dieser Methode wird die Thrombinaktivität nicht im Reaktionsansatz selbst bestimmt, sondern es werden dem Ansatz wiederholt Aliquote entnommen. Somit ist die Verwendung von **defibriniertem Plasma** eine Voraussetzung der Subsampling-Technik [76]. Die Aliquote werden stark verdünnt und antikoaguliert, um die ablaufende Gerinnungskaskade zu stoppen. Die Thrombinaktivität wird mit einem thrombinspezifischen Substrat bestimmt. Dies geschieht entweder als Endpunkt- oder als kinetische Messung.

Aufgrund des hohen technischen Aufwandes findet die Subsampling-Technik kaum noch Anwendung.

Kontinuierliche Messungen

Bei der kontinuierlichen Messung erfolgt die Bestimmung der **Thrombinaktivität im Reaktionsansatz.** Die Thrombinaktivität zu einem bestimmten Zeitpunkt entspricht hierbei der Änderung (dem Anstieg) der Substratkonzentration; die Gesamtkonzentration des Substrates entspricht der Summe der bisherigen Thrombinaktivitäten (Zeitintegral). Um die Thrombinaktivität zu einem bestimmten Zeitpunkt zu ermitteln, wird die erste Ableitung der aufgezeichneten Messkurve berechnet.

Bedingt durch die lange Messzeit der Thrombingenerierungstests würden klassische Thrombinsubstrate im Reaktionsverlauf vorzeitig verbraucht werden oder die Menge an umgesetztem Substrat könnte nicht mehr zuverlässig detektiert werden. Die kontinuierliche Messung ist erst durch den Einsatz von niedrigaffinen, langsam reagierenden Substraten möglich [59]. Auch treten diese Substrate weniger mit natürlichen Substraten des Thrombins, wie Faktor V, Faktor VIII, Faktor XI oder Protein C, in Konkurrenz und ermöglichen somit ein physiologischeres Ablaufen der Gerinnungskaskade.

Photometrie

Die Polymerisation von Fibrin und die Aggregation von Thrombozyten überlagern die photometrische Bestimmung des Substratumsatzes. Somit sind nur Messungen in plättchenarmem Plasma möglich, außerdem wird dem Ansatz ein Fibrinpolymerisationshemmer zugesetzt. Eine Alternative stellt die Defibrinierung des Plasmas dar [46]. Aufgrund des technischen Aufwands wird diese Methode jedoch kaum verwendet.

Fluorimetrie

Die Transmissionsminderung durch Fibrinpolymere und Plättchen sind durch **Lichtstreuung** bedingt, nicht durch Absorption. Dadurch ist es möglich, mit Hilfe eines fluorogenen Substrats die Thrombinbildung in plättchenreichem Plasma zu bestimmen [106].

Die Fluoreszenzintensität wird von der Farbe des Plasmas gemindert (Inner-Filter-Effekt). Dies kann durch den Einsatz eines thrombinhaltigen Kalibrators mit definierter Aktivität korrigiert werden [57].

α_2-Makroglobulin-Thrombin-Komplex

Im Verlauf der Messung bildet Thrombin mit seinem natürlichen, sterischen Inhibitor α_2-Makroglobulin einen Komplex; das aktive Zentrum des Thrombins ist dann für hochmolekulare Substrate wie Fibrinogen nicht mehr zugänglich. Die in den Thrombingenerierungstests verwendeten niedermolekularen Substrate können aber weiterhin umgesetzt werden; die Messkurve muss um diesen Betrag korrigiert werden [59].

Viskoelastometrie

Mithilfe thrombelastometrischer Methoden kann die Thrombinbildung anhand der Fibrinbildung aufgezeichnet werden. Die Vorteile der Methode sind:
- Anwendbarkeit auf Vollblut
- geringe Verdünnung der Probe
- mögliche Aussagen über die anschließende Fibrinolyse
- keine Korrektur um das an α_2-Makroglobulin gebundene Thrombin erforderlich.

Nachteile der Methode sind der geringe Probendurchsatz und die mangelnde Standardisierung.

Die Parameter der Thrombinbildung können aus den klassischen Parametern der Thrombelastometrie abgelesen werden:
- Die Lag Time entspricht der CT (Clot Time).
- Das ETP entspricht der MCF (Maximum Clot Firmness).
- Der Thrombin Peak ergibt sich aus dem Tangens des Winkels α.

■ Aktivatoren und Modifikatoren

Tissue-Faktor

Tissue-Faktor ist der wichtigste Aktivator für Thrombingenerierungstests. Tissue-Faktor ist ein Transmembranprotein, das nur dann seine vollständige Funktionsfähigkeit erlangt, wenn es an Phospholipidvesikel gebunden ist (**relipidated Tissue-Faktor**). Die maximale Aktivität des Komplexes mit Faktor VIIa wird bei einem Gemisch aus 20% Phosphatidylserin and 80% Phosphatidylcholin erreicht [93]. Mit einer Erhöhung der Tissue-Faktor-Konzentration sinkt die Abhängigkeit vom intrinischen Gerinnungssystem; die Lag Time ist verkürzt, Thrombin Peak und Endogenes Thrombinpotenzial sind erhöht. Weiterhin vermindert sich der Einfluss der Thrombozyten auf die Lag Time.

Phospholipide

Phospholipide sind essenziell für den Ablauf der Gerinnungskaskade. Besonders in plättchenarmem Plasma wird die Thrombinbildung durch den Einsatz von Phospholipiden erst möglich. Eingesetzt werden Mischungen aus Phosphatidylserin, Phosphatidylcholin und Phosphatidylethanolamin. Mit einer Erhöhung der Phospholipidkonzentration sinken Lag Time, Thrombin Peak und ETP, auch die Abhängigkeit der Thrombinbildung von der Thrombozytenzahl sinkt [16].

Corn-Trypsin-Inhibitor (CTI) und Kontaktphase

Mit dem Zeitpunkt der Blutentnahme beginnt eine mögliche Kontaktaktivierung des Gerinnungssystems. Dies führt zu verkürzten Messzeiten oder erhöhtem Endogenem Thrombinpotenzial [84]. Die Zugabe von CTI (1 µmol/l) kann eine ungewollte Aktivierung verhindern [23], weiterhin wurde eine verbesserte Präzision beobachtet. Dies gilt zumindest, wenn der Ansatz mit einer geringen Tissue-Faktor-Konzentration durchgeführt wird (< 0,5 pmol/l) [119].

Dennoch wird der Einsatz von CTI kontrovers diskutiert. Verschiedene Autoren bezweifeln die Notwendigkeit der Kontaktphaseninhibierung [19]. Insbesondere die steigende Bedeutung des endogenen Gerinnungssystems steht im Widerspruch zum Einsatz von Kontaktphaseninhibitoren [85], [71]. Auch konnte durch Aktivierung der Kontaktphase eine verbesserte Sensitivität für einen Faktor-VIII-Mangel gezeigt werden [89].

Aktiviertes Protein C und Thrombomodulin

Durch das Fehlen von Endothelzellen und Thrombomodulin wird Protein C in Thrombinbildungstests nur unzureichend aktiviert. Störungen im Protein C-System, insbesondere Faktor-V-Leiden, werden nur unzureichend erfasst. Durch die Zugabe von aktiviertem Protein C (APC) zum Reaktionsansatz kann dies ausgeglichen werden. Üblicherweise wird die Verminderung der Thrombinbildung durch aktiviertes Protein C bestimmt, z. B. als Quotient von ETP mit APC-Zusatz und ETP ohne APC-Zusatz. Eine weitere Möglichkeit stellt die Zugabe von Thrombomodulin dar. Dieser Test wird analog zur APC-Zugabe über die Bildung eines Quotienten ausgewertet.

Thrombozytenrezeptoragonisten

Durch die Zugabe von Thrombozytenrezeptoragonisten wie Arachidonsäure, ADP oder Kollagen kann die Thrombinbildung ausgelöst werden. Diese Methode erlaubt es, den Beitrag der Blutplättchen zur Thrombinbildung zu beurteilen [1].

Standardisierung

Einer der Nachteile der bisherigen Thrombingenerierungstests ist die mangelnde Standardisierung. Dies ist angesichts der hohen Variabilität von Testbedingungen auch kaum möglich. In Zusammenarbeit verschiedener Laboratorien wurde eine Standardisierungsempfehlung veröffentlicht [124].

Der Test Calibrated automated Thrombogram (CAT; fluorimetrisch, Diagnostica Stago) verwendet einen Kalibrator mit einer definierten Thrombinaktivität. Dieser Kalibrator dient gleichzeitig noch zur Korrektur des Inner-Filter-Effekts [57]. ETP (photometrisch, Siemens Healthcare Diagnostics) und Technothrombin TGA (fluorimetrisch, Technoclone) verwenden Kalibratoren mit einer definierten Thrombinaktivität, für letzteren stehen auch verschiedene Kontrollen zur Verfügung.

Daneben existieren zahlreiche In-house-Tests, die nicht standardisiert sind.

■ Einflussgrößen

Thrombingenerierungstests erfassen eine Vielzahl von Störungen des Gerinnungssystems. Deren Einfluss auf die Messergebnisse hängt jedoch stark von verwendeten Aktivatoren und Modulatoren ab. So vermindert eine Erhöhung der Tissue-Faktor-Konzentration den Einfluss der intrinischen Gerinnungsfaktoren; der Einsatz von Thrombomodulin oder aktiviertem Protein C verstärkt deren Einfluss.

Endogenes Thrombinpotenzial und Thrombin Peak

Die Auswirkungen von Einflussgrößen auf das Endogene Thrombinpotenzial und den Thrombin Peak zeigt Tab. 26.8.

Lag Time und Time to Peak

Es ist zu beachten, dass Änderungen der Lag Time auch in Time to Peak einfließen. Potenzielle Einflussfaktoren zeigt Tab. 26.9.

Slope

Im Vergleich zum Endogenen Thrombinpotenzial, das vor allem durch Thrombin-nahe Defekte beeinflusst wird, zeigt der Slope eine hohe Sensitivität für **Faktor-X-nahe Defekte.** Die erste Ableitung der Thrombinbildungskurve kann, zumindest vor dem Erreichen des Thrombin Peaks, als Maß für die Aktivität des Prothrombinase-Komplexes interpretiert werden. Dieser wiederum ist insbesondere von der Konzentration der Tenase-Komplexe abhängig. Somit ergibt sich eine besonders hohe Sensitivität für Faktor VIII, Faktor IX, re-

Tab. 26.**8** Modifikation des Endogenen Thrombinpotenzials und des Thrombin Peaks durch Medikamente und biologische Einflüsse

vermindert		erhöht	
Medikamente	**biologische Einflussgrößen**	**Medikamente**	**biologische Einflussgrößen**
• Vitamin-K-Antagonisten • unfraktioniertes Heparin • direkte Xa-Inhibitoren • direkte Thrombininhibitoren	• Hämophilie A und B • von-Willebrand-Syndrom Typ 2N oder 3 • Faktor-II-, Faktor-V-, Faktor-X-, Faktor-XI-Mangel	• rekombinanter Faktor VIIa • FEIBA • PPSB • orale Kontrazeptiva • Hormonersatztherapie	• Antithrombin-Mangel • Protein-C/S-Mangel • Prothrombinvariante 20210 G>A • Faktor-V-Leiden (mit Zugabe von APC) • erhöhte Spiegel von Faktor II, Faktor VIII, Faktor IX, Faktor XI • Schwangerschaft • Alter

FEIBA = Factor Eight Inhibitor Bypassing Activity; PPSB = Proenzyme der Serinproteasen des Prothrombin-Komplexes

Tab. 26.9 Auswirkungen von Einflussgrößen auf Lag Time und Time to Peak (TTP) des Thrombingenerierungstests

verlängert		verkürzt	
Medikamente	**biologische Einflussgrößen**	**Medikamente**	**biologische Einflussgrößen**
• Vitamin-K-Antagonisten • unfraktioniertes Heparin • direkte Xa-Inhibitoren • direkte Thrombininhibitoren • verminderte Plättchenfunktion	• Faktor-VII-, Faktor-II-, Faktor-V-, Faktor-X-Mangel • Hämophilie B • Hämophilie A • verminderte Plättchenfunktion	• rekombinanter Faktor VIIa • FEIBA • PPSB	• verminderte TFPI-Spiegel • verminderte Protein-S-Spiegel • voraktivierte Plättchen • Mikropartikel • erhöhte Faktor-VIII-, Faktor-IX-, Faktor-XI-Spiegel (TTP)

FEIBA = Factor Eight Inhibitor Bypassing Activity; PPSB = Proenzyme der Serinproteasen des Prothrombin-Komplexes; TFPI = Tissue Factor Pathway Inhibitor

kombinanten Faktor VIIa und FEIBA (vgl. Clot Wave Form Analysis, die erste Ableitung der Thrombinbildungskurve entspricht der zweiten Ableitung der ursprünglichen Messkurve [113], [88]).

Thrombophilien

Patienten mit angeborenen Thrombophilien zeigen eine verkürzte Lag Time und Time to Peak, verbunden mit einem erhöhten Thrombin Peak und erhöhtem Endogenem Thrombinpotenzial. Für ein Thrombophilie-Screening werden Tests mit höherer Aktivierung empfohlen (z. B. 5 pmol/l Tissue-Faktor).

Thrombin-nahe Defekte wie Antithrombinmangel und Prothrombinvariante 20210 G > A zeigen einen stark erhöhten Thrombin Peak und ein erhöhtes Endogenes Thrombinpotenzial. **Thrombogene Risikofaktoren** wie erhöhte Spiegel an Faktor VIII, Faktor IX oder Faktor XI zeigen eine moderate Erhöhung [115], ebenso wie Protein-C- oder Protein-S-Mangel [38], [86]. Faktor-V-Leiden wird von den klassischen Thrombingenerierungstests nicht erfasst; eine verbesserte Sensitivität kann durch die Zugabe von aktiviertem Protein C erreicht werden (vgl. Kap. D27.3, S. 458 und Kap. Protein-C-Gerinnungstest über die PTT, S. 605 f.).

Lupus-Antikoagulanzien

Aufgrund ihrer Heterogenität ist der Einfluss von Lupus-Antikoagulanzien auf die Thrombingenerierungstests uneinheitlich, meist jedoch verbunden mit einer Verlängerung der Lag Time (vgl. aPTT; s. Kap. D26.2) [27].

Antikoagulanzientherapie

Antikoagulanzien senken die Thrombinbildung dosisabhängig. Diese Änderungen hängen aber sowohl vom Wirkungsmechanismus des Antikoagulans als auch von dem verwendeten Test ab. Mit fallender Tissue-Faktor- oder Phospholipid-Konzentration steigt die Sensitivität. Im Vergleich zwischen plättchenarmem und plättchenreichem Plasma können große Differenzen auftreten [98].

- **Vitamin K-Antagonisten:** Die Gabe von Vitamin-K-Antagonisten führt zu einer Verminderung des Thrombin Peaks und des Endogenen Thrombinpotenzials sowie zu einer Verlängerung der Lag Time in Abhängigkeit von der INR [65].
- **unfraktioniertes Heparin:** Dosisabhängig sind Endogenes Thrombinpotenzial und Thrombin Peak deutlich vermindert, die Lag Time wird verlängert.
- **direkte Thrombin- und Faktor-Xa-Inhibitoren:** Die Wirkung dieser Substanzen auf die Thrombinbildung ist vielfältig. Bei Inhibitoren gegen Faktor Xa dominiert meist die Senkung des Thrombin Peaks, bei den Thrombininhibitoren jedoch die Verlängerung der Lag Time. Je nach Wirkungsmechanismus können diese Veränderungen auch kombiniert auftreten [98], [48].

Thrombingenerierung und Thromboserisiko

Ein erhöhtes Endogenes Thrombinpotenzial ist ein unabhängiger Risikofaktor für eine rezidivierende Venenthrombose [41].

Hämorrhagische Diathesen

Plasma von Patienten mit einer erhöhten Blutungsneigung auf dem Boden eines Gerinnungsfaktorenmangels zeigen eine verlängerte Lag Time und Time to Peak, verbunden mit einem verminderten Thrombin Peak und endogenem Thrombinpotenzial. Für ein Screening werden Tests mit möglichst niedriger Aktivierung empfohlen (max. 1 pmol/l Tissue-Faktor).

Hämophilie A und B

Ein Mangel an Faktor VIII zeichnet sich vor allem durch einen reduzierten Thrombin Peak aus, während ein Faktor-IX-Mangel eine deutliche Verlängerung der Thrombinbildung zeigt. Weiterhin ist bei der Hämophilie B die Wirkung von Faktor IX mit der Thrombozytenzahl verknüpft [115]. Auch beim Vorliegen von Inhibitoren gegen Faktor VIII oder IX ist die Thrombinbildung stark vermindert. Dargaud et al. und andere Autoren konnten einen Zusammenhang zwischen Blutungsneigung und Verminderung der Thrombinbildung zeigen [24].

- **Substitutionstherapie bei Hämophilie:** Mithilfe von Thrombingenerierungstests ist es möglich, bei Hämophilen die Substitutionstherapie zu planen und zu überwachen. Durch Zusatz von Faktor VIII oder IX zur Patientenprobe kann die Menge an Gerinnungsfaktor bestimmt werden, die zur Normalisierung der Thrombinbildung benötigt wird [10]. Dies ist auch für FEIBA oder rekombinanten Faktor VIIa bei Hemmkörperhämophilie möglich [22] und kann auch genutzt werden, um neue Therapieoptionen zu testen [125].

von-Willebrand-Syndrom

Die Thrombinbildung bei Patienten mit von-Willebrand-Syndrom korreliert mit der Faktor-VIII-Aktivität. Die Wirkung des von-Willebrand-Faktors selbst kann mit Thrombinbildungstests nicht erfasst werden [111].

Faktor XIII

Faktor XIII wird von Thrombinbildungstests nicht erfasst.

Alter

Die Thrombinbildung steigt mit dem Alter des Patienten. Das ETP erhöht sich um bis zu 60 %, der Thrombin Peak um bis zu 30 %. Lag Time und Time to Peak verkürzen sich mit dem Alter leicht, wobei der Effekt bei Time to Peak auf die Verkürzung der Lag Time zurückzuführen ist [52]. Neugeborene zeigen bereits eine ausreichende Thrombinbildung, bedingt vor allem durch niedrige Spiegel an Tissue Factor Pathway Inhibitor (TFPI) und Antithrombin [21].

Geschlecht, orale Kontrazeptiva und Schwangerschaft

Männer und Frauen weisen eine vergleichbare Thrombinbildung auf [28]. Die Einnahme von oralen Kontrazeptiva führt zu einem erhöhten ETP, Thrombin Peak und Slope und verkürzt die Lag Time [15]. Patientinnen mit oralen Kontrazeptiva der 3. Generation zeigen eine deutlich erhöhte Thrombinbildung, verglichen mit einer moderaten Erhöhung unter einer Pille der 2. Generation [110]. Die orale Hormonersatztherapie führt ebenfalls zu einer erhöhten Thrombinbildung [126].

Auch während der Schwangerschaft erhöht sich die Thrombinbildung; mit fortschreitender Dauer steigen ETP und Thrombin Peak an, während die Lag Time leicht abfällt [109].

! **Kasuistiken**
- **homozytoge Faktor-V-Leiden-Mutation:** Z. n. Mehretagenthrombose (unter oraler Kontrazeption und Nikotinabusus) (Abb. 26.**8**)
- **heterozygote Prothrombinvariante 20210 G>A:** Patientin mit positiver Familienanamese, ohne Hinweis auf Thromboembolie (Abb. 26.**8**)
- **Prophylaxe mit LMWH:** 22. Schwangerschaftswoche, 2 Aborte in Frühschwangerschaft, ohne Hinweis auf Thromboembolie, 3 h nach Applikation von Dalteparin (Abb. 26.**8**)
- **schwere Hämophilie A, Faktor VIII < 1 %** (Abb. 26.**8**)

Messgröße	Faktor-V-Leiden	Prothrombin-variante 20210 GA	Heparin-therapie	schwere Hämo-philie A	Referenz-bereich
ETP (nM/min)	1979	3801	653	1054	1693–2629
Lag Time (min)	2,3	2,3	5,0	6,5	1,1–5,1
Time to Peak (min)	5,7	4,3	10,4	10,0	5,2–9,8
Thrombin Peak (nM)	336,9	631,5	57,4	74,7	225–545
Slope (nM/min)	100,9	315,7	10,7	21,3	o.A.

ETP = Endogenes Thrombinpotenzial

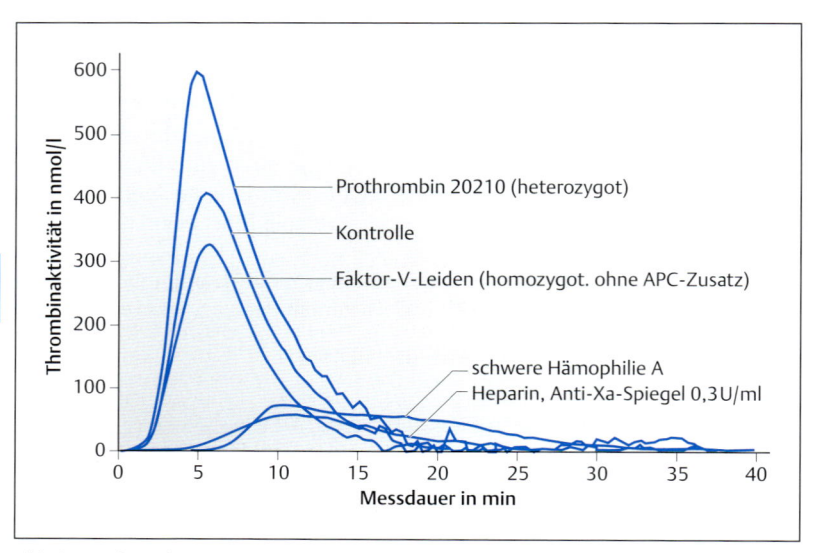

Abb. 26.**8** Thrombingenerierung bei verschiedenen Hämostasestörungen.

Literatur

[1] Altman R, Scazziota AS, Herrera ML et al. Thrombin generation by activated factor VII on platelet activated by different agonists. Extending the cell-based model of hemostasis. Thromb J 2006; 4: 5
[2] Arkin CF, Bowie EJW, Carroll J et al. One stage prothrombin time (PT) test and activated partial thromboplastin time (aPTT) test: approved Guideline. NCCLS 1996; 12: 1–26
[3] Baglin T. Acquired bleeding disorders. Clin Med 2005; 5: 326–328
[4] Bark CJ, Orloff MJ. The partial thromboplastin time and factor VIII therapy. Am J Clin Path 1972; 57: 478–81
[5] Barrowcliffe TW, Gray E. Studies of phospholipid reagents used in coagulation I: Some general properties and their sensitivity to factor VIII. Thromb Haemost 1981; 46: 629–633
[6] Barrowcliffe TW, Gray E. Studies of phospholipid reagents used in coagulation II: Factors influencing their sensitivity to heparin. Thromb Haemost 1981; 46: 634–637
[7] Barrowcliffe TW. International standards in Hemostasis. In: Kitchen S, Olson JD, Preston FE, eds. Quality in Laboratory Hemostasis and Thrombosis. Oxford: Wiley-Blackwell; 2009: 19–30
[8] Barthels M, Heimburger N. Acquired thrombin inhibitor in a patient with liver cirrhosis. Haemostasis 1985; 15: 395–401
[9] Barthels M, Kraus M, Bohn U et al. Factor VIII inhibitor tests could be less sensitive than supposed. Vox Sang 1999; 77: 87–89

[10] Bassus S, Wegert W, Krause M et al. Platelet-dependent coagulation assays for factor VIII efficacy measurement after substitution therapy in patients with haemophilia A. Platelets 2006; 17: 378–384
[11] Basu D, Gallus A, Hirsh JA et al. A prospective study of the value of monitoring heparin treatment with the activated partial thromboplastin time. N Engl J Med 1972; 287: 324–327
[12] Blombäck, M. Abildgaard U, van den Besselaar AMHP et al. Nomenclature of quantities and units in thrombosis and Haemostasis (recommendation 1993). Thromb Haemost 1994; 71: 375–394
[13] Bowie EJ, Thompson JH Jr, Pascuzzi CA et al. Thrombosis in systemic lupus erythematosus despite circulating anticoagulants. J Lab Clin Med 1963; 62: 416–430
[14] Broze GJ Jr, Leykam JE, Schwartz BD et al. Purification of human brain tissue factor. J Biol Chem 1985; 260: 10917–10920
[15] Brummel-Ziedins K, Vossen CY, Rosendaal FR et al. The plasma hemostatic proteome: thrombin generation in healthy individuals. J Thromb Haemost 2005; 3: 1472–1481
[16] Butenas S, Branda RF, van't Veer C et al. Platelets and phospholipids in tissue factor-initiated thrombin generation. Thromb Haemost 2001; 86: 660–667
[17] Chandler WL. Initial evaluation of hemostasis: reagent and method selection. In: Kitchen S, Olson JD, Preston FE, eds. Quality in Laboratory Hemostasis and Thrombosis. Oxford: Wiley-Blackwell; 2009: 63–71
[18] Chantarangkul V, Clerici M, Bressi C et al. Thrombin generation assessed as endogenous thrombin potential in patients with hyper- or hypo-coagulability. Haematologica 2003; 88: 547–554
[19] Chantarangkul V, Mancuso ME, Lemma L et al. Thrombin generation (TG) assays in haemophiliacs with inhibitors treated with by-passing agents: the utility of adding corn trypsin inhibitor (CTI). J Thromb Haemost 2011; 9 Suppl 2: 130
[20] Conley CL, Hartmann RC. A haemorrhagic disorder caused by circulating anticoagulant in patients with disseminated lupus erythematosus. J Clin Invest 1952; 31: 621–622
[21] Cvirn G, Gallistl S, Leschnik B et al. Low tissue factor pathway inhibitor (TFPI) together with low antithrombin allows sufficient thrombin generation in neonates. J Thromb Haemost 2003; 1: 263–268
[22] Dargaud Y, Lienhart A, Meunier S et al. Major surgery in a severe haemophilia A patient with high titre inhibitor: use of the thrombin generation test in the therapeutic decision. Haemophilia 2005; 11: 552–558
[23] Dargaud Y, Luddington R, Baglin TP. Elimination of contact factor activation improves measurement of platelet-dependent thrombin generation by calibrated automated thrombography at low-concentration tissue factor. J Thromb Haemost 2006; 4: 1160–1161
[24] Dargaud Y, Negrier C. Thrombin generation testing in haemophilia comprehensive care centres. Haemophilia 2010; 16: 223–230
[25] De Moerloose P, Neerman-Arbez M. Congenital fibrinogen disorders. Semin Thromb Haemost 2009; 35: 356–366
[26] De Smedt E, Hemker HC. Thrombin generation is extremely sensitive to preheating conditions. J Thromb Haemost 2011; 9: 233–234
[27] Devreese K, Peerlinck K, Arnout J et al. Laboratory detection of the antiphospholipid syndrome via calibrated automated thrombography. Thromb Haemost 2009; 101: 185–196

[28] Dielis AWJH, Castoldi E, Spronk HMH et al. Coagulation factors and the protein C system as determinants of thrombin generation in a normal population. J Thromb Haemost 2008; 6: 125–131
[29] DIN 58902 Hämostaseologie – Referenzmessverfahren für die Bestimmung der Batroxobinzeit. In: DIN-Taschenbuch 261: Hämostaseologie. 3. Aufl. Berlin–Wien–Zürich: Beuth; 2010: 9–11
[30] DIN 58908 Hämostaseologie – Referenzmessverfahren für die Bestimmung der aktivierten partiellen Thromboplastinzeit (APTT). In: DIN-Taschenbuch 261: Hämostaseologie. 3. Aufl. Berlin–Wien–Zürich: Beuth; 2010: 32–35
[31] DIN 58910-1 Hämostaseologie – Thromboplastinzeitbestimmung – Teil 1: Referenzmeßverfahren für die Bestimmung im venösen Citraplasma. In: DIN-Taschenbuch 261: Hämostaseologie. 3. Aufl. Berlin–Wien–Zürich: Beuth; 2010: 42–45
[32] DIN 58910-2 Hämostaseologie – Thromboplastinzeitbestimmung – Teil 2: Referenzmeßverfahren für die Bestimmung im venösen Citratplasma. In: DIN-Taschenbuch 261: Hämostaseologie. 3. Aufl. Berlin–Wien–Zürich: Beuth; 2010: 46–49
[33] DIN 58910-3 Hämostaseologie – Thromboplastinzeitbestimmung – Teil 3: Referenzmeßverfahren für die Bestimmung im Kapillarcitratblut. In: DIN-Taschenbuch 261: Hämostaseologie. 3. Aufl. Berlin–Wien–Zürich: Beuth; 2010: 50–53
[34] DIN 58910-4 Hämostaseologie – Thromboplastinzeitbestimmung – Teil 4: Referenzmeßverfahren für die Bestimmung im Kapillarvollblut. In: DIN-Taschenbuch 261: Hämostaseologie. 3. Aufl. Berlin–Wien–Zürich: Beuth; 2010: 54–57
[35] DIN 58914-1 Hämostaseologie – Thrombinzeitbestimmung – Teil 1: Referenzmeßverfahren für die Bestimmung im venösen Citraplasma. In: DIN-Taschenbuch 261: Hämostaseologie. 3. Aufl. Berlin–Wien–Zürich: Beuth; 2010: 81–84
[36] DIN 58939-1 Hämostaseologie – Referenzplasma – Teil 1: Anforderungen, Herstellungen. In: DIN-Taschenbuch 261: Hämostaseologie. 3. Aufl. Berlin–Wien–Zürich: Beuth; 2010: 113–118
[37] Donati MB, Vermylen J, Verstraete M. Fibrinogen degradation products and a fibrinogen assay based on clotting kinetics. Scand J Haemat Suppl 1971; 13: 255–256
[38] Duchemin J, Pan-Petesch B, Arnaud B et al. Influence of coagulation factors and tissue factor concentration on the thrombin generation test in plasma. Thromb Haemost 2008; 99: 767–773
[39] Eby CS, Joist JH. Hemostatic abnormalities in liver disease. In: Colman RW, Marder VJ, Clowes AW, George JN, Goldhaber SZ, eds. Hemostasis and Thrombosis: Basic Principles and Clinical Practice. 5th ed. Philadelphia: Lippincott, Williams & Wilkins; 2006: 1025–1033
[40] Ehrly AM. Hämorheologische Therapie durch fibrinogensenkende Maßnahmen. Hämostaseologie 1984; 4: 32–35
[41] Eichinger S, Hron G, Kollars M et al. Prediction of recurrent venous thromboembolism by endogenous thrombin potential and D-dimer. Clin Chem 2008; 54: 2042–2048
[42] LaDuca FM, Tourbaf KD. Fletcher factor deficiency, source of variations of the activated partial thromboplastin time test. Am J Clin Pathol 1981; 65: 626–628
[43] Francis JL, Armstrong DJ. Acquired dysfibrinogenemia in liver disease. J Clin Pathol 1982; 35: 667–672
[44] Gaffney PJ, Edgell TA. The International and "NIH" units for thrombin – how do they compare? Thromb Haemost 1995; 74: 900–903
[45] Gaffney PJ, Edgell TA. The second British standard for Batroxobin (moojeni). Thromb Haemost 1998; 80: 1037–1038

[46] Gardiner C, Machin SJ, Mackie IJ. Measuring thrombin generation based sensitivity to activated protein C using an automated coagulometer (ACL 9000). Int J Lab Hematol 2008; 30: 261–268
[47] Gastineau DA, Gertz MA, Daniels TM et al. Inhibitor of the thrombin time in systemic amyloidosis: a common coagulation abnormality. Blood 1991; 77: 2637–2640
[48] Gerotziafas GT, Depasse F, Chakroun T et al. Comparison of the effect of fondaparinux and enoxaparin on thrombin generation during in-vitro clotting of whole blood and platelet-rich plasma. Blood Coagul Fibrinolysis 2004; 15: 149–156
[49] Gerotziafas GT, Elalamy I, Depasse F et al. In vitro inhibition of thrombin generation, after tissue factor pathway activation, by the oral, direct factor Xa inhibitor rivaroxaban. J Thromb Haemost 2007; 5: 886–888
[50] Gjonnaess H. Cold promoted activation of factor VII. - IX. Relation of the coagulation system. Thromb Diath Haemorrh 1972; 28: 194–205
[51] Gosselin R, Owings JT, White RH et al. A comparison of point-of-care instruments designed for monitoring oral anticoagulation with standard laboratory methods. Thromb Haemost 2000; 83: 698–703
[52] Haidl H, Cimenti C, Leschnik B et al. Age-dependency of thrombin generation measured by means of calibrated automated thrombography (CAT). Thromb Haemost 2006; 95: 772–775
[53] Hanss M, Biot F. A database for human fibrinogen variants. Ann N Y Acad Sci 2001; 936: 89–90
[54] Hantgan RR, Lord ST. Fibrinogen structure and physiology. In: Colman RW, Marder VJ, Clowes AW, George JN, Goldhaber SZ, eds. Hemostasis and Thrombosis: Basic Principles and Clinical Practice. 5th ed. Philadelphia: Lippincott, Williams & Wilkins; 2006: 305–306
[55] Hartung KJ, Lutze G, Luley C. Untersuchungen zur „Heparin-Empfindlichkeit" verschiedener APTT-Reagenzien: ist die Ermittlung mit einem Normalplasmapool ausreichend? J Lab Med 1998; 22: 157–162
[56] Hawiger J, Niewiarowski S, Gurewich V et al. Measurement of fibrinogen and fibrin degradation products in serum by staphylococcal clumping test. J Lab Clin Med 1970; 75: 93–108
[57] Hemker HC, Giesen P, Al Dieri R. The calibrated automated thrombogram (CAT): a universal routine test for hyper- and hypocoagulability. Pathophysiol Haemost Thromb 2002; 32: 249–253
[58] Hemker HC, Kessels H. Feedback mechanisms in coagulation. Haemostasis 1991; 21: 189–196
[59] Hemker HC, Wielders S, Kessels H et al. Continuous registration of thrombin generation in plasma, its use for the determination of the thrombin potential. Thromb Haemost 1993; 70: 617–624
[60] Hirsh J. Heparin. New Engl J Med 1991; 324: 1565–1574
[61] Hirsh J. Oral anticoagulant drugs. New Engl J Med 1991; 324: 1865–1875
[62] Hron G, Eichinger S, Weltermann A et al. Prediction of recurrent venous thromboembolism by the activated partial thromboplastin time. J Thromb Haemost 2006; 4: 752–756
[63] Huang MN, Kasper CK, Roberts HR et al. Molecular defect in factor IX$_{Hilo}$, a hemophilia B$_m$ variant: Arg→Gln at the carboxyterminal cleavage site of the activation peptide. Blood 1989; 73: 718–721
[64] Ivandic B, Zorn M. Monitoring of the anticoagulants argatroban and lepirudin: a comarison of laboratory methods. Clin Appl Thromb Hemost 2011; 17: 549–555

[65] Jansa P, Hrachovinova I, Ambroz D et al. Effect of warfarin anticoagulation on thrombin generation in patients with idiopathic pulmonary arterial hypertension. Bratisl Lek Listy 2010; 111: 595–598
[66] Jürgens J. Über das Verhalten antithrombotischer Substanzen bei Erkrankungen der Leber. Dtsch Arch Klin Med 1952; 200: 67–85
[67] Kawabata SI, Iwanaga S. Structure and function of staphylothrombin. Semin Thromb Hemost 1994; 20: 345–350
[68] Keller F, Kolde H J, Ramirez I. Evaluierung eines neuartigen Thromboplastins auf der Basis von recombinantem humanem Tissue Faktor und synthetischen Phospholipiden. Lab Med 1993; 17: 523–532
[69] Kelsey PR, Stevenson KJ, Poller L. The diagnosis of lupus anticoagulants by the activated partial thromboplastin time – the central role of phosphatidylserine. Thromb Haemost 1984; 52: 172–175
[70] Kessler CM, Acs P, Mariani G. Acquired disorders of coagulation. In: Colman RW, Marder VJ, Clowes AW, George JN, Goldhaber SZ, eds. Hemostasis and Thrombosis: Basic Principles and Clinical Practice. 5th ed. Philadelphia: Lippincott, Williams & Wilkins; 2006: 1061–1084
[71] Kilinç E, van Oerle R, Borissoff JI et al. Factor XII activation is essential to sustain the procoagulant effects of particulate matter. J Thromb Haemost 2011; 9: 1359–1367
[72] Kingdon, HS, Lundblad RL, Veltkamp JJ et al. Potentially thrombogenic materials in factor IX concentrates. Thromb Diath Haemorrh 1975; 33: 617–631
[73] Kitchens CS. To bleed or not to bleed? Is that the question for the PTT? J Thromb Haemost 2005; 3: 2607–2611
[74] Köhler M, Dati F, Kolde HJ. Aktivierte partielle Thromboplastinzeit (aPTT)-Standortbestimmung - Standardisierung der Methode, Interpretation der Befunde und Grenzen der Anwendbarkeit. Lab Med 1995; 19: 162–166
[75] Langdell RD, Wagner RH, Brinkhous KM. Effect of antihaemophilic factor on one-stage clotting tests: a presumptive test for hemophilia and a simple one-stage antihemophilic factor assay procedure. J Lab Clin Med 1953; 41: 637–647
[76] Lau A, Berry LR, Mitchell LG et al. Effect of substrate and fibrin polymerization inhibitor on determination of plasma thrombin generation in vitro. Thromb Res 2007; 119: 667–677
[77] Lewis JH, Iammarino RM, Spero JA et al. Antithrombin Pittsburgh: an α_1-antitrypsin variant causing hemorrhagic disease. Blood 1978; 51: 129–137
[78] Lindahl TL, Baghaei F, Fagerberg Blixter I et al. Effects of the oral direct thrombin-inhibitor Dabigatran on five common coagulation assays. Thromb Haemost 2011; 105: 371–378
[79] Lipinski B, Gurewich V. Lipinski I et al. Thrombin time prolongation in cirrhosis in relation to enhanced fibrinogen degradation. Thromb Res 1977; 10: 185–187
[80] Loeliger EA, Broekmans AW. Optimal therapeutic anticoagulation. Haemostasis 1985; 15: 283–292
[81] Loeliger EA, van den Besselaar AMHP, Lewis SM. Reliability and clinical impact of the normalization of the prothrombin times in oral anticoagulant control. Thromb Haemost 1985; 53: 148–154
[82] Loeliger EA. ICSH/ICTH recommendations for reporting prothrombin time in oral anticoagulant control. Acta Haematol 1984; 72: 405–407
[83] Love JE, Ferrell C, Chandler WL. Monitoring direct thrombin inhibitors with a plasma diluted thrombin time. Thromb Haemost 2007; 98: 234–242

[84] Luddington R, Baglin T. Clinical measurement of thrombin generation by calibrated automated thrombography requires contact factor inhibition. J Thromb Haemost 2004; 2: 1954–1959
[85] Maas C, Oschatz C, Renné T. The Plasma Contact System 2.0. Semin Thromb Hemost 2011; 37: 375–381
[86] Machlus KR, Colby EA, Wu JR et al. Effects of tissue factor, thrombomodulin and elevated clotting factor levels on thrombin generation in the calibrated automated thrombogram. Thromb Haemost 2009; 102: 936–944
[87] Mani H, Hesse C, Stratmann G et al. Rivaroxaban differentially influences ex vivo global coagulation assays based on the administration time. Thromb Haemost 2011; 106: 156–164
[88] Matsumoto T, Nogami K, Ogiwara K et al. A modified thrombin generation test for investigating very low levels of factor VIII activity in hemophilia A. Int J Hematol 2009; 90: 576–582
[89] Matsumoto T, Shima M, Takeyama M et al. The measurement of low levels of factor VIII or factor IX in hemophilia A and hemophilia B plasma by clot waveform analysis and thrombin generation assay. J Thromb Haemost 2006; 4: 377–384
[90] McDonagh J. Dysfibrinogenemia and other disorders of fibrinogen structure or function. In: Colman RW, Hirsh J, Marder VJ, Clowes AW, George JN, eds. Hemostasis and thrombosis: Basic Principles and Clinical Practice. 4th ed. Philadelphia: Lippincott Williams & Wilkins; 2001: 855–892
[91] McPhedran P, Clyne LP, Ortoli NA et al. Prolongation of the partial thromboplastin time associated with poor venipuncture technique. Am J Clin Pathol 1974; 62: 16–20
[92] Mikaelsson M, Oswaldsson U, Sandberg H. Influence of phospholipids on the assessment of factor VIII activity. Haemophilia 1998; 4: 641–645
[93] Morrissey JH. Tissue factor: An enzyme cofactor and a true receptor. Thromb Haemost 2001; 86: 66–74
[94] Nowak G, Bucha E. Quantitative determination of hirudin in blood and body fluids. Semin Thromb Hemost 1996; 22: 197–202
[95] Owen MC, Brennan SO, Lewis JH et al. Mutation of antitrypsin to antithrombin: α_1-antitrypsin Pittsburgh (358 Met→Arg), a fatal bleeding disorder. N Engl J Med 1983; 309: 694–698
[96] Pengo V, Tripodi A, Reber G et al. Update of the guidelines for lupus anticoagulant detection. J Thromb Haemost 2009; 7: 1737–1740
[97] Petersen D, Barthels M. Die artefiziell manipulierte Krankheit durch heimliche Einnahme des oralen Antikoagulans Phenprocoumon. Med Klinik 1995; 90: 277–283
[98] Petros S, Siegemund T, Siegemund A et al. The effect of different anticoagulants on thrombin generation. Blood Coagul Fibrinolysis 2006; 17: 131–137
[99] Pirkle H, Stocker K. Thrombin like enzymes from snake venoms – An inventory. Thromb Haemost 1991; 65: 444–450
[100] Poller L. Activated partial thromboplastin time (aPTT). In: Jespersen J, Bertina RM, Haverkate F, eds. Laboratory Techniques in Thrombosis – A manual. 2nd ed. Dordrecht–Boston–London: Kluwer Academic Publishers; 1999: 37–44
[101] Poller L. International normalized ratios (INR): the first 20 years. J Thromb Haemost 2004; 2: 849–860
[102] Poller L. Prothrombin time (PT). In: Jespersen J, Bertina RM, Haverkate F, eds. Laboratory Techniques in Thrombosis – A manual. 2nd ed. Dordrecht–Boston–London: Kluwer Academic Publishers; 1999: 45–61

[103] Proctor RR, Rapaport SI. The partial thromboplastin time with kaolin: a simple screening test for first stage plasma clotting factor deficiencies. Am J Clin Pathol 1961; 36: 212–219
[104] Puetz J. Thrombin time and fibrinogen as initial screening tests for people with inherited bleeding disorders. Haemophilia 2010; 16: 700–701
[105] Quick AJ, Stanley-Brown M, Bancroft FW. A study of the coagulation defect in hemophilia and in jaundice. Am J Med Sci 1935; 190: 501–511
[106] Ramjee MK. The use of fluorogenic substrates to monitor thrombin generation for the analysis of plasma and whole blood coagulation. Anal Biochem 2000; 277: 11–18
[107] Rapaport SI, Vermylen J, Hoylarts M et al. The multiple faces of the partial thromboplastin time APTT. J Thromb Haemost 2004; 2: 2250–2259
[108] Róka L, Bleyl H. Die Rolle von Antithrombin bei gestörter Hämostase. Folia haemat Int Mag Klin Morphol Blutforsch 1977; 104: 707–718
[109] Rosenkranz A, Hiden M, Leschnik B et al. Calibrated automated thrombin generation in normal uncomplicated pregnancy. Thromb Haemost 2008; 99: 331–337
[110] Rosing J, Tans G, Nicolaes GAF et al. Oral contraceptives and venous thrombosis: different sensitivities to activated protein C in women using second- and third-generation oral contraceptives. Br J Haematol 1997; 97: 233–238
[111] Rugeri L, Beguin S, Hemker HC et al. Thrombin-generating capacity in patients with von Willebrand's disease. Haematologica 2007; 92: 1639–1646
[112] Samama MM, Martinoli JL, LeFlem L et al. Assessment of laboratory assays to measure rivaroxaban – an oral, direct factor Xa inhibitor. Thromb Haemost 2010; 103: 815–825
[113] Shima M. Understanding the hemostatic effects of recombinant factor VIIa by clot wave form analysis. Semin Hematol 2004; 41(Suppl 1): 125–131
[114] Siegemund A, Petros S, Siegemund T et al. The endogenous thrombin potential and high levels of coagulation factor VIII, factor IX and factor XI. Blood Coagul Fibrinolysis 2004; 15: 241–244
[115] Siegemund T, Petros S, Siegemund A et al. Thrombin generation in severe haemophilia A and B: The endogenous thrombin potential in platelet-rich plasma. Thromb Haemost 2003; 90: 781–786
[116] Soria J, Soria G, Yver J et al. Temps de reptilase. Etude de la polymerisation de la fibrine en presence de reptilase. Coagulation 1969; 2: 173–175
[117] Soulier JP, Prou O, Halle L. Further studies an thrombin-coagulase. Thrombos Diath haemorrh 1970; 23: 37–49
[118] Spira J, Plyushch O, Zozulya N et al. Safety, pharmacokinetics and efficacy of factor VIIa formulated with PEGylated liposomes in haemophilia A patients with inhibitors to factor VIII–an open label, exploratory, cross-over, phase I/II study. Haemophilia 2010; 16: 910–918
[119] Spronk HM, Dielis AW, Panova-Noeva M et al. Monitoring thrombin generation: Is addition of corn trypsin inhibitor needed? Thromb Haemost 2009; 6: 1156–1162
[120] Stevenson KJ, Easton AC, Curry A et al. The reliability of activated partial thromboplastin time methods and the relationship to lipid composition and ultrastructure. Thromb Haemost 1986; 55: 250–258
[121] Ströder J, Künzer W, Thoenes G et al. Gallensaures Natrium und Blutgerinnung. Klin Wochenschr 1964; 42: 295
[122] Tans G, Griffin JH. Properties of sulfatides in factor XII-dependent contact activation. Blood 1982; 59: 69–75

[123] Thaler E, Lechner K. Einsatz von Blutgerinnungstesten bei der Diagnostik und Überwachung von Patienten mit Lebererkrankungen. Hämostaseologie 1984; 4: 39–42
[124] The Subcommittee on Control of Anticoagulation of the SSC of the ISTH. Towards a recommendation for the standardization of the measurement of platelet-dependent thrombin generation. J Thromb Haemost 2011; 9: 1859–1861
[125] Tomokiyo K, Nakatomi Y, Araki T et al. A novel therapeutic approach combining human plasma-derived Factors VIIa and X for haemophiliacs with inhibitors: Evidence of a higher thrombin generation rate in vitro and more sustained haemostatic activity in vivo than obtained with Factor VIIa alone. Vox Sang 2003; 85: 290–299
[126] Tremollieres F, Brincat M, Erel CT et al. EMAS position statement: Managing menopausal women with a personal or family history of VTE. Maturitas 2011; 69: 195–198
[127] Triplett DA. Antiphospholipid-protein antibodies: Laboratory detection and clinical relevance. Thromb Res 1995; 78: 1–31
[128] Tripodi A, Mannucci PM. Activated partial thromboplastin time (APTT). New indications for an old test? J Thromb Haemost 2006; 4: 750–751
[129] Tripodi A, Baglin T, Robert A et al. On behalf of the Subcommittee on Control of Anticoagulation of The Scientific and Standardisation Committee of the International Society on Thrombosis and Haemostasis. Reporting prothrombin time results as international normalized ratios for patients with chronic liver disease. J Thromb Haemost 2010; 8: 1410–1413
[130] Van den Besselaar AMHP, Gralnick HR, Lewis SM, eds. Thromboplastin Calibration and Oral Anticoagulant Control. Boston: Martinus Nijhoff Publishers; 1984
[131] Van den Besselaar AMHP, Meeuvisse-Braun J, Jansen-Grüter R et al. Monitoring heparin therapy by the activated partial thromboplastin time – The effect of preanalytical conditions. Thromb Haemost 1987; 57: 226–231
[132] Van der Graaf F, Keus FJA, Vlooswijk RAA et al. The contact activation mechanism in human plasma: Activation induced by dextran sulfate. Blood 1982; 59: 1225–1233
[133] Van Ryn J, Stangier J, Haertter S et al. Dabigatran etexilate: A novel, reversible, oral direct thrombin inhibitor: Interpretation of coagulation assays and reversal of anticoagulant activity. Thromb Haemost 2010; 103: 1116–1127
[134] Vanassche T, Verhaegen J, Peetermans WE et al. Inhibition of staphylothrombin by dabigatran reduces Staphylococcus aureus virulence. J Thromb Haemost 2011; 9: 2436–2446
[135] Vanschoonbeek K, Feijge MAH, van Kampen RJW et al. Initiating and potentiating role of platelets in tissue factor-induced thrombin generation in the presence of plasma: Subject-dependent variation in thrombogram characteristics. J Thromb Haemost 2004; 2: 476–484
[136] Walker ID. Blood collection and sample preparation: pre-analytical variation. In: Jespersen J, Bertina RM, Haverkate F, eds. Laboratory Techniques in Thrombosis – a Manual: The Second Revised Edition of the ECAT Assay Procedures. Dordrecht–Boston–London: Kluwer Academic Publishers; 1999: 21–28
[137] White GC. The partial thromboplastin time: Defining an era in coagulation. J Thromb Haemost 2003; 1: 2267–2270
[138] Whitton C, Sands D, Lee T et al. A reunification of the US ("NIH") and international unit into a single standard for thrombin. Thromb Haemost 2005; 93: 261–266

[139] WHO Expert Committee on Biological Standardization. 33rd Report. Annex 3. WHO Technical Report Series, No. 687. Requirements for thromboplastins and plasma used to control oral anticoagulant therapy (Requirements for Biological Substances no. 30 revised 1982). Geneva: World Health Organization; 1983: 81–105
[140] WHO Expert Committee on Biological Standardization. Guidelines for thromboplastins and plasma used to control oral anticoagulation therapy. Annex 3. World Health Organ Tech Rep Ser 1999; 889: 64–93; im Internet unter http://www.who.int/bloodproducts/publications/WHO_TRS_889_A3.pdf
[141] Wilf J, Gladner JA, Mintou AP. Acceleration of fibrin gel formation by unrelated proteins. Thromb Res 1985; 37: 681–688
[142] Wilkens M. Endogenous thrombin potential in practical use. Hämostaseologie 2011; 31: 88–93
[143] Witt I, Beeser H, Lang H et al. Thromboplastinzeit und INR: Standardisierung der Methode, Anwendung zur Kontrolle der oralen Antrikoagulantientherapie und als Globaltest der plasmatischen Gerinnung – Standortbestimmung. J Lab Med 1996; 20: 443–449

27 Einzelfaktoren und Inhibitoren der plasmatischen Gerinnung

27.1 Fibrinogen

M. Barthels, F. Bergmann, A. Czwalinna

Übersichtsliteratur

de Moerloose et al. 2010 [136], de Moerlose und Neerman-Arbez 2009 [137], Hantgan und Lord 2006 [241], Moen und Lord 2006 [417], Mosesson 2005 [428], McDonagh 2001 [396], de Maat et al. 1999 [135]

■ Klinische Bedeutung

Fibrinogen ist die wasserlösliche Vorstufe von Fibrin, welches die Matrix für den Wundverschluss bildet. Im Allgemeinen gehen erst Fibrinogenkonzentrationen von < 1,0 g/l mit einer Blutungsneigung einher, es sei denn, es besteht gleichzeitig eine gesteigerte fibrinolytische Aktivität, andere Hämostasestörungen oder ein erhöhter Bedarf bei Wundflächen.

Kongenitale Hypofibrinogenämien, insbesondere Afibrinogenämien sind extrem selten. Angeborene Dysfibrinogenämien können, je nach Defekt, symptomlos sein, mit einer Blutungsneigung, mit erhöhter Thrombosebereitschaft oder mit einer Kombination aus beidem einhergehen.

Erworbene Hypofibrinogenämien finden sich bei den verschiedenen Defibrinierungssyndromen, vor allem bei Hyperfibrinolysen, systemischen fibrinolytischen Therapien, der Verbrauchskoagulopathie, aber auch infolge hochgradig eingeschränkter Leberfunktion und – differenzialdiagnostisch wichtig – infolge Verlustkoagulopathien. Erworbene Hypo- und Dysfibrinogenämien kommen vor allem bei schweren Lebererkrankungen vor.

Erhöhte Fibrinogenspiegel findet man häufig, da Fibrinogen ein Akutphasenprotein ist, das innerhalb von Stunden um das Mehrfache des Ausgangswertes ansteigen kann. Langfristig erhöhte Fibrinogenspiegel gelten als Risikoindikator für Verschlusskrankheiten, insbesondere die koronare Herzkrankheit.

Leitbefunde, die den Verdacht auf einen Fibrinogenmangel oder -defekt nahelegen, sind häufig erst bei Fibrinogenspiegeln < 1,0 g/l vorhanden in Form eines pathologischen Quick-Wertes, einer verlängerten aPTT, einer verlängerten Thrombinzeit oder einer verlängerten Batroxobinzeit. Bei Dysfibrinogenämien können die Gerinnungszeiten trotz eines normalen Fibrinogenspiegels bereits verlängert sein.

■ Grundlagen

Biochemie und Physiologie

Fibrinogen[1] (FI) ist die lösliche Vorstufe des die Wundflächen abdeckenden Fasernetzes Fibrin. Fibrinogen ist ein Glykoprotein, ein trimeres Dimer, das aus 2 Aα-Ketten, 2 Bβ-Ketten und 2 γ-Ketten besteht. Die physiologische Fibrinbildung erfolgt in 3 Schritten:
1. Thrombin spaltet zunächst das Fibrinopeptid A von den α-Ketten, dann, langsamer, Fibrinopeptid B von den β-Ketten des Fibrinogens. Auf diese Weise entstehen lösliche Fibrinmonomere.
2. Diese werden durch Polymerisation faserförmig aneinander gelagert. Es entsteht das feste, aber noch wiederauflösbare Fibrin (soluble Fibrin). Die Fibrinfaserbildung wird verbessert durch die Anwesenheit von Kalziumionen.
3. Durch die Transglutaminase Faktor XIIIa werden zunächst rasch die γ-Ketten des Fibrins zu Dimeren quervernetzt, dann langsamer die α-Ketten zu Polymeren (Dauer bei In-vitro-Untersuchungen ca. 2 h). Dadurch wird das Fibrin von vorzeitiger Wiederauflösung durch Plasmin oder durch Chemikalien wie z.B. 5M-Harnstofflösung oder Trichloressigsäure geschützt (insoluble Fibrin). Bei einem schweren Faktor-XIII-Mangel oder einer verzögerten Faktor-XIII-Aktivierung wird nur ein Teil der α-Ketten polymerisiert und damit die Löslichkeit des Fibrins erhöht.

Das fibrinolytische Enzym Plasmin spaltet Fibrin und Fibrinogen in wasserlösliche Degradationsprodukte (Synonym: Spaltprodukte; s. Kap. 28.1). Auch andere Proteinasen können Fibrinogen abbauen, z.B. die neutrophile Leukozytenelastase [532].

Einige externe proteolytische Enzyme können gleichfalls Fibrinogen zu Fibrin spalten (s. Kap. D26.4):
- **Batroxobin (Reptilase),** eine Protease im Gift der Schlangenart Bothrops atrox, und **Ancrod,** eine Protease im Gift von Agkistrodon rhodostoma spalten lediglich Fibrinopeptid A ab.

---

[1] Da die Messung des Fibrinogens routinemäßig eine Messung seiner Gerinnbarkeit, d.h. seiner Funktionsfähigkeit ist, wird im Folgenden die Bezeichnung „Fibrinogen" synonym für das funktionelle Fibrinogen verwendet. Fibrinogenkonzentrationen werden gesondert benannt.

- **Venzym** aus Agkistrodon c. contortix spaltet nur Fibrinopeptid B ab.
- **Staphylothrombin (Thrombinkoagulase),** ein 1 : 1-Komplex aus Prothrombin und Staphylokoagulase aus Staph. aureus, spaltet vom Fibrinogen die Fibrinopeptide A und B ab.

Von diesen Enzymen wird derzeit nur Batroxobin diagnostisch verwendet (s. Kap. D26.4).

Fibrinogen wird in der Leber (Hepatozyten) mit einer Syntheserate von 1,5–5 g/d gebildet. Bei erhöhtem Verlust kann diese Rate um das 20-Fache gesteigert werden. Fibrinogen kommt überwiegend im Blut vor und ist ferner in den α-Granula der Thrombozyten gespeichert. Es ist aber auch in anderen Zellen, in der zellulären Matrix und auch in Körperflüssigkeiten (Lymphe, Aszites) vorhanden (Details s. Kap. B5; Übersichten in [428], [241]).

Funktionen

Das wasserlösliche Fibrinogen des Blutes hat vielfältige Funktionen (s. Kap. B5) [428], [241]:

- Als Substrat für Thrombin entspricht Fibrinogen dem Potenzial für den sich ubiquitär bildenden, netzförmigen Wundverschluss Fibrin. Dieser stellt die Matrix für das Fibroblastenwachstum dar.
- Fibrinogen bzw. Fibrin ist das Substrat für Faktor XIII, der das Gerinnsel stabilisiert. Darüberhinaus bindet Fibrin(ogen) weitere, unterschiedlichste Plasmaproteine und andere Substanzen (z. B. unfraktioniertes Heparin).
- Das gebildete Fibrin bekommt zusätzlich die Funktion eines Antithrombins (von Seegers 1945 als Antithrombin I bezeichnet), indem es Thrombin an einer zweiten Stelle bindet und es so inaktiviert. Ein Mangel an Thrombinbindungsmöglichkeiten (s. u.) geht mit einer vermehrten Thrombinbildung im Plasma einher (s. u.) [428].
- Fibrin(ogen) ist wesentlich für die Thrombozytenaggregation, da es als Adhäsivprotein die Blutplättchen untereinander verbindet.
- Fibrin ist das Zentrum des fibrinolytischen Systems, analog der Thrombozytenoberfläche im Gerinnungssystem. Es reichert die Reaktionspartner der Fibrinolyse an, wobei es gleichzeitig durch Bindung von Inhibitoren der Fibrinolyse vor vorzeitiger Auflösung geschützt wird.
- Ferner interagiert Fibrin(ogen) mit Endothelzellen und anderen Zellen, beeinflusst Fibroblastenproliferation und Angiogenese [428] und interagiert auch mit Tumorzellen.

Eigenschaften

	Fibrinogen
Definition	Adhäsivprotein, lösliche Vorstufe des festen Fibrins
englische Bezeichnung	fibrinogen
wirksame Enzyme	Thrombin, Plasmin, Elastase, ferner thrombinähnliche Enzyme: Thrombinkoagulase (Prothrombin-Staphylokoagulase) Proteasen aus Schlangengiften: Batroxobin, Ancrod
Molekulargewicht	340.000 Da
Plasmakonzentration: • gerinnbares Fibrinogen (nach Clauss) • Fibrinogenkonzentration	• 1,6–4,0 g/l, bzw. 5–12 µmol • 2,5–6,0 g/l [135]
Serumkonzentration	normalerweise ist kein gerinnbares Fibrinogen nachweisbar
Halbwertszeit	3–5 Tage (Übersicht [242])
Syntheseort	primär Leberzelle
Fibrinogen-Speicherung	u. a. in den α-Granula der Thrombozyten
Gene für die 3 Fibrinogenketten	lokalisiert auf Chromosom 4(q28–q31) (Übersicht [439])

Eigenschaften

Fibrinogen verfügt neben denen im Kasten skizzierten über eine ganze Reihe weiterer Eigenschaften:
- Fibrinogen ist ein **Akutphasenprotein,** das bei Entzündungen, postoperativ und in vielen anderen Situationen um das 2- bis 10-Fache seines Ausgangswertes ansteigen kann (Übersicht in [241]).
- Fibrinogen als **Adhäsivprotein** kann unterschiedliche Moleküle binden, wie Thrombin, Faktor XIII, Heparin, Kalziumionen (Details s. Kap. B5) [242], [428], [241].
- Die **Geschwindigkeit der Fibrinbildung** wird bereits von geringen Änderungen der Thrombinkonzentration beeinflusst (Abb. 27.1 a). Hingegen wirken sich Schwankungen der Fibrinogenkonzentration oberhalb von 0,5 g/l nur wenig auf die Fibrinbildungsgeschwindigkeit aus (Abb. 27.1 b).

27.1 Fibrinogen

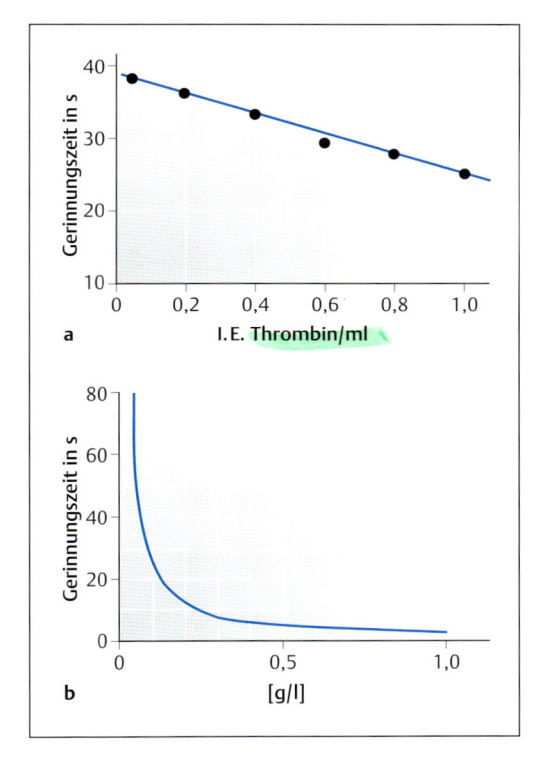

Abb. 27.1 Gerinnungszeit in Abhängigkeit von der Thrombin- und Fibrinogenkonzentration.
a Änderung der Gerinnungszeit bei kleinsten Änderungen der Thrombinkonzentration (Fibrinogenkonzentration konstant).
b Änderung der Gerinnungszeit bei unterschiedlicher Fibrinogenkonzentration (Thrombinkonzentration konstant).

Unterhalb von 0,5 g/l ist die Fibrinogenkonzentration der Fibrinbildungsgeschwindigkeit umgekehrt proportional, was für die Fibrinogenbestimmung nach Clauss genutzt wird (Abb. 27.1 b).
- Die **Fibrinogenkonzentration** bestimmt die Plasmaviskosität, die mit steigenden Fibrinogenkonzentrationen zunimmt (Abb. 27.2) [243]. Niedrige Fibrinogenspiegel verbessern die Fließeigenschaften des Blutes.
- Die **Anwesenheit von Kalziumionen** ist für die Fibrinbildung durch Thrombin nicht obligat, beschleunigt jedoch die Fibrinpolymerisation, damit die Fibrinbildungsgeschwindigkeit und verkürzt damit die Thrombinzeit. Bei einigen kongenitalen Dysfibrinogenämien mit Fibrinpolymerisationsstörungen kann die Thrombinzeit verkürzt oder normalisiert werden.
- Fibrin, das **in vitro in einem kalziumfreien Milieu** gebildet wurde, ist nicht quervernetzt – zur Aktivierung von Faktor XIII sind Kalziumionen erforder-

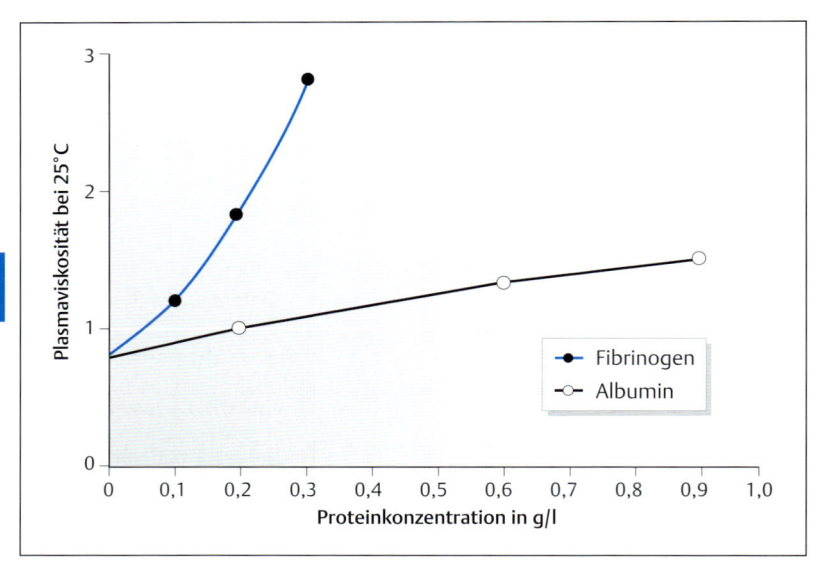

Abb. 27.2 Korrelation zwischen Fibrinogenkonzentration und Plasmaviskosität [243].

lich, daher leichter lysierbar als sog. stabiles Fibrin und eignet sich damit als Material für wissenschaftliche Fragestellungen.
- Das **Milieu (Matrix)**, in dem die Fibrinbildung stattfindet, beeinflusst seinerseits die Fibrinbildungsgeschwindigkeit. Diese ist verlängert, sofern die Albuminkonzentration < 2 g/l beträgt oder sofern sie in einem reinen Testsystem anstatt im Plasma abläuft [396]. Der Zusammenhang ist jedoch nicht unwidersprochen (Literatur in [241]). Erhöhte Fibronektinkonzentrationen können die Fibrinbildung (Polymerisation) hemmen [445].
- Fibrinogen ist leicht fällbar:
  – **Kältepräzipitation:** Wird tiefgefrorenes Plasma langsam zwischen 0° und +4 °C aufgetaut, so fällt Fibrinogen aus. Dieser Umstand wird zur Herstellung von Fibrinogenkonzentraten genutzt.
  – Bei **Erhitzen auf 57 °C** fällt sog. „Hitzefibrin" aus. Darauf beruht das Prinzip der quantitativen „Hitzefibrin-Bestimmung" nach Schulz [541].
  – Fibrinogen kann durch Substanzen wie **Ristocetin** [260], **Methylenblau** [643] u. a. präzipitiert werden.
- Lösliches Fibrin (Fibrinmonomere) oder hohe Fibrinogenkonzentrationen können mittels **Ethanol** [219] oder **Protaminsulfat** [352] **gelieren.** Der

schnelle, wenn auch störanfällige Nachweis von löslichem Fibrin mit einer dieser Substanzen wurde früher zur Diagnostik der DIC verwendet (Übersicht in [344]). Ethanol wird auch zur Herstellung der fibrinogenhaltigen Cohn-I-Fraktion verwendet, der ersten Plasmafraktion.

■ Standards und Referenzbereiche

Folgende Plasma-Fibrinogen-Standards stehen zur Verfügung:
- 2nd International Standard for Fibrinogen, Plasma (98/612)
- 1st General International High Plasma Fibrinogen Reference Material [639].

Das gerinnbare Fibrinogen macht zwar den größeren, aber nur einen Teil der gesamten Fibrinogenkonzentration aus. Die Konzentrationsmessungen ergeben auch in Normalkollektiven fast immer höhere Werte als die Aktivitätsmessungen (Abb. 27.3). Die Spannbreite des gerinnbaren Fibrinogens ist in der Normalbevölkerung mit 1,6–4,0 g/l groß (ermittelt an n = 1379 Normalpersonen im Alter von 25–74 Jahren [358]). Dieses scheint z. T. genetisch bedingt zu sein, hängt aber auch mit den zahlreichen Einflussgrößen zusammen (s. u.). Die Spannbreite der Fibrinogenkonzentration wird mit 2,5–6,0 g/l angegeben [135]. Der intraindividuelle Variationskoeffizient des Fibrinogens lag innerhalb eines Monats zwischen 3 und 11,5 % [51].

Bei Neugeborenen liegt das Fibrinogen im Normbereich (s. Kap. C23).

Bei Frauen ist der Fibrinogen-Spiegel höher als bei Männern [358].

In der Schwangerschaft steigt der Fibrinogenspiegel physiologisch kontinuierlich an. Er liegt bereits in der 11.–15. SSW zwischen 2,6 und 5,0 g/l und

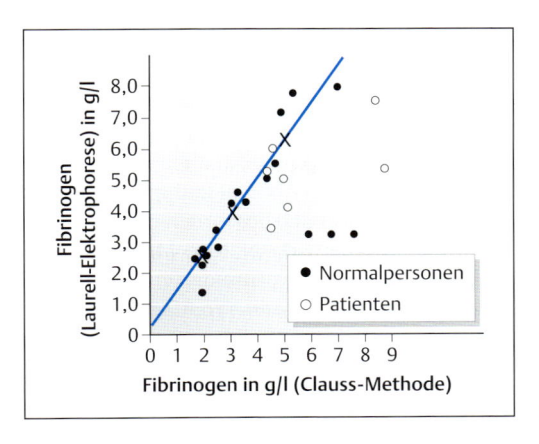

Abb. 27.3 Grafische Darstellung der mangelhaften Korrelation zwischen der immunologischen Fibrinogenbestimmung nach Laurell und der Fibrinogenaktivitätsmessung nach Clauss. Gezeigt sind die gemessenen Werte bei Normalpersonen **und** Patienten der chirugischen Intensivstationen (eigene Beobachtung).

erreicht in der 36.–40. SSW Werte zwischen 2,9 und 6,15 g/l, (n = 72) [573]. (Neue, umfangreiche Details s. Kap. C10).

Mit dem Alter steigt ab dem 45. Lebensjahr der Fibrinogenspiegel physiologisch an, wobei der Einfluss degenerativer bzw. entzündlicher Prozesse im Alter nicht auszuschließen ist. Die Spannbreite betrug in einem englischen Kollektiv für die 25- bis 34-Jährigen zwischen 1,63 und 3,96 g/l, für die 65- bis 74-Jährigen zwischen 2,2 und 4,68 g/l bei n = 1379 [358]. Ähnliche Bereiche wurden in einem kleineren italienischen Kollektiv gefunden (Details s. Kap C9).

■ Abnorm hohe und abnorm niedrige Fibrinogenspiegel

Angeborene Hypo- und Afibrinogenämien

Übersichtsliteratur
de Moerlose und Neerman-Arbez 2009 [137]

Eine angeborene Fibrinogenverminderung (Hypofibrinogenämie) ist selten, insbesondere die homozygote Form, die kongenitale Afibrinogenämie. Definitionsgemäß handelt es sich um das vollständige Fehlen des gerinnbaren Fibrinogens und des Fibrinogen-Antigens im Plasma (im Unterschied zur Dysfibrinogenämie s. u.!). Der Erbgang ist autosomal rezessiv. Aktuelle Übersichten finden sich unter http://site.geht.org/site/Pratiques-Professionelles/Base-de-donnees-Fibrinogene/Database-English-Version/Fibrinogen-variants-Database-_79_.html [240].

Die **kongenitale Afibrinogenämie** wurde 1920 erstmals beschrieben, der erste Nachweis des – häufigsten – Gendefektes in der Fibrinogen-α-Kette (FGA-Gen) gelang im Jahr 1999 [439], [417]. Die Blutungsneigung der bisher bekannten Fälle ist überraschend unterschiedlich ausgeprägt [137]. Sie reicht von lebensbedrohlicher Blutungsneigung bis zu milderen Verläufen. Es kommen alle Formen von Blutungen vor: Die Erstmanifestation erfolgt meist beim Abfall der Nabelschnur. Beschrieben wurden Weichteil-, Schleimhaut-, intrazerebrale Blutungen, Menorrhagien – wenn auch nicht in allen Fällen – und in 20% der Fälle Gelenkblutungen. Ferner wurden Abortneigung, Schwangerschaftskomplikationen und Wundheilungsstörungen beschrieben [408], [314].

Mosesson betont in seinem State-of-the-Art-Artikel 2005 [428], dass die verminderte Inaktivierung von Thrombin infolge verminderter Bindung an Fibrin (Antithrombin-Funktion des Fibrins) bei kongenitalen Afibrinogenämien erklären könnte, warum bei der in Einzelfällen auffällig geringen Blutungsneigung gelegentlich paradoxerweise arterielle und venöse Verschlüsse – auch nach Fibrinogensubstitution (!) beobachtet wurden [137].

Die Therapie besteht in Gabe von Fibrinogenkonzentrat, u. U. vorbeugend beim Erwachsenen 3 g Fibrinogen alle 1–2 Wochen, insbesondere während der Schwangerschaft. In jedem Fall ist die wiederholte Gabe von Fibrinogen bis zur Wundheilung bei invasiven Eingriffen erforderlich. Derzeit ist nur ein Fibrinogenkonzentrat (Haemocomplettan P) kommerziell verfügbar (Dosierung s. Kap. E34.10).

Kongenitale Hypofibrinogenämien (Fibrinogenspiegel von 0,1–1,5 g/l) kommen selten vor. Man findet sie bei Eltern von Patienten mit kongenitalen Afibrinogenämien, sie treten aber auch spontan auf mit Mutationen am ehesten in den FGB- und FGG-Genen [417].

> Die Diagnose einer kongenitalen Hypofibrinogenämie, erfordert vorher einen Ausschluss eines Dysfibrinogens (s. u.).

Die Blutungsneigung ist meist gering, kann jedoch vermehrt sein bei erhöhtem Bedarf an Fibrinogen, in bestimmten Situationen wie z.B. peripartal sogar bedrohlich. Auch hier kann wie bei der Afibrinogenämie die Blutungsneigung individuell unterschiedlich ausgeprägt sein. Die Gentypisierung soll derzeit hierfür noch nicht aufschlussreich sein. Bei Wundflächen oder operativen Eingriffen muss die Substitutionstherapie je nach klinischer Situation festgelegt werden. Schwangerschaft (Abortgefahr) und Entbindung können besondere Maßnahmen, d. h. vorbeugende Fibrinogensubstitutionen, erfordern. In sehr seltenen Fällen wurden Lebererkrankungen bei Patienten mit Hypofibrinogenämie analog zum α_1-Antitrypsin-Mangel beschrieben [137].

Kongenitale Dysfibrinogenämien

Übersichtsliteratur
de Moerlose und Neerman-Arbez 2009 [137], McDonagh 2001 [396], Hayes 2002 [249], Hantgan und Lord 2006 [241]

Die angeborene Dysfibrinogenämie ist zwar selten, scheint aber seit der Möglichkeit des Mutationsnachweises häufiger vorzukommen als bisher angenommen. Die Prävalenz einer kongenitalen Dysfibrinogenämie mit Thromboseneigung betrug in einer retrospektiven Auswertung von 9 Studien vor 1995 ca. 0,8 % (2376 Patienten mit einer venösen Thrombose in der Anamnese) [247].

Definitionsgemäß handelt es sich um ein Fibrinogenmolekül mit eingeschränkter Funktion und in jedem Fall höherer Antigenkonzentration als von der Funktion her zu erwarten wäre. Die Antigenkonzentration ist häufig abnorm niedrig, z.T. aber auch grenzwertig. Sie kann aber auch im Normbereich liegen. Thrombinzeit und Batroxobinzeit sind meist, jedoch nicht obligat, verlängert.

> Eine normale Fibrinogenkonzentration und/oder eine normale Thrombinzeit oder Batroxobinzeit schließen eine Dysfibrinogenämie nicht aus (z. B. Hannover II).

Die meisten kongenitalen Dysfibrinogenämien werden nach dem Ort ihrer Entdeckung benannt. Sie sind molekularbiologisch und biochemisch gut charakterisiert. Die klinische Symptomatik und damit die Prognose sind sehr unterschiedlich (die folgenden %-Angaben beruhen auf der Bestandsaufnahme von Ebert 1991 [166]):
- Ca. 55 % der kongenitalen Dysfibrinogenämien sind klinisch stumm.
- Ca. 25 % führen zu einer meist milden Blutungsneigung. Mit zunehmender Verminderung des gerinnbaren Fibrinogens und zunehmender Verlängerung der Gerinnungszeiten nimmt die Blutungsneigung zu, wobei Nabelschnurblutungen, intrakranielle Blutungen sowie Weichteilblutungen beschrieben wurden. Bei Frauen besteht vor allem peripartal die Gefahr lebensbedrohlicher Blutungen, u. U. gleichzeitig eine Thrombosegefährdung, ferner besteht Abortgefahr. In 10 % wurde eine Neigung zu Wunddehiszenzen angegeben (Übersicht in [396]). Therapeutisch kommt vor allem eine Substitutionstherapie mit Fibrinogen infrage, beginnend vor der Entbindung, bei einigen Patientinnen allerdings auch schon vorbeugend während der gesamten Gravidität.
- Ca. 20 % der kongenitalen Dysfibrinogenämien gehen mit einer Thromboseneigung einher, die meist in jungen Jahren einsetzt, wobei Frauen insbesondere peripartal gefährdet sind, einige von ihnen zudem mit einer zusätzlichen Blutungsneigung. Ferner wurde bei diesen Frauen auch eine Neigung zu Aborten beschrieben (Übersicht u. a. in [136]).

Erworbene Hypofibrinogenämien

Eine erworbene, zumeist milde Verminderung des Fibrinogens kommt häufiger vor:
- Als Ausdruck einer **Syntheseeinschränkung der Leber** bei allen ausgeprägten Leberschäden (z. B. fortgeschrittene Leberzirrhose, akut toxisches Leberversagen), bei ausgeprägter Verminderung vieler anderer Faktoren und Inhibitoren (s. Kap. C16).
- Bei **Verbrauchskoagulopathien** findet man einen Fibrinogenmangel vor allem ab der Phase II, wofür er symptomatisch ist. Allerdings kann in diesen Akutphasensituationen der Fibrinogenspiegel auch „pseudonormal" sein.

- Ein Fibrinogenmangel bei **Verlustkoagulopathien** (z. B. Aszites!) oder nach **Massivtransfusionen** ist häufig. Differenzialdiagnostisch gegenüber der Verbrauchskoagulopathie sind hierbei auch Albuminspiegel und Hämatokrit vermindert, die D-Dimere nicht wesentlich erhöht.
- Durch eine stark **erhöhte fibrinolytische Aktivität** des Blutes fällt der Fibrinogenspiegel rasch ab, je nach Ausmaß der Lyse bis zur vollständigen Defibrinierung, um dann rasch wieder anzusteigen (z. B. bei Promyelozytenleukämie).
- **Medikamentös bedingt** kommt es zu einem Abfall des Fibrinogens infolge
  - systemischer, fibrinolytischer Therapien (Streptokinase > Urokinase), bei der systemischen Streptokinasetherapie meist auf unter 1 g/l, z. T. bis auf die untere Nachweisgrenze.
  - Asparaginasetherapie; hier fällt das Fibrinogen deutlich ab, nach Gralnick und Henderson um x = 52 % des Ausgangswertes [226].
  - Therapien mit thrombinähnlichen Enzymen. Zur Senkung des Fibrinogenspiegels und damit der Plasmaviskosität wurden Batroxobin und Ancrod versuchsweise therapeutisch eingesetzt: Batroxobin zur lokalen Blutstillung, Ancrod zur Senkung des Fibrinogenspiegels im Blut, z. B. bei der peripheren AVK (Übersicht s. [172]) oder beim ischämischen Schlaganfall (Übersicht in [136]).

Erworbene Dysfibrinogenämien

Hinweise, die auf eine erworbene Dysfibrinogenämien deuten können, sind eine verlängerte Thrombinzeit und verlängerte Batroxobinzeit. Sie wurden vor allem bei ausgeprägten Lebererkrankungen beschrieben (Hepatome, schwere Virushepatitis, fortgeschrittene Leberzirrhose, schwere Intoxikationen), aber auch bei monoklonalen Gammopathien u. a. [396]. Ursache sind häufig Glykolisierungsphänomene, d. h. eine abnorme Synthese von Oligosacchariden wie der Sialsäure, die zu strukturellen Veränderungen des Fibrinogenmoleküls und zu Polymersiationshemmungen führen [338], [196], [167].

Kryofibrinogen

Als Kryofibrinogen wird ein im Plasma bei Abkühlung auftretendes Präzipitat bezeichnet, das bei Erwärmung wieder in Lösung und durch Thrombin zum Gerinnen gebracht werden kann. Es entsteht durch Komplexbildung von Fibrinogen, Fibrinmonomeren und Fibronektin und ist vor allem bei Erkrankungen mit abnormer intravasaler Fibrinbildung, insbesondere bei proliferativem Zellwachstum, Autoimmunerkrankungen und Entzündungen, nachweisbar.

Spuren von Kryofibrinogen sind bei 4% aller stationären internistischen Patienten nachweisbar [567]. Die hier beschriebene Methode erfasst allerdings auch Kryoglobuline.

Bei ausgeprägten Kryofibrinogenämien kann es in Körperbereichen mit Temperaturen unter 37 °C, d. h. vorzugsweise in den Akren, zur Präzipitation des Kryofibrinogens mit Nekrosen und Gangränbildung in den betroffenen Bereichen kommen. In extremen Fällen geliert das Blut sofort nach Entnahme trotz optimaler Technik und Antikoagulation. Gerinnungsanalysen sind dann u. U. nur unter Einhalten einer „Wärmekette" möglich.

> Kryofibrinogen kann auch eine In-vitro-Fibrinbildung vortäuschen, wie man sie bei verzögerter Durchmischung des Bluts mit Citrat findet!

Gegen Fibrinogen gerichtete Inhibitoren

Sehr selten wurden Inhibitoren (Autoantikörper) gegen Fibrinogen mit dadurch bedingter Blutungsneigung bei unterschiedlichsten Grunderkrankungen (meist Lebererkrankungen) beschrieben. Leitbefunde sind eine verlängerte Thrombinzeit, ggf. auch eine verlängerte Batroxobinzeit, wobei auch das gerinnbare Fibrinogen scheinbar vermindert ist. Bei sehr hohen Fibrinogenkonzentrationen wird jedoch ein scheinbar normaler Fibrinogenspiegel gemessen. Eine Differenzierung zu Dysfibrinogenämien kann u. U. durch Plasma-Mischversuche erfolgen (Erstbeschreibung s. [367]; Übersicht in [396]).

Erhöhte Fibrinogenspiegel im Plasma

Übersichtsliteratur
de Moerlose et al 2010 [136], Kienast et al. 1991 [304]

Erhöhte Fibrinogenkonzentrationen im Blut kommen sowohl kurz- als auch langfristig vor. In den meisten Fällen dürfte eine erhöhte Fibrinogenkonzentration Folge der zugrundeliegenden Erkrankung – meist eines entzündlichen Prozesses – sein.

Fibrinogen ist ein Akutphasenprotein, das bei akuten und chronischen **Entzündungen** rasch ansteigt und dann je nach Situation erhöht ist. Insofern kann man es in etwa mit dem C-reaktiven Protein vergleichen, wenn auch nicht mit parallelem Verhalten. Bei schwerwiegenden Entzündungen, wie z. B. Pneumonien, können Fibrinogenkonzentrationen um 10 g/l gemessen werden. Passager erhöhte Fibrinogenspiegel finden sich ferner **postoperativ**, insbesondere nach ausgeprägtem **Blutverlust**.

Weitere Situationen bzw. Zustände, bei denen erhöhte Fibrinogenspiegel nachgewiesen wurden – und von denen einige letztlich mit Akutphasensituationen verbunden sein dürften –, sind:
- Alter (s. Kap. C9)
- Schwangerschaft (s. Kap. C10)
- Frauen (sie haben leicht höhere Werte als Männer; es wird diskutiert, dass die unterschiedliche Plasmaverdünnung eine Rolle spielen könnte, da Männer einen höheren Hämatokrit haben als Frauen [136])
- Diabetes mellitus (in allen Studien nachgewiesen)
- Nikotinkonsum, abhängig vom Ausmaß, geschlechtsunabhängig, z. T. langfristig reversibel nach Absetzen [304]
- erhöhter Body Mass Index
- erhöhte Cholesterinspiegel
- arterielle Hypertonie (nicht in allen Kollektiven nachweisbar)
- Tumoren.

Zahlreiche umfangreiche epidemiologische Studien der letzten Jahrzehnte haben gezeigt, dass, zumal langfristig, ein erhöhter Fibrinogenspiegel ein prädiktiver Wert für Gefäßerkrankungen ist (insbesondere arterielle). Nach Moerloose et al. [136] wurde dies nachgewiesen für:
- Myokardinfarkte (auch Reinfarkte)
- ischämischer Apoplex, TIA
- weitere kardiovaskuläre Ereignisse bei Zustand nach Insult
- arterielle Verschlusskrankheit (periphere AVK)
- Bypass-Verschlüsse
- Schweregrad und Progression der Atherosklerose
- venöse Thromboembolien
- thromboembolisch bedingte pulmonale Hypertension.

Auch hier dürften latente chronische Entzündungen, d. h. Akutphasensituationen, eine wesentliche Rolle spielen. Hinsichtlich des Mechanismus der Verschlussbegünstigung durch erhöhte Fibrinogenspiegel werden **lokale Ablagerungen** des Adhäsivproteins Fibrinogen diskutiert (bei der AVK), die **verlangsamte Blutströmung** infolge erhöhter Viskosität und die **vermehrte Aggregation** von Erythrozyten [136].

Genetische Ursachen eines erhöhten Fibrinogenspiegels werden zurzeit ebenfalls intensiv untersucht. Es wurden zwar verschiedene Polymorphismen gefunden, ihr Einfluss auf den Fibrinogenspiegel scheint jedoch gering zu sein [136].

Fibrinogenbestimmung

Routinemäßig wird das gerinnbare Fibrinogen gemessen. Wegen der o.g. Heterogenität des Fibrinogenmoleküls ist allerdings jede Methode zur Fibrinogenbestimmung mit besonderen Problemen behaftet.

Zur Kontrolle der häufigen erworbenen Veränderungen der Fibrinogenkonzentration im Plasma genügt die klassische Fibrinogenbestimmung nach Clauss [105]. Bei Verdacht auf angeborene quantitative oder qualitative Veränderungen des Fibrinogens ist hingegen eine breite diagnostische Palette inklusive Gentypisierung erforderlich.

Indikationen zur Fibrinogenbestimmung

Eine Fibrinogenbestimmung ist indiziert:
- zur Erfassung eines erworbenen Fibrinogenmangels, insbesondere
  - zur Differenzialdiagnose bei Verdacht auf einen erhöhten Umsatz (z.B. Verbrauchskoagulopathie, Verlustkoagulopathie)
  - Verdacht auf Synthesestörung (z.B. Lebererkrankungen)
  - zur Beurteilung einer systemisch erhöhten fibrinolytischen Aktivität (z.B. Streptokinasetherapie, Urokinasetherapie)
- zur Erfassung einer erworbenen Dysfibrinogenämie
- zum Nachweis eines erhöhten Fibrinogenspiegels bei seltenen Fragestellungen
- zur Überwachung der Fibrinogen-Substitutionstherapie mit Fibrinogenkonzentrat
- zur Erfassung eines kongenitalen Fibrinogenmangels (Hypofibrinogenämie)
- zur Erfassung einer kongenitalen Dysfibrinogenämie.

Indikationen zur Bestimmung von Kryofibrinogen

- Gelieren („Spontangerinnung") von antikoaguliertem Blut bei Zimmertemperatur oder unmittelbar nach Entnahme
- akut auftretende Nekrosen, insbesondere an den Akren und insbesondere bei schweren Erkrankungen.

Methoden zur Fibrinogenbestimmung

Folgende Methoden werden heute verwendet:
- kommerzielle Tests, basierend auf der Methode nach Clauss

- Messung als „derived Fibrinogen" im Rahmen der photometrischen Gerinnungsanalysen des Quick-Wertes
- immunologische Bestimmungen des Fibrinogen-Antigens.

Ältere Methoden sind:
- die Methode nach Ratnoff-Menzie mittels Hydrolisierung und photometrischer Messung in der Modifikation von Huseby und Bang [267]
- photometrische, kinetische Fibrinogenbestimmung mit Batroxobin.

Bis auf die immunologische Bestimmung des Fibrinogen-Antigens messen die genannten Methoden das Thrombin-gerinnbare Fibrinogen und damit die Fibrinogenaktivität.

Fibrinogenbestimmung nach Clauss

Übersichtsliteratur
Clauss 1957 [105], DIN-Norm 58 906-1 2002 [147]

Definition: Die Methode nach Clauss ist der meistverwendete, kommerziell erhältliche Test. Bei Fibrinogenkonzentrationen zwischen 0,1 und 0,4 g/l ist nach Zugabe einer standardisierten Menge Thrombin – je nach Hersteller mit oder ohne Zusatz von Kalziumionen – die gemessene Gerinnungszeit proportional der Fibrinogenmenge (s. Abb. 27.1 b). Der Test ist eine Variation der Thrombinzeit, wobei das zu untersuchende Plasma in den optimalen Messbereich (0,1–0,4 g/l) verdünnt wird. Bei richtig gewählter Plasmaverdünnung ergibt die Clauss-Methode ausreichend zuverlässige Werte. Dauer der Bestimmung: nach Zentrifugation des Citratblutes: 2 min.

Problematik: Zwar ist das Testsystem derart konzipiert, dass die Fibrinbildungsgeschwindigkeit möglichst ausschließlich mit der Fibrinogenkonzentration korreliert, jedoch ergeben sich eine Reihe von Fehlermöglichkeiten: Durch die gerinnungshemmende Wirkung von unfraktioniertem Heparin oder direkten Thrombininhibitoren, sehr selten durch extrem hohe Konzentrationen von Fibrin(ogen)-Degradationsprodukten, wie sie früher z.B. bei der Streptokinasetherapie vorkamen, können falsch niedrige Fibrinogenspiegel gemessen werden [155]. Hier ergeben Methoden, die diese Einflussgrößen ausschließen (z.B. in der modifizierten Methode nach Ratnoff-Menzie), den tatsächlichen Fibrinogengehalt.

Derived Fibrinogen

Übersichtsliteratur
Chandler 2009 [101], de Maat et al. 1999 [135]

Definition: Mit Gerinnungsautomaten (meist Großgeräten) kann Fibrinogen (sehr gut) im Rahmen photometrischer Messverfahren anhand der in der Thromboplastinzeit ablaufenden Fibrinbildung mitbestimmt werden [134]. Bisherige vergleichende Untersuchungen ergaben eine gute Übereinstimmung mit den herkömmlichen Methoden. Bei der systemischen fibrinolytischen Therapie lagen die gemessenen Werte zwischen denjenigen der Clauss-Methode und einer immunologischen Methode [533].
    Problematik: Methodische Einflussgrößen wie z. B. Hämolysen oder lipämisches Plasma können das Messergebnis beeinflussen. Zu beachten ist ferner, dass hierbei routinemäßig Kalziumionen im Testansatz vorhanden sind – im Gegensatz zur kalziumionenfreien Clauss-Methode –, sodass u. U. mit dieser Methode Dysfibrinogenämien weniger gut erfasst werden [410].

Immunologische Fibrinogenbestimmung

Definition: Fibrinogen kann mit unterschiedlichen Methoden immunologisch quantitativ bestimmt werden. Immunologische Fibrinogenbestimmungen sind Konzentrationsmessungen. Sie werden verwendet zur Identifizierung von Fibrinogen, insbesondere zur Erfassung von Dysfibrinogenämien.
    Problematik: Mit diesen Methoden werden außer dem gerinnbaren Fibrinogen u. U. noch inertes Fibrinogen sowie Fibrinogenderivate erfasst, sodass nicht nur physiologischerweise höhere Konzentrationen gemessen werden als mit Methoden, die nur das gerinnbare Fibrinogen erfassen. Besonders trifft dieses zu bei systemischer Hyperfibrinolyse, wie z. B. bei der Streptokinasetherapie. Hierbei kann die Bestimmung der Fibrinogenkonzentration ein Potenzial an gerinnbarem Fibrinogen vortäuschen, das nicht vorhanden ist.

Fibrinogenbestimmung nach Ratnoff-Menzie u. ä. Methoden

Definition: Diese Methoden schalten mehrere Störfaktoren der Bestimmung aus. Sie werden von de Maat et al. zur Bestimmung des „Total clottable Protein" aufgeführt [135]. Bewährt hat sich die Methode in früheren Jahren in der Modifikation von Huseby und Bang 1971 [267]: Fibrinogen wird im hochverdünnten Plasma in Gegenwart von Glaskugeln zum Fixieren des Gerinnsels durch Zusatz von Thrombin, Kalziumionen und Fibrinolysehemmern zum Gerinnen gebracht, das gewonnene Fibringerinnsel gewaschen, hydrolysiert und im Hydrolysat der Proteinanteil photometrisch bestimmt.

27.1 Fibrinogen

! Kasuistiken
- **kongenitale Afibrinogenämie:** 55-jährige Frau mit erhöhter Blutungsneigung von Kindheit an, die bereits zweimal eine intrakranielle Blutung erlitten hat mit der Folge einer diskreten Halbseitenlähmung
- **kongenitale Dysfibrinogenämie mit familiärer Blutungsneigung:** 33-jährige Frau mit familiärer Blutungsneigung, die derzeit in der 29. Woche **schwanger** ist
- **Verbrauchskoagulopathie:** 60-jähriger Mann mit metastasierendem Malignom und Mehretagen-Thrombosen

Test	kongenitale Afibrinogenämie	kongenitale Dysfibrinogenämie	Verbrauchskoagulopathie	Referenzbereich
Quick-Test (%)	< 1	90	52	70–120
aPTT (s)	> 100	35	43	30–40
Thrombinzeit (s)	> 200	15	25	17–20
Batroxobinzeit (s)	> 200	17	24	17–23
Fibrinogen nach Clauss (g/l)	< 0,1	3,6	0,5	1,6–3,5
Fibrinogen Ratnoff-Menzie (g/l)	< 0,1	3,7		1,6–3,5
Fibrinogen immunolog. (g/l)	< 0,1	6,2		2,6–6,0
D-Dimer (µg/l)	< 500	< 500	2318	< 500
Mutation		Aα 554Arg → Cyst heterozygot		

Problematik: Diese Methoden sind aufwendig, nicht automatisiert sowie zeit- und arbeitsintensiv. Die relativ gute Standardisierung der Clauss-Methode und die große Seltenheit systemischer Hyperfibrinolysen erübrigen ihren Einsatz in der Praxis.

Hitzefibrin-Bestimmung nach Schulz

Definition: Dieser Test, einer der ältesten zur Fibrinogenbestimmung, gehört in die Kategorie derjenigen Methoden, die das Gesamtfibrinogen mittels Hitze- oder Salzpräzipitation bestimmten. Fibrinogen fällt beim Erhitzen des Plasmas auf 56 °C aus. Nach Zentrifugation des erhitzten Plasmas entspricht die Höhe des Präzipitats in einem graduierten Nissl-Röhrchen dem Fibrinogengehalt [541].

Kryofibrinogen kann rasch informativ mit dieser Methode nachgewiesen werden. Hierzu wird Plasma in einem Nissl-Röhrchen 24 h bei +4 °C im Kühlschrank aufbewahrt, dann zentrifugiert und der Kryofibrinogengehalt anhand der Graduierung abgelesen. Allerdings werden mit dieser Methode auch in der Kälte fällbare Globuline erfasst.

Problematik: Ungenaue Methode. Die durch Hitzefällung bestimmte Fibrinogenmenge korreliert nur grob informativ mit dem tatsächlich vorhandenen gerinnbaren Fibrinogen. Im Allgemeinen werden mit dieser Methode höhere Konzentrationen gemessen als mit den Methoden des gerinnbaren Fibrinogens, da hiermit auch inerte Fibrinogenmoleküle, Fibrinogenderivate und andere Proteine erfasst werden.

27.2 Faktor II (Prothrombin) und Prothrombingenvariante

M. Barthels, F. Bergmann, A. Czwalinna

Übersichtsliteratur
Lancellotti und de Cristofaro 2009 [334], Roberts und Escobar 2006 [500], Mannucci et al. 2004 [372]

■ Klinische Bedeutung

Der Gerinnungsfaktor II, Prothrombin[2], ist das Proenzym des zentralen Gerinnungsenzyms Thrombin (Faktor IIa). Er gehört zur Gruppe der Vitamin-K-abhängigen Gerinnungsfaktoren. Eine Verminderung des Faktors II geht

---

[2] Im Folgenden werden die Bezeichnungen „Prothrombin" und „Faktor II" alternativ verwendet, ebenso die Bezeichnungen „Thrombin" und „Faktor IIa". Da die Messung des Faktors II üblicherweise eine Messung seiner Gerinnungsaktivität ist, wird im Folgenden die Bezeichnung „Faktor II" synonym für „Faktor-II-Aktivität" gebraucht.

mit einer erhöhten Blutungsbereitschaft einher, die mit dem Ausmaß der Verminderung in etwa korreliert.

Eine isolierte angeborene oder erworbene **Verminderung des Faktors II** ist extrem selten. Eine erworbene Verminderung des Faktors II zusammen mit den anderen Faktoren des Vitamin-K-abhängigen Prothrombinkomplexes kommt in Klinik und Praxis häufig vor. Ursachen sind vor allem Erkrankungen der Leber oder ein Vitamin-K-Mangel, insbesondere bei der Therapie mit Vitamin-K-Antagonisten. Auch alimentär bedingte Mangelzustände sind insbesondere bei älteren Patienten zu berücksichtigen. Ein **erhöhter Faktor-II-Spiegel** im Blut gilt als schwacher Risikofaktor für venöse thromboembolische Erkrankungen, insbesondere auf dem Boden des Genpolymorphismus 20210G > A des Prothrombins.

Die Inaktivierung von Thrombin durch Antithrombin wird durch unfraktioniertes Heparin um ein Vielfaches beschleunigt. Die im Vergleich zu den unfraktionierten Heparinen stärkere antikoagulatorische Wirkung der niedermolekularen Heparine wird hauptsächlich über die Anti-Faktor-Xa-Aktivität vermittelt. Die neueren medikamentösen Thrombininhibitoren benötigen für die antikoagulatorische Wirkung kein Antithrombin und binden irreversibel oder reversibel direkt an das Thrombin.

Leitbefunde für einen verminderten Faktor II sind ein niedriger Quick-Wert, eine verlängerte aPTT und eine normale Thrombinzeit.

■ Biochemie und Physiologie

Übersichtsliteratur
Preissner 2010 [479]

Faktor II (Prothrombin)

Faktor II (Prothrombin) ist das **Proenzym des Thrombins,** dem wichtigsten und zugleich zentralen Enzym in der Gerinnungskaskade, das seinerseits Fibrinogen in Fibrin umwandelt. Das Prothrombin-Gen ist auf Chromosom 11p11–q12 lokalisiert. Prothrombin wird hauptsächlich in der Leber (Hepatozyten) gebildet. Es gehört zu den Vitamin-K-abhängigen Gerinnungsfaktoren, d. h. es benötigt zu seiner Funktion im Gerinnungsablauf die sog. **γ-Carboxylierung** mehrerer Glutaminsäuren („Gla-Domäne") an seinem N-terminalen Ende mit Hilfe von Vitamin K (Details s. Kap. C15), um sich via Kalziumionen an die Oberfläche der gerinnungsaktiven Phospholipide binden zu können. Durch Faktor Xa wird aus Prothrombin unter Freisetzung des messbaren Prothrombinfragmentes F 1 + 2 das aktive Enzym α-Thrombin abgespalten (Details

s. Kap. D28.2). Dabei entsteht aus einem Molekül Prothrombin ein Molekül Thrombin.

Prothrombin wird in vitro beim Gerinnungsprozess verbraucht und ist im Serum normalerweise 2 Stunden nach abgelaufener Gerinnung mit < 4% kaum noch nachweisbar. Bei Thrombinbildungsstörungen (z.B. Hämophilien) wird, je nach Schweregrad des Defektes, messbar weniger Prothrombin verbraucht, sodass höhere Prothrombinkonzentrationen im Serum nachweisbar sind. Dieses restliche Prothrombin korreliert besser mit der Blutungsneigung der Hämophilien als die Faktoreneinzelbestimmung. Diese Beobachtung führte daher vor Jahrzehnten zur Entwicklung des sog. „Prothrombinverbrauchstest". Aus heutiger Sicht ist dieses Phänomen verständlich, da hier die zweite Phase der Thrombinbildung gemessen wird.

Ein relevantes Zwischenprodukt der Prothrombin-Thrombinumwandlung ist das sog. **Meizothrombin.** Es entsteht sowohl physiologisch bei der Spaltung des Prothrombins durch Faktor Xa als auch durch das Enzym **Ecarin** aus dem Gift der Schlange *Eschis carinatus.* Ecarin kann auch Acarboxyprothrombin in Thrombin umwandeln. Die sog. **Ecarin Clotting Time** ist ein empfindlicher Test für die Messung von direkten Thrombininhibitoren (s. Kap. D32.4).

Faktor IIa (Thrombin)

Thrombin, eine trypsinähnliche Serinproteinase, (MG 30000 Da), reagiert mit vielen Substraten (s. Kap. B4). Es kommt im Blut in freier Form nicht vor, sondern wird einerseits an seine Inhibitoren, insbesondere an Antithrombin, gebunden, zum anderen an Fibrin sowie an das endothelständige Thrombomodulin, an dem Thrombin Protein C aktiviert (Details s. Kap. B6). Das Ausmaß der intravasalen Thrombinbildung kann daher nur indirekt, z.B. mittels Messung des Thrombin-Antithrombin-Komplexes oder anderer Aktivierungsprodukte der Gerinnung erfasst werden (s. Kap. D28).

Inhibitoren des Thrombins

Physiologische Inhibitoren des Thrombins

Diese sind überwiegend sog. **Serpine,** und von diesen ist das Antithrombin der wichtigste Inhibitor. Der sog. **Heparin-Kofaktor II** rangiert an zweiter Stelle. Beide Inhibitoren wirken in Gegenwart von Glykosaminoglykanen (Heparine, Dermatansulfat). Weitere physiologische Inhibitoren des Thrombins sind der **aktivierte Protein-C-Inhibitor,** auch wenn Thrombin an Thrombomodulin gebunden ist, und α_2-**Makroglobulin,** das wahrscheinlich als „Back-up-Inhi-

27.2 Faktor II (Prothrombin) und Prothrombingenvariante

bitor" dient. Indirekt ist Protein C ein Inhibitor des Thrombins, indem es die aktivierten Faktoren VIIIa und Va inaktiviert und dadurch die weitere Thrombinbildung hemmt (Details s. Kap. B6).

Indirekte, therapeutisch verwendete Inhibitoren des Thrombins sind:
- unfraktionierte Heparine
- niedermolekulare Heparine, wenngleich ihre Anti-Xa-Wirkung um das 2- bis 4-Fache höher ist als ihre Anti-IIa-Wirkung.

Diese Inhibitoren inaktivieren nicht fibringebundenes Thrombin.

Eigenschaften von Prothrombin (Faktor II) und Thrombin (Faktor IIa)

	Prothrombin (Faktor II)	**Thrombin (Faktor IIa)**
Definition	Proenzym von Thrombin. Gehört zum Vitamin-K-abhängigen Prothrombinkomplex, hat 10 γ-Carboxyglutaminsäurereste	Serinprotease, die durch Faktor Xa aus Prothrombin abgespalten wird und Fibrinogen zu Fibrin spaltet
englische Bezeichnung	factor II, prothrombin	thrombin
Aktivierung durch	Faktor Xa, Thrombin in vitro: Ecarin	
Molekulargewicht	72.000 Da	30.000 Da
Plasmakonzentration	1–2 µM [397] X = 105 %, SD = ±15 %, Spannbreite 55–156 %, n = 860 (Bestimmung mit Ecarin) [475] funktionelles Prothrombin: 250–350 NIH/ml [500]	
Serumkonzentration	im 2 h bei +37 °C inkubierten Normalserum: < 4 %	
Halbwertszeit	57 h [612] (48–123 h)	
Syntheseort	Leberzelle	
Prothrombin-Gen	Chromosom 11p11–q12	
Prothrombin-Adsorption an	$BaSO_4$, $Al(OH)_3$, Kalziumphosphat	

	Prothrombin (Faktor II)	**Thrombin (Faktor IIa)**
Prothrombin-Isolierung	primär nur zusammen mit Faktoren VII, IX, X im Prothrombinkomplex	
Substrate		primär Fibrinogen, ferner Faktor V, VIII, XI, XIII, Protein C u. a. (s. Kap. B4)
physiologische Inhibitoren		Antithrombin, Heparin-Kofaktor II, aktivierte Protein-C-Inhibitor, α_1-Proteinaseninhibitor, α_2-Makroglobulin
Thrombin-Einheiten		Internationale Einheit (IE): Aktivität von Thrombin, die in 0,0853 mg des Internationalen Standards der WHO für humanes Thrombin enthalten ist; seit 2005 vergleichbar mit einer NIH-Einheit [151]. Die ältere NIH-Einheit ist definiert als diejenige Menge Thrombin, die ein Fibrinogenpräparat in 15 s gerinnen lässt. Beide Einheiten stimmen jetzt im 2nd International Thrombin-Standard überein

Direkte, therapeutisch verwendete Inhibitoren des Thrombins

Sie sind u. a. dadurch charakterisiert, dass sie ausschließlich Thrombin, und zwar auch fibringebundenes Thrombin, inaktivieren und Antithrombin-unabhängig sind:
- **Hirudin** ist ein rekombinant hergestelltes Polypeptid (MG 7000 Da; s. Kap. E36.4).
- Außerdem gibt es eine neue Generation von kleinmolekularen, synthetischen Thrombin-Inhibitoren, die kompetitiv das aktive Zentrum von Thrombin besetzen: **Argatroban** und **Dagitraban** (Details s. Kap. E36.4).

■ Referenzbereiche

- Zur Spannbreite des Faktor-II-Spiegels im Blut vgl. Kasten „Eigenschaften".
- Neugeborenenbereich s. Kap. C23.

- Ovulationshemmer führen zu einem Anstieg des Faktors II [310].
- Szeczy et al. fanden für die Faktor-II-Aktivität während der Schwangerschaft keine nennenswerten Änderungen [582]. Nach Stirling et al. liegt der Faktor II ab der Frühschwangerschaft (11.–15. SSW) mit X = 125 % (70–224 %) leicht höher, um ab der 31. Woche wieder abzufallen [573].
- Im Alter steigt der Faktor-II-Spiegel nicht an [237].

■ Abnorm niedrige oder abnorm hohe Faktor-II-Spiegel

Angeborener Faktor-II-Mangel

Übersichtsliteratur
Lancellotti und de Cristofaro 2009 [334], Roberts und Escobar 2006 [500], Meeks und Abshire 2008 [400], www.rbdd.org (International Registry of Rare Bleeding Disorders)

Eine **angeborene, isolierte Verminderung** des Faktors II kommt extrem selten vor. Die Prävalenz wird mit 1 : 1–2.000.000 angegeben [334], [372]. Es sind weniger als 40 betroffene Familien bekannt [500]. Der Defekt kann als echter Mangel vorliegen (**Hypoprothrombinämie**) oder als fehlgebildetes Molekül (**Dysprothrombinämie**). In einigen Familien wurden auch kombinierte Formen beschrieben.

Die Spannbreite der Aktivitätsminderung reicht bei Homozygoten oder compound Heterozygoten von 2–25 %, bei heterozygoten Personen liegt sie um 50 %. Das Ausmaß der Aktivitätsminderung lässt nicht unbedingt auf das Blutungsrisiko schließen (s. Tab. der Mutationen bei [500] und [334]). Die Vererbung erfolgt autosomal rezessiv. Es wurden verschiedene Defekte am Faktor-II-Gen nachgewiesen mit unterschiedlichen Auswirkungen auf die Funktion. Am häufigsten sind Missense-Mutationen, es kommen aber auch andere Formen vor [334], [372].

Prinzipiell scheinen 2 grundsätzlich unterschiedliche Funktionsbeeinträchtigungen vorzuliegen:
- defekte Faktor-II-Moleküle mit einer verzögerten Thrombin-Bildungsfähigkeit
- Faktor-II-Moleküle mit einer verminderten enzymatischen Aktivität in Bezug auf Fibrinogen [500].

Die **Blutungsneigung bei homozygoten Patienten** ist ähnlich derjenigen der schweren Hämophilien, d. h. generalisiert mit spontanen Weichteilblutungen, Gelenkblutungen (42 %), Epistaxis, post operative Blutungen, häufiger als bei

Hämophilen intracranielle Blutungen (12%), bei Frauen Menorrhagien (20%) und Post-partum-Blutungen [334], [500], [400].

Heterozygote Patienten (Plasmaspiegel 40–60%) sind im Allgemeinen unauffällig, können aber bedrohlich nach invasiven Eingriffen nachbluten. Patienten mit Dysprothrombinämien scheinen weniger zu bluten als Patienten mit echtem Faktor-II-Mangel. Nicht immer korreliert der Faktorenmangel mit der Blutungsneigung. Eine gewisse Rolle scheint der Mutationstyp zu spielen [334].

Therapeutisch werden PPSB-Konzentrate eingesetzt (s. Kap. E34.3).

Zum Prothrombinkomplexmangel infolge eines angeborenen Vitamin-K-Mangels s. Kap. C13 und C23.2.

Erworbener Faktor-II-Mangel

Eine erworbene, isolierte Verminderung des Faktors II, d.h. ohne gleichzeitige Verminderung der anderen Faktoren des Prothrombinkomplexes, ist extrem selten. Sie wird vor allem im Rahmen der Komplexbildung von Faktor II mit Lupusantikoagulanzien beobachtet (s. u.).

Eine erworbene Verminderung des Faktors II im Rahmen eines **Prothrombinkomplex-Mangels** kommt in Klinik und Praxis häufig vor. Ursachen sind vor allem Erkrankungen der Leber oder ein Vitamin-K-Mangel, insbesondere bei der Therapie mit Vitamin-K-Antagonisten (VKA; s. Kap. C15 und Kap. C16).

> Es ist daran zu denken, dass gelegentlich Intoxikationen mit VKA vorkommen, sei es in suizidaler Absicht oder bei psychisch kranken Patienten bzw. akzidentiell. Hierzu gehören auch die sog. „Superwarfarine", VKA mit ungewöhnlich langer Halbwertszeit in Rodentiziden (Details s. Kap. E40, Literatur bei [468]).

Eine Verminderung zusammen mit anderen, nicht Vitamin-K-abhängigen Faktoren kommt bei der **Dilutionskoagulopathie** in Abhängigkeit vom Hämatokrit vor.

Bei der **Verbrauchskoagulopathie** findet sich meist keine Verminderung des Faktors II, abgesehen von extrem ausgeprägten Fällen und im Rahmen des Multiorganversagens.

Durch eine stark erhöhte fibrinolytische Aktivität des Blutes (z.B. bei der Streptokinasetherapie) wird der Faktor-II-Spiegel nicht beeinflusst [361].

Antikörper gegen Prothrombin

Diese Antikörper mit vermutlich geringer Affinität wurden in 55,4% von Patienten mit Lupusantikoagulanzien nachgewiesen (Übersichten: [353], [512],

[13], [599]). In seltenen Fällen kommt es anscheinend infolge der Komplexbildung durch eine besonders hohe Affinität zu einer vorzeitigen Elimination und verkürzten Halbwertszeit des Faktors II und daraus resultierend zu Mangelzuständen mit u. U. entsprechend schwerer Blutungsneigung. Wir selber beobachteten über einen Zeitraum von 12 Jahren bei 6 von 42 Patienten mit eindeutigen Laborbefunden eines Lupusantikoagulans eine Faktor-II-Aktivität um 50 % (3/6), um 20 % (2/6) und von < 4 % (1/6).

Antikörper gegen humanes Thrombin

Antikörper gegen humanes Thrombin mit abnormer Blutungsneigung kommen extrem selten vor (s. Kap. C14.3). Ihr Nachweis kann erschwert sein, da Autoantikörper artspezifisch sind und mit bovinem Thrombin in handelsüblichen Thrombinzeittests nur schwach reagieren. Sie wurden beschrieben bei Leberzirrhose [29] und multiplem Myelom [31]. Lollar berichtet in seiner Übersicht [353], dass dieser Igκ-Inhibitor nicht die Fibrinbildung des Thrombins blockierte, sondern die Inaktivierung des Thrombins durch Antithrombin beschleunigte. Weitere Thrombininhibitoren wurden bei einer älteren Patientin und bei einem Patienten mit rezidivierenden arteriellen Thrombosen beschrieben (Details vgl. [353]).

Zur Thrombinantikörperbildung – meist auch gegen Faktor V – kam es in früheren Jahren gelegentlich nach lokaler Anwendung von Rinderthrombin als Hämostyptikum – meist im Zusammenhang mit größeren Operationen [313].

Erhöhter Faktor-II-Spiegel

Ein erhöhter Faktor-II-Spiegel gilt als schwacher Risikoindikator, evtl. Risikofaktor, für venöse Thromboembolien anhand von klinischen Studien und Beobachtungen:

- Ein erhöhter Faktor-II-Spiegel kommt signifikant häufiger bei Personen mit der Prothrombin-**Variante 20210 G>A** vor (Erstbeschreibung [475]; Abb. 27.**4**).
- Vorübergehend beobachtet man einen erhöhten Faktor-II-Spiegel in und nach Situationen, bei denen eine **vermehrte Thrombinbildung** erfolgte (z. B. postoperativ, Phase I der Verbrauchskoagulopathie) oder nach vermehrtem Blutverlust.
- Constantino et al. beobachteten eine erhöhte Faktor-II-Aktivität und -Konzentration bei **Hyperlipidämien** nach Fredrickson Typ IIa (X = 113 %), IIb (X = 114 %) und V (X = 139 %) [112].
- Artifiziell findet sich ein erhöhter Faktor-II-Spiegel in **angeronnenen Blutproben**.

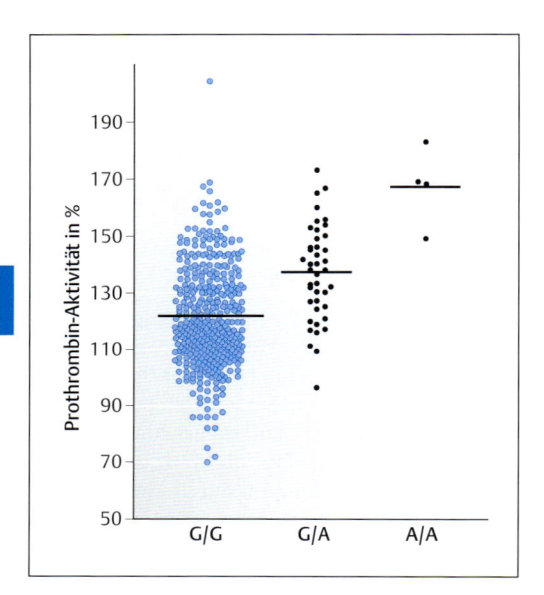

Abb. 27.4 Die Spannbreite der Prothrombin-Aktivität im Normalkollektiv (G/G), bei heterozygoten Trägern (G/A) und bei homozygoten Trägern (A/A) der Prothrombin-Mutation 20210 [562].

■ Prothrombinpolymorphismus 20210 G>A und hohe Faktor-II-Spiegel

Poort et al. beschrieben erstmals 1996 eine heterozygote Prothrombin-Variante – Faktor II G20210A –, die per se ein geringes Risiko einer familiären jugendlichen Thromboseneigung bedingt [475]. Die Autoren stellten ferner fest, dass Probanden mit diesem Polymorphismus höhere Faktor-II-Spiegel im Plasma aufweisen als die Normalbevölkerung mit X = 132% ± SD = 18, Spannbreite 95–178% (n = 40) versus X = 105% ± SD = 15, Spannbreite 55–156% (n = 860). Die Aktivitätsmessung erfolgte mit einer chromogenen Methode mittels Ecarin [43]. Die erhöhten Faktor-II-Spiegel bestätigten sich jedoch auch mit der Einphasen-Faktor-II-Bestimmung [562]. Die Mutation befindet sich in einem Bereich, der die Genexpression reguliert und somit die Aminosäuresequenz des Prothrombins nicht beeinflusst. Die A-Variante führt zu einer **erhöhten Translation**, d.h. es wird mehr Faktor II gebildet [98].

Die Prothrombin-Variante kann jedoch ausschließlich molekulargenetisch bestimmt werden. Funktionelle Tests sind hier wenig aussagekräftig, da die Einzelbestimmungen der Prothrombinkonzentration im Plasma keine sichere Zuordnung zum Genotyp erlaubt.

Unabhängig von der Mutation stellten die Autoren weiter fest, dass in ihren Kollektiven mit steigendem Prothrombinspiegel das Thromboserisiko zunahm (s.a. Kap. C21.2).

Die daraufhin rasch einsetzenden weltweiten Untersuchungen ergaben folgendes Bild [379]:

- Es bestätigte sich, dass Patienten mit heterozygoter Prothrombin-Genmutation ein 2- bis 6-fach höheres Thromboserisiko haben als Patienten ohne diesen Defekt [379].
- In der europäischen Normalbevölkerung (kaukasischen Bevölkerung) beträgt die **Prävalenz,** je nach Land (höhere Prävalenz in Südeuropa), für die heterozygote Prothrombin-Genmutation 2–4%, wohingegen sie in der asiatischen und afrikanischen Bevölkerung nahezu fehlt [5], [550]. Margaglione und Grandone stellten 2011 anhand der bisherigen Publikationen eine Prävalenz von 2,7% bei ca. 12000 Normalpersonen fest [380].
- In unausgewählten Kollektiven mit thromboembolischen Ereignissen in der Anamnese liegt die Prävalenz der Prothrombin-Genmutation bei 7%, (n = ca. 3000), in ausgewählten Patientenkollektiven mit einem zusätzlichen Hinweis auf eine mögliche angeborene Thrombophilie bei ca. 16% (n = 551) (zusammengestellt von [550]).
- Das Risiko für Gefäßverschlüsse steigt, wenn andere Risikofaktoren hinzukommen:
  - Patienten mit einer heterozygoten Prothrombin-Genmutation und einem zusätzlichen genetischen Defekt haben ein höheres Thromboserisiko und eine höhere Rezidivrate als Patienten mit einem isolierten Defekt [138].
  - Die Einnahme von Ovulationshemmern bedingt ein 7-fach höheres Risiko bei Frauen mit der Prothrombin-Genmutation [5].
  - Auch die Schwangerschaft bedeutet für Frauen mit der Prothrombin-Genmutation ein höheres Thromboserisiko (Odds Ratio 10,2 [4,0–25,9] nach [227] bzw. war bei Schwangeren mit VTE die Prävalenz für die G20210A-Mutation signifikant höher als bei diesbezüglich komplikationslosen Schwangerschaften [210]. Die Kombination mit Faktor-V-Leiden erhöht das Risiko.
  - Eine neuere Arbeit bewertet das Risiko für Frauen mit Faktor-V- und/oder Faktor-II-Genmutation unter laufender Einnahme oraler Kontrazeption mit einer Hazard Ratio von 2,2 (1,1–4,0) in 100 Personenjahren deutlich niedriger [613]. Für die Schwangerschaft/Wochenbett liegt das Risiko einer thromboembolischen Komplikation mit 16 (8,0–32,2) deutlich höher.

- Eine Risikoerhöhung für arterielle Gefäßverschlüsse wird nur für Populationen mit einem niedrigen Basisrisiko, für z. B. Myokardinfarkt, ausgewiesen. Bei jungen, weiblichen Merkmalsträgerinnen von 20210A ist die OR 4-fach erhöht [5].

■ Prothrombinbestimmung

Die Faktor-II-Bestimmmung dient im Allgemeinen speziellen Fragestellungen. Im Routinelaboratorium können die meisten für die Klinik relevanten Aussagen ebenso gut mit dem Quick-Test beantwortet werden.

Indikationen

- Diagnostik bei angeborenen oder erworbenen Blutungsleiden, insbesondere
  - bei Verdacht auf einen angeborenen Faktor-II-Mangel bzw. Dysprothrombinämie
  - zur Diagnose von kombinierten Faktoren-Mangelzuständen (z. B. Vitamin-K-abhängiger Faktoren)
- Ursachenklärung eines unplausiblen Quick-Wertes (z.B: Abgrenzung von Faktor-V- oder Faktor-X-Mangel)
- Beurteilung der Leberfunktion bei speziellen Fragestellungen
- Nachweis einer erhöhten Faktor-II-Aktivität
- Überwachung der Substitutionstherapie mit Prothrombinkomplex-Konzentraten (selten)
- Qualitätskontrolle von Prothrombinkomplex-Konzentraten
- Nachweis eines Inhibitors gegen Faktor II.

Methoden

Üblicherweise wird die Faktor-II-Aktivität mit 2 grundsätzlich unterschiedlichen Testprinzipien gemessen. Die Tests werden für Faktor-II-Bestimmungen im Plasma und in Prothrombinkomplex-Konzentraten eingesetzt. Üblicherweise erfolgt die Bestimmung mit kommerziellen, sog. Einstufentests, die auf der Thromboplastinzeit beruhen. Die immunologische Bestimmung des Faktor-II-Antigens mit ELISA-Tests ist bei Verdacht auf angeborenen Prothrombin-Mangel möglich [334].

Einstufenmethode

Definition. Der Faktor-II-Einstufentest ist eine Variante des Quick-Tests mit der Fibrinbildung als Endpunktmessung. Seine wesentlichen Komponenten sind:
- verdünntes Testmaterial (Plasma oder Prothrombinkomplex-Konzentrat)
- Thromboplastin-Reagens
- unverdünntes Faktor-II-Mangelplasma (mittels Entfernung des Faktors II durch Immunadsorption gewonnen)
- Kalziumionen.

Die Bezugskurve sollte linear im logarithmischen System sein. Extreme Messwerte sollten mit einer zweiten, anderen Verdünnung getestet werden. Bei besonderen Fragestellungen kann mit diesem Test auch der Faktor II im Serum (Prothrombinverbrauchstest) oder in anderen Körperflüssigkeiten (Aszites) bestimmt werden.

Problematik. Zwar ist das Testsystem derart konzipiert, dass die Fibrinbildungsgeschwindigkeit möglichst ausschließlich mit der Faktor-II-Aktivität korreliert. Jedoch ergeben sich eine Reihe von Fehlermöglichkeiten, vor allem durch eine ungenügende Spezifität:
- Vortäuschung höherer Faktor-II-Aktivitäten als tatsächlich vorhanden, z. B. durch In-vitro-Aktivierung der Gerinnung mit unerwünschter Thrombinbildung, die zu einer Verkürzung der Gerinnungszeit führt
- Vortäuschung niedriger Faktor-II-Aktivitäten durch Verbrauch von Faktor II in vitro oder durch eine Hemmung des Gerinnungsablaufs
- nicht einkalkulierte Messgrößen des Plasmas (z. B. andere Enzyme), die das Testergebnis beeinflussen.

Immunologische Bestimmung

Definition. Eine immunologische Bestimmung bzw. Konzentrationsmessung des Faktor-II-Moleküls ist mit monoklonalen oder polyklonalen Antikörpern möglich.

Problematik. Es ist zu beachten, dass polyklonale Antikörper gegen Faktor II die gerinnungsaktiven Faktor-II-Moleküle nicht von den gerinnungsinaktiven Acarboxy-Faktor-II-Molekülen unterscheiden können, die infolge des Ausbleibens der Vitamin-K-Wirkung auftreten. Daher werden z. B. bei der Kumarin-Therapie immunologisch wesentlich höhere Faktor-II-Konzentrationen gemessen als Faktor-II-Aktivitäten. Eine Unterscheidung ist nur mittels monoklonaler Antikörper oder aber der zweidimensionalen Clarke-Freeman-Elektrophorese möglich.

Darüberhinaus kann für besondere – meist wissenschaftliche – Fragestellungen das Acarboxy-Faktor II (PIVKA-II = Protein induced in Vitamin K-Absence) bestimmt werden. Zur Bestimmung von PIVKA-II stehen prinzipiell 2 Möglichkeiten zur Verfügung: Mittels eines kommerziellen ELISA mit monoklonalen Antikörpern und qualitativer Nachweis mit der zweidimensionalen Clarke-Freeman-Elektrophorese.

Thrombinbestimmung. Ein indirekter Nachweis, dass sich Thrombin gebildet hat, ist durch Messung des Thrombin-Antithrombin-Komplexes möglich (s. Kap. D28.3). Ein neuer Test zur Messung freien Thrombins unter Verwendung eines Aptamers wurde kürzlich vorgestellt.

27.3 Faktor V und Faktor-V-Genmutationen

M. Barthels, F. Bergmann, A. Czwalinna

Übersichtsliteratur
Asselta et al. 2009 [16], Huang und Körper 2008 [262], Asselta et al. 2006 [17], Aiach und Emmerich 2006 [5], Kane 2006 [285], Roberts und Escobar 2006 [500], Barthels und Poliwoda 1987 [32]

■ Klinische Bedeutung

Eine angeborene Verminderung des Faktors V im Plasma ist sehr selten. Sie geht, abgesehen von homozygoten Mangelzuständen, im Allgemeinen mit einer nur leichten Blutungsneigung einher. Der erworbene, meist milde Faktor-V-Mangel kommt häufiger vor, insbesondere bei der Verbrauchskoagulopathie, allen Grunderkrankungen mit erhöhtem Umsatz und bei ausgeprägtem Leberzellschaden. Er ist bei Werten zwischen 20 und 50% mehr Symptom einer gestörten Hämostase als ein Hinweis auf eine drohende Blutungsgefährdung.

Die 1691G > A-Mutation des Faktors V (Resistenz gegen aktiviertes Protein C) ist in der kaukasischen Bevölkerung der häufigste milde Risikofaktor für venöse thromboembolische Erkrankungen. Die betroffenen Individuen fallen (im Allgemeinen) **nicht** über einen Faktor-V-Mangel auf.

Leitbefunde des verminderten Faktor V sind ein niedriger Quickwert und eine verlängerte aPTT bei normaler Thrombinzeit. Allerdings manifestiert sich ein grenzwertiger Faktor-V-Spiegel nicht in Quick-Tests mit Faktor-V-haltigen Reagenzien (Hepato-Quick, Thrombotest). Ein verminderter Faktor V kann zu einer falsch positiven Ratio der dRVV-Zeiten führen, die nicht auf einem Lupusantikoagulans beruht (Mischversuche geben hier entsprechende Klarheit).

■ Biochemie und Physiologie

Übersichtsliteratur
Asselta et al. 2009 [16], Preissner 2008 [481], Roberts und Escobar 2006 [500], Kane 2006 [285], Stormorken 2002 [574]

Der von Owren 1947 [461] entdeckte Faktor V (Synonyme: FV, FV:C = Factor V Clotting Activity, Faktor-V-Aktivität, Proaccelerin) ist ein Glykoprotein und die inaktive Vorstufe von Faktor Va, dem Kofaktor der Serinprotease Faktor Xa. Faktor V unterscheidet sich wie der Faktor VIII in 2 Eigenschaften grundlegend von den Vitamin-K-abhängigen Proenzymen II, VII, IX und X:
- Zum einen durch seine Struktur – bei beiden Faktoren liegt das Molekulargewicht bei 330.000 Da und die primäre Sequenz ist zu 40% identisch.
- Zum anderen haben Faktor V und Faktor VIII gleiche Funktionen, indem sie sog. **Akzelerationsglobuline** sind, deren Präsenz die enzymatischen Prozesse beschleunigt.

In der Literatur wird neuerdings die Janus-Gesichtigkeit des Faktors herausgestellt [443]:
- Faktor V ist zunächst das bekannte **prokoagulatorische Protein.** Er wird zu Faktor Va durch Thrombin aktiviert, in geringerem Maße durch Faktor Xa [17], [285]. Erst Faktor Va ist gerinnungswirksam, indem er die Aktivierung von Prothrombin zu Thrombin um das mehr als 1000-Fache beschleunigt: Zusammen mit dem Faktor Xa bildet Faktor Va den sog. Prothrombinasekomplex auf Phospholipidoberflächen von Thrombozyten, zerstörten Zellen und Micropartikeln. Für die Interaktion mit Faktor Xa benötigt Faktor Va Kalziumionen, nicht jedoch für die Bindung an Phospholipide wie z.B. Prothrombin und Faktor X (s. Kap. B4).
- Die **antikoagulatorische Seite** des Faktors V ist komplexer: Zum einen wird der aktivierte Faktor Va durch aktiviertes Protein C (APC) mit Hilfe seines Kofaktors Protein S (s. Kap. B6.4) sehr rasch proteolytisch abgebaut. Damit verliert er seine Multiplikatorenfunktion. Zum anderen spaltet APC den auf den Phospholipidoberflächen gebundenen, nicht aktivierten Faktor V zu Faktor Vac (ac: anticoagulant), der die prokoagulatorische Eigenschaft verloren hat und jetzt zusammen mit Protein S zum Kofaktor des APC wird. Damit beschleunigt der Faktor Vac die Inaktivierung von Faktor VIII [17].

Andere Proteasen wie z.B. Plasmin oder die Neutrophilen-Elastase [532] können gleichfalls Faktor Va abbauen.

Eigenschaften

	Faktor V
Definition	• **Faktor Va:** Kofaktor der Serinprotease Faktor Xa, wirkt als Akzelerator der Thrombinbildung • **Faktor V:** Kofaktor von APC bei der Inaktivierung von Faktor VIIIa [285], [17]
englische Bezeichnung	factor V, proaccelerin, labile factor
Aktivatoren	• hauptsächlich Thrombin • in geringerem Ausmaß Faktor Xa, Neutrophilen-Elastase • in vitro die Protease des Russel Viper Venom (RVV) [285]
Inaktivatoren	• hauptsächlich APC • in geringerem Ausmaß Plasmin [285]
Molekulargewicht	330.000 Da [285]
Plasmakonzentration	Antigen: 7–10 mg/l (20–30 nM) [285], [530] bzw. 60–150 % bzw. 0,6–1,5 E/ml
Serumkonzentration	< 4 % in humanem Normalserum (nach < 2 h Inkubation bei 37 °C)
Halbwertszeit	ca. 13 h [285]*
Syntheseort	primär Leberzellen, vermutlich auch Megakaryozyten, Endothel [158]
Faktor-V-Speicherung	α-Granula der Thrombozyten
Faktor-V-Gen	Chromosom 1q21–25 [285]

Faktor V ist bis zu 12 h nach der Blutentnahme bei Raumtemperatur stabil. Nach 24 h Transportdauer und nach dem Auftauen eingefrorener Citratplasmen ist ein signifikanter Abfall der Aktivität beschrieben [660].

* Zur Stabilität des Faktors V in den Proben: Seit Jahrzehnten findet man unverändert den Hinweis, dass Faktor V ein sog. „labiler Faktor" sei, der beim Stehenlassen einer Probe innerhalb weniger Stunden an Aktivität verlieren würde. Dies trifft jedoch vor allem auf den aktivierten Faktor V zu, weniger auf den inaktiven Faktor V. Die Stabilität des nicht aktivierten Faktors V erfordert einen nicht zu hohen pH der Citratlösung (pH 5,8) [631] und die Anwesenheit von Kalziumionen. Anders ist es bei mehrwöchiger Lagerung von Konservenblut oder Plasma, wo ein Faktor-V-Abfall, nicht jedoch ein Abfall des Prothrombinkomplexes registriert wird.

Das Faktor-V-Gen befindet sich auf Chromosom 1q21–25 und wird in der Leber von Hepatozyten gebildet. Ca. 80 % Faktor V befinden sich im Blut in einer Konzentration von ca. 7–10 mg/l (20–30 nM) [285].

Faktor V ist auch in anderen Zellen nachweisbar. In den Thrombozyten sind ca. 20 % des zirkulierenden Faktors V gespeichert. Megakaryozyten synthetisieren geringe Mengen an Faktor V [213]. Aber hauptsächlich wird Faktor V durch Endozytose des plasmatischen Faktors V in die Thrombozyten überführt und dort komplexiert in leicht veränderter Form an Multimerin I in den α-Granula gespeichert (s. Kap. C13) [578], [225]. Hierdurch erklärt man die geringere Blutungsneigung bei Patienten mit Faktor-V-Mangel, da der thrombozytäre Faktor V für die Hämostase zur Verfügung steht. Eine weitere Erklärung ist, dass bei Patienten mit Faktor-V-Mangel niedrige TFPI-Spiegel gefunden wurden. Dadurch könnten auch geringe Mengen an Faktor V für eine minimale Thrombingeneration ausreichen [157], [158].

■ Standards und Referenzbereiche

- Die Spannbreite des normalen, individuellen Faktor-V-Spiegels im Blut ist mit 60–150 % relativ groß (95 % CI) [418].
- Zum Faktor V bei Neugeborenen und Säuglingen s. Kap. C23.
- Während der Schwangerschaft steigt der Faktor V nicht an [573], [582].
- Mit zunehmendem Alter steigt der Faktor-V-Spiegel im Blut geringgradig an (um 0,5 %/Jahr bei 311 männlichen Personen [100]; nach Hager und Platt jedoch nicht signifikant [n = 45] [237]).

■ Abnorm niedrige oder abnorm hohe Faktor-V-Spiegel

Angeborener Faktor-V-Mangel

Eine angeborene, homozygote Verminderung des Faktors V ist sehr selten. Heterozygote Formen kommen vermutlich häufiger vor. Die Erstbeschreibung eines Faktor-V-Mangels mit ausgeprägter Blutungsneigung erfolgte 1947 durch Owren [461]. Zurzeit werden mit Hilfe der Sequenziertechnik immer mehr Mutationen im Faktor-V-Gen als Ursache des plasmatischen Faktor-V-Mangels beschrieben [16]. Die Prävalenz eines angeborenen Faktor-V-Mangels unabhängig vom Schweregrad kann anhand einer grob informativen Umfrage bei Hämophiliebehandlern Westdeutschlands auf 5:10 Mio. Einwohner geschätzt werden [32]. In Ländern mit nicht seltenen Verwandtenehen kommt er häufiger vor (s. Übersichtsliteratur).

Die Vererbung erfolgt autosomal rezessiv. Auch hier findet man, wie bei anderen angeborenen Koagulopathien, sowohl einen echten, angeborenen

Mangel des Faktors V mit Werten unterhalb der Nachweisgrenze bis 50 % der Norm, als auch Dysformen mit verminderter Aktivität aber normalem Faktor-V-Antigen (s. Übersichtsliteratur).

Ein ursprünglich als Thrombozyten-Faktor-V-Mangel beschriebener Defekt („Faktor V Quebec" [597]) ist auf eine Erhöhung des Urokinase-type Plasminogen Activators (u-PA) in den Thrombozyten zurückzuführen mit proteolytischer Degradation verschiedener Proteine in den α-Granula. Er wird jetzt daher „Quebec Platelet Disorder" genannt (s. Kap. C20.2) [250].

Interessant sind die sehr seltenen Fälle von angeborenem, kombiniertem Faktor-V- und -VIII-Mangel, wobei die Aktivitäten von Faktor V und Faktor VIII < 10 % sein können (s. Übersichtsliteratur und Kap. C13.2).

In der Literatur vor 1987 finden sich Angaben, dass ein angeborener Faktor-V-Mangel von 1–3 % nicht vor venösen Thromboembolien zu schützen scheint [32]. In der Übersicht von Roberts und Escobar werden auch arterielle Verschlüsse bei Restaktivitäten von 10–20 % genannt [500]. Voss hat 2006 in seiner Übersichtsarbeit die derzeit bekannten genetisch bedingten Faktor-V-Defekte mit vermutlich gleichzeitig erhöhter Thrombosebereitschaft zusammengestellt [627]. Eindeutig waren die wenigen Fälle von heterozygotem Faktor-V-Mangel kombiniert mit einer heterozygoten aktivierten Protein-C-Resistenz (APCR), die mit einer auffälligen Thromboseneigung entsprechend einer homozygoten Resistenz gegen aktiviertes Protein C einhergingen (s. Kasuistik, S. 461) [229], [554]. Voraussetzung für diese Konstellation ist, dass sich die für den Faktor-V-Mangel ursächliche Mutation nicht auf dem gleichen Allel befindet wie der 1691G > A-Polymorphismus.

Für die **Therapie** von Blutungen infolge Faktor-V-Mangel steht nur Frischplasma zur Verfügung (s. Kap. E34.12). Die Dosierung ist durch das Volumen beschränkt, doch im Allgemeinen reichen die so erreichbaren Wirkspiegel von 20–25 % aus. Vereinzelt wurden Thrombozytenkonzentrate wegen ihres Faktor-V-Gehaltes eingesetzt [97], [500].

Erworbener Faktor-V-Mangel

Eine erworbene, meist milde Verminderung des Faktors V kommt häufiger vor:
- Als Ausdruck einer **Syntheseeinschränkung der Leber** bei allen ausgeprägten Leberschäden (z. B. fortgeschrittene Leberzirrhose, akut toxisches Leberversagen). Anfang der 70er Jahre wurde noch der sog. **Colombi-Index** zur Beurteilung der Leberfunktion eingesetzt: Wenn die Summe der Aktivitäten von Faktor II, VII und V < 80 % betrug, war mit einem akuten Leberversagen zu rechnen [343].

- Infolge einer **Umsatzstörung** findet man einen Faktor-V-Mangel vor allem bei **Verbrauchskoagulopathien** in der Phase II, wofür er symptomatisch ist, wenngleich nicht substitutionsbedürftig.
- Auch der Faktor-V-Mangel bei **Verlustkoagulopathien, Dilutionskoagulopathien** oder nach **Massivtransfusionen** ist selten so ausgeprägt, dass er behandlungsbedürftig ist. So lag nach eigenen Untersuchungen an polytraumatisierten Patienten die Faktor-V-Aktivität um 40% bei einem Hämatokrit von 27%.
- Durch eine stark **erhöhte fibrinolytische Aktivität** des Blutes (z. B. bei der systemischen Streptokinasetherapie) fällt der Faktor-V-Spiegel in den ersten Stunden im Mittel auf ca 60% des Ausgangswertes ab, um dann rasch wieder anzusteigen [361].
- Eine Faktor-V-Adsorption bei chronisch myeloischer Leukämie wurde 1980 von Hasegawa et al. 1980 beschrieben [245], ein schwerer Faktor-V-Mangel bei primärer Amyloidose von Emori et al 2002 [175].
- **Inhibitoren gegen Faktor V** sind selten. Knöbl und Lechner haben 1998 anhand von 105 Fällen die Pathogenese der Faktor-V-Inhibitoren in 5 Gruppen eingeteilt [313]:
    1. Patienten, die, vor allem in früheren Jahren, infolge lokaler Anwendung von Fibrinklebern Antikörper gegen Thrombin und Faktor V bovinen Ursprungs entwickelten
    2. Autoantikörper gegen Faktor V nach Operationen
    3. verschiedene Ursachen (z. B. Leberzirrhose [67], Medikamente wie β-Laktam- oder Aminoglycosid-Antibiotika, Gravidität, Neoplasien, Entzündungen) (Übersicht bei [300])
    4. idiopathische Antikörperbildung
    5. Alloantikörper nach Substitutionstherapie mit GFP bei schwerem kongenitalem Faktor-V-Mangel (extrem selten).

Erhöhte Faktor-V-Spiegel

Eine erhöhte Faktor-V-Konzentration findet sich in vielen klinischen Situationen, insbesondere solchen mit erhöhter intravasaler Thrombinbildung:
- häufig als **Artefakt infolge erschwerter Blutentnahme** mit unfreiwilliger Aktivierung der Gerinnung. Im Serum sind stark erhöhte Faktor-V-Spiegel kurzfristig nach der Gewinnung nachweisbar, bevor die Inaktivierung einsetzt
- in der Phase I der Verbrauchskoagulopathie
- postoperativ (z. B. X = 160% am 5. Tag nach Hüftendoprothesenoperationen [eigene Untersuchungen]).

Resistenz gegen aktiviertes Protein C (APCR) und Faktor V-1691G > A-Mutation (Faktor-V-Leiden-Mutation)

Übersichtsliteratur
Bertina et al. 1995 [41], Lane et al. 1996 [336], Lane et al. 1996 [337], Marder und Matei 2001 [379], Seligsohn und Lubetzky 2001 [550], Aiach und Emmerich 2006 [5], Walker und Jennings 2009 [630]

Klinische Bedeutung

Die Resistenz gegen aktiviertes Protein C (APCR) ist definiert als eine fehlende Verlängerung der Gerinnungszeiten in Gerinnungstests nach In-vitro-Zusatz von aktiviertem Protein C [630]. Sie ist der häufigste Risikofaktor für eine angeborene Thrombophilie. Die Ursache ist in 95 % der Fälle ein Basenpaaraustausch im Gen des Gerinnungsfaktors V an der Stelle 1691G > A. Aufgrund der hohen Prävalenz in der europäischen (kaukasischen) Normalbevölkerung von 3–7 % ist diese Veränderung definitionsgemäß als **Polymorphismus** zu bezeichnen. Allerdings hat sich im Sprachgebrauch der Begriff **Faktor-V-Leiden-Mutation** durchgesetzt. Die Prävalenz bei Patienten mit venöser Thromboembolie beträgt 15 % [5].

Molekularbiologie und Pathophysiologie

Dahlbäck beschrieb erstmals 1993 eine Resistenz gegen aktiviertes Protein C (APCR), erkennbar an einem Ausbleiben der Verlängerung von Gerinnungszeiten nach Zugabe von APC zum Plasma. Sie war verbunden mit einer erhöhten familiären Thrombosebereitschaft [122].

- Diese Resistenz ist in 95 % aller Fälle durch eine **Punktmutation 1691G > A** in Exon 10 des Gerinnungsfaktor-V-Gens (1q21–25) bedingt [39], wodurch Arginin in Position 506 durch Glutamin ersetzt wird (R506Q). Dadurch erkennt APC diese Spaltungsstelle im Faktor Va nicht mehr, sodass der aktivierte Faktor Va seine Aktivität behält und vermehrt Thrombin gebildet wird. Darüber hinaus hat dieser veränderte Faktor V seine Kofaktor-Fähigkeit bei der Inaktivierung von Faktor VIIIa verloren (Details s. Übersichtsarbeiten). Diese Faktor-V-Mutation wird auch als **Faktor-V-Leiden** bezeichnet, benannt nach der holländischen Stadt Leiden. Die Mutation wird **autosomal dominant** vererbt.
- Weitere Ursachen für eine APCR stellen die Mutationen **Faktor-V-Cambridge** und **Faktor-V-Hongkong** dar. Hier ist eine weitere Spaltstelle, die Aminosäure Arginin an der Position 306 des APC betroffen, die sich im Falle

von Faktor-V-Cambridge und Faktor-V-Hongkong zu Threonin bzw. Glycin wandelt. Beide Defekte gehen nicht mit einer erhöhten Thrombosebereitschaft einher [447], wie auch ein normales Arg306 die Mutation Arg506 nicht kompensieren kann.

Epidemiologie und Klinik der APCR

Angeborene APCR

Die APC-Resistenz, hier synonym für Faktor-V-Leiden gebraucht, ist die mit Abstand häufigste Ursache einer **familiären, jugendlichen Thromboseneigung** [581].
- In der europäischen Normalbevölkerung (kaukasischen Bevölkerung) beträgt die Prävalenz, je nach Land, für den heterozygoten Faktor-V-Leiden 3–7%, wohingegen sie in der asiatischen und afrikanischen Bevölkerung fehlt [5].
- In Patientenkollektiven mit einer Thrombose in der Anamnese liegt die Prävalenz je nach Auswahlkriterien zwischen 20 und 30%.
- Patienten mit heterozygotem Faktor-V-Leiden haben ein 5-fach höheres Thromboserisiko als Patienten ohne diesen Defekt; homozygote Patienten tragen sogar ein 50-fach höheres Risiko [33], [509].

Das häufige Vorkommen eines heterozygoten Faktor-V-Leiden in der Normalbevölkerung weist bereits darauf hin, dass der heterozygote Faktor-V-Leiden per se ein geringes Thromboserisiko darstellt. Das thromboembolische Risiko steigt jedoch erheblich, wenn eine homozygote Faktor-V-Leiden-Mutation vorliegt oder wenn zusätzliche genetische oder externe Risikofaktoren hinzukommen (Details s. u. und Kap. C21):
- Patienten mit einem heterozygotem Faktor-V-Leiden und einem zusätzlichen heterozygoten Faktor-V-Mangel haben ein ähnliches Risiko wie ein homozygoter Faktor -V-Leiden [229], [554].
- Die Wahrscheinlichkeit für das Auftreten einer Thrombose bei Patienten mit heterozygoter Faktor-V-Leiden-Mutation und einem zusätzlichen Mangel an Antithrombin, Protein C oder S liegt bei 73–92% [550].
- Patienten mit heterozygotem Faktor-V-Leiden und bereits einer Thrombose in der Anamnese haben ein 7,5-fach höheres Risiko/100 Patientenjahre, ein Thromboserezidiv zu erleiden als diejenigen mit Thrombose, aber ohne diese Mutation (1,8-fach/100 Patientenjahre) [554].
- Zur Einnahme von Ovulationshemmern und Gravidität s. Kap. C22.4 und C22.3.

Erworbene APC-Resistenz

Wird ein APCR-Test als globaler Test eingesetzt (z. B. Protein C Global), d. h. in unverdünntem Plasma und ohne Zusatz von Faktor-V-Mangelplasma, so kann gelegentlich eine „erworbene APCR" beobachtet werden. Der pathophysiologische Mechanismus und die klinische Bedeutung sind noch unklar [603]. Die erworbene APCR wurde beschrieben:
- bei Einnahme von Ovulationshemmern (Abfall des Protein S)
- in der Schwangerschaft
- bei zerebrovaskulären Erkrankungen, wobei sie sich als Risikoindikator erwies [610]
- bei einem starken Lupusantikoagulans.

■ Quantitative Bestimmung des Faktors V

Indikationen

- Erfassung eines kongenitalen oder erworbenen Faktor-V-Mangels
- Erfassung eines kongenitalen Faktor-V- und Faktor-VIII-Mangels
- ggf. Differenzialdiagnose einer Verbrauchskoagulopathie
- Nachweis einer erhöhten Faktor-V-Aktivität bei seltenen Fragestellungen
- Nachweis eines Faktor-V-Inhibitors
- Überwachung der Faktor-V-Substitutionstherapie mit GFP und ggf. Plättchenkonzentraten.
- Einnahme von VKA, Lebererkrankungen

Methoden

Bestimmung der Faktor-V-Aktivität mit der Einstufenmethode

Definition: Der Faktor-V-Einstufentest ist der meistverwendete kommerzielle Test. Er ist eine Variante des Quick-Tests mit der Fibrinbildung als Endpunktmessung. Seine wesentlichen Komponenten sind:
- verdünntes Testmaterial (fast ausschließlich Plasma)
- unverdünntes Faktor-V-Mangelplasma (mittels Entfernung des Faktors VIII durch Immunadsorption gewonnen)
- Thromboplastin-Reagens
- Kalziumionen.

Bei hohen Konzentrationen sollte eine zweite Bestimmung in einer höheren Plasmaverdünnung durchgeführt werden, damit die Linearität bzw. die weitestgehende Übereinstimmung der Messwerte bei Einbeziehung des Verdünnungsfaktors nachgewiesen wird.

Problematik: Zwar ist das Testsystem derart konzipiert, dass die Fibrinbildungsgeschwindigkeit möglichst ausschließlich mit der Faktor-V-Aktivität korreliert. Jedoch ergeben sich diverse Fehlermöglichkeiten, vor allem durch eine ungenügende Spezifität. Diese beruhen auf:
- **Vortäuschung höherer Faktor-V-Aktivitäten** als tatsächlich vorhanden, z. B. durch eine In-vitro-Aktivierung der Gerinnung mit unerwünschter Thrombinbildung, die zu einer Verkürzung der Gerinnungszeit führt
- **Vortäuschung niedriger Faktor-V-Aktivitäten,** sei es durch Verbrauch von Faktor V in vitro, sei es durch eine Hemmung des Gerinnungsablaufes, z. B. durch Therapien mit hochdosierten Thrombininhibitoren (in erster Linie unfraktioniertes Heparin).

Ein weiterer Nachteil liegt an dem immer noch globalen Charakter des Tests, in dem nicht einkalkulierte Messgrößen des Plasmas das Testergebnis beeinflussen können.

Immunologische Bestimmung des Faktors V

Eine immunologische Bestimmung bzw. Konzentrationsmessung des Faktor-V-Moleküls ist mit spezifischen Antikörpern möglich, z. B. mit einem ELISA-Test.

■ Bestimmung der APC-Resistenz

Indikationen

Die Indikationen zur Bestimmung der APCR können nicht vollständig dargestellt werden. Beispiele sind:
- Anamnese mit venösen und/oder arteriellen Thromboembolien vor dem 40. Lebensjahr
- familiäre, insbesondere jugendliche Thromboseneigung
- wiederholte venöse Thromboembolien
- Thrombosen an ungewöhnlicher Lokalisation
- Thrombosen in der Schwangerschaft oder im Wochenbett oder bei Einnahme von Ovulationshemmern
- wenn bei entsprechender Anamnese Situationen mit erhöhtem Thromboembolierisiko zu erwarten sind
- zusätzlich zu bereits nachgewiesenen Thrombophilien anderer Genese.

Keine Indikation besteht bei asymptomatischen Kindern vor Beginn der Pubertät im Rahmen von Familienuntersuchungen!

Methoden

APCR-Funktionstests

Prinzip: Der wohl meistverwendete Test ist der 1993 von Dahlbäck et al. entwickelte Test [122], eine Variante der aPTT. Er besteht in einer 2-fachen aPTT-Bestimmung ohne und mit Zusatz einer standardisierten Menge von aktiviertem Protein C. APC inaktiviert die aktivierten Gerinnungsfaktoren Va und VIIIa und verlängert dadurch die aPTT um das 2- bis 3-Fache des Leerwertes. Die Menge des zugesetzten APC liegt dabei um ca. 15 nM, d.h. ca. 900 ng/ml bzw. 300 ng/ml in der Endkonzentration. Die Menge ist also ca. 150-fach größer als die natürliche APC-Konzentration im Blut. Durch den Zusatz von Faktor-V-Mangelplasma zum Testansatz wird ein Teil der u.g. Einflussgrößen eliminiert und damit die Spezifität und vor allem die Sensitivität für den Nachweis einer Faktor-V-Leiden-Mutation erhöht. Bei Vorliegen einer APC-Resistenz beträgt die Verlängerung der aPTT nach Zusatz von aktiviertem Protein C weniger als das 2-Fache gegenüber dem Ausgangswert (Details zu den APCR-Funktionstests s. [603]).

Die APC-Resistenz wird als Ratio angegeben:

$$\frac{\text{aPTT nach Zusatz von aktiviertem Protein C}}{\text{aPTT Ausgangswert}}$$

Problematik: In diesem Testansatz wird die APC-Ratio beeinflusst u.a. durch:
- den Plättchengehalt des Plasmas (sollte plättchenfrei sein)
- den Inhibitoreffekt von Heparin, der sich ab Konzentrationen von > 0,8 IE/ml trotz Verwendung von Faktor-V-Mangelplasma weiterhin auswirkt
- durch Faktorenmangelzustände, sofern kein Faktor-V-Mangelplasma zugegeben wurde
- durch Faktor-V-Mangel
- durch Zusatz von Faktor-V-Mangelplasma verliert der Test seinen globalen Charakter bzw. werden nur die Faktor-V-Mutationen erfasst
- die Anwesenheit von Lupusantikoagulanzien (Vortäuschung einer APCR)
- methodische Einflussgrößen wie die Art des Reagenzes, die Reagenzchargen oder das Gerät.

Weitere Testvarianten wurden beschrieben [603].

Genotypisierung bei Verdacht auf Faktor-V-Leiden

Wurde eine APC-Resistenz festgestellt, so sollte anschließend die weitere Diagnostik mittels einer Genotypisierung erfolgen, um zu klären, ob eine hetero- oder homozygote Faktor-V-Leiden-Mutation vorliegt (Bestimmung unterliegt dem Gendiagnostik-Gesetz von 2010 [80]). Die Genotypisierung erfolgt durch gängige molekularbiologische Methoden (z. B. Restriktionsfragmentlängenpolymorphismus, allelspezifische Oligonukleotidhybridisierung oder Schmelzpunktanalyse mit Hybridisierungssonden).

! Kasuistiken
- **heterozygoter Faktor-V-Leiden, heterozygoter Faktor-V-Mangel, fraglich heterozygoter Protein-S-Mangel:** 27-jährige Frau, die seit ihrem 17. Lebensjahr eine Neigung zu venösen Thromboembolien aufweist. Die APCR imponiert infolge des Faktor V-Mangels wie ein homozygoter Faktor-V-Leiden.
- **heterozygoter Faktor-V-Leiden und heterozygoter Protein-S-Mangel:** 12-jähriges Mädchen mit ausgeprägter Thromboembolieneigung, dessen Mutter denselben genetischen Defekt aufweist.

Test	27-jährige Frau	12-jähriges Mädchen	Referenzbereich
Quick-Test (%)	70	82	70–120
Faktor II (%)	100	105	70–140
Faktor V (%)	53	99	70–140
Protein-C-Aktivität (%)	74	90	70–140
freies Protein S (%)	41	32	55–125
gesamtes Protein S (%)	66	43	70–120
D-Dimer (µg/l)	–	1768	< 500
APCR (Ratio)	1,2	1,6	> 2,0
Genotypisierung	1691 G>A heterozygot	1691 G>A heterozygot	

27.4 Faktor VII und Faktor VIIa

M. Barthels, F. Bergmann, A. Czwalinna

Übersichtsliteratur
Hermann et al. 2009 [256], Mariani und Bernardi 2009 [382], Morrissey und Mutch 2006 [423], DIN-Norm 58901-1 [145], DIN-Norm 58901-2 [146], Mennen et al. 1996 [407]

■ Klinische Bedeutung

Der Gerinnungsfaktor VII[3] ist das Proenzym der Serinprotease Faktor VIIa, die mittels Komplexbildung mit dem sog. Gewebefaktor (Tissue-Faktor) den Gerinnungsprozess in Gang setzt.

Auch Faktor VII gehört zur Gruppe der **Vitamin-K-abhängigen Gerinnungsfaktoren des Prothrombinkomplexes.** Ein angeborener homozygoter Faktor-VII-Mangel ist selten, heterozygote Fälle kommen häufiger vor und sind meist Zufallsbefunde bei der Abklärung eines subnormalen Quick-Wertes in der präoperativen Diagnostik. Eine erworbene Verminderung des Faktors VII zusammen mit einer Verminderung der anderen Faktoren des Prothrombinkomplexes ist häufig. Sie gibt es vor allem bei:
- Vitamin-K-Mangel
- Synthesestörungen der Leber
- medikamentös induziert infolge der Therapie mit Vitamin-K-Antagonisten (VKA).

Der Faktor-VII-Spiegel im Blut fällt dabei von allen vier Faktoren des Prothrombinkomplexes infolge seiner sehr kurzen Halbwertszeit als Erster und zunächst isoliert ab. Mit zunehmender Verminderung des Faktor VII nimmt die Blutungsbereitschaft im Allgemeinen zu, korreliert jedoch schlecht mit der Restaktivität des Faktors VII (nicht so eindeutig wie bei den Hämophilien).

Leitbefunde für einen verminderten Faktor VII sind ein niedriger Quick-Wert, eine normale (!) aPTT und eine normale Thrombinzeit.

---

[3] Da die Messung des Faktors VII routinemäßig eine Messung seiner Aktivität ist, wird im Folgenden die Bezeichnung „Faktor VII" synonym für „Faktor-VII-Aktivität" verwendet.

- Milde Faktor-VII-Mangelzustände sind bei Verwendung eines Faktor-VII-unempfindlichen Thromboplastin-Reagenzes im Quick-Test nicht erkennbar!
- Faktor-VII-Aktivitätsmessungen mit verschiedenen Thromboplastinen ergeben verschiedene Aktivitäten [217]!

■ Biochemie und Physiologie

Übersichtsliteratur
Morrissey und Mutch 2006 [424]

Faktor VII gehört zu den Vitamin-K-abhängigen Gerinnungsfaktoren, denn er benötigt zu seiner Funktion im Gerinnungsablauf die sog. γ-Carboxylierung (d. h. eine zweite COOH-Gruppe) an den Glutaminsäuren seines N-terminalen Endes (Details s. Kap. C15). Faktor VII ist ein Glykoprotein (MG: 50.000 Da) und das Proenzym von Faktor VIIa. Beide bilden im ersten Schritt der extrinsischen Gerinnungskaskade einen **Komplex mit dem Gewebefaktor** (Tissue-Faktor [TF], Thromboplastin), der an die veränderte (verletzte) Zelloberfläche gebunden ist. Dadurch entfaltet Faktor VIIa, eine schwache Serinprotease, erst seine eigentliche Aktivität. Die optimale Wirkung des Faktors VIIa wird jedoch dann erreicht, wenn der TF in die gerinnungsaktiven Phospholipide der Zellembranen eingebaut ist.

Faktor VII wird durch die Komplexbildung mit dem TF, vermutlich auch durch die Spuren von freiem Faktor VIIa im Blut, sowie durch Faktor IXa aktiviert. Weitere Serinproteasen können Faktor VII in vitro aktivieren: Faktor Xa, aber auch Faktor XIIa, Thrombin, Plasmin ([423]) sowie die in den letzten Jahren entdeckte Factor Seven Activating Protease (FSAP) [505], deren Stellenwert im Gerinnungssystem jedoch noch nicht eindeutig geklärt ist (s. Kap. D27.28) [288].

Der TF/VIIa-Komplex aktiviert dann seinerseits den Faktor X in Gegenwart von Phospholipiden indirekt, indem er zunächst den Faktor IX aktiviert [459]. Der TF/VIIa-Komplex kann aber auch Faktor X direkt aktivieren. Nach Morrissey und Mutch dürfte dieses hauptsächlich in vitro eine Rolle spielen (s.a. die nicht Beeinflussbarkeit der aPTT durch einen Faktor-VII-Mangel) [423]. Diese Verknüpfung der 3 Serinproteasen Faktor VIIa, Faktor IXa und Faktor Xa wurde bereits von Josso 1965 als sog. **„Josso-Schleife"** konzipiert (s. Kap. B4, Abb. 4.5) [279].

Das Faktor-VII-Gen ist auf Chromosom 13q34 lokalisiert. Faktor VII wird in der Leber (Hepatozyten) gebildet. Die Konzentration des Proenzyms Faktor VII ist im Blut mit 500 µg/l (10 nM) sehr gering [179]. Zusätzlich ist ca. 1 %

des Faktors VII in aktivierter Form als Faktor VIIa (auch) normalerweise im Blut nachweisbar [19].

Von allen Faktoren des Prothrombinkomplexes hat Faktor VII mit 3–5 h die kürzeste Halbwertszeit [549], [612]. Faktor VII wird im Gerinnungsprozess nicht verbraucht und ist daher auch im Serum messbar vorhanden.

Der freie Faktor VIIa wird durch keinen Inhibitor inaktiviert. Der wichtigste Inhibitor des TF/VIIa-Komplexes ist der **Kunitz-Type-Inhibitor TFPI (Tissue Factor Pathway Inhibitor)**, der mit Faktor Xa einen Komplex bildet. Dieser verbindet sich seinerseits wiederum mit dem Faktor TF/VIIa-Komplex, sodass ein quarternärer Molekülkomplex entsteht.

Ein weiterer schwacher Inhibitor des Komplexes ist Antithrombin, dessen Wirkung durch Heparin verstärkt wird.

Eigenschaften*

	Faktor VII	**Faktor VIIa**
Definition	Proenzym von Faktor VIIa. Gehört zum Vitamin-K-abhängigen Prothrombinkomplex, 10 γ-Carboxyglutaminsäurereste	Serinprotease, die u. a. durch Faktor VIIa, aber auch Faktor Xa, Faktor IXa u. a. aus Faktor VII aktiviert wird und im ersten Schritt der extrinsisch Gerinnungskaskade mit Tissue-Faktor einen zellständigen Komplex bildet
englische Bezeichnung	factor VII	factor VIIa
Aktivierung durch	Faktor IXa, Faktor Xa, Faktor VIIa, Thrombin, Faktor XIIa	
Molekulargewicht	50.000 Da [423]	ca. 50.000 Da
Plasmakonzentration	500 µg/l ≅ 10 nM [179] bzw. 60–170 % [358] bzw. 0,6–1,7 E/ml	0,5–8,4 ng/ml (≅ 1 % des inaktiven Faktors VII im Plasma) mittels Aktivitätsmessung (n = 188), Antigen aber nur 0,025 ng/ml [424] bzw. 10–100 pmol [19]
Serumkonzentration	ca. 100 % in Abhängigkeit von der Aktivierung des Faktors VII	
Halbwertszeit	3–5 h [549], [612]	2 h [423]

	Faktor VII	**Faktor VIIa**
Syntheseort	Leberzelle	
Faktor-VII-Gen	Chromosom 13q34	
Faktor-VII-Adsorption an	$BaSO_4$, $Al(OH)_3$, Kalziumphosphat	
Gewinnung	zusammen mit Faktoren II, IX, X im Prothrombinkomplex, aber auch isoliert aus humanem Plasma	rekombinant, aus Babyhamster-Nierenzellen
Substrate des TF/VIIa-Komplexes		Faktor X, Faktor IX, Faktor VII (!) (s. Kap. B4)
Inhibitoren des TF/VIIa-Komplexes		Tissue Factor Pathway Inhibitor (TFPI), Antithrombin

* Details s.a. ISTH → Standards → „Coagbase" (Coagulation sequence and structure database)

■ Standards und Referenzbereiche

- Für die **Faktor-VII-Aktivität**, gemessen mit einem Eineinstufentest, fanden Lowe et al. 1997 einen Referenzbereich von 57–167 % (5–95 % CI von ca. 1500 Frauen und Männern, Altersspanne 24–74 Jahre) [358].
- Für das **Faktor-VII-Antigen** fanden Howard et al. 1994 einen Mittelwert von X = 100 ± SD = 30 %, mit einer Spannbreite von 50–360 % bei n = 705. Bis zum 60. Lebensjahr bestand kein Geschlechtsunterschied. Werte unter 60 % kamen bei 2,5 % des < 40-jährigen Normalkollektivs vor [261].
- Für Faktor VIIa gibt Morrissey Normalwerte von 0,5–8,4 ng/ml an ($\cong$ 1 % des inaktiven Faktors VII im Plasma) (Aktivitätsmessung, n = 188), aber nur 0,025 ng/ml Antigen [424]. Nach Astermark et al. beträgt die Konzentration von Faktor VIIa im Plasma 10–100 pmol [19].
- Die Auswirkung von **Ovulationshemmern** auf den Faktor VII wird unterschiedlich angegeben. In der Übersicht von Kluft und Lansink führte die Einnahme von Ovulationshemmern der dritten Generation zu einem deutlichen Anstieg des Faktors VII, weniger der Faktor-VII-Aktivität [310]. In der Studie von Lowe et al. hatten die 75 Frauen, die Ovulationshemmer einnahmen, keine höheren Faktor-VII-Spiegel als 56 Frauen ohne hormonelle Kontrazeption (n = 90) [358].
- Zum Zusammenhang zwischen Faktor VII und Schwangerschaft s. Kap. C10.
- Zum Faktor VII bei Neugeborenen s. Kap. C23.

Abnorm niedrige oder abnorm hohe Faktor-VII-Spiegel

Übersichtsliteratur
Hermann et al. 2009 [256], Mariani und Bernardi 2009 [382])

Angeborener Faktor-VII-Mangel

Die angeborene, isolierte Verminderung des Faktors VII wird autosomal rezessiv vererbt und kommt in der heterozygoten Form mit leichten Aktivitätsminderungen vermutlich häufiger vor als in der Literatur angegeben (seit Anfang der 80er Jahre mit 1 : 500.000). Die homozygoten oder compound heterozygoten Formen sind hingegen sehr selten. Der Erbgang ist autosomal rezessiv. Die genetischen Defekte können als **echte Mangelzustände** vorliegen oder als **fehlstrukturierte Moleküle (Dysformen)**. Es wurden zahlreiche polymorphe Defekte am Faktor-VII-Gen nachgewiesen mit unterschiedlichen Auswirkungen auf die Funktion [256].

Hinsichtlich der Blutungsneigung beim kongenitalen Faktor-VII-Mangel wird in allen Übersichtsarbeiten auf die **hohe Variabilität der verschiedenen Genotypen** hingewiesen. Während z. B. die Blutungsneigung bei den schweren Hämophilien in etwa mit dem Ausmaß der Faktorenverminderung korreliert, können Patienten mit einem Faktor VII von < 1 % eine Blutungsneigung analog jener der schweren Hämophilie A haben, gelegentlich aber auch asymptomatisch sein (Tab. 27.1). Die umfangreichste Zuordnung der Blutungsneigung zu molekulargenetischen Defekten wurde im Greifswalder Hämophilie-Register an 717 Patienten mit Faktor-VII-Mangel durchgeführt [256]. Hierbei war die Blutungsneigung bei homozygoten Patienten und compound heterozygoten in etwa gleich und korrelierte **nicht** mit der Restaktivität des Faktors VII.

73 % von 26 homozygoten Frauen hatten Menorrhagien und 42 % von 45 Frauen mit heterozygotem Faktor-VII-Mangel. Tab. 27.1 zeigt die Problematik der Einschätzung des Blutungsrisikos und zudem ein Charakteristikum des kongenitalen Faktor-VII-Mangels, nämlich eine Neigung zu **Schleimhautblutungen,** wie sie sonst nur beim von-Willebrand-Syndrom oder Thrombozytenfunktionsstörungen bekannt ist.

Andere Autoren (z. B. Mariani und Bernardi [382]) kommen prinzipiell zu ähnlichen Ergebnissen. Seit längerem wird jedoch diskutiert, in wieweit die unterschiedliche Faktor-VII-Empfindlichkeit der Thromboplastin-Reagenzien bei der Einschätzung von Schweregrad und Blutungsneigung eine Rolle spielt.

Die Kombination eines angeborenen Faktor-VII-Mangels mit verschiedenen Syndromen, u. a. dem Dubin-Johnson-Syndrom wurde beschrieben. Auch angeborene kombinierte Faktorendefekte, z. B. Faktor-VII-/Faktor-VIII-Mangel,

Tab. 27.1 Klinische Manifestationen des kongenitalen FVII-Mangels bei 217 symptomatischen Patienten (Greifswalder Faktor-VII-Register) [256]

Blutungsort	Anteil der homozygoten und compound heterozygoten Patienten in % (n = 124)	Anteil der heterozygoten Patienten in % (n = 93)
symptomatisch	71% von 73 homozygoten Patienten	19% von 499 heterozygoten Patienten
Nasenbluten	60	54
Zahnfleischbluten	34	14
Hautblutungen	36	38
Hämatome	19	23
Hämarthrosen	19	4
Hämaturie	8	5
gastrointestinal	15	
intrakraniell	2,4	

Faktor-VII-/Faktor-IX-Mangel, Faktor-VII-/Faktor-X-Mangel, Faktor-VII-/Faktor-IX-Mangel, Faktor-VII-/Protein-Z-Mangel (eigene Beobachtung) kommen vor [500].

Selbstverständlich ist auch der Faktor VII beim angeborenen Vitamin-K-Mangel vermindert (s. S. 140). Vereinzelt wurden Fälle mit arteriellen oder venösen Verschlüssen trotz kongenitalem Faktor-VII-Mangel beschrieben [500], [19].

Zur **Therapie** des angeborenen Faktor-VII-Mangels s. Kap. E44.6 und E44.7.

Erworbener Faktor-VII-Mangel

Eine erworbene, isolierte Verminderung des Faktors VII, d.h. eine Verminderung, ohne dass die anderen Faktoren des Prothrombinkomplexes betroffen sind, findet sich – wohl dank der kurzen Halbwertszeit und niedrigen Konzentration des Faktors VII – häufig in der **Initialphase von Vitamin-K-Mangelzuständen** (s. Kap. C15), bei der **Therapie mit Vitamin-K-Antagonisten** oder bei **Lebererkrankungen** mit noch wenig eingeschränkter Proteinsynthese (z.B. akute Hepatitis). Differenzialdiagnostisch wichtig ist, dass hierbei meist auch der Inhibitor Protein C vermindert ist (da ähnliche kurze Halbwertszeit).

Bei **Verlustkoagulopathien** ist der Faktor VII wie alle anderen Faktoren entsprechend dem Hämatokrit-Abfall vermindert.

Der Faktor VII ist infolge Verbrauchskoagulopathie (DIC) oder hyperfibrinolytischen Zuständen **nicht** vermindert.

Es wurden bislang ganz vereinzelt Fälle mit **Hemmkörpern (Autoantikörper)** gegen Faktor VII beschrieben. Die Blutungsneigung kann bedrohlich sein, wenn die Faktor-VII-Aktivität < 1 % absinkt [282]. Sehr selten sind auch Faktor-VII-Alloantikörper nach Faktor-VII-Substitution beim schweren, angeborenen Faktor-VII-Mangel [500].

Erhöhte Faktor-VII-Spiegel

Erhöhte Faktor-VII- oder Faktor-VIIa-Spiegel sind keine eindeutigen Risikofaktoren oder Indikatoren. Sie wurden lediglich wiederholt bei verschiedenen Erkrankungen mit erhöhtem Risiko für – vorzugsweise arterielle – Verschlusskrankheiten (periphere AVK, TIA), beschrieben, und zwar mit unterschiedlichen Methoden, sowohl hinsichtlich Faktor-VII-Aktivität als auch Faktor-VII-Antigen [423], [407]:

- Erhöhte Faktor-VII-Spiegel als langfristige Risikoindikatoren für **koronare Herzkrankheiten** wurden auch in der Northwick Park Heart Studie [399] und der Münsteraner PROCAM-Studie [27] festgestellt, jedoch von Doggen et al. [153] nicht bestätigt. 2010 fanden Ken-Dror et al. in der Northwick Park Heart Studie II bei 2773 Männern eine Assoziation von bestimmten F7-Tagging-Single-Nucleotid-Polymorphismen mit höheren Faktor-VII-Spiegeln [299].
- Koster et al. konnten 1994 in der LETS-Studie einen Zusammenhang mit **venösen Thrombosen** ausschließen [324].
- Erhöhte Faktor-VII-Spiegel wurden ferner festgestellt bei der DIC [305], beim Diabetes mellitus, bei peripherer AVK, TIA, und Urämie [425], jedoch nicht von allen bestätigt [425], [266]. Vermutlich ist der Faktor VIIa der bessere Indikator, wenngleich die Methodik schwierig ist.
- Höhere Faktor-VII-Spiegel wurden auch sowohl bei langfristig **erhöhten Blutfetten** als auch unmittelbar nach Aufnahme von Nahrungsfetten in mehreren Studien (aber nicht in allen) nachgewiesen. Mehrere Studien ergaben, dass Faktor VII sowohl bei Hypercholesterinämien als auch bei Hypertriglyzeridämien erhöht ist. Postprandial steigt der Faktor VII an (s. Kap. C9). Die Studienergebnisse sind jedoch laut der kritischen Übersicht von Mennen et al. aus mehreren Gründen schlecht vergleichbar, nicht zuletzt wegen der unterschiedlichen Methodik zur Faktor-VII-Bestimmung [407]. Zudem liefern die bisherigen Ergebnisse keine eindeutige Erklärung der Zusammenhänge.

Durch sog. **Kälteaktivierung** (Stehenlassen einer Probe in Gegenwart eines Oberflächenaktivators für 24 h bei +4 °C) wird Faktor VII z.T. zu Faktor VIIa aktiviert und ein dementsprechend höherer Faktor-VII-Spiegel gemessen. Dieses Phänomen wird besonders bei DIC und anderen Situationen mit einer Hyperkoagulabilität beobachtet [218], [305]. Daher z.B. auch die Empfehlung, Blut kurzfristig nicht bei +4 °C, sondern bei Zimmertemperatur aufzubewahren und zu zentrifugieren [145].

Normalerweise nicht vorkommende, unphysiologisch hohe Faktor-VII-/Faktor-VIIa-Spiegel werden im Rahmen der Therapie mit rekombinantem Faktor VIIa bei Patienten mit Hemmkörperhämophilien (A oder B) gemessen.

■ Bestimmung von Faktor VII und Faktor VIIa

Indikationen zur Faktor-VII-Bestimmung

Die Faktor-VII-Bestimmung ist primär zur Diagnostik und Therapieüberwachung beim angeborenen Faktor-VII-Mangel erforderlich. Sonst dient sie speziellen, meist wissenschaftlichen Fragestellungen. Im Routinelaboratorium können die meisten für die Klinik relevanten Aussagen ebenso gut mit dem Quick-Test erhalten werden. Gründe für die Bestimmung von Faktor VII sind:

- Diagnostik bei angeborenen oder erworbenen Blutungsleiden, insbesondere
  - bei Verdacht auf einen angeborenen Faktor-VII-Mangel
  - Diagnose von kombinierten Faktoren-Mangelzuständen
  - Erfassung eines Faktor-VII-Mangels trotz normalem Quick-Wert
- Ursachenklärung eines pathologischen Quick-Werts
- Beurteilung der Leberfunktion bei speziellen Fragestellungen
- Nachweis einer erhöhten Faktor-VII-Aktivität
- Überwachung der Substitutionstherapie mit Faktor-VII-Konzentraten
- Qualitätskontrolle von Faktor-VII- oder Prothrombinkomplex-Konzentraten
- Verdacht auf einen Faktor-VII-Inhibitor.

Indikationen zur Bestimmung von Faktor VIIa

- spezielle Fragestellungen bei der Überwachung der Therapie mit rekombinantem Faktor VIIa (meist ist keine Kontrolle nötig, wenn überhaupt, dann ist der Quick-Wert erforderlich)
- spezielle Fragestellungen zum Nachweis einer Hyperkoagulabilität.

Methoden zur Bestimmung von Faktor VII

Routinemäßig wird die Faktor-VII-Aktivität gemessen. Vorweg muss jedoch darauf hingewiesen werden, dass jede Methode zur Bestimmung des Faktors VII mit besonderen Problemen behaftet ist, sodass letztlich unklar ist, wie viel von dem potenziell aktivierbaren Faktor VII im Einzelfall tatsächlich gemessen wird und wie viel gleichzeitig anwesender, aktivierter Faktor VIIa das jeweilige Messergebnis beeinflusst. Diese methodischen Unklarheiten haben dazu geführt, dass die klinischen Studien zur Erfassung der Faktor-VII-Thrombogenität allein wegen der verwendeten verschiedenen Methoden zur Faktor-VII-Bestimmung nicht vergleichbar sind bzw. dass unterschiedliche Studienergebnisse auf die unterschiedlichen Methoden zurückgeführt werden müssen [407], [382].

Folgende Methoden kommen zur Messung von Faktor VII bzw. Faktor VIIa zum Einsatz:
- kommerzielle, sog. Einstufentests, Varianten des Quick-Tests
- kommerzielle, chromogene Substrattests
- immunologische Bestimmung des Faktor-VII-Antigens.

Bestimmung der Faktor-VII-Aktivität mit der Einstufenmethode

Definition: Der Faktor-VII-Einstufentest ist der am meisten verwendete kommerzielle Test. Er ist eine Variante des Quick-Tests mit der Fibrinbildung als Endpunktmessung. Der intraindividuelle Variationskoeffizient liegt bei 2–4 % [383]. Die wesentlichen Test-Komponenten sind:
- verdünntes Testmaterial (Plasma oder Faktor-VII- oder Prothrombinkomplex-Konzentrate)
- Thromboplastin-Reagens
- unverdünntes Faktor-VII-Mangelplasma (mittels Entfernung des Faktors VII durch Immunadsorption gewonnen)
- Kalziumionen.

Die Bezugskurve sollte linear im logarithmischen System sein. Extreme Messwerte sollten mit einer zweiten, anderen Verdünnung getestet werden. Bei besonderen Fragestellungen kann mit diesem Test auch der Faktor VII im Serum oder in anderen Körperflüssigkeiten (Aszites) bestimmt werden.

Näheres zur Bestimmung der Faktor-VII-Aktivität mit der Einstufenmethode vgl. DIN-Norm 58901-1 [145].

Problematik: Diese ist bei der Bestimmung der Faktor-VII-Aktivität besonders groß: Zwar ist das Testsystem derart konzipiert, dass die Fibrinbil-

dungsgeschwindigkeit möglichst ausschließlich mit der Faktor-VII-Aktivität korreliert, jedoch ergeben sich eine Reihe von Fehlermöglichkeiten:
- **Vortäuschung höherer Faktor-VII-Aktivitäten** z.B. durch eine In-vitro-Kälte-Aktivierung des Faktors VII zu Faktor VIIa [218]
- **unterschiedliche Messergebnisse** infolge Verwendung von Thromboplastinen unterschiedlicher Herkunft, die unterschiedlich empfindlich auf die Anwesenheit von Faktor VIIa reagieren [305], [217]. So kann Thromboplastin boviner Herkunft kaum Faktor VII aktivieren und erfasst daher überwiegend Faktor VIIa (Literatur s. [407]).
- **Messung höherer Faktor-VII-Aktivitäten** durch Verlängerung der Inkubationszeit (Literatur s. [407]), was darauf hinweist, dass vielleicht die Faktor-VII-Aktivierung über Faktor XII eine Rolle spielen könnte
- Beeinflussung des Testergebnisses durch **nicht einkalkulierte Messgrößen** des Plasmas (z.B. andere Enzyme).

Hingegen hat die Verwendung von immunadsorbiertem oder Faktor-VII-Mangelplasma keinen wesentlichen Einfluss auf das Testergebnis (Literatur s. [407]). Wie Mennen et al. zudem in ihrer Übersichtsarbeit zeigen, ist im Einzelfall nicht bekannt, ob alles Proenzym Faktor VII im jeweiligen Einstufentest in eine messbare Aktivität überführt wird [407].

Chromogene Substrat-Methode

Zurzeit wird ein chromogener Test über die Messung der Faktor-X-Aktivierung angeboten, der allerdings noch nicht CE-zertifiziert ist (Literatur s. [383], [305]).

Immunologische Bestimmung des Faktors VII

Definition: Eine immunologische Bestimmung bzw. Konzentrationsmessung des Faktor-VII-Moleküls ist mit polyklonalen oder monoklonalen Antikörpern, z.B. mittels kommerziellem ELISA, möglich (näheres zur immunologischen Bestimmung des Faktors VII vgl. [383]).

Problematik: Es ist zu beachten, dass polyklonale Antikörper gegen Faktor VII die gerinnungsaktiven Faktor-VII-Moleküle nicht von den gerinnungsinaktiven Acarboxy-Faktor-VII-Molekülen unterscheiden können, die infolge des Ausbleibens der Vitamin-K-Wirkung auftreten. Daher werden z.B. bei der Kumarin-Therapie immunologisch wesentlich höhere Faktor-II-Spiegel gemessen. Ferner werden Faktor-VII-Werte < 5 % nur schlecht erfasst.

Methoden zur Bestimmung des Faktors VIIa

Die Bestimmung von Faktor VIIa ist mittels Einstufentests oder ELISA möglich.

Faktor-VIIa-Aktivitätstest (kommerziell erhältlich)

Definition: Ein rekombinantes, alteriertes Gewebethromboplastin (soluble Tissue Factor – sTF) kann die Wirkung von Faktor VIIa verstärken, ohne Faktor VII zu aktivieren. Um eine unspezifische Verkürzung der Gerinnungszeit durch andere Enzyme auszuschließen, wird das Testmaterial verdünnt und der Test mit Faktor-VII-Mangelplasma durchgeführt. Die Kalibrierung erfolgt mit Faktor VIIa.

Problematik: Eine Kälteaktivierung ist bei der Lagerung, dem Einfrieren und Auftauen der Proben zu vermeiden. Unspezifische Aktivitäten können den Test beeinflussen.

Faktor-VIIa-ELISA

Definition: Hierzu wird ein fixierter, polyklonaler Antikörper gegen ein Neoantigen des Faktors VIIa verwendet.

Problematik: Mit diesem ELISA werden im Plasma wesentlich niedrigere Faktor-VIIa-Konzentrationen gemessen als mit dem Aktivitätstest [424].

27.4 Faktor VII und Faktor VIIa

! Kasuistiken
- **kongenitaler Faktor-VII-Mangel:** 27-jährige Patientin mit chronischer Eisenmangelanämie und Menorrhagie
- **schwerer kongenitaler Faktor-VII-Mangel:** 53-jähriger Mann, der mit 42 Jahren eine schwere Weichteilblutung infolge eines Arbeitsunfalls erlitten hat. Eine Blutungsneigung wurde zunächst negiert, dann berichtete er von häufigem nächtlichem Zahnfleischbluten. Ein zusätzliches von-Willebrand-Syndrom u. a. wurde ausgeschlossen.
- **präoperativer Zufallsbefund:** Quick-Wert 67 %; Faktor-VII-sensitives Thromboplastin-Reagens.

Test	kongenitaler Faktor-VII-Mangel	schwerer kongenitaler Faktor-VII-Mangel	Zufallsbefund	Referenzbereich
Quick-Test (%)	48	14	70	70–120
Quick-Test (Faktor-VII-sensitiv)	–	–	67	
aPTT (s)	39	30	33	30–40
Faktor-VII-Aktivität (%)	24	5	44	70–120
Faktor II (%)	87	115	96	70–120
Faktor IX (%)	96	110	80	70–120
Faktor X (%)	101	110	85	70–120
Protein C (chromogenes Substrat in %)	158	114	105	60–120
freies Protein S (%)	67	75	86	Frauen 55–125 Männer 74–145
Gentypisierung	compound heterozygote Gly97Ser und Ala294val humangenetisches Institut Greifswald			

27.5 Faktor VIII

M. Barthels, F. Bergmann, A. Czwalinna

Übersichtsliteratur
Oldenburg und Pavlova 2010 [457], Kitchen et al. 2009 [306], Kaufmann et al. 2006 [295], Mannucci und Tuddenham 2001 [376], Lundblad et al. 2000 [359], Mannucci und Tripodi 1999 [375]

■ Klinische Bedeutung

Eine Verminderung des Faktors VIII[4] im Blut geht mit einer Neigung zu abnormen Blutungen einher, die mit dem Ausmaß der Verminderung korreliert.

Ein angeborener Faktor-VIII-Mangel kommt vor allem bei der **Hämophilie A** (s. Kap. C11) und dem **von-Willebrand-Syndrom** (s. Kap. C12) vor. Ferner gibt es extrem seltene Mangelzustände wie den kombinierten kongenitalen Faktor-V- und-VIII-Mangel.

Ein erworbener milder Faktor-VIII-Mangel wird bei der schweren DIC, nach massivem Blutverlust und Massivtransfusionen sowie infolge systemischer Hyperfibrinolysen beobachtet und ist fast nie therapiebedürftig. Hingegen kommt es bei den seltenen Fällen erworbener Hämophilien infolge gegen Faktor VIII gerichteten Autoantikörpern (s. Kap. C14.1) oder bei Alloantikörperbildung, den sog. **Hemmkörperhämophilien,** zu schweren Blutungskomplikationen, die eine diffizile Therapie erfordern (s. Kap. C11 und E34).

Ein langfristig erhöhter Faktor-VIII-Spiegel im Blut gilt als Risikoindikator/-faktor einer venösen Thromboembolieneigung [284].

Zu berücksichtigen ist bei Befundinterpretationen, dass Faktor VIII ein **Akutphasenprotein** ist, das in entsprechenden Situationen (v. a. Entzündungen, Stress u. a.) um das Mehrfache des Ausgangswertes erhöht sein kann. Dieses gilt auch für primär subnormale Ausgangswerte. Ferner reagiert der Faktor VIII empfindlich auf Nichteinhalten der präanalytischen Erfordernisse (s. Kap. D24).

Leitbefund eines verminderten Faktor VIII ist eine verlängerte aPTT bei normalem Quickwert und normaler Thrombinzeit. Ein hoher Faktor-VIII-Spiegel kann die aPTT leicht verkürzen, z. B. in der Schwangerschaft.

---

[4] Da die Messung des Faktors VIII routinemäßig eine Messung seiner Aktivität ist, wird im Folgenden die Bezeichnung „Faktor VIII" synonym für „Faktor-VIII-Aktivität" verwendet.

■ Grundlagen

Biochemie und Physiologie

Übersichtsliteratur
Kaufmann et al. 2006 [295], Mannucci und Tuddenham 2001 [376]

Faktor VIII (Synonym: FVIII, FVIII:C für Factor VIII Clotting Activity, Faktor-VIII-Aktivität, veraltet: Antihämophiles Globulin A) ist ein kälteunlösliches Makromolekül mit einem Molekülgewicht von 320.000 Da. Die primäre Sequenz des Faktor-VIII-Moleküls ist zu 40% identisch mit dem Faktor V. Zudem haben Faktor V und Faktor VIII gleiche Funktionen, indem sie sog. **Akzelerationsglobuline** sind, deren Präsenz die enzymatischen Prozesse beschleunigt. Das Faktor-VIII-Molekül besteht aus verschiedenen Domänen:

$$A1 - A2 - B - A3 - C1 - C2$$

Diese Domänen haben unterschiedliche Eigenschaften, z. B. Bindung des von-Willebrand-Faktors, Thrombinspaltungsstellen sowie Bereiche mit besonderer Immunogenität [295], [375]. Die Domäne B spielt zwar intrazellulär eine Rolle bei der Sekretionsregulation des Faktors VIII [295], ist aber intravasal lediglich ein Trägermolekül, was zur Herstellung eines B-Domänen-freien rekombinanten Faktor-VIII-Konzentrates geführt hat. Im Blut kommt der inaktive Faktor VIII als ein Heterodimer vor, nach der Aktivierung durch Thrombin der Faktor VIIIa als Heterotrimer.

Der aktivierte, an negativ geladene Phospholipide gebundene Faktor VIIIa beschleunigt dann seinerseits in Gegenwart von Kalziumionen als Kofaktor des Faktor IXa (**Tenase-Komplex**) die Aktivierung von Faktor X zu Faktor Xa um das Mehrtausendfache. Hierzu ist insbesondere die Thrombozytenmembran notwendig, deren Phospholipide durch die Thrombinaktivierung bereitgestellt werden. Daher ist verständlich, dass für die In-vitro-Faktor-VIII-Bestimmung Zusammensetzung und Konzentration der Phospholipide wesentlich sind [295], [411].

Das Faktor-VIII-Gen ist auf dem X-Chromosom (Xq28) kodiert. Faktor VIII wird in der Leber gebildet, wahrscheinlich in den Hepatozyten, vermutlich auch im retikuloendothelialen System (RES), in den Sinusoidalen und Endothelzellen. Er ist aber auch in anderen Organen (z. B. Milz) nachweisbar. Daher kann sich durch die Transplantation einer gesunden Leber der Faktor-VIII-Spiegel bei Patienten mit Hämophilie A auf Dauer verbessern bis normalisieren [653].

Im Blut ist Faktor VIII an sein Trägerprotein, den von-Willebrand-Faktor (VWF), im Verhältnis 1 : 50 bis 1 : 100 VWF-Monomere gebunden und wird in dieser Relation auch konstant gehalten und damit vor vorzeitigem Abbau durch Proteasen des Blutes (z. B. Plasmin, Elastase) geschützt. Fehlt der VWF, so verkürzt sich die Halbwertszeit von injiziertem Faktor VIII von rund 10 auf ca. 2 h. Bei der Aktivierung des Faktors VIII durch Thrombin dissoziiert der VWF vom Faktor VIII. Dadurch wird die Phospholipidbindungsstelle des Faktor VIII freigelegt, sodass der Faktor VIII sich jetzt an die gerinnungsaktiven Phospholipide anlagern kann [295].

Faktor VIII bzw. Faktor VIIIa wird durch Bindung an das Low Densitiy Lipoprotein Receptor-related Protein (LRP) aus dem Kreislauf eliminiert [295]. Aktivierter Faktor VIIIa wird vor allem sehr rasch proteolytisch abgebaut im Rahmen der Selbstregulation durch aktiviertes Protein C. Ein Abbau kann aber auch durch andere Enzyme wie Plasmin [361] oder die Elastase aus neutrophilen Granulozyten [532] erfolgen.

Eigenschaften

Das Faktor-VIII-Molekül hat verschiedene charakteristische Eigenschaften:
- Faktor VIII ist kältepräzipitierbar. Wird tiefgefrorenes Plasma langsam zwischen 0° und 4 °C aufgetaut, so fällt der Faktor-VIII/VWF-Komplex aus. Auf diesem Phänomen beruht noch heute der erste Schritt bei der Herstellung von pd-Faktor-VIII-Konzentraten (pd = plasma-derived, d. h. aus humanem Plasma hergestellten Faktor-VIII-Konzentrate), den sog. **Kryopräzipitaten** [474].
- Faktor VIII ist **hitzelabil,** d. h. er verliert bei Temperaturen > 37 °C rasch an Aktivität, was bei Virusinaktivierungsverfahren von Faktor-VIII-Konzentraten berücksichtigt werden muss.
- Nach **Adrenalingabe** steigt der Faktor-VIII-Spiegel im Plasma an [482]. Ebenso kommt es nach Gabe des Vasopressin-Analogon DDAVP (1-Desamino-8-D-Arginin-Vasopressin [Minirin]), zu einem Faktor-VIII-Anstieg, der, individuell sehr unterschiedlich, bis zum 3-Fachen des Ausgangswertes reichen kann. Dies wird therapeutisch genutzt [374].
- Die **Halbwertszeit (HWZ)** des Faktors VIII wird im Allgemeinen mit 10 (8–12) h angegeben. Dies gilt primär für die HWZ der injizierten Faktor-VIII-Konzentrate. Vlot et al. zitieren Literaturstellen, wonach die interindividuelle Spannbreite der HWZ mit 2,6–30 h durchaus größer sein kann [626]. Sie zitieren allerdings dafür primär (patho)physiologische Gründe wie erhöhter Blutverlust und Operationen, vor allem die sog. gegen den Faktor VIII gerichteten **Hemmkörper** (s. u.), ferner nicht funktionelle Antikörper mit jedoch erhöhter Clearance des Faktors VIII. Die Autoren fanden, dass Träger der Blutgruppe 0 mit niedrigem von-Willebrand-Faktor vor

der Infusion eine kürzere HWZ hatten – vermutlich jedoch ohne klinische Relevanz.

Eigenschaften*

	Faktor VIII
Definition	Kofaktor der Serinprotease Faktor IXa, welche Faktor X aktiviert. Wird durch Thrombin und Faktor Xa aktiviert und durch aktiviertes Protein C, Plasmin, aber auch durch die Neutrophilen-Elastase gespalten und damit inaktiviert
englischer Begriff	Factor VIII
Molekulargewicht	320.000 Da
Plasmakonzentration	0,1 mg/l (0,3 nM) bzw. 50–150 % oder 0,5–1,5 E/ml [375]
Serumkonzentration	< 4 % (in Normalserum, das > 2 h bei +37 °C inkubiert wurde)
Halbwertszeit	8–12 h
Syntheseort	nicht eindeutig bekannt, vermutlich Hepatozyten, auch RES der Leber und Milz, Endothelzellen
Faktor-VIII-Gen	Chromosom Xq28
Faktor-VIII-Gewinnung	kommerziell aus menschlichem Plasma: primär Kältefällung, dann weitere Reinigungsschritte, (s. Kap. E34) kommerziell rekombinant hergestellt
internationale WHO-Standards	für plasmatischen Faktor VIII: WHO-Code 07/316 für Faktor VIII im Plasma [265]
	für Faktor-VIII-Konzentrate: WHO-Code 88/804 Blutgerinnungsfaktor VIII:C-Konzentrat

* Details s.a. ISTH → Standards → „Coagbase" (Coagulation sequence and structure database)

■ Standards und Referenzbereiche

- Die Spannbreite der normalen, interindividuellen Faktor-VIII-Spiegel im Blut ist mit 50–150 % relativ groß [375]. McCallum et al. fanden bei Normalpersonen mit Nicht-0-Blutgruppen höhere Faktor-VIII-Spiegel (X ≅ 120) als bei denjenigen mit Blutgruppe 0 (X ≅ 90 %) [393] [450]. Für intraindividuellen Schwankungen des Faktors VIII wurde eine große Spannbreite mit einem Variationskoeffizienten von 5–36 % angegeben [51].
- Besonderheiten bei Kindern und Neugeborenen s. Kap. C23.

- Frauen, die Ovulationshemmer einnehmen, haben leicht höhere Faktor-VIII-Spiegel als Frauen, die keine einnehmen [310]. Auch in der Studie von Lowe et al. hatten Frauen mit Ovulationshemmern signifikant höhere Faktor-VIII-Spiegel (median 135%, 79–209) als Frauen ohne hormonelle Kontrazeption (median 112%, 65–198) [358]. In der Studie von Balleisen et al. war kein Einfluss von Ovulationshemmern auf den Faktor-VIII-Spiegel nachweisbar [27].
- Postmenopausale Frauen haben höhere Faktor-VIII-Spiegel als prämenopausale Frauen [111], [27]. Lowe et al. fanden jedoch keinen signifikanten Unterschied [358].
- Die Hormonersatztherapie (HRT) scheint keinen Einfluss auf den Faktor-VIII-Spiegel zu haben [111], [358], [618].
- Mit zunehmender Schwangerschaft steigt der Faktor-VIII-Spiegel deutlich an (Details s. Kap. C10). Dies ist bei der Diagnostik zu berücksichtigen (z. B. Verdacht auf Konduktorinnen).
- Mit zunehmendem Alter steigt der Faktor-VIII-Spiegel im Blut an, bei Frauen mehr als bei Männern [111], [358].

■ Abnorm niedrige oder abnorm hohe Faktor-VIII-Spiegel

Übersichtsliteratur
Oldenburg und Pavlova 2010 [457], Lollar 2003 [354]

Angeborener Faktor-VIII-Mangel

Die **Hämophilie A** mit ihren vielfältigen genetischen Defekten ist die häufigste Ursache eines kongenitalen Faktor-VIII-Mangels (Details s. Kap. C11), wobei die Art des chromosomalen Defektes den Phänotyp und in Einzelfällen das spätere klinische Bild (Neigung zur Entwicklung einer Hemmkörperhämophilie) wesentlich beeinflussen. So wird das Auftreten von Alloantikörpern (Hemmkörper) gegen den zugeführten Faktor VIII durch ausgeprägte molekulargenetische Defekte wie große Multidomänen-Deletionen, Nonsense-Mutationen und Intron-22-Inversionen begünstigt [454], [455]. Letztere findet sich bei 40–50% der Patienten mit schwerer Hämophilie A [333]. Ferner kommen andere Mutationen wie Missense und Splice-Site-Mutationen vor.

Zu den genetische Varianten der milden bis mittelschweren Hämophilie A mit ihren Konsequenzen für die Diagnostik s. o. und die Übersicht von Oldenburg und Pavlova [457].

Konduktorinnen der Hämophilie A können vereinzelt eine Verminderung des Faktor VIII verbunden mit einer Blutungsneigung aufweisen.

Bei ca. 60 % der Patienten mit angeborenem **von-Willebrand-Syndrom** ist der Faktor VIII in gleicher Größenordnung vermindert wie der von-Willebrand-Faktor. Beim angeborenen von-Willebrand-Syndrom **Typ 2 Normandie** kann die Verminderung von Faktor VIII infolge der Bindungsstörung des VWF-Moleküls eine milde Hämophilie A vortäuschen (s. Kap. C12).

Bei einem angeborenen **kombinierten Faktor-V- und -VIII-Mangel** können die Spiegel für Faktor V und Faktor VIII unter 10 % liegen (s. Kap. C13).

Erworbener Faktor-VIII-Mangel

> Artefiziell kann durch angeronnenes Blut, Verwendung von Serum oder eine überalterte Probe ein Faktor-VIII-Mangel vorgetäuscht werden.

Erworbene Hämophilien/Hemmkörperhämophilien

Die erworbene Verminderung des Faktors VIII auf dem Boden von Autoantikörpern (s. Kap. C14.1) oder Alloantikörpern nach Substitutionstherapien der Hämophilie A (s. Kap. C11) kann mit einer bedrohlichen, therapeutisch schwer beherrschbaren Blutungsneigung einhergehen. Selbst Faktor-VIII-Restaktivitäten von < 1 % lassen das volle Ausmaß der Inhibitorwirkung nicht erkennen. Die Hemmkörpertiter sind jedoch messbar und zeigen somit an, dass ein Mehrfaches an Faktor VIII inaktiviert wird als aus den Aktivitätsmessungen ersichtlich.

Umsatzstörungen

- **Phase II der Verbrauchskoagulopathie:** relativ selten (nur in 7 % der Fälle lag der Faktor VIII < 50 %! [564]). Die Verbrauchskoagulopathien (DIC) sind zudem selten so ausgeprägt, dass sie mit einer Verminderung von Faktor VIII einhergehen – und wenn, dann ist die Faktor-VIII-Verminderung eher Indikator der Gerinnungsstörung als blutungsrelevanter und therapiebedürftiger Befund.
- **Verlustkoagulopathien oder Massivtransfusionen:** Hierbei ist der Faktor-VIII-Mangel selten so ausgeprägt, dass er substitutionsbedürftig wäre.
- **systemische Hyperfibrinolyse** mit Abbau des Faktors VIII durch Plasmin (Plasminämie, s. S. 624, 1031). Bei der heute kaum noch eingesetzten systemischen Streptokinasetherapie fällt der Faktor VIII in den ersten Stunden der Therapie rasch ab auf $X \cong 15\%$ [361].
- **erworbenes von-Willebrand-Syndrom** (s. Kap. C14.2).

Erhöhte Faktor-VIII-Spiegel

Übersichtsliteratur
Brozovic 1977 [75], Conlan et al. 1993 [111]

Erhöhte Faktor-VIII-Spiegel kommen häufig als **Artefakt** infolge erschwerter Blutentnahme mit unfreiwilliger Aktivierung der Gerinnung vor. Die In-vitro-Bildung von Thrombin und anderen aktivierten Gerinnungsfaktoren verkürzt unspezifisch die Fibrinbildungsgeschwindigkeit und täuscht höhere Faktor-VIII-Aktivitäten vor als tatsächlich gebildet werden können. So kann Serum kurzfristig nach der Gewinnung stark erhöhte Faktor-VIII-Spiegel aufweisen, bevor die Inaktivierung einsetzt.

Die klinische Bedeutung der häufig erhöhten Konzentrationen des Faktors VIII im Blut ist schwer einzuschätzen. Ein langfristig erhöhter Faktor-VIII-Spiegel im Blut (100–150%) kommt bereits normalerweise vor, insbesondere bei Personen mit Nicht-0-Blutgruppen, auch familiär bedingt [623]. Hinzukommen kurzfristige Erhöhungen durch verschiedene physiologische Einflussgrößen [510].

Erhöhte Faktor-VIII-Spiegel findet man, meist kurzfristig, bei fast allen Erkrankungen. Die Ursachen hierfür sind im Einzelfall komplex (meist infolge einer Akutphasensituation, vermutlich auch durch Freisetzung aus den Hepatozyten analog den Transaminasen):

- Faktor VIII ist bei den meisten, insbesondere schweren Erkrankungen passager und z.T. um ein Mehrfaches seines Ausgangswertes erhöht, da er ein **Akutphasenprotein** ist, das ansteigt:
  - bei akuten und chronischen Entzündungen, Tumoren u.a. Erkrankungen (allerdings meist weniger ausgeprägt als der von-Willebrand-Faktor [75], [482])
  - bei physischem (z.B. Langstreckenläufer) und psychischem Stress [482]
  - nach Operationen (ab dem 2. postoperativen Tag werden, je nach Belastung, Werte zwischen 200 und 400% erreicht [248])
  - medikamentös bedingt: z.B. durch Adrenalin [482], Vasopressin-Analogon DDAVP (1-Desamino-8-D-Arginin-Vasopressin) [374], [188], Immunsuppressiva.
- Bei **Leberleiden** ist Faktor VIII (70–400%) erhöht (analog den Transaminasen), jedoch weniger stark erhöht als der von-Willebrand-Faktor [257]. Bei **urämischen Patienten** fanden Holmberg und Nilsson 1974 Werte von 80–500% [257].

> Dieses Verhalten des Faktors VIII gilt auch für milde Hämophilien und Fälle des von-Willebrand-Syndroms mit leichter Minderung des Faktors VIII. So kann nach massivem Blutverlust oder während einer akuten Hepatitis der Faktor VIII > 100 % betragen (statt des individuellen Wertes von z. B. 12 %).

- In der Phase I der **Verbrauchskoagulopathie** fanden Spero et al. bei > 60 % ihrer Patienten Faktor-VIII-Spiegel zwischen 100 und 160 % [564].
- Bei **arteriellen und venösen Gefäßerkrankungen,** insbesondere beim **Diabetes mellitus** ist der Faktor-VIII-Spiegel signifikant höher als in Normalkollektiven [75], [111], allerdings weniger ausgeprägt als der von-Willebrand-Faktor. Ein langfristig erhöhter Faktor VIII gilt als Risikofaktor für venöse Verschlusskrankheiten und geht mit einem erhöhten Rezidivrisiko einher [325], [450], [173]. Koster et al. zeigten 1995 in der LETS-Studie, dass bei Patienten mit venösen Thrombosen in der Anamnese signifikant häufiger Faktor-VIII-Spiegel von > 150 % gemessen werden [325]. Dies wurde durch alle jüngeren Studien bestätigt, wonach Patienten mit einem langfristig erhöhten Faktor VIII von > 150 % ein ca. 6-fach höheres Thromboserisiko haben als Patienten mit einem Faktor VIII von < 100 %. Diese Befunde sind nicht durch Akutphasensituationen zu erklären. Auch scheint es sich nicht um eine konstante Aktivierung des Faktors VIII durch Thrombin zu handeln, da nach O'Donnell et al. Faktor-VIII-Aktivität und -Antigen sich weitestgehend gleich verhalten – mit einer allerdings um mehr als 20 % höheren Faktor-VIII-Aktivität in 22 % der Fälle [450]. Im Allgemeinen (auch eigene Erfahrung) fällt die Antigenmessung höher aus als die Aktivitätsbestimmung.

■ Bestimmung des Faktors VIII

Übersichtsliteratur
Kitchen et al. 2009 [306], Lundblad et al. 2000 [359], Mannucci und Tripodi 1999 [375]

Von allen Einzelfaktoren-Bestimmungen hat die Bestimmung des Faktors VIII die am weitesten reichenden Konsequenzen und ist zudem mit besonderen methodischen Problemen behaftet (s. u.). Trotz aller bisherigen Standardisierungsbemühungen werden mit den verschiedenen Methoden jedoch nicht nur aus methodischen, sondern auch aus anderen, z. T. biologischen Gründen in bestimmten Fällen unterschiedliche Aktivitäten gemessen. Dies veranlasste Lusher et al. 1995 zu der resignierten Formulierung eines Titels: „Will the real factor VIII level please stand up?" [360].

Einflussgrössen

Voraussetzung für eine korrekte Bestimmung und insbesondere Beurteilung von verminderten Faktor-VIII-Aktivitäten ist die Kenntnis der biologischen Einflussgrößen (s. Kap. Abnorm niedrige oder abnorm hohe Faktor-VIII-Spiegel) und der Besonderheiten der Faktor-VIII-Bestimmungsmethoden. Von den vielen biologischen Einflussgrößen seien nur genannt:
- Das **Testmilieu** (Plasma oder reines Testsystem), Anwesenheit anderer gerinnungsunspezifischer Proteine (Albumin) usw.
- Der Einfluss des **von-Willebrand-Faktors** auf die Faktor-VIII-Konzentration in vitro ist nicht eindeutig und bedarf noch der Evaluierung. Während frühere Publikationen einen günstigen Effekt des VWF in vitro sahen (Übersicht in [359]), fanden Butenas et al., dass die Anwesenheit des VWF die Gerinnungsaktivität in den gängigen Faktor-VIII-Tests hemmt [84].

Methoden-Varianten

Prinzipiell gibt es verschiedene Möglichkeiten der Faktor-VIII-Messungen:
- Die häufigste Bestimmung der Faktor-VIII-Aktivität erfolgt mit dem sog. **Einstufentest,** der auf der aPTT beruht [339].
- Nächsthäufig werden **chromogene Substrattests** eingesetzt (Varianten des alten Zweistufen-Gerinnungstests) [506].
- Die **immunologische Bestimmung** der Faktor-VIII-Konzentration (Faktor-VIII-Antigen).
- Der sog. **Zweieinstufentest** (Thromboplastinbildungstest [48]) wird in Deutschland nicht mehr eingesetzt, wohl aber noch vereinzelt in angloamerikanischen Ländern.
- Eine Besonderheit ist die Bestimmung von pathologischen Faktor-VIII-Inhibitoren, sog. Hemmkörpern im Rahmen der **Faktor-VIII-Hemmkörperbestimmung.** Hierbei handelt es sich um einen nicht standardisierten Test, der auf mehreren Faktor-VIII-Einstufenbestimmungen in zunehmend verdünnten Plasmen beruht (Details s. S. 487).

Diskrepanzen der Messergebnisse

Gelegentlich stimmen die Messergebnisse zwischen dem Einstufen-Gerinnungstest und dem chromogenen Test nicht überein. Grund hierfür sind vermutlich alterierte Faktor-VIII-Moleküle. Diese Diskrepanz findet man bei:
- bestimmten **genetischen Veränderungen** milder und mittelschwerer Hämophilie-A-Formen. Oldenburg und Pavlova stellten in ihrer Übersicht die verschiedenen Möglichkeiten zusammen [457]:

- Bestimmte Faktor-VIII-Mutationen, bei denen der Einstufentest höhere Messwerte ergibt als der chromogene Substrattest, gehen mit einer niedrigen Faktor-VIII-Aktivität und -Stabilität im Blut einher. Zudem scheint es sich um Dysformen mit höheren Faktor-VIII-Antigenkonzentrationen als Faktor-VIII-Aktivitäten zu handeln.
- Andere bestimmte Faktor-VIII-Mutationen weisen wiederum niedrigere Faktor-VIII-Aktivitäten in den Eineinstufentests auf als im chromogenen Substrattest.

- Lollar gibt eine Übersicht über die Faktor-VIII-Bestimmungsprobleme, insbesondere bei der Qualitätskontrolle von (rekombinanten) Faktor-VIII-Konzentraten [354]. Bei Bestimmung der In-vivo-Recovery im Plasma nach Injektion des B-Domänen-deleted rFaktor-VIII-Konzentrates war die Faktor-VIII-Aktivität im Einstufentest deutlich niedriger als im chromogenen Substrattest, sofern ein Plasmastandard verwendet wurde, nicht jedoch beim firmeneigenen Konzentratstandard. Prinzipiell gilt das auch für andere rekombinante Konzentrate.

> Daher wird propagiert, dass für bestimmte Fälle, insbesondere bei Erstdiagnose einer Hämophilie A sowie in besonderen Fällen bei Überwachung von Substitutionstherapien, die Faktor-VIII-Bestimmung mit beiden Methoden erfolgen soll.

In der Routine wird die Faktor-VIII-Aktivität im Plasma-Einphasentest gemessen, vor allem bei der Überwachung der Substitutionstherapien.

Für die Faktor-VIII-Bestimmung in hochreinen Faktorenkonzentraten sind laut SSC der ISTH besondere Bedingungen einzuhalten [28], [359], die jedoch diskussionsbedürftig sind (kritische Auseinandersetzung von Lollar 2003 [354]).

Indikationen

- Nachweis einer erhöhten Faktor-VIII-Aktivität
- Nachweis einer verminderten Faktor-VIII-Aktivität, insbesondere zur Abklärung angeborener (Hämophilie A, von-Willebrand-Syndrom) oder erworbener Blutungsleiden (Hemmkörperhämophilien, erworbenes von-Willebrand-Syndrom)
- Überwachung der Substitutionstherapie mit Faktor-VIII-Konzentraten
- Qualitätskontrolle von Faktor-VIII-Konzentraten.

Methoden

Bestimmung der Faktor-VIII-Aktivität mit dem Einstufentest

Übersichtsliteratur
Langdell et al. 1953 [339], DIN 58 909 Teil 1 [148]

Definition: Der Faktor-VIII-Einstufentest ist der meistgebräuchliche kommerzielle Test. Er ist eine Variante der aPTT mit der Fibrinbildung als Endpunktmessung. Er hat damit 2 Vorteile: Er entspricht von allen Tests am ehesten dem biologischen Milieu und die Gerinnungszeit wird wie bei der aPTT primär von der Faktor-VIII-Aktivierung durch Thrombin bestimmt [253]. Er kann zur Routinetestung von Faktor-VIII-Konzentraten verwendet werden [28]. Seine wesentlichen Komponenten sind:
- verdünntes Testmaterial (Plasma oder Faktor-VIII-Konzentrat)
- Oberflächenaktivator (z. B. Silicagel, SiO_2)
- gerinnungsaktives Phospholipid
- unverdünntes Faktor-VIII-Mangelplasma (mittels Entfernung des Faktors VIII durch Immunadsorption gewonnen)
- Kalziumionen.

Es empfiehlt sich, in jedem Fall mindestens 2 Bestimmungen in unterschiedlichen Plasmaverdünnungen durchzuführen, damit die Linearität nachgewiesen wird, bzw. die weitestgehende Übereinstimmung der Messwerte bei Einbeziehung des Verdünnungsfaktors. Details zur korrekten Faktor-VIII-Bestimmung s. [375].

Problematik: Zwar ist das Testsystem derart konzipiert, dass die Fibrinbildungsgeschwindigkeit möglichst ausschließlich mit der Faktor-VIII-Aktivität korreliert. Jedoch ergibt sich eine Reihe von Fehlermöglichkeiten:
- vor allem durch eine nicht genügende Spezifität
  - entweder durch eine Vortäuschung höherer Faktor-VIII-Aktivitäten als tatsächlich vorhanden, z. B. durch eine In-vitro-Aktivierung der Gerinnung (z. B. erschwerte Blutentnahme, angeronnene Probe, Verschleppung von Thrombinspuren beim Pipettieren) mit unerwünschter Thrombinbildung, die zu einer Verkürzung der Gerinnungszeit führt
  - oder durch eine Vortäuschung niedriger Faktor-VIII-Aktivitäten, sei es durch Verbrauch von Faktor VIII in vitro, sei es durch eine Hemmung des Gerinnungsablaufes, z. B. durch ein Lupusantikoagulans oder durch Heparin.
- Der Testausfall wird von den jeweils verwendeten Phospholipiden und ihrer Konzentration beeinflusst. Die Unterschiede der Ergebnisse mit den

Einstufentests zu den chromogenen Testergebnissen betreffen allerdings weniger die verschiedenen Testkits (4–9%) als die Ergebnisse bei der Faktor-VIII-Bestimmung im Plasma nach Gabe von rekombinanten Faktorenkonzentraten (> 50%) [411].
- Kitchen et al. schrieben noch 2009 in ihrer Übersicht der Faktor-VIII-Bestimmungen, dass eine milde Hämophilie A bei entsprechendem klinischen Verdacht durch den normalen Ausfall des Einphasentests nicht unbedingt ausgeschlossen ist (Literatur s. dort) [306]. Die Ursachen hierfür können genetisch, klinisch oder methodisch bedingt sein.
- Ein weiterer Nachteil liegt in dem immer noch globalen Charakter des Tests, in dem nicht einkalkulierte Messgrößen des Plasmas das Testergebnis modifizieren können. So können Schwankungen der Protein-C-Konzentration im Substratplasma die Faktor-VIII-Bestimmung beeinflussen.

Daher ist zur Vermeidung von Fehldiagnosen besonders zu beachten:
- **Lupusantikoagulanzien** können einen Faktor-VIII-Mangel oder einen Faktor-VIII-Inhibitor vortäuschen – mit u.U. katastrophalen Folgen für den Patienten.
- Die Anwesenheit höherer Konzentrationen **unfraktionierten Heparins, direkter Thrombininhibitoren** wie Dabigatran oder Rivaroxaban in der Probe kann niedrige Faktor-VIII-Spiegel vortäuschen [590].
- Auf dem Weg der Harmonisierung der interlaboralen Faktor-VIII-Aktivitätsbestimmung würde ein **einheitliches Kalibrierungsplasma** weiterhelfen [609].

Bestimmung der Faktor-VIII-Aktivität mit dem Zweistufentest

Übersichtsliteratur
Biggs et al. 1955 [48], Kitchen et al. 2009 [306]

Definition: Der Test bildete die Grundlage für die Entwicklung chromogener Tests. Er basiert auf dem sog. Thromboplastinbildungstest und kann zur Routinetestung von Faktor-VIII-Konzentraten verwendet werden, insbesondere zum Vergleich mit anderen Tests [28], wird jedoch in deutschsprachigen Ländern nicht mehr eingesetzt. Es handelt sich um ein sog. relativ „reines Testsystem", wobei in der ersten Stufe im prothrombinfreien Patientenplasma Prothrombinase in Abhängigkeit von der jeweiligen Faktor-VIII-Aktivität gebildet wird. Im zweiten Schritt wird ein Normalplasma hinzugegeben. Der Prothrombinasekomplex kann nun Prothrombin zu Thrombin spalten. Die Aktivität des Prothrombinase-Komplex wird anhand der Fibrinbildung gemessen. Damit entfällt die Feedback-Aktivierung des Faktors VIII durch Thrombin, da der Prothrombinkomplex zuvor im Patientenplasma durch Al(OH)$_3$-Adsorption entfernt wurde.

Problematik: Nicht mehr kommerziell verfügbarer, nicht standardisierter Test. Als „Reagenzien" werden u.a. absorbierte Seren verwendet. In Anbetracht dessen sind die Ergebnisse erstaunlich präzise.

Bestimmmung der Faktor-VIII-Aktivität mittels chromogener Substrate

Übersichtsliteratur
Rosen et al. 1985 [506], Lundblad et al. 2000 [359], DIN 58 909 Teil 2 [149]

Definition: In einem „reinem Testsystem" wird als Maß für die Faktor-VIII-Aktivität der Umsatz eines Farbstoffes (p-Nitroanilin) über den aktivierten Faktor X bestimmt. Dem verdünnten Testplasma werden im ersten Schritt Thrombin zur vollen Aktivierung des Faktors VIII sowie aktivierter Faktor IX, Faktor X als Substrat, Phospholipide, Kalziumionen und zumeist Albumin zugesetzt. In einem zweiten Schritt wird die Menge des gebildeten Faktors Xa mit einem für Faktor Xa spezifischen Substrat mittels Freisetzung eines Farbstoffes bei 405 nm gemessen (kinetisch oder Endpunktmessung).

Die chromogene Methode ist in der European Pharmacopoia für die Testung von Faktor-VIII-Konzentraten vorgeschrieben und vom SSC der ISTH empfohlen [28]. Das Prinzip der Methode entspricht in etwa dem o.g. Zweistufentest.

Problematik: Die chromogene Methode wird nicht im biologischen Milieu durchgeführt, sodass deswegen z.T. zumindest Albumin zum Testsystem hinzugesetzt wird, wodurch eine bessere Übereinstimmung mit den Einstufenmethoden erreicht werden konnte (zur Divergenz des Einstufentests s. oben). Ferner sind die Substrate für Faktor Xa nicht absolut spezifisch; Kreuzreaktionen durch andere Enzyme des Blutes können theoretisch nicht ausgeschlossen werden.

> Zwischen den Ergebnissen der chromogenen Methode und denjenigen des Einstufentests können erhebliche Unterschiede bestehen (s. oben).

Immunologische Bestimmung des Faktors VIII

Übersichtsliteratur
Girma et al. 1998 [215], Kamphuisen et al. 2001 [283]

Es ist auch eine immunologische Bestimmung bzw. Konzentrationsmessung des Faktor-VIII-Moleküls (Faktor-VIII-Ag) mit monoklonalen Antikörpern möglich.

> Der Begriff „Faktor-VIII-Antigen" darf nicht verwechselt werden mit dem inzwischen nicht mehr gebräuchlichen Begriff „Faktor-VIII-assoziiertes Antigen". Mit Letzterem wurde früher seit Anfang der 70er Jahre der von-Willebrand-Faktor bezeichnet.

Ein kommerziell erhältlicher ELISA-Test wurde 1998 von Girma et al. geprüft und publiziert [215]. Die immunologische Bestimmung dient zur Identifizierung des Faktor-VIII-Moleküls und erlaubt die Diagnose einer Hämophilie A beim Fetus bereits in der 18.–22. Schwangerschaftswoche.

Die gleichzeitige Bestimmung von Faktor VIII:C und Faktor VIII-Ag erlaubt ferner die Differenzierung der Hämophilie A in 2 Formen:
- Faktor-VIII-Aktivität und -Antigen sind in gleichem Maße vermindert (**CMR– = Cross-reacting Material negativ**), d. h. es liegt eine echte Verminderung des Faktors VIII vor
- Faktor-VIII-Antigen weist eine deutlich höhere Konzentration auf als die Faktor-VIII-Aktivität (**CRM+ = Cross-reacting Material positiv**), dann handelt es sich um ein defektes Molekül mit eingeschränkter Funktion.

■ Bestimmung von Faktor-VIII-Inhibitoren/-Hemmkörpern

Übersichtsliteratur
Verbruggen et al. 2009 [620], Verbruggen 2010 [622]

Bei den Faktor-VIII-Inhibitoren handelt es sich um neu aufgetretene Immunglobuline, die die Aktivität einzelner Gerinnungsfaktoren, hier des Faktors VIII, durch Bindung an ihre funktionellen Epitope verzögern bis blockieren. Darüber hinaus scheint es auch funktionell unwirksame Inhibitoren zu geben, die u. U. den Faktor VIII im Komplex vorzeitig aus der Blutbahn eliminieren [622] und die immunologisch nachgewiesen werden können.

Man unterscheidet **funktionelle Autoantikörper,** z. B. bei der sog. erworbenen Hämophilie A (s. Kap. C14.1) von **funktionellen Alloantikörpern,** welche nach Substitution des fehlenden Gerinnungsfaktors VIII auftreten, vorzugsweise bei Patienten mit schwerer Hämophilie A, d. h. mit völligem Fehlen des Faktors VIII (s. Kap. C11), seltener bei milden Hämophilieformen. Historisch hat sich für Faktor-VIII- oder Faktor-IX-Inhibitoren aufgrund der ersten Erfahrungen mit Gerinnungstests auch die Bezeichnung **Hemmkörper** eingebürgert.

Die Bestimmung der Faktor-VIII-Inhibitoren erfolgt:
- für ihren Nachweis
- zur Kontrolle der Eliminationstherapien.

Im Folgenden wird die Vorgehensweise zur Identifizierung und Messung der Faktor-VIII-Inhibitoren dargestellt. Prinzipiell kann dieses Vorgehen auch für alle Inhibitoren angewendet werden, die gegen andere Gerinnungsfaktoren gerichtet sind. Grundlage für die meistgebräuchliche quantitative, funktionelle Inhibitorbestimmung sind die mehrfache Einstufen-Faktor-VIII-Bestimmung in Plasmatausch und mittels Plasmaverdünnungsreihen. Die Aktivität des Inhibitors wird in sog. **Bethesda-Einheiten** (BE) angegeben, die nicht mit den Einheiten für Plasmafaktoren verwechselt werden dürfen. Darüberhinaus wurden auch ELISA-Tests zur Inhibitorbestimmung entwickelt.

In Hinblick auf die Inhibitor-Kinetik kann zwischen einem **Typ I (lineare)** und **Typ II (nichtlineare Inaktivierungskinetik)** unterschieden werden. Typ I findet sich vorzugsweise bei Alloantikörpern nach Substitutionstherapie bei Patienten mit Hämophilie A, Typ II bei Patienten mit erworbener Hämophilie A.

aPTT (aktivierte partielle Thromboplastinzeit)

Die – oft unvermutete – Verlängerung der aPTT als klassischem Suchtest ist im Allgemeinen der erste Hinweis auf das Vorliegen eines Faktor-VIII-Hemmkörpers. Dieses gilt sowohl für die Erstmanifestation als beispielsweise auch für das Nichtansprechen der jeweiligen Therapien (Details s. Kap. C11).

aPTT-Mischversuch

Übersichtsliteratur
Lechner 1982 [344]

Prinzip: Mit diesem Test (auch Plasma-Mischtest genannt) erhält man den ersten Hinweis auf das Vorliegen eines Inhibitors. Hierbei werden Patientenplasma und Normalplasma in verschiedenen Konzentrationsverhältnissen miteinander vermischt und die aPTT-Bestimmung durchgeführt. Meist genügt jedoch eine 1 : 1-Mischung zur groben Information, ob ein Inhibitor vorliegt. Der Test ist positiv, wenn sich die Gerinnungszeit um mindestens 5 s verlängert. Da die

Faktor-VIII-Inhibitoren sog. **Progressiv-Inhibitoren** sind, wird der maximale Hemmeffekt nach 60 min Inkubation der Plasmamischungen erreicht.

Faktor-VIII-Einstufentest

Sofern als 2. Arbeitsschritt eine niedrige Faktor-VIII-Aktivität gemessen wird, setzt unter Einbeziehung der Anamnese die Differenzialdiagnostik ein, z. B.: Handelt es sich um eine Hämophilie A? Oder um ein von-Willebrand-Syndrom? Liegt ein Lupusantikoagulans vor? Handelt es sich um eine unfreiwillige Kontamination mit Thrombininhibitoren (Heparin, Dagitraban usw.)? Oder liegt ein Inhibitor gegen den Faktor VIII vor?

Die gemessene Faktor-VIII-Restaktivität erlaubt nur sehr bedingt (z. B. bei Verlaufskontrollen einer Inhibitortherapie) einen Rückschluss auf die Höhe des Inhibitorspiegels:
- Bei einer Faktor-VIII-Restaktivität von < 1 % kann der Inhibitorspiegel z. B. sowohl 5 BE als auch > 1000 BE betragen.
- Ferner können bei erworbenen Faktor-VIII-Inhibitoren dank ihrer Kinetik vom Typ II höhere Faktor-VIII-Restaktivitäten gemessen werden als es dem Inhibitorspiegel entspricht.

Bethesda-Methode und Nijmegen-Modifikation

Übersichtsliteratur
Kasper et al. 1975 [291], Verbruggen et al. 1995 [621], Verbruggen et al. 2009 [620], Verbruggen 2010 [622]

Prinzip: Die Bestimmungen der Faktor-VIII-Hemmkörper basieren auf der Messung der Inaktivierung von Faktor VIII in einer Plasmamischung von Patientenplasma, das den möglichen Faktor-VIII-Inhibitor enthält, und einer exogenen Faktor-VIII-Quelle (meistens ein Normalplasmapool).

Im Labor werden heutzutage 2 Varianten der Hemmkörperbestimmung durchgeführt:
- Bethesda-Test [291]
- Nijmegen-Modifikation [621].

Im Bethesda-Test werden 1 Teil Patientenplasma und 1 Teil Normalplasmapool bei 37 °C für 2 h inkubiert. Das Patientenplasma wird ggf. in einer geometrischen Verdünnungsreihe mit Imidazolpuffer verdünnt. Als Kontrolle bzw. Standard dient eine Mischung aus 1 Teil Normalplasmapool und 1 Teil Imidazolpuffer (0,05 M, pH 7,3). Nach 2 h wird die noch vorhandene Faktor-VIII-Aktivität gemessen. Die prozentuale Restaktivität, die sich aus dem Aktivitätswert der Patientenprobe und der Kontrolle ergibt, wird logarithmisch gegen die arithmetisch dargestellte Inhibitoraktivität aufgetragen (Bethesda-Einheit, BE).

> Eine **Bethesda-Einheit (BE)** ist definiert als die Faktor-VIII-Inhibitor-Menge, die 50 % des zugegebenen Faktors VIII in 2 h bei 37 °C inhibiert.

Bei der Berechnung der BE wird die Verdünnung des Patientenplasmas als Multiplikator berücksichtigt.

Die Nijmegen-Modifikation beruht auf dem Einsatz eines mit Imidazol gepufferten Normalplasmapools als Faktor-VIII-Quelle. Desweiteren werden die Verdünnungsreihe des Patientenplasmas und die Kontrolle mit Faktor-VIII-Mangelplasma angesetzt. Diese Modifikationen führen zu einer verbesserten Sensitivität und Spezifität des Inhibitortests [403].

Problematik: Zur Methodik s. [622]. Als Hauptstörfaktoren sind Heparin und das Lupusantikoagulans zu nennen. Letzteres muss durch entsprechende Analytik (s. Kap. D31) ausgeschlossen werden.

In den Labors werden die beiden Varianten und weitere Zwischenstufen zur Faktor-VIII-Inhibitorbestimmung verwendet. Die Variationen der Inhibitormessung sind nach wie vor zwischen den Labors hoch (Variationskoeffizient 30–40 % zwischen den Labors [622]) und die Vergleichbarkeit der Werte ist entsprechend gering [403]. Eine Standardisierung, um die sich u. a. die ECAT (External Quality Control of diagnostic Assays and Tests) bemüht, ist notwendig.

Thrombelastogramm

Wenn ein Vollblut-Thrombelastogramm durchgeführt wird, entfallen Verdünnungseffekte, sodass die Hemmwirkung von niedrigtitrigen Hemmköpern u. U. noch erfasst wird wenn die o. g. Tests normal ausfallen [64].

Faktor-VIII-Inhibitor ELISA

Prinzip: Die gegen Faktor VIII gerichteten Antikörper können auch immunologisch mit kommerziellen ELISAs bestimmt werden [519].

Problematik: Diese Tests sind nicht zur primären Inhibitor-Diagnostik geeignet, da mit ihnen nicht zwischen Antikörpern mit und ohne Inhibitoraktivität unterschieden werden (Literatur bei Verbruggen 2010 [622]), zudem liegen keine klinische Erfahrungen zum Monitoring von Faktor-VIII-Inhibitoren bei Patienten unter Behandlung vor [403].

! Kasuistiken

- **schwere Hämophilie A, Hemmkörperhämophilie:** 9 Monate alter, männlicher Säugling. Ab dem 4. Monat vermehrt Spontanhämatome an den Extremitäten, aber auch am Rumpf. Der Großvater mütterlicherseits habe „verformte Gelenke" gehabt. Befunde 30 min nach Gabe von 40 E/kg KG Faktor-VIII-Konzentrat (8. Injektion!)
- **milde Hämophilie A:** 16-jähriger Reiter, nie krank gewesen, Sturz vom Pferd, Kompartmentsyndrom des rechten Oberschenkels, wiederholte, tranfusionsbedürftige Blutungen nach operativen Ausräumungen. Familienanamnese unauffällig. Die Diagnose wird in der Akutsituation verschleiert, die genetisch determinierte Faktor-VIII-Aktivität ist erst nach einem Vierteljahr bei der Kontrolle zu erkennen.

Tests	schwere Hämophilie A, Hemmkörperhämophilie	milde Hämophilie		Referenzbereich
		sofort	¼ Jahr später	
Quick-Test (%)	83	85	100	80–120
aPTT (s)	91	45	53	30–40
Faktor VIII (%)	< 1	52	16	50–150
Faktor IX (%)	65*	85	–	70–120
VWF:Ag (%)	115	250	110	50–150
VWF:CBA (%)	95	225	102	50–150
Faktor-VIII-Inhibitor (BE/ml)	9,8			0

VWF:Ag = von-Willebrand-Faktor-Antigen; VWF:CBA = Kollagenbindungsaktivität des von-Willebrand-Faktors
* hemmt die FVIII-Aktivität im FIX-Mangelplasma

27.6 Faktor IX

M. Barthels, F. Bergmann, A. Czwalinna

Übersichtsliteratur
Bajaj und Thompson 2006 [25]

■ Klinische Bedeutung

Auch der Faktor IX gehört zur Gruppe der Vitamin-K-abhängigen Gerinnungsfaktoren des Prothrombinkomplexes. Der angeborene isolierte Faktor-IX-Mangel verursacht das Blutungsleiden **Hämophilie B.** Eine erworbene Verminderung des Faktors IX zusammen mit einer Verminderung der anderen Faktoren des Prothrombinkomplexes ist häufig. Sie gibt es vor allem
- beim Vitamin-K-Mangel
- bei Synthesestörungen der Leber
- medikamentös induziert infolge der Therapie mit Vitamin-K-Antagonisten (VKA).

Sehr selten ist ein erworbener Faktor-IX-Mangel durch eine primäre Amyloidose bedingt oder durch andere erworbene Inhibitoren.

Durch **Dilutionskoagulopathien** wird auch der Faktor-IX-Spiegel zusammen mit anderen Faktoren vermindert, nicht jedoch bei der disseminierten intravasalen Gerinnung. Mit zunehmender Verminderung des Faktors IX nimmt die Blutungsbereitschaft zu.

Ein erhöhter Faktor-IX-Spiegel im Blut wird als schwacher Risikofaktor für venöse thromboembolische Erkrankungen diskutiert.

Leitbefunde für einen verminderten Faktor IX sind ein normaler Quickwert, eine verlängerte aPTT und eine normale Thrombinzeit (Ausnahme s. u.).

■ Biochemie und Physiologie

Übersichtsliteratur
Bajaj und Thompson 2006 [25]

Faktor IX[5] ist das Proenzym der Serinprotease Faktor IXa. Faktor IX gehört zu den **Vitamin-K-abhängigen Gerinnungsfaktoren,** d.h. er benötigt zu seiner

---

[5] Da die Messung des Faktors IX routinemäßig eine Messung seiner Aktivität ist, wird im Folgenden die Bezeichnung „Faktor IX" synonym für „Faktor-IX-Aktivität" verwendet.

Eigenschaften

	Faktor IX	**Faktor IXa**
Definition	Proenzym von Faktor IXa gehört zum Vitamin-K-abhängigen Prothrombinkomplex hat 12 γ-Carboxyglutaminsäurereste	Serinprotease, die durch Faktor XIa oder Faktor VIIa aus Faktor IX aktiviert (abgespalten) wird
englischer Begriff	factor IX	factor IXa
Aktivierung durch	Faktor VIIa/TF-Komplex, Faktor XIa, (Faktor Xa)	
Molekulargewicht	57.000 Da [152]	
Plasmakonzentration	≅ 5 mg/l [342] bzw. 90–100 %	
Serumkonzentration	ca. 80 % der Plasmakonzentration	
Halbwertszeit	25 (18–30) h [612]	
Syntheseort	Leberzelle	
Faktor-IX-Gen	Chromosom Xq27	
Faktor-IX-Adsorption an	$BaSO_4$, $Al(OH)_3$, Kalziumphosphat	
Faktor-IX-Isolierung	<ul><li>zusammen mit Faktoren II, VII, IX im Prothrombinkomplex</li><li>Isolierung mittels Affinitätschromatografie und monoklonalen Antikörpern</li><li>rekombinant von „Chinese Hamster" Ovarzellen</li></ul>	
Inhibitoren		Antithrombin Beschleunigung der Inaktivierung durch Heparin
Substrate		Faktor X, Faktor VII

Funktion im Gerinnungsablauf die sog. γ-Carboxylierung von 12 Glutaminsäuren an seinem N-terminalen Ende (Details s. Kap. C15), um sich in Gegenwart von Kalziumionen an die Oberfläche der gerinnungsaktiven Phospholipide, z. B. der Plättchen, binden zu können. Faktor IX bzw. Faktor IXa kann sich aber

auch via Rezeptoren an verschiedene Zelloberflächen sowie an Kollagen binden [206]. Die Aktivierung von Faktor IX zu Faktor IXa erfolgt durch 2 Systeme:
- durch die Serinprotease Faktor XIa
- durch den Faktor-VIIa/Tissue-Faktor-Komplex.

Faktor IXa aktiviert dann Faktor X zu Faktor Xa. Diese Reaktion wird durch den gesamten Tenasekomplex (Faktor IXa + Faktor VIIIa + Phospholipide + Kalziumionen) vieltausendfach beschleunigt. Ferner kann Faktor IXa seinerseits auch Faktor VII aktivieren (sog. **Josso-Schleife**, s. Kap. B4).

Das Faktor-IX-Gen ist auf dem langen Arm des X-Chromosoms Xq27 lokalisiert. Faktor IX wird in der Leber (Hepatozyten) gebildet. Er wird beim Gerinnungsprozess nicht verbraucht. Im Serum sind nach abgelaufener Gerinnung noch ca. 80 % des Faktors IX nachweisbar.

Der wichtigste Inhibitor von Faktor IXa ist, wie auch beim Thrombin, das Antithrombin. Die Antithrombinwirkung wird durch unfraktioniertes Heparin um ein Vielfaches beschleunigt.

■ Standards und Referenzbereiche

- Die Spannbreite der normalen, individuellen Faktor-IX-Spiegel im Blut wird mit 70–120 % angegeben bzw. mit 69–228 % (5.–95. Perzentile) bei n = 1500 [358].
- Im Blut von reifen Säuglingen ist der Faktor IX physiologisch vermindert; am 1. Lebenstag: X = 48 %, Range 35–56 % [419], weitere Details s. Kap. C23).
- Während der Schwangerschaft steigt der Faktor IX an (s. Kap. C10) [582].
- In einer epidemiologischen Studie bei ca. 2000 unselektierten Männern und Frauen im Alter von 25–74 Jahren zeigte sich, dass [358]:
  - der Faktor IX mit zunehmendem Alter leicht, aber nicht signifikant anstieg (s. Tab. 9.**1**),
  - Frauen, die Ovulationshemmer einnahmen, höhere Faktor-IX-Spiegel (87–189 %) hatten, als diejenigen ohne Ovulationshemmer (74–154 %) [310].
  - bei Frauen in der Menopause der Faktor-IX-Spiegel höher war (median 139 %, Range 87–210 %) als bei Frauen vor der Menopause (median 123 %, Range 73–188 %).

Abnorm niedrige oder abnorm hohe Faktor-IX-Spiegel

Angeborener Faktor-IX-Mangel (Hämophilie B)

Die angeborene, isolierte Verminderung des Faktors IX wird als Hämophilie B, ursprünglich auch nach dem Namen des Patienten, bei dem die Hämophilie B als erstem festgestellt wurde, als **„Christmas Disease"** (s. Kap. C11) bezeichnet. Der Eigenname „Christmas" wurde jetzt 2011 von Ponder im Titel ihres Editorials zu der ersten erfolgreichen Gentherapie bei Hämophilie B wieder aufgegriffen [473].

Die Häufigkeit wird mit 1 : 30.000 Knabengeburten angegeben oder 1 : 20 im Verhältnis zur schweren Hämophilie A. Der Defekt kann als echter Mangel vorliegen oder als fehlgebildetes Molekül. Die Vererbung erfolgt geschlechtsgebunden **X-chromosomal rezessiv.** Es wurden zahlreiche Mutationen des Faktor-IX-Gens nachgewiesen, die meist weniger ausgeprägt sind als bei der Hämophilie A mit ihren schweren Deletionen (s. Kap. C11).

Eine Sonderform der Hämophilie B ist die sog. **Hämophilie B-Leiden** (oder B_m), eine milde Variante. Hier ist der Faktor-IX-Spiegel im Plasma, der sog. **Faktor-IX-Leiden,** bis zur Pubertät vermindert und steigt danach kontinuierlich an bis durchaus zu Normalwerten. Diagnostisch ist charakteristisch für die **Hämophilie B-Leiden,** dass bei diesen Patienten die Thromboplastinzeit verlängert ist, sofern man ein Rinder-Thromboplastin (Thrombotest) verwendet, wohingegen die Hämophilien eine normale Thromboplastinzeit aufweisen [259].

Erworbener Faktor-IX-Mangel

Bildungsstörungen

Zum Faktor-IX-Mangel im Rahmen des erworbenen Prothrombinkomplexmangels s. Kap. C15 und Kap. C16. Ursächlich kommen prinzipiell infrage:
- eine Störung der γ-Carboxylierung infolge Vitamin-K-Mangel oder/und
- eine Proteinsynthese-Störung infolge eingeschränkter Leberfunktion.

Medikamentös bedingt kann der Faktor IX im Rahmen der **Asparaginasetherapie** verstärkt abfallen. Auf dem Boden einer dadurch eingeschränkten Syntheseleistung der Leber fällt Faktor-IX-Spiegel zusammen mit anderen, besonders Asparagin-haltigen Faktoren (II, X, Fibrinogen) um ca. 70 % des Ausgangswertes ab [226], ohne dass die γ-Carboxylierung beeinträchtigt ist [624].

Durch sehr seltene Missense-Mutationen am Faktor-IX-Propeptid ist die γ-Carboxylierung des Faktors IX derart beeinträchtigt, dass es zu einer **Hypersensitivität gegenüber Vitamin-K-Antagonisten** (VKA) kommt und er bei

Einleitung einer Therapie mit VKA auf Werte unterhalb des therapeutischen Bereichs abfällt mit einer entsprechenden Blutungsneigung. Richtungsweisend ist eine in Relation zur INR unverhältnismäßig verlängerte aPTT [456], [272].

Umsatzstörungen

Eine erworbene, isolierte Verminderung des Faktor IX, d.h. ohne eine gleichzeitige Verminderung aller anderen Faktoren des Prothrombinkomplexes, ist gleichfalls sehr selten. Sie wurde, meist kombiniert mit einem Faktor-X-Mangel bei der **Amyloidose** beschrieben [199] und ist durch eine vermehrte Adsorption an die Amyloidfibrillen bedingt (s. Kap. C14.3).

Eine Verminderung des Faktors IX zusammen mit allen anderen, auch den nicht Vitamin-K-abhängigen, Faktoren, kommt bei der **Dilutionskoagulopathie** entsprechend dem Albuminspiegel und Hämatokrit vor.

Durch eine Verbrauchskoagulopathie (DIC) wird Faktor IX nicht verbraucht, es sei denn im finalen Multiorganversagen infolge einer Synthesestörung.

Durch eine stark erhöhte fibrinolytische Aktivität des Blutes (z.B. bei der Streptokinasetherapie) kann es initial zu einem Abfall des Faktors IX innerhalb der Norm um ca 25% kommen [361].

Erworbene Hämophilien/Hemmkörperhämophilien

Sehr selten kommen Inhibitoren gegen Faktor IX vor, in erster Linie als Alloantikörper nach Substitutionstherapie mit Faktor-IX-Konzentraten bei ca. 3% der Patienten mit Hämophilie B [300]. Autoantikörper gegen Faktor IX sind extrem selten und wurden bei Autoimmunerkrankungen, Neoplasien, spontan, aber auch postpartal beobachtet (s. Kap. C14.1) [529], [300].

Erhöhte Faktor-IX-Spiegel

Ein signifikant höherer Faktor-IX-Spiegel (X = 120%) wurde bei Personen mit einer **Hyperlipidämie** (Triglyzeride > Cholesterin) beschrieben [112]. Dies wurde von Woodward et al. in der 3. Glasgow Studie 1997 an ca. 1500 Personen (davon ca. 500 mit KHK) bestätigt [650]. Generell zeigte der Faktor IX ein ähnliches Verhalten wie der Faktor VII. Darüber hinaus war der Faktor IX bei **Rauchern** signifikant erhöht.

Ein erhöhter Faktor-IX-Spiegel wird als schwacher Risikofaktor für venöse Thromboembolien (VTE) diskutiert. Van Hylckama et al. fanden 2000 in der LETS-Studie eine Odds Ratio von 2,3 bei 426 Patienten mit einer VTE gegenüber dem Normalkollektiv jedoch nur eine von 1,4 [611], [120].

Simioni et al. beschrieben 2009 eine X-chromosomale Mutante des Faktors IX (R338L, Faktor IX Padua) mit einer erhöhten familiären Thromboseneigung [555]. Der 23-jährige Proband mit einer spontanen venösen Thrombose in der Anamnese hatte eine Faktor-IX-Aktivität im Plasma von 776 % bei einer Antigenkonzentration von 92 %. Diese anscheinend extrem seltene Mutation wurde von Koenderman et al. jedoch bei 200 Patienten mit tiefer Venenthrombose sowie 200 Normalpersonen 2011 nicht detektiert [315]; auch Mazetto et al. fanden sie bei keinem der 12 Patienten mit Zustand nach venöser Thromboembolie und einem erhöhten Faktor-IX-Spiegel von im Mittel von 189 % [391].

■ Bestimmung des Faktors IX

Die Faktor-IX-Bestimmmung ist vor allem zum Nachweis einer Hämophilie B erforderlich, in seltenen Fällen bei Verdacht auf eine der o.g. Störungen. Sonst dient sie speziellen, meist wissenschaftlichen Fragestellungen. Üblicherweise wird die Faktor-IX-Aktivität gemessen. Die Einstufentests können für Faktor-IX-Bestimmungen im Plasma und in Faktor-IX-haltigen Konzentraten eingesetzt werden.

Indikationen

- Diagnostik von angeborenen oder erworbenen Blutungsleiden, insbesondere
    - zur Diagnose und Beurteilung einer Hämophilie B
    - zur Diagnose von kombinierten, angeborenen Faktoren-Mangelzuständen
    - bei Verdacht auf einen Faktor-IX-Mangel infolge Amyloidose, ggf. bei anderen Erkrankungen
- Ursachenklärung einer verlängerten aPTT
- Abklärung einer unverhältnismäßig verlängerten aPTT bei Einleitung eine Therapie mit Vitamin-K-Antagonisten
- Überwachung der Substitutionstherapie mit Faktor-IX-Konzentraten
- Qualitätskontrolle von Faktor-IX-Konzentraten und Prothrombinkomplex-Konzentraten
- Nachweis eines Faktor-IX-Inhibitors.

Methoden

Bestimmung der Faktor-IX-Aktivität mit dem Einstufentest

Definition: Die häufigste Bestimmung der Faktor-IX-Aktivität erfolgt mit dem sog. Einstufentest. Er ist eine Variante der aPTT mit der Fibrinbildung als Endpunktmessung. Seine wesentlichen Komponenten sind:
- verdünntes Testmaterial (Plasma oder Prothrombinkomplex-Konzentrat)
- aPTT-Reagens
- unverdünntes Faktor-IX-Mangelplasma (mittels Entfernung des Faktors IX durch Immunadsorption gewonnen)
- Kalziumionen.

Die Bezugskurve sollte linear im logarithmischen System sein. Extreme Messwerte sollten mit einer zweiten, anderen Verdünnung getestet werden. Bei besonderen Fragestellungen kann mit diesem Test auch der Faktor IX im Serum oder in anderen Körperflüssigkeiten (Aszites) bestimmt werden.

Problematik: Zwar ist das Testsystem derart konzipiert, dass die Fibrinbildungsgeschwindigkeit möglichst ausschließlich mit der Faktor-IX-Aktivität korreliert, jedoch ergeben sich eine Reihe von Fehlermöglichkeiten, dadurch dass
- nicht einkalkulierte Messgrößen des Plasmas (z.B. andere Enzyme) das Testergebnis beeinflussen können.
- auch hier wie bei der Faktor-VIII-Bestimmung die Zusammensetzung der Phospholipide eine Rolle spielt, um insbesondere die milde Hämophilie B korrekt zu erfassen [477].
- ein Lupusantikoagulans eine scheinbare Verminderung des Faktors IX vortäuscht (s. S. 499).
- unfraktioniertes Heparin, Hirudin oder andere Antikoagulanzien eine scheinbare Verminderung des Faktors IX durch die Verzögerung der Gerinnung vortäuschen.

Bestimmung der Faktor-IX-Aktivität mit dem Zweistufentest

Nicht kommerziell verfügbar. Für spezielle Fragestellungen vgl. Methoden zur Faktor-VIII-Bestimmung (s. S. 485).

Chromogener Substrattest zur Faktor-IX-Bestimmung

Kommerziell erhältlich. Die Bestimmung findet indirekt über den Umsatz eines chromogenen Faktor-Xa-Substrates statt.

Immunologische Bestimmung des Faktors IX

Definition: Eine immunologische Bestimmung, bzw. Konzentrationsmessung des Faktor-IX-Moleküls ist mittels kommerziell erhältlichen ELISAs oder monoklonalen Antikörperpaaren möglich.

Problematik: Es ist zu beachten, dass polyklonale Antikörper gegen Faktor IX die gerinnungsaktiven Faktor-IX-Moleküle nicht von den gerinnungsinaktiven Acarboxy-Faktor-X-Molekülen unterscheiden können, die infolge Ausbleiben der Vitamin-K-Wirkung auftreten.

Bestimmung von Faktor-IX-Hemmkörpern

Prinzipiell gilt für die Bestimmung der Faktor-IX-Hemmkörper das gleiche wie für die Faktor-VIII-Hemmkörper-Bestimmung (s. S. 487).

! Kasuistiken
- **milde Hämophilie B:** 4-jähriger Knabe mit Nachblutung im Intervall aus Kopfplatzwunde
- **Lupusantikoagulans:** Zufallsbefund bei der Abklärung einer aPTT-Verlängerung präoperativ

Test	milde Hämophilie B	Lupusantikoagulans	Referenzbereich
Quick-Test (%)	82	71	70–120
aPTT (s)	52	49	30–40
Faktor-IX-Aktivität 1 : 10 (%)	11	16	70–120
Faktor-IX-Aktivität 1 : 80 (%)	12	75	70–120
Faktor-VIII-Aktivität 1 : 10 (%)	99	45	50–150
Faktor-VIII-Aktivität 1 : 40 (%)	–	66	50–150
Faktor-XI-Aktivität 1 : 10 (%)	98	–	70–120
Faktor-XII-Aktivität 1 : 10 (%)	104	41	70–120
Faktor-XII-Aktivität 1 : 80 (%)	–	71	70–120
F-IX- Inhibitor (BE/ml)	< 0,5	< 0,5	< 0,5
aPTT im 1 : 1 verdünntem Plasma (s)	+2	+14	< +5

27.7 Faktor X

M. Barthels, F. Bergmann, A. Czwalinna

Übersichtsliteratur
Menegatti und Peyvandy 2009 [405], Brown und Kouides 2008 [69], Roberts und Escobar 2006 [500], Choufani et al. 2001 [104]

■ Klinische Bedeutung

Der Gerinnungsfaktor X[6] ist das Proenzym der Serinprotease Faktor Xa, die Prothrombin zu Thrombin aktiviert. Auch Faktor X gehört zur Gruppe der Vitamin-K-abhängigen Gerinnungsfaktoren des Prothrombinkomplexes. Ein angeborener Faktor-X-Mangel in seiner homozygoten Form hat eine Prävalenz von 1 : 1 Mio., heterozygote Fälle sind meist Zufallsbefunde bei der Abklärung eines subnormalen Quick-Werts in der präoperativen Diagnostik. Eine erworbene Verminderung des Faktors X zusammen mit einer Verminderung der anderen Faktoren des Prothrombinkomplexes ist häufig. Sie tritt vor allem auf bei:
- Vitamin-K-Mangel
- Synthesestörungen der Leber
- medikamentös induziert infolge der Therapie mit Vitamin-K-Antagonisten (VKA).

Der Faktor-X-Spiegel im Blut fällt dabei, ebenso wie die Faktoren II und IX, entsprechend ihrer langen Halbwertszeiten nur langsam ab. Mit zunehmender Verminderung des Faktors X nimmt die Blutungsbereitschaft im Allgemeinen zu, korreliert jedoch schlecht mit der Restaktivität des Faktors X (nicht so eindeutig wie bei den Hämophilien).

Gelegentlich kommt es vor, dass sich infolge einer primären systemischen Amyloidose (selten infolge einer sekundären Amyloidose) ein Faktor-X-Mangel entwickelt, wobei auch andere Gerinnungsfaktoren und Fibrinolysekomponenten vermindert sein können (s. u.).

Leitbefunde für einen verminderten Faktor X sind ein niedriger Quickwert, eine leicht verlängerte bis normale aPTT und eine normale Thrombinzeit.

---
[6] Da die Messung des Faktors X routinemäßig eine Messung seiner Aktivität ist, wird im Folgenden die Bezeichnung „Faktor X" synonym für „Faktor-X-Aktivität" verwendet.

■ Biochemie und Physiologie

Übersichtsliteratur
Jenny et al. 2006 [273]

Faktor X (**Stuart-Prower-Faktor**) wurde 1955 erstmals durch Duckert beschrieben [159]. Er ist das Proenzym der Serinprotease Faktor Xa, die nach Thrombin die nächstwichtigste Schlüsselstellung im Gerinnungssystem einnimmt. Faktor X gehört zu den **Vitamin-K-abhängigen Gerinnungsfaktoren,** d.h. er benötigt zu seiner Funktion im Gerinnungsablauf die sog. γ-Carboxylierung von 11 Glutaminsäuren an seinem N-terminalen Ende, um sich in Gegenwart von Kalziumionen an die Oberfläche der gerinnungsaktiven Phospholipide, z.B. der Plättchen, zu binden.

Die Aktivierung von Faktor X zu Faktor Xa erfolgt durch 2 Systeme, die sog. **Tenase-Komplexe:**
- durch die Serinprotease Faktor IXa + FVIIIa + Phospholipide + Kalziumionen
- durch die Serinprotease Faktor VIIa + Gewebefaktor + Phospholipide + Kalziumionen.

In vitro kann Faktor X durch eine Protease in dem Schlangengift Russel Viper Venom (RVV) zu Faktor Xa aktiviert werden, ohne dass Phospholipide, Kalziumionen oder andere Komponenten der Faktor-X-Aktivierung benötigt werden

Faktor Xa aktiviert dann seinerseits Prothrombin zu Thrombin. Diese Reaktion wird durch den **Prothrombinase-Komplex** (Faktor Xa + Faktor Va + Phospholipide + Kalziumionen) um ein Vieltausendfaches beschleunigt. Ein weiteres Substrat von Faktor Xa ist Faktor VII (sog. **Josso-Schleife,** s. Kap. B4).

Das Faktor-X-Gen ist wie das Faktor-VII-Gen auf Chromosom 13 lokalisiert. Faktor X wird in der Leber (Hepatozyten) gebildet. Er wird in vitro beim Gerinnungsprozess nicht verbraucht und ist nach abgelaufener Gerinnung im Serum nachweisbar.

Der wichtigste Inhibitor von Faktor Xa ist, wie auch beim Thrombin, das Antithrombin. Die Antithrombinwirkung auf den Faktor Xa wird um ein Vielfaches beschleunigt durch:
- unfraktioniertes Heparin
- niedermolekulare Heparine
- synthetisches Pentasaccharid (Details s. Kap. E36.4).

Weitere physiologische Inhibitoren sind der **Tissue Factor Pathway Inhibitor** (**TFPI**), mit dem Faktor X zusammen mit Faktor VIIa einen Komplex bildet, und der **Protein-Z-abhängige Proteaseinhibitor** (Details s. Kap. B27.14).

Eigenschaften

	Faktor X	**Faktor Xa**
Definition	Proenzym von Faktor Xa gehört zum Vitamin-K-abhängigen Prothrombinkomplex hat 11 γ-Carboxyglutaminsäurereste	Serinprotease, die durch Faktor IXa und durch Faktor VIIa aus Faktor X abgespalten wird und Prothrombin zu Thrombin aktiviert
englischer Begriff	factor X	factor Xa
Aktivierung durch	Faktor VIIa, Faktor IXa, Russel Viper Venom	
Molekulargewicht	59.000 Da [152]	
Plasmakonzentration	8–10 mg/l [24], [113] bzw. 70–120% oder 0,7–1,2 E/ml	
Serumkonzentration	entspricht in etwa der Plasmakonzentration	
Halbwertszeit	43 (48–60) h [612]	
Syntheseort	Leberzelle	
Faktor-X-Gen	Chromosom 13q34	
Faktor-X-Adsorption an	$BaSO_4$, $Al(OH)_3$, Kalziumphosphat	
Faktor-X-Gewinnung	nur zusammen mit Faktoren II, VII, IX im Prothrombinkomplex	
Substrate		Prothrombin, Faktor VII, (Faktor VIII, Faktor V)
Inhibitoren		Antithrombin Beschleunigung der Inaktivierung durch Heparin, niedermolekulare Heparine und synthetische Pentasaccharide, Protein-Z-abhängigen Proteaseinhibitor, TFPI

■ Standards und Referenzbereiche

- Die Spannbreite der normalen, individuellen Faktor-X-Spiegel im Blut beträgt 70–120%. Die Mengenangabe von 8–10 mg/l von Bajaj und Mann bezieht sich auf den Faktor-X-Spiegel im Rinderblut [24].
- Im Blut von reifen **Neugeborenen** ist Faktor X – wie alle Vitamin-K-abhängigen Faktoren – physiologischerweise vermindert (z. B. X = 40%, Spannbreite 12–68%, am 1. Lebenstag; s. auch Kap. C23) [418].
- Während der **Schwangerschaft** steigt der Faktor X leicht, aber statistisch signifikant an, nach Szecsi et al. mit einer Spannbreite von 66–136% in der 13.–20. SSW bis 69–211% zum Zeitpunkt der Entbindung [582]. Nach Stirling et al. liegt der Faktor X jedoch bereits in der 11.–15. SSW zwischen 62 und 169% [573].
- **Jenseits des 40. Lebensjahres** steigt der Faktor X bei **Frauen** leicht an von X ≅ 90% auf X ≅ 100% ± Standardabweichung ca. 20%. Bei Männern ist der Faktor-X-Spiegel nicht altersabhängig [254].

■ Abnorm niedrige oder abnorm hohe Faktor-X-Spiegel

Angeborener Faktor-X-Mangel

Übersichtsliteratur
Menegatti und Peyvandy 2009 [405], Brown und Kouides 2008 [69]

Die angeborene, isolierte Verminderung des Faktors X kommt sehr selten vor, geschätzt 1 : 1 Mio. In Ländern, in denen Konsanguinität vorkommt, findet man sie etwas häufiger. Bis 2006 wurden etwas mehr als 100 Fälle weltweit erfasst [255], [6]. Die Erstbeschreibungen erfolgten in den 1950er Jahren [585], [258]. Die Vererbung erfolgt **autosomal rezessiv.** Es wurden verschiedene Defekte am Faktor-X-Gen nachgewiesen, meist Missense-Mutationen mit unterschiedlichen Auswirkungen auf die Funktion. Zum kongenitalen Faktor-X-Mangel kombiniert mit anderen Faktorendefekten vgl. Girolami und Ruzzon [216].

Grob korreliert die Blutungsneigung in etwa mit dem Schweregrad der Faktor-X-Verminderung, ist jedoch im Einzelfall nicht sicher vorhersagbar. Bei schweren Formen kann ein Hämophilie-ähnliches Bild mit Hautblutungen und Hämarthrosen vorliegen. Aber auch heterozygot veranlagte Patienten können abnorme Blutungen aufweisen. Im Vordergrund sollen beim Faktor-X-Mangel jedoch Schleimhaut-, Zahnfleisch- und Nasenblutungen stehen; bei Frauen sind Menorrhagien häufig. Eine Übersicht über die Blutungshäufigkeiten findet sich bei Brown und Kouides [69].

Die hämostyptische Therapie erfolgt mit Faktor-X-haltigen PPSB-Konzentraten, wobei darauf zu achten ist, dass der Faktor-X-Gehalt in Relation zum Faktor-IX-Gehalt ausreichend hoch ist. Eine Angabe des Faktor-X-Gehaltes von kommerziellen Faktorenkonzentraten findet sich bei Brown und Kouides [69], eine umfangreichere Liste ohne Angabe des jeweiligen Faktor-X-Gehaltes bei Mengatti und Peyvandi [405].

Erworbener Faktor-X-Mangel

Eine erworbene Verminderung des Faktors X bei **Amyloidose,** vorzugsweise bei primärer systemischer AL-Amyloidose kommt gelegentlich vor (Erstbeschreibung durch Korsan-Bengtsen et al. 1962) [323] – selten auch bei einer Erkrankung des lymphatischen Systems (monoklonale Gammopathie). Es wurden Mangelzustände zwischen 2 und 50 % beschrieben (Übersichten: [189], [104], [432]). Alle Autoren berichten, dass Verminderungen um < 25 % mit einer z.T. schweren Blutungsneigung einhergehen können (zum perioperativen Risiko s.a. [588]).

Choufani et al. registrieren bei 32 (8,7 %) von 368 Patienten mit systemischer AL-Amyloidose einen Faktor-X-Spiegel von < 50 % [104]. 18 (56 %) von ihnen hatten eine Blutungsneigung. Auch Mumford et al. fanden bei 22 von 337 Patienten mit AL-Amyloidose einen Faktor-X-Mangel (6,5 %) [432]. Furie et al. wiesen 1981 nach, dass der Faktor X unter bestimmten Voraussetzungen an die Amyloidfibrillen gebunden wird [199]. Dadurch verkürzt sich die Halbwertszeit von zugeführtem Faktor X auf < 30 s.

Jedoch scheint dies nicht der einzige Mechanismus zu sein. So fanden Mumford et al., dass das Faktor-X-Antigen in einigen Fällen noch das 2,5-Fache der Faktor-X-Aktivität betrug [432].

Zusätzlich zur isolierten Verminderung des Faktors X bei Amyloidose können noch gleichzeitig andere Gerinnungsfaktoren, meist Proenzyme von Serinproteasen, vermindert sein, so Faktor IX [398], Faktor XII [644], Faktor VII [500], [432], aber auch Faktor V und Fibrinogen. Gelegentlich wurde in den 1980er Jahren auch über eine schwere Blutungsneigung infolge gleichzeitig gesteigerter fibrinolytischer Aktivität, u.a. infolge PAI-1- und Plasmininhibitor-Mangel, berichtet [500], [432]. Am häufigsten scheint jedoch eine Verlängerung der Thrombinzeit zu sein (s. Kap. D26.3) [432].

Erworbene Hämophilien/Hemmkörperhämophilie mit Faktor-X-Mangel wurden extrem selten bei Infektionen der oberen Luftwege, Verbrennungen und Lepra beschrieben [405].

Zum Faktor-X-Mangel im Rahmen des erworbenen Prothrombinkomplexmangels s. Kap. C15, Kap. C16 und Kap. E34.3.

Einen erworbenen Faktor-X-Mangel zusammen mit Verminderungen anderer Faktoren findet man:
- bei der **Dilutionskoagulopathie** in Abhängigkeit vom Hämatokrit
- **medikamentös** bedingt bei der Asparaginasetherapie (zusätzlich Abfall von Fibrinogen und anderen, gleichfalls besonders Asparagin-haltigen Faktoren infolge einer Synthesestörung um ca. 40%) [624]
Nicht verbraucht wird der Faktor X bei:
- der Verbrauchskoagulopathie (DIC) (Ausnahme: finales Multiorganversagen)
- stark erhöhter fibrinolytischer Aktivität des Blutes (z. B. bei der Streptokinasetherapie) [361].

Erhöhter Faktor-X-Spiegel

Signifikant höhere Faktor-X-Spiegel (X = 123%) wurden 1977 bei Personen mit einer Hyperlipidämie Typ IIB n. Fredrickson (Cholesterin, Triglyzeride, LDL-Cholesterin erhöht) beschrieben [112]. Bezüglich der leicht erhöhten Spiegel in der Gravidität s. o. (Kap. C10). Diese Spiegel gelten jedoch nicht als Risikofaktoren.

■ Bestimmung des Faktors X

Eine Faktor-X-Bestimmmung ist nur selten zur Diagnostik und Verlaufskontrolle des angeborenen Faktor-X-Mangels oder bei Verdacht auf bestimmte erworbene Mangelzustände (s. o.) erforderlich. Sonst dient sie speziellen, meist wissenschaftlichen Fragestellungen. Im Routinelaboratorium erhält man die meisten für die Klinik relevanten Aussagen ebenso gut mit dem Quick-Test. Üblicherweise erfolgt die Bestimmung mit:
- Messung der Aktivität mit kommerziellen sog. Einstufentests, Varianten des Quick-Tests bzw. Aktivitätsmessung mit dem Russel Viper Venom (RVV)
- synthetische Peptidsubstrat-Methode
- immunologische Bestimmung des Faktor-X-Antigens.

Indikationen

- Diagnostik bei angeborenen oder erworbenen Blutungsleiden, z. B. bei:
    - Verdacht auf einen angeborenen Faktor-X-Mangel
    - zur Differenzierung von kombinierten Faktoren-Mangelzuständen
    - bei Vorliegen einer Amyloidose, ggf. bei anderen Erkrankungen
    - zum Nachweis eines Faktor-X-Inhibitors,

- Ursachenklärung eines pathologischen Quick-Werts
- Qualitätskontrolle von Prothrombinkomplex-Konzentraten
- Beurteilung der Faktor-X-Aktivität bei besonderen Fragestellungen.

Methoden

Bestimmung der Faktor-X-Aktivität mit dem Einstufentest

Definition: Der Faktor-X-Einstufentest ist der meistverwendete, kommerziell erhältliche Test. Er ist eine Variante des Quick-Tests mit der Fibrinbildung als Endpunktmessung. Seine wesentlichen Komponenten sind:
- verdünntes Testmaterial (Plasma oder Prothrombinkomplex-Konzentrat)
- Thromboplastin-Reagens
- unverdünntes Faktor-X-Mangelplasma (mittels Entfernung des Faktors X durch Immunadsorption gewonnen)
- Kalziumionen.

Die Bezugskurve sollte linear im logarithmischen System sein. Extreme Messwerte sollten mit einer zweiten, anderen Verdünnung getestet werden. Bei besonderen Fragestellungen kann mit diesem Test auch der Faktor X im Serum oder in anderen Körperflüssigkeiten (Aszites) bestimmt werden.

Eine Einstufen-Faktor-X-Bestimmung kann auch mit Verwendung von RVV erfolgen. Der Vorteil dieses Tests ist, dass die unspezifischen Einflussgrößen reduziert werden, insbesondere wird eine Aktivierung via Faktor VII ausgeschlossen. Die in dem Schlangengift enthaltene wirksame Protease benötigt keine Kalziumionen und keine Phospholipide.

Problematik: Zwar ist das Testsystem derart konzipiert, dass die Fibrinbildungsgeschwindigkeit möglichst ausschließlich mit der Faktor-X-Aktivität korreliert. Jedoch ergibt sich eine Reihe von Fehlermöglichkeiten:
- Untersuchungen zur Qualität des Tests liegen nicht vor.
- Nicht einkalkulierte Messgrößen des Plasmas (z.B. andere Enzyme) können das Testergebnis beeinflussen.

Bestimmmung der Faktor-X-Aktivität mittels synthetischer Peptid-Substrate

Der Faktor X wird durch das Schlangengift RVV aktiviert und spaltet ein spezifisches, chromogenes Substrat. Der Farbumsatz ist direkt proportional zur Faktor-X-Aktivität. Durch das spezifische chromogene Substrat werden die Fehlergrenzen deutlich eingeschränkt.

Immunologische Bestimmung des Faktors X

Der Faktor Xa kann über kommerziell erhältliche Sandwich-ELISAs bestimmt werden. Des Weiteren stehen Antikörperpaare zur Verfügung.

> **Kasuistiken**
> - **Faktor-X-Mangel infolge Amyloidose bei monoklonaler Gammopathie:** 46-jähriger Mann, bei dem seit 2 Jahren eine monoklonale Gammopathie bekannt war. Vorher bestand keine Blutungsneigung. 4 Tage vor der Aufnahme entwickelte er ein großes retro- und intraperitoneales Hämatom mit Hb-Abfall von 17 auf 10 g/dl.

Test	Faktor-X-Mangel infolge Amyloidose bei monoklonaler Gammopathie	Referenzbereich
Quick-Test (%)	26	70–120
aPTT (s)	54	30–40
Faktor-II-Aktivität (%)	150	70–120
Faktor VII (%)	91	70–120
Faktor IX (%)	120	70–120
Faktor X (%)	8	60–120
Faktor V (%)	183	60–120
Fibrinogen (g/l)	5,3	2,0–3,5

27.8 Faktor XI

M. Barthels, F. Bergmann, A. Czwalinna

Übersichtsliteratur
Duga und Salomon 2009 [161], Seligsohn 2009 [551], Seligsohn 2007 [553], Gomez und Bolton-Mags 2008 [221]

■ Klinische Bedeutung

Auch Faktor XI[7] ist das Proenzym einer Serinprotease. Der angeborene Faktor-XI-Mangel hat eine Prävalenz von 1 : 1 Mio. Er gilt als relativ mildes Blutungsleiden; selbst Patienten mit einem schweren Faktor-XI-Mangel (**Hämophilie C**) sind im Alltag meist unauffällig, da Spontanblutungen kaum vorkommen. Bei Frauen sind jedoch Menorrhagien häufig. Charakteristisch für den Faktor-XI-Mangel sind die posttraumatischen oder postoperativen, z.T. bedrohlichen Blutungen. Dies gilt insbesondere für den Schleimhautbereich, d.h. Gewebe mit hohem Gehalt an Plasminogenaktivator.

Das Blutungsrisiko korreliert nicht eindeutig mit dem Ausmaß der Verminderung. Eine Restaktivität des Faktors XI von < 15 % gilt bereits als schwerer Faktor-XI-Mangel. Zur Substitutionstherapie steht in Deutschland Plasma zur Verfügung. Vereinzelt wurde rekombinanter Faktor VIIa (rFVIIa) eingesetzt. Als Zusatztherapie, für leichte Blutungen oder präventiv können Antifibrinolytika gegeben werden.

Ein nur leicht erhöhter Faktor-XI-Spiegel im Blut (> 120 %) gilt als Risikofaktor für venöse Thromboembolien mit einer Odds Ratio von 2,2 [402].

Leitbefunde für einen verminderten Faktor XI sind ein normaler Quickwert, eine verlängerte aPTT und eine normale Thrombinzeit.

■ Biochemie und Physiologie

Übersichtsliteratur
Duga und Salomon 2009 [161], Seligsohn 2007 [553]

Faktor XI (**Plasma Thromboplastin Antecedent – PTA**) ist das Proenzym der Serinprotease Faktor XIa. Faktor XI kommt – im Gegensatz zu den anderen Ge-

---

[7] Da die Messung des Faktors XI routinemäßig eine Messung seiner Aktivität ist, wird im Folgenden die Bezeichnung „Faktor XI" synonym für „Faktor-XI-Aktivität" verwendet.

rinnungsfaktoren – im Blut als **Dimer** vor. Seine Aktivierung erfolgt durch den Kontakt mit negativ geladenen Oberflächen und prinzipiell durch 3 Enzyme:
- Serinprotease Faktor XIIa (selber ein Kontaktfaktor)
- Faktor XIa, der autokatalytisch Faktor XI aktiviert
- Thrombin.

Die Bedeutung dieser 3 Enzyme für die Faktor-XI-Aktivierung ist nicht vollständig geklärt. Zunächst schien die Aktivierung des Faktors XI durch Faktor XIIa und dann Faktor XIa im sog. Kontaktsystem eindeutig zu sein. In den letzten Jahrzehnten stand dann die Bedeutung des Thrombins und seines Feedback-Mechanismus der Faktor-XI-Aktivierung auf der Plättchenoberfläche im Vordergrund, die jedoch nicht unwidersprochen blieb [161].

Eigenschaften

	Faktor XI	Faktor XIa
Definition	Proenzym der Serinprotease Faktor XIa	
englischer Begriff	factor XI	factor XIa
Aktivierung durch	Faktor XIIa, Thrombin, Faktor XIa	
Molekulargewicht	160.000 Da [633]	
Plasmakonzentration	≅ 4–6 mg/l [633] bzw. 70–120 % bzw. 0,7–1,2 E/ml bzw. 30–60 nM [402]	
Serumkonzentration	etwa der Plasmakonzentration entsprechend	
Thrombozyten	Faktor-XI-haltig	
Halbwertszeit	X = 52 ± Standardabweichung = 22 h [633]	
Syntheseort	Leberzelle	
Faktor-XI-Gen	Chromosom 4q35	
Inhibitoren		Antithrombin, α_1-Proteinaseninhibitor, Plasmininhibitor, C_1-Esterase-Inhibitor, Protein-Z-abhängiger Proteaseinhibitor (PZI)

Faktor XI aktiviert in Gegenwart von Kalziumionen sein Substrat Faktor IX zu Faktor IXa. Darüber hinaus wirkt er antifibrinolytisch, indem er die Aktivierung des TAFI (Thrombin-activatable Fibrinolysis Inhibitor) begünstigt (Faktor XIa < Thrombinbildung < TAFI < Hemmung der Fibrinolyse).

Der Faktor XI ist auf dem Chromosom 4q35 kodiert und wird in der Leber gebildet. Im Blut kommt Faktor XI gebunden an **High molecular Weight Kininogen** (**HMWK**) vor, wodurch er an negativ geladene Oberflächen binden kann.

Inhibitoren des Faktors XIa sind Antithrombin, α_1-Proteinaseninhibitor, Plasmininhibitor, C_1-Esterase-Inhibitor.

■ Standards und Referenzbereiche

- Der Mittelwert der normalen Einzelfaktor-XI-Spiegel im Blut wurde von Meijers et al. mit $X \cong 100 \pm SD \cong 20\%$ bei n = 474 ermittelt [402].
- Im Blut von reifen **Neugeborenen** ist der Faktor XI physiologischerweise vermindert (z.B. am 1. Lebenstag: X = 38%, Range 10–60%) [418].
- In der **Schwangerschaft** steigt der Faktor XI nicht an [582].
- Durch **Ovulationshemmer** wird der Faktor XI im Blut nur marginal gesteigert [310].
- Faktor XI steigt im **Alter** geringgradig an [402].

■ Abnorm niedrige oder abnorm hohe Faktor-XI-Spiegel

Angeborener Faktor-XI-Mangel

Der angeborene Faktor-XI-Mangel (Erstbeschreibung durch Rosenthal et al. 1953 [511]) ist mit 1 : 1 Mio. sehr selten [527]. Lediglich bei Aschkenaze-Juden kommt er deutlich häufiger vor. Er wird **autosomal rezessiv** vererbt. Es handelt sich fast immer um einen Mangel des Faktors-XI-Moleküls, wohingegen Faktor-XI-Defekte extrem selten sind. Es wurden unterschiedliche genetische Defekte beschrieben. Die 4 häufigsten Mutationen in jüdischen Faktor-XI-Mangelpatienten werden in **4 Typen** klassifiziert. Der Typ II und III kommt überwiegend bei Aschkenaze-Juden vor, wobei die Blutungsneigung nicht eindeutig vom Genotyp mit bestimmt wird [527]. Die Typen I und IV sind auch außerhalb der jüdischen Population anzutreffen.

Charakteristisch für Patienten mit angeborenem Faktor-XI-Mangel ist:
- Patienten mit schwerem angeborenem Faktor-XI-Mangel (Restaktivität < 1%) neigen kaum zu spontanen Blutungen.

- Postoperative Blutungen können ohne zusätzliche therapeutische Maßnahmen bedrohlich sein. Dies gilt insbesondere für Eingriffe an t-PA-haltigem Gewebe (Schleimhäute, insbesondere im Mund- und Nasenbereich).
- Generell korreliert die Blutungsneigung mit dem Mangel insofern, als Patienten mit einem vollständigen Mangel an Faktor XI stärker blutungsgefährdet sind als Patienten mit einem heterozygoten Defekt.
- Ebenso gilt aber auch, dass die Blutungsbereitschaft beim Faktor-XI-Mangel unvorhersehbar ist insofern, als heterozygote Patienten mit Faktor-XI-Restaktivitäten von 10–60% (!) überraschend starke postoperative Nachblutungen haben können und einige Patienten mit einem Faktor XI von < 1% kaum nachbluten [552], [633].

Therapeutisch kommt zur Substitutionstherapie nur die Gabe von Frischplasma infrage. Nach Einsatz der – in Deutschland nicht eingeführten – Faktor-XI-Konzentrate kam es auch nach Zusatz von Heparin, Antithrombin, z.T. auch C1-Esterase-Inhibitor zum Präparat zu einer Häufung von thromboembolischen Komplikationen. Der Einsatz von Faktor VIIa wurde von der World Federation of Hemophilia (WFH) nur bei Anwesenheit von Faktor-XI-Inhibitoren empfohlen [57]. Zusatztherapien wie Antifibrinolytika oder Gefäßunterbindung statt Kauterisierung sind wichtig.

Erworbener Faktor-XI-Mangel

Synthesestörung

In Fällen einer ausgeprägten Einschränkung der Syntheseleistung der Leber kann gelegentlich der Faktor XI leicht vermindert sein.

Erhöhter Umsatz

Faktor XI wird vermehrt verbraucht bei der Verbrauchskoagulopathie und wie alle anderen Faktoren bei Verlustkoagulopathien.

Erworbene Hämophilien/Hemmkörperhämophilie mit Faktor-XI-Mangel

Inhibitoren gegen Faktor XI können sowohl als Alloantikörper nach Plasmatherapie, insbesondere beim schweren angeborenen Faktor-XI-Mangel, vorkommen, als auch erworbenen Ursprungs sein. Erworbene Faktor-XI-Inhibitoren wurden vorzugsweise bei Autoimmunkrankheiten (SLE), aber auch bei Neoplasien beschrieben [300].

> Vor invasiven Eingriffen bei vorher mit Plasma therapierten Patienten – insbesondere mit schwerem Faktor-XI-Mangel – ist sorgfältig das Vorliegen eines Inhibitors auszuschließen [161].
>
> Die sehr seltenen erworbenen Faktor-XI-Inhibitoren dürfen nicht mit dem Hemmeffekt von Lupusantikoagulanzien verwechselt werden, die dann meist auch bei der Bestimmung der anderen intrinsischen Faktoren XII, VIII und IX falsch niedrige Werte verursachen!

Erhöhter Faktor-XI-Spiegel

Erhöhte Faktor-XI-Spiegel können bei nicht optimaler Blutentnahme gemessen werden (Aktivierung durch Thrombin!).

In der Leiden-Thromophilie-Studie hatten Patienten mit einem Faktor XI von > 120 % eine Odds Ratio von 2,2 für venöse Thromboembolien [402]. Ein indirekter Hinweis auf die Assoziation von erhöhten Faktor-XI-Spiegeln und Thrombosen sind auch die gehäuft beobachteten Zunahmen der Aktivierungsprodukte im Blut und mehr noch der gehäuften venösen und arteriellen Thromboembolien nach Gabe von Faktor-XI-Konzentraten [604].

■ Bestimmung des Faktors XI

Die Faktor-XI-Bestimmung ist vor allem beim angeborenen Faktor-XI-Mangel erforderlich. Sonst dient sie speziellen, meist wissenschaftlichen Fragestellungen. Leitbefund des Faktor-XI-Mangels ist die verlängerte aPTT. Die Verlängerung ist ausgeprägter als vom jeweiligen Faktor-XI-Wert her zu erwarten, sofern man die Relationen mit denjenigen zwischen Faktor-VIII- oder -IX-Mangel und aPTT vergleicht. Üblicherweise wird primär die Faktor-XI-Aktivität gemessen.

Indikationen

- Ursachenklärung einer verlängerten aPTT
- Beurteilung des Faktors XI
- Diagnostik von angeborenen oder erworbenen Blutungsleiden, insbesondere
  - zur Diagnose und Beurteilung eines angeborenen Faktor-XI-Mangels
  - zur Diagnose von kombinierten, angeborenen Faktoren-Mangelzuständen
  - bei Verdacht auf eine Amyloidose, ggf. bei anderen Erkrankungen, insbesondere bei verlängerter aPTT

- Überwachung der Substitutionstherapie bei Faktor-XI-Mangel mit Plasma oder Faktor-XI-Konzentraten
- Nachweis eines Faktor-XI-Inhibitors.

Methoden

Die Bestimmung erfolgt üblicherweise mit kommerziellen, sog. Einstufentests, die unter Verwendung von Faktor-XI-Mangelplasma auf dem Prinzip der aPTT beruhen.

Auch die immunologische Bestimmung des Faktor-XI-Antigens ist möglich.

Die Faktor-XI-Inhibitor-Bestimmung entspricht derjenigen der Faktor-VIII-Inhibitor-Bestimmung (s. S. 487.

Bestimmung der Faktor XI-Aktivität mit dem Einstufentest

Definition: vgl. Faktor-VIII-Einstufentest (s. Kap. D27.5, S. 484). Bei besonderen Fragestellungen kann mit diesem Test auch der Faktor XI im Serum oder in anderen Körperflüssigkeiten (Aszites) bestimmt werden.

Problematik:
- Bei Bestimmung des Faktors XI ist – wie bei Bestimmung anderer Faktoren – darauf zu achten, dass eine etwaige Verminderung nicht durch ein Lupusantikoagulans vorgetäuscht wird.
- Antikoagulanzien können konzentrationsabhängig eine scheinbare Verminderung des Faktors XI durch die Verzögerung der Gerinnung vortäuschen.

Immunologische Bestimmung des Faktors XI

Prinzipiell ist es möglich, das Faktor-XI-Molekül mit immunologischen Methoden zu bestimmen.

> **! Kasuistiken**
> - **familiärer Faktor-XI-Defekt (Dysfunktion):** 34-jährige Frau mit Neigung zu mehr oder weniger schweren postoperativen Blutungen (vermutlich homozygote Missense-Mutation)
> - **angeborener Faktor-XI-Mangel:** 5-jähriges Mädchen mit schwerer Eisenmangelanämie infolge rezidivierender, lang anhaltender Epistaxis. Zu beachten ist die im Vergleich zu der anderen Patientin längere aPTT, obgleich der Faktorenmangel nicht so ausgeprägt ist. Die Ursache ist unklar. Allerdings unterscheiden sich derartig ausgeprägte aPTT-Verlängerung nicht so eindeutig wie in Bereichen von < 80 s.

Test	schwerer FXI-Defekt	familiärer Faktor-XI-Mangel	Referenzbereich
Quick-Test (%)	90	91	70–120
aPTT (s)	120	> 200	30–40
Faktor-VIII-Aktivität (%)	65	100	70–120
Faktor-IX-Aktivität (%)	70	90	70–120
Faktor-XI-Aktivität (%)	< 1	23	70–120
Faktor-XI-Konzentration (%)	82	–	70–120

27.9 Faktor XII

M. Barthels, F. Bergmann, A. Czwalinna

Übersichtsliteratur
Colman 2006 [108], Mutch 2011 [434], Schmaier und Larusch 2010 [531]

■ Klinische Bedeutung

Eine angeborene Verminderung des Faktors XII[8] wird gelegentlich, zufällig und oft im Rahmen präoperativer Untersuchungen anhand einer ungewöhnlichen Verlängerung der aPTT bei anamnestisch und klinisch fehlender Blutungsneigung festgestellt. Eine Blutungsneigung besteht auch nicht bei einem Faktor-XII-Spiegel von < 1 % und bei großen Operationen.

Eine erhöhte Inzidenz venöser oder arterieller Thromboembolien beim schweren Faktor-XII-Mangel ist nicht erwiesen, wenngleich sie immer wieder diskutiert wird.

Wie das Kontaktsystem ist der Faktor XII neben dem Gerinnungssystem auch in der Fibrinolyse und in Entzündungs- und angiogenetischen Prozessen involviert.

---

[8] Da die Messung des Faktors XII routinemäßig eine Messung seiner Aktivität ist, wird im Folgenden die Bezeichnung „Faktor XII" synonym für „Faktor-XII-Aktivität" verwendet.

Leitbefunde für einen verminderten Faktor XII sind ein normaler Quickwert, eine verlängerte aPTT und eine normale Thrombinzeit.

■ Biochemie und Physiologie

Übersichtsliteratur
Colman 2006 [108], Mutch 2011 [434], Schmaier und Larusch 2010 [531]

Faktor XII ist das Proenzym der Serinproteinase Faktor XIIa, die Faktor XI zu Faktor XIa aktiviert. Faktor XII gehört im sog. intrinsischen System der Gerinnung zu den sog. **Kontaktfaktoren**, d. h. eine **Autoaktivierung** des Faktors XII zu Faktor XIIa kann allein durch die Bindung an negativ geladene Oberflächen erfolgen. Den Faktor XII aktivierende Enzyme sind Kallikrein, Trypsin und – in geringerem Grade – Plasmin.

In vitro werden für die Kontaktaktivierung (Grundlage der aPTT) unphysiologische Oberflächen wie Kaolin, Ellagsäure, Celit, Dextransulfat u. a. benutzt. Ferner hat sich gezeigt, dass sog. Feinstaub (particulate matter) u. a. die Thrombinbildung via Faktor XII und Faktor XI in der zweiten Phase der Thrombinbildung beschleunigt [434].

In vivo wurden in den letzten Jahren verschiedene physiologische Substanzen bekannt, die die Faktor-XII-Aktivierung begünstigen, insbesondere das aus den δ-Granula der aktivierten Thrombozyten freigesetzte Polyphosphat (PolyP) [558], [362] sowie freigesetzte RNA [286], Kollagen und sog. misfolded Proteins [434]. Die Autoaktivierung des Faktors XII wird auch durch das in Zellmembranen enthaltene Cerebrosidsulfat, bestimmte Glykosaminoglykane und durch biologische Fettsäuren enthaltende Substanzen induziert [108]. Im Rahmen des Aktivierungsprozesses wird Faktor XIIa (Molekulargewicht 80.000 Da) in zunehmend kleinere Moleküle gespalten, die das aktive Zentrum beibehalten. Ab einem Molekulargewicht von 30.000 Da können sie jedoch nur noch Präkallkrein und Komplement C1 aktivieren, nicht mehr den Faktor XI.

Faktor XIIa ist involviert in verschiedenen biologischen Systemen:
- **Gerinnungssystem:** Aufgrund neuerer Kenntnisse sollte man weiterhin von einem intrinsischen System der Gerinnung sprechen, da durch die Aktivierung von Faktor XI zu Faktor XIa der Faktor XIIa letztlich die Fibrinbildung beeinflusst. Nach neueren Untersuchungen spielt Faktor XII – entsprechend der klinischen Erfahrung – zwar keine wesentliche Rolle bei der physiologischen Hämostase (keine Blutungsneigung beim schweren Faktor-XII-Mangel), wohl aber bei thrombotischen Verschlüssen. Dies ist zumindest in Tierversuchen der Fall, bei denen die Thrombin- und letztlich die Fibrinbildung bei Gefäßthromben bei Faktor-XII- oder Faktor-XI-Knockout-Mäusen

deutlich verzögert sind, ohne dass eine erhöhte Blutungsneigung besteht [492], [434].
- **Fibrinolysesystem:** Die Aktivierung des Kontaktsystems steigert die fibrinolytische Aktivität. Faktor XIIa kann Plasminogen direkt spalten, wenn auch langsamer als die eigentlichen Enzyme der Fibrinolyse. Durch die Aktivierung von Kallikrein kann Prourokinase aktiviert werden; durch die Aktivierung von HMWK zu Bradykinin wird t-PA freigesetzt (Literatur bei [275]). Ferner wird Faktor XII zusammen mit der Urokinase an den **Urokinase-Protease-activated-Rezeptor (uPAR)** gebunden [222].
- **Kallikrein-Kinin-System:** Faktor XIIa aktiviert Präkallikrein zur Serinprotease Kallikrein, sowie High molecular Weight Kininogen (HMWK) zu Bradykinin.
- **Komplementsystem:** Aktivierung von C1.
- **Entzündungsprozesse und Angiogenese:** Faktor XII wird wie Urokinase (u-PA) an den uPAR gebunden und stimuliert somit die Angiogenese [222]. Hierzu ist jedoch nicht die enzymatische Aktivität wie bei Thrombin und dem Protease-aktivierten Rezeptor-1 (PAR-1) erforderlich.

Das Faktor-XII-Gen ist auf dem Chromosom 5 kodiert. Faktor XII wird in der Leber gebildet.
Der physiologische Inhibitor des Faktors XIIa ist der **C_1-Inhibitor.**

■ Referenzbereiche

- Der Mittelwert der **Faktor-XII-Konzentration** im Plasma von Normalpersonen wurde mit X = 31 ± SD = 8 mg/l angegeben [521]. Für die **Faktor-XII-Aktivität** wurde von mehreren Arbeitsgruppen eine große Spannbreite gefunden: So bei X = 99,4 ± SD 26,7 % (n = 300) eine Spannbreite von 46–186 % [207] bzw. 35–207 % [419]; nach eigenen Untersuchungen liegt sie bei 46–151 % (Bergmann/Czwalinna).
- Im Blut von reifen **Neugeborenen** kann der Faktor XII physiologischerweise vermindert sein (am 1. Lebenstag X = 53 %, Range 43–80 % [419]).
- In der **Schwangerschaft** steigt Faktor XII ab dem 1. Trimenon kontinuierlich nur leicht an. Ab der 35. Schwangerschaftswoche liegt ein Spiegel von 88–197 % vor [582].
- Durch die Mitte der 1990er Jahre verwendeten **Ovulationshemmer** wird der Faktor XII im Blut geringgradig gesteigert [310].

27.9 Faktor XII

Eigenschaften

	Faktor XII	Faktor XIIa
Definition	Proenzym von Faktor XIIa, einer Serinproteinase	
englische Bezeichnung	factor XII, Hageman factor	factor XIIa
Aktivierung durch	Faktor XIIa, Kallikrein, Plasmin, Trypsin	
Molekulargewicht	80.000 Da [108]	80.000 Da [108]
Plasmakonzentration	31 ± 8 mg/l bzw. 0,375 µM [521], [108] bzw. 50–180 % bzw. 0,5–1,8 E/ml [207]	
Serumkonzentration	in etwa der Plasmakonzentration entsprechend	
Halbwertszeit	50–70 h [619]	
Syntheseort	Leberzelle	
Faktor-XII-Gen	Chromosom 5	
Substrate		Autoaktivierung, Faktor XI, (Faktor VII), Präkallikrein, HMWK, Bindung an negativ geladene Oberflächen
Inhibitor		C_1-Inhibitor
Faktor-XII-Fragment		keine Bindung mehr an negativ geladene Oberflächen
		Molekulargewicht 28.000–30.000 Da [108]
		Substrate: Präkallikrein und Komplement C_1

■ Abnorm niedrige oder abnorm hohe Faktor-XII-Spiegel

Angeborener Faktor-XII-Mangel

Der angeborene schwere Faktor-XII-Mangel (**Hageman-Faktor**) wurde 1955 erstmals von Ratnoff und Colopy bei einem Patienten namens John Hageman beschrieben [487]. Dieser Patient verstarb später an einer Lungenembolie und initiierte damit neue Fragestellungen in der Hämostaseologie.

Der schwere Faktor-XII-Mangel kommt häufiger vor als zunächst geglaubt. Im eigenen Patientenkollektiv machte der kongenitale schwere Faktor-XII-Mangel 5% der registrierten angeborenen Koagulopathien im Zeitraum von 1969 bis 1999 aus. Bei einem Einzugsgebiet von 7 Mio. Einwohner entspricht diese etwa einer Inzidenz von 1 : 700.000. Es handelt sich fast immer um einen Mangel des Faktor-XII-Moleküls. Eine Verminderung der Faktor-XII-Funktion bei referenzwertigem Antigen ist extrem selten. Der Erbgang ist **autosomal rezessiv**.

Charakteristisch für Patienten mit angeborenem Faktor-XII-Mangel ist:

- Patienten mit angeborenem Faktor-XII-Mangel haben keine erhöhte Blutungsneigung, Dies trifft selbst bei einer Restaktivität < 1% sowie große Operationen (z. B. mit extrakorporalem Kreislauf) zu.
- Nur gelegentlich glaubte man eine leichte Blutungsneigung festzustellen (s.a. die Erstbeschreibung [487]).
- Ein meist leichter Faktor-XII-Mangel kombiniert mit einem von-Willebrand-Syndrom (Typ San Diego) [85], [118] oder auch mit einer (meist milden) Hämophilie A (eigene Kasuistiken) wird gelegentlich beobachtet. Hier bleibt zu diskutieren, ob es sich nicht um eine Koinzidenz häufiger Störungen handelt (s.a. die oben beschriebene Spannbreite der Normalbereiche).

Erworbener Faktor-XII-Mangel

Synthesestörungen

Synthesestörungen sind bislang nicht beschrieben worden. Infolge eingeschränkter Syntheseleistung der Leber ist der Faktor XII nicht vermindert (X = 90 ± SD = 13; n = 20 Patienten mit fortgeschrittener Leberzirrhose, Klassifikation Child B, im Vergleich dazu Faktor VII: X = 61 ± 23% [180]).

Erhöhter Umsatz

- Beim SIRS (systemisches inflammatorisches Response-Syndrom), das Sepsis, Polytrauma, Verbrauchskoagulopathie, akute respiratorisches Distress-Syndrom und Multiorganversagen beinhaltet, wird Faktor XII zusammen mit Präkallikrein aktiviert und an C_1-Inhibitor gebunden. Dabei geht die Faktor-XII-Aktivität verloren, während die Antigen-Konzentration erhalten bleibt [108].
- Bei ausgeprägter Plasminämie (Hyperfibrinolyse, systemische Fibrino(geno)lyse) kommt es zu einem deutlichen Abfall des Faktor-XII-Spiegels, z. B. bei der Streptokinasetherapie um ~ 35% [361].

- Sehr selten bei der primären Amyloidose (meist kombiniert mit einem Faktor-X-Mangel) [644]
- Dilutionskoagulopathien nach massivem Blutverlust zusammen mit anderen Faktormangelzuständen
- nephrotisches Syndrom.

Erworbene Inhibitoren gegen Faktor XII

Erworbene Inhibitoren gegen Faktor XII werden meist bei Vorliegen eines **Anti-Phospholipidantikörper-Syndroms** (**Lupusantikoagulans – LA**) beobachtet.

> Dieser antikörperbedingte Faktor-XII-Mangel (Aktivität und Konzentration) darf nicht mit dem gleichfalls häufig zu beobachtenden **Pseudo-Faktor-XII-Mangel** infolge eines unspezifischen Hemmeffektes der Lupusantikoagulanzien verwechselt werden. Bei Vorliegen des Letzteren kann der Hemmeffekt durch höhere Verdünnungen der Probe reduziert werden. Zudem weisen meist auch die anderen intrinsischen Faktoren XI, VIII und IX scheinbar niedrige Aktiviäten auf.

Die Erstbeschreibung eines Faktor-XII-Inhibitors erfolgte 1972 durch Åberg und Nilsson bei einer jungen Frau mit LA und Thromboseneigung [1]. Duran-Suarez et al. beschrieben 2 Fälle, und zwar beim SLE und bei einer symptomarmen/symptomlosen (chronischen?) Leukämie (Smouldering Leucemia) [162]. Jones et al. zeigten 1999, dass allein gegen den Faktor XII gerichtete Antikörper oder gegen Faktor XII in Verbindung mit Phosphatidylserin gerichtete Antikörper mit einer Faktor-XII-Verminderung im Blut einhergingen (gleichermaßen im Gerinnungstest, im chromogenen Substrattest und im ELISA nachweisbar) [275]. Die Faktor-XII-Verminderung betraf 22 % ihrer LA-Patienten (11 von 51) und ist vermutlich bedingt durch eine vorzeitige Elimination der Faktor-XII-Antikörperkomplexe – wie dies auch von Antikörpern gegen den von-Willebrand-Faktor bekannt ist.

Die Arbeitsgruppe um Jones wies 2001 bei 20 Frauen mit LA und wiederholten Aborten nach, dass bei gleichzeitigem Faktor-XII-Mangel infolge Faktor-XII-Antikörpern die Odds Ratio 3,3 für wiederholte Aborte betrug, während sie bei alleinigem Vorliegen von LA bzw. Cardiolipin-Antikörpern nicht erhöht war [278]. In den folgenden Jahren erschienen mehrere Publikationen, die einen Zusammenhang zwischen Faktor-XII-Mangel und Abortneigung vermuteten [659]. So hatten auch Pauer et al. 2003 einen möglichen Zusammenhang zwischen Abortneigung und Faktor-XII-Inhibitoren beschrieben [467]. Dieser Zusammenhang wurde in der Übersichtsarbeit von Lollar 2005 nicht berück-

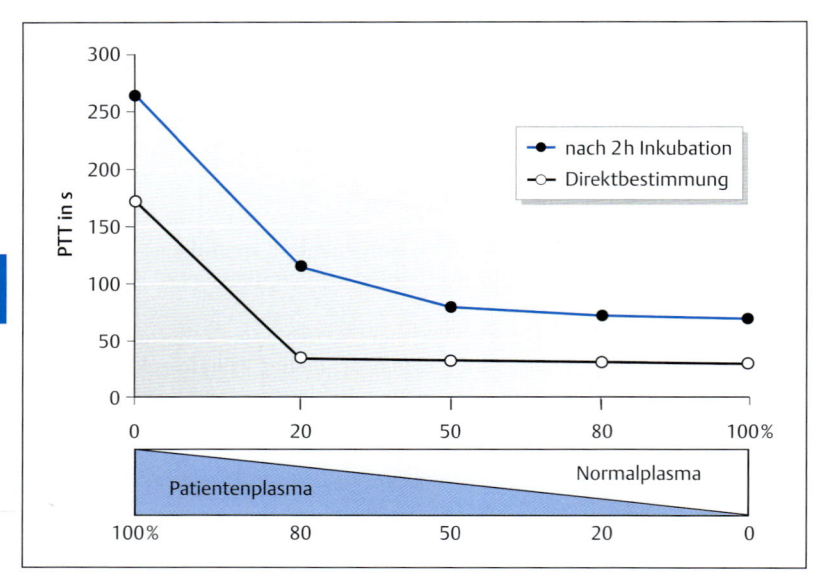

Abb. 27.5 aPTT-Mischversuch bei echtem Faktor-XII-Mangel.

sichtigt, der Faktor-XII-Antikörper als klinisch irrelevant einstufte [353]. Dem widersprachen Jones et al. 2006 [277]. Weiterführende Untersuchungen sind jedoch sicher erforderlich.

Abb. 27.5 zeigt, wie im aPTT-Mischversuch der echte Faktorenmangel (Faktor XII < 1 %) durch Zusatz von nur 20 Vol.% Normalplasma korrigiert werden kann, sodass ein Inhibitoreffekt eindeutig auszuschließen ist.

■ Faktor XII und Gefäßverschlussrisiken

Die Tatsache, dass John Hageman an einer Lungenembolie starb, führte zu Fragestellungen, ob Gerinnungsdefekte auch ein Risiko für Gefäßverschlüsse darstellen könnten. Bis heute ist jedoch nicht eindeutig geklärt, inwieweit ein Faktor-XII-Mangel das Auftreten von Gefäßverschlüssen tatsächlich begünstigt, wenngleich es von der Grundlagenforschung her nicht unwahrscheinlich ist (s. Kap. Biochemie und Physiologie). In den meist älteren publizierten Studien konnte seinerzeit zudem nicht ausreichend berücksichtigt werden, inwieweit ein Faktor-XII-Inhibitor, ein LA oder zusätzliche genetische Risikofaktoren vorliegen könnten.

Bertina et al. schlossen 2005 einen Zusammenhang der viel diskutierten 46C > T-Mutation des Faktors XII mit VTE anhand der LETS-Studie aus [40]. Bach et al. stellten 2008 bei ihren Untersuchungen an 2615 Patienten mit geplanter Koronarangiografie fest, dass signifikant niedrigere Faktor-XII-Spiegel als im Vergleichskollektiv einen unabhängigen Risikofaktor für koronare Herzkrankheiten und akute Koronarsyndrome darstellten [21]. Hingegen erwiesen sich Faktor-XIIa-Spiegel oder die 46C > T-Mutation nicht als Risikofaktoren, wenngleich die Faktor-XII-Aktivität bei heterozygoten Patienten höher lag als bei homozygoten Patienten – da das T-Allel mit niedrigeren Faktor-XII-Spiegeln einhergeht. Generell scheinen weder niedrige noch erhöhte Faktor-XII-Spiegel eine Neigung zu venösen oder arteriellen Thromboembolien zu begünstigen [604].

■ Bestimmung des Faktors XII

Die Faktor-XII-Bestimmung ist vor allem zum Nachweis eines angeborenen Faktor-XII-Mangels erforderlich; ggf. zum Nachweis eines Faktor-XII-Inhibitors beim LA. Sonst dient sie speziellen, meist wissenschaftlichen Fragestellungen.

Leitbefund des Faktor-XII-Mangels ist die verlängerte aPTT. Die Verlängerung ist ausgeprägter als vom jeweiligen Faktor-XII-Wert her zu erwarten, sofern man die Relationen mit denjenigen z. B. zwischen Faktor VIII und aPTT vergleicht. Üblicherweise wird die Faktor-XII-Aktivität gemessen.

> Da Faktor XII durch Thrombin aktiviert und verbraucht wird, ist eine artefizielle Thrombineinwirkung präanalytisch strikt zu vermeiden.

Indikationen

- Ursachenklärung einer verlängerten aPTT
- Diagnose und Beurteilung eines angeborenen Faktor-XII-Mangels
- Diagnose von kombinierten, angeborenen Faktor-Mangelzuständen
- Verdacht auf Gerinnungsstörungen im Rahmen einer Amyloidose, ggf. bei anderen Erkrankungen
- Nachweis eines Faktor-XII-Inhibitors.

Methoden

Der Faktor XII wird üblicherweise mit kommerziellen, sog. Einstufentests (Varianten der aPTT) bestimmt, Details vgl. Faktor XI und Faktor VIII. Darüber hinaus ist die Bestimmung mit chromogenem Substrat möglich [276] oder kann durch die immunologische Bestimmung des Faktor-XII-Antigens mittels ELISA-Test erfolgen.

! Kasuistiken
- **schwerer angeborener Faktor-XII-Mangel:** 55-jähriger Patient mit unauffälliger Anamnese. Präoperativ fiel zufällig eine stark verlängerte aPTT auf.
- **leichter Faktor-XII-Mangel:** 68-jähriger Patient mit unauffälliger Anamnese. Präoperativ fiel zufällig die verlängerte aPTT auf. Beachte: Dieser Wert würde einem Faktor VIII von ca. 3 % entsprechen, hier jedoch nur einer leichten Verminderung des Faktors XII.
- **Lupusantikoagulans:** 42-jährige Frau mit Neigung zu rezidivierenden venösen Thrombosen.

Test	schwerer angeborener Faktor XII-Mangel	leichter Faktor-XII-Mangel	Lupusanti-koagulans	Referenz-bereich
Quick-Test (%)	100	86	–	70–120
aPTT (s)	226 (!)	50	46	30–40
Faktor-VIII-Aktivität (%)	95	> 100	28**	70–120
Faktor-IX-Aktivität (%)	70	80	48**	50–150
Faktor-XI-Aktivität (%)	140	90	–	70–120
Faktor-XII-Aktivität* (%)	< 1	25	60**	70–120
Präkallikrein (%)	95	102	–	70–120
HMWK (%)	100	105	–	60–120
aPTT (s) im 1 : 1 verdünntem Plasma	+ 1	+ 2	+ 9	< + 5

* Restaktivität des Mangelplasmas berücksichtigen
** In der Verdünnung normalisiert sich der Wert

27.10 Präkallikrein (PK) und High Molecular Weight Kininogen (HMWK)

M. Barthels, F. Bergmann, A. Czwalinna

Übersichtsliteratur
Renné 2010 [493], Colmann 2006 [108], Colmann 1999 [107]

■ Klinische Bedeutung

Präkallikrein (PK) und **hochmolekulares Kininogen** (HMWK) gehören zusammen mit Faktor XII zu den sog. **Kontaktfaktoren** des Gerinnungssystems.[9]

PK aktiviert den Faktor XII, hat aber für die Hämostase keine wesentliche Bedeutung. Patienten mit dem sehr seltenen angeborenen Präkallikreinmangel fallen durch die zufällig festgestellte, ungewöhnliche Verlängerung der aPTT auf. Die Anamnese ist hinsichtlich einer Blutungsneigung unauffällig. Es besteht keine Blutungs- oder Thrombosegefahr, auch nicht bei einem Spiegel von < 1% und bei großen Operationen.

Auch die angeborene Verminderung des HMWK wird gelegentlich zufällig bei präoperativen Untersuchungen anhand einer ungewöhnlichen Verlängerung der aPTT bei sonst unauffälligen Patienten festgestellt. Es besteht ebenfalls keine Blutungs- oder Thromboseneigung, auch nicht bei einem HMWK-Spiegel von < 1% und bei großen Operationen.

Leitbefunde für eine Verminderung von PK und HMWK sind ein normaler Quickwert, eine stark verlängerte aPTT und eine normale Thrombinzeit.

■ Biochemie und Physiologie

Übersichtsliteratur
Renné 2010 [493], Colmann 2006 [108]

Präkallikrein (PK) ist das Proenzym der Serinprotease Kallikrein, die u.a. Faktor XII zu Faktor XIIa aktiviert. Präkallikrein ist ein sog. Kontaktfaktor, da

---

[9] Im Folgenden wird die international gebräuchlichen Abkürzung PK für das Plasma-Präkallikrein verwendet; jedoch HMWK für High molecular Weight Kininogen (hochmolekulares Kininogen) und LMWK für Low molecular Weight Kininogen (niedrigmolekulares Kininogen) gebraucht, da sich die internationale Abkürzung HK zu wenig abhebt und zudem für den Begriff „Hämatokrit" im Deutschen besetzt ist.

er sowohl direkt als auch im Komplex mit HMWK in vitro an negativ geladene Oberflächen, in vivo an Gewebs- und Blutzellen gebunden werden kann. Präkallikrein wird dort durch Faktor XIIa zu Kallikrein aktiviert, am Endothel aber auch durch ein endotheliales Zellenzym.

Kallikrein ist involviert in verschiedenen biologischen Systemen, u. a.:
- **Gerinnungssystem:** Aktivierung von Faktor XII zu Faktor XIIa.
- **Fibrinolysesystem:** Kallikrein kann Plasminogen, aber auch Prourokinase direkt spalten, wenn auch langsamer als die eigentlichen Enzyme der Fibrinolyse.
- **Kallikrein-Kinin-System:** Autolytische Spaltung zu β-Kallikrein und Spaltung von HMWK und LMWK (Low molecular Weight Kininogen) unter Freisetzung von Bradykinin.
- **Komplementsystem:** Aktivierung von C1 [108], [107].

Präkallikrein wird in der Leber gebildet. Seine Bildung ist auf dem Chromosom 4q34–35 kodiert. Im Plasma kommt PK zu ca. 75 % in Verbindung mit HMWK vor und zu 25 % als freies Präkallikrein.

Inhibitoren des Kallikreins sind vor allem das Serpin C_1-Inhibitor und der Kunitz-Typ-Inhibitor α_2-Makroglobulin, geringgradig auch Antithrombin. Medikamentös kann die Hemmung durch das (inzwischen vom Markt genommene) Aprotinin erfolgen. Im Plasma bildet Kallikrein rasch Komplexe mit C_1-Inhibitor und α_2-Makroglobulin.

Hochmolekulares Kininogen (**HMWK**) ist ein α_2-Globulin mit einem Molekulargewicht von 120.000 Da. Es ist wie Präkallikrein ein Kontaktfaktor mit Bindungsfähigkeit an negativ geladene Oberflächen sowie an Rezeptoren von Thrombozyten, Endothelzellen und Granulozyten. HMWK und das niedrigmolekulare LMWK werden durch Kallikrein gespalten. Prinzipiell kann dies auch durch Faktor XII geschehen.

HMWK und LMWK haben vielfältige, sehr unterschiedliche Funktionen. Ihre hauptsächliche Aufgabe ist die Bereitstellung von Bradykinin. Für die Hämostase wichtige Funktionen (Details s. [108]) sind für HMWK u. a.:
- Komplexbildung mit den Proenzymen Präkallikrein und Faktor XI
- Bindung an negativ geladene Oberflächen und damit Bindung von Präkallikrein und Faktor XI an die Oberflächen
- Beschleunigung der Aktivierung von Faktor XII, Präkallikrein und Faktor XI durch die jeweiligen Proteasen und daher Einbindung sowohl im Gerinnungssystem als auch im Fibrinolysesystem
- Hemmung der Bindung von Thrombin an den GP-Rezeptor Ib-IX-V der Thrombozyten und Interferenz mit der Thrombinaktivierung des Rezeptors PAR-1

27.10 Präkallikrein (PK) und High Molecular Weight Kininogen (HMWK)

- vielfältige Einflüsse auf Plättchen, Endothelzellen, neutrophile Granulozyten [108].

HMWK wird in der Leber gebildet, ist aber auch in den Thrombozyten, Granulozyten und Endothelzellen enthalten. Die HK-Bildung ist auf dem Gen 3q26–qter kodiert.

Eigenschaften

	Präkallikrein	Kallikrein	HMWK	LMWK
Definition	Proenzym der Serinprotease Kallikrein		Kontaktfaktor Kofaktor für die Aktivierung von Kallikrein, Faktor XII und Faktor XI Komplexbildung mit Präkallikrein und Faktor XI	
englische Bezeichnung	prekallikrein	kallikrein	high molecular weight kininogen	low molecular weight kininogen
Aktivierung durch	Faktor XIIa in Gegenwart von HMWK			
Molekulargewicht	85.000–88.000 Da [108]		120.000 Da [108]	66.000 Da [108]
Plasmakonzentration	42 ± 3 mg/l bzw. 0,49 µM [108] bzw. 99,7 ± SD = 19,8 % [207]		80 mg/l bzw. 0,67 µM [108] bzw. 101,0 ± SD = 20,5 [207]	90 mg/l bzw. 1,3 µM [108]
Syntheseort	Leberzelle		Leberzelle	
Gen	Chromosom 4q34–35		Chromosom 3q26–qter	Chromosom 3q26–qter (wie HMWK)
Substrate		Faktor XII, Plasminogen, Prourokinase, Präkallikrein, HMWK und LMWK		

	Präkallikrein	**Kallikrein**	**HMWK**	**LMWK**
Inhibitoren		C_1-Inhibitor, α_2-Makroglobulin, medikamentös durch Aprotinin (nicht mehr verfügbar)		

■ Referenzbereiche

Gallimore et al. erhoben 2004 mit einem chromogenen Peptidsubstrattest bei 300 Blutspendern folgende Werte [207]:
- Präkallikrein: $X = 99{,}7 \pm SD = 19{,}8$; Spannbreite: 45–186 %
- HMWK: $X = 101{,}0 \pm SD = 20{,}5$; Spannbreite: 57–168 %

■ Abnorm niedrige oder abnorm hohe Spiegel

Allen schweren Mangelzuständen der Kontaktfaktoren ist eine Verlängerung der aPTT gemeinsam, die wesentlich ausgeprägter ist als von der Restaktivität des jeweiligen Faktors her zu erwarten. Bedingt ist sie wohl durch die alleinige Autoaktivierung des Faktors XII [14].

Angeborener Präkallikrein-Mangel

Übersichtsliteratur
Colmann 2006 [108]

Der angeborene Mangel an Präkallikrein (**Fletcher-Faktor**) (Erstbeschreibung 1965 durch Hathaway et al. [246]) ist sehr selten. Im eigenen Kollektiv wurde bei 2 von 500 Patienten mit registrierten angeborenen Koagulopathien im Zeitraum von 1969 bis 1999 ein angeborener Präkallikrein-Mangel registriert (Einzugsgebiet 7 Mio. Einwohner). Er wird autosomal rezessiv vererbt. Es wurden sowohl CRM-positive als auch CRM-negative Formen beschrieben (Lit. bei [108]).

Patienten mit angeborenem Präkallikrein-Mangel weisen keine erhöhte Blutungsneigung auf, auch nicht bei einer PK-Restaktivität < 1 % und bei großen Operationen (z. B. mit extrakorporalem Kreislauf). Es handelt sich um einen reinen **Zufallsbefund**.

Trotz der Bedeutung des Präkallikreins für das fibrinolytische System ist ein PK-Mangel kein anerkannter Risikofaktor für thromboembolische Verschlüsse. Er schützt jedoch nicht vor venösen oder arteriellen Verschlusskrankheiten (Lit. bei [108]).

Angeborener HMWK-Mangel

Übersichtsliteratur
Colmann 2006 [108], Krijanovski et al. 2005 [330]

1975 wurden erstmals unabhängig voneinander 3 Patienten mit angeborenem HMWK-Mangel beschrieben: 2 litten unter einem HMWK-Mangel (**Fitzgerald-Faktor-Mangel** [628] und **Flaujeac-Faktor-Mangel** [651] und einer an einem angeborenen kombinierten HMWK- und LMWK-Mangel mit fehlender Kininbildung (**Williams-Faktor-Mangel** [106]). Der HMWK-Mangel ist extrem selten. Im eigenen Kollektiv wurden 3 Patienten mit kongenitalem HMWK-Mangel bei 500 registrierten angeborenen Koagulopathien im Zeitraum 1969–1999 erfasst (Einzugsgebiet 7 Mio. Einwohner). Der HMWK-Mangel wird autosomal rezessiv vererbt.

Es besteht keine erhöhte Blutungsgefahr, auch nicht bei großen Operationen bzw. bei Restaktivitäten < 1 %.

Ein angeborener HMWK-Mangel ist kein Risikofaktor für Gefässverschlüsse. Es wurden jedoch vereinzelt venöse – so beim erstbeschriebenen Patienten mit einem Williams-Faktor-Mangel [108] – als auch arterielle Gefäßverschlüsse registriert, z. B. als Einzelbeschreibung bei einem 6-jährigen Kind mit einem HMWK < 1 % [330].

Erworbener Präkallikrein-Mangel

Übersichtsliteratur
Colmann 2006 [108]

Syntheseeinschränkung: Bei schwerem Leberzellschaden ist die Synthese des Präkallikreins vermindert.

Erhöhter Umsatz: Beim SIRS (systemisches inflammatorisches Response-Syndrom), das Sepsis, Polytrauma, Verbrauchskoagulopathie, akutes respiratorisches Distress-Syndrom und Multiorganversagen beinhaltet, wird Präkallikrein zusammen mit Faktor XII aktiviert und an C_1-Inhibitor gebunden. Dabei geht die Präkallikrein-Aktivität verloren während die Antigenkonzentration erhalten bleibt.

Präkallikrein wird, wie alle anderen Faktoren, vermehrt verbraucht bei Verlustkoagulopathien.

Erworbener HMWK-Mangel

Syntheseeinschränkung: In Fällen einer eingeschränkten Syntheseleistung der Leber ist HMWK nur mäßig vermindert.

Erhöhte Spiegel von PK und HMWK

Keine klinische Relevanz bekannt.

■ Bestimmung von PK und HMWK

Insbesondere zur vergleichenden Methodik der Präkallikreinbestimmung vgl. Fisher et al. [192].

Indikationen

Die Bestimmung von PK oder HMWK ist vor allem bei Verdacht auf angeborene Mangelzustände erforderlich. Sonst dient sie speziellen, meist wissenschaftlichen Fragestellungen.

Methoden

Leitbefund des PK- oder HMWK-Mangels ist die stark verlängerte aPTT bei unauffälliger Anamnese. Die Verlängerung der aPTT ist ausgeprägter als vom jeweiligen Messwert zu erwarten, sofern man die Relationen mit denjenigen zwischen Faktor-VIII-oder -IX-Mangel und aPTT vergleicht.
- Üblicherweise wird primär die Aktivität von PK und HMWK mit einem **Einstufentest** analog der Faktor-VIII-Bestimmung gemessen. So einfach die Durchführung ist, so sehr spielen Einflussgrößen eine Rolle. Primär sind dies Lupusantikoagulanzien, aber auch eine ausreichende Aktivierung von Faktor XII, eine ausreichende Konzentration von jeweils PK oder HMWK, die Art des Oberflächenaktivators sowie die rasch wirksamen Inhibitoren sind im Auge zu behalten [192].
- Es sind auch kommerziell erhältliche **chromogene Messmethoden** verfügbar, die von den o.g. Einflussgrößen nicht abhängig sind [192].
- Die Konzentration ist immunologisch über spezifische **Antikörperpaare** messbar.

27.11 Faktor XIII

M. Barthels, F. Bergmann, A. Czwalinna

Übersichtsliteratur
Bereczky und Muszbek 2011 [36], Kohler et al. 2011 [317], Karimi et al. 2009 [290], Greenberg et al. 2006 [228], Ichinose 2001 [268]

> Von den vom Scientific and Standardization Committee (SSC) der ISTH 2007 [433] empfohlenen Abkürzungen für die verschiedenen Formen des Faktors XIII sind folgende praxisrelevant:
> - Faktor XIII generell = FXIII
> - Faktor XIII (Tetramer) im Plasma = pFXIII
> - intrazellulärer Faktor XIII = cFXIII
> - A-Kette des Faktors XIII: als Monomer = FXIII-A, als Dimer = FXIII-A_2
> - B-Kette des Faktors XIII als Monomer = FXIII-B, als Dimer = FXIII-B_2
> - Plasma-Faktor XIII mit Ketten-Angabe = FXIII-A_2B_2
> - zellulärer Faktor XIII mit Kettenangabe = FXIII-A_2.

■ Klinische Bedeutung

Faktor XIII, das Proenzym einer Transglutaminase, wird durch Thrombin und Kalziumionen aktiviert. Es quervernetzt im letzten Schritt der Fibrinbildung Ketten benachbarter Fibrinmoleküle und bindet den Fibrinolyseinhibitor Plasmininhibitor an Fibrin. Dadurch wird das Fibringerinnsel vor vorzeitigem Abbau durch Plasmin geschützt und sichert langfristig als Stützgerüst das Wachstum der Fibroblasten und damit die Wundheilung.

Der sehr seltene angeborene **Faktor-XIII-Mangel** (< 5 %) verursacht eine Blutungsneigung, die an hämophile Blutungen erinnert, wenngleich intrakranielle Blutungen beim Faktor-XIII-Mangel häufiger vorkommen als bei den Hämophilien und Gelenkblutungen seltener sind. Charakteristisch für den schweren Faktor-XIII-Mangel sind **Wundheilungsstörungen** mit abnormer Narbenbildung. Der erworbene, meist nur leichte Faktor-XIII-Mangel kommt bei vielen Krankheitsbildern vor, insbesondere bei Erkrankungen mit einer vermehrten intravasalen Thrombinbildung (DIC, große Wundflächen) und bei anderen Erkrankungen, z. B. bei Leukämien, Sepsis, chronisch-entzündlichen Erkrankungen wie dem Morbus Crohn. Dadurch können eine Blutungsneigung sowie Wundheilungsstörungen begünstigt werden.

Die lange Halbwertszeit des Faktors XIII ermöglicht eine vorbeugende Dauerbehandlung mit einmaliger Substitution alle 4–6 Wochen.

Polymorphismen des Faktors XIII wie Val34Leu oder erhöhte Faktor-XIII-Spiegel sind keine eindeutigen Risikofaktoren für Gefäßverschlüsse.

Leitbefunde für einen verminderten Faktor XIII sind mit den klassischen Golbaltests nicht gegeben. Beim isolierten Faktor-XIII-Mangel fallen Quick-Test, aPTT und Thrombinzeit normal aus. Ein ausgeprägter Faktor-XIII-Mangel kann ggf. mittels Thrombelastogramm bzw. ROTEM nachgewiesen werden.

■ Biochemie und Physiologie

Übersichtsliteratur
Bereczky und Muszbek 2011 [36], Komáromi et al. 2011 [322], Greenberg et al. 2006 [228]

Faktor XIII (früher u. a. auch fibrinstabilisierender Faktor genannt) ist im klinischen Sprachgebrauch das **Proenzym der Plasmatransglutaminase Faktor XIIIa**. Plasma-Faktor XIII ist ein Tetramer mit der Formel A_2B_2, wobei die enzymatische Aktivität in den beiden A-Ketten enthalten ist und die B-Ketten lediglich Träger- und Schutzfunktion haben. Faktor XIII wird primär durch Thrombin aktiviert, welches zunächst das Aktivierungspeptid von Faktor XIII A abspaltet. Danach dissoziieren in Gegenwart von Kalziumionen die B-Ketten und die eigentliche Aktivierung der A-Ketten findet statt. In Anwesenheit von Fibrinpolymeren wird die Aktivierung auch durch den **Faktor-XIII-Val34Leu-Polymorphismus** erheblich verstärkt [316]. Faktor XIII kann ferner durch Faktor Xa und andere Serinproteasen aktiviert werden [395].

Faktor XIII wird nicht aktiviert durch Batroxobin (Reptilase), Ancrod [389] oder Staphylothrombin (Thrombinkoagulase) [563].

Durch einige Enzyme wie Plasmin oder die Leukozytenelastase kann Faktor XIIIa abgebaut werden [532].

Faktor XIIIa bewirkt kovalente Quervernetzungen, nämlich α-Glutamyl-ε-Lysinbindungen, zwischen verschiedenen Proteinen bzw. Peptiden:
- insbesondere zwischen jeweils 2 benachbarten Fibrinmolekülen unter Freisetzung von Ammoniak
- zwischen Fibrin und dem Fibrinolyseinhibitor Plasmininhibitor.

Dadurch wird die mechanische Festigkeit der Fibrinfasern erhöht und das Fibrin vor vorzeitiger Wiederauflösung durch Plasmin oder durch Wasserstoffbrücken-lösende Substanzen wie 5M Harnstoff oder 1% Monochloressigsäure geschützt [356]. In vitro quervernetzt Faktor XIIIa zunächst rasch die γ-Ketten über γ-Glutamyl-ε-Lysinbindungen (Abb. 27.6) und dann langsamer über 2 Stunden die α-Ketten des Fibrins. Je mehr α-Ketten polymerisieren [204], und je mehr Plasmininhibitor an die α-Ketten des Fibrins gebunden wird [523], desto resistenter ist das Fibrin gegenüber der Lyse (s. a. Abb. 5.3).

Faktor XIIIa spielt ferner in einer Reihe biologischer Prozesse eine Rolle. So quervernetzt er Fibronektin mit Kollagen und mit von-Willebrand-Faktor [228].

Die **A-Ketten** des Faktors XIII werden in Zellen gebildet, die aus dem Knochenmark stammen, u. a. Megakaryozyten, Thrombozyten (Speicherung in α-Granula), Monozyten/Makrophagen. Die **B-Ketten** werden in der Leber gebildet [317]. Das Gen für die A-Ketten des Faktors XIII befindet sich auf Chromosom 6p24–25, das Gen für die B-Ketten auf Chromosom 1q31–32.1. Die B-Ketten bilden im Blut Komplexe mit den A-Ketten, wobei die B-Ketten normalerweise im Überschuss vorhanden sind. Im Blut ist Faktor XIII weitgehend an die γ-Ketten des Fibrinogens gebunden [322].

Faktor XIII ist ein sog. **Spurenprotein** mit einer Konzentration von 14–28 mg/l im Plasma [293]. Die Halbwertszeit des Faktors XIII nach Bolusgabe von Faktor XIII wurde mit 9 Tagen (Herkunft: Plasma, Plazenta [63] bzw. 10–12 Tagen (Plazenta [186]) bzw. 11–13 Tagen (50 E/kg KG rFXIII [494]) ermittelt.

Faktor XIII kommt außer im Plasma in vielen Gewebszellen vor (cFXIII), insbesondere in den **Thrombozyten** (Megakaryozyten), aber auch in verschiedenen Gewebszellen (z. B. Plazenta). Dieser Gewebefaktor XIII besteht nur aus **A-Ketten-Dimeren** (FXIII-A_2). Eine Aktivierung durch proteolytische Enzyme ist für ihn generell nicht erforderlich, es genügt die Anwesenheit von Kalziumionen.

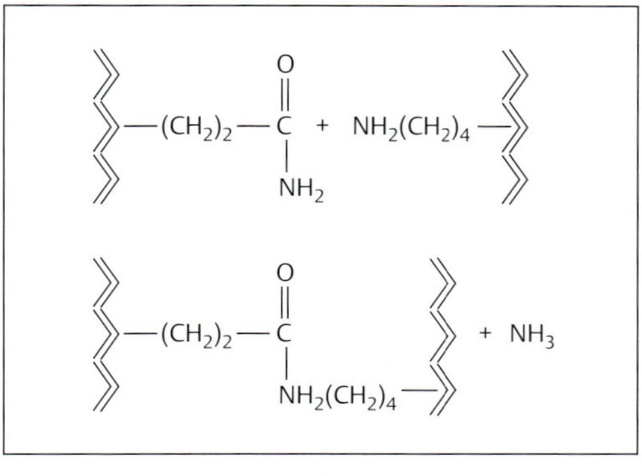

Abb. 27.6 Quervernetzung von γ-Glutamyl-ε-Lysinbindungen zweier benachbarter Fibrinketten durch Faktor XIIIa [228]

27 Einzelfaktoren und Inhibitoren der plasmatischen Gerinnung

Die Gewebetransglutaminasen spielen u.a. eine wichtige Rolle bei der **Wundheilung** und bei der **Apoptose** [322]. Laut Greenberg et al. wird jedoch der Thrombozytenfaktor XIII durch Thrombin aktiviert [228].

Eigenschaften

	Faktor XIII	**Faktor XIIIa**
Definition	Proenzym von Faktor XIIIa, Tetramer: A_2B_2	Plasma-Transglutaminase
englische Bezeichnung	factor XIII	activated factor XIII
Aktivierung durch	Thrombin, Faktor Xa, weitere Serinproteasen	
Molekulargewicht	• Tetramer: 320.000 Da • A-Kette: 83.000 Da	
Plasmakonzentration	14–28 mg/l [293] bzw. 70–140 % bzw. 0,7–1,4 E/ml [191]	
Serumkonzentration	bei normaler Gerinnung: A-Ketten, bzw. Faktor-XIII-Aktivität nicht nachweisbar	
Thrombozyten	Faktor XIII-A_2	
Halbwertszeit	Faktor XIII-A_2B_2: 10–12 Tage bei Fehlen der B-Ketten: 3 Tage [522]	
Syntheseort	• Faktor-XIII-A-Ketten in Gewebezellen (u.a. Megakaryozyten, Makrophagen, Plazenta) • Faktor-XIII-B-Ketten in Leberzellen	
Faktor-XIII-Gene	• A-Ketten: Chromosom 6p24–25 • B-Ketten: Chromosom 1q31–32.1	
Substrate		Fibrin, Plasmininhibitor, u-PA, TAFI, Kollagen, Fibronektin, Vitronektin u.a.
Inhibitoren		–

■ Referenzbereiche

- Der normale Faktor-XIII-Spiegel im Blut liegt zwischen 14 und 28 mg/l (n = 189 Frauen und Männer [293]) bzw. zwischen 70 und 140 % [191].
- Im Blut von **reifen Neugeborenen** kann der Faktor XIII physiologisch vermindert sein (am 1. Lebenstag: X = 79 %; Range 27–131 % [418]).
- Im Frühstadium der **Schwangerschaft** steigt der Faktor XIII leicht an, um dann im 3. Trimester auf die Werte vor Schwangerschaftsbeginn abzufallen (zit. von [194]).

■ Abnorm niedrige oder abnorm hohe Faktor-XIII-Spiegel

Übersichtsliteratur
Karimi et al. 2009 [290], Egbring et al. 1996 [169], Internationales Register s. Ivaskevicius et al. 2007 [270]

Angeborener Faktor-XIII-Mangel

Die Erstbeschreibung eines angeborenen Faktor-XIII-Mangels erfolgte 1960 durch Duckert et al. [160]. Er kommt mit 1 : 2 Mio. extrem selten vor [228] und wird **autosomal rezessiv** vererbt. Es gibt zahlreiche genetische Varianten [290]. Hauptsächlich betrifft der Defekt die A-Ketten des Faktors XIII. In sehr seltenen Fällen kann der genetische Defekt primär die B-Ketten betreffen, wodurch es dann infolge unzureichender Bindung zu einem vorzeitigen Abbau der A-Ketten mit verkürzter Halbwertszeit und dadurch zu einer niedrigen Faktor-XIII-Aktivität kommt [522], [290]. Bei Verdacht auf einen angeborenen Faktor-XIII-Mangel sollten daher stets die Faktor-XIII-Aktivität, die Konzentrationen der Untereinheiten A und B mit immunologischen Methoden sowie die Gentypisierung erfolgen. Vom Scientific and Standardization Committee (SSC) der ISTH wurde 2007 eine Typisierung für den angeborenen Faktor-XIII-Mangel empfohlen [433], worin allerdings die heterozygoten Fälle nicht miterfasst sind.

Patienten mit einem Faktor-XIII-Spiegel von < 7 % haben eine spontane generelle Blutungsneigung, die den hämophilen Blutungen ähnlich ist, jedoch seltener mit Gelenkblutungen einhergeht. Dafür kommen **intrakranielle Blutungen** und **Blutungen nach Abfall der Nabelschnur** häufiger vor. Erstere sind zudem die häufigste Todesursache (Tab. 27.2).

Charakteristisch sind ferner **Wundheilungsstörungen,** die mit **abnormer Narbenbildung** einhergehen können. Frauen mit einem schweren Faktor-XIII-Mangel neigen zu **Menorrhagien** und **Aborten.**

Tab. 27.2 Blutungshäufigkeit bei angeborenem Faktor-XIII-Mangel (Mehrfachnennung möglich)

Blutungsort	% der Blutungen [169] n = 90	% der Blutungen [290] Auswertung 4 älterer Publikationen; u. a. [169]
Nabelschnurabfall	81	80
subkutan	67	55
Mund- und Zahnfleisch	36	30
Muskeln	32	27
Abschürfungen	31	26
Gelenke	27	24
intrakraniell	23	30
Epistaxis	–	10

Die **Behandlung** ist relativ unkompliziert, da ein aus Plasma gewonnenes Faktor-XIII-Konzentrat zur Verfügung steht, das dank der langen Halbwertszeit des Faktors XIII nur alle 4–6 Wochen injiziert werden muss (s. Kap. E.34.11). Patienten mit schwerem, kongenitalem Faktor-XIII-Mangel sollten – auch wegen der Gefahr der Hirnblutungen – sofort nach Diagnosestellung **vorbeugend** behandelt werden und sind dadurch praktisch blutungsfrei. Frauen mit schwerem Faktor-XIII-Mangel sollten spätestens in der Schwangerschaft so früh wie möglich diese vorbeugende Dauerbehandlung erhalten.

Patienten mit einem milden Faktor-XIII-Mangel (> 5%) gelten laut Literatur als nicht behandlungsbedürftig. Dies bezieht sich jedoch nur auf die Beobachtung, dass diese Patienten kaum zu Spontanblutungen neigen. Die Umfrage der ETRO Working Party ergab jedoch, dass auch bei heterozygoten Patienten mit Faktor-XIII-Spiegeln > 5% schwere Blutungen auftreten können, dies allerdings meist nach invasiven Eingriffen [547].

Erworbener Faktor-XIII-Mangel

Generell sind die erworbenen Faktor-XIII-Mangelzustände nur leicht ausgeprägt mit Werten zwischen 30 und 60% Im Allgemeinen sind sie mehr Symptom des Grundleidens als behandlungsbedürftig. Es gibt jedoch mehrere Berichte über erfolgreiche Substitutionstherapien mit Faktor-XIII-Konzentrat bei bestimmten Erkankungen, wodurch eine Blutstillung oder eine verbesserte Wundheilung erzielt wurden (Angaben zu den Studien bei [169] und [228]).

Synthesestörungen: Bei Lebererkrankungen ist ein Faktor-XIII-Mangel eher selten. Bei nur 3 von 90 Patienten mit fortgeschrittener Leberzirrhose (Klassifikation Child B) lag die Faktor-XIII-Aktivität bei 33 % (Gesamtkollektiv: $\bar{X} = 100\% \pm SD = 30\%$ [180]). Dennoch wird er in der älteren Literatur als charakteristisch angegeben [169].

Umsatzstörungen:

- Man erkennt, dass das Spurenprotein Faktor XIII im Gerinnungsprozess verbraucht wird, daran, dass keine Faktor-XIII-Aktivität bzw. Faktor-XIII-A-Ketten nach normaler Gerinnung im Serum nachweisbar sind. Eine Verminderung des Faktors XIII findet sich daher bei der **Verbrauchskoagulopathie/ DIC** je nach Schweregrad und geringgradig auch im akuten Stadium venöser Thrombosen.
- Bei **Sepsis** oder ausgedehnten chronisch entzündlichen Erkrankungen (Morbus Crohn, Colitis ulcerosa, Purpura Schoenlein Henoch u. a.) kann es zu niedrigen Faktor-XIII-Spiegeln kommen [169].
- Bei ausgedehnten **Wundflächen** (z.B. postoperativ, Brandverletzungen) kann der Faktor XIII vermindert sein.
- Bei der **Asparaginasetherapie** kommt es zu einem Faktor-XIII-Abfall.

Einen erworbenen Faktor-XIII-Mangel zusammen mit Verminderungen anderer Faktoren findet man:
- bei der Verbrauchskoagulopathie (DIC)
- bei der Dilutionskoagulopathie in Abhängigkeit vom Hämatokrit
- selten bei ausgeprägtem Leberparenchymschaden.

Erworbene Inhibitoren mit Faktor-XIII-Mangel

Übersichtsliteratur
Egbring et al. 1996 [168]

Selten kommen Inhibitoren gegen Faktor XIII vor, meist handelt es sich um IgG.

Alloantikörper wurden vereinzelt nach Substitutionstherapie mit Faktor-XIII-Konzentraten beim angeborenen Faktor-XIII-Mangel beschrieben.

Autoantikörper gegen Faktor XIII wurden bei Autoimmunerkrankungen, Neoplasien, Lebererkrankungen und auch spontan beobachtet.

Medikamentös bedingt wurden Faktor-XIII-Inhibitoren nach Einnahme von Isoniazid (INH), Penicillin, Phenytoin und Procainamid beschrieben.

Monoklonale Immunglobuline können Inhibitorwirkungen mit unterschiedlichen Angriffspunkten haben [168]:
- Typ-1-Inhibitoren hemmen die Aktivierung des Faktors XIII.
- Typ-2-Inhibitoren hemmen die Transglutaminase-Aktivität des Faktors XIII.
- Typ-3-Inhibitoren binden sich an das Fibrin und verhindern die Quervernetzung am Fibrin.

Die Blutungsneigung kann dabei ausgeprägt sein wie beim schweren angeborenen Faktor-XIII-Mangel.

> Bei schwerer generalisierter Blutungsneigung und gleichzeitig normalem Ausfall aller Routine-Gerinnungstests (abgesehen von TEG und ROTEM) ist ggf. in bestimmten klinischen Situationen auch an einen Faktor-XIII-Inhibitor zu denken.

Die hämostyptische Therapie ist schwierig. Zur Verfügung stehen in etwa dieselben Therapieprinzipien (höhere Faktor-XIII-Dosierung, Immunadsorption u.a.) wie bei der erworbenen Hemmkörperhämophilie A [228].

Erhöhter Faktor-XIII-Spiegel bzw. erhöhte Aktivität

Eine gesteigerte Faktor-XIII-Aktivierbarkeit durch beschleunigte Abspaltung des Aktivierungspeptids bei normaler Aktivität und immunologisch gemessener Konzentration wurde bei der relativ häufigen **Faktor-XIII-Mutation FXIII-Val34Leu** beschrieben [316]. Wenngleich man zunächst bei Trägern dieser Mutation ein geringeres Risiko festzustellen glaubte, an einem Myokardinfarkt zu erkranken, so hat sich jedoch bislang kein eindeutiger Zusammenhang zwischen Faktor XIII und ggf. Risiken hinsichtlich venöser oder arterieller Verschlüsse belegen lassen [36].

■ Bestimmung des Faktors XIII

Übersichtsliteratur
Karimi et al. 2009 [290]

Bei Verdacht auf Faktor-XIII-Mangel sollte – wie auch bei allen anderen Gerinnungsfaktoren – eine Aktivitätsmessung die Methode der ersten Wahl sein [317]. Laut Karimi et al. ist dabei das Prinzip der Freisetzung vom Ammoniak anderen Aktivitätstests vorzuziehen [290]. Generell ist bei jeder Aktivitätsmessung die Anwesenheit von Kalziumionen erforderlich, da sonst keine Aktivierung des Faktors XIII und auch keine Quervernetzung erfolgt.

Methoden

Es gibt eine ganze Reihe von Möglichkeiten zur Faktor-XIII-Bestimmung. Bei den ersten 3 der folgenden Tests handelt es sich um Aktivitätstests.
- photometrische Messung der Freisetzung von Ammoniak
- Messung des Einbaus von Aminen (photometrisch oder mittels Isotopen)
- Messung der Gerinnselstabilität in Gegenwart von wasserstoffbrückenlösenden Substanzen
- Latex-Immunoassay zur Faktor-XIII-Antigen-Bestimmung
- immunologische Bestimmung der Faktor-XIII-Untereinheiten A und B.

Indikationen

- Beurteilung des Faktor-XIII-Spiegels
- Diagnostik von angeborenen Blutungsleiden, insbesondere Diagnose und Beurteilung eines angeborenen Faktor-XIII-Mangels
- Diagnose von kombinierten, angeborenen Faktoren-Mangelzuständen
- Diagnostik bei Verdacht auf einen erworbenen Faktor-XIII-Mangel
- Überwachung der Substitutionstherapie mit Faktor-XIII-Konzentraten
- Qualitätskontrolle von Faktor-XIII-Konzentraten
- Nachweis eines Faktor-XIII-Inhibitors.

Photometrische Bestimmung der Faktor-XIII-Aktivität über die Freisetzung von Ammoniak

Übersichtsliteratur
Fickenscher et al. 1991 [191], Karimi et al. 2009 [290]

Definition: Photometrischer, kommerziell erhältlicher Test (Berichrom Siemens). Der durch Thrombin und Kalziumionen vollständig aktivierte Faktor XIIIa der Probe quervernetzt einen Glycinäthylester mit einem glutaminhaltigen kleinkettigen Peptidsubstrat. Das freigesetzte Ammoniak wird durch Glutamatdehydrogenase in α-Ketoglutarat eingebaut und der NADH Verbrauch photometrisch bei 340 nm gemessen. Die Umsetzung von 1 Mol Nikotinamid-Adenin-dinucleotidphosphat (NADH) in NADP entspricht der Freisetzung von 1 Mol Ammoniak durch Faktor XIIIa. Durch Zusatz eines die Fibrinbildung hemmenden Peptids wird die Fibrinbildung durch Thrombin im Testansatz verhindert. Dieser kinetische Test ist einfach und schnell durchzuführen. Die Aktivitätsmessungen korrelieren gut mit den immunologischen Bestimmungen. Der Val34Leu-Polymorphismus beeinflusst das Messergebnis nicht [290].

Bestimmung der Faktor-XIII-Aktivität über den Einbau markierter Amine in ein Proteinsubstrat

Übersichtsliteratur
Karimi et al. 2009 [290]

Definition: Eine der ältesten biochemischen Methoden zur Faktor-XIII-Bestimmung ist die Messung der Einbaurate (Transglutamidierung) von radioaktiv markiertem Putrescin (1,4-Diaminobutan) in Casein [170]. Andere Methoden des Einbaus von Aminen in Glutamin-haltige Substrate können der Übersichtsarbeit von Karimi et al. entnommen werden [290].

Eine kommerziell erhältliche Methode ist Pefakit (zurzeit von Centchem/ USA [646]). Der Faktor XIII der Probe wird durch Thrombin und Kalziumionen aktiviert. Faktor XIIIa bindet dann Biotin-(5-[Biotinamido]-pentylamin) an auf Mikrotiterplatten fixiertes Fibrinogen/Fibrin. Die Menge des gebundenen Biotins korreliert mit der Faktor-XIII-Aktivität. Im zweiten Schritt wird ein Streptavidin-alkalisches Phosphatase-Konjugat an das Amid gebunden. Die alkalische Phosphatase setzt aus einem synthetischen Substrat Para-Nitrophenol frei, das bei 405 nm gemessen wird.

Problematik: Die Amin-Einbau-Methoden sind zwar sehr sensitiv, aber zeitaufwendig und dienen vor allem wissenschaftlichen Fragestellungen. Die meisten Faktor-XIII-Inhibitoren sollen mit Amin-Einbaumethoden erfasst worden sein [228]. Die Pefakit-Methode enthält jedoch einige Besonderheiten, die bei der Interpretation zu beachten sind [290].

Messung der Gerinnselstabilität

Übersichtsliteratur
Karges 1984 [289]

Definition: Zunächst wird im Plasma ein Fibringerinnsel durch Zugabe einer ausreichenden Menge von Thrombin und Kalziumionen, ggf. auch von Fibrinogen gebildet und mindestens 2 h bei 37 °C inkubiert, da man dann davon ausgehen kann, dass alle α-Ketten des Fibrins quervernetzt sind. Die Stabilität des Gerinnsels wird anschließend in 5 M Harnstoff oder in 1 % Monochloressigsäure getestet. Der Vorteil dieser Methoden liegt darin, dass man sich jederzeit, insbesondere in Notfällen, einen Hinweis auf das Vorliegen eines Faktor-XIII-Mangels verschaffen kann, ggf. auch eines Faktor-XIII-Inhibitors anhand eines Plasma-Mischtests.

Problematik: Semiquantitative, relativ unempfindliche, nicht standardisierte Methoden, die jahrelang verwendet wurden, bevor es den photometrischen Test gab.

Immunologische, quantitative Bestimmung der Faktor-XIII-A- und -B-Ketten

Faktor-XIII-Untereinheit-A-Antigen-Immunoassay

Definition: Der kommerziell erhältliche, vollautomatische Latex-Immunoassay arbeitet mit Latexpartikeln, die mit polyklonalen, für die A-Untereinheit spezifischen Faktor-XIII-Antikörpern beschichtet sind. In Anwesenheit der aktiven A-Untereinheit von Faktor XIII im Plasma agglutinieren die mit Antikörpern beschichteten Latexpartikel. Der Grad der Agglutination nimmt proportional zur Konzentration von Faktor-XIII-Antigen in der Probe zu. Die Bestimmung erfolgt durch die Messung, der durch die Agglutination bedingten Abnahme der Lichtdurchlässigkeit (turbidimetrischer Immunoassay). Ein Vorteil des Tests ist, dass das Messergebnis nicht von Thrombininhibitoren (Dabigatran, erworbene Inhibitoren) beeinflusst wird.

Problematik: Wenngleich im klinischen Alltag die überwiegende Mehrzahl der (insbesondere erworbenen) Faktor-XIII-Mangelzustände durch eine Verminderung der Faktor-XIII-Konzentration bedingt sein dürfte, so sollte doch der immunologische Test bei der Faktor-XIII-Diagnostik nicht an erster Stelle stehen, da er eine – zugegeben seltene – Blockierung der Faktor-XIII-Aktivität bzw. Dysformen des Faktor-XIII-Moleküls nicht erkennen kann (Vorgabe des SSC der ISTH).

Einstufen-ELISA-Schnelltest zur Messung des Faktor-XIII-Tetramers

Übersichtsliteratur
Katona et al. 2000 [293]

Definition: Dieser Test misst das Faktor-XIII-Tetramer A_2B_2. In einer mit Streptavidin beschichteten Mikrotiterplatte werden verdünntes Plasma, ein biotinylierter, monoklonaler gegen die B-Untereinheit gerichteter Antikörper und ein monoklonaler gegen die A-Untereinheit gerichteter, peroxidasemarkierter Antikörper zur Detektion des Faktor XIII-Tetramers A_2B_2 vermischt. Die Quantifizierung des A_2B_2-Tetramers erfolgt über die Bestimmung der Peroxidase-Aktivität mittels chromogener Messung.

Laurell-Elektrophorese

Zur detaillierten Methodik siehe Fibrinogenbestimmung [30].

Definition: Diese heutzutage kaum noch eingesetzte immunologische In-house-Methode zur Konzentrationsmessung des Faktor-XIII-Moleküls mit polyklonalen Antikörpern, die gegen die A- oder gegen die B-Ketten gerichtet sind, ist relativ einfach und erlaubt daher insbesondere bei schwer zugänglichen Tests die quantitative getrennte Bestimmung der Faktor-XIII-Untereinheiten A und B.

Problematik: Die Laufzeit der Laurell-Elektrophorese muss bei der Bestimmung der A-Ketten des Faktors XIII mindestens 16 Stunden betragen. Veränderte Moleküle können – wie bei der Fibrinogenbestimmung – u.U. falsche Konzentrationsmessungen ergeben. Bei Angaben der Messwerte in Relativprozent bezogen auf ein Standardplasma ist zu beachten, dass damit keine Relation der im Plasma vorhandenen A:B-Ketten erkannt werden kann.

Qualitativer Nachweis eines Faktor-XIII-Mangels mittels Thrombelastogramm bzw. ROTEM

Übersichtsliteratur
Schröder und Kohler 2010 [540]

Das Thrombelastogramm (TEG) und seine Weiterentwicklung, die Rotationsthrombelastometrie ROTEM, sind globale Tests, die u.a. Auswirkungen des Faktor-XIII-Mangels auf Gerinnselstabilität und -lyse anzeigen (s. bereits die Erstbeschreibung Duckert et al. 1960 [160]). Messgrößen sind vor allem die Maximalamplitude (MA) bzw. die Maximum Clot Firmness (MCF). Bei schwerem Faktor-XIII-Mangel findet man auch eine verlängerte r- und k-Zeit im TEG bzw. eine verlängerte Clot Formation Time (CFT). Diese im Vollblut durchführbaren Tests haben sich in kritischen klinischen Situationen als hilfreich erwiesen.

Problematik: Es handelt sich letztlich um qualitative Tests, nicht zuletzt, weil die Veränderungen, wie bei globalen Tests zu erwarten, von vielen Einflussgrößen (Fibrinogenkonzentration) abhängig sind. Es wurden hierzu zahlreiche Untersuchungen durchgeführt (Übersicht und Literatur s. [540]).

27.11 Faktor XIII

! Kasuistiken
- **angeborener Faktor-XIII-Mangel:** 1-jähriges Mädchen mit Neigung zu Hämatomen bei Konsanguinität der Eltern
- **erworbener Faktor-XIII-Mangel:** 53-jähriger Mann mit Sepsis und fraglicher Kolitis. Beachte die gleichmäßig subnormalen Werte der anderen Tests.
- **Thrombininhibitor:** 45-jährige Frau mit unauffälliger Anamnese und aktuell postoperativer Blutungsneigung. Scheinbare Verminderung des Faktors XIII durch den ungewöhnlichen erworbenen Thrombininhibitor, der sich nicht nur auf die klassischen Gerinnungstests auswirkt, sondern auch auf die Faktor-XIII-Bestimmung, bei der Thrombin zur Faktor-XIII-Aktivierung eingesetzt wird. Hinweis darauf ist die gleichzeitig verlängerte aPTT!

Test	angeborener Faktor-XIII-Mangel	erworbener Faktor-XIII-Mangel	Patientin mit Thrombininhibitor	Referenzbereich
Quick-Test (%)	90	56	80	70–120
aPTT (s)	40	43	56 (!)	30–40
Thrombinzeit (s)	19	–**	19*	16–19
Fibrinogen (g/l)	2,2	5,3	2,8	2,0–3,5
Faktor-XIII-Aktivität (%)	9,6	15	13	50–150
Faktor-XIII-Untereinheit A (%)	< 5	–	158	50–150
Faktor-XIII-Untereinheit B (%)	57	–	–	50–150
Faktor II (%)	–	525	–	60–120
Faktor V (%)	–	60	–	70–120
D-Dimere (µg/l)	–	1200	–	< 500

* Die nicht verlängerte Thrombinzeit erschwerte seinerzeit zunächst die Diagnostik, da demnach kein Thrombininhibitor vorzuliegen schien. Bedingt ist dies durch die Verwendung von Rinderthrombin im Testansatz, das der erworbene artspezifische Inhibitor nicht erkennt (s. Kap. D26.3.)
** Test wurde nicht durchgeführt

27.12 von-Willebrand-Faktor

J.-D. Studt

Übersichtsliteratur
Sadler et al. 2000 [515], Sadler 2005 [517], Schneppenheim und Budde 2008 [535], Schneppenheim und Budde 2011 [537]

■ Klinische Bedeutung

Der von-Willebrand-Faktor (VWF) ist ein **hochmolekulares Adhäsivprotein** mit multimerer Struktur und nimmt eine Schlüsselstellung im Hämostasesystem ein. Er vermittelt die Adhäsion aktivierter Thrombozyten an das Subendothel und ihre Aggregation. Er bildet im Plasma einen **Komplex mit dem Gerinnungsfaktor VIII** (Faktor VIII), der dadurch vor vorzeitigem Abbau geschützt wird. Quantitative und qualitative Defekte des VWF können daher zu einer Beeinträchtigung der primären Hämostase führen, infolge eines sekundären Faktor-VIII-Mangels auch der plasmatischen Gerinnung. Je nach Ausmaß und Art des VWF-Defekts kann eine unterschiedlich ausgeprägte Blutungsneigung resultieren (von-Willebrand-Syndrom [VWS], s. Kap. C12).

Das durch **hereditäre Defekte des VWF** verursachte angeborene VWS ist das weltweit häufigste angeborene Blutungsleiden. Daneben können quantitative und qualitative Defekte des VWF bei verschiedenen Krankheiten und pathologischen Zuständen zu einem erworbenen VWS führen, z. B. lympho- und myeloproliferative oder gewisse Autoimmunerkrankungen (s. Kap. C14.2).

VWF reagiert als **Akutphasenprotein** und unterliegt einer Vielzahl exogener und endogener Einflüsse. Seine Plasmakonzentration kann daher starke Schwankungen aufweisen. Da VWF in Endothelzellen gebildet wird, gilt seine dauerhafte Erhöhung zudem als Risikofaktor oder -indikator einer Gefäßwandschädigung.

Leitbefunde, die den Verdacht auf ein VWS nahelegen, sind eine verminderte funktionelle Aktivität des VWF (meist als Ristocetin-Kofaktor-Aktivität) und eine verlängerte Verschlusszeit im Platelet Function Analyzer. Globaltests der Gerinnung wie die aPTT sind nicht sensitiv für ein VWS.

■ Biochemie und Physiologie

Übersichtsliteratur
Sadler et al. 2009 [518], Springer 2011 [566]

Genstruktur und Biosynthese

Das für den VWF kodierende Gen ist auf dem terminalen Ende des kurzen Arms des Chromosoms 12 lokalisiert. Ein Teil der Gensequenz findet sich außerdem in Form eines Pseudogens auf dem Chromosom 22. Dieses korrespondiert mit den Exons 23–34 des VWF-Gens, wodurch die Analyse dieser Region erschwert wird.

Die Biosynthese ist komplex. Syntheseorte sind Endothelzellen und Megakaryozyten. Vom primären Translationsprodukt (**Prä-Pro-VWF**) wird ein Signalpeptid abgespalten. Es resultiert der **Pro-VWF**, der glykosiliert wird und im endoplasmatischen Retikulum am carboxyterminalen Ende über Disulfidbrücken dimerisiert. Von jeder Pro-VWF-Untereinheit wird anschließend ein Pro-Polypeptid abgespalten, das als **VWF-Antigen II** oder **VWF-Propeptid** (**VWFpp**) bezeichnet wird.

VWFpp und maturer VWF werden im Verhältnis 1 : 1 in die Zirkulation abgegeben; dabei beträgt die Halbwertszeit des VWFpp 2–3 h, die des maturen VWF 8–12 h. Ein hoher Quotient VWFpp/VWF weist auf einen gesteigerten VWF-Umsatz hin.

Als kleinste in der Zirkulation nachweisbare Einheit des reifen VWF ergibt sich ein Dimer von 2 × 2050 Aminosäuren mit einem Molekulargewicht von etwa 500 kDa. Im Golgi-Apparat werden die Dimere über Disulfidbrücken zu Multimeren gleicher Zusammensetzung verküpft, die sich lediglich in der Anzahl ihrer dimeren Untereinheiten unterscheiden. Die größten Multimere besitzen ein Molekulargewicht von > 10.000 kDa.

Aus den Endothelzellen wird VWF zum überwiegenden Teil kontinuierlich in Plasma und subendotheliale Matrix abgegeben. Daneben wird er zunächst in den zytoplasmatischen **Weibel-Palade-Körperchen** gespeichert und nach Stimulation durch u. a. Thrombin, Histamin, VEGF, Epinephrin und Vasopressin freigesetzt. Speicherorganellen für den in Megakaryozyten gebildeten VWF sind die **α-Granula der Thrombozyten,** aus denen er bei der Thrombozytenaktivierung freigesetzt wird. Der in den Speicherorganellen enthaltene VWF weist besonders große (supranormale) Multimere auf.

VWF ist stark glykosiliert und trägt die Blutgruppensubstanzen A, B und H. Diese beeinflussen seine Halbwertszeit im Plasma: Individuen mit der Blutgruppe 0 weisen verglichen mit solchen anderer Blutgruppen im Mittel eine um etwa 25 % niedrigere Plasmakonzentration des VWF auf (0 < A < B < AB) [117], [449], [422].

Struktur-Funktions-Beziehungen

VWF setzt sich aus einer Reihe von **Multimeren mit einer variablen Anzahl gleichartiger Untereinheiten** zusammen, deren Molekulargewichte von etwa 500 kDa bis > 10.000 kDa reichen können. Diese Multimere können elektrophoretisch aufgetrennt und visualisiert werden (**Multimerenanalyse**). Die größten Formen kommen in den Speichergranula der Endothelzellen und Thrombozyten vor und werden normalerweise nur unmittelbar nach der Freisetzung des VWF in der Zirkulation gefunden. Im Plasma wird die Größe des VWF mittels spezifischer Proteolyse durch die **Metalloprotease ADAMTS-13** reguliert [355]. Ein hereditärer oder erworbener schwerer Mangel der ADAMTS-13-Aktivität führt zur Persistenz eines Plasma-VWF mit supranormalen Multimeren, der vermehrt mit Plättchenrezeptoren interagiert. Dies begünstigt das Auftreten einer thrombotisch-thrombozytopenischen Purpura (s. Kap. C19 und Kap. D27.13).

Im Hämostasesystem erfüllt VWF multiple Funktionen. Die wichtigsten sind:

- Vermittlung der **Thrombozytenadhäsion** an das Subendothel der verletzten Gefäßwand (über seine A3-Domäne Interaktion mit subendothelialem Kollagen, über seine A1-Domäne mit dem thrombozytären GPIb-Rezeptor)
- Vermittlung der **Thrombozytenaggregation** unter hohem Scherstress (über seine C1-Domäne Interaktion mit dem thrombozytären GPIIb/IIIa-Rezeptor)
- **Bindung und Stabilisierung von Faktor VIII** über seine D'-Domäne. Faktor VIII wird so vor vorzeitigem Abbau geschützt.

Die adhäsiven Funktionen des VWF (Interaktion mit Thrombozytenrezeptoren und subendothelialem Kollagen) sind dabei von seiner Molekülgröße, d. h. der Anwesenheit der großen Multimere, abhängig. Die Bindung und Stabilisierung von Faktor VIII ist auch bei einem Verlust der großen Multimere wirksam.

- Bei **rein quantitativer Verminderung** des VWF ergibt sich eine gleichsinnige Verminderung aller seiner Funktionen.
- Bei **selektivem Fehlen der großen Multimere** ergibt sich eine im Verhältnis zur Plasmakonzentration übermäßige Verminderung seiner adhäsiven Funktionen.
- Bei **Defekt der Faktor-VIII-Bindung** folgt eine sekundäre Faktor-VIII-Verminderung mit isolierter Störung der plasmatischen Gerinnung.

Daneben kommen Mutationen mit Defekten isolierter Einzelfunktionen vor (Kollagenbindung, GPIb-Bindung).

Eigenschaften

	von-Willebrand-Faktor
Definition	hochmolekulares Adhäsivprotein mit Schlüsselstellung in der Hämostase und multiplen Funktionen (Thrombozytenadhäsion und -aggregation, Faktor-VIII-Bindung)
englische Bezeichnung	von Willebrand factor
standardisierte Abkürzung	VWF
mittlere Plasmakonzentration	10 mg/l (bzw. 40–240%)
Serumkonzentration	z.T. etwas abweichend von der Plasmakonzentration
Halbwertszeit	maturer VWF 8–12 h, vWF-Propeptid 2–3 h
Syntheseorte	Megakaryozyten, Endothelzellen
Speicherorte	Weibel-Pallade-Körperchen (Endothelzellen), α-Granula (Thrombozyten)
Gen	Chromsom 12, Pseudogen auf Chromosom 22
Plasma-Standard	WHO 6th international standard, plasma (07/316) (VWF:Ag, VWF:RCo, VWF:CB, VWFpp)

■ Standards und Referenzbereiche

- Die interindividuelle Spannbreite der VWF-Plasmakonzentration in der Normalbevölkerung ist groß; sie liegt unter Einbeziehung aller Altersgruppen bei etwa 40–240% [117], [111]. Auch die intraindividuelle Variation kann beträchtlich sein [51].
- Individuen mit der **Blutgruppe 0** weisen im Schnitt eine um etwa 25% niedrigere VWF-Konzentration auf als solche anderer Blutgruppen [117], [449], [422].
- Bei **Neugeborenen** liegt der mittlere VWF-Spiegel etwas höher (153%); VWF kann supranormale Multimere aufweisen [10], [638].
- Frauen zeigten in der Studie von Conlan et al. [111]. einen leicht, aber signifikant höheren VWF-Spiegel als Männer, was nicht in allen Studien bestätigt wird.
- Zu Veränderungen des VWF-Spiegels während des Menstruationszyklusses sind die Studiendaten uneinheitlich (zyklische Veränderungen in den

Studien von Kadir et al. [281] und Miller et al. [415], nicht hingegen bei Önundarson et al. [458]; Übersicht bei Trigg et al. [598]).
- Ovulationshemmer erhöhen den Spiegel des von-Willebrand-Faktors nicht signifikant.
- Während der **Schwangerschaft** steigt VWF physiologischerweise an, am ausgeprägtesten im 3. Trimenon (von 56–318 % in der 11.–15. SSW auf 133–1064 % in der 36.–40.SSW [573]). Infolgedessen können viele Frauen mit einem VWS 1 gegen Ende der Schwangerschaft normale oder übernormale VWF-Spiegel erreichen.
- Auch mit zunehmendem **Lebensalter** steigt VWF an. Blutgruppenabhängig liegt er bei den > 70-Jährigen um etwa 15 % höher als bei 20-Jährigen [117], [111].
- Die farbige US-Bevölkerung weist im Schnitt einen signifikant höheren VWF auf als die weiße [111].

> **Referenzbereiche des von-Willebrand-Faktors**
> - Die interindividuelle Spannbreite der normalen von-Willebrand-Faktor-Plasmaspiegel ist groß (40–240 %), ebenso die intraindivuelle Schwankungsbreite (Variationskoeffizient bis 40 %).
> - Bei Neugeborenen am 1. Lebenstag liegt von-Willebrand-Faktor mit 153 % (Range 50–287 %) etwas höher und kann supranormale Multimere aufweisen.
> - Während der Schwangerschaft steigt von-Willebrand-Faktor physiologischerweise an.
> - Mit zunehmendem Alter steigt der von-Willebrand-Faktor-Spiegel an.
> - Ovulationshemmer und Hormonersatztherapie scheinen den von-Willebrand-Faktor-Spiegel nicht wesentlich zu beeinflussen.

■ Abnorm niedrige oder abnorm hohe VWF-Spiegel

Angeborene Mangelzustände und Defekte des VWF

Übersichtsliteratur
Sadler et al. 2000 [515], Schneppenheim und Budde 2008 [535]

Hereditäre quantitative oder qualitative Defekte des VWF sind die Ursache eines angeborenen VWS als häufigstes angeborenes Blutungsleiden. Da ein quantitativer Mangel unterschiedlich stark ausgeprägt sein kann bzw. qualitative Defekte unterschiedliche Funktionen des VWF betreffen können, ist das

Tab. 27.3 Klassifikation des von-Willebrand-Syndroms der International Society on Thrombosis and Haemostasis [514]

Typ	Beschreibung
1	partieller quantitativer Mangel des VWF
2	qualitative Defekte des VWF
• 2A	verminderte VWF-abhängige Plättchenadhäsion bei selektiver Verminderung der großen VWF-Multimere
• 2B	erhöhte Affinität des VWF zum thrombozytären GPIb
• 2M	verminderte VWF-abhängige Plättchenadhäsion ohne selektive Verminderung der großen VWF-Multimere
• 2N	deutlich verminderte Bindungsaffinität des VWF für Faktor VIII
3	praktisch vollständiges Fehlen des VWF

VWF = von-Willebrand-Faktor; GPIb = Glykoprotein Ib

klinische Bild heterogen. Das Ausmaß der Blutungsneigung korreliert dabei im Allgemeinen mit der Schwere des Defekts (s. Kap. C12).

Nach der derzeit gültigen Klassifikation der International Society on Thrombosis and Haemostasis wird das VWS in 3 Hauptkategorien (Typ 1–3) unterteilt, der Typ 2 weiter in 4 Subtypen (2A, 2B, 2M, 2N) (Tab. 27.3) [514]. Diese bilden unterschiedliche Phänotypen und pathophysiologische Mechanismen ab.

Diese Typen und Subtypen des VWS weisen unterschiedliche Schweregrade einer Blutungsneigung auf. Da sich unterschiedliche prophylaktische oder therapeutische Konsequenzen ergeben, ist neben der grundsätzlichen Diagnose eines VWS immer die genaue Erfassung des Subtyps erforderlich.

> Die Diagnose eines von-Willebrand-Syndroms erfordert immer auch die Bestimmung des Subtyps.

VWS Typ 1

Als als **häufigster Subtyp** stellt das VWS Typ 1 etwa 50 bis > 70 % aller Fälle [513]. Er umfasst Patienten mit partieller quantitativer Verminderung des VWF. Ursächlich sind eine durch Mutationen verminderte Expression des VWF-Gens, eine verminderte Sekretion oder eine beschleunigte Clearance des VWF.

Die Vererbung erfolgt meist **autosomal dominant.** Klinisch kommt es zu einer überwiegend milden Blutungsneigung, die sich nicht selten erst in Situationen einer Beanspruchung der Hämostase manifestiert, z. B. bei Operationen oder Zahnextraktionen.

Die Blutungsneigung wird durch die **quantitative Verminderung** des VWF verursacht. Dabei ist die Abgrenzung zwischen einem VWS 1 und tiefnormalen VWF-Spiegeln im Graubereich des VWF:Ag etwa zwischen 40 und 60 % schwierig. Der genaue Cut-off-Wert für die Diagnose eines VWS 1 ist nach wie vor nicht klar. VWF:Ag-Werte < 40 % scheinen aber indikativ für ein VWS 1 zu sein [596]. In amerikanischen Leitlinien wird auf einen Wert des VWF:Ag von < 30 % Bezug genommen [442].

Der verbliebene VWF ist funktionell normal:
- Die **Multimerenanalyse** zeigt keinen signifikanten Verlust der großen Multimere.
- Die **Aktivitätsminderung** funktioneller Tests (Ristocetin-Kofaktor-Aktivität oder Kollagenbindungsaktivität des VWF) liegt daher in der gleichen Größenordnung wie die Verminderung des VWF-Antigens (normale Ratio VWF:RCo/VWF:Ag bzw. VWF:CB/VWF:Ag; von verschiedenen Laboratorien definierte Cut-off-Werte liegen zwischen 0,6 und 0,8).
- Die **Bindungskapazität** des VWF für Faktor VIII ist nicht beeinträchtigt; die Faktor-VIII-Restaktivität kann aber entsprechend dem VWF:Ag vermindert sein.

Zur Erfassung signifikanter Blutungssymptome beim Typ 1 wurden ein Fragebogen und ein Blutungsscore entwickelt (verfügbar unter www.isth.org) [595], [501]. Ferner stellte die International Society on Thrombosis and Haemostasis vorläufige **Kriterien für die Diagnose des VWS 1** auf [516]:
- klinische Symptome (signifikante mukokutane Blutungen)
- Laboruntersuchungen (Testergebnisse vereinbar mit VWS 1) und
- Vererbung (positive Familienanamnese für VWS 1 oder Nachweis einer geeigneten VWF-Mutation).

Ein **mögliches (possible) VWS 1** bezeichnet demgegenüber Personen, deren Laborresultate mit einem VWS 1 vereinbar sind und die entweder eine signifikante mukokutane Blutungsneigung oder eine positive Familienanamnese aufweisen.

VWS Typ 2

Das VWS Typ 2 umfasst **qualitative Defekte** des VWF, der zugleich **auch quantitativ** vermindert sein kann. Er macht bis zu etwa 30 % aller Fälle mit VWS aus. Betroffene Patienten bluten häufig in Abhängigkeit vom Schweregrad des Defekts und sind daher oft bereits in frühem Lebensalter auffällig. Der Typ 2 wird auf Grundlage spezifischer funktioneller und struktureller Defekte, die die Fähigkeit des VWF zur Plättchenadhäsion oder Faktor-VIII-Bindung beeinträchtigen, in die Subtypen 2A, 2B, 2M und 2N unterteilt.

Subtyp 2A. Dieser stellt den größten Teil des Typs 2 (je nach Kollektiv bis > 70 %) und umfasst qualitative Varianten mit einer infolge **selektiver Verminderung der großen Multimere** herabgesetzten Fähigkeit zur Plättchenadhäsion. Pathophysiologisch liegen Synthesedefekte mit Störungen des multimeren Aufbaus des VWF oder eine gesteigerte Empfindlichkeit gegenüber der Proteolyse im Plasma durch die VWF-spaltende Metalloprotease ADAMTS-13 zugrunde. Der Typ 2A zeichnet sich durch große Heterogenität aus.
- Im Labor ist VWF:Ag häufig vermindert.
- Typischerweise sind die Werte funktioneller Tests (VWF:RCo, VWF:CB) in Relation zum VWF:Ag überproportional vermindert (pathologische Ratio VWF:RCo/VWF:Ag bzw. VWF:CB/VWF:Ag; von verschiedenen Laboratorien definierte Cut-off-Werte liegen zwischen 0,6 und 0,8).
- Da die Dysfunktion des VWF durch den Verlust der großen Multimere verursacht wird, beruht die Diagnose entscheidend auf der **Multimerenanalyse** (Fehlen der großen, teilweise auch der mittelgroßen Multimere, Nachweis zusätzlicher struktureller Alterationen).

Subtyp 2B. Dieser umfasst qualitative Varianten mit einer **vermehrten Affinität zum Thrombozytenglykoprotein GPIb.** Ursächlich sind Mutationen der A1-Domäne des VWF.
- Typischer Ausdruck der **gesteigerten Interaktion des VWF mit GPIb** ist eine gesteigerte Ristocetin-induzierte Plättchenagglutination (RIPA) bei Zugabe von Ristocetin bereits in niedriger Konzentration. Dies erlaubt die Differenzierung des Typs 2B vom Typ 2A.
- Infolge der Bindung des VWF ans GPIb fehlen in der Multimerenanalyse häufig die größten Multimere. Zudem können sich Zeichen einer vermehrten Proteolyse finden.
- Häufig wird eine begleitende **Thrombozytopenie** beobachtet, die sich nach Gabe von Desmopressin verstärken kann.
- Das VWS 2B muss vom Pseudo- oder Platelet-VWS unterschieden werden, das bei gleichem Erscheinungsbild auf Mutationen des thrombozytären GPIb beruht.

Subtyp 2M. Dieser umfasst qualitative Varianten mit einer **verminderten VWF-abhängigen Plättchenadhäsion,** die aber nicht auf selektivem Fehlen der großen Multimere beruht. Ursächlich sind vielmehr Mutationen der Bindungsstellen für GPIb (A1-Domäne) oder subendotheliales Kollagen (A3-Domäne).
- Im Plasma ist VWF:Ag im Allgemeinen vermindert.
- Auch hier zeigen die funktionellen Tests (VWF:RCo, VWF:CB) eine im Vergleich mit dem VWF:Ag überproportionale Verminderung.
- Das Testrepertoire kann sich diagnostisch limitierend auswirken: seltenere Fälle eines Typs 2M mit Kollagenbindungsdefekt werden durch die VWF:RCo nicht erfasst, sondern nur durch die VWF:CB. Umgekehrt erfasst die VWF:CB nicht die häufigeren Fälle mit gestörter GPIb-Interaktion.
- In der Multimerenanalyse sind die großen Multimere des VWF erhalten; Hinweise auf strukturelle Alterationen des VWF können vorhanden sein. Die dem Typ 2M zugeordnete **Variante Vicenza** zeigt besonders große (supranormale) Multimere.

Subtyp 2N. Dieser umfasst qualitative Varianten mit deutlich **herabgesetzter Bindungsfähigkeit des VWF für Faktor VIII** (VWF:FVIIIB). Ursächlich sind Mutationen der Faktor-VIII-Bindungsstellen in der D'-Domäne und Teilen der D3-Domäne. Faktor VIII verbleibt ohne Bindung durch VWF nur kurze Zeit in der Zirkulation, sodass trotz normaler Synthese eine **Faktor-VIII-Verminderung** und ein **hämophilieähnliches Bild** entstehen. Die Interaktion des VWF mit Thrombozyten ist normal.

Die Diagnose wird über den Nachweis einer verminderten Bindung des Faktors VIII durch den VWF gestellt (VWF:FVIIIB).

> Die eindeutige Differenzierung des VWS 2N von der Hämophilie A ist wichtig, da moderne, hochgereinigte plasmatische oder rekombinante Faktor-VIII-Konzentrate keinen VWF enthalten und daher beim VWS 2N nicht wirksam sind.

VWS Typ 3

Der VWS Typ 3 wird auch als **homozygotes** oder **schweres VWS** bezeichnet.
- VWF ist im Plasma nicht oder nur in geringsten Konzentrationen nachweisbar.
- Sekundär ist Faktor VIII ebenfalls stark vermindert (i.a. < 10%). Dadurch tritt ein **kombinierter Defekt** von primärer Hämostase und plasmatischer Gerinnung auf.

- VWF:Ag und funktionelle Tests (VWF:RCo, VWF:CB) sind nicht oder nur sehr schwach reaktiv (< 5 %).

Das VWS 3 ist selten (etwa 1 : 1 Mio.); die Vererbung erfolgt autosomal rezessiv. Im Unterschied hierzu wird das VWS 1 in der Regel autosomal dominant vererbt und weist auch in ausgeprägten Fällen nur selten ein bis auf 10 % vermindertes VWF:Ag auf.

Pseudo- oder Platelet-VWS

Das Pseudo- oder Platelet-VWS beruht nicht auf einem Defekt des VWF, sondern ist ein **Thrombozytendefekt** mit erhöhter Affinität des GPIb-Rezeptors für normalen VWF.
- Klinisches Bild und Laborparameter ähneln dem VWS 2B. In der Multimerenanalyse findet sich ebenfalls oft ein Fehlen der größten Multimere.
- Das Pseudo-VWS kann vom VWS 2B durch Zugabe von normalem VWF zu plättchenreichem Patientenplasma differenziert werden. Beim Pseudo-VWS induziert dies eine Plättchenaggregation, nicht aber beim Typ 2B.

Erworbene Defekte des VWF

Übersichtsliteratur
Federici et al. 2004 [187]

Verschiedene Krankheiten und pathologische Zustände können zu quantitativen oder qualitativen Defekten des VWF und einem erworbenen VWS führen. Klinische Symptome und Laborkonstellationen können denen des angeborenen VWS gleichen. Beschrieben wurde dies für lymphoproliferative und myeloproliferative Erkrankungen, solide Tumoren, immunologische Erkrankungen, kardiovaskuläre Erkrankungen und verschiedene andere (Einzelheiten s. Kap. C14.2).

Die möglichen **Pathomechanismen** sind je nach Grunderkrankung heterogen:
- **Autoantikörperbildung gegen VWF:** Diese kann gegen funktionelle Anteile des VWF gerichtet sein mit konsekutiver Inhibition seiner Funktionen oder zur Bildung von Immunkomplexen mit beschleunigter Clearance führen. Typische Grundkrankheiten sind monoklonale Gammopathien oder Autoimmunopathien wie der systemische Lupus erythematosus.
- **Adsorption des VWF** an die Oberfläche maligner Zellen mit aberranter Expression von Adhäsionsmolekülen.

- **Verlust der großen Multimere** infolge vermehrter Proteolyse des VWF, beispielsweise bei Thrombozytose und besonders essenzieller Thrombozytämie oder infolge vermehrten Scherstresses bei Aortenklappenstenose.
- **verminderte VWF-Synthese:** Diese wird in seltenen Fällen diskutiert und mit einer Hypothyreose oder der Anwendung von Valproat in Verbindung gebracht.

Hemmkörper gegen VWF

Hemmkörper (inhibierende Antikörper) gegen VWF kommen vor:
- als **Autoantikörper** im Rahmen des erworbenen VWS
- sehr selten als **Alloantikörper** nach einer Substitutionstherapie beim schweren VWS Typ 3.

von-Willebrand-Faktor mit supranormalen Multimeren

Der in den Speicherorganellen von Endothelzellen und Thrombozyten enthaltene VWF weist übergroße (supranormale) Multimere auf. Dieser supranormale VWF wird normalerweise nur unmittelbar nach seiner Freisetzung in der Zirkulation gefunden. Daneben kann er auch bei einer Reihe von physiologischen und pathologischen Zuständen und Krankheiten auftreten:
- bei Neugeborenen [638]
- beim VWS 2M Vicenza [373]
- nach stimulierter Freisetzung des VWF durch DDAVP oder Adrenalin [565]
- bei der thrombotisch-thrombozytopenischen Purpura, typischerweise bei der chronisch-rezidivierenden Verlaufsform in Remission [416]. Ursächlich ist ein schwerer Mangel der VWF-spaltenden Protease ADAMTS-13, die im Plasma die Größe des VWF durch spezifische Proteolyse reguliert (s. Kap. C19 und Kap. D27.13).

Ursachen quantitativer und qualitativer VWF-Defekte
- angeboren: angeborenes von-Willebrand-Syndrom
- erworben:
  - Antikörperbildung gegen von-Willebrand-Faktor (Autoantikörper beim erworbenen von-Willebrand-Syndrom, selten Alloantikörper nach Substitutionstherapie)
  - Bindung an Zelloberflächen mit aberranter Expression von Adhäsionsmolekülen (meist maligne Zellen)
  - gesteigerte proteolytische Degradation des von-Willebrand-Faktors, z. B. bei Aortenklappenstenose, essenzieller Thrombozythämie
  - Synthesestörung, z. B. bei Hypothyreose.

Erhöhte Konzentrationen des von Willebrand Faktors

Übersichtsliteratur
Conlan et al. 1993 [111], Holmberg und Nilsson 1974 [257]

Die klinische Bedeutung dauerhaft erhöhter Plasmakonzentrationen des von-Willebrand-Faktors ist schwer einzuschätzen. Bereits seine normale **interindividuelle Spannbreite** ist wesentlich größer als die anderer Gerinnungsfaktoren. So wird unter Einbeziehung älterer Personen die obere Grenze des Normalbereichs für den von-Willebrand-Faktor mit 240% angesetzt. Hinzu kommen **passagere Anstiege** des VWF durch verschiedene Einflüsse (s. Abschnitt Standards und Referenzbereiche und Tab. 27.4).

> Bei der Abklärung auf ein von-Willebrand-Syndrom muss immer an die Möglichkeit einer durch innere oder äußere Einflüsse hervorgerufenen nur passageren Erhöhung des von-Willebrand-Faktors gedacht werden.

Bereits seit längerem wird diskutiert, ob VWF als Endothelfaktor ein Risiko**indikator** oder ein Risiko**faktor** einer Endothelschädigung ist und erhöhte Konzentrationen zur Entstehung insbesondere arterieller Gefäßverschlüsse beitragen [387], [625].

Zum Teil wesentlich erhöhte Konzentrationen des VWF wurden in folgenden Situationen gefunden:

Tab. 27.**4** Determinanten hoher VWF-Spiegel [387]

genetisch	Blutgruppe (non-0) Geschlecht (weiblich) Rasse (farbig)
konstitutionelle länger andauernde Veränderungen	Lebensalter (höher) Body-Mass-Index (Übergewicht)
persistierende länger andauernde Veränderungen	Insulin (Diabetes) chronische Inflammation Leber-, Nieren-Erkrankung Malignom
transiente länger andauernde Veränderungen	Schwangerschaft Operation
kurz andauernde Veränderung	sportliche Betätigung Adrenalin Vasopressin/Desmopressin

- Als **Akutphasenprotein** ist VWF in vielen klinischen Situationen passager erhöht. Bei akuten und chronischen Entzündungen steigt VWF rasch und z.T. um mehr als das 3-Fache des Ausgangswertes an (Spannbreite 156–1320%) [476].
- Carvalho et al. fanden beim akuten Lungenversagen auf dem Boden von **Polytrauma** und **schwerer Sepsis** in Abhängigkeit vom Schweregrad VWF-Spiegel zwischen 500 und 1500% [89].
- Holmberg und Nilsson beobachteten **postoperativ** erhöhte VWF-Spiegel mit Werten zwischen 300 und 700% am 2.–3. postoperativen Tag [257].
- Ferner kommen VWF-Erhöhungen bei ausgedehnten **Verbrennungen, Tumoren, Urämie** u.a.m. vor.
- Bei **Lebererkrankungen** maßen Danielsson et al. 300–400% [132], Holmberg und Nilsson Werte zwischen 250 und 1000% [257].
- Beim **Diabetes mellitus** wurden wiederholt erhöhte Konzentrationen beschrieben; Conlan et al. fanden hier im Mittel Werte von etwa 140% [111].

Erhöhte Konzentrationen des VWF werden seit langem als **Risikofaktor arterieller Gefäßerkrankungen,** insbesondere einer koronaren Herzkrankheit, diskutiert. Etliche Studien beschreiben erhöhte VWF-Spiegel bei Patienten mit Myokardinfarkt [351], [387], [625]. Nach wie vor ist nicht vollständig klar, ob hohe VWF-Spiegel direkt Häufigkeit und Ausmaß der Entstehung arterieller Thromben beeinflussen oder nur Indikator einer endothelialen Dysfunktion sind.

Hinsichtlich der Rolle erhöhter VWF-Spiegel als **Risikofaktor venöser Thromboembolien** ist die Studienlage nicht konklusiv; ein solcher Effekt könnte wesentlich auf Faktor VIII zurückzuführen sein [325], [605], [557].

■ Bestimmung des von-Willebrand-Faktors

Übersichtsliteratur
Budde et al. 2004 [76], Budde 2008 [79], Favaloro 2006 [183], Nichols et al. 2008 [442], Patzke und Schneppenheim 2010 [466]

Die Diagnostik des VWS ist komplex (Tab. 27.**5**, Tab. 27.**6**):

Klinische Manifestationen und Laborparameter sind heterogen und zeigen eine hohe interindividuelle und intraindividuelle Variabilität.
Das VWS wird in 3 Hauptkategorien und insgesamt 6 Subtypen unterteilt, die zahlreiche Varianten der vorherigen Klassifikation umfassen (s. Tab. 27.**3**). Da sich jeweils unterschiedliche Schweregrade der Blutungsneigung und unterschiedliche Konsequenzen für Therapie und Prophylaxe ergeben, muss neben der grundsätzlichen Diagnose eines VWS immer der Subtyp bestimmt werden.

27.12 von-Willebrand-Faktor

Diagnose und Subtypisierung des VWS beruhen auf einer ganzen Reihe von Labortests (Tab. 27.**5**, Tab. 27.**6**).

> Kein einzelner Test ist in der Lage, alle Formen des VWS zu erfassen.

Die Tests messen:
- die Plasmakonzentration des VWF (VWF:Ag)
- die verschiedenen Funktionen des VWF (Interaktion mit Plättchenrezeptoren [VWF:RCo] und subendothelialem Kollagen [VWF:CB], Faktor-VIII-Bindung [VWF:FVIIIB])
- die strukturelle Intaktheit des VWF (Multimerenmuster).

Zur Abklärung spezieller Fragestellungen kann eine molekulargenetische Diagnostik erfolgen. Die typischen Befundkonstellationen in den verschiedenen Varianten des von-Willebrand-Syndroms zeigt Tab. 27.5.

Tab. 27.**5** Typische Befundkonstellationen der Varianten des von-Willebrand-Syndroms [76], [442]

VWS-Typ	1	2A	2B	2M	2N	3
Erbgang	AD	AD/AR	AD	AD	AR	AR
Blutungszeit	↑/N	↑	↑	↑	N	↑↑
PFA	↑/N	↑	↑	↑	N	↑↑
FVIII:C	↓	↓/N	↓/N	↓/N	↓↓	↓↓
VWF:Ag	↓	↓	↓/N	↓	N/↓	n.n.
VWF:RCo	↓	↓	↓	↓/N	N/↓	n.n.
VWF:CB	↓	↓	↓	N/↓	N/↓	n.n.
RIPA	N/↓	↓/N	↑↑	↓/N	N	n.n.
VWF:FVIIIB	N	N	N	N	↓↓	n.n.
Multimere im Plasma	alle vorhanden	große und mittelgroße fehlen	große fehlen	alle vorhanden	alle vorhanden	n.n.

AD = autosomal-dominant; AR = autosomal-rezessiv; PFA = Verschlusszeit im Platelet Function Analyzer; FVIII:C = Faktor-VIII-Aktivität; VWF:Ag = Antigenkonzentration des von-Willebrand-Faktors; VWF:RCo = Ristocetin-Kofaktor-Aktivität des von-Willebrand-Faktors; VWF:CB = Kollagenbindungsaktivität des von-Willebrand-Faktors; VWF:FVIIIB = Bindungskapazität des von-Willebrand-Faktors für Faktor VIII; RIPA = Ristocetin-induzierte Plättchenagglutination; N = normal; nn = nicht nachweisbar

> Da VWF zahlreichen endogenen und exogenen Einflüssen unterliegt, als Akutphasenprotein reagiert und seine Plasmakonzentration somit starken Schwankungen unterliegen kann, ist zur korrekten Diagnosestellung die Einbeziehung der aktuellen klinischen Situation und oftmals die wiederholte Durchführung vieler Tests erforderlich. Auch muss beachtet werden, dass VWF während einer Schwangerschaft etwa ab dem 2. Trimenon ansteigt.

Erschwerend wirkt sich aus, dass sich häufig das Spektrum der Methoden von Labor zu Labor unterscheidet oder manche von diesen nur an Spezialllaboratorien zur Verfügung stehen. Auch sind viele Tests unzureichend standardisiert und in ihren Ergebnissen nur eingeschränkt vergleichbar [345]. Bestätigungstests erfordern zur Gewährleistung der Vergleichbarkeit den Einsatz von Standards, die gegen eine ISTH/WHO-Referenz kalibriert wurden.

Die häufig eingesetzten Globaltests der Gerinnung erfassen ein von-Willebrand-Syndrom nicht (Quick-Test) oder nur unzureichend (aPTT).

Bei entsprechendem klinischem Verdacht muss daher eine gezielte Diagnostik erfolgen.

Der Untersuchungsgang kann nach Budde unterteilt werden (Tab. 27.**6**) [79]:
- orientierende Untersuchungen
- Bestätigungsuntersuchungen
- Untersuchungen zur Subklassifizierung (i.A. nur in Spezialllaboratorien verfügbar).

Orientierende Diagnostik

Eigen- und Familienanamnese

Frühere Blutungsereignisse weisen eine hohe Sensitivität für die Diagnose eines VWS auf.

Die standardisierte Erhebung der Blutungsanamnese des Patienten und seiner Familienangehörigen ist daher eine wichtige Vorbedingung für die korrekte Diagnosestellung. Im Idealfall kann die Blutungsanamnese mittels eines standardisierten Fragebogens erhoben und mittels eines Blutungsscores quantitativ erfasst werden [595]. Beachtet werden sollte, dass insbesondere bei milderen Formen des VWS die Familienanamnese nicht selten wenig auffällig ist. Auch sollte bei passender klinischer Symptomatik, jedoch bislang unauffälliger Blutungsanamnese an die Möglichkeit eines erworbenen VWS gedacht werden.

Tab. 27.6 Diagnostik des von-Willebrand-Syndroms [79]

	Methode	Abkürzung
orientierende Diagnostik	Anamnese (Eigen- und Familienanamnese)	
	PFA-Verschlusszeit,* in-vivo-Blutungszeit	
	aPTT	
	Plättchenzahl	
Bestätigungstests	Faktor-VIII-Aktivität	FVIII:C
	VWF-Antigenkonzentration	VWF:Ag
	VWF-Ristocetin-Kofaktor-Aktivität	VWF:RCo
	VWF-Kollagen-Bindungsaktivität	VWF:CB
Spezialtests	VWF-Multimerenanalyse	
	VWF-Propeptid	VWFpp
	VWF-Bindungskapazität für Faktor VIII	VWF:FVIIIB
	Ristocetin-induzierte Plättchenagglutination	RIPA
	molekulargenetische Untersuchungen	

* PFA = Platelet Function Analyzer

In-vivo-Blutungszeit und PFA-Verschlusszeit

Die in-vivo-Blutungszeit ist weder spezifisch noch sensitiv für ein VWS und wurde daher weitgehend verlassen. Filtermethoden wie die Verschlusszeit im Platelet Function Analyzer (PFA) sind als Screeningtest der primären Hämostase besser geeignet (s. Kap. D29.4).

Die Sensitivität des PFA für ein VWS (alle Typen und Subtypen insgesamt) wird mit 85–90 % angegeben, für die Typen 2A, 2B, 2M und 3 sogar mit > 98 %. Allerdings erfasst der PFA nicht spezifisch nur ein VWS, sondern auch andere Störungen der primären Hämostase wie etwa Thrombozytopathien. Daneben müssen präanalytische Vorbedingungen beachtet werden (Hämatokrit > 30 %, Plättchenzahl > 100 G/l).

Aktivierte partielle Thromboplastinzeit (aPTT)

Die aPTT kann infolge einer sekundären Faktor-VIII-Verminderung verlängert sein. Sie weist jedoch nur eine geringe Senstivität für ein VWS auf und ist – ebenso wie andere Globaltests der Gerinnung – nicht als Suchtest geeignet.

Plättchenzahl und -morphologie

Die Plättchenzahl wird üblicherweise im Rahmen einer automatisierten Blutbildanalyse angefordert. Patienten mit einem VWS 2B oder einem Pseudo-VWS können eine milde Thrombozytopenie aufweisen. Umgekehrt können Auffälligkeiten der Plättchenzahl und -morphologie auf eine Thrombozytopathie als Ursache der abzuklärenden Blutungsneigung hinweisen.

Bestätigungstests

Faktor-VIII-Aktivität (FVIII:C)

Eine sekundäre Faktor-VIII-Verminderung ist beim VWS häufig und in Abhängigkeit von der Verminderung des VWF-Antigens ausgeprägt. Beim mit ungenügender Stabilisierung des Faktors VIII einhergehenden Subtyp VWS 2N ist ein überproportional verminderter Faktor-VIII-Spiegel charakteristisch. Faktor VIII sollte daher bei der Abklärung auf ein VWS immer bestimmt werden.

Von-Willebrand-Faktor-Antigen (VWF:Ag)

Definition: Dieser Test misst die Konzentration des VWF-Proteins, wobei eine mittlere Plasmakonzentration von 10 mg/l 100% entsprechen. Der Normalbereich liegt zwischen 40 und 240%; Individuen mit Blutgruppe 0 weisen im Mittel einen um etwa 25% niedrigeren Wert auf. Die Messung erfolgt aus Plasma und üblicherweise mittels immunologischer Verfahren. Ein Teil der Laboratorien wendet ELISA-Verfahren an. Daneben sind automatisierte Messverfahren wie Latex-Immunoassays (LIA) oder das VIDAS-System als automatisierte ELISA-Variante gebräuchlich. Das ältere Verfahren der Laurell-Elektrophorese (Elektroimmunodiffusion) als zeitaufwendige und im Vergleich weniger präzise Methode wird nur noch selten eingesetzt.

Problematik:
- Da die Plasmakonzentration des VWF einer Vielzahl von Einflüsse unterliegt (u. a. Akutphasenreaktion, Schwangerschaft), ist oftmals die wiederholte Messung des VWF:Ag zu verschiedenen Zeitpunkten erforderlich.
- Die Messung des VWF:Ag allein erlaubt keine Aussage über die Funktionalität des VWF-Moleküls und kann als einzelner Test die Varianten des VWS Typ 2 nicht erfassen.
- Ein Nachteil des LIA ist die potenzielle Interferenz von Rheumafaktor, die zu erhöhten Messwerten und zum fälschlichen Ausschluss eines VWS führen kann [181].

- Die o.g. Verfahren unterscheiden sich in ihrer Sensitivität insbesondere im niedrigen Bereich des VWF-Antigens. Im für die Diagnose eines VWS Typ 3 erforderlichen tiefen Messbereich zwischen 1 und 3 % kann eine ELISA-Methode zu bevorzugen sein [466].

Ristocetin-Kofaktor-Aktivität des von-Willebrand-Faktors (VWF:RCo)

Defintion: Dieser Test prüft die Fähigkeit des VWF zur Interaktion mit dem thrombozytären GPIb-Rezeptor als Maß für seine adhäsive Funktion. VWF kann in vitro in Gegenwart von Ristocetin an das GPIb fixierter normaler Thrombozyten binden und deren Agglutination auslösen. Das Ausmaß der Agglutination wird auf Testplatten, im Aggregometer oder – heute das übliche Verfahren – automatisiert abgelesen.

VWF:RCo kann als Indikator qualitativer VWS-Varianten mit gestörter adhäsiver Funktion des VWF eingesetzt werden (Verminderung der großen VWF-Multimere oder Mutation der GPIb-Bindungsstellen des VWF). Hierfür ist immer die parallele Messung des VWF:Ag erforderlich; es wird ein Quotient VWF:RCo/VWF:Ag gebildet.

- Beim auf **quantitativer Verminderung** des VWF bei erhaltener Funktion beruhenden VWS 1 sind VWF:Ag und VWF:RCo etwa im gleichen Maß vermindert (VWF:RCo/VWF:Ag > 0,7 [übliche Cut-off-Werte je nach Labor 0,6–0,8])
- Bei Varianten des VWS mit **gestörter adhäsiver Funktion** des VWF findet sich eine im Verhältnis zum VWF:Ag übermäßige Verminderung des VWF:RCo (VWF:RCo/VWF:Ag < 0,7). Es sollten dann weitere Untersuchungen zur Verifizierung und Klassifikation folgen (Multimeranalyse).
  Problematik:
- Der Test weist zum Teil eine unbefriedigende Reproduzierbarkeit auf (Inter-Assay- und Inter-Labor-Variabilität) [183].
- Die Auswertung mittels Testplatten ergibt nicht selten niedrigere Werte des VWF:RCo im Vergleich mit dem VWF:Ag. Um nicht fälschlicherweise ein VWS Typ 2 zu diagnostizieren, ist die Bestätigung mittels Multimerenanalyse erforderlich.

Andere Tests zur Erfassung der Interaktion des VWF mit GPIb

Ein neu entwickelter, automatisierter Test, der ebenfalls die Interaktion des VWF mit dem thrombozytären GPIb misst und kürzlich eingeführt wurde, verwendet **auf Polystyrene-Mikropartikeln fixierte rekombinante GPIb-Fragmente.** Da diese durch Gain-of-Function-Mutationen eine gesteigerte Aktivität aufweisen, kann der Test auf fixierte Thrombozyten und Ristocetinzugabe verzichten.

Die VWF-abhängige Agglutination der Partikel wird turbidimetrisch gemessen. Die untere Detektionsgrenze mit verschiedenen Gerinnungsautomaten wird mit etwa 3 % angegeben, die Korrelation mit dem VWF:RCo-Test wird als sehr gut beschrieben [435], [436].

Ein weiterer Test ist ein **partikelverstärkter Agglutinationsassay,** der einen Antikörper gegen die GPIb-Bindungsstelle in der A1-Domäne des VWF einsetzt. Obgleich eine gute Übereinstimmung mit dem VWF:RCo beschrieben wurde, könnte dieser Test möglicherweise nicht alle funktionellen Defekte des VWF erfassen und zudem im unteren VWF-Bereich eine unbefriedigende Leistung aufweisen, sodass er wahrscheinlich nur bedingt als Alternative zum VWF:RCo in Betracht kommt.

Kollagenbindungsaktivität des von-Willebrand-Faktors (VWF:CB)

Definition: Dieser Test misst die Fähigkeit des VWF zur Bindung an Kollagen als Maß für seine adhäsive Funktion. Es sind ELISA-Methoden mit an Mikrotiterplatten immobilisiertem Kollagen gebräuchlich.

VWF:CB kann ebenfalls als Indikator qualitativer Varianten des VWS mit gestörter adhäsiver Funktion des VWF eingesetzt werden (Verminderung der großen VWF-Multimere oder isolierte Mutation der Kollagen-Bindungsstellen in der A3-Domäne des VWF). Unter geeigneten Bedingungen zeigt die VWF:CB das Vorhandensein oder Fehlen der hochmolekularen, hämostatisch relevanten VWF-Multimere sehr empfindlich an. Die Fähigkeit zur Diskrimination zwischen einem normalen und einem dysfunktionellen VWF-Molekül ist dabei besser als beim VWF:RCo [76]. Wie beim VWF:CB ist die parallele Messung des VWF:Ag erforderlich; es wird ein Quotient aus VWF:CB und VWF:Ag gebildet.

- Beim auf **quantitativer Verminderung** des VWF bei erhaltener Funktion beruhenden VWS 1 sind VWF:Ag und VWF:CB etwa im gleichen Maß vermindert (VWF:CB/VWF:Ag > 0,7 [übliche Cut-off-Werte je nach Labor 0,6–0,8]).
- Bei Varianten des VWS mit **gestörter adhäsiver Funktion** des VWF findet sich eine im Verhältnis zum VWF:Ag übermäßige Verminderung der VWF:CB (VWF:CB/VWF:Ag < 0,7).
- Die VWF:CB spricht auch auf **supranormale Multimere** an, wie sie z. B. nach DDAVP-Infusion im Plasma auftreten.

Bei auffälligem Befund sollten weitere Untersuchungen zur Verifizierung und Klassifikation folgen (Multimerenanalyse).

Problematik:
- Die VWF:CB ist anfällig gegen Temperatur- und Transporteinflüsse.

- Typ und Konzentration des verwendeten Kollagens können die Detektion eines VWS und die Unterscheidung qualitativer Varianten beeinflussen [182]: Typ-I-Kollagen oder eine Mischung aus Typ-I/III-Kollagen aus equinen oder bovinen Sehnen gelten als geeigneter zur Detektion von hochmolekularem VWF als Typ-III-Kollagen menschlicher Herkunft oder Typ-I-Kollagen aus boviner Haut.
- Die Teststandardisierung ist noch ungenügend [345].

Spezialtests

Multimerenanalyse des VWF

Übersichtsliteratur
Budde et al. 2004 [76], Budde et al. 2006 [77]

Definition: Die Multimerenanalyse dient der Untersuchung des VWF auf qualitative Veränderungen und strukturelle Alterationen und ist die entscheidende Methode zur Differenzierung vieler Subtypen des VWS.
- Sie ermöglicht die Unterscheidung des VWS Typ 1 vom Typ 2 und unter Heranziehung weiterer Parameter auch die der meisten Subtypen des Typ 2.
- Zahlreiche der in den Subtypen 2A, 2B und 2M der aktuellen Klassifikation zusammengefassten Varianten zeigen charakteristische Alterationen des Multimerenmusters.

Die gebräuchlichen Methoden bedienen sich der elektrophoretischen Auftrennung der Multimere nach ihrem Molekulargewicht in einem nichtreduzierenden, diskontinuierlichen SDS-Agarose-Gelsystem. Anschließend erfolgt meist der Transfer auf Nitrozellulose oder andere Trägermaterialien. Die aufgetrennten Multimere werden immunologisch markiert und anschließend luminografisch oder – heute seltener – radiografisch oder kolorigrafisch visualisiert.

Es kommen Gelsysteme niedriger, mittlerer und hoher Auflösungsfähigkeit zum Einsatz, die jeweils unterschiedliche Konzentrationen an Agarose aufweisen. Niedrigauflösende Gele stellen die Vollständigkeit des Multimerenmusters besser dar, mittelhoch- und hochauflösende lassen hingegen strukturelle Alterationen (beispielsweise Veränderungen des Triplettmusters aus Haupt- und Satellitenbanden) besser erkennen.

Problematik:
- Die Multimerenanalyse ist sehr zeitaufwendig und erfordert ein hohes Maß an Expertise in der technischen Durchführung und Auswertung der Befunde. Sie ist deswegen Speziallaboratorien vorbehalten.

- Die Standardisierung der Analyse zwischen verschiedenen Laboratorien ist nach wie vor unbefriedigend.

Propeptid des VWF (VWFpp)

Definition: Das VWF-Propeptid (VWFpp, auch VWF:Ag II) wird nach der Trennung vom gemeinsamen Vorläuferprotein im Verhältnis 1 : 1 mit dem maturen VWF in die Zirkulation abgegeben. Die Konzentration des VWFpp wird nicht von der AB0-Blutgruppe oder verstärkter Degradation beim erworbenem VWS beeinflusst. Die Messung des VWFpp mit Hilfe eines polyklonalen Antikörpers ermöglicht daher – bei paralleler Messung des VWF:Ag – die Erfassung von Varianten mit beschleunigtem Umsatz und verkürzter Halbwertszeit (erhöhter Quotient VWFpp/VWF:Ag).

Dies sind insbesondere das VWS 2M Vicenza, bestimmte Fälle des VWS 1 oder des VWS 2A, daneben Fälle eines erworbenen VWS, bei denen eine verkürzte Halbwertszeit des VWF etwa durch Autoantikörperwirkung vermutet wird. Beispielsweise wird für das VWS 2M Vicenza eine Erhöhung des Quotienten VWFpp/VWF:Ag auf bis zu 11,1 berichtet, für das VWS 2A (IIE) je nach kausaler Mutation bis auf 5,2 [90], [91], für Patienten mit erworbenem VWS bis auf 14. Es kommen ELISA-Methoden zum Einsatz; mittlerweile sind auch kommerzielle Tests verfügbar.

Bindungskapazität des VWF für Faktor VIII (VWF:FVIIIB)

Definition: Die Messung der VWF:FVIIIB ist der entscheidende Test zur Differenzierung des VWS 2N von einer Hämophilie A. Beim VWS 2N ist die Fähigkeit des VWF zur Bindung und Stabilisierung des Faktors VIII deutlich vermindert. Durch an Mikrotiterplatten gebundenen Antikörper gegen humanen VWF wird der Faktor-VIII/VWF-Komplex aus einer Plasmaprobe extrahiert. Aus diesem wird Faktor VIII herausgelöst und der verbliebene VWF mit einer definierten Menge an hochreinem Faktor VIII inkubiert. Der durch den VWF gebundene Anteil dieses Faktors VIII und der immobilisierte VWF werden quantitativ bestimmt und zueinander in Beziehung gesetzt.

Problematik: Die Methode ist nur an wenigen Speziallaboratorien verfügbar.

Ristocetin-induzierte Plättchenagglutination (RIPA)

Definition: Die Bestimmung der RIPA im autologen plättchenreichen Plasma dient der Erfassung von Varianten mit einer gesteigerten Interaktion des VWF mit dem thrombozytären GPIb-Rezeptor:

- An erster Stelle ist dies das VWS Typ 2B.
- Daneben kann die RIPA auch zur Untersuchung auf ein Pseudo-VWS eingesetzt werden (Mutation des thrombozytären GPIb bei normalem VWF).
- Ggf. kann die RIPA auch dem Nachweis inhibierender Antikörper dienen, die gegen die Bindungsstelle des VWF an den GPIb-Komplex gerichtet sind.

In plättchenreichem Plasma (PRP) von Normalpersonen agglutinieren die Thrombozyten bei Ristocetinzugabe von ≥ 1 mg/ml PRP, jedoch kaum oder nicht bei Zugabe von 0,5 mg/ml. Bei gesteigerter Ristocetinempfindlichkeit (VWS 2B) kann eine Agglutination bereits bei Ristocetinzugabe von 0,5 mg/ml und darunter ausgelöst werden. Aufgrund ihrer geringen Sensitivität ist die Methode nicht als Suchtest auf ein VWS geeignet.

Genetische Untersuchungen

Obgleich genetische Untersuchungen einen wesentlichen Beitrag zur Aufklärung von Struktur-Funktions-Beziehungen des VWF und ihren Störungen geleistet haben, werden sie wegen des mit ihnen verbundenen erheblichen Aufwands derzeit nicht routinemäßig bei Patienten mit VWS eingesetzt. **Indikationen** für eine genetische Untersuchung können sein [537]:

- Abklärung von Familien mit VWS 3 zur Identifikation heterozygoter Mutationsträger und genetischen Beratung (autosomal-rezessiver Erbgang)
- ausgeprägtere Fälle des VWS 2N und des VWS 2A (IIC) (autosomal-rezessiver Erbgang)
- Fälle mit inkonklusiven phänotypischen Testergebnissen.

Bekannte Mutationen und Polymorphismen im VWF-Gen werden in einer Datenbank gesammelt (http://vwf.group.shef.ac.uk).

Thrombozytärer VWF

Die Analyse des in Thrombozyten gespeicherten VWF könnte zur Unterscheidung zwischen angeborenen und erworbenen Formen des VWS und zur Klärung des Pathomechanismus beim VWS 2A nützlich sein. Daneben unterscheiden sich augeprägte Formen des VWS 1 und des VWS 3 durch das Vorhandensein bzw. Fehlen des thrombozytären VWF.

Bislang gibt es aber für die Bestimmung des thrombozytären VWF:Ag, die Methoden zur Lyse der Thrombozyten oder den Bezugspunkt (E/10^{11} Thrombozyten, E/mg Protein, Prozent eines Thrombozytenpools) keinen Standard und somit keine anerkannte Untergrenze für den thrombozytären VWF [76].

Verhalten des VWF nach DDAVP-Infusion

Das Verhalten des endogenen VWF bei stimulierter Freisetzung nach DDAVP-Infusion kann zur Identifikation von VWS-Varianten mit deutlich verkürzter Halbwertszeit des VWF genutzt werden. Dies sind vor allem bestimmte Varianten des VWS 1 (Halbwertszeit des VWF:AG nach DDAVP-Infusion 1–3,5 h) und des VWS 2A (0,9–2,7 h) oder das VWS 2M Vicenza (1–1,7 h) [90], [91].

Interpretation der Befunde

> Kein einzelner Labortest oder -befund erlaubt die vollständige Diagnose und Einordnung eines VWS, insbesondere nicht das von-Willebrand-Faktor-Antigen. Die nachstehenden Ausführungen sind daher nur Anhaltspunkte!

- **VWF-Konzentrationen von 240 bis über 1000 %:** Man findet sie bei vielen Krankheitsbildern, insbesondere bei Fällen ausgeprägter entzündlicher Prozesse (Sepsis), da VWF ein Akutphasenprotein ist. Auch Patienten mit erworbenem VWS 2 und Blutungsgefährdung können VWF-Antigen-Konzentrationen von > 300 % aufweisen!
- **VWF-Konzentrationen von 50–240 %:** Sie wurden als Normalbereich ermittelt und gewährleisten generell eine ausreichende Blutstillung. Ausnahme allerdings: Milde VWS können bei erhöhtem Bedarf an VWF (z. B. sehr große Wundflächen) mit Blutungen einhergehen!
- **VWF-Konzentrationen zwischen 30 und 50 %:** Sie findet man bei 1–2 % der Normalbevölkerung, insbesondere bei Personen mit der Blutgruppe 0. Im Alltag gehen sie zumeist nicht mit einer Blutungsneigung einher. Allerdings können Patienten mit einem milden VWS bereits VWF-Konzentrationen dieser Größenordnung aufweisen und bei Provokation der Hämostase blutungsgefährdet sein. Ein VWF-Antigen < 40 % gilt als indikativ für ein VWS Typ 1 (amerikanische Leitlinie: < 30 % [442]).
- **VWF-Konzentrationen zwischen 5 und 30 %:** Sie sind meist dem VWS 1 zuzuordnen. Häufiger als bislang vermutet kann sich aber auch ein VWS 2 dahinter verbergen. Dies kann für die Auswahl der hämostyptischen Therapie bedeutend sein.
- **VWF-Konzentrationen zwischen < 5 %:** Sie weisen in der Regel auf ein VWS 3 hin.

27.12 von-Willebrand-Faktor

! Kasuistiken

- **angeborenes von-Willebrand-Syndrom Typ 2A:** 75-jähriger Mann mit lebenslanger Blutungsneigung und Verdacht auf von-Willebrand-Syndrom Typ 3. Die Multimerenanalyse ergab allerdings Typ 2A mit abnormer Proteolyse.
- **erworbenes von-Willebrand-Syndrom Typ 2A:** 46-jährige Frau, die seit 4 Jahren eine auffällige postoperative Blutungsneigung zeigt. Es wird ein erworbenes von-Willebrand-Syndrom auf dem Boden einer monoklonalen Gammopathie diagnostiziert.
- **angeborenes von-Willebrand-Syndrom Typ 2B:** 37-jährige Frau mit ausgeprägter postoperativer Blutungsneigung; Thrombozytenzahl zeitweilig um 60000/µl!
- **von-Willebrand-Syndrom Typ 2N:** 44-jährige Frau mit ausgeprägter postoperativer Blutungsneigung.

Test	angeborenes VWS Typ 2A	erworbenes VWS Typ 2A	angeborenes VWS Typ 2B	VWS Typ 2N	Referenzbereich
Quick-Test (%)	100	63	100	80	70–120
aPTT (s)	43	45	35	35	30–40
PFA-Verschlusszeit	> 300 (beide Tests)		> 300 (beide Tests)	73/93	70–120/ 70–190 s
Blutungszeit				pathologisch	normal
Faktor VIII (%)	45	138	90	98	50–150
VWF-Antigen (%)	11	244 (!)	66	113	50–240
VWF:RCo (%)	14	70	30	60	50–150
VWF:RCo/VWF:Ag-Quotient	1,3	0,3	0,45	0,537*	> 0,7–1,3
VWF:CB (%)	10	137	11	157	50–150
VWF:CB/VWF:Ag-Quotient	0,9	0,56 (!)	0,36	1,38	> 0,7
RIPA Ristocetin-Endkonzentration 1 mg/0,5 mg/ml	3/0		67/86	> 70/0	100/0

Test	ange-borenes VWS Typ 2A	erwor-benes VWS Typ 2A	angebo-renes VWS Typ 2B	VWS Typ 2N	Referenz-bereich
Faktor-VIII-Bindungskapa-zität (%)				30	70–100
Multimerenanalyse 0 = fehlend; (+) = schwach vorhanden; + = vorhanden	(+)(+)(+)	+(+)0	+++	+++	alle Multi-mere vorhanden
Mutation				G2811A	

* *Gefahr der Fehldiagnose: Der Ristocetin-Kofaktor ist – wie so häufig – niedrig, sodass der VWF:RCo/VWF:Ag-Quotient wie bei einem von-Willebrand-Syndrom Typ 2A ausfällt, hingegen ist der Quotient VWF:CB/VWF:Ag normal.*

27.13 ADAMTS-13 (VWF-spaltende Protease)

J.-D. Studt

Übersichtsliteratur
Soejima und Nakagaki 2005 [559], Zheng und Sadler [657], Zou et al. 2010 [658]

■ Klinische Bedeutung

Die Metalloprotease ADAMTS-13 (A Disintegrin and Metalloprotease with Thrombospondin Type 1 Domains 13) reguliert durch spezifische Proteolyse die Größe der von-Willebrand-Faktor (VWF)-Multimere im Plasma. Ein schwerer Mangel der ADAMTS-13-Aktivität (< 5% des Normalwerts) führt zur Persistenz von **übergroßen (supranormalen), sehr adhäsiven VWF-Multimeren.** Diese interagieren vermehrt mit Thrombozytenrezeptoren. Dadurch wird die Entstehung mikrovaskulärer Thrombozytenaggregate und einer thrombotisch-thrombozytopenischen Purpura (TTP) begünstigt (s. Kap. C19).

Ein schwerer ADAMTS-13-Mangel (< 5%) kommt primär vor:
- konstitutionell im Rahmen einer hereditären TTP [202]
- durch die Wirkung inhibierender Autoantikörper gegen ADAMTS-13 [203].

27.13 ADAMTS-13 (VWF-spaltende Protease)

Ein schwerer ADAMTS-13-Mangel gilt als spezifischer Befund einer **klassischen TTP** und bestätigt deren Vorliegen [47]. Nicht alle Patienten mit der klinischen Diagnose TTP weisen aber einen schweren ADAMTS-13-Mangel auf. Mehrere zumeist retrospektive Kohortenstudien fanden diesen im Mittel nur bei etwa 50–60 % der Patienten (zwischen 33 und 100 %). Diese Variationsbreite könnte durch unterschiedliche diagnostische und Selektionskriterien zustande kommen, zum Teil auch dadurch, dass die verfügbaren Labortests in einem statischen Milieu wohl nicht alle Fälle einer in vivo defizienten ADAMTS-13-Wirkung erfassen.

> Eine schwere ADAMTS-13-Defizienz (< 5 %) bestätigt die Diagnose einer TTP. Höhere oder normale Werte schließen eine TTP aber nicht aus.

■ Biochemie und Physiologie

Das für ADAMTS-13 kodierende Gen ist auf Chromosom 9 lokalisiert (9q34) und umfasst 29 Exons [348]. Das Gen kodiert für ein Protein von 1427 Aminosäuren, das Molekulargewicht liegt je nach Bestimmungsmethode bei 150 kDa (nichtreduzierende SDS-PAGE) bis 150–190 kDA (reduzierende SDS-PAGE) [211], [198]. Die mittlere Plasmakonzentration beträgt 1 mg/l, die Halbwertszeit etwa 2–3 Tage [201]. Syntheseorte sind vor allem Leber und Endothelzellen. ADAMTS-13 ist auch als rekombinantes Protein verfügbar [472].

Eigenschaften

	ADAMTS-13
Definition	Metalloprotease, die von-Willebrand-Faktor spezifisch in seiner A2-Domäne spaltet
englische Bezeichnung	von Willebrand factor-cleaving protease
bekannte Substrate	von-Willebrand-Faktor
Molekulargewicht	etwa 150–180 kDa
mittlere Plasmakonzentration	etwa 1 mg/l (bzw. etwa 50–170 %)
Halbwertszeit	etwa 2–3 Tage
Syntheseorte	hauptsächlich Leber, Endothelzellen
Gen	Chromosom 9q34

ADAMTS-13 spaltet VWF spezifisch in seiner A2-Domäne an der Peptidbindung Tyr1605-Met1606. Dies geschieht nach Freisetzung des VWF aus Endothelzellen innerhalb von Minuten auf der Endothelzelloberfläche [156]. Unter Einwirkung erhöhter Scherkräfte ist infolge konformationeller Veränderungen des VWF die Proteolyse durch ADAMTS-13 gesteigert [156], [26]. VWF ist das einzige bisher bekannte Substrat von ADAMTS-13.

ADAMTS-13 ist **konstitutiv aktiv,** ein natürlicher Inhibitor ist nicht bekannt. Die VWF-Proteolyse wird vermutlich durch konformationelle Veränderungen des VWF reguliert [566].

■ Standards und Referenzbereiche

Nach bisheriger Kenntnis ist der Normalbereich der ADAMTS-13-Aktivität breit und dürfte mindestens etwa 50–170% umfassen. Kokame et al. fanden bei der Untersuchung von 100 Normalpersonen für Frauen eine etwas höhere ADAMTS-13-Aktivität (113,5% ± 27,1) im Vergleich mit Männern (97,9% ± 19,2) [319]. Hingegen maßen Scully et al. bei der Untersuchung von 62 Erwachsenen eine gleich hohe Aktivität bei Männern (112% [50–183]) und Frauen (111% [71–159]) [544].

Für Neugeborene wird überwiegend eine normale, zum Teil aber auch eine auf etwa 50% leicht verminderte ADAMTS-13-Aktivität berichtet [371], [534].

Möglicherweise nimmt mit steigendem Lebensalter die ADAMTS-13-Aktivität ab bzw. das Verhältnis VWF zu ADAMTS-13 zu [319], [320].

■ Abnorm niedrige oder abnorm hohe ADAMTS-13-Aktivität

Verminderte Aktivität

Eine **schwere Verminderung** der ADAMTS-13-Aktivität (< 5% des Normalen) gilt als spezifischer Befund im Rahmen einer TTP. Sie kommt zustande:
- **konstitutionell:**
  - kausale ADAMTS13-Mutationen bei hereditärer TTP
  - schwerer ADAMTS-13-Mangel im akuten TTP-Schub und in Remission
- **erworben:**
  - inhibierende Autoantikörper gegen ADAMTS-13 bei erworbener TTP
  - schwerer ADAMTS-13-Mangel und Inhibitornachweis im akuten Schub, zumeist Normalisierung in Remission
  - Fälle mit prolongierter ADAMTS-13-Defizienz und Persistenz des Inhibitors auch in Remission wurden beschrieben.

- Fälle mit nichtinhibierenden Antikörpern gegen ADAMTS-13 sind bekannt; diese Antikörper könnten die Clearance von ADAMTS-13 beschleunigen.

Bei verschiedenen Erkrankungen und physiologischen und pathologischen Zuständen wurde eine mehr oder weniger ausgeprägte **moderate Verminderung** der ADAMTS-13-Aktivität beschrieben. Beispiele hierfür sind akute Entzündungen, Leberzirrhose, Urämie, postoperativer Zustand, Immunthrombozytopenie, systemischer Lupus erythematosus und Kollagenosen, disseminierte intravasale Gerinnung, Neonatalperiode, Schwangerschaft, HELLP-Syndrom, höheres Alter, Sepsis und septischer Schock [371], [421], [340], [329]. Hier lagen die gemessenen ADAMTS-13-Werte aber meist im Bereich zwischen 15 und 50% und somit oberhalb des Bereichs einer schweren Defizienz (< 5%); zum Teil erfolgte auch nur eine semi-quantitative Auswertung der ADAMTS-13-Aktivität.

Kürzlich beobachteten Uemura et al., dass auch bei fortgeschrittener Hepatopathie eine schwere ADAMTS-13-Verminderung auftreten kann [607].

Inflammatorische Zytokine wie Interferon-γ, Tumornekrosefaktor-α oder Interleukin-4 scheinen einen inhibierenden Einfluss auf die ADAMTS-13-Transkription und -Sekretion aus Leber und Endothel zu haben [87]. Auch ein Anstieg des Substrats VWF geht mit einem Absinken der ADAMTS-13-Aktivität einher [490]. Ferner wurde die Inaktivierung der ADAMTS-13 durch Thrombin und Plasmin beschrieben [119], [190].

> Eine nur moderate Verminderung der ADAMTS-13-Aktivität führt nicht zu einem Ausbleiben der VWF-Degradation, wie dies bei einem schweren Mangel (< 5%) der Fall ist.

Erhöhte ADAMTS-13-Messwerte

Ein pathologischer Stellenwert einer erhöhten ADAMTS-13-Aktivität ist bislang nicht bekannt.

Hemmkörper gegen ADAMTS-13

Neben **inhibierenden Autoantikörpern** im Rahmen einer erworbenen TTP [203] werden auch **nichtinhibierende Autoantikörper** beobachtet, die hypothetisch zur Behinderung der Interaktion von ADAMTS-13 mit VWF oder der Endothelzelloberfläche oder zur beschleunigten Clearance von ADAMTS-13 führen könnten [497], [530].

Das Auftreten von **Alloantikörpern** nach Substitutionstherapie mit ADAMTS-13-haltigen Plasmaprodukten wurde bislang nicht beobachtet.

■ Bestimmung der ADAMTS-13-Aktivität

Übersichtsliteratur
Just 2010 [280], Myata et al. 2005 [437], Peyvandi et al. 2010 [469]

Prinzipien und Vorbedingungen der Messung

Die Messung der ADAMTS-13-Aktivität im Plasma erfolgt in aller Regel bei Verdacht auf eine thrombotische Mikroangiopathie, um Patienten mit TTP und schwerer ADAMTS-13-Defizienz zu identifizieren. Ein schwerer ADAMTS-13-Mangel (< 5%) bestätigt die Diagnose einer TTP; höhere oder normale Werte schließen eine TTP aber nicht aus.

Ein großer Teil der verfügbaren Methoden wurde in 3 Ringversuchen verglichen [576], [600], [602]. Neben verschiedenen von Forschungslaboratorien entwickelten Methoden sind mittlerweile auch kommerzielle Tests verfügbar.

Neben dem üblicherweise verwendeten Citratplasma ist die Messung der ADAMTS-13-Aktivität grundsätzlich auch in Heparinplasma oder Serum möglich. Dagegen ist EDTA-Blut für die Analyse unbrauchbar (EDTA inhibiert ADAMTS-13 vollständig).

Verschiedene Einflüsse können die Messung stören:
- **hämolytische Proben:** Freies Hämoglobin ab etwa 2 g/l führt zur Verminderung der ADAMTS-13-Aktivität und täuscht das Vorhandensein eines Inhibitors vor [577].
- **Hyperbilirubinämie:** Ab etwa 100 µmol/l stört Bilirubin die Messung im FRETS-VWF73-Assay und führt zu tieferen Messwerten [409].
- **Chelatoren** wie EDTA hemmen die ADAMTS-13-Aktivität vollständig [200].

> Für die initiale Diagnostik einer thrombotischen Mikroangiopathie sollte unbedingt daran gedacht werden, Plasmaproben vor Einleitung einer Plasmatherapie abzunehmen, da andernfalls keine sichere Aussage über die ursprüngliche ADAMTS-13-Aktivität mehr möglich ist.

Methoden

Multimerenanalyse und Immunoblotting des degradierten VWF

Definition: Die in der Plasmaprobe enthaltene ADAMTS-13 baut ein VWF-Substrat (aus Plasma gereinigt oder rekombinant) ab. Das Ausmaß dieser VWF-Proteolyse wird mittels Multimerenanalyse (gelelektrophoretische Auftrennung und Immunoblotting des VWF) dargestellt und anhand des Vergleichs mit einer mitgeführten Verdünnungsreihe quantitativ ausgewertet [202].

Problematik: Es sind ein erheblicher Arbeits- und Zeitaufwand (3–4 Tage) sowie große Expertise in Durchführung und Auswertung erforderlich, somit ist dieses Verfahren nicht für die Routinediagnostik, sondern nur für Spezial- und Forschungslaboratorien geeignet. Es handelt sich um eine statische Messmethode.

Nachweis spezifischer VWF-Spaltfragmente

Definition: Nach Inkubation von Plasmaprobe und VWF-Substrat wird ein spezifisches VWF-Spaltfragment (Dimer eines 176-kDa-Fragments) mittels SDS-PAGE nachgewiesen und densitometrisch quantifiziert [606].

Problematik: Es sind ein hoher Arbeitsaufwand und Expertise erforderlich, überdies der Einsatz radioaktiv markierter Antikörper zur Detektion. Somit ist diese Methode nicht für den Einsatz im Routinelabor geeignet. Es handelt sich ebenfalls um eine statische Messmethode.

Nachweis der residuellen Kollagenbindungsaktivität oder Ristocetin-Kofaktor-Aktivität des degradierten VWF-Substrats

Nach Inkubation von Plasmaprobe und VWF-Substrat wird die residuelle Kollagenbindungsaktivität [212] oder Ristocetin-Kofaktor-Aktivität [55] des VWF-Substrats gemessen (s. Kap. D27.12). Je höher die ADAMTS-13-Aktivität in der Plasmaprobe, desto ausgeprägter der proteolytische Abbau des VWF-Substrats und desto geringer dessen residuelle Aktivität. Es werden verschiedene, zum Teil automatisierte Testvarianten und -modifikationen eingesetzt. Es handelt sich ebenfalls um statische Messmethoden.

Immunradiometrisches Assay mit Antikörpern gegen C- und N-terminale VWF-Epitope

Dabei handelt es sich um ein sog. Two Site-immunradiometrisches Assay mit monoklonalen Antikörpern gegen C- und N-terminale Epitope der VWF-Untereinheit [451]. Je ausgeprägter die Proteolyse des VWF-Substrats durch

ADAMTS-13 ist, desto mehr C- und N-terminale Anteile der VWF-Untereinheiten werden getrennt. Es ergibt sich eine scheinbare Abnahme des VWF-Antigens, die mit der ADAMTS-13-Aktivität in der Plasmaprobe korreliert. Statische Messmethode.

Fluorescence Resonance Energy Transfer System mit trunkiertem synthetischem VWF73-Peptid (FRETS-VWF73)

Statt eines VWF-Substrats voller Länge wird ein synthetisches VWF-Peptid von 73 Aminosäuren (VWF73) verwendet, das die modifizierte Spaltstelle für ADAMTS-13 in der A2-Domäne enthält [319]. Die Spaltung des VWF73 durch ADAMTS-13 führt zur Freisetzung eines Fluoreszenzsignals.

Dieser Test benötigt nur wenig Zeit (1–2 h) und eignet sich für die Routineanwendung. Es wurde eine gute Übereinstimmung mit den Ergebnissen anderer Messmethoden beschrieben [328]; die Autoren weisen darauf hin, dass die stark verkürzte Inkubationszeit in manchen Fällen gegenüber anderen Methoden mit bis zu 16- bis 20-stündiger Inkubationsdauer zu abweichenden Ergebnissen führen könnte. Statische Methode.

Daneben wurden weitere Peptide entwickelt, die die A2-Domäne des VWF beinhalten [642].

Durchfluss-basierte Methoden

Eine von Dong et al. entwickelte Methode [156] erfasst die VWF-Proteolyse durch ADAMTS-13 in einer Flusskammer und auf einer Endothelzelloberfläche, was den Verhältnissen in vivo am nächsten kommen dürfte. Allerdings weist diese Methode eine zum Teil recht hohe Variabilität auf [600] und ist wegen ihres beträchtlichen Aufwands nicht für den Routineeinsatz, sondern nur als Forschungsmethode geeignet.

Untersuchung auf Antikörper gegen ADAMTS-13

Für die Untersuchung auf inhibierende (d. h. aktivitätsneutralisierende) Antikörper gegen ADAMTS-13 wird üblicherweise die residuelle ADAMTS-13-Aktivität eines Normalplasmas nach 1 : 1 (Volumen : Volumen)-Inkubation mit dem Patientenplasma bestimmt (analog der Bethesda-Methode für Gerinnungsfaktor-Inhibitoren). Dies ist mit allen vorgenannten Methoden möglich.

Daneben wurde ein sensitiver ELISA entwickelt, der auch nichtinhibierende Antikörper gegen ADAMTS-13 erfasst [530]. Solche Antikörper könnten hypothetisch die Interaktion von ADAMTS-13 mit VWF oder der Endothelzelloberfläche behindern oder zu einer beschleunigten Clearance von ADAMTS-13 führen.

Genetische Untersuchung

Bei vermuteter hereditärer TTP und konstitutionellem schwerem ADAMTS-13-Mangel sollte der Nachweis kausaler ADAMTS13-Mutationen angestrebt werden [357].

27.14 Protein Z und sein Inhibitor PZI

S. Ziemer, A. Tiede, M. Barthels

Übersichtsliteratur
Kemkes-Matthes und Matthes 2001 [298], Vasse 2008 [617]

■ Klinische Bedeutung

Die klinische Bedeutung von Protein Z (PZ) und dem Protein-Z-abhängigen Inhibitor (PZI) ist auch 36 Jahre nach der Charakterisierung von Protein Z unklar [72]. 1995 wurde von Kemkes-Matthes bei Patienten mit ungeklärter Blutungsneigung gehäuft ein Mangel von PZ beschrieben. Nach Gabe von PPSB kam es zur klinischen Besserung. Seit 2000 wird ein erhöhtes Thromboembolierisiko in venösen und arteriellen Gefäßbereichen bei PZ-Mangel diskutiert [617]. In Kombination mit anderen Thrombophiliemarkern (Faktor-V-Leiden, Prothrombinpolymorphismus) steigt das Risiko [617].

■ Biochemie und Physiologie

Protein Z ist ein Vitamin-K-abhängiges Protein, das mit 13 die höchste Zahl von Glutaminsäureresten hat. Es besitzt keine enzymatische (proteolytische) Aktivität sondern ist Kofaktor für einen Inhibitor, das Serpin PZI (Protein-Z-Inhibitor, SERPINA10), mit dem es gemeinsam zirkuliert. Es wurde 1998 von Han et al. erstmals beschrieben [238]. Der PZI hemmt in vitro im Komplex mit PZ in Gegenwart von Phospholipiden und Kalziumionen den Faktor Xa mit 2000-facher Geschwindigkeit [263]. Ferner ist **PZI**, unabhängig von PZ, der **hauptsächliche Inhibitor des Faktors XIa**, hemmt aber auch Faktor IXa [489]. Dieses Inhibitorsystem ist bei PZI-Mangel stärker gestört als bei PZ-Mangel, wie Tierversuche belegen.

Verschiedene Polymorphismen des Protein-Z-Gens sind beschrieben, der Zusammenhang mit verminderten Werten und ihre klinische Relevanz sind jedoch strittig [617].

Eigenschaften

	Protein Z	**Protein-Z-abhängiger Proteinaseninhibitor**
Definition	Vitamin-K-abhängiges Glykoprotein, das Kofaktor für die Hemmung von Faktor Xa durch PZI ist	Serpin, das im Komplex mit Protein Z und Kalziumionen an Phospholipiden den Faktor Xa hemmt und allein Faktor XIa
englische Bezeichnung	protein Z	Z-dependent protease inhibitor, SERPINA10
Molekulargewicht	62000 Da	72000 Da
Plasmakonzentration	Mittelwert: 2,9 mg/l (40 nM) (ermittelt in EDTA-Blut von 455 Blutspendern [414]) Spannbreite: 32–168 % [414]; 1–16 % bei Therapie mit Vitamin-K-Antagonisten [414]	1,5 mg/l [489]
Halbwertszeit	ca. 2,5 d	ca. 2,5 d
Syntheseort	Leberzelle, nachgewiesen auch im Endothel, Nierentubuli [73]	Leber
Protein-Z-Gen	Chromosom 13q34	Chromosom 14q32.13
Referenzbereich	32–168 % [414]	

■ Abnorm niedrige und abnorm hohe Messwerte von Protein Z
Angeborener Mangel

Vorkommen und Bedeutung sind bei einer großen Streubreite im Normbereich (s. o.) nicht eindeutig. Eine Übersicht über die Ursachen eines erworbenen Protein-Z-Mangels findet sich bei Vasse [617].

Eine Verminderung des Proteins Z wurde festgestellt bei:
- Vitamin-K-Mangel
- Therapie mit Vitamin-K-Antagonisten
- Lebererkrankungen
- nephrotischem Syndrom
- Verbrauchskoagulopathie

- Thalassämie
- Amyloidose.

Erhöhte Konzentrationen sind wahrscheinlich klinisch nicht relevant.

■ Bestimmung von Protein Z und PZI

Indikationen

Letztlich sind die Indikationen zur Bestimmung von Protein Z und Protein-Z-Inhibitor noch völlig unklar. Wenn überhaupt eine Bestimmung erfolgen sollte, dann nur im spezialisierten Labor bei Patienten mit ungeklärter Blutungsneigung, wenn alle üblichen Tests negativ waren.

Bei Thrombosepatienten und Schwangerschaftskomplikationen ist die Bestimmung im Rahmen einer Stufendiagnostik möglich.

Indikationen zur Bestimmung des PZI sind derzeit noch nicht gegeben.

Methoden

Es sind verschiedene ELISA-Kits zum Nachweis von Protein Z als Forschungsreagens erhältlich. Ein funktioneller Test existiert nicht.

Für PZI sind in der Literatur „Home-made"-Aktivitätstests über Faktor-XIa-Hemmung beschrieben. Die Bestimmung der Konzentration erfolgt mittels Immunoassay.

27.15 Tissue-Faktor (Gewebefaktor)

M. Barthels, F. Bergmann, A. Czwalinna

Übersichtsliteratur
Davizon et al. 2010 [133], Key und Mackman 2010 [301], Morrissey 2001 [426]

■ Klinische Bedeutung

Laut herkömmlicher Lehrmeinung startet die Blutgerinnung, wenn das Blut infolge einer Gefäßverletzung mit dem Tissue-Faktor (TF, Gewebefaktor, Gewebethromboplastin) mit einem Membran-Protein subendothelialer Zellen in Berührung kommt. Unter physiologischen Bedingungen wird von Endothelzellen selbst, die in Kontakt mit dem Blutfluss stehen, kein TF freigesetzt. TF bildet einen Komplex mit den Plasmafaktoren VII und VIIa, der seinerseits die Proenzyme Faktor IX und Faktor X aktiviert. Die Reaktion wird um ein Vielfaches beschleunigt und verstärkt durch die Anwesenheit gerinnungsaktiver Phospholipide der Zellmembranen. Dadurch wird der Gerinnungsprozess auf den Ort des Bedarfs beschränkt.

Bei einer Reihe von Krankheitsprozessen, vor allem mit gesteigerter intravasaler Thrombinbildung, wurden hohe Konzentrationen des TFs im Blut gemessen (DIC, thrombotisch-thrombozytopenische Purpura, diabetische Mikroangiopathien, bestimmte Leukämien).

Der TF ist die wesentliche Komponente des Reagenzes, das seit Jahrzehnten für den Quick-Test (Thromboplastinzeit) verwendet wird, sei es in Form von lipidhaltigen Gewebeextrakten, sei es als rekombinant hergestellter TF zusammen mit einer definierten Menge eines gerinnungsaktiven Phospholipids [297].

TF kann im Plasma quantitativ sowohl hinsichtlich Aktivität als auch immunologisch bestimmt werden, jedoch bestehen z.Zt. noch erhebliche methodische Diskrepanzen. Die Bestimmung ist klinisch nicht relevant.

■ Biochemie und Physiologie

Der TF ist seit Beginn der Gerinnungsforschung unter verschiedenen Bezeichnungen bekannt wie: Thrombokinase, Gewebethromboplastin, CD 142, Faktor III (Übersicht s. [133]). Es ist ein sog. **Transmembranprotein** mit einem Molekulargewicht von ca. 45.000 Da [71]. Wenn Blut mit dem TF des verletzten Gewebes in Berührung kommt, so werden sowohl das Proenzym Faktor VII als auch das Enzym Faktor VIIa an den TF gebunden. Durch diese Bindung wird der Faktor VII zu Faktor VIIa aktiviert.

Faktor VIIa ist ein schwaches Enzym, dessen Wirkung durch die Komplexbildung mit TF (TF:VIIa) wesentlich verstärkt wird. Die maximale Wirksamkeit des Faktors VIIa wird dann erreicht, wenn sich der TF auf der Oberfläche von gerinnungsaktiven Phospholipiden (hauptsächlich Phosphatidylserin) befindet. Der TF hat damit sowohl Rezeptor- als auch Akzeleratorfunktion (**extrinsischer Tenasekomplex**).

Wenn die Komplexbildung TF:FVIIa erfolgt ist, so erfolgt die weitere Aktivierung der Gerinnung auf zweierlei Weise:
- TF:FVIIa aktiviert direkt Faktor X zu Xa.
- TF:FVIIa aktiviert Faktor IX zu IXa, und dieser wiederum Faktor X zu Xa (sog. **Josso-Schleife;** s. Abb. 4.5).

Inhibitoren des TF:FVIIa-Komplexes sind:
- TFPI (Tissue Factor Pathway Inhibitor)
- Antithrombin, vor allem in Gegenwart von Heparin.

Der TF kommt vor allem perivaskulär im subendothelialen Gewebe vor, sodass er auch als „hämostatische Hülle" („Hemostatic Envelope") bezeichnet wurde. Darüber hinaus sind bestimmte Organe besonders TF-haltig, wie u. a. Gehirn, Lunge, Plazenta – aus denen bekanntermaßen auch das Reagens Gewebethromboplastin tierischen Ursprungs gewonnen wird. Das Gen für TF liegt auf Chromosom 1 (p21–22).

In den letzten Jahren hat sich gezeigt, dass der TF auch **intravasal** die Gerinnung aktiviert. Er kommt im Blut in nicht zellgebundener Form vor, und zwar zum größten Teil an sog. Mikropartikel oder Mikrovesikel gebunden, d. h. an Abschnürungen von Bestandteilen von Zellmembranen, die nach Aktivierung oder Zerstörung von u. a. Gewebszellen, Thrombozyten, Monozyten in das Blut abgegeben werden (s. Kap. D28.7). (Details zu den verschiedenen Formen von Mikropartikeln s. [133]). Einiges spricht dafür, dass TF in minimalen Konzentrationen auch physiologisch im Blut vorkommt, er wird aber vor allem in erhöhten Konzentrationen bei einer Vielzahl von Erkrankungen mit vermehrter intravasaler Thrombinbildung nachgewiesen (s. u.).

Ein aktuelles Forschungsgebiet sind Monozyten und Makrophagen, die TF nach Stimulation durch Zytokine im Rahmen von Entzündungsprozessen oder durch bakterielle Stimuli wie Lipopolysaccharide (LPS; **cave:** Endotoxinämie bei gramnegativer Sepsis!) exprimieren. Über die Bedeutung von Thrombozyten oder neutrophilen Leukozyten, die die Freisetzung von intravasalem TF betreffen, wird noch diskutiert [301].

Eigenschaften

	Tissue-Faktor
Definition	transmembranes Protein mit Rezeptor- und Akzeleratorfunktion für den Gerinnungsfaktor VII bzw. Faktor VIIa
englische Bezeichnung	tissue factor
Molekulargewicht	45.000 Da [71]
Plasmakonzentration	nicht eindeutig festgelegt, ca. < 100 pg/ml [301]
Gen	Chromosom 1, p21–22
Mikropartikel	Zellmembran-Vesikel, die Phosphatidylserin exponieren (Größe: 0,1–1,0 µm) [133]

■ Referenzbereiche

Die Angaben in den verschiedenen Publikationen unterscheiden sich erheblich mit einer großen Spannbreite von 60–190 µg/l bzw. 2–6 nmol/l. (Tabellarische Übersicht und kritische Bewertung der Publikationen s. [464], die ihrerseits eher einen Bereich von überwiegend < 2,0 nmol/l ermittelt haben.)

■ Abnorm niedrige oder abnorm hohe Tissue-Faktor-Spiegel

Abnorm niedrige Tissue-Faktor-Spiegel

Ein hereditärer TF-Mangel wurde bisher nicht beschrieben. Er dürfte nicht mit dem Leben vereinbar sein.

Abnorm hohe Tissue-Faktor-Spiegel

Abnorm hohe TF-Spiegel wurden bei einer Reihe von Erkrankungen, vorzugsweise solchen mit erhöhter intravasaler Gerinnung bzw. erhöhtem Thromboembolierisiko gemessen. TF wird von nahezu allen Tumorzellen exprimiert. Besonderes wissenschaftliches Interesse gilt den Tumoren von TF-haltigen Organen sowie ihren Chemotherapien. Das sog. **Trousseau-Syndrom** bei Tumorpatienten als Ausdruck eines prothrombotischen Geschehens ist auf eine vermehrte TF-Expression bzw. TF-tragende Mikropartikel zurückzuführen. Für folgende Tumorentitäten ist dies beschrieben: Magen, Pankreas, Brust und Lunge [654].

■ Bestimmung des Tissue-Faktors

Übersichtsliteratur
Key und Mackman 2010 [301], Kasthuri et al. 2010 [292]

Der TF kann sowohl immunologisch als auch hinsichtlich seiner Aktivität in Vollblut, in Plasma und in Mikropartikeln bestimmt werden. Hierzu gibt es kommerzielle Tests. Der Einfluss der Präanalytik spielt eine große Rolle für die Höhe des Messergebnisses. Des Weiteren ist kein internationaler Standard verfügbar. Eine routinemäßige Bestimmung im klinischen Alltag ist z.Zt. nicht indiziert.

27.16 Tissue Factor Pathway Inhibitor (TFPI)

M. Barthels, F. Bergmann, A. Czwalinna

Übersichtsliteratur
Steppich und Ott 2010 [572], Adams 2012 [3], Kasthuri et al. 2010 [292], Sandset 1999 [526], Broze et al. 1991 [74]

■ Klinische Bedeutung

Der Tissue Factor Pathway Inhibitor ist der natürliche und zugleich wichtigste Inhibitor des Tissue-Faktor/Faktor-VII-Komplexes. Im Folgenden wird für Tissue Factor Pathway Inhibitor die international gebräuchliche Abkürzung „TFPI" verwendet [50]. TFPI bildet mit dem Faktor Xa und dem TF:FVIIa einen Komplex, der beide Enzyme inaktiviert. TFPI ist überwiegend an das Endothel gebunden, aus dem er u. a. durch Heparininjektionen freigesetzt werden kann (Anstieg auf 200–300 %). Die Bedeutung des TFPI für die medikamentöse Gerinnungshemmung ist jedoch noch nicht geklärt [292].

Bislang wurden bei verschiedenen Krankheitsbildern TFPI-Spiegel innerhalb des Normbereichs gefunden (Sepsis, schwere chronische Lebererkrankungen, Lupusantikoagulanzien, Therapie mit Vitamin-K-Antagonisten). Postoperativ fällt TFPI passager ab, vermutlich in Abhängigkeit von der Größe des Eingriffs.

Ein niedriger TFPI-Spiegel ist kein angeborener Risikofakto für Thrombosen. In wenigen Studien von Patienten mit venösen Thromboembolien wurden grenzwertig verminderte Spiegel beschrieben.

Auch erhöhte TFPI-Werte scheinen keinen wesentlichen Einfluss auf Krankheitsprozesse zu nehmen, wenngleich sie bei verschiedenen Krankheitsbildern beschrieben wurden (s. u.).

■ Biochemie und Physiologie

Übersichtsliteratur
Steppich und Ott 2010 [572], Adams 2012 [3], Kasthuri et al. 2010 [292]

Der Tissue Factor Pathway Inhibitor (frühere Synonyme: EPI: Extrinsic Pathway Inhibitor, LACI: Lipoprotein-associated Coagulation Inhibitor) hat ein Molekulargewicht von etwa 43000 Da [572], [3]. Er ist ein **Kunitz-Typ-Inhibitor** und der wichtigste natürliche Inhibitor des Tissue-Faktor/Faktor-VIIa-Komplexes.

Ferner inaktiviert er Trypsin, weniger Plasmin und Chymotrypsin. Die Erstbeschreibung („Wiederentdeckung") erfolgte durch Sanders et al. im Jahr 1985 (historische Überblicke s. [74], [3]).

Es sind mehrere **Isoformen** bekannt: Der TFPIα ist der „eigentliche" TFPI und hat 3 Kunitz-Domänen: K1 bindet Faktor VIIa, K2 den Faktor Xa und K3 Lipoproteine, Heparine u. a. Den anderen, kleineren TFPI-Varianten fehlen Anteile des Moleküls, vor allem die K3-Domäne. Sie haben geringere antikoagulatorische Wirkung.

Zunächst bildet der TFPI mit dem Faktor Xa einen Komplex, wobei die Anwesenheit von Kalziumionen nicht obligat ist [572], [70]. Erst in Gegenwart von Kalziumionen bildet der FXa:TFPI-Komplex mit dem TF:FVIIa-Komplex einen **quarternären Komplex,** der beide Enzyme inaktiviert (Literatur bei [12]). Es muss also zuerst Faktor Xa gebildet worden sein, bevor der TFPI seine Wirkung entfalten kann [572].

Protein S als Kofaktor des TFPI erhöht die Inaktivierung von Faktor Xa durch TFPI um das 10-Fache (Details s. Kap. D27.21) [236]. Castoldi et al. konnten zudem 2010 nachweisen, dass TFPI und Protein S anscheinend als Komplex im Plasma zirkulieren [96].

TFPI wird überwiegend von Endothelzellen exprimiert, allerdings auch von anderen Zellen (Thrombozyten, Fibroblasten, Megakaryozyten, Monozyten, Hirnzellen) und ist gleichfalls wie der TF vorwiegend an das Endothel gebunden, aus dem 75 % des gesamten TPFI durch Heparin freigesetzt werden

Eigenschaften

	TFPI
Definition	Kunitz-Typ-Inhibitor und hauptsächlicher Inhibitor des TF:FVIIa-Komplexes; hemmt ferner Trypsin, weniger Plasmin und Chymotrypsin, MEROPS:102
englische Bezeichnung	tissue factor pathway inhibitor
Molekulargewicht	ca. 43.000 Da [572], [3]
Plasmakonzentration	TFPI-Antigen: $X = 60 \pm 13$ mg/l [572] bzw. ca. 2,25 nmol/l bzw. $X = 89$ mg/l; Spannbreite 60–160 % [448] TFPI-Aktivität: $X = 100 \pm SD = 21$ % [12] bzw. $55 \pm 8,2$ mg/l [572]
Halbwertszeit	60–120 min [572]
Gen	Chromosom 2 q31–32.1

können [525], [12]. Ca. 20% des gesamten TFPI sollen im Plasma an Lipoproteine gebunden vorkommen, ca. 2,5% als freier TFPI und ca. 2,5% an Plättchen gebunden (Literatur bei [12]). Die Rolle der Lipoproteine ist unklar, die inhibitorische Wirkung von freiem TFPI ist stärker als diejenige des gebundenen. Vermutlich haben die Lipoproteine (HDL bis LDL) Trägermolekül-Funktion [3].

■ Referenzbereiche

Publizierte Normalbereiche für TFPI s. o. Die Plasmaspiegel sollen relativ stabil sein, sowohl was größere Zeitabstände, den zirkadianen Rhythmus als auch Unabhängigkeit von Nahrungsaufnahme anbetrifft ([635] zit. von [70]). Dennoch stellten Dahm et al. 2006 einen zirkadianen Rhythmus bei einem kleinen Normalkollektiv fest [128].

Novotny et al. fanden, wie auch schon frühere Autoren, TFPI-Spiegel innerhalb des Normbereichs bei schweren chronischen Lebererkrankungen, primärem Lungenhochdruck, Lupusantikoagulanzien, Therapie mit Vitamin-K-Antagonisten sowie bei unkomplizierter DIC [448], [70].

■ Abnorm niedrige oder abnorm hohe TFPI-Spiegel

Abnorm niedrige TFPI-Spiegel

Obwohl die Deletion des TFPI-Gens zum intrauterinen Absterben von Knockout-Mäuse-Embryonen führt [264], gehören niedrige TFPI-Spiegel im Plasma nicht zu den anerkannten angeborenen Risikofaktoren venöser Thromboembolien [3]. Diesbezügliche genetische Veränderungen konnten überwiegend nicht nachgewiesen werden [572]. Jedoch wurden in einigen Studien bei Patienten mit venösen Thromboembolien niedrigere TFPI-Spiegel als im Vergleichskollektiv gemessen. So die LETS-Studie (Leiden-Thrombophilie-Studie, Bestimmung von freiem TFPI im Plasma, OR 1,7 [129]) und die TFPI-Freisetzungsstudie nach Heparininjektion, in der Ariens et al. 1999 10 min nach Injektion von 7500 IE UFH bei 49 Normalpersonen einen Anstieg des gesamten TFPI auf 260 ± SD = 34% fanden. Bei jungen Patienten mit venösen Thromboembolien stieg er dagegen im Mittel auf 230 ± SD = 39% [12].

Düring et al. fanden bei Kindern einen Zusammenhang zwischen niedrigen TFPI-Spiegeln und venösen Thrombosen sowie Schlaganfällen [163].

Postoperativ kommt es – in Abhängigkeit von der Größe des Eingriffs – zu einem TFPI-Abfall [448].

Zum Teil wurde eine Verminderung des TFPI bei gramnegativer Sepsis und gleichzeitig erhöhten Fibrindegradationsprodukten gefunden [448].

Castoldi et al. stellten 2010 fest, dass bei angeborenem oder erworbenem Protein S-Mangel der TFPI gleichfalls vermindert ist [96].

Niedrige TFPI-Spiegel wurden ferner bei Abeta- und Hypolipoproteinämie beschrieben, jedoch stieg der TFPI-Spiegel nach Heparininjektion wie bei Normalpersonen an [448].

Auch wurden niedrige TFPI-Spiegel bei Frauen gefunden, die eine Hormonersatztherapie erhielten [49]. In der Schwangerschaft finden sich abfallende TFPI-Spiegel [66].

Erhöhte TFPI-Spiegel

Eine klinische Bedeutung ist nicht bekannt. Nach Heparininjektion kommt es zu einem Ansstieg des TFPI um das 2- bis 3-Fache des Ausgangswertes [12], [70]. Vereinzelt wurden erhöhte Spiegel bei fortgeschrittenen Erkrankungen (z.B. Tumoren, koronare Herzkrankheit) beschrieben [572], [70].

■ Bestimmung des TFPI

Übersichtsliteratur
Kasthuri et al. 2010 [292], Ariens et al. 1999 [12], Sandset 1999 [526]

Der TFPI kann sowohl immunologisch als auch hinsichtlich seiner Aktivität mittels chromogenen Peptidsubstraten im Plasma oder im Vollblut bestimmt werden. Hierzu gibt es kommerzielle Tests. Bei den immunologischen Tests wird entweder der TFPI:FXa-Komplex bestimmt oder der gesamte TFPI:FXa:FVIIa-Komplex.

Die Ergebnisse werden von der Präanalytik stark beeinflusst. Die Untersuchungen sind ferner erschwert durch die Heterogenität des TFPI: Was wird bestimmt? Gesamt-TPFI? Lipoproteingebundener TFPI? Freier TFPI? Gesamt-TFPI nach Freisetzung durch Heparininjektion? Freisetzung des TFPI durch andere Substanzen? (Detailangaben zur methodischen Problematik s. [526]). Eine routinemäßige Bestimmung im klinischen Alltag ist z.Zt. nicht indiziert.

■ Therapeutischer Einsatz von TFPI

Es war naheliegend, diesen wichtigen Inhibitor auch therapeutisch als rekombinanten TFPI zu erproben. Nach Adams ([3]; dort auch Details zu den bisherigen Studien), haben die wenigen bisherigen Tierversuche und klinischen Studien jedoch bislang keine eindeutigen Ergebnisse erbracht.

27.17 Thrombin-activatable Fibrinolysis Inhibitor (TAFI)

S. Ziemer, A. Tiede, M. Barthels

Übersichtsliteratur
Nesheim et al. 2006 [440], Bouma et al. 2003 [61]

■ Klinische Bedeutung

Der TAFI nimmt eine Stellung zwischen Gerinnung und Fibrinolyse ein, wenngleich seine klinische Bedeutung noch nicht eindeutig geklärt ist. Er wird physiologischerweise wohl primär durch den Thrombin-Thrombomodulin-Komplex bzw. durch höhere Thrombinkonzentrationen aktiviert und wirkt **antifibrinolytisch.** Wie Dempfle schreibt, „begünstigen hohe Thrombinkonzentrationen die TAFI-Aktivierung und führen so zu Gerinnseln mit hoher Resistenz gegenüber der Fibrinolyse. Niedrige Thrombinkonzentrationen, bei Patienten mit hämorrhagischer Diathese oder bei gerinnungshemmender Therapie, führen zu verminderter TAFIa-Aktivität und damit zu einer gesteigerten Fibrinproteolyse." [142]

Theoretisch könnten zu hohe oder zu niedrige TAFI-Konzentrationen im Blut eine Blutungs- oder Thromboseneigung begünstigen. Die bisher publizierten Untersuchungen sind nicht eindeutig.

■ Biochemie und Physiologie

Der TAFI ist das Proenzym eines Zinkionen-abhängigen Metallo-Carboxypeptidase B-ähnlichen Enzyms (TAFIa) bzw., wie in der älteren Literatur angegeben, der Carboxypeptidasen B, U und R. Er wird durch den Thrombin-Thrombomodulin-Komplex bzw. durch höhere Thrombinkonzentrationen aktiviert, wie sie in der 2. Phase der Thrombinbildung bzw. im Gerinnsel oder in vitro vorkommen. Die Aktivierung ist kalziumionenabhängig. Neben Thrombin sind Trypsin und Plasmin Aktivatoren des TAFI.

Der aktivierte TAFI bewirkt durch die Abspaltung von Lysin- und Argininresten vom C-terminalen Ende des Fibrins die Verminderung der Bindungsstellen für t-PA und Plasminogen. Dadurch wird die Plasminbildung vermindert und eine vorzeitige Lyse verhindert [142], [440]. Ein Inhibitor des TAFI ist nicht bekannt. Er scheint spontan seine Aktivität zu verlieren (instabiles Enzym) [440]. TAFI scheint auch Entzündung und Wundheilung zu beeinflussen.

Eigenschaften

	TAFI
Definition	Proenzym der Carboxypeptidase B, die die Fibrinstabilisierung verstärkt
englische Bezeichnung	thrombin-activatable fibrinolysis inhibitor (TAFI, plasma procarboxypeptidase B, R, U)
Molekulargewicht	60000 Da
Plasmakonzentration	5 µg/ml (entspricht 75 nM) [498]
Halbwertszeit	TAFIa 10 min
Syntheseort	Leber
TAFI-Gen	Chromosom 13q14.11

■ Referenzbereiche

Bezogen auf einen Normalplasmapool wurde ein altersabhängiger Anstieg bei Frauen und Männer gefunden. Der Range liegt zwischen 48 und 250% [102].

■ TAFI-Bestimmung

Es stehen kommerzielle ELISA zur Verfügung.

27.18 Antithrombin (AT)

S. Ziemer, A. Tiede, M. Barthels

Übersichtsliteratur
Bock 2006 [54], Rau et al. 2007 [489], Seligsohn und Lubetsky 2001 [550]

■ Klinische Bedeutung

Antithrombin (AT) ist der wichtigste Inhibitor der Blutgerinnung, da es Thrombin, Faktor Xa und die meisten anderen Gerinnungsenzyme inaktiviert. So ist es verständlich, dass bereits subnormale Antithrombinkonzentrationen von 40–70% eine Thromboseneigung begünstigen können. Dies trifft insbesondere für den seltenen angeborenen Antithrombinmangel zu, z.T. aber auch für einige erworbene Antithrombinmangelzustände.

Erworbene Antithrombinmangelzustände (Übersicht s. [363]) kommen viel häufiger vor:

- Bei Sepsis und disseminierten intravasalen Gerinnungsprozessen ist der AT-Abfall ein Prognosemarker.
- Zu einem Antithrombinmangel kommt es ferner bei erhöhtem Proteinverlust (im Serum < 20 g/l Albumin), z.B. beim nephrotischen Syndrom.
- Schwere Lebersynthesestörungen führen zur Verminderung der meisten Komponenten des Gerinnungssystems, auch zum AT-Abfall.
- Bei der Asparaginasetherapie und in den ersten Tagen einer Therapie mit UFH in hoher Dosis fällt das Antithrombin vorübergehend um maximal 25% des Ausgangswertes ab.

Ein **Anstieg des Antithrombins** wird bei der Therapie mit Vitamin-K-Antagonisten (VKA) beobachtet.

Antithrombin ist physiologisch ein **langsamer Inhibitor der Gerinnung.** Durch unfraktioniertes Heparin (UFH) wird Antithrombin jedoch sofort wirksam, sodass die Gerinnungszeiten in den verschiedenen Gerinnungstests verlängert werden, und zwar umso mehr, je höher die Heparinkonzentration ist. Heparin wirkt nicht direkt, sondern nur durch die Beschleunigung der AT-Reaktion mit den aktivierten Gerinnungsfaktoren (Übersicht zu Heparinresistenz und AT-Mangel s. [390]). Daher sind bei AT-Mangel die Gerinnungszeiten kürzer als von der UFH-Dosis zu erwarten.

Es gibt **keinen Globaltest,** der einen Antithrombinmangel erkennt. Hinweise sind die Anamnese einer familiären Thromboseneigung und/oder eine verminderte Wirkung des UFH.

■ Biochemie und Physiologie

Übersichtsliteratur
Bock 2006 [54], Rau et al. 2007 [489]

Antithrombin ist der natürliche, im Plasma vorkommende Inhibitor der Serinproteinasen Thrombin, Faktor Xa, und Faktor IXa, in geringerem Ausmaß auch der anderen Serinproteinasen XIa, XIIa, Kallikrein und Plasmin. Die Serpine, und damit Antithrombin, hemmen ihre Enzyme **irreversibel,** indem sie sog. „**Suicid-Substrate**" [53] für das aktive Enzym bilden, wobei ein irreversibler 1 : 1-Komplex mit der jeweiligen Proteinase gebildet wird. Die Enzyminaktivierung erfolgt langsam, sodass Antithrombin auch als Progressivinhibitor bezeichnet wird. Der Komplex aus Thrombin und Antithrombin wird **Thrombin-Antithrombin-Komplex (TAT)** genannt und ist ein Aktivierungsmarker der Gerinnung.

Durch die Bindung von Heparinen an Antithrombin kommt es zu einer Konformationsänderung des Antithrombins, die das reaktive Zentrum des Antithrombins für das Enzym freilegt. Für die Inaktivierung von Thrombin muss sich Heparin außer an Antithrombin auch noch brückenartig an Thrombin binden. Für die Inaktivierung von Faktor Xa ist nur die Konformationsänderung des Antithrombins durch Heparin erforderlich. Heparin beschleunigt die Antithrombinwirkung schlagartig und konzentrationsabhängig, u.U. um das 1000-Fache, wie erstmals von Rosenberg und Damus 1973 festgestellt [508]. In vivo wird die Antithrombinwirkung durch endothelständige Proteoglykane (Heparansulfat) beschleunigt. Im Allgemeinen inaktiviert Antithrombin nur freies Thrombin oder freien Faktor Xa, nicht aber fibringebundenes Thrombin [640] oder fibringebundenen Faktor Xa [174], und auch nicht Faktor Xa, der an Phospholipide (u.a. der Plättchenoberfläche) gebunden ist [377], [584].

Durch die Komplexbildung von Thrombin und Antithrombin (TAT) wird die Inhibitoraktivität des Antithrombinmoleküls verbraucht. Hingegen ist die immunologisch gemessene Antithrombin-Konzentration nach Ablauf der Gerinnung unverändert oder sogar leicht erhöht. Dank des hohen Antithrombin-Potenzials im Blut von 2,4 µM/l (0,14 g/l) müssen sich bereits erhebliche

Eigenschaften

	Antithrombin
Definition	Serinproteinaseninhibitor (Serpin C1), der vor allem die Enzyme Thrombin, Faktor Xa, Faktor IXa, aber auch Faktor XIa, Faktor XIIa und Plasmin inaktiviert, sowie den TF:VIIa-Komplex, Kallikrein und Trypsin
englische Bezeichnung	antithrombin
Molekulargewicht	58000 Da [508]
Plasmakonzentration	2,4 µmol/l bzw. 0,14 g/l [54]
Serumkonzentration	ca. 80 % der Plasmakonzentration
Halbwertszeit	ca. 70 h nach Substitution [483]
Syntheseort	Leberzelle
Antithrombin-Gen	Chromosom 1q23-q25

Mengen Thrombin gebildet haben, bevor ein Antithrombin-Aktivitätsverlust messbar wird.

> Die Konzentrationen des Antithrombins wirken sich ohne die Anwesenheit von UFH auf die Globaltests nicht aus!
>
> In Gegenwart von UFH wird der Progressiv-Inhibitor Antithrombin zum Sofortinhibitor. Es kommt zu einer Verlängerung der Gerinnungszeiten von aPTT und der Thrombinzeit; bei der Thromboplastinzeit (Quick-Bestimmung) kommt es nur bei Reagenzien ohne Heparinantidot zur Verlängerung. Die Gerinnungszeiten korrelieren mit der Heparinkonzentration.
>
> Bei einer niedrigen Aktivität des Antithrombins von < 50 % ist die Wirkung des Heparins herabgesetzt, erkennbar an kürzeren Gerinnungszeiten als von der Heparindosis her erwartet.

Standards und Referenzbereiche

- Die Aktivität von Antithrombin beträgt (70–)80–120 %; die Konzentration 0,15–0,39 g/l. Zur besseren Vergleichbarkeit mit der Aktivität wird die Konzentration oft auch in Prozent angegeben.
- Im hohen Alter bestehen keine klinisch relevanten Änderungen [358]; Neugeborene s. Kap. C23.
- In der Schwangerschaft, durch Ovulationshemmer und die Hormonersatztherapie wird Antithrombin im Blut um ca. 10 % vermindert [310], [573].
- Es wird empfohlen, in jedem Laboratorium die Referenzbereiche für die spezifischen Bedingungen zu überprüfen.

■ Abnorm niedrige oder abnorm hohe Antithrombinspiegel

Angeborener Antithrombinmangel

Der angeborene Antithrombinmangel, 1965 von Egeberg erstmals beschrieben [171], wird **autosomal dominant** vererbt. Die Ursache sind unterschiedliche genetische Defekte [465], [54], für die eine Datenbank existiert [335]. Es sind über 150 Mutationen beschrieben, die zu einem AT-Mangel führen. Eine genetische Untersuchung kann daher ohne Indexpatient nur durch Sequenzierung erfolgen.

Auch beim angeborenen Antithrombindefizit unterscheidet man Mangel- und Dysvarianten.

Typ I: Mangelvariante. Sie ist charakterisiert durch eine Verminderung (**quantitativer Defekt**) eines intakten Proteins, daher sind Antithrombinaktivität und Antithrombinkonzentration gleichermaßen reduziert.

Typ II: Dysvariante. Dabei ist die Aktivität vermindert bei deutlich höherer Konzentration (**qualitativer Defekt**). Typ II wird noch unterschieden in:
- **Typ II RS:** Mutation, die direkt die „Reactive Site" (Thrombinbindungsstelle) des Antithrombins betrifft. Er ist ein erwiesener thrombophiler Risikofaktor mit hoher Penetranz, jeder zweite Defektträger erleidet Thromboembolien. Es handelt sich fast ausschließlich um heterozygote Formen mit einer Antithrombinaktivität meist um 50% der Norm.
- **Typ II HBS:** Mutation, die direkt die Heparin-Bindungsstelle betrifft, sodass die Beschleunigung der Antithrombinreaktion in Gegenwart von Heparin eingeschränkt ist. Diese Form bewirkt ein geringes Thrombembolierisiko mit einer Thromboseprävalenz von 6% für heterozygote Patienten. Ein homozygoter Antithrombinmangel ist nur beim Typ II HBS beschrieben. Diese wenigen homozygoten Patienten erlitten alle früh Thromboembolien [332].
- **Typ II PE:** Mutation, die durch Strukturänderung nach Bindung von Heparin die Thrombinbindungsstelle blockiert. Diese Form erhöht das Thromboembolierisiko sehr.

> Wegen des unterschiedlichen Thromboembolierisikos ist die Diagnostik des AT-Mangel-Typs sinnvoll. Allerdings ist zu beachten, dass anscheinend einige Antithrombinmutationen wie das AT Cambridge (A384S) [115] mit den herkömmlichen Aktivitätstests nicht erfasst werden [331], [489].

Risikoeinschätzung

- Die Prävalenz des angeborenen Antithrombinmangels in der Normalbevölkerung, ist mit 0,02–0,05% gering [54]. Der Typ II kommt 2-mal häufiger vor als der Typ I [394].
- Die Prävalenz für Patientengruppen mit erster venöser Thromboembolie wird mit 0,5–1% angegeben; hier wird Typ I in 80% gefunden.
- Bis zum 50. Lebensjahr hatten ca. 80% aller Patienten zumindest eine TVT und/oder Lungenembolie, davon traten ca. 60% spontan auf. Atypisch lokalisierte Thrombosen sind nicht selten, wie z. B. Mesenterialvenenthrombosen oder Hirnvenenthrombosen.
- Das Risiko ist neben dem Typ des AT-Mangels auch von zusätzlichen angeborenen Risikofaktoren (Faktor-V-Leiden) oder erworbenen Risikosituationen (Operationen, Stase, Malignom) abhängig.

- Während der Schwangerschaft und im Wochenbett treten bei 44–70 % der Frauen Thromboembolien auf [52].

Erworbener Antithrombinmangel

Übersichtsliteratur
Büller und ten Cate 1989 [81], Rau et al. 2007 [489]

Der erworbene Antithrombinmangel birgt je nach Ursache ein unterschiedliches Thromboembolierisiko. Er ist z. B. bei Lebererkrankungen, bei denen auch die meisten Gerinnungsfaktoren in gleicher Größenordnung vermindert sind, weniger thrombosewirksam als z. B. bei der Verbrauchskoagulopathie [601]. In Tab. 27.7 sind die wichtigsten Ursachen eines Antithrombinmangels zusammengestellt.

Antithrombinmangel infolge Synthesestörung

Bei allen fortgeschrittenen **Lebererkrankungen** ist der Antithrombinmangel häufig. Die Ursachen sind multifaktoriell, wie z. B. eine Synthesestörung, eine leichte DIC oder eine Abwanderung des Antithrombins in den Aszites.

Ferner führt eine Asparaginasetherapie zu einer Synthesestörung des Antithrombins und erhöht so das Risiko für Thromboembolien [233].

Antithrombinmangel infolge erhöhten Umsatzes

Erhöhter Verbrauch:
- Verbrauchskoagulopathie infolge disseminierter intravasaler Thrombinbildung [81]
- entzündliche, insbesondere septische Prozesse, wobei der Verbrauch an Antithrombin verschiedene Ursachen haben kann: disseminierte intravasale Gerinnung, Verbrauch durch die aus Leukozyten freigesetzte Leukozyten-Elastase als auch durch Matrix-Metalloproteinasen [54], ferner durch Hemmung der Synthese.

Erhöhter Verlust:
- nephrotisches Syndrom mit erhöhter Thrombosebereitschaft [294] (zu erwarten bei Serum-Albuminspiegeln von < 20g/l)
- große Wundflächen (Polytrauma, Verbrennungen), hier auch multifaktorielle Ursachen infolge der gleichzeitigen Entzündungs- und Gerinnungsprozesse
- Abwanderung in den Aszites [538]
- therapeutischen Plasmapheresen gegen Albuminlösung

Tab. 27.7 Ursachen einer niedrigen Antithrombinaktivität

angeboren (selten)	• 0,02 % der Normalbevölkerung • 4 % in Kollektiven jüngerer Patienten mit thromboembolischen Verschlusskrankheiten
erworben	
Synthesestörungen	• Lebererkrankungen (zusammen mit der Verminderung anderer Faktoren und Inhibitoren) • Asparaginasetherapie
Umsatzstörungen	• Verbrauchskoagulopathie (DIC) • Entzündungen, Sepsis, SIRS • systemische Hyperfibrinolysen • Proteinverluste, z. B. nephrotisches Syndrom, exsudative Gastroenteropathie • Dilutionskoagulopathien nach massivem Blutverlust zusammen mit anderen Faktorenmangelzuständen • multifaktoriell: Verbrennungen, Polytrauma, große Operationen • kardiopulmonaler Bypass
medikamentös bedingt	• Initialstadium der Heparintherapie • Asparaginasetherapie • systemische fibrinolytische Therapie (Streptokinase) • Ovulationshemmer

Dilutionseffekt:
- Operationen mit kardiopulmonalem Bypass reduzieren AT auf 40–50 %, dies kann Ursache einer Heparinresistenz sein, die die Klinik weiter kompliziert [486].
- Infolge eines ausgeprägten Blutverlusts kommt es zu einer Verminderung des Antithrombins in gleichem Ausmaß wie diejenige aller anderen Faktoren und Inhibitoren.

Medikamentös bedingter Antithrombinmangel

Ein Antithrombinmangel wird beobachtet bei:
- Asparaginasetherapie [233]
- Abfall um ca. 10 % bei Einnahme von Ovulationshemmern [310], in gleicher Größenordnung auch bei HRT
- Heparintherapie, insbesondere i.v. Dauerinfusion bei venösen Thromboembolien: nach der Bolusinjektion kein Abfall, dann kontinuierlicher Abfall um 25 % des Ausgangswerts bis zum 5. Tag der Therapie (von $X = 98 \pm 12\%$ auf $X = 73 \pm 7\%$ am 5. Tag) [583], sowohl Aktivitäts- als auch Konzentrationsabfall. Desgleichen nach s.c. Heparingaben.

- Infolge eines vermehrten Anfalls von Plasmin, z. B. bei systemischer Fibrino(geno)lyse, fällt Antithrombin nur geringgradig ab.

Antithrombinmangel bei Neugeborenen

s. Kap. C23.

Erhöhter Antithrombinspiegel

Einen erhöhten Antithrombinspiegel findet man in einigen Fällen bei:
- Vitamin-K-Mangel (Therapie mit Vitamin-K-Antagonisten!) [377]
- Cholestase
- koronaren Herzkrankheiten
- Niereninsuffizienz.

■ Bestimmung des Antithrombins

Übersichtsliteratur
Ødegård et al. 1978 [452], Conard 1999 [110], Rosen 2005 [507]

Die Antithrombinbestimmung erfolgt zum Nachweis oder Ausschluss eines angeborenen oder erworbenen Antithrombinmangels.

Indikationen

- Anamnese mit venösen und/oder arteriellen Thromboembolien vor dem 50./40. Lebensjahr
- familiäre, insbesondere jugendliche Thromboseneigung
- wiederholte venöse Thromboembolien
- Thrombosen mit ungewöhnlicher Lokalisation
- Thrombosen in der Schwangerschaft oder im Wochenbett oder bei Einnahme von Ovulationshemmern
- bei geplanten invasiven Eingrifffen und positiver Anamnese
- Nichtansprechen der Heparintherapie
- Verlaufskontrolle der Substitutionstherapie mit Antithrombin [463], [502]
- Prognosemarker Sepsis, DIC.

Methoden

- Die Methode der Wahl zur Bestimmung der Antithrombinaktivität sind die chromogenen Substrattests.

- Prognosemarker Sepsis, DIC
- Die immunologische Bestimmung des Antithrombinantigens kann mit verschiedenen Methoden erfolgen.

Im Allgemeinen stimmen Aktivitätsmessungen und Konzentrationsmessungen des Antithrombins gut überein. [110] Ausnahmen mit wesentlich höherer Antithrombinkonzentration als -aktivität sind:
- angeborener Antithrombinmangel Typ II
- Antithrombin nach zumindest teilweise erfolgter Gerinnung (Thrombinbildung), z. B. bei der Verbrauchskoagulopathie
- Neugeborenen-Antithrombin (s. Kap. C23)
- Antithrombinkonzentrate, bei denen der Quotient aus Antithrombinaktivität und Antithrombinkonzentration in unterschiedlichem Ausmaß (0,63–0,84) vorliegt [252].

Bestimmung der Antithrombinaktivität mit chromogenem Substrat

Definition: Es handelt sich um die Methode der Wahl [337]. Das Prinzip der Routinemethodik ist die Inhibierung von bovinem Thrombin oder Faktor Xa in Gegenwart von Heparin durch das im Plasma vorhandene AT. Das restliche, nicht gebundene Enzym spaltet einen Farbstoff vom Substrat ab. Die gemessene Extinktion ist der Antithrombinaktivität umgekehrt proportional, die kinetische Methode ist der Endpunktmethode überlegen. Das Thrombin kann in geringem Maße auch durch Heparinkofaktor II (HC-II) gehemmt werden und zu falsch höheren Ergebnissen führen. Demers et al. empfehlen bei Verdacht auf angeborenen Antithrombinmangel mittels Faktor Xa zu messen [141]. Bohner et al. zeigten darüber hinaus, dass in Gegenwart von > 0,8 I.E. Heparin/ml Plasma auch bei Verwendung von Rinderthrombin der Heparinkofaktor das Testergebnis beeinflusst, sodass um 7–16 % höhere Antithrombinwerte gemessen wurden als mit Faktor Xa [56].

Problematik: Bei AT Cambridge und ähnlichen AT-Defekten [115], [331] wird mit den üblichen Tests kein Mangel gefunden. In Großbritannien und Frankreich konnte die Mutation häufig nachgewiesen werden, es fand sich kein relevantes Thromboserisiko, in Spanien wurden dagegen gehäuft Thromboembolien beschrieben.

Direkte medikamentöse Hemmung von Faktor Xa und Faktor IIa (Thrombin) durch die neuen oralen Antikoagulanzien (NOA) (s. Kap. D32) führen in der jeweiligen Methode zu extrem erhöhten Werten.

Bestimmung der Antithrombinkonzentration

Definition: Konzentrationsbestimmung ist nur bei verminderter Aktivität indiziert um Mangel- und Dysvarianten zu unterscheiden. Sie erfolgt durch Messen der gebildeten Antigen-Antikörper- Komplexe. Historisch: mittels Laurell-Elektrophorese und Mancini-Technik; heute: mit Laser-Nephelometrie oder ELISA-Technik. Die Angabe kann in g/l erfolgen, praktischer ist aber die Berechnung in Prozent über Standardplasma. Neben funktioneller Testung des progressiven Antithrombins in einem Ansatz ohne Heparin und einer 2-dimensionalen Immunelektropherese kann die molekularbiologische Diagnostik sinnvoll sein.

Problematik: Bei der immunologischen Antithrombinbestimmung wird auch ein funktionsunfähiges Molekül gemessen. Daher ist der alleinige bzw. primäre Einsatz einer immunologischen Methode in der Routinediagnostik nicht mehr gerechtfertigt.

Interpretation der Befunde

- **Antithrombinaktivität > 120%:** Die AT-Aktivität liegt zwar oberhalb des Normbereichs, ist aber ohne klinische Bedeutung. Man findet sie vor allem beim Vitamin-K-Mangel, und damit bei der Therapie mit VKA.
- **Antithrombinaktivität 80–120%:** Dies entspricht dem Normbereich. Es ist allerdings zu beachten, dass die amidolytisch gemessene Aktivität unter bestimmten Bedingungen nicht der eigentlichen Antithrombin-III-Aktivität entspricht (s. o.). Bei einigen Patienten mit angeborenem Antithrombinmangel kann durch die Therapie mit VKA der Antithrombinspiegel bis in den Normalbereich ansteigen.
- **Antithrombinaktivität 40–70%:** Dieser Befund geht mit einem erhöhten Thromboembolierisiko einher (s. o.).
- **Antithrombinaktivität < 40%:** Hier kann das Risiko für Gefäßverschlüsse erhöht sein. Allerdings werden Messwerte dieser Größenordnung gar nicht so selten bei fortgeschrittener Leberzirrhose gefunden.

> Die Diagnose eines angeborenen Antithrombinmangels sollte möglichst erst nach wiederholter Bestätigung des Befunds und nach Ausschluss anderer Einflussgrößen auf den Antithrombinspiegel gestellt werden.

Der **erworbene Antithrombinmangel** erfordert eine differenzierte Beurteilung:
- Bei Patienten mit **Leberleiden** und anderen Erkrankungen, bei denen auch die prokoagulatorischen Gerinnungsfaktoren in gleichem Ausmaß vermin-

dert sind, sodass – wenn auch auf niedrigerer Ebene – das Gleichgewicht der Hämostase erhalten bleibt, ist eine einseitige Antithrombinsubstitution nicht erforderlich.
- Ein Antithrombinmangel beim **nephrotischen Syndrom** oder bei der **Asparaginasetherapie** geht mit einer erhöhten Thromboemboliegefährdung einher, die ggf. eine Therapie erfordert.
- Die Antithrombinsubstitution bei der **Sepsis** ist nach Studienlage nicht indiziert [636]. Aus den Studiendaten [636] konnten Kienast et al. 2006 in einer Subgruppenanalyse zeigen, dass nur die Patienten mit Sepsis und DIC ohne gleichzeitige Heparingabe durch die Substitution mit Antithrombin einen klinischen Vorteil gegenüber der Placebogruppe erreichten [303]. Bei nachgewiesener **DIC** und damit einhergehenden AT-Mangel soll die Substitution mit AT erfolgen. Näheres vgl. Querschnittsleitlinien zur Therapie mit Blutkomponenten und Plasmaderivaten der Bundesärztekammer (Off-Label-Use) [82].

> Die therapeutischen Maßnahmen (Antikoagulanzienbehandlung, Substitutionstherapie) werden von der individuellen Situation des Patienten bestimmt und nicht von der Größenordnung des Messwerts.

! Kasuistiken
- **Antithrombinmangel infolge Proteinsynthesestörung:** 3 Monate alter Säugling mit Fruktoseintoleranz
- **Antithrombinmangel infolge Verbrauchskoagulopathie:** Patient mit akuter Promyelozytenleukämie.

Test	AT-Mangel durch Proteinsynthesestörung	AT-Mangel infolge Verbrauchskoagulopathie	Referenzbereiche
Antithrombinaktivität (%)	28	43	Erwachsene: 80–120 Säuglinge: 80–120*
Thrombin-Antithrombin-Komplex (ng/ml)	< 0,1	40	< 5 ng/ml
Fibrinogen (g/l)	0,2	0,1	Erwachsene: 2,0–3,5 Säuglinge: 1,5–3,9*

Test	AT-Mangel durch Proteinsynthesestörung	AT-Mangel infolge Verbrauchskoagulopathie	Referenzbereiche
Faktor II (%)	32	52	Erwachsene: 70–120 Säuglinge: 60–120*
Faktor V (%)	25	36	70–120

* Referenzbereiche für 3 Monate alte Säuglinge (s. Kap. C23)

> Der Antithrombinspiegel allein oder zusammen mit den anderen Faktoren erlaubt keine Diagnose. Die richtige Diagnose ist nur durch den zusätzlichen Einsatz eines Aktivierungsmarkers möglich.

27.19 Heparinkofaktor II (HC-II)

S. Ziemer, A. Tiede, M. Barthels

Übersichtsliteratur
Rau et al. 2007 [489], Tollefsen 2010 [594]

■ Klinische Bedeutung

Der Heparinkofaktor II (HC-II) ist ein Mitglied der **Ser**in**p**rotease**in**hibitoren-Familie der Unterklasse D, Gruppe 1 (SERPIND1). Im Gegensatz zu Antithrombin hemmt er ausschließlich Thrombin [591]. Seine Wirkung wird durch Heparin verstärkt. Dermatansulfat des Subendothels steigert die Reaktionsgeschwindigkeit um den Faktor 1000 [484]. 40–60% des HC-II des Menschen finden sich extravasal. Thrombin wird dadurch in der Gefäßwand gehemmt. Heparin und Dermatansulfat binden an differenten Stellen des Moleküls. Es wurde kein Zusammenhang des HC-II-Mangel mit venösen Thromboembolien nachgewiesen [593], der Zusammenhang mit Atherosklerose oder arteriellen Komplikationen wird diskutiert [251].

Eigenschaften

	Heparinkofaktor II (HC-II)
Definition	Serinproteinaseninhibitor (Serpin), der ausschließlich Thrombin hemmt; beschleunigte Hemmwirkung durch Heparin und Dermatansulfat
englische Bezeichnung	heparin cofactor II
Molekulargewicht	66000 Da
Plasmakonzentration	0,08 g/l bzw. 1,2 µmol/l [591]
Halbwertszeit	2–3 d [592]
Syntheseort	Leberzelle
HC-II-Gen	Chromosom 22q11

■ Referenzbereich

Der Referenzbereich beträgt: x = 101 % (59–170 %) [42].

■ Bestimmung des Heparinkofaktors II

Die Aktivitätsmessung mittels chromogenen Substrats erfolgt in Gegenwart von Dermatansulfat, da Antithrombin von Dermatansulfat nicht aktiviert wird, und unter Verwendung von humanem α-Thrombin.

Die immunologische Bestimmung ist mittels ELISA-Technik möglich.

Indikation

Derzeit besteht nur ein wissenschaftliches Interesse an der Bestimmung des HC-II.

Interpretation der Befunde

Direkte Thrombininhibitoren, wie Hirudin, Agatroban, Dagitraban führen zu einem falsch hohen Ergebnis.

27.20 Protein C

S. Ziemer, A. Tiede, M. Barthels

Übersichtsliteratur
Dahlbäck 2008 [124], Dolan et al. 1989 [154], Dutt und Toh 2008 [164], Esmon 2005 [177], Goldenberg und Manco-Johnson 2008 [220], Kottke-Marchant und Comp 2002 [326], Mosnier et al. 2007 [428], Seligsohn und Lubetsky 2001 [550]

■ Klinische Bedeutung

Protein C ist ein Vitamin-K-abhängiges Protein und das Proenzym des aktivierten Proteins C (APC). APC ist ein zentraler Inhibitor im Gerinnungssystem, indem es die Thrombinbildung durch Inaktivierung der Faktoren Va und VIIIa drosselt. Zusätzlich steigert APC die fibrinolytische Aktivität und gehört zu den Regulatoren des Entzündungssystems. Protein C wird in der Leber gebildet. Da es wie der Faktor VII eine kurze Halbwertszeit hat, gehört es zu den ersten Faktoren, deren Aktivität infolge eines Vitamin-K-Mangels oder einer eingeschränkten Leberfunktion im Plasma abfällt.

Ein angeborener Protein-C-Mangel ist ein anerkannter Risikofaktor für eine Thrombophilie, vor allem, wenn zusätzliche äußere Risikofaktoren, wie Operationen oder septische Prozesse und/oder andere genetische Defekte einer Thrombophilie, hinzukommen. Sehr selten werden Kinder mit homozygotem Protein-C-Mangel geboren. Die Neugeborenen fallen durch Purpura fulminans, DIC und Thromboembolien auf, die ohne sofortige Therapie mit dem Leben praktisch nicht vereinbar sind. In der Initialphase der Therapie mit Vitamin-K-Antagonisten kann durch den raschen Abfall von Protein C eine Phase der Hyperkoagulabilität bestehen.

Es gibt **keine Leitbefunde,** die ggf. auf einen Protein-C-Mangel hinweisen, mit Ausnahme der Anamnese einer auffälligen familiären Thromboseneigung. Ekchymosen, wie sie auch bei einer DIC auftreten können, vor allem in der Initialphase einer Therapie mit Vitamin-K-Antagonisten, lassen differenzialdiagnostisch an einen schweren Protein-C-Mangel denken.

■ Grundlagen

Biochemie und Physiologie

Übersichtsliteratur
Dolan et al. 1989 [154], Esmon 2006 [176]

Protein C wurde 1976 von Stenflo charakterisiert [570] und erhielt seinen Namen, weil es als drittes Protein mittels Diethylaminoethanol (DEAE)-Sepharose-Chromatografie eluiert wurde. Es ist ein Vitamin-K-abhängiges Proenzym einer Serinprotease, Protein Ca, das seine Funktionsfähigkeit nach der γ-Carboxylierung von 9 Glutaminsäuren am N-terminalen Ende erlangt. Die Erstbeschreibung erfolgte als Autoprothrombin II-A durch E. Mammen et al. [368] und die Arbeitsgruppe um W.H. Seegers 1960 [545].

Funktionen des aktivierten Proteins C (APC)

APC hat eine wichtige Inhibitorfunktion im Gerinnungssystem, da es am Endothel die aktivierten Akzeleratoren Faktor Va und Faktor VIIIa spaltet und damit die weitere Thrombinbildung drosselt. Hierfür benötigt es eine Zelloberfläche (anionische Phospholipidmembranen), Kalziumionen und den Kofaktor Protein S.

APC **erhöht die fibrinolytische Aktivität.** Folgende Mechanismen werden hierfür angenommen:
- Geringere Thrombinbildung reduziert die thrombininduzierte Aktivierung eines Inhibitors der Fibrinolyse (TAFI).
- APC reagiert mit dem Fibrinolyseinhibitor PAI-1, wobei PAI-1 sowohl Inhibitor des APC als auch sein Substrat ist. Die Inaktivierung von PAI-1 soll dann zum Überwiegen der Plasminogenaktivatoren führen.

APC hat unabhängig von den Wirkungen in der Gerinnung **zytoprotektive Funktionen** durch Interaktionen mit verschiedenen zellulären Rezeptoren, z. B. mit dem Protease-aktivierten Rezeptor (PAR) 1 [637], [93]:
- Einfluss auf die NF-κB-abhängige Signaltransduktion und davon abhängige Genexpression
- antiinflammatatorische Aktivitäten
- antiapoptotische Aktivität
- Protektion der endothelialen Barrierenfunktion [430].

So konnte mit einem rekombinant hergestellten APC-Konzentrat [38] bei septischen Patienten mit DIC ein besseres Überleben erreicht werden. Die klinische

Anwendung (APC-Konzentrat) erfordert das Abwägen aller Kontraindikationen [649].

Aktivierung von Protein C

Voraussetzung für die Protein-C-Aktivierung in vivo ist die Komplexbildung seines Enzyms Thrombin mit dem Rezeptor Thrombomodulin an der Endotheloberfläche in Gegenwart von Kalziumionen. Beschleunigt wird die Aktivierung von Protein C durch seine Bindung an den **endothelialen Protein-C-Rezeptor EPCR,** der an den Wänden der größeren Gefäße lokalisiert ist (Details s. [176]). Generell wird die Protein-C-Aktivierung durch Bindung an Oberflächen beschleunigt, seien es zellständige Rezeptoren oder gerinnungsaktive Phospholipide.

Plasmin soll Protein C aktivieren und abbauen können (Details s. [176]).

In vitro kann für die Bestimmung der Protein-C-Aktivität das **Schlangengift Protac** genutzt werden, das keine Kalziumionen benötigt und von Inhibitoren nicht gehemmt wird [307]. Ferner kann Proteine C in Abwesenheit von Kalziumionen unter nichtphysiologischen Bedingungen durch Thrombin aktiviert werden (Details s. [176], [45]).

Das gebildete APC löst sich aus dem Aktivierungskomplex und bindet an Zelloberflächen (anionische Phospholipidmembranen), Kalziumionen und den Kofaktor Protein S. In diesem Komplex werden die Faktoren Va und VIIIa inaktiviert. APC kommt im Blut normalerweise in einer geringen Konzentration vor. Fuentes-Prior et al. fanden im Poolplasma eine Konzentration von 0,1 µg/l [197]. Die Relation von APC zu Protein C im Blut beträgt demnach ca. 1 : 20000. Die Halbwertszeit von APC ist < 20 min.

Inaktivierung von Protein Ca (APC)

Protein-C-Inhibitor (PCI ist identisch mit PAI-3) ist ein Serpin und der physiologisch wichtigste Inhibitor des APC. Er ist in einer Konzentration von 4 mg/l im Plasma nachweisbar. Der Komplex ist ein empfindlicher Marker einer Aktivierung der Gerinnung [209], [321]. PCI wird durch Heparin in seiner Kinetik und Proteasespezifität beeinflusst, z. B. wird APC dadurch 50-fach schneller gehemmt [580].

Auch **Plasminogenaktivator-Inhibitor** (PAI)-1 inaktiviert APC, wobei es sich um eine 1000-fach langsamere Reaktion handelt als die PAI-1/t-PA-Reaktionen [185]. Durch Bindung an Vitronektin soll PAI-1 jedoch der schnellste Inhibitor von Protein Ca sein [495].

Weitere Inhibitoren von APC sind der α_1-Proteinaseninhibitor (α_1-Antitrypsin), α_2-Makroglobulin in Gegenwart von Kalziumionen sowie Aprotinin [176]. Ferner wird APC und mehr noch Protein C durch die neutrophile Elastase abgebaut [470].

Physiologie des Protein C

Protein C wird in der Leber gebildet, z. T. wohl auch im Endothel. Die Protein-C-Bildung wird durch sein Gen auf Chromosom 2q13-q14 kodiert [86].

Die Protein-C-Konzentration im Blut beträgt ca. 6,5 µM bzw. 2–6 mg/l oder 65–150 % (immunologische Bestimmung im EDTA-Blut) [413]; die Halbwertszeit ist 10 h [176].

Neugeborene haben physiologischerweise sehr niedrige Protein-C-Spiegel (x = 28 %, Range 12–44 % [419]) die in der Säuglingszeit und Kindheit langsam ansteigen und erst nach der Pubertät die Erwachsenenwerte erreichen [388].

■ Standards und Referenzbereiche

- Der Referenzbereich für Protein C reicht von 65–150 % (immunologische Bestimmung im EDTA-Blut) [413]. Funktionelle Methoden: 70–120 %
- Im Blut von reifen Neugeborenen ist Protein C physiologischerweise vermindert (x = 35 %, Range 17–53 %) [419].
- Durch Ovulationshemmer kommt es – je nach Estrogengehalt – zu einem geringen Anstieg von Protein C im Blut [310].
- Während der Schwangerschaft steigt Protein C während der ersten beiden Trimenen um 1 % in 5 Tagen an. Der untere Grenzwert erhöht sich um 20 % erhöht [520].
- Protein C steigt mit zunehmendem Alter leicht an [413].

■ Abnorm niedrige und abnorm hohe Protein-C-Spiegel

Angeborener Protein-C-Mangel

Übersichtsliteratur
Dolan et al. 1989 [154], Goldenberg und Manco-Johnson 2008 [220]

Der angeborene Protein-C-Mangel wurde 1981 erstmals in heterozygoter Form von Griffin et al. beschrieben [230] und 1983 bzw. 1984 in homozygoter Form [65], [548]. Die Ursache sind unterschiedliche genetische Defekte, für die eine Datenbank existiert [491]. Beim angeborenen Protein-C-Mangel unterscheidet man 2 Formen:

Eigenschaften

	Protein C	**aktiviertes Protein C**
Definition	Vitamin-K-abhängiges Proenzym des APC	Serinproteinase, die die Faktoren Va und VIIIa inaktiviert, die fibrinolytische Aktivität steigert und zytoprotektiv wirkt
englische Bezeichnung	protein C	
Molekulargewicht	62000 Da	59000 Da [232]
Plasmakonzentration	65 nM [220] bzw. 2–6 mg/l bzw. 65–150% (immunologische Bestimmung im EDTA-Plasma) [413]	0,1 µg/l
Serumkonzentration	nahezu wie Plasmakonzentration [176]	
Halbwertszeit	10 h [176]	< 20 min
Syntheseort	Leberzelle, Endothel	
Protein-C-Gen	Chromosom 2q13-q14 [86]	
Aktivatoren	in vivo: Thrombin-Thrombomodulin-Komplex, EPCR	
	in vitro: das Schlangengift Protac [307], Plasmin [615]	
Substrate		Faktor Va, Faktor VIIIa, PAI-1
physiologische Inhibitoren		Protein-C-Inhibitor (PCI), PAI-1, α1-Proteinaseninhibitor

- **Typ I = Mangelvariante:** Sie ist charakterisiert durch eine Verminderung (quantitativer Defekt) eines intakten Proteins, es sind Aktivität und Konzentration von Protein C gleichermaßen reduziert.
- **Typ II = Dysvariante:** Bei Typ II ist die Aktivität vermindert bei deutlich höherer Konzentration (qualitativer Defekt). Dem Typ II liegen Veränderungen an verschiedenen funktionellen Strukturen zugrunde, wie die Bindung an Thrombomodulin, Kalzium oder Phospholipide oder die Proteasefunktion [379]. Bestimmte, sehr seltene kongenitale Protein-C-Defekte sind nur mittels des Gerinnungstests erkennbar, nicht jedoch mittels des chromogenen Substrattests [45].

Die Prävalenz des angeborenen heterozygoten Protein-C-Mangels in der Normalbevölkerung erscheint zunächst vom Phänotyp her als widersprüchlich: Miletich et al. fanden 1987 bei Blutspendern eine Prävalenz von Protein-C-Mangel von 1 : 250 [412]. Es gab keine Häufung von Thromboembolien in den Familien und bei den Untersuchten. Andererseits gibt es den „klinisch dominanten" Typ eines familiären, heterozygoten Protein-C-Mangels mit einem erhöhten Risiko für thromboembolische Erkrankungen. Die Prävalenz wird mit 1 : 16000 angegeben [45]. Die genetischen Veränderungen sind in beiden Gruppen gleich. Es hat sich gezeigt, dass zusätzlich andere genetische Faktoren, wie z. B. eine APC-Resistenz, das Risiko erhöhen.

- Die Prävalenz eines angeborenen Protein-C-Mangels wird für Patientengruppen mit ersten venösen Thromboembolien mit 2–6 % angegeben [388].
- Ca. 50 % der Patienten hatten vor dem 40. Lebensjahr zumindest ein thromboembolisches Ereignis.
- Am häufigsten kommt es zu tiefen Beinvenenthrombosen, dann Lungenembolien.
- Die Mehrzahl (67 %) der venösen Thromboembolien tritt spontan auf.
- Laut Dolan et al. kam es in 26 % der Schwangerschaften mit angeborenem Protein-C-Mangel zu venösen Thromboembolien, davon 72 % post partum [154].
- Auch oberflächliche Thrombophlebitiden sind relativ häufig.
- Atypisch lokalisierte Thrombosen sind nicht selten, wie z. B.:
    - Mesenterialvenenthrombosen
    - Lebervenenthrombosen
    - Hirnvenenthrombosen
    - Retinathrombosen
- Apoplexie im Kindesalter wurde beschrieben [575].

Die wenigen Fälle mit **homozygotem Protein-C-Mangel** sind kaum mit dem Leben vereinbar und zeichnen sich durch eine generalisierte intravasale Gerinnung mit Purpura fulminans und rezidivierenden massiven Thromboembolien in den ersten Lebenstagen aus [548].

Die **Therapie** der Wahl ist im Akutstadium die Substitutionstherapie mit Protein-C-Konzentrat, notfalls Plasma. Danach muss auf eine langjährige Antikoagulanzientherapie übergegangen werden.

Erworbener Protein-C-Mangel

Protein-C-Mangel infolge Synthesestörung

Einen Protein-C-Mangel auf dem Boden einer Proteinsynthesestörung findet man bei:
- allen fortgeschrittenen Lebererkrankungen, wie Leberzirrhose, akutes Leberversagen, Budd-Chiari-Syndrom, Venoocclusive Disease [543]
- Vitamin-K-Mangel: Hier fällt Protein C wie Faktor VII als erster der Vitamin-K-abhängigen Faktoren ab, wobei die Aktivität stärker sinkt als das Antigen, das ja auch Acarboxyprotein C erfasst [154].
- Therapie mit Vitamin-K-Antagonisten; dabei ist zu beachten:
    - Beim kongenitalen Protein-C-Mangel kann es in Einzelfällen zur gefürchteten Kumarinnekrose kommen [68].
    - Während der Therapie ist ein kongenitaler Protein-C-Mangel nur schwer zu erkennen [462]. Der Versuch, einen Protein-C-Mangel durch den Vergleich mit dem Faktor VII zu erkennen, ist nicht unproblematisch. Es empfiehlt sich, Untersuchungen auf einen Protein-C-Mangel besser 4 Wochen nach Absetzen der Therapie mit VKA durchzuführen.
- Asparaginasetherapie [233]

Bei Neugeborenen ist ein Protein-C-Mangel physiologisch; im Kindesalter steigt der Protein-C-Spiegel langsam an (s. Kap. C23).

Protein-C-Mangel infolge erhöhten Umsatzes

Erhöhter Verbrauch:
- **Verbrauchskoagulopathie** infolge disseminierter intravasaler Thrombinbildung.
- **septische Prozesse**, wobei die Verminderung von Protein C sowohl durch Verbrauch (DIC und vermehrter Abbau durch Leukozytenproteasen wie die Elastase) als auch durch Synthesestörung verursacht wird. Ein Wert von Protein C < 40 % ist mit einer höheren Mortalität assoziiert [614].
- zunehmende **Niereninsuffizienz**; das Protein C liegt bei dialysepflichtigen Patienten um 40 % [561].
- **nephrotisches Syndrom**: Hier geht neben Antithrombin auch Protein C verloren (eigene Beobachtung).

Dilutionseffekt: Infolge eines ausgeprägten Blutverlusts kommt es zu einer Verminderung des Protein C in gleichem Ausmaß wie diejenige aller anderen Faktoren und Inhibitoren.

Hemmung durch Störung des Protein-C-Pathway: Der sog. Protein-C-Pathway kann durch Antiphospholipidantikörper (aPL) im Plasma von Patienten mit Lupusantikoagulanzien gestört und damit die Wirksamkeit von Protein C gehemmt sein. Diese Patienten zeichneten sich durch ein erhöhtes Thromboembolierisiko aus [608].

Ursachen eines erhöhten Protein-C-Spiegels

Einen erhöhten Protein-C-Spiegel findet man in der Schwangerschaft [520] und medikamentös bedingt (geringgradig) durch Ovulationshemmer in Abhängigkeit vom Östrogengehalt. Für die Diagnostik kann dies zu falsch normalen Werten führen, wenn es bei der Befundung nicht beachtet wird. Sonst hat ein Protein C oberhalb des Referenzbereiches keine pathologische Bedeutung.

■ Bestimmung von Protein C

Indikationen

Die Protein-C-Bestimmung erfolgt zum Nachweis oder Ausschluss eines Protein-C-Mangels aus unterschiedlichen Gründen.
- Anamnese mit spontanen venösen und/oder arteriellen Thromboembolien vor dem 50. Lebensjahr
- familiäre Thromboseneigung, insbesondere im Jugendalter
- wiederholte venöse Thromboembolien
- Thrombosen mit ungewöhnlicher Lokalisation
- Purpura fulminans des Neugeborenen (Akutdiagnostik erforderlich!)
- Thrombosen in der Schwangerschaft oder im Wochenbett oder bei Einnahme von Ovulationshemmern
- bei geplanten invasiven Eingrifffen und positiver Familienanamnese
- in Diskussion bei Intensivpatienten, bei Sepsis und DIC, aber auch bei Thromboembolien mit Akutdiagnostik [347]
- Verlaufskontrolle bei der Substitution mit Protein-C-Konzentrat.

Methoden

Übersichtsliteratur
Bertina 1999 [45], Baglin et al. 2010 [23], Khor und van Cott 2010 [302], Bereczky et al. 2010 [35]

- Die beste **funktionelle Methode** für die Protein-C-Bestimmung wäre eine Aktivierung durch Thrombin-Thrombomodulin mit anschließender Be-

stimmung der aPTT. Für Forschungszwecke werden Tests mit löslichem Thrombomodulin entwickelt. Es wird daher für die Aktivierung das Schlangengift Protac verwendet [307].
- Die Methode der Wahl zur Bestimmung der **Protein-C-Aktivität** sind die chromogenen Substrattests wegen ihrer geringen Störfaktoren gegenüber den Gerinnungstests.
- Gerinnungstests, basierend auf der PTT, sind vorhanden.
- Die **immunologische Bestimmung** des Protein-C-Antigens kann mit verschiedenen Methoden erfolgen.

Bestimmung der Protein-C-Aktivität mit synthetischen Peptid-Substraten

Definition: Durch Zugabe des Enzyms Protac zum Plasma wird Protein C sofort aktiviert. APC spaltet dann einen Farbstoff vom chromogenen Substrat ab. Die gemessene Extinktion ist der Protein-C-Aktivität proportional. Es gibt Testkits mehrerer Hersteller. Die Ergebnisse werden durch Antithrombotika, Faktor-VIII-Anstieg und aPL nicht beeinflusst.

Problematik: Das kleinkettige chromogene Substrat wird auch von gerinnungsinaktiven Protein-C-Molekülen, d. h. Acarboxyprotein C, gespalten, wie sie beim Vitamin-K-Mangel und auch bei der Therapie mit Vitamin-K-Antagonisten (VKA) ins Blut abgegeben werden. Daher werden bei allen Vitamin-K-Mangelzuständen, insbesondere bei der VKA-Therapie, höhere Protein-C-Aktivitäten gemessen als tatsächlich vorhanden. Die Messwerte liegen meistens zwischen der immunologisch gemessenen Konzentration und der Aktivität im Gerinnungstest. Einige Mutationen mit Typ II des Proteins C spalten das chromogene Substrat, dadurch können sie übersehen werden.

Protein-C-Gerinnungstest über die PTT

Übersichtsliteratur
Bertina 1999 [45]

Definition: Dieser Einstufentest ist eine Variante der PTT (d. h. ohne Oberflächenaktivator) nach Verdünnen der Probe und Mischen mit Protein-C-Mangelplasma. Das durch Protac rasch aktivierte Protein C spaltet die Faktoren Va und VIIIa. Zusätzlich müssen beim Gerinnungstest noch Phospholipide und Kalziumionen zur Aktivierung der Gerinnung hinzu gegeben werden. Die Gerinnungszeit der PTT wird mit steigender Protein-C-Aktivität verlängert. Beim Vorliegen eines Vitamin-K-Mangels, insbesondere bei der Therapie mit Vitamin-K-Antagonisten, werden mit dem Gerinnungstest die niedrigsten

Protein-C-Aktivitäten gemessen. Seltene kongenitale Protein-C-Defekte sind nur mittels des Gerinnungstests erkennbar, nicht jedoch mit den chromogenen Substrattests [616].

Problematik: Verschiedene Einflussgrößen beeinflussen den Testausfall:
- Vor allem die APCR [45] oder Lupusantikoagulanzien beeinflussen das Messergebnis.
- Heparin, direkte Thrombin- und Faktor-Xa-Inhibitoren oder Lupusantikoagulanzien können die Gerinnungszeit der aPTT verlängern und täuschen somit höhere Protein-C-Aktivitäten vor als sie in Wirklichkeit vorhanden sind.
- Deutlich erhöhte Faktor-VIII-Werte führen zu falsch verminderten Protein-C-Werten.
- Zudem sind die Ergebnisse des Gerinnungstests schwer reproduzierbar.

Protein-C-Gerinnungstest über RVV-Gerinnungszeit

Wurde als In-House-Test von Cooper et al. entwickelt [114] und wird wegen der Verwendung des Enzyms im Russel Viper Venom (RVV) zur Faktor-X-Aktivierung nicht durch Lupusantikoagulans oder erhöhte Faktor-VIII-Spiegel beeinflusst.

Immunologische Bestimmung von Protein C

Definition: Die Indikation für eine Konzentrationsbestimmung von Protein C liegt nur bei einer verminderten Aktivität vor. Für die immunologische Bestimmung, d. h. Konzentrationsmessung des Protein C, sind verschiedene kommerzielle ELISA-Tests mit polyklonalen oder monoklonalen Antikörpern erhältlich.

Problematik: Bei der immunologischen Protein-C-Bestimmung werden sowohl die funktionsfähigen als auch die funktionsunfähigen Moleküle gemessen.

Interpretation der Befunde

> Generell gilt: Thromboplastinzeit und aPTT sollten stets mitbestimmt werden als Leitplanken der Befundinterpretation, d. h. um Störfaktoren, Erkrankungen oder medikamentöse Einflüsse zu erkennen (z. B. Lebererkrankungen, Lupusantikoagulanzien, Therapie mit VKA oder oralen Thrombininhibitoren).

Konzentrationen zwischen 65 und 150%: entsprechen dem sog. Normalbereich (erhoben an ca. 5000 Personen, allerdings mit einer immunologischen

Methode und in EDTA-Plasma, sodass der Verdünnungseffekt des Citrats entfallen sein müsste [413]). Die Hersteller der Testkits geben für die Bestimmung der Aktivität unabhängig von der Methode einen Bereich von 70–140 % an. Jedes Labor sollte seine eigenen Referenzbereiche erstellen.

Konzentrationen um 50 %: Der Verdacht auf einen angeborenen Protein-C-Mangel erfordert:
- Bestätigung der Ergebnisse durch wiederholte Untersuchungen, da eine Reihe von Erkrankungen zu einem passageren Protein-C-Mangel führt
- Einbeziehen der Familienanamnese
- Berücksichtigung, dass ein heterozygoter Protein-C-Mangel nicht unbedingt mit einer erhöhten Thromboemboliebereitschaft einhergehen muss, und entsprechende Beratung der Patienten
- erweiterte Diagnostik zum Ausschluss oder zur Bestätigung anderer Risikofaktoren
- therapeutische Konsequenzen in Abhängigkeit von der gesamten individuellen Situation des Patienten, d.h. es kann sowohl keinerlei Therapie erforderlich sein als auch eine langjährige Antikoagulation und dazwischenliegende Therapievariationen.

> **! Kasuistiken**
> - **angeborener heterozygoter Protein-C-Mangel:** 22-jährige Frau mit Zustand nach tiefer Beinvenenthrombose vor 1 Jahr
> - **Therapie mit VKA bei angeborenem, heterozygotem Protein-C-Mangel:** 35-jährige Frau mit Kumarinnekrose bei Einleitung einer Therapie mit VKA; nach Pause und Antikoagulation mit Heparin Start des Vitamin-K-Antagonisten mit kleinen Dosen bei gleichzeitiger Heparinisierung bis zur angestrebten INR.

Test	angeborener APC-Mangel	Therapie mit VKA bei angeborenem APC-Mangel	Referenzbereich
Thromboplastinzeit (%)	> 100	20 (INR 3,36)	60–120
Protein-C-Aktivität (Gerinnungstest) (%)	22	< 1	70–140
Protein-C-Aktivität (chromogen) (%)	40	6	70–140
Protein-C-Antigen (%)	45	8,0	70–140

Test	angeborener APC-Mangel	Therapie mit VKA bei angeborenem APC-Mangel	Referenzbereich
freies Protein S (%)	92	39	70–120
gesamtes Protein S (%)	89	–	70–120

D Besonders sorgfältig ist zwischen angeborenem und erworbenem Protein-C-Mangel zu unterscheiden. Der erworbene Protein-C-Mangel kommt häufig vor, insbesondere bei stationären Patienten (Lebererkrankungen, Verbrauchskoagulopathie), und damit passager, sofern das Grundleiden behoben werden kann.

Konzentrationen unter 5 %: Der homozygote Protein-C-Mangel führt bereits in den ersten Lebenstagen zu massiven Thromboembolien, DIC und Purpura fulminans. Er bedarf der sofortigen Behandlung, z. B. mit Protein-C-Konzentrat oder Frischplasma und ggf. später lebenslanger Therapie mit Vitamin-K-Antagonisten. Der compound-heterozygote Protein-C-Mangel manifestiert sich oft erst im Adoleszentenalter. Beide Formen sind sehr selten.

27.21 Protein S

S. Ziemer, A. Tiede, M. Barthels

Übersichtsliteratur
Dolan et al. 1989 [154], Esmon 2006 [176], Bereczky et al. 2010 [35], Dahlbäck 2008 [124], Castoldi et al. 2010 [95]

■ Klinische Bedeutung

Protein S, das sechste Vitamin-K-abhängige Protein der Gerinnung, ist ein physiologischer Inhibitor der Gerinnung. Die antithrombotische Funktion erfolgt in einem **APC-abhängigen** Mechanismus, bei dem Protein S ein Kofaktor des APC (= aktiviertes Protein C) ist, und in einem **APC-unabhängigen** Mechanismus. Es hat selber keine enzymatische Aktivität. Eine dritte Funktion des Protein S ist nicht im Hämostasesystem, sondern für die **Regulation des Komplementsystems** beschrieben worden.

Protein S wird hauptsächlich in der Leber gebildet. Bei Lebererkrankungen, bei der Therapie mit Vitamin-K-Antagonisten und bei der Verbrauchskoagulopathie ist der Protein-S-Mangel wesentlich geringer ausgeprägt als der gleichzeitige Mangel von Protein C.

Der angeborene Protein-S-Mangel bedeutet ein erhöhtes spontanes Thromboserisiko [586]. Zusätzliche erworbene Risikofaktoren wie Operationen, septische Prozesse und Antiphospholipidantikörper (aPL), aber auch andere genetische Defekte steigern dieses Risiko noch [365]. Der extrem seltene homozygote Protein-S-Mangel manifestiert sich schon im Neugeborenenalter durch Purpura fulminans und gehäuft auftretende Thromboembolien; er ist ohne Therapie nicht mit dem Leben vereinbar. In der Initialphase der Therapie mit Vitamin-K-Antagonisten wurden auch beim angeborenen heterozygoten Protein-S-Mangel Kumarinnekrosen beobachtet. Bei Purpura fulminans, z.B. bei viralen Infektionen, findet man gelegentlich einen erworbenen Protein-S-Mangel infolge eines Hemmkörpers gegen Protein S [131], [37], [589].

Die besonderen Probleme der Laboratoriumsdiagnostik von Protein S und der genetischen Untersuchungen sowie die z.T. erheblichen Schwankungen des Protein-S-Spiegels machen die Diagnose eines Protein-S-Mangels zu einer der schwierigsten Diagnosen in der Hämostaseologie [385].

Es gibt **keine Leitbefunde,** die ggf. auf einen Protein-S-Mangel hinweisen, mit Ausnahme der Anamnese einer auffälligen Thromboseneigung in der Eigen- oder Familienanamnese.

■ Grundlagen

Biochemie und Physiologie

Übersichtsliteratur
Esmon 2006 [176], Castoldi und Hackeng 2008 [94]

Protein S (Erstbeschreibung und Isolierung durch DiScipio et al. 1977 [152]) wurde nach dem Ort seiner Erstbeschreibung, Seattle, benannt. Es ist das **sechste Vitamin-K-abhängige Protein** im Blut, das seine Funktionsfähigkeit erst erlangt, nachdem durch Vitamin K eine γ-Carboxylierung von Glutaminsäuren am N-terminalen Ende erfolgt ist. Das funktionsfähige Protein S unterscheidet sich jedoch grundsätzlich von den anderen Vitamin-K-abhängigen Proteinen des Blutes, indem es keine Serinprotease ist, sondern lediglich ein **Kofaktor des Proteins Ca** [629].

Protein S wird in der Leber gebildet, ferner im Endothel und in den Megakaryozyten. Das Gen für Protein S, PROS1, wird auch in anderen Organen transkribiert, dort dient Protein S sowohl allein als auch im Protein-C-Weg der **Regulation von Entzündungsreaktionen.** Die Protein-S-Bildung wird durch PROS1 auf Chromosom 3q11.2 kodiert. PROS2 (PROSP) ist ein Pseudogen, das die molekulabiologische Diagnostik erschwert hat [208], [127], [370].

Protein S ist im Blut in einem 1 : 1-Komplex gebunden an ein Protein des Komplementsystems, das C4b-binding Protein (C4b-BP), ein Akutphasenprotein. Normalerweise sind 60–70 % des gesamten Proteins S an C4b-BP gebunden und nur 30–40 % als ungebundenes, d. h. freies Protein S vorhanden [125].

In der Akutphase-Reaktion steigt die Konzentration des C4b-BP an, es steht weniger freies Protein S zur Verfügung, sodass ein Mangel an freiem Protein S entsteht. Generell wird der Wert des freien Protein S vom Plasmagehalt an C4b-BP bestimmt.

Funktionen

APC-abhängige Funktion von Protein S

- Das nicht gebundene, freie Protein S ist der Kofaktor für das aktivierte Protein C, um Faktor Va (Arg 506 und Arg 306) und Faktor VIIIa proteolytisch zu hemmen.
- Die Reaktion am Arg 306, die komplette Inhibierung, wird durch freies Protein S etwa 20-fach beschleunigt [94].
- Die Spaltung des Faktors VIIIa erfordert zusätzlich einen intakten, nicht aktivierten Faktor V.
- Hemmung des PAI-1, wodurch die Fibrinolyse gesteigert werden kann.

APC-unabhängige Funktion von Protein S

- direkte Hemmung der Aktivierung von Faktor X und Faktor II
- Kofaktor des TFPI, der Faktor Xa hemmt [235], [234]. Hier korreliert das gesamte Protein S wie auch das freie Protein S mit der TFPI-Aktivität [124].
- Steigerung der Fibrinolyse durch Hemmung des TAFI. Der Mechanismus ist noch nicht endgültig aufgeklärt [123].

Andere Funktionen von Protein S

- Protein S – auch im Komplex mit C4b-BP – bindet an die negativ geladenen Membranen apototischer Zellen. Damit soll es zu einer **Lokalisierung der Komplementantwort** kommen, auch die **Phagozytose** wird gefördert [496].
- Das Protein S, das an C4b-BP gebunden ist, hat keine Kofaktor-Aktivität bei der Hemmung von Faktor Va und VIIIa, daher wurde lange allein das

Eigenschaften

	Protein S
Definition	Vitamin-K-abhängiger Kofaktor von aktiviertem Protein C, der die Inaktivierung von Faktor Va und VIIIa beschleunigt
englische Bezeichnung	protein S
Molekulargewicht	Protein S: 71 kD C4b-binding Protein: 540 kD [176]
Plasmakonzentration	gesamt 20–25 mg/l, frei 7–10 mg/l [44] • Männer: gesamt 72–164 %, frei 68–176 % • Frauen: gesamt 68–148 %, frei 54–155 % • unter oraler Kontrazeption: gesamt 57–142 %, frei kein Unterschied [165]
Protein S-Aktivität	Männer 76–166 % Frauen 58–143 % [178]
Inhibitor	Abbau durch Thrombin
Serumkonzentration	ungeklärt
Halbwertszeit	42,5 h (24–58) [131]
Syntheseort	Leberzelle, Endothel, Megakaryozyten
Protein-S-Gen	Chromsom 3q11.2

freie Protein S als physiologisch wirksam und diagnostisch sinnvoll beschrieben.
- Inzwischen ist bestätigt, dass auch der Komplex S-C4b-BP physiologisch bedeutsam ist [127], [125], [496].

Protein-S-Abbau

Protein S kann durch Thrombin abgebaut werden, was jedoch durch physiologische Konzentrationen von Kalzium, z.B. im Blut, verhindert wird. Auch Proteasen aus aktivierten Plättchen und aus Neutrophilen können Protein S spalten [176].

■ Referenzbereiche

Die Protein S-Konzentration im Plasma beträgt:
- für das Gesamtprotein S 20–25 mg/l bzw. 60–120 %
- für das freie Protein S 7–10 mg/l bzw. 23–49 % des Gesamtproteins S bzw. 60–120 % gemessen am freien Protein S eines Normalplasmapools.

Die Protein-S-Aktivität beträgt 68–160 % [131].

Im Blut von reifen Neugeborenen ist Protein S physiologischerweise vermindert (x = 36 %, Range 12–60 %; s. Kap. C23).

Durch Ovulationshemmer kommt es zu einem Abfall von Protein S im Blut (freies Protein S 6,6 mg/l) [366], [310]. Moderne Kontrazeptiva haben einen geringen Einfluss auf das gesamte und freie Protein S, absolut ca. 4 % und 11 % [4].

Während der Schwangerschaft fällt der Spiegel von freiem und gesamtem Protein S ab, im 2. Trimenon beträgt die Aktivität mit einem Clottingtest im Mittel 45 % (Range 39–54 %) [520]. Nach eigenen Erfahrungen können die Werte im 3. Triminon weiter fallen.

■ Abnorm niedrige Protein-S-Spiegel

Angeborener Protein-S-Mangel

Übersichtsliteratur
Dolan et al. 1989 [154], ten Cate et al. 2008 [586], Garcia de Frutos et al. 2007 [208]

Der angeborene Protein-S-Mangel als Thromboserisiko wurde von 2 Arbeitsgruppen erstmals 1984 beschrieben [109], [542]. Er wird **autosomal dominant** vererbt [60]. Die Ursache sind unterschiedliche genetische Defekte. Auch beim angeborenen Protein-S-Mangel unterscheidet man wie bei den Gerinnungsfaktorendefekten zumindest 2 Formen. Ein zusätzlicher Typ III wird beschrieben:
- **Typ I** (quantitativer Typ) ist charakterisiert durch einen **Mangel des intakten Proteins** (gesamt und frei). Dadurch ist auch die Protein-S-Aktivität entsprechend vermindert.
- Beim **Typ II** ist die **Protein-S-Aktivität vermindert** bei höherer Konzentration an freiem und gesamtem Protein S. Dieser Typ kommt in < 10 % der Defizite vor. Seine klinische Bedeutung wird hinterfragt [7].
- Ein **Typ III** wird beschrieben, wobei das **freie Protein S** und damit die Protein-S-Aktivität **vermindert** sind bei normaler Konzentration an gesamtem Protein S. Bei gleicher Mutation im PROS1 kommen Typ III und Typ I häufig in derselben Familie vor [556]. In diesen Familien ist das Thromboserisiko beider Typen gleich hoch [95]. Sonst soll Typ III allein ein geringeres Throm-

boserisiko bewirken [35]. **Protein S Heerle** ist ein Polymorphismus der Glykosylierung, der zu verminderten freien Protein S führt. Die Halbwertszeit des Protein S ist vermindert. Da das freie Protein S durch die Konzentration von C4b-BP bestimmt, sinkt sein Anteil [143].

Die Prävalenz des angeborenen Protein-S-Mangels in der Normalbevölkerung ist nicht genau bekannt.

Die Prävalenz eines angeborenen Protein-S-Mangels wird für Patientengruppen mit venösen Thromboembolien mit 5%, in jüngeren Patientenkollektiven mit 15% angegeben [586]. Ca. 50% der Patienten hatten vor dem 55. Lebensjahr zumindest ein thromboembolisches Ereignis [586]. Die Thromboseneigung wird durch zusätzliche Defekte wie z.B. eine APCR verstärkt.

Wie beim angeborenen Protein-C-Mangel treten auch beim Protein-S-Mangel am häufigsten tiefe Beinvenenthrombosen und Lungenembolien auf. Auch oberflächliche Thrombophlebitiden wurden beschrieben. Atypisch lokalisierte Thrombosen sind nicht selten, wie z.B. Mesenterialvenenthrombosen, Hirnvenenthrombosen oder die Zentralvenenthrombose.

Die wenigen Fällen mit homozygotem und compound-hetrozygotem Protein-S-Mangel sind kaum mit dem Leben vereinbar und zeichnen sich durch eine generalisierte intravasale Gerinnung mit Purpura fulminans und rezidivierenden massiven Thromboembolien in den ersten Lebenstagen aus [364].

Die **Therapie** der Wahl ist im Akutstadium die Substitutionstherapie mit Protein-C-Konzentrat, notfalls mit Plasma. Danach muss eine langjährige Antikoagulanzientherapie erfolgen.

Erworbener Protein-S-Mangel

Protein-S-Mangel infolge Synthesestörung

Einen Protein-S-Mangel auf dem Boden einer Proteinsynthesestörung findet man:
- bei allen fortgeschrittenen **Lebererkrankungen** wie Leberzirrhose [131] (d'Angelo et al. fanden eine Protein-S-Aktivität von x = 66%, Range 25–95%, Gesamtprotein S: x = 80%, Range 42–90%)
- beim **Vitamin-K-Mangel**
- bei der Therapie mit **Vitamin-K-Antagonisten:**
    - Falls schon vorher ein kongenitaler Protein-S-Mangel bestanden hat, kann es in Einzelfällen zur gefürchteten **Kumarinnekrose** kommen.
    - Während der Therapie ist ein kongenitaler Protein-S-Mangel nur schwer zu erkennen [385]. Es empfiehlt sich Untersuchungen auf einen Protein-

S-Mangel erst 2–4 Wochen nach Absetzen abhängig von der Halbwertszeit des Medikaments durchzuführen.
- Infolge **Asparaginasetherapie** kommt es in gleicher Weise zu einem Abfall von gesamtem und freiem Protein S [624]. Freies Protein S fiel auf 56 % des Ausgangswertes. Die Konzentrationen an gesamtem Protein S waren insgesamt höher, bedingt durch höhere Konzentrationen an C4b-binding Protein.

Protein-S-Mangel infolge erhöhten Umsatzes

Zu einem erhöhten Protein-S-Verbrauch kommt es bei:
- Verbrauchskoagulopathie infolge disseminierter intravasaler Thrombinbildung [131]
- entzündlichen, insbesondere septischen Prozessen
- chronisch entzündlichen Darmerkrankungen (Colitis ulcerosa, Morbus Crohn)
- HIV-Infektion
- Virusinfekten, die zu Purpura fulminans prädisponieren.

Dilutionseffekt: Infolge eines ausgeprägten Blutverlustes, z. B. beim Polytrauma, kommt es zu einer Verminderung des Protein S in gleichem Ausmaße wie aller anderen Faktoren und Inhibitoren.

Inhibitor gegen Protein S

Ein passagerer Protein-S-Inhibitor, der mit einer erhöhten Clearance der Protein-S-Antikörperkomplexe einhergeht (Halbwertszeit des substituierten Protein S < 4 h), kann zu Protein-S-Konzentrationen unterhalb der Nachweisgrenze führen. Er wurde bei Fällen mit postinfektiöser Purpura fulminans beschrieben [131], [37], [589].

Antikörper gegen Protein S wurden auch beim Antiphospholipid-Syndrom nachgewiesen [608].

■ Protein-S-Bestimmung

Die Diagnose eines Protein-S-Mangels gehört zu den schwierigsten Diagnosen in der Hämostaseologie. Keine andere Messgröße weist so viele methodische und und vor allem physiologische Einflussgrößen und damit auch so viele Möglichkeiten der Fehlinterpretation wie Protein S.

Die Beurteilung der gemessenen Spiegel an freiem Protein S ist zusätzlich durch die Konzentrationsschwankungen des Akutphasenproteins C4b-BP erschwert. Bei der Interpretation der Befunde muss daher die klinische Situation miteinbezogen werden.

Indikationen

- Anamnese mit venösen und/oder arteriellen Thromboembolien vor dem 40. Lebensjahr
- familiäre, insbesondere jugendliche Thromboseneigung
- wiederholte venöse Thromboembolien
- Thrombosen mit ungewöhnlicher Lokalisation
- Purpura fulminans (Akutdiagnostik erforderlich)
- Thrombosen in der Schwangerschaft oder im Wochenbett oder bei Einnahme von Ovulationshemmern (Referenzbereiche beachten!)
- Schlaganfall im Kindes- und Jugendalter [485].

> Eine Untersuchung wird insbesondere dann empfohlen, wenn bei bekanntem familiärem Protein-S-Mangel Situationen mit erhöhtem Thromboembolierisiko zu erwarten sind.

Methoden

Die immunologische Bestimmung des freien und des gesamten Protein-S-Antigens erfolgt überwiegend mittels ELISA. Die erste Methode zur Bestimmung des Protein S ist die Bestimmung des freien Protein S [336], [271].

Funktionelle Gerinnungstests, basierend auf der PTT oder dem Quick-Test, sind entwickelt worden.

Immunologische Protein-S-Bestimmungen

Übersichtsliteratur
Bertina 1999 [46], Marlar und Gausman 2011 [385]

Bestimmung des gesamten Protein S.

Definition: Die Konzentrationsmessung des gesamten Protein S erfolgt mittels ELISA-Tests. Verwendet werden polyklonale oder monoklonale Antikörper. Es gibt verschienen Testkonfigurationen.

Problematik: Bei der immunologischen Protein-S-Bestimmung werden auch funktionsunfähige Moleküle gemessen. Da die jeweilige C4b-BP-Konzentration nicht gemessen wird, kann mit der Bestimmung des gesamten

Protein S nicht beurteilt werden, wie viel funktionsfähiges Protein S zur Verfügung steht.

Das war der Grund für die Entwicklung direkter immunologischer Tests für das freie Protein S, das von verschiedenen Autoren als einzig sinnvoller Test beschrieben wurde [336], [271]. Aktuelle Daten lassen annehmen, dass in der Zukunft auch der Protein-S-C4b-BP-Komplex klinisch wichtig wird und die Konzentration des gesamten Protein S dann wieder Bedeutung erlangt.

Bestimmung des freien Protein S.

Definition: Mit der Entfernung des Protein-S-C4b-BP-Komplexes durch Polyethylenglykol (PEG)-Fällung wurde es möglich freies Protein S im Überstand mit ELISA zu messen [46].

Mit monoklonalen Antikörpern sind spezifische Reaktionen nur mit freiem Protein S möglich. Für einen Test wurde C4b-BP als Bindungsprotein eingesetzt [214]. Kommerzielle ELISA und immunturbidimetrische Tests (Latexverstärkte Immunoassays, LIA) stehen für die Bestimmung des freien Protein S zur Verfügung [139]. Hierbei wird das zu messende Antigen an Latexpartikel gekoppelt und mit an andere Latexpartikel gekoppelten Antikörpern inkubiert. Die Messung erfolgt turbidimetrisch.

Problematik: Mit der Bestimmung des freien Protein S kann ein Protein-S-Mangel vom Typ II nicht erkannt werden. Bei Vitamin-K-Mangel, oraler Antikoagulation mit Vitamin-K-Antagonisten und bei akuter Phase sinkt das freie Protein S. In der Phase sollte keine Analytik durchgeführt werden.

> Schon eine INR > 1,3 kann bei > 25 % der Patienten zu Fehlinterpretation der Werte führen [560].

Eine Arbeitsgruppe hat bei genetisch gesichertem Protein-S-Mangel Familienuntersuchungen durchgeführt. Erst Protein-S-Werte < 40 % sind demnach für den angeborenen Mangel klinisch relevant [350]. Eine Auswertung verschiedener Methoden zeigt, dass die ermittelten Cut-off-Werte differieren [431].

Bestimmung der Protein-S-Aktivität

Übersichtsliteratur
Faioni 1999 [178]

Definition: Die Bestimmung der Protein-S-Aktivität erfolgt über seine Kofaktor-Aktivität für eine standardisierte Menge aktiviertes Protein C mithilfe eines globalen Einstufentests (PTT oder Quick-Test) oder über Faktor Xa. Es sind verschiedene kommerzielle Tests erhältlich.

Problematik: Einflussgrößen, die zu falschen Messergebnissen führen, kommen häufig vor:
- So kann die häufige Mutation **Faktor-V-Leiden** eine falsch niedrige Protein-S-Aktivität vortäuschen.
- Die Anwesenheit von **Antiphospholipidantikörpern** kann zu falsch hohen oder niedrigen Protein-S-Werten führen.
- **Hohe Heparin-Konzentrationen** (> 1,5–2,0 IU/ml) oder direkte Faktor-Xa- und Faktor-IIa-Inhibitoren können die Gerinnungszeit verlängern und so eine höhere Protein-S-Aktivität vortäuschen.
- Faktor-VIII-Spiegel bis 250% beeinflussen den Test nicht (Angaben der Hersteller).
- Probenstabilität < 24 h

Ferner stimmt die mit dem funktionellen Test gemessene Protein-S-Konzentration häufig nicht so mit der immunologisch gemessenen Konzentration des freien Protein S (d.h. des Funktionsträgers) überein, wie zu erwarten wäre. Die diskrepanten und erniedrigten Werte sind meist nicht durch fehlerhafte Analytik bedingt, sondern durch die Anforderung zur falschen Zeit (z.B. Schwangerschaft oder unter oraler Antikoagulation) [274].

Methode nach Wolf et al. [648].

Definition: Die Bestimmung der Protein-S-Aktivität beruht auf einer Variante der PTT. Zum verdünnten Test-Plasma werden gegeben:
- in Cephalin gelöstes Protein-S-Mangelplasma
- durch Protac aktiviertes Protein C
- aktivierter Faktor Va als Substrat (Ausschluss von unerwünschten Einflussgrößen wie ein Faktor-V-Mangel und die häufige Mutation Faktor-V-Leiden)
- Kalziumionen.

Methode nach Preda [478].

Definition: Die Methode beruht auf einer Variante des Quick-Tests. Zum verdünnten Test-Plasma werden gegeben: Protein-S-Mangelplasma, durch Protac aktiviertes Protein C, Rinderhirn-Thromboplastin, Kalziumionen.

Es sind für 4 Funktionstests Cut-off-Werte für den angeborenen Protein-S-Mangel beschrieben (Tab. 27.**8**) [431].

Tab. 27.**8** Cut-off-Werte für den angeborenen Protein-S-Mangel [431]

Reagens	unterer Referenzwert	höchster Wert bei Mutation
1	65%	47%
2	71%	48%
3	66%	22%
4	57%	30%

D Interpretation der Befunde

Übersichtsliteratur
Goodwin et al. 2002 [223], Marlar und Gausman 2011 [385]

> Generell gilt: Thromboplastinzeit und aPTT sollten stets als „Leitplanken" der Befundinterpretation mitbestimmt werden, d. h. um Störfaktoren, Erkrankungen oder medikamentöse Einflüsse zu erkennen (z. B. Lebererkrankungen, Lupusantikoagulanzien, Therapie mit VKA oder oralen Thrombininhibitoren).

Für die Befundung sind die Aktivität des Protein S oder die Konzentration des freien Protein S führend (Empfehlung des College of American Pathologists [CAP] [271], [336]). Bei einzelnen Patienten ist auch die Bestimmung des gesamten Protein S erforderlich.

- Werte **zwischen 65 und 150%** entsprechen dem sog. Normalbereich.
- Werte **zwischen 50 und 70%** bedeuten meist keine erhöhte Thromboemboliegefährdung.
- Werte **unter 50%** können auf einen angeborenen Mangel hindeuten. Dabei sind folgende Punkte zu beachten:
  - Bestätigung der Befunde durch langfristig wiederholte Untersuchungen, da eine Reihe von Erkrankungen zu einem passageren Protein-S-Mangel führt
  - Berücksichtigung, dass ein heterozygoter Protein-S-Mangel nicht unbedingt mit einer erhöhten Thromboemboliebereitschaft einhergehen muss (entsprechende Beratung der Patienten!)
  - erweiterte Diagnostik zum Ausschluss oder zur Bestätigung anderer, auch insbesondere genetischer Risikofaktoren
  - therapeutische Konsequenzen in Abhängigkeit von der gesamten individuellen Situation des Patienten, d. h. es kann sowohl keinerlei Therapie erforderlich sein als auch eine langjährige Therapie mit Vitamin-K-Antagonisten und dazwischenliegende Therapievariationen.

27.21 Protein S

- Besonders sorgfältig ist zwischen angeborenem und erworbenem Protein-S-Mangel zu unterscheiden. Der erworbene Protein-S-Mangel kommt häufig vor, insbesondere bei stationären Patienten (Lebererkrankungen, Verbrauchskoagulopathie), und damit passager, sofern das Grundleiden behoben werden kann.
- Werte **unter 5%** findet man beim homozygoten Protein-S-Mangel. Er führt bereits in den ersten Lebenstagen zu massiven Thromboembolien und bedarf der sofortigen Behandlung.

!
Kasuistiken
- **angeborener Protein-S-Mangel:** 38-jährige Frau mit tiefer Beinvenenthrombose vor 6 Monaten
- **Protein-S-Inhibitor:** 8-jähriger Junge, der 5 Tage nach einem banalen Infekt der oberen Luftwege eine Purpura fulminans entwickelte. Die Gabe von FFP führte zunächst nicht zum Anstieg des freien Protein S. [37] Beachte den noch normalen Antithrombin-Spiegel trotz stark erhöhter D-Dimere. Die ungewöhnlich ausgeprägte intravasale Bildung von Fibrin und seinen Abbauprodukten geht mit keinem erkennbaren Antithrombin-Verbrauch einher.

Test	angeborener Protein-S-Mangel	Protein-S-Inhibitor	Referenzbereich
freies Protein S (%)	36	< 5	70–120
gesamtes Protein S (%)	48	n. b.	70–120
Protein-S-Aktivität (%)	30	n. b.	70–120
Protein C (chrom. Substr.) (%)	> 100	41	70–120
Antithrombin (chrom. Substr.) (%)	113	117	70–120
Faktor II (%)	94	56	70–120
D-Dimere (µg/l)	664	16000–22000	< 500
Prothrombinfragment 1 + 2 (ng/ml)	2,1	n. b.	0,1–1,2

* n. b. = nicht bestimmt

27.22 Protein-Ca-Inhibitor (PCI, PAI-3)

S. Ziemer, A. Tiede, M. Barthels

Übersichtsliteratur
Geiger 2007 [209], Rau 2007 [489]

■ Klinische Bedeutung

Der Inhibitor des aktivierten Protein C (APC) (Erstbeschreibung Marlar und Griffin 1980 [386], Isolierung und Charakterisierung durch Suzuki et al. 1983 [579]) ist ein Heparin- bzw. Glykosaminoglykan-bindendes Serpin (SERPINA5), dessen Wirkung zuerst als Inhibitor des APC beschrieben wurde. Heute ist PCI als Inhibitor mit Hemmung verschiedener Proteasen bekannt (s. Kap. B6). Er kommt intra- und extravasal vor und hat pro- und antikoagulatorische Eigenschaften. Seine Bedeutung im Hämostasesystem oder für Erkrankungen ist nicht abschließend geklärt.

■ Biochemie und Physiologie

Der Protein-Ca-Inhibitor gehört zur Gruppe der **Serinproteinaseninhibitoren** (SERPINA5). Er hemmt mehrere Proteasen:
- aktiviertes Protein C durch Komplexbildung
- freies Thrombin
- an Thrombomodulin gebundenes Thrombin
- Tissue-Faktor/Faktor-VII-Komplex (TF/FVIIa) [193]
- Faktor Xa
- t-PA (daher wurde der PCI auch PAI 3 genannt, bevor sich herausstellte, dass es sich um denselben Inhibitor handelt.)
- Urokinase (u-PA)
- Trypsin und Chymotrypsin
- Gewebe- und Plasmakallikrein.

In Gegenwart von Heparin und durch Dextransulfate wird der Inaktivierungsprozess für die einzelnen Proteasen unterschiedlich modifiziert, z. B.:
- PCI ist ein direkter Inhibitor von Protein C, dessen Wirkung durch Heparin beschleunigt wird, und begünstigt damit die prokoagulatorische Funktion des Thrombins.

27.22 Protein-Ca-Inhibitor (PCI, PAI-3)

Eigenschaften

	Protein-Ca-Inhibitor
Definition	Inhibitor von Protein Ca (SERPINA5), der unspezifisch außerdem viele andere Proteasen des Gerinnungs- und Fibrinolysesytems hemmt (s. Kap. B6)
englische Bezeichnung	protein C inhibitor (PCI)
Molekulargewicht	57.000 Da
Plasmakonzentration	5,3 ± 2,7 mg/l bzw. ~ 100 nMol [489]
Halbwertszeit	~ 23 h [209]
Vorkommen	im Plasma, aber auch in vielen anderen Körperflüssigkeiten [209]
Syntheseorte	Leberzelle [489], aber auch in vielen anderen Organen [209]
Gen	Chromosom 14q32.1

- Dagegen wird die Wirkung des PCI auf Kallikrein durch Glycosaminoglykane oder Heparin gehemmt, sodass Kallikrein unvermindert auf das Immunsystem einwirkt.

Daher ist in vivo die spezifische Umgebung für die Aktivität und das Zielenzym des PCI entscheidend.

Methoden zur Bestimmung des Protein-Ca-Inhibitors: ELISA-Technik zur Bestimmung der Konzentration und ein chromogener Funktionstest sind verfügbar.

27.23 Plasminogen/Plasmin

S. Ziemer, A. Tiede, M. Barthels

Übersichtsliteratur
Castellino und Ploplis 2005 [92], Bachmann 2001 [22], Booth und Bachmann 2006 [58], Marder und Francis 2006 [378]

■ Klinische Bedeutung

Plasminogen ist das Proenzym der Serinprotease Plasmin, die intra- und extravaskulär fibrinolytisch und proteolytisch wirkt. Eine ausreichende Plasminogenkonzentration ist daher Voraussetzung für eine ausreichende Rekanalisation verschlossener Gefäße. Beispiel hierfür war die Rethrombosierungsgefahr nach Erschöpfung des Plasminogen-Pools bei den früher gebräuchlichen fibrinolytischen Therapien. Es hat sich jedoch herausgestellt, dass angeborene Defekte bzw. Mangelzustände des Plasminogens keine eindeutigen Thrombosemarker sind.

■ Biochemie und Physiologie

Plasminogen ist das Proenzym der Serinprotease Plasmin. Die native, zirkulierende Form ist das Glu-Plasminogen (N-terminales Glutamat). Seine **proteolytische Aktivierung** durch Plasminogenaktivatoren (t-PA, u-PA und andere, u.a. das Kontaktsystem der Gerinnung und früher zumeist therapeutisch eingesetzte Aktivatoren, s.u.) wird durch Bindung an Fibrin sowie Endothelzellen und Leukozyten stark stimuliert. Alternativ kann enzymatisch aktives Plasmin Glu-Plasminogen durch N-terminale Proteolyse in Lys-Plasminogen überführen, das wiederum schneller von Plasminogenaktivatoren aktiviert wird. An Fibrin oder Zellen wird Plasminogen über seine Lysin bindenden Stellen gebunden und damit am Ort des Bedarfs angereichert. Plasminogen hat eine hohe **Affinität zu Fibrinogen,** sodass gereinigtes Fibrinogen mit Plasminogen kontaminiert sein kann.

Auch die Aktivatoren des Plasminogens, vorrangig t-PA, werden an Fibrin gebunden. Urokinase (two-chain-u-PA, tcu-PA) und exogene Streptokinase hingegen aktivieren unabhängig von Fibrin. Die früher therapeutisch häufig eingesetzte Streptokinase (Molekulargewicht 48000 Da, Halbwertszeit 30 min) ist kein Enzym, sondern geht mit Plasminogen eine 1 : 1-Komplexbildung ein. Dieser Komplex hat dann Aktivatoreigenschaften, wobei 1 Mol Plasminogen unter In-vitro-Bedingungen mehrere Moleküle Plasminogen zu Plasmin umwandeln kann.

Plasmin ist eine eher **unspezifische Protease,** die außer Fibrin noch eine Reihe anderer Substrate spaltet, wie Faktor VIII und von-Willebrand-Faktor. Plasmin reagiert auch mit zellulären Rezeptoren und Matrixproteinen und fördert die Zellmobilität [92].

Der wichtigste Inhibitor des Plasmins ist der Plasmininhibitor, der freies Plasmin schlagartig im 1 : 1-Komplex bindet. An Fibrin gebundenes Plasmin ist der Inaktivierung durch den Plasmininhibitor weitgehend entzogen. Da

Eigenschaften

	Plasminogen	**Plasmin**
Definition	Proenzym des zentralen fibrinolytischen Enzyms Plasmin	Serinprotease, die Fibrin in wasserlösliche Degradationsprodukte spaltet
englische Bezeichnung	plasminogen	plasmin
Aktivierung durch	t-PA und u-PA	
Molekulargewicht	92000 Da [22]	
Plasmakonzentration	200 mg/l, entspricht 2 µmol/l [22]	
Serumkonzentration	in etwa der Plasmakonzentration entsprechend	
Halbwertszeit	Glu-Plasminogen 2,2 d [22]	1 min
	Lys-Plasminogen 0,8 d	
Syntheseort	primär Leberzelle, aber auch viele andere Organe [22], [656]	
Gen	Chromosom 6q26-q27	
Substrate		Fibrin, Fibrinogen, Faktor V, Faktor VIII, Matrixproteine/Metalloproteinasen [92]
Inhibitoren		Plasmininhibitor, Antithrombin, α_2-Makroglobulin

die Plasmakonzentration des Plasmininhibitors nur die Hälfte derjenigen von Plasminogen beträgt, wird er bei vermehrt gebildetem Plasmin rascher als Plasminogen verbraucht. Dadurch kann das freie Plasmin („Plasminämie") eine systemische Fibrino(geno)lyse auslösen, die ihrerseits zum Absinken des Fibrinogenspiegels führt. Andere Inhibitoren des Plasmins sind Antithrombin und α_2-Makroglobulin.

■ Referenzbereiche für Plasminogen

Die Aktivität beträgt 70–120 %. Bei Neugeborenen ist Plasminogen physiologisch vermindert (s. Kap. C23). Im letzten Trimester der Schwangerschaft steigt Plasminogen an [22].

■ Abnorm niedrige oder abnorm hohe Plasminogenspiegel

Plasminogenmangel

Angeborene Ursachen. Es wurden 2 Typen von Plasminogenmangel beschrieben. Ein Plasminogenmangel gilt heute jedoch nicht mehr als Marker einer Thrombophilie [99], [404].

Interessant sind bestimmte Mutationen (Arg216His und Trp597Cys), die mit einem Plasminogenmangel und einer lichenoiden Konjunktivitis ohne Thromboseneigung einhergehen. Durch Gabe von Plasminogenkonzentrat konnte die Konjunktivitis erfolgreich behandelt werden [539], [402].

Erworbene Ursachen. Plasminogen ist vermindert bei:
- spontanen und therapeutischen systemischen Fibrinolysen
- Lebersynthesestörungen
- Verbrauchskoagulopathie, auch ohne reaktive Fibrinolyse
- größeren operativen Eingriffen.

Erhöhte Plasminogenkonzentrationen

Sie sind klinisch nicht relevant. Sie werden in Akutphasen, wie z. B. bei Enzündungen beobachtet.

> Aszites enthält Plasminogen; maligner Aszites mehr als solcher bei portaler Hypertension [538].

■ Plasminogenbestimmung

Indiziert ist die Plasminogenbestimmung zur Beurteilung des fibrinolytischen Potenzials sowie zur prognostischen Beurteilung einer Aszitesreperfusion [538]. Es stehen verschiedene Methoden zur Verfügung.

Chromogene Substrat-Methode

Prinzip: Methode der Wahl ist die Messung der Plasminogenkonzentration mit chromogenem Substrat. Dabei wird Plasminogen durch Zusatz von Streptokinase im Überschuss vollständig mit Streptokinase komplexiert. Dieser Komplex spaltet dann seinerseits das chromogene Substrat (z.B. S-2251). Er wird nicht vom Plasmininhibitor blockiert [205].

Immunologische Konzentrationsmessung

Prinzip: Verwendung von immunologischen Methoden wie ELISA oder Nephelometrie. Die Bestimmung der Konzentration ist nur bei vermindertem Ergebnis chromogen erforderlich.

Möglichkeiten der Fehlinterpretation

- Anwesenheit von Fibrinolytika oder Antifibrinolytika in der Probe
- hämolytische Probe stört die Photometrie.

Interpretation der Befunde

- Plasminogenmangel findet man am häufigsten infolge einer ausgeprägten Synthesestörung bei Lebererkrankungen bzw. durch Abwanderung in den Aszites.
- Bei spontaner systemischer Fibrinolyse findet man Plasminogenspiegel zwischen 60 und 70%.
- Bei systemischen fibrinolytischen Therapie kann der Spiegel wesentlich stärker absinken (Streptokinase > Urokinase > t-PA).

27.24 Tissue-type Plasminogenaktivator (t-PA)

S. Ziemer, A. Tiede, M. Barthels

Übersichtsliteratur
Booth und Bachmann 2006 [59], Marder und Francis 2006 [378], Rijken und Lijnen 2009 [498]

■ Klinische Bedeutung

Tissue-type Plasminogenaktivator (t-PA) ist der wichtigste physiologische Aktivator des Plasminogens und damit der Stimulator der Fibrinolyse. Besonders viel t-PA ist in Hohlorganen enthalten (Lunge, Uterus, Prostata, Mundhöhle). Das kann Ursache von Blutungen bei operativen Eingriffen sein. t-PA wird im Endothel gebildet und als aktives Enzym ins Blut abgegeben. Stimuli sind u. a. Stress, Venenstau (!) und vasoaktive Substanzen (z. B. DDAVP). Der t-PA-Gehalt des Blutes unterliegt daher beträchtlichen Schwankungen, insbesondere in Abhängigkeit von der Tageszeit.

Zur Therapie stehen heute verschiedene rekombinante t-PA-Präparate zur Verfügung, die hauptsächlich bei Myokardinfarkten und ischämischen Schlaganfällen eingesetzt werden.

■ Biochemie und Physiologie

Der Tissue-type Plasminogenaktivator (t-PA) ist eine Serinprotease, die spezifisch Plasminogen zum fibrinolytischen Enzym Plasmin aktiviert. t-PA wird – wie auch Plasminogen – an Fibrin gebunden. Durch Fibrin und vor allem auch durch Fibrinderivate werden so die Aktivität von t-PA und so die lokale Plasminbildung gesteigert. Im Plasma zirkuliert t-PA an seinen Inhibitor PAI-1 gebunden.

t-PA wird vor allem in den Endothelzellen gebildet, und aus ihnen als aktives, einkettiges Enzym freigesetzt. Er ist aber – in allerdings sehr unterschiedlicher Konzentration – auch in vielen Geweben enthalten, u. a. in den Endothelien verschiedener Gefäße [58]. t-PA-reiche Organe sind Organe mit Hohlräumen (Lunge, Uterus, Prostata). In den meisten Körperflüssigkeiten ist t-PA reichlich enthalten, z. B. im Speichel. Besonders hoch ist der t-PA-Gehalt im Menstruationsblut, das nahezu vollständig defibriniert ist. Durch Plasmin und andere Proteasen wird der einkettige t-PA in eine weitere aktive, jetzt zweikettige Protease gespalten.

Eigenschaften

	Tissue-type Plasminogenaktivator (t-PA)
Definition	Serinprotease, die in ein- und zweikettiger Form an Fibrin gebunden Plasminogen zu Plasmin aktiviert
englische Bezeichnung	tissue type plasminogen activator
Inhibitoren	PAI-1 (s. Kap. D27.26), weniger PAI-3 (= APC-Inhibitor) (s. Kap. D27.22)
Molekulargewicht	68.000 Da [58]
Plasmakonzentration	Antigenkonzentration: 5 µg/l bzw. 70 pmol/l [444]
Halbwertszeit	3–5 min [58]
Syntheseort	Endothelzellen, viele andere Zelltypen, Tumorzellen
Gen	Chromosom 8p12-p11

Die t-PA-Konzentration im Blut unterliegt verschiedenen Einflüssen, insbesondere einem **zirkadianen Rhythmus** mit steigender Aktivität im Laufe des Tages und der niedrigsten Aktivität nachts bzw. in den frühen Morgenstunden (Übersicht vgl. [420]).

Der hauptsächliche physiologische Inhibitor des t-PA ist der Plasminogenaktivator-Inhibitor Typ 1 (PAI-1). Aber auch andere Inhibitoren können t-PA inaktivieren (s. Kap. C22). Im Blut kommt t-PA überwiegend im Komplex gebunden an PAI-1 vor, sodass normalerweise die t-PA-Aktivität im Blut minimal ist.

t-PA kann an weitere Proteine und damit an weitere Zelloberflächen gebunden werden, beispielsweise an den Rezeptor Annexin II, der z.B. bei der Promyelozytenleukämie vermehrt exprimiert wird. Dadurch kommt es zur vermehrten Bindung von t-PA und Plasminogen und damit zu einer Steigerung der fibrinolytischen Aktivität mit erhöhtem Verbrauch des Plasmininhibitors [569].

■ Referenzbereiche

t-PA-Messwerte sind wegen der zirkadianen Schwankungen nur bei Vergleich mit einem entsprechenden Referenzkollektiv möglich. Der normale t-PA-Bereich im Plasma liegt zwischen 1,4 und 8,4 µg/l. Bei reifen Neugeborenen liegt er am 1. Lebenstag bei 5,0–18,9 µg/l.

Abnorm niedrige oder abnorm hohe t-PA-Spiegel

t-PA-Mangel

Angeborene Ursachen. Sind nicht bekannt.

Erworbene Ursachen. Eine verminderte t-PA Freisetzung nach Venenstau oder DDAVP-Infusion wurde bei verschiedenen Patientengruppen mit erhöhtem Risiko zu okkludierenden Gefäßkrankheiten beobachtet.

Erhöhte t-PA-Konzentrationen

Angeborene Ursachen. Zwei Familien wurden beschrieben, in denen sehr wahrscheinlich eine erhöhte t-PA-Konzentration eine Blutungsneigung bedingte [59], [20].

Erworbene Ursachen. Neugeborene haben physiologischerweise fast doppelt so hohe t-PA-Konzentrationen im Blut wie Erwachsene.

Eine erhöhte t-PA Konzentration im Blut findet man bei Stress, Adrenalinausschüttung, DDAVP-Therapie und insbesondere bei venösem Stau, wobei es nach frühestens 3 min zum Anstieg kommt. Das Ausmaß der Freisetzung ist individuell unterschiedlich [296]. Der sog. **Venous-Occlusion-Test** wurde früher viel benutzt, um das fibrinolytische Potenzial eines Patienten abzuschätzen [632].

Erhöhte t-PA-Konzentrationen finden sich ferner bei:
- Tumoren (z. B. metastasierendes Prostatakarzinom)
- insbesondere in der anhepatischen Phase bei orthotopen Lebertransplantationen
- bei schwerem Leberversagen [378].

t-PA-Bestimmung

Für die Blutentnahme ist eine angesäuerte Citratlösung (Stabilyte-Röhrchen) erforderlich. Moderne Verfahren erlauben die Bestimmung von Aktivität und Konzentration getrennt und mit ELISA-Technik die Bestimmung der Aktivität und der Konzentration des t-PA in einem Ansatz [312], [8].

Historisch ist die Fibrinplattenmethode unter Verwendung von Euglobulinfraktion des zu untersuchenden Plasmas [446].

Indikationen zur t-PA-Bestimmung

- Hereditäre erhöhte oder verminderte Werte sind für klinische Fragestellungen von untergeordneter Bedeutung, die Bestimmung erfolgt vor allem für wissenschaftliche Fragestellungen.
- Extrem selten ist ein angeborener Mangel Ursache einer Blutungsneigung.
- Erworbene erhöhte t-PA-Messwerte bei Lebererkrankungen können Blutungen fördern (Literatur!).
- t-PA aus malignen Tumoren kann Ursache einer Hyperfibrinolyse sein.

Interpretation der Befunde

Bei der Beurteilung muss berücksichtigt werden, dass die immunologischen t-PA-Bestimmungen auch den an den Inhibitor gebundenen t-PA miterfassen. Die Bestimmung des PAI-1 sollte daher stets mit erfolgen.

27.25 Urokinase, Urinary-type PA (u-PA)

S. Ziemer, M. Barthels, A. Tiede

Übersichtsliteratur
Booth und Bachmann 2006 [58], Marder und Francis 2006 [378], Rijken und Lijnen 2009 [498]

■ Klinische Bedeutung

Die Urokinase (u-PA) ist ein weiterer physiologischer Aktivator des Plasminogens zu Plasmin und damit der Fibrinolyse. Sie unterscheidet sich aber in ihren Aufgaben und Verhalten vom t-PA. Für das fibrinolytische Potenzial des Blutes scheint sie weniger wichtig zu sein. Vor allem ist sie in und an vielen Gewebszellen nachweisbar, wo sie ihre hauptsächlichen Funktionen hat. Urokinase ist im Urin in besonders hoher Konzentration enthalten.

Medikamentös wird Urokinase zur systemischen und lokalen fibrinolytischen Therapie eingesetzt.

■ Biochemie und Physiologie

Urokinase ist eine Serinprotease, die Plasminogen zum fibrinolytischen Enzym Plasmin aktiviert. Urokinase (Urinary-type PA) ist reichlich im Urin enthalten. Sie wird von vielen Zellen, insbesondere Bindegewebszellen, als einkettiges inaktives Protein (scu-PA) an die Umgebung abgegeben und hat ihre hauptsächlichen Funktionen bei der extravaskulären Proteolyse, Gewebeumbildung, Zellmigration und Tumormetastasierung. Hierzu liegen zahlreiche Untersuchungen vor.

Im Plasma kommt Urokinase in **einkettiger** Form vor (**scu-PA, Prourokinase**). Die Spaltung zur **zweikettigen**, aktiven Form (**tcu-PA**) kann durch zahlreiche Enzyme erfolgen, sowohl durch plasmaständige Enzyme, allen voran Plasmin, aber auch durch Thrombin und die Kontaktfaktoren Faktor XIIa und Kallikrein, ferner durch viele gewebsständige Enzyme wie Kathepsine u. a. m. Die Urokinasespiegel im Blut sind relativ stabil.

Urokinase unterscheidet sich von t-PA dahingehend, dass sie in ihrer einkettigen, freien Form im Plasma kaum und an Fibrin gebunden auch nur schwach enzymatisch aktiv ist. Dieses kann verstärkt werden durch Bindung an Fibrindegradationsprodukte. Ein eindeutiger zirkadianer Rhythmus wie für t-PA scheint nicht vorzuliegen, ein Anstieg nach venösem Stau oder nach DDAVP-Infusion wurde nicht von allen Autoren gefunden.

Eigenschaften der Urokinase

	Urokinase
Definition	Serinproteinase, die Plasminogen zu Plasmin aktiviert, aber ihre hauptsächlichen Funktionen extravasal hat
englische Bezeichnung	urokinase, urinary-type plasminogen activator
Aktivierung durch	viele Enzyme, u. a. Thrombin, Plasmin, Elastase
Inhibitoren	PAI-1 und PAI-2, α_2-Makroglobulin
Molekulargewicht	55000 Da
Plasmakonzentration	2–4 µg/l
Urinkonzentration	40–80 µg/l
Halbwertszeit	7 min
Syntheseort	v. a. Bindegewebszellen, auch Endothel
Gen	Chromosom 10q24

Urokinase (scu-PA) wird über einen urokinasespezifischen Rezeptor (uPAR) an Zelloberflächen gebunden. Bei gleichzeitiger Anreicherung von Plasminogen ist ein effektives lytisches Potenzial gegeben. Eine Regulierung erfolgt durch die Inhibitoren PAI-1 und PAI-2.

Im Urin ist Urokinase um ein 10-Faches höher konzentriert enthalten als im Plasma (Details s. [58]).

■ Urokinase-Bestimmung

Es steht ein kommerzieller ELISA-Testkit mit 2 monoklonalen Antikörpern gegen u-PA zur Verfügung.

Die u-PA-Bestimmung ist indiziert zur Beurteilung des fibrinolytischen Potentials bei speziellen, meist wissenschaftlichen Fragestellungen. Die Bestimmung von u-PA und uPAR wird in der Tumordiagnostik wichtig.

27.26 Plasminogenaktivator-Inhibitor (PAI-1) und andere PA-Inhibitoren

S. Ziemer, M. Barthels, A. Tiede

Übersichtsliteratur
Rijken und Lijnen 2009 [498], Booth und Bachmann 2006 [58], Yepes et al. 2006 [652]

■ Klinische Bedeutung

PAI-1 ist der wichtigste Inhibitor der Plasminogenaktivatoren t-PA und u-PA. Durch ihn wird freies t-PA sofort abgebunden und kann daher keine systemische Lyse des Fibrinogens verursachen. Der PAI-1 unterliegt wie t-PA Tagesschwankungen. Seine Konzentration ist nachts und insbesondere in den frühen Morgenstunden am höchsten und fällt tagsüber ab. Bei den häufig erhöhten Konzentrationen im Plasma besteht keine eindeutige Thrombophilie im venösen oder arteriellen Bereich [195], [224]. Ein angeborener Mangel des PAI-1 bewirkt eine Blutungsneigung [401].

Biochemie und Physiologie

Es sind bislang 5 Inhibitoren der Plasminogenaktivatoren beschrieben worden. Klinisch interessant sind PAI-1, PAI-2 (auch als Plazenta-Inhibitor bekannt) und der Inhibitor des aktivierten Protein C (früher PAI-3). Zusätzlich liegt ihre Bedeutung auch im **Modeling der extrazellulären Matrix** und in der **Tumorentwicklung** [140], [652].

Der **PAI-1** ist ein sofort wirkender Inhibitor, ein einkettiges Polypeptid, das zu den **Serinproteaseninhibitoren** (SERPINE 1) gehört. PAI-1 bildet mit t-PA, Urokinase, aber auch mit Plasmin, Thrombin und Elastase 1 : 1-Komplexe und inaktiviert sie. Aktiviertes Protein C (APC) inhibiert seinerseits PAI-1 und fördert so die Fibrinolyse. PAI-1 kommt im Plasma in aktiver und latenter, an Vitronektin gebundener Form vor und im Komplex mit t-PA, das durch ihn größtenteils gebunden ist (70 % des im Plasma messbaren t-PA [58]).

Thrombozyten enthalten den größten Teil des PAI-1 des Blutes. Damit gelangt PAI-1 direkt in den Thrombus. Er stabilisiert das Gerinnsel durch Hemmung der Plasminbildung. Seine antifibrinolytische Aktivität ist im Thrombus am höchsten. Daher sagt die Bestimmung des PAI-1 im Plasma nichts über die endogene Lyseaktivität im Thrombus aus. PAI-1 kann – analog zu den anderen Plättchen-Releasefaktoren – durch Thrombin, Kollagen oder ADP oder durch Einfrieren und Wiederauftauen von Plättchen aus den Thrombozyten freigesetzt werden.

PAI-1 wird wahrscheinlich in vielen Zellen gebildet, vor allem in Bindegewebszellen. Die PAI-1-Synthese in der Leber ist stark von metabolischen, hormonellen und Umwelt-Einflüssen abhängig [144].

PAI-1 ist ein **Akutphasenprotein**, das unter pathologischen Bedingungen (Endotoxinämie, Sepsis, Trauma, Tumoren) vermehrt aus Hepatozyten freigesetzt wird und im Plasma rasch hohe Konzentrationen erreichen kann. So kann er z. B. nach Polytrauma innerhalb von Stunden um das 20-Fache des Ausgangswertes ansteigen [308].

Die **zirkadianen Schwankungen** des fibrinolytischen Systems wurden seit den 50er Jahren mehrfach untersucht. Demnach hat PAI-1 die höchsten Konzentrationen in den frühen Morgenstunden, die niedrigsten am frühen Abend (s. Kap. C9) [11], [420].

Referenzbereiche

Der Referenzbereich des PAI-1 hat eine hohe Spannweite. Es gibt keine ausreichende Standardisierung der Testkits.

Der PAI-1 unterliegt wie t-PA Tagesschwankungen, seine Konzentration ist in den frühen Morgenstunden am höchsten [144], [309], abends niedriger.

Neugeborene: s. Kap. C23.

27.26 Plasminogenaktivator-Inhibitor (PAI-1) und andere PA-Inhibitoren

Eigenschaften

	Plasminogenaktivator-Inhibitor 1 (PAI-1) [58]
Definition	PAI-1 ist der sofort wirkende Inhibitor von t-PA und u-PA
englische Bezeichnung	plasminogen activator inhibitor (PAI-1)
Molekulargewicht	52000 Da
Plasmakonzentration	Konzentration: 1–40 ng/ml [58]
	Aktivität: 1–40 U/ml [58]
	1 IU PAI-1 inhibiert 1 IU t-PA in 10 min [11]
Halbwertszeit	ca. 10 min
Inaktivierung durch	Protein Ca, Thrombin, Elastase u.a.
Syntheseort	Endothel, auch Hepatozyten, Megakaryozyten u.a.
Gen	Chromosom 7q21,3–22,3

■ Abnorm niedrige oder abnorm hohe PAI-1-Spiegel

PAI-1-Mangel

Angeboren. Der seltene PAI-1-Mangel führt zur lebenslangen Blutungsneigung. Die Diagnose ist wegen der breiten Streuung mit auch sehr tiefen Werten schwierig [401], [58].

Erworben. Klinisch nicht relevant.

Erhöhte PAI-1-Konzentrationen

Der PAI-1 ist bei einer Vielzahl von Situationen und Erkrankungen erhöht [144]:
- in Akutphasen (z. B. postoperativ, nach Polytrauma um das 20-Fache des Normalbereiches [308], Sepsis)
- in der Schwangerschaft (um das 2- bis 10-Fache der Norm in der 34. SSW)
- mit zunehmendem Alter, nach der Menopause
- bei vermehrtem Anfall von Zytokinen
- durch Hormone (Kortikosteroide)
- bei hohem Körpergewicht
- mit steigenden Triglyzeridspiegeln
- beim metabolischen Syndrom

- bei Malignomen
- bei Lebererkrankungen.

■ PAI-1-Bestimmung

Indikationen

Bei Verdacht auf erhöhte oder verminderte fibrinolytische Aktivität ist im Allgemeinen weniger die Summe der Einzelkomponenten entscheidend als die Aktivität des Gesamtsystems der Fibrinolyse. Leider gibt es bis heute keine suffizienten Testsysteme. Das ROTEM und die Euglobulinlysezeit erfassen lediglich die stark veränderte fibrinolytische Aktivität. Bei wissenschaftlichen Fragestellungen werden weiterhin die einzelnen Komponenten des Fibrinolysesystems analysiert. Wichtig für die PAI-1-Bestimmung ist die **Präanalytik**, wie Venenstau bei der Blutentnahme, der die fibrinolytische Aktivität erhöht [311].

Methoden

Aktivitätsmessungen

Chromogene Substrattests sind für klinische Fragestellungen kaum noch im Einsatz.

Immunologische Bestimmungen

Tests mit ELISA-Prinzip ermöglichen die Bestimmung der PAI-1-Konzentration. Dabei wird nicht nur der aktive PAI-1, sondern auch der mit t-PA gebundene Komplex gemessen. Eine Modifikation ist das Koppeln des t-PA-gebundenen PAI-1 an eine feste Phase und damit die spezifische Messung des aktiven PAI-1.

Interpretation der Befunde

Eine angeborene Verminderung von PAI-1 geht mit einer Blutungsneigung einher.

Erhöhte PAI-1-Spiegel wurden wiederholt in Zusammenhang mit arteriellen oder venösen Verschlusskrankheiten gebracht. Tierversuche und einzelne klinische Studien haben dies zwar bestätigt, doch war in zahlreichen anderen Studien letztlich kein eindeutiger Zusammenhang nachzuweisen. Ein erhöhter PAI-1-Spiegel ist demnach kein Indikator und ihm kommt kein prädiktiver Wert zu [58], [140].

27.27 Plasmininhibitor (PI)

S. Ziemer, M. Barthels, A. Tiede

Übersichtsliteratur
Coughlin 2005 [116], Schaller 2011 [528], Booth 2006 [58]

■ Klinische Bedeutung [99]

Der Plasmininhibitor (PI) bindet schlagartig freies Plasmin. Seine Bedeutung zeigt sich in den seltenen Fällen von angeborenem homozygotem PI-Mangel, die eine schwere, Hämophilie-ähnliche Blutungsneigung aufweisen. Auch ein erworbener PI-Mangel, z.B. bei einer akuten Promyelozytenleukämie oder fortgeschrittenen Lebererkrankungen, kann je nach Schweregrad eine z.T. bedrohliche Blutungsneigung bewirken. Ein leicht verminderter Plasmininhibitor-Spiegel von z.B. nur 60% ist bereits Hinweis auf ein pathologisches Geschehen, sei es eine verminderte Bildung in der Leber, sei es ein erhöhter Inhibitor-Verbrauch infolge gesteigerter fibrinolytischer Aktivität. Er reicht u.U. zur Kompensation der fibrinolytischen Aktivität nicht mehr aus [88], [184]. Die leichte Verminderung des PI kann sowohl Ausdruck eines erhöhten Verbrauchs infolge einer erhöhten fibrinolytischen Aktivität sein, als auch die abnorme Fibrinolyse weiterhin steigern (Circulus vitiosus).

■ Biochemie und Physiologie

Der Plasmininhibitor ist ein **Serpinproteaseninhibitor** (SERPINF2). PI wird über eine Verlängerung am N-Terminus durch Faktor XIIIa an Fibrin gebunden, dabei bleibt er aktiv. Durch eine Verlängerung seines C-Terminus lagert sich PI an die Lysinbindungsstelle des Plasmins und bildet schlagartig einen 1 : 1-Komplex. Die Lysierbarkeit des Fibrins wird von der Faktor-XIIIa-Quervernetzung des PI an Fibrin bestimmt [489]. Da die molare Konzentration des Plasmininhibitors im Blut nur die Hälfte des Plasminogens beträgt, können u.U. bereits leichte Verminderungen zu einem Ungleichgewicht des fibrinolytischen Systems führen. Der Plasmininhibitor wird in der Leber gebildet und ist auch in den Plättchen nachweisbar [378].

Eigenschaften

	Plasmininhibitor
Definition	sofort wirkender Inhibitor des freien Plasmins
englische Bezeichnung	plasmin inhibitor, α_2-antiplasmin
Molekulargewicht	70000 Da
Plasmakonzentration	70 mg/l bzw. 1 µmol/l bzw. 80–120%
Halbwertszeit	3 d
Syntheseort	Leberzelle
Gen	Chromosom 17p13

■ Referenzbereiche

Der normale Plasmininhibitor-Spiegel im Blut beträgt 70 mg/1 bzw. 1 µmol/l, d.h. die Hälfte des Plasminogenspiegels auf molarer Basis. Die physiologische Spannbreite ist relativ eng und altersunabhängig [381].

Zum Plasmininhibitor-Spiegel bei Neugeborenen s. Kap. C23.

■ Abnorm niedrige oder abnorm hohe Plasmininhibitorspiegel

Plasmininhibitor-Mangel

Angeborene Ursachen. Der seltene PI-Mangel wird **autosomal resessiv** vererbt, der homozygote Mangel führt zu einer schweren Blutungsneigung, u.a. mit Gelenkblutungen. Heterozygotie manifestiert sich erst bei Trauma oder Operationen (Erstbeschreibung 1978 durch Koie et al. [318]) [184].

Erworbene Ursachen. Die verminderte PI-Aktivität kann Folge oder Ursache einer gesteigerten fibrinolytischen Aktivität sein. Eine erhöhte fibrinolytische Aktivität findet man bei:
- den früher häufiger eingesetzten systemischen **fibrinolytischen Therapien** (Streptokinase, Urokinase)
- **fortgeschrittenen Lebererkrankungen** (Leberzirrhose) und insbesondere bei der orthotopen Lebertransplantation in der anhepatischen Phase. Hier addieren sich der PI-Mangel infolge verminderter Synthese und der erhöhte PI-Verbrauch infolge gesteigerter fibrinolytischer Aktivität, die durch den oft gleichzeitigen PAI-Mangel begünstigt wird.

- **akuter Promyelozytenleukämie** (t[15;17]-Translokation). Hier kann es gelegentlich zu einem ausgeprägten Plasmininhibitor-Mangel kommen. Nach Menell et al. ist dieses bedingt durch eine vermehrte Expression des Rezeptors Annexin II auf der Promyelozytenoberfläche, der vermehrt t-PA und Plasminogen bindet, damit eine Hyperfibrinolyse auslöst [406]. Dies wiederum führt zu einem unverhältnismäßigen Plasmininhibitor-Verbrauch mit daraus resultierender, u. U. schwerer Blutung (eigene Beobachtung bei einem Kleinkind mit einem Plasmininhibitor von < 1 %).
- **Polytrauma** und größeren operativen Eingriffen.
- **Hämodilution.**
Details s. auch Kap. C18 (Störungen der Fibrinolyse).

■ Plasmininhibitor-Bestimmung

Bei Blutungsneigung und Verdacht auf eine erhöhte lokale oder systemische fibrinolytische Aktivität als Ursache ist die Bestimmung des Plasmininhibitors indiziert. Es stehen verschiedene Methoden zur Verfügung. Die Blutprobe muss wegen der Instabilität als Notfallprobe analysiert werden. Alternativ sind spezielle Zusätze möglich, die einen weiteren Abfall des PI begrenzen.

Aktivitätsmessungen mit chromogenen Substraten:

Prinzip: Verdünntes Plasma wird mit einer definierten Menge Plasmin inkubiert, die Restaktivität des Plasmins spaltet vom spezifischen Substrat p-Nitroanilin ab.

Immunologische Bestimmungen

- ELISA-Tests
- Nephelometrie.

Globale Clot-Lyse-Verfahren wie die Euglobulin-Lyse-Zeit werden kaum noch eingesetzt. Der Einfluss des Plasmininhibitors auf die Lyse von Gerinnseln wurde von Robbie et al. untersucht [499].

Möglichkeiten der Fehlinterpretation

Bei fibrinolytischer Therapie fällt der Plasmininhibitor in der Probe u. U. weiter ab, insbesondere aber durch Zusatz von t-PA zu Citratplasma bei In-vitro-Experimenten. Dies kann in vitro (!) durch Zusatz des (toxischen) synthetischen Tripeptidinhibitors P-PACK, nicht jedoch durch Aprotinin verhindert werden

[546]. Aprotininhaltige Plasmaproben ergeben andererseits infolge der Inhibitorwirkung des Aprotinins fälschlich hohe Plasmininhibitor-Aktivitäten, sodass der Plasmininhibitor-Abfall bei erhöhter fibrinolytischer Aktivität unterschätzt werden kann.

27.28 Andere mit der Gerinnung assoziierte Proteine

M. Barthels, F. Bergmann, A. Czwalinna

Die in diesem Kapitel aufgeführten Proteine **FSAP, Neutrophilen-Elastase, α_1-Proteinaseninhibitor, α_2-Makroglobulin, PAI-2, C1-Esterase-Inhibitor, Fibronektin, Vitronektin** spielen im klinischen Alltag und bei der Labordiagnostik im Allgemeinen eine untergeordnete Rolle. Sie können jedoch Faktoren und Inhibitoren der Hämostase verändern und sollten daher bekannt sein, nicht zuletzt, weil in seltenen Fällen Auswirkungen auf einen Befund nicht auszuschließen sind.

Es handelt sich um Proteasen, Inhibitoren von Proteasen und Adhäsivproteine mit sehr unterschiedlichen molekularen Strukturen und Funktionen. Weitere, hier nicht im Detail aufgeführte Proteine, wie z. B. das histidinreiche Glykoprotein, sind in anderen Kapiteln bei den entsprechenden Komponenten genannt. Eine ausführliche Übersicht zu einigen dieser Proteine gibt Heft 4 in „Seminars in Thrombosis and Hemostasis", Bd 37, 2011.

■ Faktor-VII-aktivierende Protease (FSAP)

Übersichtsliteratur
Stavenuiter et al. 2012 [568], Kanse und Etscheid 2010 [287]

Klinische Bedeutung

Die Bedeutung der vor noch nicht allzu langer Zeit erst entdeckten FSAP für die Hämostase ist zurzeit noch nicht ganz klar. Einige Studien weisen auf Zusammenhänge mit arteriellen Verschlusskrankheiten hin; ein Zusammenhang mit venösen Verschlusskrankheiten erscheint fraglich (Übersichten vgl. [287], [239]).

Eigenschaften

	Faktor-VII-aktivierende Protease (FSAP)
Definition	multifunktionelle Serinprotease
englische Bezeichnung	factor seven activating protease
Molekulargewicht	78.000 Da (Lit. bei [571])
Plasmakonzentration	~ 12 µg/ml [103], [504]
Gen	Chromosom 10q25 (Lit. bei [239])

Biochemie und Physiologie

Die Faktor-VII-aktivierende Protease (FSAP) ist eine Serinprotease, die nach den ersten Untersuchungen sowohl den Faktor VII, unabhängig vom Tissue-Faktor, als auch die Prourokinase (scu-PA) aktiviert [503], [504]. Zuvor wurde sie als **Plasma Hyaluronan-binding Protein (PHBP)** beschrieben [103]. Beide Bezeichnungen werden derzeit synonym gebraucht. Ihre Bedeutung ist noch nicht eindeutig geklärt.

FSAP wird sowohl durch Anionen (Nukleinsäuren [RNA], Heparin) als auch durch Kationen (Protamin, Polyamine) aktiviert [287]. FSAP spaltet bzw. aktiviert ihrerseits den Faktor VII und den single chain urokinase Plasminogen Activator (scu-PA), das Proenzym der Urokinase, sowie viele andere Substrate. Nach einer neueren Untersuchung (Literatur bei [239]) ist die Spaltung des Inhibitors des Faktors VII, des Tissue Factor Pathway Inhibitors (TFPI) durch die FSPA – und damit seine Inaktivierung – bedeutsamer als die Aktivierung des Faktors VII.

Die FSAP ist ferner im immunologischen und im Entzündungssystem wirksam (Übersicht vgl. [568]). So ist die FSAP für die Freisetzung von Nukleosomen aus apoptotischen Zellen in Plasma oder Serum erforderlich, wobei die Spiegel von aktivierter FSAP (FSAPa), FSAP-Inhibitorkomplexen und Nukleosomen mit der Schwere septischer Erkrankungen korrelieren [571].

FSAP wird in der Leber gebildet. Die Inhibitoren von FSAP sind fast alle Serinproteasen-Inhibitoren, insbesondere der C1-Inhibitor, aber auch der TFPI [571].

Verminderte oder erhöhte FSAP-Spiegel im Plasma

Willeit et al. beschrieben 2003 einen Zusammenhang des **Marburg-I-Polymorphismus** (Gly 511 Glu) mit Karotisstenosen [645]; Hanson et al. fanden erhöhte FSAP-Spiegel im Plasma bei Patienten mit ischämischem Schlaganfall [239]. Weitere Literaturstellen, allerdings keine eindeutigen Zusammenhänge mit venösen und arteriellen Verschlusskrankheiten, finden sich im Kommentar von Kanse und Etscheid [287], die u.a. einen Zusammenhang des Marburg-I-Polymorphismus mit dem Schweregrad von Leberfibrosen sowie Veränderungen des FSAP in den Lungen von Patienten mit ARDS beschreiben.

Bestimmung der FSAP

Inhouse-Methoden zur immunologischen und Aktivitätsbestimmung wurden u.a. von Hanson et al. beschrieben [239].

■ Neutrophilen-Elastase (NE)

Übersichtsliteratur
Samis et al. 2004 [524]

Klinische Bedeutung

Abgesehen von der Publikation von Samis et al. 2004 [524] findet man in der hämostaseologischen Fachliteratur aktuell nur wenig – obgleich seit langem bekannt ist, dass die Neutrophilen-Elastase (NE) zumindest in vitro die meisten Faktoren und Inhibitoren verändert. Vor allem in älteren Publikationen

Eigenschaften

	Neutrophilen-Elastase (NE)
Definition	in neutrophilen Granulozyten gespeicherte Serinprotease, mit vielfältigen Auswirkungen auf Gewebszellen, Thrombozyten, Hämostase
englische Bezeichnung	neutrophil elastase
Molekulargewicht	29.000 Da
Bildungsort	Knochenmark
Gen	Chromosom 19pter

wird die „Dysregulation" der NE bei ausgeprägten Entzündungsprozessen, insbesondere Sepsis (sei es infolge vermehrter Freisetzung von NE oder infolge des Verbrauchs ihres Inhibitors) mit thromboembolischen Gefäßverschlüssen, insbesondere der DIC in Verbindung gebracht (Literatur bei [524]).

Biochemie und Physiologie

Die NE ist eine dem Chymotrypsin verwandte Serinprotease, die bei entzündlichen Prozessen vermehrt aus den Granulozyten freigesetzt und in der umgebenden Flüssigkeit **sofort irreversibel** im Komplex mit ihrem wichtigsten Inhibitor, dem α_1-**Proteinaseninhibitor (A1PI, früher α_1-Antitrypsin)** gebunden wird. Nach den von Samis et al. [524] zitierten Publikationen werden folgende Hämostasekomponenten (Substrate) durch das Enzym NE partiell gespalten bzw. inaktiviert – wobei die Autoren nachdrücklich darauf hinweisen, dass es sich hierbei um In-vitro-Effekte handelt:

- **Faktoren:** Fibrinogen, Faktor VII, Faktor VIII und Faktor XIII
- **Inhibitoren:** Antithrombin, Protein C, Protein S, TFPI, Plasmininhibitor, Heparin-Kofaktor II.

> Die durch die NE vom Fibrinogen abgespaltenen Peptide sind NE-spezifisch [641].

Verminderte oder erhöhte Spiegel im Plasma

Samis et al. fanden 2004, dass der Elastase-α_1-Proteinaseninhibitor-Komplex bei Patienten mit Sepsis und DIC im akuten Stadium der noch „Non-overt-DIC" um das 2- bis 3-Fache erhöht war [524].

Bestimmung der Neutrophilen-Elastase

Kommerzielle ELISA-Methoden sind verfügbar.

Der Elastase-α_1-Proteinaseninhibitor-Komplex ist im Plasma oder Serum als Ausdruck der Neutrophilen-Aktivierung bzw. Elastase-Freisetzung messbar.

Im Falle der Spaltung des Fibrinogens durch die Elastase konnten Elastase-spezifische Peptide im Plasma nachgewiesen werden [641].

α₁-Proteinaseninhibitor (α₁-PI, α₁-Antitrypsin)

Übersichtsliteratur
Samis et al. 2004 [524], Thomas 2008 [587]

Klinische Bedeutung

Der α₁-Proteinaseninhibitor, ein Serpin, scheint für das Hämostasesystem nur geringe Bedeutung zu haben, wenngleich er viele Gerinnungsenzyme hemmt (s. u.).

Hämostaseologisch interessant ist die genetische Variante „α₁-PI-Pittsburgh", die als Antithrombin wirkt, u. a. die Thrombinzeit verlängert und mit einer ausgeprägten Blutungsneigung einhergeht [349], [460].

Biochemie und Physiologie

Der α₁-Proteinaseninhibitor ist primär ein Inhibitor der Leukozytenelastase. Nach den von Samis et al. [524] zitierten Publikationen kann er aber auch folgende Enzyme durch Komplexbildung inaktivieren, wobei die Autoren auch hier nachdrücklich darauf hinweisen, dass es sich um In-vitro-Effekte handelt: Thrombin, Faktor Xa, Faktor XIa, aktiviertes Protein C, t-PA.

Verminderte oder erhöhte Spiegel des α₁-Proteinaseninhibitors

Der α₁-Proteinaseninhibitor wird inaktiviert durch Oxidationsprozesse bei der Neutrophilen-Aktivierung oder durch Komplexbildung mit Elastase bei ausgedehnten Entzündungsprozessen. Ist ein Ungleichgewicht zugunsten des Enzyms entstanden, kann die Elastase wirksam werden (s. o.).

Die bisher nur einmal beschriebene genetische Variante „α₁-PI_Pittsburgh" (Met 358 Arg) ist hämostaseologisch von besonderem Interesse, da sie zu einer ausgeprägte Blutungsneigung des Patienten führte. Sie wirkte direkt als Antithrombin und verlängerte dadurch u. a. die Thrombinzeit [349], [460].

Ein genetisch bedingter α₁-Proteinaseninhibitor-Mangel führt zu den bekannten Lungen- und Leberleiden.

Der α₁-Proteinaseninhibitor ist ein **Akutphasenprotein** und kann um ein Mehrfaches ansteigen. Burghaus et al. fanden, dass erhöhte A1PI-Spiegel für Kinder ein Risikofaktor für Schlaganfälle darstellen [83].

Eigenschaften

	α_1-Proteinaseninhibitor
Definition	Inhibitor verschiedener Serinproteasen, insbesondere der Leukozytenelastase, Akutphasenprotein
englische Bezeichnung	alpha-1-peptidase inhibitor
Molekulargewicht	ca. 51.000 Da
Plasmakonzentration	1,3 mg/ml [489]; 80–130 mg/l [587]
Halbwertszeit	4–5 Tage [489]
Bildungsort	Leberzelle, Monozyten
Gen	Chromosom 14q32.1

Bestimmung des α_1-Proteinaseninhibitors

Es stehen immunologische Methoden zur Bestimmung des α_1-Proteinaseninhibitors zur Verfügung; Details vgl. Thomas [587].

■ α_2-Makroglobulin

Übersichtsliteratur
Beheiri et al. 2007 [34], Hart und Pizzo 2006 [244]

Klinische Bedeutung

In der Klinik hat α_2-Makroglobulin (α2MG) anscheinend keine Relevanz. Die 3 Patienten mit angeborenem α2MG-Mangel waren klinisch symptomlos [369]. Beheiri et al. fanden 2007 [34], dass Kinder mit höheren α2MG-Spiegeln ein höheres Risiko hinsichtlich Schlaganfällen oder tiefer venöser Thrombosen hatten.

Biochemie und Physiologie

α2MG, ein sog. **Kunitz-Typ-Inhibitor**, „hemmt" u. a. mehrere Proteasen des Gerinnungs- und Fibrinolysesystems, wie z. B. Thrombin oder Plasmin, indem das jeweilige Enzym in das Makromolekül „eingeschlossen" wird und dadurch seine Aktivität für großmolekulare, d. h. physiologische Substrate verliert. Dies gilt jedoch nicht für kleinmolekulare Substrate wie z. B. die chromogenen

Eigenschaften

	α$_2$-Makroglobulin
Definition	Inhibitor von Thrombin, Plasmin, Kallikrein, Leukozytenelastase MEROPS: 139
englische Bezeichnung	α$_2$-macroglobulin
Molekulargewicht	720.000 Da [34]
Serumkonzentration	in Abhängigkeit vom Alter (nach [647]): • 11. Lebenstag – 18 Jahre: 2,7–5,4 g/l bzw. 1,8–16 kU/l • 19–25 Jahre: 1,4–4,1 g/l bzw. 1,4–12 kU/l • 26–61 Jahre: 1,4–2,8 g/l bzw. 1,4–4–8 kU/l
Halbwertszeit	unterschiedliche Angaben: 2 bzw. 5–6 Tage
Syntheseort	Leberzelle, Fibroblasten, Makrophagen
Gen	Chromosom 12

Substrate. Dieser Umstand ist methodisch von Bedeutung: So kann im α2MG enthaltenes Thrombin oder Plasmin sehr wohl noch mit chromogenen Substraten messbar sein.

Weitere Enzyme, die durch α2MG gehemmt werden, sind u. a. Faktor Xa, aktiviertes Protein C, Plasmin, Kallikrein und die Leukozytenelastase.

α2MG ist im Blut im Überschuss vorhanden. Bei Kindern ist der α2MG-Spiegel höher als bei Erwachsenen. Die physiologische Bedeutung von α2MG für die Hämostase ist nicht bekannt [244]. Es wird angenommen, dass es als „Back-up-Inhibitor" bei Verminderung der primären Inhibitoren dient. Vor allem im Nabelschnurblut soll α2MG, zumindest in vitro, eine wichtige Thrombininhibitor-Funktion haben (Details s. [121]).

Verminderte oder erhöhte α$_2$-Makroglobulin-Spiegel

Verminderte α$_2$-Makroglobulin-Spiegel

Es sind 3 Familien mit angeborenem, heterozygotem Mangel beschrieben (Literatur s. [369]).

Fibrinolytische Therapien mit Streptokinase oder Urokinase gehen mit verminderten α2MG-Spiegeln einher.

Hyperfibrinolysen führen aufgrund des Verbrauchs von α2MG zu verminderten Spiegeln.

Erhöhte α_2-Makroglobulin-Spiegel

Erhöhte Spiegel fanden sich bei Neugeborenen, Kindern und Jugendlichen.
Eine **prokoagulatorische Wirkung** von α2MG soll durch die Neutralisierung von Plasmin, Plasminogenaktivatoren und durch die Hemmung von aktiviertem Protein C bedingt sein (Übersicht s. [34]).

Bestimmung von α_2-Makroglobulin

Es stehen immunologische und nephelometrische Methoden zur Verfügung.

■ Plasminogenaktivator-Inhibitor 2 (PAI-2)

Übersichtsliteratur
Lee et al. 2011 [346], Booth und Bachmann 2006 [58]

Klinische Bedeutung

Der Plasminogenaktivator-Inhibitor 2 (PAI-2) scheint gegenüber dem klassischen PAI-1, wenn überhaupt, im Plasma nur eine untergeordnete Rolle zu spielen. PAI-2, zunächst aus Plazentagewebe isoliert, kann zudem nur während der Schwangerschaft im Plasma nachgewiesen werden. Lee et al. schließen aus ihrer Literaturübersicht [346], dass PAI-2 vor allem bei Gewebsschädigung oder Stress eine Bedeutung haben könnte.

Biochemie und Physiologie

PAI-2 ist gleichfalls ein **Serpin,** wenn auch einer anderen Subgruppe zugehörig als der eigentliche Plasminogenaktivator-Inhibitor PAI-1. Sein Wirkungsbereich scheint vor allem in der Umgebung von Zellen zu liegen. Sein eigentliches Substrat ist das Rezeptor-gebundene Enzym Urokinase. Ein weiteres Substrat ist der aktive zweikettige t-PA. Die im Plasma vorhandene Prourokinase und der einkettige t-PA werden nur schwach gehemmt (Details s. [346], [58]).

PAI-2 ist in vor allem in Monozyten, aber auch in Makrophagen, in verschiedenen Gewebszellen (Plazenta) sowie in vielen Körperflüssigkeiten vorhanden, im Plasma jedoch nur während einer Schwangerschaft oder bei bestimmten Erkrankungen (s. u.). Zu den intra- und perizellulären Funktionen des PAI-2 s. [346]. PAI-2 kann an Fibrin quervernetzt werden und damit zur Stabilität beitragen (Übersicht s. [58]).

Eigenschaften

	Plasminogenaktivator-Inhibitor 2 (PAI-2)
Definition	Serpin, das vor allem intra- und perizellulär nachweisbar ist
englische Bezeichnung	plasminogen activator inhibitor 2
Molekulargewicht	ca. 47.000 Da [346]
Plasmakonzentration	unterhalb der Nachweisgrenze, Anstieg in der Schwangerschaft bis 100–250 µg/l am Termin
Syntheseort	Monozyten, Makrophagen, verschiedene Gewebszellen, Plazenta
PAI-2-Gen	Chromosom 18q22.1 (Lit. s. [58])

Verminderte oder erhöhte PAI-2-Spiegel im Plasma

Ein PAI-2-Mangel im Plasma ist nicht bekannt.

Im Plasma ist PAI-2 praktisch nur während der Schwangerschaft mess- bzw. nachweisbar. Bis zum Entbindungstermin steigt er auf 100–250 µg/l an.

Niedrigere Werte wurden im Zusammenhang mit einer intrauterinen Wachstumsstörung gemessen (Literatur bei [18], [58], [346]).

Erhöhte PAI-2-Spiegel im Plasma wurden beschrieben bei der Monozytenleukämie (bis 160 µg/l), bei schwerer Sepsis, im Aszites sowie im Blut von Tumorgefäßen bei Ovarkarzinom (Literatur bei [58]).

Bestimmung des PAI-2

Zur Bestimmung von PAI-2 stehen immunologische Methoden zur Verfügung.

■ C1-Esterase-Inhibitor

Übersichtsliteratur
Zeerleder 2011 [655], Markovic et al. 2000 [384]

Klinische Bedeutung

Der C1-Esterase-Inhibitor ist primär ein Inhibitor der Komplement- und Kontaktsysteme und spielt daher bei Entzündungsprozessen eine wichtige Rolle. Im Kontaktsystem der Gerinnung ist er der hauptsächliche Inhibitor für Faktor XIIa, hemmt aber auch Faktor XIa und Kallikrein. Ferner hemmt er Plasmin und FSAP. Hämostaseologisch-klinische Auswirkungen eines C1-Esterase-Inhibitor-Mangels sind nicht bekannt.

Es gibt seltene, angeborene Formen des C1-Esterase-Inhibitor-Mangels, die das klinische Bild **hereditären angioneurotischen Ödems** verursachen (Übersicht insbesondere zum Pathomechanismus s. [438]). Noch seltener sind Fälle von erworbenem C1-Esterase-Inhibitor-Mangel auf dem Boden von Autoantikörpern, vor allem bei älteren Menschen.

Biochemie und Physiologie

Der C1-Esterase-Inhibitor ist ein α_2-Globulin des Blutes. Das **Akutphasenprotein** gehört zur Familie der Serpine. Er ist ein Inhibitor der enzymatischen Komplement- und Kontaktsysteme, die vasoaktive Peptide freisetzen, und spielt daher bei Entzündungsprozessen eine wichtige Rolle. Primär ist er ein **Inhibitor des Komplementsystems,** indem er die Untereinheiten C1r und C1s von C1, der ersten Komponente des Komplementsystems, hemmt. Im Gerinnungssystems hemmt er vor allem das **Kontaktsystem:** Kallikrein und die Faktoren XIa und XIIa, zudem ist er der wichtigste Inhibitor für FSAP (s. o.). Glykosaminoglykane und Heparine verstärken die Wirkung des C1-Esterase-Inhibitors auf den Faktor XIa (Details bei [655]). Ferner hemmt er Plasmin. Er wird in der Leber gebildet und ist auf Chromosom 11 kodiert.

Eigenschaften

	C1-Esterase-Inhibitor
Definition	Inhibitor des Komplementsystems und des Gerinnungssystems; hemmt die Faktoren XIa, XIIa, Kallikrein, auch Plasmin
englische Bezeichnung	C1 esterase inhibitor
Molekulargewicht	ca. 76.000 Da [655]
Plasmakonzentration	niedriger als im Serum wegen des Citratanteils
Serumkonzentration	240 µg/ml (= 1 IU/ml; Lit. bei [655]) bzw. 1,7–2,0 µmol bzw. 70–130 %
Halbwertszeit	28 h [655]
Syntheseort	Leberzellen und viele andere Gewebszellen
Gen	Chromosom 11

Verminderte oder erhöhte Spiegel des C1-Esterase-Inhibitors

C1-Esterase-Inhibitor-Mangel

Beim **angeborenen Mangel** unterscheidet man auch hier den Typ I mit einer echten Verminderung des C1-Esterase-Inhibitors (85 % der Fälle) von einer Typ-II-Dysform mit verminderter Inhibitoraktivität und höherer bis normaler Konzentration im Serum. Die Vererbung ist autosomal dominant. Die Erstmanifestation erfolgt meist in der ersten bis zweiten Dekade.

Der **erworbene Mangel** kommt vor allem bei älteren Personen und bei Patienten mit Autoimmun- oder lymphoproliferativen Erkrankungen vor (Details s. [655]). Bei hepatozellulären Lebererkrankungen ist der C1-Esterase-Inhibitor nicht vermindert, sofern keine Cholestase vorliegt [132].

Erhöhte Spiegel von C1-Esterase Inhibitor

Erhöhte C1-Esterase-Inhibitor-Konzentrationen hingegen von Danielsson et al. bei **cholestatischen Lebererkrankungen** beschrieben [132].

Bestimmung des C1-Esterase-Inhibitors

Zur Bestimmung des C1-Esterase-Inhibitors stehen unterschiedliche Methoden zur Verfügung:
- Bestimmung der Aktivität mit chromogenem Substrat
- immunologische Bestimmung der Konzentration
- Bestimmung von C1q zur Unterscheidung von angeborenem und erworbenem Mangel.

■ Fibronektin

Übersichtsliteratur
Hantgan und Lord 2006 [241], Ni 2006 [441]

Klinische Bedeutung

Fibronektin, ein Adhäsivprotein, kann zahlreiche, sehr unterschiedliche Moleküle binden, u. a. Moleküle des Hämostasesystems, und damit ihre Phagozytierung begünstigen. Eine besondere Eigenschaft ist seine Kältefällbarkeit, die klinisch zum sog. **Kryofibrinogen** führen kann und bei der sog. Kryopräzipitation zur Herstellung von bestimmten Faktorenkonzentraten benutzt wird. Die neuere Forschung beschäftigt sich mit einem möglichen Einfluss des Fibronektins auf das Thrombuswachstum.

Biochemie und Physiologie

Fibronektin ist ein fibrilläres Glykoprotein, ein Heterodimer, das sowohl im Plasma als auch an vielen Zelloberflächen vorkommt und für Zelladhärenz, -migration und Wachstum erforderlich ist. Es kann die unterschiedlichsten Moleküle (Kollagen, Fibrinogen, von-Willebrand-Faktor, Heparin u. a. m.), aber auch Bakterien (Staphylokokken) binden. Fibronektin wirkt als **Opsonin**, indem es phagozytierbare Substanzen, u. a. Fibrin- und Immunkomplexe, bindet und damit die Phagozytose ermöglicht. Bei der Fibrinbildung wird Fibronektin an Fibrin sowohl absorbiert als auch, da es ein Substrat von Faktor XIIIa ist, durch Quervernetzung an Fibrin gebunden. Dadurch werden Fibrinfaserdichte und -größe verstärkt. Die mechanische Festigkeit des Fibrins bleibt jedoch unverändert (Literatur bei [241]). Darüberhinaus spielt Fibronektin bei der Thrombozytenadhäsion und -aggregation sowie beim Thrombuswachstum eine Rolle (Übersicht s. [441]).

Fibronektin wird mit Fibrinogen bei Kälteeinwirkung präzipitiert (kälteunlösliches Globulin). Seine Anwesenheit bedingt auch die Kältefällbarkeit des Faktors VIII und des von-Willebrand-Faktors [392] sowie die Bildung von Kryofibrinogen bei bestimmten Erkrankungen (s. S. 431). Niewiarowska et al. zeigten, dass mit steigenden Fibronektin-Konzentrationen die Fibrinpolymerisation zunehmend gehemmt wird [445]. Sie vermuten, dass durch hohe Fibronektinkonzentrationen in vivo die Thrombinzeit verlängert werden kann.

Eigenschaften

	Fibronektin
Definition	ubiquitäres Glykoprotein mit verschiedenen Aufgaben, z. B. Klär- und Bindungsfunktionen (Zellwachstum, Wundheilung, Thrombozytenbindung); bewirkt die Kälte-Fällbarkeit von Fibrinogen, Faktor VIII und vWF
englische Bezeichnung	fibronectin
Molekulargewicht	520.000 Da [241]
Plasmakonzentration	X = 300 mg/l, 150–720 mg/l [429]
Serumkonzentration	< 50 % der Plasmakonzentration [241]
Halbwertszeit	24–72 h
Syntheseort	Leberzelle, Endothel, Fibroblasten u.a.
Gen	Chromosom 2q35

Verminderte Fibronektinspiegel

Erworbener Fibronektin-Mangel infolge **Synthesestörung** bei:
- Lebererkrankungen (in Abhängigkeit vom Schweregrad)
- nach Asparaginasetherapie.

Erworbener Fibronektin-Mangel infolge **erhöhten Umsatzes** bei:
- Verbrauchskoagulopathien
- posttraumatisch
- postoperativ
- Sepsis (septischer Schock).

Fibronektinbestimmung

Die Bestimmung erfolgt immunologisch. Zu beachten ist, dass das Tieffrieren des Plasmas zu artifiziellen Präzipitaten führen kann.

■ Vitronektin

Der folgende Text ist weitgehend eine auf die Praxis hin orientierte Zusammenfassung der Übersichtsarbeit von Preissner und Reuning 2011 [480].

Klinische Bedeutung

Das **Adhäsivprotein** Vitronektin hat vielfältige, z. T. einander entgegengesetzte Funktionen in den hämostatischen Prozessen. Derzeit ist keine relevante klinische Bedeutung bekannt.

Biochemie und Physiologie

Vitronektin, ein weiteres Adhäsivprotein, kommt sowohl im Plasma als auch an Zelloberflächen vor. Es nimmt eine Schlüsselstellung bei der Bindung von Zellen an ihre extrazelluläre Matrix ein, wobei es u.a. Bindungen an Zelloberflächenrezeptoren eingeht, von denen einige auch mit dem Hämostasesystem verbunden sind. Für die Hämostase wichtige Rezeptoren sind hierbei der Urokinaserezeptor uPAR (Urokinase-Protease-activated-Rezeptor) und der Thrombozytenrezeptor GP IIb/IIIa, an den auch Fibrin und der VWF binden. Das Vitronektinmolekül selber hat u.a. Bindungsstellen für PAI-1, uPAR, HMWK, Kollagen, Thrombin-Serpin-Komplexe, Heparin, Plasminogen; daher kann Vitronektin:
- die Adhäsionen von Zellen, speziell Thrombozyten, begünstigen.
- Thrombozyten-Fibrinbindungen stabilisieren.

- sowohl die Proteolyse (Fibrinolyse) fördern als sie auch hemmen.
- Wundheilung und Gefäßneubildung fördern.
- Thromben stabilisieren.
- Heparin neutralisieren.

Eigenschaften

	Vitronektin
Definition	sowohl im Plasma als auch an Zelloberflächen vorkommendes Adhäsivprotein, das verschiedene Prozesse in der Hämostase unterstützt
englische Bezeichnung	vitronectin
Molekulargewicht	75–78.000 Da
Plasmakonzentration	X = 200–400 mg/l
weiteres Vorkommen	ubiquitär, auch in den α-Granula der Thrombozyten
Syntheseort	Leberzelle, Fibroblasten, Makrophagen u.a.
Gen	Chromosom 17q11.2

Verminderte oder erhöhte Spiegel von Vitronektin

Verminderte Vitronektin-Spiegel wurden bei schweren Leberparenchymschäden und DIC beschrieben.

Erhöhte Spiegel im Plasma in Akutphasen-Situationen wie ausgedehnte Entzündungen, in Geweben bei degenerativen Prozessen wie z. B. AVK, koronarer Herzkrankheit.

Bestimmung von Vitronektin

Zur immunologischen Bestimmung sind kommerzielle ELISA-Tests erhältlich.

Literatur

[1] Åberg H, Nilsson IM. Recurrent thrombosis in a young woman with a circulating anticoagulant directed against FXI and FXII. Acta Med Scand 1972; 192: 419–425
[2] Acharya SS, Couglin A, DiMichele DM et al. Rare bleeding disorder registry: deficiencies of factors II, V, VII, X, XIII, Fibrinogen and dysfibrinogenemias. J Thromb Haemost 2003; 2: 248–256
[3] Adams M. Tissue factor pathway inhibitor: new iinsights into an old inhibitor. Semin Thromb Hemost 2012; 38: 129–134

[4] Ågren UM, Anttila M, Mäenpää-Liukko K et al. Effects of a monophasic combined oral contraceptive containing nomegestrol acetate and 17β-oestradiol compared with one containing levonorgestrel and ethinylestradiol on haemostasis, lipids and carbohydrate metabolism. Eur J Contracept Reprod Health Care 2011; 16: 444–457

[5] Aiach M, Emmerich J. Thrombophilia Genetics. In: Colman RW, Marder VJ, Clowes AW, George JN, Goldhaber S, eds. Hemostasis and thrombosis. Basic Principles and Clinical Practice. 5th ed. Philadelphia: Lippincott, Williams & Wilkins; 2006: 779–793

[6] Acharya SS, Couglin A, DiMichele DM et al. Rare bleeding disorder registry: deficiencies of factors II, V, VII, X, XIII, Fibrinogen and dysfibrinogenemias. J Thromb Haemost 2003; 2: 248–256

[7] Alhenc-Gelas M, Canonico M, Modranges PE et al. Protein S inherited qualitative defiency: novel mutations and phenotypic influence. J Thromb Haemost 2010; 8: 2718–2726

[8] Alessi MC, Juhan-Vague I. Tissue-type plasminogen activator concentration (t-PA Ag). In: Jesperson J, Bertina RM, Haverkate F, eds. Laboratory techniques in Thrombosis. A Manual. 2nd edition. Dordrecht, Boston, London: Kluwer Academic Publishers; 1999: 231–237

[9] Al-Mondhiry H, Ehmann CW. Congenital afibrinogenemia. Am J Hematol 1994; 46: 343–347

[10] Andrew M, Paes B, Milner R et al. Development of the human coagulation system in the full-term infant. Blood 1987; 70: 165–172

[11] Angleton P, Chandler WL, Schmer G. Diurnal variation of tissue-type plasminogen activator and ist rapid inhibitor (PAI-1). Circulation 1989; 79: 101–106

[12] Ariens RAS, Alberio G, Moia M et al. Low levels of heparin-releasable tissue factor pathway inhibitor in young patients with thrombosis. Thromb Haemost 1999; 81: 203–207

[13] Arvieux J, Darnige L, Caron C et al. Development of an ELISA for autoantibodies to prothrombin showing their prevalence in patients with lupus anticoagulants. Thromb Haemost 1995; 74: 1120–1125

[14] Asmis LM, Sulzer I et al. Prekallikrein deficiency: the characteristic normalization of the severely prolonged aPTT following increased preincubation time is due to autoactivation of factor XII. Thromb Res 2002; 105: 463–470

[15] Asselta R, Duga S, Tenchini ML. The molecular basis of quantitative fibrinogen disorders. J Thromb Haemost 2006; 4: 2115–2129

[16] Asselta R, Peyvandi F. Factor V deficiency. Semin Thromb Hemost 2009; 35: 382–389

[17] Asselta R, Tenchini ML, Duga S. Inherited defects of coagulation factor V: the hemorrhagic side. J Thromb Haemost 2006; 4: 26–24

[18] Astedt B, Lindoff C, Lecander I. Significance of the plasminogen activator inhibitor of placental type (PAI-2) in pregnancy. Semin Thromb Hemost 1998; 24: 431–435

[19] Astermark J, Tengborn L, Hedner U et al. Anti- and procoagulant activities in factor VII-deficient subjects. Thromb Res 2001; 101: 435–440

[20] Aznar J, Estelles A, Vila V et al.: Inherited fibrinolytic disorder due to an enhanced plasminogen activator level. Thromb Haemost 1984; 52: 196–200

[21] Bach J, Endler G, Winkelmann BR et al. Coagulation factor XII (FXII) activity, activated FXII, distribution of FXII C46T gene polymorphism and coronary risk. J Thromb Haemost 2008; 6: 291–296

[22] Bachmann F. Plasminogen-plasmin enzyme system. In: Colman RW, Hirsh J, Marder VJ, Clowes AW, George JN, eds. Hemostasis and thrombosis. Philadelphia: Lippincott Williams & Wilkins; 2001: 275–320

[23] Baglin T, Gray E, Greaves M et al. Clinical guidelines for testing for heritable thrombophilia. Br J Haematol 2010; 149: 209–220
[24] Bajaj SP, Mann KG. Simultaneous purification of bovine prothrombin and factor X. Activation of prothrombin by trypsin-activated factor X. J Biol Chem 1973; 248: 7729–7741
[25] Bajaj SP, Thompson AR. Molecular and structural biology of factor IX. In: Colman RW, Marder VJ, Clowes AW, George JN, Goldhaber SZ, eds. Hemostasis and Thrombosis. Basic Principles and Clinical Practice. 5th ed. Philadelphia: Lippincott, Williams & Wilkins; 2006: 131–150
[26] Baldauf C, Schneppenheim R, Stacklies W et al. Shear-induced unfolding activates von Willebrand factor A2 domain for proteolysis. J Thromb Haemost 2009; 7: 2096–2105
[27] Balleisen L, Assmann G, Bailey J et al. Epidemiological study on factor VII, factor VIII and fibrinogen in an industrial population II. Baseline data on the relation to blood pressure, blood glucose, uric acid, and lipid fractions. Thromb Haemost 1985; 54: 475–479
[28] Barrowcliffe TW. Recommendations for the Assay of High-Purity Factor VIII Concentrates. Thromb Haemost 1993; 70: 876–877
[29] Barthels M, Heimburger N. Acquired thrombin inhibitor in a patient with liver cirrhosis. Haemostasis 1985; 15: 395–401
[30] Barthels M, Kiessler G. Methodik und klinische Wertigkeit der Fibrinogenbestimmung mit der quantitativen Immunelektrophorese nach Laurell. Blut 1974; 28: 122–130
[31] Barthels M, Kraus M, Bohn U et al. Factor VIII inhibitor tests could be less sensitive than supposed. Vox Sang 1999; 77: 87–89
[32] Barthels M, Poliwoda H. Der kongenitale Faktor-V-Mangel. Hämostaseologie 1987; 7: 24–28
[33] Bates SM, Ginsberg JS. Treatment of deep vein thrombosis. New Engl J Med 2004; 351: 268–277
[34] Beheiri A, Langer C, Düring C et al. Role of elevated α_2-Makroglobulin revisited: results of a case-control study in children with symptomatic thromboembolism. J Thromb Hemost 2007; 5: 1179–1184
[35] Bereczky Z, Kovacs KB, Muszbek L. Protein C and protein S deficiencies: similarities and differences between two brothers playing in the same game. Clin Chem Lab Med 2010; 48 Suppl 1: 53–66
[36] Bereczky Z, Muszbek L. Factor XIII and venous thromboembolism. Semin Thromb Hemost 2011; 37: 305–314
[37] Bergmann F, Hoyer PF, d'Angelo SV et al. Severe autoimmune protein S deficiency in a boy with idiopathic purpura fulminans. Br J Haematol 1995; 89: 610–614
[38] Bernard GR, Vincent JL, Laterre PF et al. Efficacy and safety of recombinant human activated protein C for severe sepsis. N Engl J Med 2001; 344: 699–709
[39] Bertina RM, Koeleman BPC, Koster T et al. Mutation in blood coagulation factor V associated with resistance to activated protein C. Nature 1994; 369: 64–67
[40] Bertina RM, Poort SR, Vos HL et al. The 46C–>T polymorphism in the factor XII gene (F12) and the risk of venous thrombosis. J Thromb Haemost 2005; 3: 597–599
[41] Bertina RM, Reitsma PH, Rosendaal FR et al. Resistance to activated protein C and Factor V leiden as risk factors for venous thrombosis. Thromb Haemost 1995; 74: 449453

[42] Bertina RM, van der Linden K, Engesser L et al. Hereditary heparin cofactor II deficiency and the risk of development of thrombosis. Thromb Haemost 1987; 57: 196–200
[43] Bertina RM, van der Marel-Nieuwkoop W, Loeliger EA. Spectrophotometric assays of prothrombin in plasma of patients using oral anticoagulants. Thromb Haemost 1979; 42: 1296–1305
[44] Bertina RM, van Wijngaarden A, Reinalda-Poot J et al. Determination of plasma protein S – the protein cofactor of activated protein C. Thromb Haemost 1985; 53: 268–272
[45] Bertina RM. Protein C activity and antigen. In: Jespersen J, Bertina RM, Haverkate F, eds. Laboratory Techniques in Thrombosis – A Manual. 2nd ed. Dordrecht-Boston-London: Kluwer Academic Publishers; 1999: 129–139
[46] Bertina RM. Protein S antigen. In: Jespersen J, Bertina RM, Haverkate F, eds. Laboratory Techniques in Thrombosis – A Manual. 2nd ed. Dordrecht-Boston-London: Kluwer Academic Publishers; 1999: 141–152
[47] Bianchi V, Robles R, Alberio L et al. Von Willebrand factor-cleaving protease (ADAMTS13) in thrombocytopenic disorders: a severely deficient activity is specific for thrombotic thrombocytopenic purpura. Blood 2002; 100: 710–713
[48] Biggs R, Everling J, Richards G. The assay of antihaemophilic globulin activity. Br J Haemat 1955; 1: 20–34
[49] Bladbjerg EM, Madsen JS, Kristensen ST et al. Effect of long-term hormone replacement therapy on tissue factor pathway inhibitor and thrombin activable fibrinolysis inhibitor in healthy postmenopausal women: a rondomized controlled study. J Thromb Haemost 2003; 1: 1208–1214
[50] Blombäck M, Abildgaard U, van den Besselaar AMHP et al. Nomenclature of quantities and units in thrombosis and haemostasis (recommendation 1993). Thromb Haemost 1994; 71: 375–394
[51] Blombäck M, Eneroth P, Landgren BM et al. On the intraindividual and gender variability of haemostatic components. Thrombos Haemost 1992; 67: 70–75
[52] Blondel-Hill E, Mant MJ. The pregnant antithrombin III deficient patient: management without antithrombin III concentrate. Thromb Res 1992; 65: 193–198
[53] Bock SC. Antithrombin and Heparin Cofactor II. Hirsh J, Marder VJ, Clowes AW, George JN, eds. Hemostasis and thrombosis. Philadelphia: Lippincott Williams & Wilkins; 2001: 321–333
[54] Bock SC. Antithrombin III and Heparin Cofactor II. In: Colman RW, Marder VJ, Clowes AW, George JN, Goldhaber SZ, eds. Hemostasis and Thrombosis. Basic Principles and Clinical Practice. 5th ed. Philadelphia: Lippincott, Williams & Wilkins; 2006: 235–248
[55] Böhm M, Vigh T, Scharrer I. Evaluation and clinical application of a new method for measuring activity of von Willebrand factor-cleaving metalloprotease (ADAMTS13). Ann Hematol 2002; 81: 430–435
[56] Bohner J, von Pape K-W, Blaurock M. Thrombin based antithrombin assays show overestimation of antithrombin III activity in patients on heparin therapy due to heparin cofactor II influence. Thromb Haemost 1994; 71: 280–283
[57] Bolton-Maggs PHB. Factor XI deficiency and its management. World Federation of Hemophilia. April 2008; No 16. www.wfh.org
[58] Booth NA, Bachmann F. Plasminogen-plasmin system. In: Colman RW, Marder VJ, Clowes AW, George JN, Goldhaber SZ, eds. Hemostasis and Thrombosis. Basic Principles and Clinical Practice. 5th ed. Philadelphia: Lippincott, Williams & Wilkins; 2006: 335–364

[59] Booth NA, Bennet B, Wijngaards G et al. A new lifelong hemorrhagic disorder due to excess plasminogen activator. Blood 1983; 61: 267–275
[60] Borgel D, Gandrille S, Aiach M. Protein S deficiency. Thromb Haemost 1997; 78: 351–356
[61] Bouma BN, Meijers JC. Thrombin-activatable fibrinolysis inhibitor (TAFI, plasma procarboxypeptidase B, procarboxypeptidase R, procarboxypeptidase U). J Thromb Haemost 2003; 1(7): 1566–1574
[62] Bouma BN, Mosnier LO. Thrombin activatable fibrinolysis inhibitor (TAFI)– how does thrombin regulate fibrinolysis? Ann Med 2006; 38(6): 378–388
[63] Brackmann HH, Egbring R, Ferster A et al. Pharmacokinetics and tolerability of factor XIII concentrates prepared from human placenta or plasma: a crossover randomised study. Thromb Diath 1995; 74: 622–625
[64] Brackmann HH. The treatment of inhibitors against factor VIII by continuous treatment of factor VIII and activated prothrombincomplex concentrates. In: Mariani G, Rousso MA, Mandelli F, eds. Activated prothrombin complex concentrates. New York: Praeger Publ; 1982: 194–205
[65] Branson HE, Katz J, Marble R et al. Inherited protein C deficiency and coumarin-responsive relapsing purpura fulminans in a newborn infant. Lancet 1983; 2: 1165–1168
[66] Brenner B. Haemostatic changes in pregnancy. Thromb Res 2004; 114: 409–414
[67] Brockhaus W. Erworbener Hemmkörper gegen Faktor V bei einem Patienten mit Leberzirrhose. In: Breddin HK, Hrsg. 22. Jahrestagung der Deutschen Arbeitsgemeinschaft für Blutgerinnungsforschung, Frankfurt 1978. Stuttgart: Schattauer; 1978: 437–442
[68] Broekmans AW, Bertina RM, Loeliger EA et al. Protein C and the development of skin necrosis during anticoagulant therapy. Thromb Haemost 1983; 49: 251
[69] Brown DL, Kouides PA. Diagnosis and treatment of inherited factor X deficiency. Haemophilia 2008; 14: 1176–1182
[70] Broze GJ Jr, Girard TJ, Novotny WF. The lipoprotein associated inhibitor. Progr Hemost Thromb 1991; 10: 243–268
[71] Broze GJ Jr, Leykam JE, Schwartz BD et al. Purification of human brain tissue factor. J Biol Chem 1985; 260: 10917–10920
[72] Broze GJ Jr, Miletich JP. Human Protein Z. J Clin Invest 1984; 73: 933–938
[73] Broze GJ Jr, Yizheng Tu. Protein Z and protein Z-dependent protease inhibitor and renal tubules. Thromb Haemost 2010; 103: 473–474
[74] Broze GJ Jr. The rediscovery and isolation of TFPI. J Thromb Haemost 2003; 1: 1671–1675
[75] Brozovic M. Physiological mechanisms in coagulation and fibrinolysis. Brit Med Bull 1977; 33: 231–238
[76] Budde U, Drewke E, Will K et al. Standardisierte Diagnostik des von-Willebrand-Syndroms. Hämostaseologie 2004; 24: 12–26
[77] Budde U, Pieconka A, Will K et al. Laboratory testing for von Willebrand disease: contribution of multimer analysis to diagnosis and classification. Semin Thromb Hemost 2006; 32: 514–521
[78] Budde U, Schneppenheim. Von Willebrand Factor and von Willebrand disease. Rev Clin Exp Hematol 2001; 5: 335–368
[79] Budde U. Diagnosis of von Willebrand disease subtypes: implications for treatment. Haemophilia 2008; 14 (Suppl. 5): 27–38
[80] Bundestag. Gesetz über genetische Untersuchungen beim Menschen (Gendiagnostikgesetz – GenDG). Bundesgesetzblatt Teil 1 2009; (50): 2529–2538

[81] Büller HR, ten Cate JW. Acquired antithrombin III deficiency: laboratory diagnosis, incidence,clinical implications, and treatment with antithrombin. Am J Med 1989; 87 (Suppl 3B): 44S–48S

[82] Bundesärztekammer: Querschnittsleitlinien zur Therapie mit Blutkomponenten und Plasmaderivaten der Bundesärztekammer. 4.Aufl. 2009: 176

[83] Burghaus B, Langer C, Thedieck S et al. Elevated alpha-1-Antitrypsin is a risk factor for arterial ischemic stroke in childhood. Acta Hematol 2006; 115: 186–191

[84] Butenas S, Parhami-Seren B, Mann KG. The influence of von Willebrand factor on factor VIII activity measurements. J Thromb Haemost 2009; 7: 132–137

[85] Bux-Gewehr I, Morgenschweis K, Zotz RB et al. Combined von Willebrand factor deficiency and factor XII deficiency. Thromb Haemost 2000: 83: 514–516

[86] Camire RM, Pollack ES. Genetics of coagulation. In: Colman RW, Marder VJ, Clowes AW, George JN, Goldhaber SZ, eds. Hemostasis and Thrombosis. Basic Principles and Clinical Practice. 5th ed. Philadelphia: Lippincott, Williams & Wilkins; 2006: 59–106

[87] Cao WJ, Niiya M, Zheng XW et al. Inflammatory cytokines inhibit ADAMTS13 synthesis in hepatic stellate cells and endothelial cells. J Thromb Haemost 2008; 6: 1233–1235

[88] Carpenter SL, Matthew P. Alpha2-antiplasmin and ist deficiency: fibrinolysis out of balance. Haemophilia 2008; 14: 1250–1254

[89] Carvalho ACA, Bellman S, Saullo VJ et al. Altered factor VIII in acute respiratory failure. N Engl J Med 1982; 307: 1113–1139

[90] Castaman G, Lethagen S, Federici A et al. Response to desmopressin is influenced by the genotype and phenotype in type 1 von Willebrand disease (VWD): results from the European study MCMDM-1VWD. Blood 2008; 111: 3531–3539

[91] Castaman G, Tosetto A, Rodeghiero F. Reduced von Willebrand factor survival in von Willebrand disease: pathophysiologic and clinical relevance. J Thromb Haemost 2009; 7 (Suppl. 1): 71–74

[92] Castellino FJ, Ploplis VA. Structure and function of the plasminogen/plasmin system. Thromb Haemost 2005; 93: 647–654

[93] Castellino FJ, Ploplis VA. The protein C pathway and pathologic processes. J Thromb Haemost 2009; 7 Suppl 1: 140–145

[94] Castoldi E, Hackeng TM. Regulation of coagulation by protein S. Curr Opin Hematol 2008;15(5): 529–536

[95] Castoldi E, Maurissen LF, Tomene D et al. Similar hypercoagulable State and Thrombosis risk in type I and Type III protein S-deficienct individuals from mixed type I/III families. Haematologica 2010; 95: 1563–1571

[96] Castoldi E, Simioni P, Tormene D et al: Hereditary and acquired protein S deficiencies are associated with low TFPI levels in plasma. J Thromb Haemost 2010; 8: 294–300

[97] Chediak J, Ashenhurst JB, Garlick I et al. Successful Management of Bleeding in a Patient With Factor V Inhibitor by Platelet Transfusions. Blood 1980; 56: 835–31

[98] Ceelie H, Spaargaren-van Riel CC, Bertina RM, et al. G20210A is a functional mutation in the prothrombin gen; effect on protein levels and 3'-end formation. J Thromb Haemost 2004; 2: 119–127

[99] Cesarman-Maus G, Hajjar KA. Molecular mechanisms of fibrinolysis. Br J Haematol 2005; 129: 307–321

[100] Chakrabarti R, Brozovic M, North WRS et al. Effects of age on fibrinolytic activity and factors V, VII and VIII. Proc R Soc Med 1975; 68: 267–268

[101] Chandler WL. Initial evaluation of hemostasis: reagent and method selection. In: Kitchen S, Olson JD, Preston FE, eds. Quality in laboratory hemostasis and thrombosis. Chichester, West Sussex: Wiley Blackwell; 2009: 63–71
[102] Chetaille P, Alessi MC, Kouassi D et al. Plasma TAFI antigen variations in healthy subjects. Thromb Haemost 2000; 83(6): 902–905
[103] Choi-Miura NH, Tobe T, Sumiya J et al. Purification and characterization of a novel hyaluronan-binding protein (PHBP) from human plasma:it has three EGF, a kringle and a serine protease domoain, similar to h epatocyte growth factor activator. J Biochem 1996; 119: 1157–1165
[104] Choufani EB, Sanchorawala V, Ernst T et al. Acquired factor X deficiency in patients with amyloid light-chain amyloidosis: incidence, bleeding manifestations, and response to high-dose chemotherapy. Blood 2001; 97: 1885–1887
[105] Clauss A. Gerinnungsphysiologische Schnellmethode zur Bestimmung des Fibrinogens. Acta haemat (Basel) 1957: 237–246
[106] Colman RW, Bagdasarian A, Talamo RC et al. Human kininogen deficiency with diminished levels of plasminogen proactivator and prekallikrein associated with abnormalities of the Hageman factor-dependent pathways. J Clin Invest 1975; 56: 1650–1662
[107] Colman RW. Biologic activities of the contact factors in vivo. Thromb Haemost 1999; 82: 1568–1577
[108] Colman RW. Contact activation (kallikrein-kinin) pathway: Multiple physiologic and pathophysiologic activities. In: Colman RW, Marder VJ, Clowes AW, George JN, Goldhaber SZ, eds. Hemostasis and Thrombosis. Basic Principles and Clinical Practice. 5th ed. Philadelphia: Lippincott, Williams & Wilkins; 2006: 107–130
[109] Comp PC, Esmon CT. Recurrent venous thrombo-embolism in patients with a partial deficiency of protein S. N Engl J Med 1984; 311: 1525–1528
[110] Conard J.Antithrombin activity and antigen. In: Jespersen J, Bertina RM, Haverkate F, eds. Laboratory Techniques in Thrombosis – A Manual. 2nd ed. Dordrecht-Boston-London: Kluwer Academic Publishers; 1999: 121–128
[111] Conlan MG, Folsom AR, Finch A et al. Associations of factor VIII and von Willebrand factor with age, race, sex, and risk factors for atherosclerosis. Thromb Haemost 1993; 70: 380–385
[112] Constantino M, Merskey C, Kudzma DJ et al. Increased activity of vitamin K-dependent clotting factors in human hyperlipoproteinaemia – association with cholesterol and triglyceride levels. Thromb Haemost 1977; 38: 465–474
[113] Cooper DN, Millar DS, Wacey A et al. Inherited factor X deficiency: Molecular genetics and pathophysiology. Thromb Haemost 1997; 78: 161–172
[114] Cooper PC, Cooper SM, Goodfellow KJ et al. Evaluation of a new venom-based clotting assay of protein C. Int J Lab Hematol 2008; 30: 437–443
[115] Corral J, Hernandez-Espinosa D, Soria JM et al. Antithrombin Cambridge II (A384S): an underestimated risk factor for venous thrombosis. Blood 2007; 9(10): 4258–4263
[116] Coughlin PB. Antiplasmin: the forgotten serpin? FEBS J 2005; 272: 4852–4857
[117] Cox Gill J, Endres-Brooks J, Bauer PJ et al. The effect of ABO blood group on the diagnosis of von Willebrand disease. Blood 1987; 69: 1691–1695
[118] Cramer AD, Melaragno AJ, Phifer SJ et al. Von Willebrand disease San Diego, a new variant. Lancet 1976; 2: 122–114
[119] Crawley JT, Lam JK, Rance JB et al. Proteolytic inactivation of ADAMTS13 by thrombin and plasmin. Blood 2005; 105: 1085–1093

[120] Cushman M, O'Meara ES, Folsom AR et al. Coagulation factors IX through XIII and the risk of future venous thrombosis: the Longitudinal Investigation of Thromboembolism Etiology. Blood 2009; 114: 2878–2883
[121] Cvirn G, Gallistl S, Muntean W. α_2-Makroglobulin inhibits the anticoagulant action of activated protein C in cord and adult plasma. Haemostasis 2001; 31: 1–11
[122] Dahlbäck B, Carlsson M, Svensson PJ. Familial thrombophilia dure to a previously unrecognized mechanism characterized by poor anticoagulant response to activated protein C: prediction of a cofactor to activat4ed protein C. Proc Natl Ancad Sci USA 1993; 90: 1004–1008
[123] Dahlbäck B, Villoutreix BO. The anticoagulant protein C pathway. FEBS Lett 2005; 579: 3310–3316
[124] Dahlbäck B. Advances in understanding pathogenic mechanisms of thrombophilic disorders. Blood 2008; 112: 19–27
[125] Dahlbäck B. C4b-Binding Protein: A Forgotten Factor in Thrombosis and Hemostasis. Semin Thromb Hemost 2011; 37: 355–361
[126] Dahlbäck B. The discovery of activated protein C resistance. J Thromb Haemost 2003; 1: 3–9
[127] Dahlbäck B. The tale of protein S and C4b-binding protein, a story of affection. Thromb Haemost 2007; 98: 90–96
[128] Dahm A, Osterud B, Hjeltnes N et al. Opposite circadian rhythms in melantonine and tissue factor pathway inhibitor type I: Does daylight affect coagulation? J Thromb Haemost 2006; 4: 1840–1842
[129] Dahm A, van Hylckama Vlieg A, Bendz B et al. Low levels of tissue factor pathway inhibitor (TFPI) increase the risk of venous thrombosis. Blood 2003; 101: 4387–4392
[130] Dahm AE, Sandset PM, Rosendaal FR. The association between protein S levels and anticoagulant activity of tissue factor pathway inhibitor type 1. J Thromb Haemost 2008; 6: 393–395
[131] d'Angelo A, Vigano-d'Angelo S, Esmon CT et al. Acquired deficiencies of protein S. Protein S activity during oral anticoagulation, in liver disease, and in disseminated intravascular coagulation. J Clin Invest 1988; 81(5): 1445–1454
[132] Danielsson A, Nilsson TK, Uddenfeldt P. Alterations in C1 inhibitor and clotting factor concentrations in primary biliary cirrhosis and other chronic liver diseases. Scand J Gastroenterol 1990; 25: 149–154
[133] Davizon P, Munday AD, Lopéz JA. Tissue factor, lipid rafts, and microparticles. Semin Thromb Haemost 2010; 36: 857–864
[134] de Cristofaro R, Landolfi R. Measurement of plasma fibrinogen concentration by the prothrombin-time-derived method: applicability and limitations. Blood Coag Fribrinolysis 1998; 9: 251–259
[135] de Maat MPM, Lowe GDO, Haverkate F. Fibrinogen. In: Jespersen J, Bertina RM, Haverkate F, eds. Laboratory Techniques in Thrombosis – A Manual. 2nd ed. Dordrecht–Boston–London: Kluwer Academic Publishers; 1999: 79–88
[136] de Moerloose P, Boehlen F, Neerman-Arbez M. Fibrinogen and the risk of thrombosis. Semin Thromb Hemost 2010; 36: 7–17
[137] de Moerloose P, Neerman-Arbez M. Congenital fibrinogen disorders. Semin Thromb Haemost 2009; 35: 356–366
[138] de Stefano V, Martinelli I, Mannucci PM et al. The risk of recurrent deep venous thrombosis among heterozygous carriers of both factor V Leiden and the G20210A prothrombin mutation. N Engl J Med 1999; 341: 801–806

[139] Deffert C, Esteve F, Grimaux M et al. A direct, automated, immuno-turbidimetric assay of free protein S antigen in plasma. Blood Coagul Fibrinolysis 2001; 12: 137–141
[140] Dellas C, Loskutoff DJ. Historical analysis of PAI-1 from its discovery to its potential role in cell motility and disease. Thromb Haemost 2005; 93: 631–640
[141] Demers C, Hemderson P, Blajchman MA et al. An antithrombin III assay based on factor Xa inhibition provides a more reliable test to identify congenital antithrombin III deficiency than an assay based on thrombin inhibition. Thromb Haemost 1993; 69: 231–235
[142] Dempfle CE. [The TAFI system. The new role of fibrinolysis]. Hamostaseologie 2007; 27(4): 278–281
[143] Denis CV, Roberts SJ, Hackeng TM et al. In vivo clearance of human protein S in a mouse model: influence of C4b binding protein and the Heerlen polymorphismus. Arterioscler Thromb Vasc Biol 2005; 25: 2209–2215
[144] Dimova EY, Kietzmann T. Metabolic, hormonal and environmental regulation of plasminogen activator inhibitor-1 (PAI-1) expression: lessons from the liver. Thromb Haemost 2008; 100: 992–1006
[145] DIN 58901-1 Hämostaseologie – Bestimmung der Faktor VII-Gerinnungsaktivität (FVII C) – Teil 1: Referenzmessverfahren für die Einstufenmethode. In: DIN-Taschenbuch 261: Hämostaseologie. 3. Aufl. Berlin–Wien–Zürich: Beuth; 2010: 1–4
[146] DIN 58901-2 Hämostaseologie – Bestimmung der Faktor VII-Gerinnungsaktivität (FVII C) – Teil 2: Referenzmessverfahren mit einem synthetischen Peptidsubstrat. In: DIN-Taschenbuch 261: Hämostaseologie. 3. Aufl. Berlin–Wien–Zürich: Beuth; 2010: 5–8
[147] DIN 58906-1 Hämostaseologie – Bestimmung der Fibrinogenkonzentration – Teil 1: Referenzmessverfahren für die Bestimmung des gerinnbaren Fibrinogens nach Clauss. In: DIN-Taschenbuch 261: Hämostaseologie. 3. Aufl. Berlin–Wien–Zürich: Beuth; 2010: 23–27
[148] DIN 58909-1 Hämostaseologie – Bestimmung der Faktor VIII-Gerinnungsaktivität (FVIII C) – Teil 1: Referenzmessverfahren für die Einstufenmethode. In: DIN-Taschenbuch 261: Hämostaseologie. 3. Aufl. Berlin–Wien–Zürich: Beuth; 2010: 36–41
[149] DIN 58909-2 Hämostaseologie – Bestimmung der Faktor VIII-Gerinnungsaktivität (FVIII C) – Teil 2: Referenzmessverfahren mit einem synthetischen Peptidsubstrat. In: DIN-Taschenbuch 261: Hämostaseologie. 2. Aufl. Berlin–Wien–Zürich: Beuth; 2002: 42–46
[150] DIN 58910-1 Hämostaseologie – Thromboplastinzeitbestimmung – Teil 1: Referenzmessverfahren für die Bestimmung in vernösem Zitratplasma. In: DIN-Taschenbuch 261: Hämostaseologie. 3. Aufl. Berlin–Wien–Zürich: Beuth; 2010: 42–45
[151] DIN 58914-1 Hämostaseologie – Thrombinzeitbestimmung – Teil 2: Referenzmessverfahren für die Bestimmung im venösen Citrablut. In: DIN-Taschenbuch 261: Hämostaseologie. 3. Aufl. Berlin–Wien–Zürich: Beuth; 2010: 46–49
[152] DiScipio RG, Hermodson MA, Yates SG et al. A comparison of human prothrombin, factor IX (Christmas factor), factor X (Stuart factor) and protein S. Biochemistry 1977; 16: 698–706
[153] Doggen CJ, Manger Cats RV, Bertina RM et al. A genetic propensity to high factor VII is not associated with the risk of myocardial infarction in men. Thromb Haemost 1998; 80: 281–285

[154] Dolan G, Ball J, Preston FE. Protein C and protein S. Baillieres Clin Haematol 1989; 2: 999–1042

[155] Donati MB, Vermylen J, Verstraete M. Fibrinogen degradation products and a fibrinogen assay based an clotting kinetics. Scand J Haemat 1971; Suppl. 13: 255–256

[156] Dong JF, Moake JL, Nolasco L et al. ADAMTS-13 rapidly cleaves newly secreted ultralarge von Willebrand factor multimers on the endothelial surface under flowing conditions. Blood 2002; 100: 4033–4039

[157] Duckers C, Simioni P et al. Low plasma levels of tissue factor pathway inhibitor in patients with congenital factor V deficiency. Blood 2008; 112: 3615–3623

[158] Duckers C, Simioni P et al. Residual platelet factor V ensures thrombin generation in patients with severe congenital factor V deficiency and mild bleeding symptoms. Blood 2010; 115: 879–886

[159] Duckert F, Fluckinger P, Matter M et al. Clotting factor X: physiologic and physicochemical properties. Proc Soc Exp Biol Med 1955; 90: 17–22

[160] Duckert F, Jung JE, Schmerling DH. Hitherto undescribed congenital hemorrhagic diathesis probably due to fibrin-stabilizing factor deficiency. Thrombos Diathes Haemorrh 1960; 5: 179–186

[161] Duga S, Salomon O. Factor XI deficiency. Semin Thromb Hemost 2009; 35: 416–425

[162] Duran-Suarez JR, Vila M, Rodriguez-Bueno S et al. Circulating anticoagulant against factor XII in smouldering leukemia. Acta haemat. (Basel) 1982; 67: 128–131

[163] Düring C, Kosch A, Langer C et al. Total tissue factor pathway inhibitor is an independent risk factor for symptomatic paediatric venous thormobembolism and stroke. Thromb Haemost 2004; 92: 707–712

[164] Dutt T, Toh CH. The Yin-Yang of thrombin and activated protein C. Br J Haematol 2008; 140: 505–515

[165] Dykes AC, Walker ID, McMahon AD et al. A study of Protein S antigen levels in 3788 healthy volunteers: influence of age, sex and hormone use, and estimate for prevalence of deficiency state. Br J Haematol 2001;113: 636–641

[166] Ebert R. Index of variant human fibrinogens. CRC, Boca Raton, Ann Arbor Boston, USA; 1991

[167] Eby CS, Joist JH. Hemostatic abnormalities in liver disease. In: Colman RW, Marder VJ, Clowes AW, George JN, Goldhaber SZ, eds. Hemostasis and Thrombosis. Basic Principles and Clinical Practice. 5th ed. Philadelphia: Lippincott, Williams & Wilkins; 2006: 1025–1033

[168] Egbring R, Kröniger A, Seitz R. Erworbene Inhibitoren gegen Faktor XIII. Hämostaseologie 1996; 16: 174–179

[169] Egbring R, Kröniger A, Seitz R. Factor XIII deficiency: pathogenetic mechanisms and clinical significance. Semin. Thromb Hemost. 1996; 22: 419–425

[170] Egbring R, Schmidt W, Havemann K. Die vereinfachte radiologische Faktor XIII-Bestimmung und ihre klinische Anwendung bei kongenitalem Faktor XIII-Mangel. Blut 1973; 27: 6–19

[171] Egeberg O. Inherited antithrombin III deficiency causing thrombophilia. Thrombos Diathes Haemorrh 1965; 13: 516–530

[172] Ehrly AM. Hämorrheologische Therapie durch Fibrinogensenkende Maßnahmen. Haemostaseologie 1984; 4: 32–35

[173] Eischer L, Gartner V, Schulman S, et al. AUREC-FVIII investigators. 6 versus 30 months anticoagulation for recurrent venous thrombosis in patients with high fVIII. Am J Hematol 2009; 88: 485–490

[174] Eisenberg P, Siegel J, Abendschein D et al. Importance of factor Xa in determining the procoagulant activity of whole blood clots. J Clin Invest 1993; 91: 1877–1883

[175] Emori Y, Sakugawa M, Nija K, et al. Life threatening bleeding and acquired factor V deficiency associated with systemic primarily amyloidosis. Blood Coag Fibrinolysis 2002; 13: 555–559

[176] Esmon CT. Protein C, Protein S, and Thrombomodulin. In: Colman RW, Marder VJ, Clowes AW, George JN, Goldhaber SZ, eds. Hemostasis and Thrombosis. Basic Principles and Clinical Practice. 5th ed. Philadelphia: Lippincott, Williams & Wilkins; 2006: 249–269

[177] Esmon CT. The interactions between inflammation and coagulation. Br J Haematol 2005; 131: 417–430

[178] Faioni EM. Protein S activity. In: Jespersen J, Bertina RM, Haverkate F, eds. Laboratory Techniques in Thrombosis – A Manual. 2nd ed. Dordrecht–Boston–London: Kluwer Academic Publishers; 1999: 153–162

[179] Fair DS. Quantitation of factor VII in the plasma of normal and warfarin treated individuals by radioimmunoassay. Blood 1983; 62: 784–791

[180] Fanihagh L. Untersuchung des Hämostasepotentials zur Ursachenklärung bedrohlicher Blutungen nach zahnärztlich-chirurgischen Eingriffen bei Patienten mit Leberzirrhose. Dissertation MH Hannover 2003

[181] Favaloro EJ, Aboud M, Arthur C. Possibility of potential misdiagnosis or misclassification using LIA technology and due to presence of rheumatoid factor. Am J Hematol 2001; 66: 53–56

[182] Favaloro EJ. Collagen binding assay for von Willebrand factor (VWF:CBA): detection of von Willebrand disease and discrimination of VWD subtypes, depends on collagen source. Thromb Haemost 2000; 83: 127–135

[183] Favaloro EJ. Laboratory identification of von Willebrand disease: technical and scientific perspectives. Semin Thromb Hemost 2006; 32: 456–471

[184] Favier R, Aoki N, de Moerlose P. Congenital $\alpha(2)$-antiplasmin inhibitor deficiency: a review. Br J Haematol 2001; 114: 4–10

[185] Fay WP, Owen WG. Platelet plasminogen activator inhibitor: Purification and Characterization of interaction with plasminogen activators and activated protein C. Biochemistry 1989; 28: 5773–5778

[186] Fear JD, Miloszewski KJA, Losowsky MS. The half life of factor XIII in the management of inherited deficiency. Thromb Haemost 1983; 49: 102–105

[187] Federici A, Budde U, Rand HJ. Acquired von Willebrand syndrome 2004: international registry. Hämostaseologie 2004; 24: 50–55

[188] Federici AB. The use of desmopressin in von Willebrand disease: the experience of the first 30 years (1977–2007). Haemophilia 2008; 14 Suppl 1: 5–14

[189] Feinstein DI. Immune coagulation disorders. In: Colman RW, Hirsh J, Marder VJ, Clowes AW, George JN, eds. Hemostasis and thrombosis. Philadelphia: Lippincott Williams & Wilkins; 2001: 1003–1020

[190] Feys HB, Vandeputte N, Palla R et al. Inactivation of ADAMTS13 by plasmin as a potential cause of thrombotic thrombocytopenic purpura. J Thromb Haemost 2010; 8: 2053–2062

[191] Fickenscher K, Aab A, Stüber W. A photometric assay for blood coagulation factor XIII. Thromb. Haemost. 1991; 65: 535–540

[192] Fisher CA, Schmaier AH, Addonizio VP et al. Assay of Prekallikrein in human plasma: Comparison of amidolytic, esterolytic, coagulation, and immunochemical assays. Blood 1982; 59: 963–970

[193] Fortenberry YM, Hlavacek AC, Church FC. Protein C inhibitor inhibits factor VIIa when bound to tissue factor. J Thromb Haemost 2011; 9(4): 861–863

27 Literatur

[194] Franchini M. Haemostasis and pregnancy. Thromb Haemost 2006; 95: 401–413
[195] Francis CW. Plasminogen activator inhibitor-1 levels and polymorphisms. Arch Pathol Lab Med 2002; 126: 1401–1404
[196] Francis J, Armstrong D. Acquired dysfibrinogenemia in liver disease. J Clin Pathol 1982; 35: 667–672
[197] Fuentes-Prior P, Iwanaga Y, Huber R et al. Structural basis for the anticoagulant activity of the thrombin-thrombomodulin complex. Nature 2000; 404(6777): 518–525
[198] Fujikawa K, Suzuki H, McMullen B et al. Purification of human von Willebrand factor-cleaving protease and its identification as a new member of the metalloproteinase family. Blood 2001; 98: 1662–1666
[199] Furie B, Voo L, McAdam PWJ et al. Mechanism of factor X deficiency in systemic amyloidosis. New Engl J Med 1981; 304: 827–830
[200] Furlan M, Robles R, Lämmle B. Partial purification and characterization of a protease from human plasma cleaving von Willebrand factor to fragments produced by in vivo proteolysis. Blood 1996; 87: 4223–4234
[201] Furlan M, Robles R, Morselli B et al. Recovery and half-life of von Willebrand factor-cleaving protease after plasma therapy in patients with thrombotic thrombocytopenic purpura. Thromb Haemost 1999; 81: 8–13
[202] Furlan M, Robles R, Solenthaler M et al. Deficient activity of von Willebrand factor-cleaving protease in chronic relapsing thrombotic thrombocytopenic purpura. Blood 1997; 89: 3097–3103
[203] Furlan M, Robles R, Solenthaler M et al. Acquired deficiency of von Willebrand factor-cleaving protease in a patient with thrombotic thrombocytopenic purpura. Blood 1998; 91: 2839–2846
[204] Gaffney PJ, Whitaker AN. Fibrin crosslinks and lysis rates. Thromb Res 1979; 14: 85–94
[205] Gaffney PI. Plasminogen activity. In: Jespersen J, Bertina RM, Haverkate F, eds. Laboratory techniques in thrombosis. A Manual. 2nd edition. Dordrecht, Boston, London: Kluwer Academic Publishers; 1999: 247–255
[206] Gailani D. Factor IX binding to collagen. J Thromb Haemost 2009; 7: 1840–1842
[207] Gallimore MJ, Harris Sl, Jones DW et al. Plasma levels of factor XII, prekallikrein and high molecular weight kininogen in normal blood donors and patients having suffered venous thrombosis. Thromb Res 2004; 114: 91–96
[208] Garcia de Frutos P, Fuentes-Prior P, Hurtado B et al. Molecular basis of protein S deficiency. Thromb Haemost 2007; 98: 543–556
[209] Geiger M. Protein C inhbitor, a serpin with functions in- and outside vascular biology. Thromb Haemost 2007; 97: 343–347
[210] Gerhardt A, Scharf RE, Beckmann MW et al. Prothrombin and factor V mutations in women with a history of thrombosis during pregnancy and the puerperium. N Engl J Med 2000; 342: 374–380
[211] Gerritsen HE, Robles R, Lämmle B et al. Partial amino acid sequence of purified von Willebrand factor-cleaving protease. Blood 2001; 98: 1654–1661
[212] Gerritsen HE, Turecek PL, Schwarz HP et al. Assay of von Willebrand factor (VWF)-cleaving protease based on decreased collagen binding affinity of degraded VWF: a tool for the diagnosis of thrombotic thrombocytopenic purpura (TTP). Thromb Haemost 1999; 82: 1386–1389
[213] Giampaolo A, Vulcano F et al. Factor-V-expression in platelets from human megakaryocytic culture. Br J Haematol 2008; 128: 108–111

[214] Giri TK, Hillarp A, Hardig Y et al. A new direct, fast and quantitative enzyme-linked ligandsorbent assay for measurement of free protein S antigen. Thromb Haemost 1998; 79: 767–772
[215] Girma JP, Fressinaud E, Houllier A et al. Assay of factor VIII antigen (VIII:CAg) in 294 haemophilia A patients by a new commercial ELISA using monoclonal antibodies. Haemophilia 1998; 4: 98–103
[216] Girolami A, Ruzzon E et al. Congenital FX deficiency combined with other clotting defects or with other abnormalities: a critical evaluation of the literature. Haemophilia 2008; 14(2): 323–328
[217] Girolami A, Scandellari R et al. The use of tissue thromboplastins of different origin is a fundamental tool in the initial characterization of FVII defects on factor VII deficiency. Semin Thromb Hemost 2010; 36: 123–124
[218] Gjonnaess H. Cold promoted activation of factor VII. – IX. Relation of the coagulation system. Thromb Diathes Haemorrh 1972; 51: 165–173
[219] Godal HC, Abildgaard U. Gelation of soluble fibrin in plasma by ethanol. Scand J Haematol 1966; 3: 342–350
[220] Goldenberg NA, Manco-Johnson MJ. Protein C deficiency. Haemophilia 2008; 14: 1214–1221
[221] Gomez K, Bolton-Maggs P. Factor XI deficiency. Haemophilia 2008; 14: 1183–1189
[222] Gonias SL. Faktor XII bridges coagulation and fibrinolysis again. Blood 2010; 115: 4979–4980
[223] Goodwin AJ, Rosendaal FR, Kottke-Marchant K et al. A review of the technical, epidemic cosiderations for protein S assays Arch Pathol Lab Med 2002; 126: 1349–1366
[224] Gorog DA. Prognostic value of plasma fibrinolysis activation markers in cardiovascular disease. J Am Coll Cardiol 2010; 55: 2701–2709
[225] Gould WR, Simioni P et al. Megakaryocytes endocytose and subsequently modify human factor V in vivo to form the entire pool of a unique platelet-derived cofactor. J Thromb Haemost 2005; 3: 450–456
[226] Gralnick HR, Henderson E. Hypofibrinogenemia and coagulation factor deficiencies with L-asparaginase treatment. Cancer 1971; 27: 1313–1320
[227] Grandone E, Margaglione M, Colaizzo D et al. Genetic susceptibility to pregnancy related venous thromboembolism: roles of factor V Leiden, prothrombin G20210A, and methylenetetrahydrofolate reductase C677T mutations. Am J Obstet Gynecol 1998; 179: 1324–1328
[228] Greenberg CS, Sane DC, Lai T-S. Factor XIII and fibrin stabilization. In: Colman RW, Marder VJ, Clowes AW, George JN, Goldhaber SZ, eds. Hemostasis and Thrombosis. Basic Principles and Clinical Practice. 5th ed. Philadelphia: Lippincott, Williams & Wilkins; 2006: 317–334
[229] Greengard JS, Alhenc-Gelas M, Gandrille S et al. Pseudo-homozygous protein C resistance due to coinheritance of heterozygous factor V-R506Q and type I factor V deficiency associated with thrombosis. Thromb Haemost 1995; 73: 1361 (Abstract)
[230] Griffin JH, Evatt B, Zimmerman TS et al. Deficiency of protein C in congenital thrombotic disease. J Clin Invest 1981; 68: 1370–1373
[231] Grimaudo V, Bachmann F, Hauert J et al. Hypofibrinolysis in patients with a history of idiopathic deep vein thrombosis and/or pulmonary embolism. Thromb Haemost 1992; 67: 397–401
[232] Gruber A, Griffin JH. Direct detection of activated protein C in blood from human subjects. Blood 1992; 79: 2340–2348

[233] Gugliotta L, d'Angelo A, Mattioli Belmonte M et al. Hypercoagulability during L-asparaginase treatment: the effect of antithrombin III supplementation in vivo. Br J Haematol 1990; 74: 465–470
[234] Hackeng TM, Maurissen LF, Castoldi E et al. Regulation of TFPI function by protein S. J Thromb Haemost 2009; 7 Suppl 1:165–168
[235] Hackeng TM, Rosing J. Protein S as cofactor for TFPI. Arterioscler Thromb Vasc Biol 2009; 29: 2015–2020
[236] Hackeng TM, Sere KM, Tans G et al. Protein S stimulates inhibition of the tissue factor pathway by tissue factor pathway inhibitor. Proc Nat Acad Sci 2006; 103: 3106–3111
[237] Hager K, Platt D. Hämostase im Alter. Med Welt 1990; 41: 786–790
[238] Han X, Fiehler R, Broze GJ Jr. Isolation of a protein Z-dependent plasma protease inhibitor. Proc Natl Acad Sci USA 1998; 95: 9250–9255
[239] Hanson E, Kanse SM, Joshi A et al. Plasma factor FVII-activating protease antigen levels and activity are increased in ischemic stroke. J Thromb Haemost 2012; 10: 848–856
[240] Hanss M, Biot F. A database for human fibrinogen variants. Ann NY Acad Sci 2001; 936: 89–90
[241] Hantgan RR, Lord ST. Fibrinogen structure and physiology. In: Colman RW, Marder VJ, Clowes AW, George JN, Goldhaber SZ, eds. Hemostasis and Thrombosis. Basic Principles and Clinical Practice. 5th ed. Philadelphia: Lippincott, Williams & Wilkins; 2006: 305–306
[242] Hantgan RR, Simpson-Haidaris PJ, Francis CW, Marder VJ. Fibrinogen structure and physiology. In: Colman RW, Hirsh J, Marder VJ, Clowes AW, George JN, eds. Hemostasis and thrombosis. Philadelphia: Lippincott Williams & Wilkins; 2001: 203–232
[243] Harkness J. The viscosity of human blood plasma; its measurement in health and disease. Biorheology 1971; 8: 171–193
[244] Hart JP, Pizzo SV. α_2-Makroglobulins and kunins. In: Colman RW, Marder VJ, Clowes AW, George JN, Goldhaber SZ, eds. Hemostasis and Thrombosis. Basic Principles and Clinical Practice. 5th ed. Philadelphia: Lippincott, Williams & Wilkins; 2006: 395–407
[245] Hasegawa DK, Bennett AJ, Coccia PF et al. Factor V deficiency in Philadelphia-positive chronic myelogenous leukemia. Blood 56: 1980: 585–595
[246] Hathaway WE, Bellhasen IP, Hasthaway HS. Evidence for a new plasma thromboplastin factor. I. Case report, coagulation studies and physicochemical properties. Blood 1965; 26: 521
[247] Haverkate F, Samama M. Familial Dysfibrinogenemia and thrombophilia. Thromb Haemost 1995; 73: 151–161
[248] Hawkey CJ, Stirling Y, Chakrabarti R et al. Haemostatic changes following surgery. Thromb Res 1983; 32: 223–227
[249] Hayes T. Dysfibrinogenemia and thrombosis. Arch Pathol Lab Med 2002; 126: 1387–1390
[250] Hayward CP, Rivard GE, Kane WH et al. An autosomal dominant, qualitative platelet disorderassociated with multimerin deficiency, abnormalities in platelet factor V, thrombospondin, von Willebrand factor, and fibrinogen and an epinephrine aggregation defect. Blood 1996; 87: 4967–4978
[251] He L, Giri TK, Vicente CP et al. Vascular dermatan sulfate regulates the antithrombotic activity of heparin cofactor II. Blood 2008; 111(8): 4118–4125
[252] Hellstern P, Moberg U, Ekblad M et al. In vitro characterization of antithrombin III concentrates-a single-blind study. Haemostasis 1995; 25: 193–201

[253] Hemker HC, Kessels H. Feedback mechanisms in coagulation. Haemostasis 1991; 21: 189–196
[254] Henkens CMA, Born VJJ, van der Schaaf W et al. Plasma levels of protein S, protein C and factor X: effects of sex, hormonal state and age. Thromb Haemost 1995; 74: 1271–1275
[255] Herrmann FH, Auerswald G, Ruiz-Saez A et al. The Greifswald Factor X Deficiency Study Group. Factor X deficiency: clinical manifestation of 102 subjects from Europe and Latin America with mutations in the factor X gene. Haemophilia 2006; 12: 479–489
[256] Herrmann FH, Wulff K, Auerswald G. Factor VII deficiency: clinical manifestation of 717 subjects from Europe an Latin America with mutations in the factor VII gene. Haemophilie 2009; 15: 267–280
[257] Holmberg L, Nilsson IM. AHF related protein in clinical praxis. Scand J Haemat 1974; 12: 221–231
[258] Hougie C, Barrow EM, Graham JB. Stuart clotting defect. I. Segregation of an hereditary hemorrhagic state from the heterogeneous group heretofore called stable factor (SPCA, proconvertin, factor VII) deficiency. J Clin Invest 1957: 36: 485–490
[259] Hougie C, Twomey JJ. Hemophilia Bm: A new type of factor IX deficiency. Lancet 1967; 1: 698
[260] Howard MA, Firkin BG. Ristocetin – a new tool in the investigation of platelet aggregation. Thromb Diathes Haemorrh 1971; 26: 362–369
[261] Howard PR, Bocill EG, Pike J et al. Factor VII antigen levels in al healthy blood donor population. Thromb Haemost 1994; 72: 21–27
[262] Huang JN, Koerper MA. Factor V deficiency: a concise review. Haemophilia 2008; 14: 1164–1169
[263] Huang X, Dementiev A, Olson ST et al. Basis for the specificity and activation of the serpin protein Z-dependent proteinase inhibitor (ZPI) as an inhibitor of membrane-associated factor Xa. J Biol Chem 2010; 285: 20399–20409
[264] Huang ZF, Higuchi D, Lasky N et al. Tissue factor pathway inhibitor genedisruption produces intrauterine lethality in mice. Blood 1997; 90: 944–951
[265] Hubbard AR, Hamill M et al. Value assignment of the WHO 6th International Standard for blood coagulation factor VIII and von Willebrand factor in plasma (07/316). J Thromb Haemost 2011; 9: 2100–2102
[266] Hultin MB. Fibrinogen and factor VII as risk factors in vascular disease. Progr Hemost Thromb 1991; 10: 215–241
[267] Huseby RM, Bang NU. Fibrinogen. In: Bang NU, Beller FK, Deutsch E, Mammen EF eds. Thrombosis and Bleeding Disorders. Stuttgart: Thieme; 1971: 233–234
[268] Ichinose A. Physiopathology and regulation of factor XIII. Thromb Haemost 2001; 86: 57–65
[269] Ingerslev J, Kristensen L. Clinical picture and treatment strategies in factor VII deficiency. Haemophilia 1998; 4: 689–696
[270] Ivaskevicius V, Seitz R, Kohler HP et al. International registry on factor XIII deficiency: a basis formed mostly on european data. Thromb Haemost 2007; 97: 914–921
[271] Jackson BR, Holmes K, Phansalkar A et al. Testing for hereditary thrombophilia: a retrospective analysis of testing referred to a national laboratory. BMC Clin Pathol 2008; 8: 3
[272] Jahns M, Friess D, Demarmels Biasiutti F et al. Massive muscle haematoma three months after starting vitamin K antagonist therapy for deep-vein thrombosis in

an antithrombin deficient patient: another case of factor IX propeptide mutation. Thromb Haemost 2011; 106: 381–382
[273] Jenny NS, Lundblad RL, Mann KG. Thrombin. In: Colman RW, Marder VJ, Clowes AW, George JN, Goldhaber SZ, eds. Hemostasis and Thrombosis. Basic Principles and Clinical Practice. 5th ed. Philadelphia: Lippincott, Williams & Wilkins; 2006: 193–213
[274] Johnston AM, Aboud M, Morel-Kopp MC et al. Use of functional assay to diagnose protein S deficiency. Inappropriate testing yields equivocal results. Int Med J 2007; 37: 409–411
[275] Jones DW, Gallimore MJ, Harris SL et al. Antibodies to factor XII associated with lupus anticoagulant. Thromb Haemost 1999; 81: 387–390
[276] Jones DW, Gallimore MJ, Winter M. An automated chromogenic peptide substrate assay for coagulation factor XII. Blood Coag Fibrinol 1998; 9: 183–187
[277] Jones DW, Gallimore MJ, Winter M. More on: Pathogenic antibodies to coagulation factors. Part II: Fibrinogen, prothrombin, thrombin, factor V, factor XI, factor XII, factor XIII, protein C and von Willebrand factor. J Thromb Haemost 2006; 4(1): 282–284
[278] Jones DW, MacKie IJ, Gallimore MJ et al. Antibodies to factor XII and recurrent fetal loss in patients with the anti-phospholipid syndrome. Br J Haematol 2001; 113(2): 550–552
[279] Josso F, Prou-Wartelle O. Interaction of tissue factor and F VII at the earliest phase of coagulation. Thromb Haemost Suppl. 1965; 17: 35–44
[280] Just S. Methodologies and clinical utility of ADAMTS-13 activity testing. Semin Thromb Hemost 2010; 36: 82–90
[281] Kadir RA, Economides DL, Sabin CA et al. Variations in coagulation factors in women: effects of age, ethnicity, menstrual cycle, and combined oral contraceptive. Thromb Haemost 1999; 82: 1456–1461
[282] Kamikubo YI, Miyamoto S, Iwasa A et al. Purification and characterization of factor VII inhibitor found in a patient with life threatening bleeding. Thromb Haemost 2000; 83: 60–64
[283] Kamphuisen PW, Eikenboom JC et al. High factor VIII antigen levels increase the risk of venous thrombosis but are not associated with polymorphisms in the von Willebrand factor and factor VIII gene. Br J Haematol 2001; 115: 156–158
[284] Kamphuisen PW, Lensen R et al. Heritability of elevated factor VIII antigen levels in factor V Leiden families with thrombophilia. Br J Haematol 2000; 109: 519–522
[285] Kane WH. Faktor V. In: Colman RW, Marder VJ, Clowes AW, George JN, Goldhaber SZ, eds. Hemostasis and Thrombosis. Basic Principles and Clinical Practice. 5th ed. Philadelphia: Lippincott, Williams & Wilkins; 2006: 177–192
[286] Kannemeier C, Shibamiya A, Nakazawa F et al. Extracellular RNA nonstitutes a natural procoagulant cofactor in blood coagulation. Proc Natl Acad Sci USA 2007; 104: 6388–6399
[287] Kanse SM, Etscheid M. Factor VII activating protease (FSAP): caught in the crossfire between polycations and polyanions. J Thromb Haemost 2010; 8: 556–558
[288] Kanse SM, Etscheid M. Factor VII activating protease. Single nucleotide polymorphisms light the way. Hämostaseologie 2011; 31: 174–178
[289] Karges HE. Blood coagulation F XIII: determination by clot stability assays. In: Bergmeyer HE, ed. Methods of enzymatic analysis, 3rd ed. Vol V. Weinheim: verlag Chemie, 1984. pp. 400-10
[290] Karimi M, Bereczky Z, Cohan N et al. Factor XIII deficiency. Semin Thromb Hemost 2009; 35: 426–438

[291] Kasper C, Aledort L, Counts R et al. A more uniform measurement of factor VIII inhibitors. Thromb Diath Haemorrh 1975; 34: 869–872
[292] Kasthuri JR, Gover SL, Boles J et al. Tissue factor and tissue factor pathway inhibitor as key regulators of global hemostasis: Measurement of their levels in coagulation assays. Semin Thromb Hemost 2010; 36: 764–771
[293] Katona E, Haramura G, Karpati L et al. A simple, quick one-step ELISA assay for the determination of complex plasma factor XIII (A_2B_2). Thromb Haemost 2000; 83: 268–273
[294] Kauffmann R, Veltkamp J, van Tilburg N et al. Acquired antithrombin deficiency and thrombosis in the nephrotic syndrome. Am J Med 1978; 65: 607–613
[295] Kaufman RJ, Stylianos EA, Fay PJ. Factor VIII and hemophilia A. In: Colman RW, Marder VJ, Clowes AW, George JN, Goldhaber SZ, eds. Hemostasis and Thrombosis. Basic Principles and Clinical Practice. 5th ed. Philadelphia: Lippincott, Williams & Wilkins; 2006: 151–175
[296] Keber D, Blinc A, Fettich J. Increase of tissue plasminogen activator in limbs during venous occlusion: a simple hemodynamic model. Thromb Haemost 1990; 64: 433–437
[297] Keller F, Kolde HJ, Ramirez I. Evaluierung eines neuartigen Thromboplastins auf der Basis von recombinantem humanem tissue factor und synthetischen Phospholipiden. Lab Med 1993; 17: 523–532
[298] Kemkes-Matthes B, Matthes KJ. Protein Z. Semin Thromb Hemost 2001; 551–556
[299] Ken-Dror G, Drenos F, Humphries SE et al. Haplotype and genotype effects of the F7 gene on circulating factor VII, coagulation activation markers and incident coronary heart disease in IK men. J Thromb Haemost 2010; 8: 2394–2403
[300] Kessler CM, Peters ACS, Mariani G. Acquired disorders of coagulation: the immune coagulopathies. In: Colman RW, Marder VJ, Clowes AW, George JN, Goldhaber SZ, eds. Hemostasis and Thrombosis. Basic Principles and Clinical Practice. 5th ed. Philadelphia: Lippincott, Williams & Wilkins; 2006: 1061–1084
[301] Key NS, Mackman N. Tissue factor and its measurement in whole blood, plasma, and microparticles. Semin Throm Hemost 2010; 36: 865–875
[302] Khor B, van Cott EM. Laboratory tests for protein C deficiency. Am J Hematol 2010; 85: 440–442
[303] Kienast J, Juers M, Wiedemann CJ et al. Treatment effect of high dose antithrombin without concomitant heparin in patients with severe sepsis with or without disseminated intravascular coagulation. J Thromb Haemost 2006; 4: 90–97
[304] Kienast J, Leppelmann M, van de Loo J. Hämostasefaktoren und koronare Herzkrankheit. Fibrinogen, Faktor VII und Plasminogenaktivator-Inhibitor. Hämostaseologie 1991; 11: 172–188
[305] Kitchen S, Malia RG, Preston FE. A comparison of methods for the measurement of activated factor VII. Thromb Haemost 1992; 68: 301–305
[306] Kitchen S, Olson JD, Preston FE. Assay of factor VIII and other clotting factors. In: Kitchen S, Olson JD, Preston FE, eds. Quality in laboratory hemostasis and thrombosis. Chichester, West Sussex: Wiley Blackwell; 2009: 81–89
[307] Klein JD, Walker FJ. Purification of a protein C activator from the venom of the Southern copperhead snake (Agkistrodon contortrix) Biochemistry 1986; 25: 4175–4179
[308] Kluft C, de Bart ACW, Barthels M et al. Short term extreme increase in plasminogen activator inhibitor 1 (PAI 1) in plasma of polytrauma patients. Fibrinolysis 1988; 2: 223–226

[309] Kluft C, Jie AF, Rijken DC et al. Daytime fluctuations in blood of tissue-type plasminogen activator (t-PA) and its fast-acting inhibitor (PAI-1). Thromb Haemost 1988; 59: 329–332

[310] Kluft C, Lansink M. Effect of oral contraceptives on haemostasis variables. Thromb Haemost 1997; 78: 315–326

[311] Kluft C, Meijer P. Update 1996: Blood collection and handling procedures for assessment of plaminogen activators and inhibitors (Leiden fibrinolysis workshop). Fibrinolysis 1996; 10 (Suppl 2): 171–179

[312] Kluft C, Meijer P, Ersdal E et al. Tissue-type plasminogen activator (t-PA) activity. In: Jesperson J, Bertina RM, Haverkate F, eds. Laboratory techniques in Thrombosis. A Manual. 2nd edition. Dordrecht, Boston, London: Kluwer Academic Publishers; 1999: 223–230

[313] Knöbl P, Lechner K. Acquired factor V inhibitors. Ballières Clinical Haematology 1998; 11: 305–318

[314] Kobayashi T, Kanayama N, Tokunaga N et al. Prenatal and peripartum management of congenital afibrinogenaemia. Br J Haematol 2000; 109: 364–366

[315] Koenderman JS, Bertina RM, Reitsma PH et al. Factor IX-R338L (Factor IX Padua) screening in a Dutch population of sibpairs with early onset venous thromboembolism. Thromb Res 2011; 128: 603

[316] Kohler HP, Ariens RAS, Whitaker P et al. A common coding polymorphism in the factor XIII A-subunit gene (FXIIIVal34Leu) affects cross linking activity. Thromb Haemost 1998; 80: 704

[317] Kohler HP, Ichinose A, Seitz R et al. Diagnosis and classification of factor XIII deficiencies. J Thromb Haemost 2011; 9: 1404–1406

[318] Koie K, Kamiya T, Ogata D et al. α_2-Plasmin inhibitor deficiency (Miyasato disease). Lancet 1978/11, 1334–1336

[319] Kokame K, Nobe Y, Kokubo Y et al. FRETS-VWF73, a first fluorogenic substrate for ADAMTS13 assay. Br J Haematol 2005; 129: 93–100

[320] Kokame K, Sakata T, Kokubo Y et al. Von Willebrand factor-to-ADAMTS13 ratio increases with age in a Japanese population. J Thromb Haemost 2011; 9: 1426–1428

[321] Kölbel T, Strandberg K, Mattiasson I et al. Activated protein C-Protein C inhibitor Complex: A new biological marker for aortic aneurisms. J Vasc Surg 2006; 43: 935–939

[322] Komáromi I, Bagoly Z, Muszbek L. Factor XIII: novel structural and functional aspects. J Thromb Haemost 2011; 9: 9–20

[323] Korsan-Bengtsen K, Hjort PF et al. Acquired factor X deficiency in a patient with amyloidosis. Thromb Diath Haemorrh 1962; 7: 558–566

[324] Koster T, Rosendaal FR, Reitsma PH et al. Factor VII and fibrinogen levels as risk factors for venous thrombosis. A case-control study of plasma levels and DNA polymorphisms – the Leiden Thrombophilia Study (LETS). Thromb Haemost 1994; 71: 719–722

[325] Koster T, Blann AD, Briet E et al. Role of clotting factor VIII in effect of von Willebrand factor on occurence of deep-vein thrombosis. Lancet 1995; 345: 152–155

[326] Kottke-Marchant K, Comp P, eds. Laboratory issues in diagnosing abnormalities of protein C, thrombomodulin, and endothelial cell protein C receptor. Arch Pathol Lab Med 2002; 126: 1337–1348

[327] Kottke-Marchant K, Duncan A. Antithrombin deficiency: issues in laboratory diagnosis. Arch Pathol Lab Med 2002; 126: 1326–1336

[328] Kremer Hovinga JA, Mottini M, Lämmle B. Measurement of ADAMTS-13 activity in plasma by the FRETS-VWF73 assay: comparison with other assay methods, J Thromb Haemost 2006; 4: 1146–1148
[329] Kremer Hovinga JA, Zeerleder S, Kessler P et al. ADAMTS-13, von Willebrand factor, and related parameters in severe sepsis and septic shock. J Thromb Haemost 2007; 5: 2284–2290
[330] Krijanovski Y, Proulle V, Mahdi F et al. Characterization of molecular defects of Fitzgerald trait and another novel high-molecular-weight kininogen-deficient patient: insights into structural requirements for kininogen expression. Blood 2003; 101: 4430–4436
[331] Kristensen SR, Rasmussen B, Pedersen S et al.Detecting antithrombin deficiency may be a difficult task – more than one test is necessary. J Thromb Haemost 2007; 5: 617–618
[332] Kuhle S, Lane DA, Jochmanns K et al. Homozygous antithrombin deficiency type II (99 Leu to Phe mutation) and childhood thromboembolism. Thromb Haemost 2001; 86: 1007–1011
[333] Lakich D, Kazazian HH, Antonarakis SE et al. Inversions disrupting the factor VIII gene are a common cause of severe hemophilia A. Nature Genet 1993; 5: 236–241
[334] Lancelotti S, de Cristofaro R. Congenital prothrombin deficiency. Sem Thromb Hemost 2009; 35: 367–381
[335] Lane DA, Bayston T, Olds RJ et al. Antithrombin mutation database: 2nd (1997) update. Thromb Haemost 1997; 77: 197–211
[336] Lane DA, Mannucci PM, Bauer KA et al. Inherited thrombophilia. Part 1. Thromb Haemost 1996; 76: 651–662
[337] Lane DA, Mannucci PM, Bauer KA et al. Inherited thrombophilia. Part 2. Thromb Haemost 1996; 76: 824–834
[338] Lane DA, Scully MF, Thomas DP et al. Acquired dysfibrinogenaemia in acute and chronic liver disease. Br J Haematol 1977; 35: 301–308
[339] Langdell RD, Wagner RH, Brinkhous KM. Effect of antihemophilic factor on one-stage clotting tests. J Lab Clin Med 1953; 41: 637–647
[340] Lattuada A, Rossi E, Calzarossa C et al. Mild to moderate reduction of a von Willebrand factor cleaving protease (ADAMTS13) in pregnant women with HELLP microangiopathic syndrome. Haematologica 2003; 88: 1029–1034
[341] Law RH, Zhang Q, McGowan S et al. An overview of the serpin superfamily. Genome Biol 2006; 7(5): 216
[342] Lechler E. Prothrombinkomplexkonzentrate (Faktor II-VII-IX-X-Komplex). Eigenschaften und klinische Anwendung. Hämostaseologie 1982; 2: 116–127
[343] Lechner K, Niessner H, Thaler E. Coagulation abnormalities in liver disease. Semin Thromb Haemost 1977; 4: 40–56
[344] Lechner K. Blutgerinnungsstörungen. Berlin-Heidelberg-New York: Springer; 1982: 235–326
[345] Lee C, Hubbard A, Sabin CA et al. Laboratory diagnosis of von Willebrand disease: results from a prospective and blind study in 32 laboratories worldwide using lyophilized plasmas. J Thromb Haemost 2011; 9: 220–222
[346] Lee JA, Blake MS, Cochran MS et al. Forty years later and the role of plasminogen activator inhibitor type-2/SERPINB2 is still an enigma. Semin Thromb Hemost 2011; 37: 395–407
[347] Levi M, Meijers JC. DIC: which laboratory tests are most useful. Blood Rev 2011; 25: 33–37

[348] Levy GG, Nichols WC, Lian EC et al. Mutations in a member of the ADAMTS gene family cause thrombotic thrombocytopenic purpura. Nature 2001; 413: 488–494

[349] Lewis JH, Iammarino RM, Spero JA et al. Antithrombin Pittsburgh: an α_1-Antitrypsin Variant causing hemorrhagic disease. Blood 1978; 51: 129–137

[350] Lijfering WM, Mulder R, ten Kate MK et al. Clinical relevance of decreased free protein S levels: results from a retrospective family cohort study involving 1143 relatives. Blood 2009;113: 1225–1230

[351] Lip GY, Blann A. Von Willebrand factor: a marker of endothelial dysfunction in vascular disorders? Cardiovasc Res 1997; 34: 255–265

[352] Lipinski B, Worowski K. Detection of soluble fibrin monomer complexes in blood by means of protamine sulphate test. Thromb Diath Haemorrh 1968; 20: 44–49

[353] Lollar P. Pathogenic antibodies to coagulation factors. Part II. Fibrinogen, prothrombin, thrombin, factor V, factor XI, factor XII, factor XIII, the protein C system and von Willebrand factor. J Thromb Haemost 2005; 3: 1385–1391

[354] Lollar P. The factor VIII assay problem: neither rhyme nor reason. J Thromb Haemost 2003; 1: 2275–2279

[355] Lopez JA, Dong JF. Cleavage of von Willebrand factor by ADAMTS-13 on endothelial cells. Semin Hematol 2004; 41: 15–23

[356] Lorand L. FXIII and the clotting of fibrinogen: from basic researchb to medicine. J Thromb Haemost 2005; 3: 1337–1348

[357] Lotta L, Garagiola I, Palla R et al. ADAMTS13 mutations and polymorphisms in congenital thrombotic thrombocytopenic purpura. Hum Mutat 2010; 31: 11–19

[358] Lowe GDO, Rumley A, Woodward M et al. Epidemiology of coagulation factors, inhibitors and activation markers: the third Glasgow MONICA survey I. Illustrative reference ranges by age, sex and hormone use. Br J Haematol 1997; 97: 775–784

[359] Lundblad RL, Kingdon HS, Mann KG et al. Issues with the Assay of Factor VIII Activity in Plasma and Factor VIII Concentrates. Thromb Haemost 2000; 84: 942–948

[360] Lusher JM, Hillman-Wiseman C, Simpson P et al. Plasma FVIII levels measured after infusion of recombinant FVIII (RFVIII) vary significantly with different assay methods (will the real factor VIII please stand up!) Blood 1995; 86 Suppl. 1: Abstract 755

[361] Lutze G, Franke D. Hämostaseologische Untersuchungen bei konventioneller fibrinolytischer Therapie mit Streptokinase (Awelysin°). Hämostaseologie 1991; 11: 39–49

[362] Mackman N, Gruber A. Platelet polyphosphate: an endogenous activator of coagulation factor XII. J Thromb Haemost 2010; 8: 865–867

[363] Maclean PS, Tait RC. Hereditary and acquired antithrombin deficiency: epidemiology, pathogenesis and treatment options. Drugs 2007; 67: 1429–1440

[364] Mahasandana C, Suvatte V, Marlar RA et al. Neonatal purpura fulminans associated with homozygous protein S deficiency. Lancet 1990; 335 (8680): 61–62

[365] Mahmoodi BK, Brouwer JL, ten Kate MK et al. A prospective cohort study on the absolute risks of venous thromboembolism and predictive value of screening asymptomatic relatives of patients with hereditary deficiencies of protein S, protein C or antithrombin. J Thromb Haemost 2010; 8: 1193–1200

[366] Malm J, Laurell M, Dahlbäck B. Changes in plasma levels of vitamin K-dependent proteins C and S and of C4b-binding proteins during pregnancy and oral contraception. Br J Haematol 1988; 68: 437–443

[367] Mammen EF, Schmidt KP, Barnhat MI. Thrombophlebitis migrans associated with circulating antibodies against fibrinogen: a case report. Thromb Diath Haemorrh 1967; 18: 605–611

[368] Mammen EF, Thomas WR, Seegers WH. Activation of purified prothrombin to autoprothrombin I or autoprothrombin II (platelet cofactor II) or autoprothrombin II-A. Thromb Diath Haemorrh 1960; 5: 218–250

[369] Mammen EF. Congenital coagulation disorders. Semin Thromb Hemost 1983; 9: 1–9

[370] Mannhalter C. Molekularbiologie und Hämostase. Hämostaseologie 2008; 28: 272–288

[371] Mannucci PM, Canciani MT, Forza I et al. Changes in health and disease of the metalloprotease that cleaves von Willebrand factor. Blood 2001; 98: 2730–2735

[372] Mannucci PM, Duga S, Peyvandi F. Recessively inherited coagulation disorders. Blood 2004; 104: 1243–1252

[373] Mannucci PM, Lombardi R, Castaman G et al. Von Willebrand disease "Vicenza" with larger-than-normal (supranormal) von Willebrand factor multimers. Blood 1988; 71: 65–70

[374] Mannucci PM, Ruggieri ZM, Pareti FI et al. 1-Deamino-8-D-arginine vasopressin: a new pharmacological approach to the management of haemophilia and von Willebrands' diseases. Lancet 1977; 1: 869–872

[375] Mannucci PM, Tripodi A. Factor VIII clotting activity. In: Jespersen J, Bertina RM, Haverkate F, eds. Laboratory Techniques in Thrombosis – A Manual. 2nd ed. Dordrecht–Boston–London: Kluwer Academic Publishers; 1999: 107–13

[376] Mannucci PM, Tuddenham EGD. The hemophilias – from royal genes to gene therapy. New Engl J Med 2001; 344: 1773–1779

[377] Marciniak E. Factor Xa inactivation by antithrombin III: evidence for biologial stabilization of factor Xa by factor V-phospholipid complex. Br J Haematol 1973; 24: 391–400

[378] Marder VJ, Francis CW. Physiologic regulation of fibrinolysis. In: Colman RW, Marder VJ, Clowes AW, George JN, Goldhaber SZ, eds. Hemostasis and Thrombosis. Basic Principles and Clinical Practice. 5th ed. Philadelphia: Lippincott, Williams & Wilkins; 2006: 419–436

[379] Marder VJ, Matei DE. Hereditary and acquired thrombophilic syndromes. In: Colman RW, Hirsh J, Marder VJ, Clowes AW, George JN, eds. Hemostasis and thrombosis. Philadelphia: Lippincott Williams & Wilkins; 2001: 1243–1275

[380] Margaglione M, Grandone E. Population genetics of venous thromboembolism. A narrative review. Thromb Haemost 2011; 105: 221–231

[381] Mari D, Mannucci P. Hypercoagulability in centenarians: the paradox of successful aging. Blood 1995; 85: 3144–3149

[382] Mariani G, Bernardi F. Factor VII deficiency. Semin Thromb Haemost 2009; 35: 400–406

[383] Mariani G, Liberti G, D'Angello T et al. Factor VII activity and antigen. In: Jespersen J, Bertina RM, Haverkate F, eds. Laboratory Techniques in Thrombosis – A Manual. 2nd ed. Dordrecht–Boston–London: Kluwer Academic Publishers; 1999: 99–106

[384] Markovic SN, Inwards DJ et al. Acquired C1 esterase inhibitor deficiency. Ann Intern Med 2000; 132: 144–150

[385] Marlar RA, Gausman JN. Protein S abnormalities: a diagnostic nightmare. Am J Hematol 2011; 86: 418–421

[386] Marlar RA, Griffin JH. Deficiency of protein C inhibitor in combined factor V/VIII deficiency disease. J Clin Invest 1980; 66: 1186–1189

[387] Martinelli I. Von Willebrand factor and factor VIII as risk factors for arterial and venous thrombosis. Semin Hematol 2005; 42: 49–55

[388] Mateo J, Oliver A, Borrell M et al. Laboratory evaluation and clinical characteristics of 2,132 consecutive unselected patients with venous thromboembolism – results of the Spanish Multicentric Study on Thrombophilia (EMET-Study). Thromb Haemost 1997; 77: 444–451
[389] Mattock P, Esnouf MP. Differences in the subunit structure of human fibrin formed by the action of arvin, reptilase and thrombin. Nature New Biol 1971; 233: 277
[390] Maurin N. Heparin resistance and antithrombin deficiency. Med Klin (Munich) 2009; 104: 441–449
[391] Mazetto B de, Orsi MFL, Siqueira LH et al. Prevalence of Factor IX-R338L (Factor IX Padua) in a cohort of patients with venous thromboembolism and mild elevation of factor IX levels. Thromb Res 2010; 126: e165
[392] Mazurier C, Samor B, Deromeuf C et al. The role of fibronectin in Factor VIII/von Willebrand factor cryoprecipitation. Thromb Res 1985; 37: 651–658
[393] McCallum CJ, Peake IR, Newcombe RG et al. Factor VIII levels and blood group antigens. Thromb Haemost 1983; 50: 757
[394] McColl M, Tait RC, Walker ID et al. Low thrombosis rate seen in blood donors and their relatives with inherited deficiencies of antithrombin and protein C: correlation with type of defect, family history, and absence of the factor VLeiden mutation. Blood Coagul Fibrinolysis 1996; 7: 689–694
[395] McDonagh J, McDonagh RP jr et al. Alternative pathways for the activation of factor XIII. Br J Haematol 1975; 30: 465–477
[396] McDonagh J. Dysfibrinogenemia and other disorders of fibrinogen structure or function. In: Colman RW, Hirsh J, Marder VJ, Clowes AW, George JN, eds. Hemostasis and thrombosis. Philadelphia: Lippincott Williams & Wilkins; 2001: 855–892
[397] McDuffie FC, Giffin C, Niedringhaus R et al. Prothrombin, thrombin and prothrombin fragments in plasma of normal individuals and of patients with laboratory evidence of disssseminated intravascular coagulation. Thromb Res 1979; 16: 759
[398] McPherson RA, Onstad JW, Ugoretz RJ et al. Coagulopathy in amyloidosis: combined deficiency of factors IX and X. Am J Hematol 1977; 3: 225–235
[399] Meade TW, Mellows S, Brozovic M et al. Haemostatic function and ischaemic heart disease: principal results of the Northwick Park heart study. Lancet 1986; 2: 533–537
[400] Meeks SL, Abshire TC. Abnormalities of prothrombin: a review of the pathophysiology, diagnosis, and treatment. Haemophilia 2008; 14: 1159–1163
[401] Mehta R, Shapiro AD. Plasminogen activator inhibitor type 1 deficiency. Haemophilia 2008; 14: 1255–1260
[402] Meijers JCM, Winnie LH, Tekelenburg M, et al. High levels of coagulation factor XI as a risk factor for venous Thrombosis. New Engl J Med 2000; 342: 696–701
[403] Meijers P, Verbruggen B. The between-laboratory variation of factor VIII inhibitor testing: the experience of the external quality assessment program of the ECAT foundation. Semin Thromb Hemost 2009; 35: 786–793
[404] Meltzer ME, Doggen CJ, de Groot P et al. The impact of the fibrinolytic system on the risk of venous and arterial thrombosis. Semin Thromb Hemost 2009; 35: 468–477
[405] Menegatti M, Peyvandi F. Factor X deficiency. Semin Thromb Hemost 2009; 35: 407–415
[406] Menell JS, Cesarman GM, Jacovina AT et al. Annexin II and bleeding in acute promyelocytic leukemia. N Engl J Med 1999; 340: 994–1004
[407] Mennen LI, Schouten EG, Grobbee DE et al. Coagulation factor VII, dietary fat and blood lipids: a review. Thromb Haemost 1996; 76: 492–499

[408] Mensah PK, Oppenheimer C et al. Congenital afibrinogenaemia in pregnancy. Haemophilia 2011; 17: 167–168
[409] Meyer SC, Sulzer I, Lämmle B et al. Hyperbilirubinemia interferes with ADAMTS-13 activity measurement by FRETS-VWF73 assay: diagnostic relevance in patients suffering from acute thrombotic microangiopathies. J Thromb Haemost 2007; 5: 866–867
[410] Miesbach W, Schenk J. Comparison of the fibrinogen Clauss assay and the fibrinogen PT derived method in patients with dysfibrinogenemia. Thromb Res 2010; 126: e428–e433
[411] Mikaelsson M, Oswaldson U, Sanderg H. Influence of phospholipids on the assessment of factor VIII activity. Haemohilia 1998; 4: 646–650
[412] Miletich J, Sherman L, Broze G Jr. Absence of thrombosis in subjects with heterozygous protein C deficiency. N Engl J Med 1987; 317: 991–996
[413] Miletich JP. Laboratory diagnosis of protein C deficiency. Semin Thromb Hemost 1990; 16: 169–176
[414] Miletich, JP, Broze GJ Jr. Human plasma protein Z antigen: range in normal subjects and effect of warfarin therapy. Blood 1987; 69: 1580–1586
[415] Miller CH, Dilley AB, Drews C et al. Changes in von Willebrand factor and factor VIII levels during the menstrual cycle. Thromb Haemost 2002; 87: 1082–1083
[416] Moake JL, Rudy CK, Troll JH et al. Unusually large plasma factor VIII:von Willebrand factor multimers in chronic relapsing thrombotic thrombocytopenic purpura. N Engl J Med 1982; 307: 1432–1435
[417] Moen JL, Lord ST. Afibrinogenemias and Dysfibrinogenemias. In: Colman RW, Marder VJ, Clowes AW, George JN, Goldhaber SZ, eds. Hemostasis and Thrombosis. Basic Principles and Clinical Practice. 5th ed. Philadelphia: Lippincott, Williams & Wilkins; 2006: 938–952
[418] Monagle P, Andrew M. Hemorrhagic and thromboembolic complications during infancy and childhood. In: Colman RW, Hirsh J, Marder VJ, Clowes AW, George JN, eds. Hemostasis and thrombosis. Philadelphia: Lippincott Williams & Wilkins; 2001: 1053–1070
[419] Monagle P, Barnes C, Ignatovic V, et al. Developmental haemostasis. Impact for clinical haemostasis laboratories. Thromb Haemost 2006; 95: 362–372
[420] Montagnana M, Salvagno GL, Lippi G. Circadian Variation within hemostasis: an underrecognized link between biology and disease? Semin Thromb Hemost 2009; 35: 23–33
[421] Moore JC, Hayward CP, Warkentin TE et al. Decreased von Willebrand factor protease activity associated with thrombocytopenic disorders. Blood 2001; 98: 1842–1846
[422] Morelli VM, de Visser MCH, van Tilburg NH et al. AB0 blood group genotypes, plasma von Willebrand factor levels and loading of von Willebrand factor with A and B antigens. Thromb Haemost 2007; 97: 534–541
[423] Morrissey JH, Mutch NJ. Tissue factor structure and function. In: Colman RW, Marder VJ, Clowes AW, George JN, Goldhaber SZ, eds. Hemostasis and Thrombosis. Basic Principles and Clinical Practice. 5th ed. Philadelphia: Lippincott, Williams & Wilkins; 2006: 91–106
[424] Morrissey JH. Activated factor VII. In: Jespersen J, Bertina RM, Haverkate F, eds. Laboratory Techniques in Thrombosis – A Manual. 2nd ed. Dordrecht-Boston-London: Kluwer Academic Publishers; 1999: 89–98

[425] Morrissey JH. Tissue factor and factor VII initiation of coagulation. In: Colman RW, Hirsh J, Marder VJ, Clowes AW, George JN, eds. Hemostasis and thrombosis. Philadelphia: Lippincott Williams & Wilkins; 2001: 89–101
[426] Morrissey JH. Tissue factor: an enzyme cofactor and a true receptor. Thromb Haemost 2001; 86: 66–74
[427] Mosesson MW, deMaat M, eds. Fibrinogen: XVIth International Fibrinogen Workshop 2001. Annals of the New York Academy of Sciences 2001; 936. Published Online: Jan 25 2006 12:00AM DOI: 10.1111/j.1749-6632.2001.tb03489.x
[428] Mosesson MW. Fibrinogen and fibrin structure and functions. J Thromb Haemost 2005; 3: 1894–1904
[429] Mosher DF, Furcht LT. Fibronectin. Review of ist structure and possible functions. J Invest Dermatol 1981; 77: 175–180
[430] Mosnier LO, Zlokovic BV, Griffin JH. The cytoprotective protein C pathway. Blood 2007; 109: 3161–3172
[431] Mulder R, ten Kate MK, Kluin-Nelemans HC et al. Low cut-off values increase diagnostic performance of protein S assays. Thromb Haemost 2010; 104: 618–625
[432] Mumford AD, O'Donnell J, Gillmore JD et al. Bleedings symptoms and coagulation abnormalities in 337 patients with AL-amyloidosis. Br J Haematol 2000; 110: 454–460
[433] Muszbek L, Ariens A, Ichinose A. On behalf of the ISTH SSC Subcommittee on Factor XIII. Factor XIII: recommended terms and abbreviations. J Thromb Haemost 2007; 5: 181–183
[434] Mutch NJ. Emerging roles for factor XII in vivo.J Thromb Haemost 2011; 9: 1355–1358
[435] Muth H, Budde U, Patzke J et al. Clinical evaluation of a new von Willebrand factor activity assay (Abstract). Hämostaseologie 2011; 31: A65
[436] Muth H, Patzke J, Budde U. Comparative evaluation of a new von Willebrand factor activity assay (Abstract). Hämostaseologie 2011; 31: A72
[437] Myata T, Kokame K, Banno F. Measurement of ADAMTS13 activity and inhibitors. Curr Opin Hematol 2005; 12: 384–389
[438] Nagy, N, Grattan CE, McGrath JA. New insights into hereditary angio-oedema: Molecular diagnosis and therapy. Aust J Dermatol 2010: 51: 157–162
[439] Neerman-Arbez M. The molecular basis of inherited afibrinogenaemia. Thromb Haemost 2001; 96: 154–163
[440] Nesheim ME, Leurs J, Hendriks D. Thrombin-activatable fibrinolysis inhibitor aka Procaroxypeptidase U. In: Colman RW, Marder VJ, Clowes AW, George JN, Goldhaber SZ, eds. Hemostasis and Thrombosis. Basic Principles and Clinical Practice. 5th ed. Philadelphia: Lippincott, Williams & Wilkins; 2006: 381–394
[441] Ni H. Unveiling the new face of fibronectin in thrombosis and hemostasis. J Thromb Haemost 2006; 4: 940–942
[442] Nichols WL, Hultin MB, James AH et al. Von Willebrand disease (VWD): evidence-based diagnosis and management guidelines, the National Heart, Lung, and Blood Institute (NHLBI) Expert Panel report (USA). Haemophilia 2008; 14: 171–232
[443] Nicolaes GAF, Dahlbäck B. Factor V and thrombotic disease. Description of a Janus-faced protein. Arterioscler Thromb Vasc Biol 2002; 22: 530–538
[444] Nicoloso G, Hauert J, Kruithof EKO. Fibrinolysis in normal subjects – comparison between plasminogen activator inhibitor and other components of the fibrinolytic system. Thromb Haemost 1988; 59: 299–303
[445] Niewiarowska J, Cierniewski CS. Inhibitory effect of fibronectin on the fibrin formation. Thromb Res 1982; 27: 611–618

[446] Nilsson IM, Hedner U, Pandolfi M. The measurement of fibrinolytic activities. In: Markwardt FN. Fibrinolytics and Antifibrinolytics. Handbuch der experimentellen Pharmakologie, Vol. 43. Berlin: Springer; 1978: 134
[447] Norstrom E, Thorelli E, Dahlbäck B. Functional characterization of recombinant factor V Hongkong and factor V Cambridge. Blood 2002; 100: 524–530
[448] Novotny WF, Brown SG, Miletich JP et al. Plasma antigen levels of the lipoprotein-associated coagulation inhibitor in patient samples. Blood 1991; 78: 387–393
[449] O'Donnell J, Laffan MA. The relationship between AB0 histo-blood group, factor VIII and von Willebrand factor. Transfus Med 2001; 11: 343–351
[450] O'Donnell J, Tuddenham EGD, Manning R et al. High prevalence of elevated factor VIII levels in patients referred for thrombophilia screening: role of increased synthesis and relationship to the acute phase reaction. Thromb Haemost. 1997; 77: 825–828
[451] Obert B, Tout H, Veyradier A et al. Estimation of the von Willebrand factor-cleaving protease in plasma using monoclonal antibodies to VWF. Thromb Haemost 1999; 82: 1382–1385
[452] Ødegård OR, Lie M, Abildgaard U. Heparin cofactor activity measured with an amidolytic assay. Thromb Res 1975; 6: 287–294
[453] Oishi K. Plasminogen activator inhibitor-1 and the circadian clock in metabolic disorders. Clin Exp Hypertens 2009; 31: 208–219
[454] Oldenburg J, El-Maarri O, Schwaab R. Inhibitor development in correlation to factor VIII genotypes. Haemophilia 2002; 8 (Suppl 2): 23–29
[455] Oldenburg J, Ivaskecicius V, Schröder J et al. Genetic background and inhibitors in previouly untreated or minimally treated young patients with severe haemophilia A treted with sucrose-formulated recombinant factor VIII. Thromb Haemost 2006; 95: 903–905
[456] Oldenburg J, Kriz K, Wuillemin WA et al. Genetic predisposition to bleeding during oral anticoagulant therapy: evidence for common founder mutations (FIXVal-10 and FIXThr-10) and an independent CpG hotspot mutation (FIXThr-10). Thromb Haemost 2001; 85: 454–457
[457] Oldenburg J, Pavlova A. Descrepancy between one-stage and chromogenic factor VIII activity assay results can lead to misdiagnosis of haemophilia A phenotype. Hämostaseologie 2010; 30: 207–211
[458] Önundarson PT, Gudmundsdottir BR, Arnfinnsdottir AV et al. Von Willebrand factor does not vary during the normal menstrual cycle. Thromb Haemost 2001; 85: 183–184
[459] Østerud B, Rapaport SI. Activation of factor IX by the reaction product of tissue factor and factor VII ; additional pathway for initiating blood coagulation. Proceed Nat Acad Sci USA 1977: 74: 5260–5264
[460] Owen MC, Brennan SO, Lewis JH et al. Mutation of antitrypsin to antithrombin: α_1-antitrypsin Pittsburgh (358 Met-Arg), a fatal bleeding disorder. N Engl J Med 1983; 309: 694–698
[461] Owren PA. Parahaemophilia, haemorrhagic diathesis due to absence of a previously unknown clotting factor. Lancet 1947; I: 446–448
[462] Pabinger I, Kyrle PA, Speiser W et al. Diagnosis of protein C deficiency in patients on oral anticoagulant. Thromb Haemost 1990; 63: 407–412
[463] Pal N, Kertai MD, Lakshminarasimhachar A et al. Pharmacology and clinical applications of human recombinant antithrombin. Expert Opin Biol Ther 2010; 10: 1155–1168

[464] Parhami-Seren B, Butenas S, Krudysz-Amblo J et al. Immunologic quantitation fo tissue factors. J Thromb Haemost 2006; 4: 1747–1755
[465] Patnaik MM, Moll S. Inherited antithrombin deficiency: a review. Haemophilia 2008; 14: 1229–1239
[466] Patzke J, Schneppenheim R. Laboratory diagnosis of von Willebrand disease. Hämostaseologie 2010; 30: 203–206
[467] Pauer HU, Burfeind P, Kostering H et al. Factor XII deficiency is strongly associated with primary recurrent abortions. Fertil Steril 2003; 80: 590–594
[468] Petersen D, Barthels M. Die artefiziell manipulierte Krankheit durch heimliche Einnahme des oralen Antikoagulans Phenprocoumon. Med Klinik 1995; 90: 277–283
[469] Peyvandi F, Palla R, Lotta LA. ADAMTS-13 assays in thrombotic thrombocytopenic purpura. J Thromb Haemost 2010; 8: 631–640
[470] Philapitsch A, Schwarz HP. The effect of leukocyte elastase on protein C and activated protein C. Thromb Haemost 1993; 69: A664
[471] Pike RN, Buckle AM, le Bonniec BF et al. Control of the coagulation system by serpins. Getting by with a little help from glycosaminoglycans. FEBS J 2005 ; 272: 4842–4851
[472] Plaimauer B, Zimmermann K, Antoine G et al. Cloning, expression, and functional characterization of the von Willebrand factor-cleaving protease (ADAMTS13). Blood 2002; 100: 3626–3632
[473] Ponder, KP. Merry christmas for patients with hemophilia B. New Engl J Med 2011; 385: 2424–2425
[474] Pool JG, Shannon AE. Simple production of high-potency of antihaemophilic globulin (AHG) concentrates in a closed bag system. Fed Proc Fed Am Soc Exp Biol 1965; 24: 512
[475] Poort SR, Rosendaal FR, Reitsma PH et al. A common genetic variation in the 3'-untranslated region of the prothrombin gene is associated with elevated plasma prothrombin levels and an increase in venous thrombosis. Blood 1996; 88: 3698–3703
[476] Pottinger BE, Read RC, Paleolog EM et al. Von Willebrand factor is an acute phase reactant in man. Thromb Res 1989: 53: 387–394
[477] Pouplard C, Trossaert M et al. Influence of source of phospholipids for APTT-based factor IX assays and potential consequences for the diagnosis of mild haemophilia B. Haemophilia 2009; 15: 365–368
[478] Preda I, Tripodi A, Valsecchi C et al. A prothrombin time-based functional assay of protein S. Thromb Res 1990; 60: 19–32
[479] Preissner K. Regulation der plasmatischen Gerinnungskaskade. In: Pötzsch B, Madlener K, Hrsg.: Hämostaseologie, 2.Aufl. Heidelberg: Springer; 2010: 123–168
[480] Preissner KT, Reuning U. Vitronectin in vscular context: Facets of a multitalented matricellular protein. Semin Thromb Hemost 2011; 37: 408–424
[481] Preissner KT. Physiologie der Blutgerinnung und Fibrinolyse. Hämostaseologie 2008; 28: 259–271
[482] Prentice CRM, Forbes CD, SmithSM. Rise of factor VIII after exercise and adrenalin infusion, measured by immunological and biological techniques. Thromb Res 1972; 1: 493–505
[483] Quinsey NS, Greedy AL, Bottomley SP et al. Antithrombin: in control of coagulation. Int J Biochem Cell Biol 2004; 35: 386–389
[484] Raghuraman A, Mosier PD, Desai UR. Understanding Dermatan Sulfate-Heparin Cofactor II Interaction through Virtual Library Screening. ACS Med Chem Lett 2010;1(6): 281–285

[485] Rahemtullah A, van Cott EM. Hypercoagulation testing in ischemic stroke. Arch Pathol Lab Med 2007; 131: 890–901
[486] Ranucci M, Frigiola A, Menicanti L et al. Postoperative antithrombin levels and outcome in cardiac operations. Crit Care Med 2005; 33: 355–360
[487] Ratnoff OD, Colopy JE. A familial hemorrhagic trait associated with a deficiency of a clot-promoting fraction of plasma. J Clin Invest 1955; 34: 602–613
[488] Ratnoff OD, Menzie C. A new method for the determination of fibrinogen in small samples of plasma. J Lab Clin Med 1951; 37: 316–320
[489] Rau JC, Beulieu LM, Huntingdon JA et al. Serpins in thrombosis, hemostasis and fibrinolysis. J Thromb Haemost 2007; 5 (Suppl. 1): 102–115
[490] Reiter RA, Knöbl P, Varadi K et al. Changes in von Willebrand factor-cleaving protease (ADAMTS13) activity after infusion of desmopressin. Blood 2003; 101: 946–948
[491] Reitsma PH, Bernardi F, Doig RG et al., on behalf of the Subcommittee on plasma coagulation inhibitors of the Scientific and Standardization Committee of the ISTH. Protein C deficiency: a database of mutations, 1995 update. Thromb Haemost 1995; 73: 876–889
[492] Renné T, Pozgajova M, Gruner S et al. Defective thrombus formation in mice lacking coagulation factor XII. J Exp Med 2005; 202: 271–281
[493] Renné T. Kontaktfaktoren. In: Pötzsch B, Madlener K, Hrsg.: Hämostaseologie, 2. Aufl. Heidelberg: Springer; 2010: 203–212
[494] Reynolds TC, Butine MD, Visich JE et al. Safety, pharmacokinetics, and immunogenicity of single-dose rFXIII administration to healthy volunteers. J Thromb Haemost 2005; 3: 922–927
[495] Rezaie AR. Vitronectin functions as a cofactor for rapid inhibition of activated protein C by plasminogen activator inhibitor-1. J Biol Chem 2001; 276: 15567–15570
[496] Rigby AC, Grant MA. Protein S: a conduit between anticoagulation and inflammation. Crit Care Med 2004; 32: 336–341
[497] Rieger M, Mannucci PM, Kremer Hovinga JA et al. ADAMTS13 autoantibodies in patients with thrombotic microangiopathies and other immunomediated diseases. Blood 2005; 106: 1262–1267
[498] Rijken DC, Lijnen HR. New insights into the molecular mechanisms of the fibrinolytic system. J Thromb Haemost 2009; 7(1): 4–13
[499] Robbie LA, Booth NA, Croll AM et al. The roles of α_2-antiplasmin and plasminogen activator inhibitor 1 (PAI-1) in the inhibition of clot lysis. Thromb Haemost 1993; 70: 301–306
[500] Roberts HR, Escobar MA. Inherited disorders of prothrombin conversion. In: Colman RW, Hirsh J, Marder VJ, Clowes AW, George JN, eds. Hemostasis and thrombosis. Philadelphia: Lippincott Williams & Wilkins; 2006: 923–937
[501] Rodeghiero F, Castaman G, Tosetto A et al. The discriminant power of bleeding history for the diagnosis of type 1 von Willebrand disease: an international, multicenter study. J Thromb Haemost 2005; 3: 2619–2626
[502] Rodgers GM. Role of antithrombin concentrate in treatment of hereditary antithrombin deficiency. An update. Thromb Haemost 2009; 101(5): 806–812
[503] Römisch J, Feussner A, Vermöhlen S et al. A protease isolated from human plasma activating factor VII independent of tissue factor. Blood Coagul Fibrinolysis 1999; 10: 471–479
[504] Römisch J, Vermöhlen S, Feussner A et al. The factor activating protease cleaves single-chain plasminogen activators. Haemostasis 1999; 29: 292–299
[505] Römisch J. Factor VII activating protease (FSAP): a novel protease in haemostasis. Biolog Chem 2002; 383: 1119–1124

[506] Rosen S, Andersson M et al. Clinical application of a chromogenic substrate method for determination of factor VIII activity. Thromb Haemost 1985; 54: 818–823
[507] Rosen S. Chromogenic methods in coagulation diagnostics. Hämostaseologie 2005; 25: 259–266
[508] Rosenberg RD, Damus PS. The purification and mechanism of action of human antithrombin-heparin cofactor. J Biol Chem 1973; 248: 6490–6505
[509] Rosendaal FR, Koster T, Vandenbroucke JP et al. High risk of thrombosis in patients homozygous for factor V Leiden (activated protein C resistance): Blood 1995; 85: 1504–1508
[510] Rosendaal FR. High levels of factor VIII and venous thrombosis. Thromb Haemost 2000; 83: 1–2
[511] Rosenthal RL, Deskin OH, Rosenthal N. New hemophilia-like disease caused by deficiency of a third plasma thromboplastin factor. Proc Soc Exp Biol Med 1953; 82: 171–174
[512] Roubey RAS. Immunology of the antiphospholipid syndrome: antibodies, antigens, and autoimmune response. Thromb Haemost 1999; 82: 656–661
[513] Sadler JE. Von Willebrand disease type 1: a diagnosis in search of a disease. Blood 2003; 101: 2089–2093
[514] Sadler JE, Budde U, Eikenboom JCJ et al. Update on the pathophysiology and classification of von Willebrand disease: a report of the subcommittee on von Willebrand factor. J Thromb Haemost 2006; 4: 2103–2114
[515] Sadler JE, Mannucci PM, Berntorp E et al. Impact, diagnosis and treatment of von Willebrand disease. Thromb Haemost 2000; 84: 160–174
[516] Sadler JE, Rodeghiero F. Provisional criteria for the diagnosis of VWD type 1. J Thromb Haemost 2005; 3: 775–777
[517] Sadler JE. New concepts in von Willebrand disease. Ann Rev Med 2005; 56: 173–191
[518] Sadler JE. Von Willebrand factor assembly and secretion. J Thromb Haemost 2009; 7 (Suppl. 1): 24–27
[519] Sahud MA, Pratt KP, Zhukov O et al. Elisa system for deetection of immune responses to FVIII: a study of 246 samples and correlataion with the Bethesa assay. Haemophilia 2007; 13 (3): 317–322
[520] Said JM, Ignjatovic V, Monagle PT et al. Altered reference ranges for protein C and protein S during early pregnancy: Implications for the diagnosis of protein C and protein S deficiency during pregnancy. Thromb Haemost 2010; 103: 984–988
[521] Saito H, Ratnoff OD, Pensky J. Radioimmunassay of human Hageman factor (factor XII). J Lab Clin Med 1976; 88: 506–514
[522] Saito M, Asakura H, Yoshida T. A familial factor XIII subunit B deficiendy. Br J Haematol 1990; 74: 290–294
[523] Sakata Y, Aoki N. Significance of cross-linking of alpha 2-plasmin inhibitor to fibrin in inhibition of fibrinolysis and in hemostasis. J Clin Invest 1982; 69: 536–542
[524] Samis JA, Stewart KA, Toh CH et al. Temporal changes in factors associated with neutrophil elastase and coagulation in intensive care patients with a biphasic waveform and disseminated intravascular coagulation. J Thromb Haemost 2004; 2: 1535–1544
[525] Sandset PM, Abildgaard U, Larsen ML. Heparin induces release of extrinsic coagulation pathway inhibitor (EPI). Thromb Res 1988; 50: 803–813
[526] Sandset PM. Tissue factor pathway inhibitor (TFPI). In: Jespersen J, Bertina RM, Haverkate F, eds. Laboratory Techniques in Thrombosis – A Manual. 2nd ed. Dordrecht–Boston–London: Kluwer Academic Publishers; 1999: 171–181

[527] Saunders RE, Shiltagh N, Gomez K, et al. Strucutral analysis of eight novel and 112 previously reported missense mutations in the interactive FXI mutation database reveals new insight on FXI deficiency. Thrombosis Haemostasis 2009; 102: 287–301
[528] Schaller J, Gerber SS. The plasmin-antiplasmin system: structural and functional aspects. Cell Mol Life 2011; 68: 785–801
[529] Scharrer I. Erworbene Inhibitoren gegen Faktor IX. Hämostaseologie 1996: 16: 171–173
[530] Scheiflinger F, Knöbl P, Trattner B et al. Nonneutralizing IgM and IgG antibodies to von Willebrand factor-cleaving protease (ADAMTS-13) in a patient with thrombotic thrombocytopenic purpura. Blood 2003; 102: 3241–3243
[531] Schmaier AH, Larusch G. Factor XII: new life for an old protein. Thromb Haemost 2010; 104: 915–918
[532] Schmidt W, Egbring R, Havemann K. Effect of elastase-like and chymotrypsin-like neutral proteases from human granulocytes on isolated clotting factors. Thromb Res 1974; 6: 315–326
[533] Schmitt Y, Ramirez J, Denzler B et al. Die simultane funktionelle Bestimmung des Fibrinogens und der Thromboplastinzeit mit einem turbidometrischen Verfahren auf Electra 1000 C. Labor Med. 1993; 17: 13–19
[534] Schmugge M, Dunn MS, Amankwah KS et al. The activity of the von Willebrand factor cleaving protease ADAMTS-13 in newborn infants. J Thromb Haemost 2004; 2: 228–233
[535] Schneppenheim R, Budde U. Angeborenes und erworbenes von-Willebrand-Syndrom. Hämostaseologie 2008; 28: 312–319
[536] Schneppenheim R, Budde U. Phenotypic and genotypic diagnosis of von Willebrand disease: a 2004 update. Semin Hematol 2005; 42: 15–28
[537] Schneppenheim R, Budde U. Von Willebrand factor: the complex molecular genetics of a multidomain and multifunctional protein. J Thromb Haemost 2011; 9 (Suppl 1): 209–215
[538] Schölmerich J, Köttgen E, Volk BA et al. Proteases and antiproteases in ascites - differentiation of malignant and nonmalignant ascites and prediction of coagulopathy in ascites retransfusion. Adv Exp Med Biol 1988; 240: 255–260
[539] Schott D, Dempfle CE, Beck P et al. Therapy with a purified plasminogen concentrate in an infant with ligneous conjunctivitis and homozygous plasminogen deficiency. N Engl J Med 1998; 339: 1679–1686
[540] Schroeder V, Kohler HP. Thrombelastographic studies on factor XIII. Thromb Haemost 2010; 104: 1277–1279
[541] Schulz FH. Eine einfache Bewertung von Leberparenchymschäden (volumetrische Fibrinbestimmung). Acta hepat 1955; 3: 306–310
[542] Schwarz HP, Fischer M, Hopmeier P et al. Plasma protein S deficiency in familial thrombotic disease. Blood 1984; 64: 1297–1300
[543] Scrobohaci ML, Drouet L, Monem-Mansi A et al. Liver veno-occlusive disease after bone marrow transplantation changes in coagulation parameters and endothelial markers. Thromb Res 1991; 63: 509–519
[544] Scully M, Liesner R, Burgess C et al. ADAMTS13 in non-thrombotic thrombocytopaenic purpura conditions. Br J Haematol 2008; 141: 262–265
[545] Seegers WH. Protein C and Autoprothrombin II-A. Semin Thromb Hemost 1981; 7: 257–262

[546] Seifried E, Tanswell P. Comparison of specific antibody, D-Phe-Pro-Arg-CH2Cl and aprotinin for prevention of in vitro effects of recombinant tissue-type plasminogen activator on hemostasis parameters. Thromb Haemost 1987; 58: 921–926

[547] Seitz R, Duckert S, Lopaciuk S et al. study group. ETRO working party on factor XIII questionnaire on congenital factor XIII deficiency in Europe: status and perspectives. Sem Thromb Hemost 1996; 22: 415–418

[548] Seligsohn U, Berger A, Abend M et al. Homozygous protein deficiency manifested by massive venous thrombosis in the newborn. N Engl J Med 1984; 310: 559–562

[549] Seligsohn U, Kasper CK, Østerud B, et al. Activated factor VII: presence in factor IX-concentrates and persistence in the circulation after infusion. Blood 1979; 53: 828–837

[550] Seligsohn U, Lubetsky A. Genetic susceptibility to venous thrombosis. N Engl J Med 2001; 344: 1222–1231

[551] Seligsohn U. Factor XI deficiency in humans. J Thromb Haemost 2009; 7 (Suppl 1): 84–87

[552] Seligsohn U. Factor XI deficiency. Thromb Haemost 1993; 70: 68–71

[553] Seligsohn U. Factor XI in haemostasis and thrombosis: past, present and future. Thromb Haemost 2007; 98: 84–89

[554] Simioni P, Prandoni P, Lensing AW et al. The risk of recurrent venous thromboembolism in patients with an Arg506àGln mutation in the gene for factor V (factor V Leiden). N Engl J Med 1997; 336: 399–403

[555] Simioni P, Tormene D, Tognin G et al. X-linked thrombophilia with a mutant factor IX (factor IX Padua). N Engl J Med 2009; 361: 1671–1675

[556] Simmonds RE, Zoller B, Ireland H et al. Genetic and phenotypic analysis of a large (122-member) protein S-deficient kindred provides an explanation for the familial coexistence of type I and type III plasma phenotypes. Blood 1997; 89: 4364–4370

[557] Smith NL, Rice KM, Bovill EG et al. Genetic variation associated with plasma von Willebrand factor levels and the risk of incident venous thrombosis. Blood 2011; 117: 6007–6011

[558] Smith SA, Mutch NJ, Baskar D et al. Polyphosphate modulates blood coagulation and fibrinolysis. Proc Natl Acad Sci USA 2006; 103: 903–908

[559] Soejima K, Nakagaki T. Interplay between ADAMTS13 and von Willebrand factor in inherited and acquired thrombotic microangiopathies. Semin Hematol 2005; 42: 56–62

[560] Somma J, Sussman II, Rand JH. An evaluation of thrombophilia screening in an urban tertiary care medical center: A "real world" experience. Am J Clin Pathol 2006; 126: 120–127

[561] Sorensen PJ, Knudsen F, Nielsen AH et al. Protein C activity in renal disease. Thromb Res 1985; 38: 243–249

[562] Soria JM, Almasy L, Soouto JC et al. Linkage analysis demonstrates that the prothrombin G20210A mutation jointly influences plasma prothrombin levels and risk of thrombosis. Blood 2000; 95: 2780–2785

[563] Soulier JP, Prou-Wartelle O. Study of thrombin-coagulase. Thromb Diathes Haemorrh 1967; 17: 321–334

[564] Spero JA, Lewis JH, Hasiba E. Disseminated intravascular coagulation. Findings in 346 patients. Thromb Haemost 1980; 43: 28–33

[565] Sporn LA, Marder VJ, Wagner DD. Inducible secretion of large, biologically potent von Willebrand factor multimers. Cell 1986; 46: 185–190

[566] Springer TA. Biology and physics of von Willebrand factor contactamers. J Thromb Haemost 2011; 9 (Suppl. 1): 130–143

[567] Stathakis NE, Mosesson MW, Chen AB et al. Cryoprecipitation of fibrin-fibrinogen complexes induced by the cold-insoluble globulin of plasma. Blood 1978; 51: 1211–1222
[568] Stavenuiter F, Dienava-Verdoold, Boon-Spijker MG et al. Factor seven activating protease (FSAP): does it activate factor VII? J Thromb Haemost 2012; 10: 859–866
[569] Stein E, McMahon B, Kwaan H et al. The coagulopathy of acute promyelocytic leukemia revisited. Best Pract Res Cl Ha 2009; 22: 153–163
[570] Stenflo J. A new vitamin K dependent protein: purification from bovine plasma and preliminary characterization. J Biol Chem 1976; 251: 355–363
[571] Stephan F, Dienava I, Bulder I et al. Tissue factor pathway inhibitor is an inhibitor of factor VII-activating protease. J Thromb Haemost 2012; 10(6): 1165–1171
[572] Steppich RA, Ott I. Tissue factor pathway inhibitor (TFPI). In: Pötzsch B, Madlener K, Hrsg.: Hämostaseologie, 2. Aufl. Heidelberg: Springer; 2010: 146–157
[573] Stirling Y, Woolf L, North WR et al. Haemostasis in normal pregnancy. Thromb Haemost 1984; 52: 176–182
[574] Stormorken H. The discovery of factor V: a tricky clotting factor. J Thromb Haemost 2003; 1; 206–213
[575] Strater R, Becker S, von Eckardstein A et al. Prospective assessment of risk factors for recurrent stroke during childhood–a 5-year follow-up study. Lancet 2002; 1360 (9345): 1540–1555
[576] Studt JD, Böhm M, Budde U et al. Measurement of von Willebrand factor-cleaving protease (ADAMTS-13) activity in plasma: a multicenter comparison of different assay methods. J Thromb Haemost 2003; 1: 1882–1887
[577] Studt JD, Kremer Hovinga JA, Antoine G et al. Fatal congenital thrombotic thrombocytopenic purpura with apparent ADAMTS13 inhibitor: in vitro inhibition of ADAMTS13 activity by hemoglobin. Blood 2005; 105: 542–544
[578] Suehiro Y, Veljkovic DK et al. Endocytosis and storage of plasma factor V by human megakaryocytes. Thromb Haemost 2005; 94: 585–592
[579] Suzuki K, Nishioka J, Hashimoto S. Protein C inhibitor. Purification from human plasma and characterization. J Biol Chem 1983; 258: 163–168
[580] Suzuki K. The multi-functional serpin, protein C inhibitor: beyond thrombosis and hemostasis. J Thromb Haemost 2008; 6: 2017–2026
[581] Svensson PJ, Dahlbäck B. High prevalence of resistance to activated protein C (APC resistance) in venous thrombosis. N Engl J Med 1994; 330: 517–522
[582] Szecsi PB, Jorgensen M, Klajnbard A et al. Haemostatic reference intervals in pregnancy. Thromb Haemost 2010; 103: 718–727
[583] Tabernero D, Espana F, Vicente V et al. Protein C inhibitor and other components of the protein C pathway in patients with acute deep vein thrombosis during heparin treatment. Thromb Haemost 1990; 63: 380–382
[584] Teitel J, Rosenberg R. Protection of factor Xa from neutralization by the heparin-antithrombin complex. J Clin Invest 1983; 71: 1383–1391
[585] Telfer TP, Denson KW, Wright DR. A new coagulation defect. Br J Haematol 1956; 2: 308–316
[586] ten Cate MK, van der Meer J. Protein S deficiency: a clinical perspective. Haemophilia 2008; 14: 1222–1228
[587] Thomas L. α_1-Antitrypsin. In: Thomas L, Hrsg.: Labor und Diagnose. TH-books Verlagsgesellschaft mbH 2008: 941–946

[588] Thompson CA, Kyle R et al. Systemic AL amyloidosis with acquired factor X deficiency: A study of perioperative bleeding risk and treatment outcomes in 60 patients. Am J Hematol 2010; 85(3): 171–173

[589] Thomson JJ, Retter A, Hunt BJ. Novel management of post varicella purpura fulminans owing to severe acquired protein S deficiency. Blood Coagul Fibrinolysis 2010; 21: 598–600

[590] Tichelaar V, de Jong H et al. Interference of rivaroxaban in one-stage and chromogenic factor VIII:C assays. Thromb Haemost 2011; 106: 990–992

[591] Tollefsen DM, Majerus DW, Blank MK. Heparin cofactor II. Purification and properties of a heparin-dependent inhibitor of thrombin in human plasma. J Biol Chem 1982; 257(5): 2162–2169

[592] Tollefsen DM, Perska C. Heparin Cofaktor II deficiency in patients with disseminated intravascular coagulation and hepatic failure. Blood 1985; 66: 769–774

[593] Tollefsen DM. Heparin cofactor II deficiency. Arch Pathol Lab Med 2002; 126: 1394–400

[594] Tollefsen DM. Vascular dermatan sulfate and heparin cofactor II. Prog Mol Biol Transl Sci 2010; 93: 351–372

[595] Tosetto A, Rodeghiero F, Castaman G et al. A quantitative analysis of bleeding symptoms in type 1 von Willebrand disease: results from a multicenter European study (MCMDM-1 VWD). J Thromb Haemost 2006; 4: 766–773

[596] Tosetto A, Rodeghiero F, Castaman G et al. Impact of plasma von Willebrand factor levels in the diagnosis of type 1 von Willebrand disease: results from a multicenter European study (MCMDM-1VWD). J Thromb Haemost 2007; 5: 715–721

[597] Tracy PB, Giles AR, Mann KG et al. Factor V (Quebec) a bleeding diathesis associated with a qualitative platelet factor V deficiency. J Clin Invest 1984; 74: 1221–1228

[598] Trigg DE, Wood MG, Kouides PA et al. Hormonal influences on hemostasis in women. Semin Thromb Hemost 2011; 37: 77–86

[599] Triplett DA. Antiphospholipid-Protein antibodies: Laboratory detection and clinical relevance. Thromb Res 1995; 78: 1–31

[600] Tripodi A, Chantarangkul V, Böhm M et al. Measurement of von Wilebrand factor-cleaving protease (ADAMTS-13): results of an international collaborative study involving 11 methods testing the same set of coded plasmas. J Thromb Haemost 2004; 2: 1601–1609

[601] Tripodi A, Mannucci PM. Mechanisms of disease: the coagulopathy of chronic liver disease. NEJM 2011; 365: 147–156

[602] Tripodi A, Peyvandi F, Chantarangkul V et al. Second international collaborative study evaluating performance characteristics of methods measuring the von Willebrand factor-cleaving protease (ADAMTS-13). J Thromb Haemost 2008; 6: 1534–1541

[603] Tripodi A. Activated protein C (APC) resistance. In: Jespersen J, Bertina RM, Haverkate F, eds. Laboratory Techniques in Thrombosis – A Manual. 2nd ed. Dordrecht-Boston-London: Kluwer Academic Publishers; 1999: 163–170

[604] Tripodi A. Levels of coagulation factors and venous thromboembolism. Haematologica 2003; 88: 705–711

[605] Tsai AW, Cushman M, Rosamond WD et al. Coagulation factors, inflammation markers, and venous thromboembolism: the Longitudinal Investigation of Thromboembolism Etiology (LITE). Am J Med 2002; 113: 636–642

[606] Tsai HM, Lian EC. Antibodies to von von Willebrand factor cleaving protease in acute thrombotic thrombocytopenic purpura. N Engl J Med 1998; 339; 1585–1594

[607] Uemura M, Fujimura Y, Matsumoto M et al. Comprehensive analysis of ADAMTS 13 in patients with liver cirrhosis. Thromb Haemost 2008; 99: 1019–1029
[608] Urbanus RT, de Laat B. Antiphospholipid antibodies and the protein C pathway. Lupus 2010; 19: 394–399
[609] van den Besselaar AMHP, Haas FJLM, Kuypers AWHM. Harmonization of factor VIII:C assay results: study within the framework of the Dutch project 'Calibration 2000'. Br J Haematol 2005: 132: 75–79
[610] van der Bom JG, Bots ML, Haverkate F et al. Reduced response to activated protein C ist associated with increased risk for cerebrovascular disease. Ann Intern Med 1996; 125: 265–269
[611] van Hylckama A, van der Linden IK, Bertina RM et al. High levels of factor IX increase the risk of venous thrombosis. Blood 2000; 95: 3678–3682
[612] van Oosterom AT, Kerkhoven P, Veltkamp JJ. Metabolism of the coagulation factors of the prothrombin complex in hpyothyroidism in man. Thromb Haemost 1979; 41: 273–285
[613] van Vlijmen EF, Veeger NJ et al. Thrombotic risk during oral contraceptive use and pregnancy in women with factor V Leiden or prothrombin mutation: a rational approach to contraception. Blood 2011; 118(8): 2055–2061
[614] Vangerow B, Shorr AF, Wyncoll D et al. The protein C pathway: implications for the design of the RESPOND study. Crit Care 2007; 11 (Suppl 5): S4
[615] Varadi K, Philapitsch A, Santa T et al. activation and inactivation of human protein C by plasmin. Thromb Haemost 1994; 71: 615–621
[616] Vasse M, Borg JY, Moncondult M. Protein C: Rouen. A new hereditary protein C abnormality with low anticoagulant but normal amidolytic activities. Thromb Res 1990; 59: 701–702
[617] Vasse M. Protein Z, a protein seeking a pathology. Thromb Haemost 2008; 100(4): 548–556
[618] Vehkavaara S, Silveira A, Hakala-Ala-Pietilä T et al. Effects of oral and transdermal estrogen replacement therapy on markers of coagulation, fibrinolysis, inflammation and serum lipids and lipoproteins in postmenopausal women. Thromb Haemost 85; 2001: 619–625
[619] Veltkamp IJ, Lieliger EA, Hemker HC. The biological half-time of Hageman factor. Thromb Diathes Haemorrh 1969; 13: 1–7
[620] Verbruggen B, Nováková I, van Heerde W. Detecting and quantifying functional inhibitors in hemostasis. In: Kitchen S, Olson JD, Preston FE, eds. Quality in laboratory hemostasis and thrombosis. Chichester, West Sussex: Wiley Blackwell; 2009: 198–207
[621] Verbruggen B, Nováková I, Wessels H et al. The Nijmegen modification of the Bethesda assay for factor VIII:C inhibitors: improved specificity and reliability. Thromb Haemost 1995; 73: 247–251
[622] Verbruggen B. Diagnosis and quantification of factor VIII inhibitors. Haemophilia 2010; 16: 20–24
[623] Viel KR, Machia DK, Warrewn DM et.al. A sequence variation scan of the coagulation factor VIII (FVIII) structural gene and associations with plasma FVIII activity levels. Blood 2007; 109: 3713-3724
[624] Vigano D'Angelo S, Gugliotta L, Mattioli Belmonte M et al. L-Asparaginase treatment reduces the anticoagulant potential of the protein C system without affecting vitamin K-dependent carboxylation. Thromb Res 1990; 59: 985–994
[625] Vischer UM. Von Willebrand factor, endothelial dysfunction, and cardiovascular disease. J Thromb Haemost 2006; 4: 1186–1193

[626] Vlot AJ, Mauser-Bunschoten EP, Zarkova AG et al. The half life of infused factor VIII is shorter in hemophiliac patients with blood group 0 than in those with blood group A. Thromb Haemost 2000; 83: 65–69

[627] Voss HL. Inherited defects of coagulation factor V: the thrombotic side. J Thromb Haemost 2006; 4: 35–40

[628] Waldmann R, Rebuck JW, Saito H et al. Fitzgerald factor: a hitherto unrecognized coagulation factor. Lancet 1975; 1: 949–951

[629] Walker FJ. Regulation of activated protein C by a new protein: a role for bovine protein S. J Biol Chem 1980; 255: 5521–5524

[630] Walker ID, Jennings J. Dilemmas in heritable thrombophilia testing. In: Kitchen S, Olson JD, Preston FE, eds. Quality in laboratory hemostasis and thrombosis. Chichester, West Sussex: Wiley Blackwell; 2009: 147–159

[631] Walker ID. Blood collection and sample preparation. In: Jespersen J, Bertina RM, Haverkate F, eds. Laboratory Techniques in Thrombosis – A Manual. 2nd ed. Dordrecht–Boston–London: Kluwer Academic Publishers; 1999: 21–28

[632] Walker JD, Davidson JF, Hutton J. "Fibrinolytic potential" – the response to a 5 minute venous occlusion test. Thromb Res 1976; 8: 629–638

[633] Walsh PN. Factor XI. In: Colman RW, Hirsh J, Marder VJ, Clowes AW, George JN, eds. Hemostasis and thrombosis. Philadelphia: Lippincott Williams & Wilkins; 2001: 191–202

[634] Wankmüller H, Ellbrück D, Seifried E. Pathophysiologie, Klinik und Therapie der Cumarin-Nekrose. Dtsch Med Wschr 1991; 116: 1322–1330

[635] Warr TA, Warn-Cramer BJ, Rao LVM et al. Human plasma extrinsic pathway inhibitor activity: I. Standardization of assay and evaluation of physiologic variables. Blood 1989; 74: 201–206

[636] Warren BL, Eid A, Singer P et al. High dose antithrombin III in severe sepsis – a randomized controlled trial. JAMA 2001; 286: 1869–1878

[637] Weiler H. Multiple receptor-mediated functions of activated protein C. Hamostaseologie 2011; 31: 185–195

[638] Weinstein MJ, Blanchard R, Moake JL et al. Fetal and neonatal von Willebrand factor (VWF) is unusually large and similar to VWF in patients with thrombotic thrombocytopenic purpura. Br J Haematol 1989; 72: 68–72

[639] Weinstock W, Ntefidou M, on behalf of the ISTH/SSC Fibrinogen Subcommittee and the GTH fibrinogen working party. SSC Interantional Collaborative Study to establish the first high fibrinogen plasma reference material for use with different fibrinogen assay techniques. J Thromb Haemost 2006; 4: 1825–1827

[640] Weitz J, Hudoba M, Massel D et al. Clot bound thrombin is protected from inhibition by heparin-antithrombin III but susceptible to inactivation by antithrombin III-independent inhibitors. J Clin Invest 1990; 86: 385–391

[641] Weitz JI, Silverman EK, Thong B et al. Plasma levels of elastase-specific fibrinopeptides correlate with proteinase inhibitor phenotype. Evidence for increased elastase activity in subjects with homozygous and heterozygous deficiency of α_1-proteinase-Inhibitor. J Clin Invest 1992; 89: 766–773

[642] Whitelock JL, Nolasco L, Bernardo A et al. ADAMTS-13 activity in plasma is rapidly measured by a new ELISA method that uses recombinant VWF-A2 domain as substrate. J Thromb Haemost 2004; 2: 485–491

[643] Wieding JU, Neumeyer H. Erste Erfahrungen mit Methylen blau-Virus-inaktviertem fresh -frozen-plasma: Ergebnisse einer klinischen und einer in-vitro-Studie. Infusionstherapie 1992; 19: 84–90

[644] Wiest R, Klouche M et al. Acquired combined factor X and XII deficiency with isolated bleeding complications in a patient with AL amyloidosis. Ann Hematol 2005; 84: 196–199

[645] Willeit J, Kiechl S, Weimer T et al. Marburg I Polymorphism of factor VII-activating protease: a prominent risk predictor of carotid stenosis. Circulation 2003; 107: 667–670

[646] Wilmer M, Rudin K, Kolde HJ et al. Evaluation of a sensitive colorimetric FXIII incorporation assay. Effects of FXIII Val34Leu, plasma fibrinogen concentration and congenital FXIII deficiency. Thromb Res 2001; 102: 81–91

[647] Witt I, Tritschler W. α_2-Makroglobulin in Serum und Plasma: Referenzwerte mit Carbobenzoxy-valyl-glycyl-arginin-p-nitroamilid, einem chromogenen Substrat. J Clin Chem Clin Biochem 1983; 21: 429–436

[648] Wolf M, Boyer-Neumann C, Martinoli JL et al. A new functional assay for human protein S activity using activated factor V as substrate. Thromb Haemost 1989; 62:1144–1145

[649] Woodward B, Cartwright M. Safety of drotrecogin alfa (activated) in severe sepsis: data from adult clinical trials and observational studies. J Crit Care 2009; 24: 595–602

[650] Woodward M, Lowe GDO, Rumley A et al. Epidemiology of coagulation factors, inhibitors and activation markers: the third Glasgow MONICA survey II. Relationships to cardiovascular risk factors and prevalent cardiovascular disease. Br J Haematol 1997; 97: 785–797

[651] Wuepper KD, Miller DR, Lacombe MJ. Fleaujac trait. Deficiency of human plasma kininogen. J Clin Invest 1975; 56: 1663–1672

[652] Yepes M, Loskutoff DJ, Lawrence DA. Plasminogen activator inhibitor-1. In: Colman RW, Marder VJ, Clowes AW, George JN, Goldhaber SZ, eds. Hemostasis and Thrombosis. Basic Principles and Clinical Practice. 5th ed. Philadelphia: Lippincott, Williams & Wilkins; 2006: 365–380

[653] Yokoyama S, Bartlett A, Dar FS et al. Outcome of liver transplantation for haemophilia. HPB (Oxford) 2011; 13: 40–45

[654] Yu Jl, Rak JW. Shedding of tissue factor (TF)L-containing microparticles rather than alternatively splices TF is the main source of TF activity released from human cancer cells. J Thromb Haemost 2004, 2; 2065–2067

[655] Zeerleder S. C1-Inhibitor: More than a serine protease inhibitor. Semin Thromb Hemost 2011; 37: 362–374

[656] Zhang L, Seiffert D, Fowler BJ et al. Plasminogen has a broad extrahepatic distribution. Thromb Haemost 2002; 87: 493–501

[657] Zheng XL, Sadler JE. Pathogenesis of thrombotic microangiopathies. Annu Rev Pathol 2008; 3: 249–277

[658] Zhou Z, Nguyen TC, Guchhait P et al. Von Willebrand factor, ADAMTS13, and thrombotic thrombocytopenic purpura. Semin Thromb Hemost 2010; 36: 71–81

[659] Zimmermann AD. Thrombophilie und Abortneigung. Dissertation Giessen 2007. URN: urn:nbn:de:hebis:26-opus-51537; URL: http://geb.uni-giessen.de/geb/volltexte/2008/5153/

[660] Zürcher M, Sulzer I et al. Stability of coagulation assays performed in plasma from citrated whole blood transported at ambient temperature. Thromb Haemost 2008; 99: 416–426

28 Aktivierungsmarker der Gerinnung und Fibrinolyse

F. Bergmann, A. Czwalinna

Übersichtsliteratur
Bauer 2006 [5], Rosler und Orth 2012 [61]

Die Aktivierungsmarker der Fibrinbildung und der Fibrinolyse, insbesondere die D-Dimere, stellen ein in der Routinediagnostik unverzichtbares Werkzeug zur Bestimmung des hyperkoagulabilen Zustandes des Hämostasesystems und insbesondere zum Ausschluss eines thromboembolischen Ereignisses dar. Sie werden z. T. bereits vor anderen Gerinnungsfaktoren von den ablaufenden Prozessen beeinflusst. So beträgt beispielsweise der Konzentrationsunterschied für Fibrinogen (z. B. 2,5 g/l) und den D-Dimeren im Blut (z. B. 250 µg/l) 10.000 : 1. Ein Anstieg der D-Dimere auf 2.500 µg/l ist bereits pathologisch, obwohl die Fibrinogenkonzentration immer noch 1000-fach höher ist.

Bei den Aktivierungsmarkern handelt es sich entweder um **Peptide**, die durch die enzymatischen Prozesse aus den jeweiligen Substraten freigesetzt werden, oder um **Komplexe** aus einem **Enzym** und seinem **Inhibitor.**

Aufgrund der kurzen Halbwertszeit der Aktivierungsmarker in vivo spiegeln die gemessenen Konzentrationen in vitro nicht das ganze Ausmaß des Aktivierungsprozesses wider. Generell zeichnen sich zur klinischen Wertigkeit dieser Aktivierungsmarker keine eindeutigen spezifischen Verhaltensweisen ab, die eine standardisierte, differenzierte Diagnostik mit gleichzeitigem Einsatz mehrerer Marker erlauben würden. Die Entscheidung, welcher Aktivierungsmarker im klinischen Alltag bestimmt wird, hängt von der Häufigkeit der Durchführung und der Analysezeit ab.

Im Folgenden werden die für die Klinik wichtigsten Aktivierungsmarker mit ihren jeweiligen Besonderheiten erörtert.

28.1 D-Dimer-Antigen

Übersichtsliteratur
Adam et al. 2009 [1], Dempfle 2005 [10], Righini et al. 2008 [60]

■ Klinische Bedeutung

Übersichtsliteratur
Dempfle 2005 [10], Rosler und Orth 2012 [61]

Bereits vor über 35 Jahren wurden die Grundlagen für die Diagnostik des D-Dimer-Antigens gelegt [18]. Seit der Entwicklung monoklonaler Antikörper zum Nachweis des D-Dimer-Antigens in den 80er Jahren, ist dieser Marker der Gerinnungsaktivierung heute aus dem klinischen Alltag nicht mehr wegzudenken und fast in jedem Labor verfügbar. Im Folgenden wird der international gebräuchliche Begriff **D-Dimer** verwendet. Er wird heute synonym für alle **quervernetzten plasminbedingten Fibrinspaltprodukte** eingesetzt, unabhängig von ihrer Größe.

In erster Linie dient der Test zur **Ausschlussdiagnostik** von venösen Thromboembolien sowie zur Diagnose der Verbrauchskoagulopathie/DIC (ISTH-Score) [66] und Hyperfibrinolyse bzw. Zuständen mit einem erhöhten Fibrinumsatz. So schließen unauffällige D-Dimere eine DIC aus.

> **Cave:** Liegt der Beginn der Symptome bei Patienten mit gesicherter Thrombose bereits länger als 1 Woche zurück, kann bereits wieder ein normaler D-Dimer-Nachweis resultieren!

Zitat aus der S2-Leitlinie [6]: „Ohne die Korrelation mit der klinischen Wahrscheinlichkeit ist diese Aussage (erhöhte D-Dimere) hingegen wertlos … Obwohl dies bekannt ist, ist ihr Missbrauch weit häufiger als der bestimmungsmäßige Gebrauch. Insbesondere in Krankenhaus-Notaufnahmen ist der D-Dimer-Test häufig Bestandteil der ersten Laborroutine … ein völlig unspezifischer Test gibt Anlass zur speziellen Bildgebung hinsichtlich einer venösen Thromboembolie. Es kann nicht klar genug darauf hingewiesen werden, dass diese Abfolge Patienten und medizinisches Personal unnötig belastet und Ressourcen vergeudet."

28 Aktivierungsmarker der Gerinnung und Fibrinolyse

■ Biochemie und Physiologie

Am Ende der Gerinnung steht die Fibrinpolymerisation. Durch den aktivierten Faktor XIII wird Fibrin quervernetzt. Das aus den Domänen D und E bestehende Fibrin kann durch Plasmin wieder gespalten werden [45], wodurch verschlossene Gefäße rekanalisiert werden können (**endogene Fibrinolyse**). Durch die proteolytische Spaltung des quervernetzten Fibrins durch Plasmin entsteht das Fibrinfragment D-Dimer, ein terminales Abbauprodukt und Marker der Fibrinspaltung, bestehend aus 2 kovalent gebundenen D-Domänen.

Generell gilt: je schwächer die fibrinolytische Aktivität, desto größer sind die Fibrinspaltprodukte. Bei den meisten klinischen Krankheitsbildern fallen daher nicht die D-Dimer-Endprodukte, sondern eher höhermolekulare an. Das gilt insbesondere für die DIC (Übersicht bei [19]). Dies spielt jedoch bei der quantitativen Diagnostik keine Rolle.

Der **D-Dimer-Test** weist spezifisch diese Epitope des quervernetzten Fibrins nach, daher ist es möglich, die Analyse in fibrinogenhaltigem Citratblut (oder in Heparin-antikoaguliertem Blut) durchzuführen.

Auch Fibrinogen, die Vorstufe des Fibrins, kann durch Plasmin abgebaut werden. Die **Fibrinogen-Degradationsprodukte (FbgDP, Fibrinogen-Spaltprodukte)** unterscheiden sich jedoch von den D-Dimeren; da durch die fehlende Quervernetzung andere Fragmente entstehen (s.a. Abb. 7.3).

Diese ursprüngliche Unterscheidung zwischen Fibrin - und Fibrinogen-Spaltprodukten konnte sich in der klinischen Praxis nicht durchsetzen; entsprechende analytische Systeme stehen daher auch nicht mehr zur Verfügung.

In vivo kommt es nur extrem selten zum plasminbedingten, ausgeprägten Abbau von Fibrinogen mit entsprechendem Anstieg von Fibrinogen-Degradationsprodukten (und dadurch bedingter Hemmung der Fibrinpolymerisation (s. Kap. 26.3, Kap. 26.4), nämlich dann, wenn der Plasmininhibitor verbraucht wurde und eine sog. „Plasminämie" vorliegt (Übersicht bei [19]). Klinische Situationen sind

- primär die sog. systemischen, fibrinolytischen Therapien (s. Kap. E38)
- die akute Promyelozytenleukämie
- die gelegentlichen sekundären Hyperfibrinolysen bei der DIC (sofern extrem ausgeprägt).

> Die Konzentration der D-Dimere ist umso höher, je mehr Fibrin lokal durch Plasmin abgebaut wird. Die quantitative Bestimmung der D-Dimere wird daher in der Klinik eingesetzt, u.a. um das Ausmaß der intravasalen Gerinnung zu erfassen.

28.1 D-Dimer-Antigen

Der Nachweis von D-Dimeren erlaubt keine Rückschlüsse auf die Ursache oder Quelle der Fibrinbildung bzw. - spaltung. Im Rahmen der Ausschlussdiagnostik für venöse Thromboembolien ist zu berücksichtigen, dass der Patient seit > 24 h keine Antikoagulation erhalten hat und das andere Begleiterkrankungen oder Umstände, die mit einem Anstieg der D-Dimere assoziiert sind, ausgeschlossen wurden (z.B. Aortenaneurysma, Hämangiome, Kasabach-Merritt-Syndrom, portokavale Shunts, Malignome, Trauma, Operationen, Verbrennungen, große Hämatome, Aortendissektion, Sepsis, schwere Infektionen, Erysipel) [10].

Eigenschaften

	D-Dimer-Antigen
Definition	Abbauprodukt des durch Faktor XIIIa quervernetzten Fibrins
englische Bezeichnung	D-dimer
Molekulargewicht	190 (–240) kDa [44]
Plasmakonzentration	Spuren sind immer nachweisbar, heute üblicher Cut-off für die Testsysteme 500 µg/l (Fibrinogenäquivalente) (s. u.)
Halbwertzeit	ca. 8 h [5]
Transportstabilität	24–28 h im Vollblut ohne signifikanten Anstieg der D-Dimere [80]

■ Standardisierung und Referenzbereiche

Übersichtsliteratur
Dempfle et al. 2001 [12]

Die Konzentrationsangaben der quantitative Tests sollten zur Standardisierung in **Fibrinogenäquivalenten** (FEU = Fibrinogen Equivalent Unit) erfolgen. 1 mg/l Fibrinogenäquivalent bezeichnet die Konzentration an Fibrin-Degradationsprodukten, die durch den Abbau von 1 mg/l Fibrinogen entstehen. Einige Testhersteller geben die Konzentration noch in µg/l D-Dimer an; diese Ergebnisse sind ungefähr halb so groß wie die Angabe in FEU.

Für die meisten heutzutage eingesetzten Testsysteme wird ein Cut-off von < 500 µg/l zum Ausschluss venöser Thromboembolien angegeben. Dieser Cut-off wurde wiederholt in prospektiven Outcome-Studien über die sog. ROC(Receiver Operating Characteristic)-Kurven-Analyse validiert [22], [60].

Die Kalibration der Assays erfolgt mit testspezifischen Kalibratoren, die abhängig vom Produktionsprozess nicht nur D-Dimere, sondern auch höhermolekulare Fibrin–Degradationsprodukte enthalten. Aufgrund der extremen Antigenheterogenität ist der Einsatz eines primären Standards nicht zielführend und nicht verfügbar. Man strebt eine sog. Harmonisierung an [39], [61]. Diese Interkonversion der Ergebnisse verschiedener Testsysteme durch spezielle mathematische Formeln hat sich im klinischen Alltag nicht durchgesetzt und für Werte < 1000 µg/l keine Bedeutung [40]. Andere Autoren hingegen verweisen auf die bessere Vergleichbarkeit. Bedingt durch die Harmonisierung ist es gelungen, verschiedene Tests so anzugleichen, dass die Abweichung untereinander nur noch bei 20 % liegen soll [58].

Insbesondere sind die D-Dimere kein definierter Analyt, sondern ein Gemisch von Fibrin-Degradationsprodukten unterschiedlichen Molekulargewichtes, die je nach Antikörper unterschiedlich hoch in die D-Dimer-Bestimmung eingehen. In Summe ist eine numerische Übereinstimmung der Ergebnisse verschiedener Tests nicht zu erwarten (vgl. Kasten „Kasuistiken", S. 386, 437, 461, 541 und 619 [46]).

Neben den verschiedenen Tests der Hersteller beeinflusst auch die Geräteplattform, auf der die Tests durchgeführt werden, das Ergebnis.

■ Abnorm niedriges oder abnorm hohes D-Dimer-Antigen

Abnorm niedriges D-Dimer-Antigen

Geringe Mengen von D-Dimer sind physiologisch in der Zirkulation nachweisbar.

Abnorm hohes D-Dimer-Antigen

Abnorm hohe D-Dimer-Spiegel wurden bei einer Reihe von Erkrankungen bzw. Umständen gemessen – bei diesen Patienten ist der Test **nicht sinnvoll** zur Ausschlussdiagnostik von venösen Thromboembolien:
- Schwangere (s. [16], eigene Daten)
- ältere Patienten: Im Alter von > 80 Jahren sinkt der negative Vorhersagewert deutlich [59], [29], [25]. Daher wäre bei Patienten > 60 Jahren der Cut-off anzuheben auf < 750 µg/l, um die Spezifität zu erhöhen.
- Patienten mit akuter Entzündungsreaktion: z. B. Sepsis, Erysipel, Pneumonie, Nasennebenhöhlenentzündung
- Tumorpatienten (unter Chemotherapie, bei Metastasierung; Übersicht bei [60])

- Leberzirrhose, Niereninsuffizienz (Ausscheidung der Fibrin(ogen)-Degradationsprodukte über den Urin und RES) [28]
- Trauma, großflächige Hämatome oder Operationen (vor 3–4 Wochen) (Abb. 28.1)
- akute systemische Fibrinolysetherapie (Anstieg gewünscht!)
- Aortendissektion: Differenzialdiagnose des akutem Thoraxschmerzes (frischer Herzinfarkt zeigt keine oder eine nur geringgradige Erhöhung der D-Dimere [75])
- Gefäßmissbildungen: große Hämagiome, Kasabach-Merritt-Syndrom (latente DIC)
- venöse Thromboembolie (Symptombeginn < 1 Woche).

Kleinere venöse Verschlüsse oder arterielle Gefäßverschlüsse (Herzinfarkt) müssen nicht mit einem Anstieg der D-Dimere einhergehen.

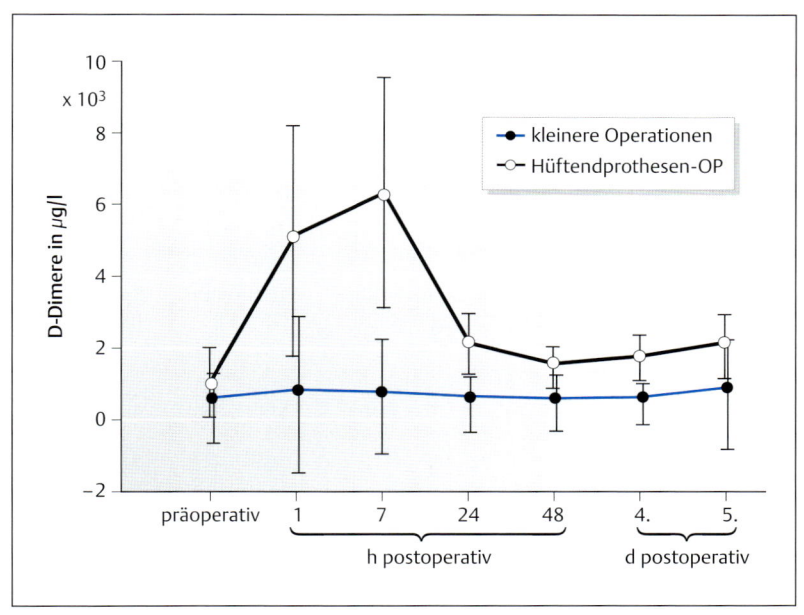

Abb. 28.1 Verhalten der D-Dimere bei größeren und kleineren Operationen. Kollektive je n = 20. Keine manifesten Thromboembolien (aus Scharfenberg und Lummert-Brünger, Diss., Hannover).

Bestimmung des D-Dimer-Antigens

Übersichtsliteratur
Dempfle 2005 [10], Dempfle 2005 [11], Dempfle et al. 2001 [12], Righini et al. 2008 [60]

Der Nachweis der D-Dimere im Citratplasma (oder Heparinplasma; Umrechnung ist möglich [73], [63]) mittels monoklonaler Antikörper gelingt mit unterschiedlichen immunologischen Testsystemen. Die gebräuchlichste Methode ist der Nachweis mithilfe von Latex-verstärkten photometrischen Immunoassays. Des Weiteren sind Enzymimmunoassays im Einsatz (Mikrotiterplatten) oder automatisierte Systeme (z. B. VIDAS-System [EnzymeLinkedFluorescenceAssay, ELFA]).

Neben den klassischen „Point of Care"-Systemen, die eine quantitative Bestimmung ermöglichen, sind auch „Bedside"-Systeme im Einsatz, die zwar eine qualitative oder semiquantitative Bestimmung aus Vollblut gewährleisten, aber nur eine reduzierte Sensitivität bieten (negativer Vorhersagewert 98%). Damit sind sie nur für die Ausschlussdiagnostik geeignet (Tab. 28.1) [41].

Störgrößen

Im Vollbluttest sind falsch negative Ergebnisse möglich. Dies erklärt sich durch den Umstand, dass kleinere Fragmente weniger gut geeignet sind, die Abstän-

Tab. 28.1 Sensitivität und Spezifität verschiedener D-Dimer Methoden [14]

D-Dimer	tiefe Beinvenenthrombose		Lungenembolie	
	Sensitivität (95% KI)	Spezifität (95% KI)	Sensitivität (95% KI)	Spezifität (95% KI)
ELISA				
• Mikrotiterplatte	94 (86–97)	53 (38–68)	95 (84–99)	50 (29–71)
• Membran	89 (76–95)	53 (37–68)	91 (73–98)	50 (29–72)
ELFA	96 (89–98)	46 (31–61)	97 (88–99)	43 (23–65)
Latex				
• quantitativ	93 (89–95)	53 (46–61)	95 (88–98)	50 (36–64)
• semiquantitativ	85 (68–93)	68 (53–81)	88 (66–97)	66 (43–83)
• qualitative	69 (27–93)	99 (94–100)	75 (25–96)	99 (92–100)
Vollbluttest	83 (67–93)	71 (57–82)	87 (64–96)	69 (48–84)

KI: Konfidenzintervall; ELFA: Enzyme-linked Fluorescent Immunoassay; ELISA: Enzyme-linked Immunosorbent Assay

de zwischen den Erythrozyten zu überbrücken, sodass die Agglutination der Erythrozyten reduziert ist oder ganz ausbleibt [15]. Im ELISA aus Citratplasma können falsch hohe Konzentrationen gefunden werden, wenn ein relativ hoher Anteil an größeren Fragmenten in der Probe vorliegt (hohe Antigendichte für den Sekundärantikörper, der aber für das D-Dimer-Epitop nicht spezifisch ist).

Bei allen Antigen-Antikörper-Reaktionen kann es zu Störungen der Messung kommen durch:
- positiven Rheumafaktor (> 1300 IU/ml)
- Gesamteiweiß > 76 g/l
- Fibrinogen > 9,1 g/l
- Kreuzreaktivität mit Fibrinogen-Degradationsprodukten
- Bilirubin > 500 mg/dl
- Hämolyse
- Lipidämie
- erschwerte Blutentnahme: angeronnene Probe!

Sensitivität und Spezifität

Sensitivität und Spezifität bei Verdacht auf eine akute venöse Thromboembolie

Der D-Dimer-Nachweis hat nur eine geringe Spezifität von 30–50 % für venöse Thromboembolien (Übersicht bei [41]), da es bei einer Vielzahl anderer Krankheitsbilder zu einem Anstieg kommt (s. o.).

Die diagnostische Sensitivität steigt, wenn Score-Systeme zur Beurteilung der Wahrscheinlichkeit einer frischen Thrombose oder Lungenembolie mit berücksichtigt werden (sog. **WELLS-Score** [33], [76]). Die Sensitivität für proximale Thrombosen ist deutlich höher als für distale Thrombosen [55].

Für das VIDAS-System (Fa. BioMerieux) liegen die meisten Daten vor, sodass aus über 5000 Patientendaten eine Sensitivität für den Ausschluss einer venösen Thrombose zwischen 99–100 % ermittelt wurde (Übersicht bei [60]).

Die aktuellen diagnostischen Algorithmen bei V.a. venöse Thromboembolie sind der interdisziplinären S2-Leitlinie zu entnehmen (AWMF-Leitlinie Registernr: 065/002) [6].

Der **negative Vorhersagewert** (**NVW**) liegt für einige Testsysteme bei > 98 %. Allerdings setzt dies voraus, dass die Aktivität des fibrinolytischen Systems normal ist. Für einige Testsysteme lag der NVW in den Studien bei > 99 %, sodass bei einer niedrigen klinischen Wahrscheinlichkeit für eine Thromboembolie auf weitere Bildgebung bzw. Antikoagulation verzichtet werden konnte [41].

Sensitivität und Spezifität zum Ausschluss eines Thromboserezidivrisikos

Bereits 2003 wurde der Zusammenhang zwischen einem erhöhten Risiko für ein Thromboserezidiv bei erhöhten D-Dimeren beschrieben [8]. Die Arbeitsgruppe um Palareti konnte die Bedeutung erhöhter bzw. wieder ansteigender D-Dimere für die Beurteilung des Thromboserezidivrisikos nach einer ersten idiopathischen Thrombose wiederholt belegen (nach Beendigung der oralen Antikoagulation und bei negativen Entzündungsparametern um das 2,3-Fache erhöht) [51]. Diese Bestimmung (Zeitpunkt ca. 4–6 Wochen nach Beendigung der oralen Antikoagulation) wird in der aktuellen Leitlinienempfehlungen zur Dauer der Antikoagulation zwar erwähnt, sie ist dort aber nicht als reguläres Prozedere nach Beendigung einer oralen Antikoagulation empfohlen worden (Interdisziplinäre S2-Leitlinie „Diagnostik und Therapie der Venenthrombose und der Lungenembolie"; AWMF-Leitlinie Registernr: 065/002 [6]).

Erhöhte D-Dimer-Konzentrationen findet man bei vielen, ganz unterschiedlichen Krankheitsbildern, insbesondere bei Erkrankungen mit gesteigerter Aktivierung der Gerinnung und/oder Fibrinolyse, z.B Tumorpatienten, postoperativ, bei großen Hämatomen oder in der Schwangerschaft. Für die Interpretation der D-Dimere während der Schwangerschaft wären Referenzbereiche der D-Dimere in Abhängigkeit von der Schwangerschaftswoche hilfreich.

28.2 Prothrombinfragment 1 + 2 (F1 + 2)

Übersichtsliteratur
Pelzer et al. 1991 [53], Haeberli 1999 [27]

■ Klinische Bedeutung

Der Test zur Bestimmung von Prothrombinfragment 1 + 2 (F1 + 2)[10] wurde für die Diagnostik hyperkoagulabiler Zustände entwickelt. Er spiegelt das Maß der Umwandlung von Prothrombin zu Thrombin wider und diente vor der Einführung der automatisierten D-Dimer-Bestimmungen als Hinweis auf die Gerinnungsaktivierung.

Des Weiteren wurde die Bestimmung von F1 + 2 einige Zeit lang neben der INR-Messung zur Kontrolle der oralen Antikoagulation mit Vitamin-K-Antagonisten bei kritischen Patienten (z.B. mit Inhibitormangelzuständen)

---

[10] Im Folgenden wird die international gebräuchliche Bezeichnung F1 + 2 verwendet.

eingesetzt, ebenso bei schlecht einstellbaren Patienten oder Patienten mit Rezidivthrombosen unter oraler Antikoagulation. Dies konnte sich aber in der Routine nicht durchsetzen, da sich nur in Einzelfällen ein Benefit gegenüber der in der Folgezeit rasch verfügbaren D-Dimer-Bestimmung zeigte.

■ Biochemie und Physiologie

Bei der Umwandlung von Prothrombin zu Thrombin spaltet Faktor Xa ein Prothrombinmolekül (Molekulargewicht 70.000 Da) in ein Molekül α-Thrombin (Molekulargewicht 30.000 Da). Der dabei frei werdende N-terminale Anteil ist das sog. Fragment 1 + 2 (Molekulargewicht 35.000 Da), das jetzt mit spezifischen Antikörpern nachgewiesen werden kann.

- Fragment 1 enthält den kalzium- und phospholipidbindenden Anteil des Prothrombins.
- Fragment 2 ist für die Interaktion mit Faktor V zuständig.

F1 + 2 entsteht im Verhältnis 1 : 1 zum Thrombin und gilt daher als direkter Hinweis für das **Ausmaß der Thrombinbildung** [53].

Eigenschaften

	Prothrombinfragment 1 + 2
Definition	Peptid, das bei der Thrombinbildung durch Faktor Xa von Prothrombin abgespalten wird
englische Bezeichnung	prothrombin fragment F1 + 2
Molekulargewicht	35.000 Da
Plasmakonzentration	< 230 pmol/l
Stabilität der Probe	max. 4 h im Citratblut bei Raumtemperatur
Halbwertszeit	90 min [4]

■ Referenzbereich

- Herstellerangabe: < 229 pmol/l
- Messbereich: 20–1200 pmol/l
- Median des Normalbereichs: 115 pmol/l (5.–95. Perzentile)
- Referenzbereich unter oraler Antikoagulation: < 69 pmol/l.

■ Abnorm niedrige oder abnorm hohe F1 + 2

Abnorm niedriger F1 + 2

Nicht bekannt bzw. ohne klinische Relevanz.

Abnorm hohe F1 + 2

Die Bestimmung von F1 + 2 im Plasma wird zum Nachweis oder Ausschluss einer gesteigerten In-vivo-Thrombinbildung benutzt. Erhöhte F1 + 2-Konzentrationen werden bei den meisten Krankheiten mit abnormen Gefäßverschlüssen bzw. einer gesteigerten intravasalen Gerinnung gemessen (Übersicht bei [27]):
- Verbrauchskoagulopathie
- angeborener Antithrombin-, Protein-C- und Protein-S-Mangel
- akute venöse Thromboembolien (Messwerte von 1500–9500 pmol/l)
- arterielle Gefäßverschlüsse (Myokardinfarkt, Hirninfarkt)
- Gerinnungsaktivierung durch Tumornekrosefaktor [70]
- bei einzelnen Patienten, die Vitamin-K-Antagonisten erhalten, Mannucci et al. zeigten, dass die Konzentration der F1 + 2 innerhalb des Normbereichs umso niedriger ist, je ausgeprägter die Antikoagulation [38]
- bei Vorliegen von frischen Wundflächen!
- unter oraler Gabe von equinem Östrogen (dosisabhängiger Anstieg bei Frauen in der Menopause) [7]
- angeronnene Proben, erschwerte Blutentnahme!

■ Methoden zur F1 + 2-Bestimmung

Testprinzip: Die Bestimmung erfolgt mittels ELISA. Im ersten Schritt wird F1 + 2 an fixierte Antikörper gebunden, die nur das Neoantigen F1 + 2 erkennen. Im zweiten Schritt bildet das gebundene F1 + 2 mit peroxidasehaltigen Antikörpern einen Komplex, wobei die zweiten Antikörper gegen Prothrombin bzw. monoklonal gegen F1 + 2 gerichtet sind [64].

Die Möglichkeiten der **Fehlinterpretation** sind gering. Im Vordergrund steht der präanalytische Fehler durch In-vitro-Thrombinbildung, z. B. bei erschwerter Blutentnahme.

Bis 2005 war ein kommerzieller ELISA mit polyklonalen Antikörpern erhältlich, dieser hatte andere Referenzbereiche, die diagnostische Aussage beider Tests ist jedoch identisch. Der jetzige Test verwendet monoklonale Antikörper.
Störgrößen:
- angeronnene Probe (z. B. schlechtes Durchmischen mit Natriumcitrat), erschwerte Blutentnahme

- Billirubin > 60 mg/dl
- Hämoglobin > 600 mg/dl
- Trigyzeride > 3000 mg/dl
- Rheumafaktor > 197 U/ml.
  Mehrmaliges Einfrieren und Auftauen sind zu vermeiden.

28.3 Thrombin-Antithrombin-Komplex (TAT)

Übersichtsliteratur
Pelzer et al. 1988 [52], Bauer 2006 [5]

■ Klinische Bedeutung

Die Bestimmung des TAT im Plasma wird wie die Bestimmung der F1 + 2 zum Nachweis oder Ausschluss einer gesteigerten In-vivo-Thrombinbildung genutzt. Erhöhte TAT-Konzentrationen werden bei den meisten Krankheiten mit abnormen Gefäßverschlüssen bzw. einer gesteigerten intravasalen Gerinnung gemessen.

■ Biochemie und Physiologie

Thrombin kommt im Blut in freier Form praktisch nicht vor, sondern nur gebunden und zwar überwiegend in einem 1 : 1-Komplex an Antithrombin. Die Anwesenheit von Heparin beschleunigt die Komplexbildung. Die quantitative Bestimmung des Thrombin-Antithrombin-Komplexes sollte daher das Ausmaß

Eigenschaften

	Thrombin-Antithrombin-Komplex (TAT)
Definition	1 : 1-Komplex von Thrombin und Antithrombin, wodurch Thrombin inaktiviert und aus dem Blut entfernt wird
englische Bezeichnung	thrombin-antithrombin complex
Molekulargewicht	90000 Da
Plasmakonzentration	< 5 µg/l [52]
Stabilität der Probe	max. 8 h im Citratblut bei Raumtemperatur
Halbwertszeit	15 min [5], [65]

thrombinspezifischer, intravasaler Gerinnungsprozesse widerspiegeln, und zwar unabhängig davon, ob diese auf physiologischen oder auf pathologischen Mechanismen beruhen.

Der TAT-Assay erfasst nach In-vitro-Untersuchungen bereits sehr geringe Thrombinmengen. (persönliche Mitteilung Barthels); so entspricht der Normalbereich von 2 µg/l Plasma einer Thrombinaktivität von 0,001 IE/ml.

■ Referenzbereich

- Herstellerangabe: Messbereich: 2–60 µg/l
- Median des Normalbereichs: 1,5 µg/l (1,0–4,1 µg/l; 2,5.–97,5. Perzentile).

■ Abnorm niedriger oder abnorm hoher TAT

Abnorm niedriger TAT

Ohne klinische Relevanz.

Abnorm hoher TAT

Übersichtsliteratur
Bauer 2006 [5]

Erhöhte TAT-Konzentrationen finden sich bei:
- **Verbrauchskoagulopathien** (> 5 µg/l erhöht, in schweren Fällen bis > 100 µg/l Plasma)
- **venösen und arteriellen Verschlusskrankheiten:** im Median um 8 µg/l, Spannbreite 2–25 µg/l. Hoek et al. fanden am ersten Tag nach Hüftendoprothesenoperationen TAT-Spiegel von im Median 10,8 µg/l bei Patienten, die tiefe Beinvenenthrombosen entwickelten; bei Patienten ohne Thrombosen lag der TAT-Spiegel im Median bei 7,9 µg/l [31].
- **Polytrauma:** ca. 1 h nach Trauma im Median 65 µg/l, Spannbreite 12–275 µg/l (eigene Untersuchungen, n = 26)
- **frischen Wundflächen:**
  - 1 h nach kleineren orthopädischen Eingriffen X = 14 µg/l (Spannbreite 5–122)
  - 1 h nach Hüftendoprothesen X = 48 µg/l (Spannbreite 6–109; eigene Untersuchungen, jeweils n = 20)
- septischem oder kardiogenem **Schock** (um 17 µg/l)
- akutem Leberversagen (10–160 µg/l)

- akutem Herzinfarkt (um 7 µg/l)
- Einstellungs- und Absetzungsphase der Therapie mit VKA.

Während **fibrinolytischen Therapien** werden Werte um 10 µg/l gemessen (Übersicht: [62]). Der Anstieg von Markern der Thrombinbildung während fibrinolytischer Therapien wurde von mehreren Autoren beschrieben. Hierbei handelt es sich um ein Phänomen, das mit ziemlicher Wahrscheinlichkeit eine Thrombosebegünstigung durch die lytische Therapie anzeigt. Gulba et al. konnten 1991 zeigen, dass die Patienten, bei denen der TAT 90 min nach Start der fibrinolytischen Therapie anstieg, diejenigen waren, bei denen eine Reokklusion auftrat bzw. keine Reperfusion erreicht wurde [24].

■ TAT-Bestimmung

Übersichtsliteratur
Pelzer et al. 1988 [52]

Testprinzip: kommerzieller Sandwich-ELISA-Test (nur für Forschungszwecke zugelassen). Hierbei wird zunächst Thrombin an einen fixierten, thrombinspezifischen Antikörper gebunden. Im zweiten Schritt wird dann das Antithrombin des Komplexes an einen peroxidasehaltigen Antithrombin-Antikörper angekoppelt.

Störgrößen:
- Mehrmaliges Einfrieren und Auftauen ist zu vermeiden.
- Eine korrekte Blutentnahmetechnik ist zwingend erforderlich.

28.4 Fibrinopeptid A (FPA)

Übersichtsliteratur
Haeberli 1999 [26], Bauer 2006 [5], Yudelmann et al. 1978 [79]

■ Klinische Bedeutung

Fibrinopeptid A (FPA) war der erste klinisch verfügbare Aktivierungsmarker der Gerinnung [49], der bei 89% der untersuchten Patienten mit frischer Thromboembolie erhöht war (> 1,3 nM; unzureichende Sensitivität) (Übersicht s. [79]). Die Bestimmung des Fibrinopeptid A im Plasma wird zum Nachweis oder Ausschluss einer gesteigerten In-vivo-Thrombinbildung benutzt. Erhöhte Konzentrationen werden bei den meisten Krankheiten mit abnormen Gefäßverschlüssen bzw. einer gesteigerten intravasalen Gerinnung gemessen.

■ Biochemie und Physiologie

Thrombin spaltet die Fibrinopeptide A von den α-Ketten des Fibrinogens und die Fibrinopeptide B von den β-Ketten ab. Erhöhte Fibrinopeptid-A-Spiegel sind daher ein Hinweis auf eine **vermehrte intravasale Fibrinbildung.** Enzyme wie Batroxobin oder Ancrod spalten nur FPA vom Fibrinogen ab. Allerdings wird auch durch Plasmin Fibrinopeptid-A-reaktives Material freigesetzt, was bei der Befundinterpretation zu beachten ist (0,5 Konzentrationseinheit [CU]).

Die Bestimmung von FPA sollte vom theoretischen Konzept her besser mit der intravasalen Fibrinbildung korrelieren als die Bestimmung der D-Dimere, da die FPA-Bestimmung von der jeweiligen Aktivität des fibrinolytischen Systems weniger beeinflusst wird. Im klinischen Alltag hat sich die Bestimmung jedoch nicht durchgesetzt.

Eigenschaften

	Fibrinopeptid A (FPA)
Definition	Peptid, das bei der Fibrinbildung durch Thrombin von den α-Ketten des Fibrinogens abgespalten wird
englische Bezeichnung	fibrinopeptide A
Molekulargewicht	1540 Da [26]
Plasmakonzentration	< 2 ng/ml (< 1,3 µmol/l) [26]
Halbwertszeit	3–5 min [26], [49]

■ Referenzbereich

Der Referenzbereich für FPA liegt zwischen 0,5 und 2,0 nmol/l [39].

■ Abnorm niedriges oder abnorm hohes FPA

Während ein abnorm niedriges FPA ohne klinische Relevanz ist, findet man erhöhte Konzentrationen bei den meisten Krankheiten mit abnormen Gefäßverschlüssen bzw. einer gesteigerten intravasalen Gerinnung, wie:
- Verbrauchskoagulopathie
- thromboembolischen Erkrankungen

- fibrinolytischer Therapie (Übersicht s. [62])
- unmittelbar postoperativ bei frischen Wundflächen!

Unter oraler Gabe von equinem Östrogen kommt es bei Frauen in der Menopause zu einem dosisabhängigen Anstieg (ebenso wie F1 + 2) [7], ferner bei Patienten mit Nachweis von Lupusantikoagulans [69], akutem Myokardinfarkt bzw. akutem Koronarsyndrom [77].

■ FPA-Bestimmung

Die quantitative Messung von FPA im Plasma erfolgt heutzutage mittels eines Sandwich-ELISA (kommerziell nur zu Forschungszwecken erhältlich).

Störgrößen: Wichtig ist die Entfernung von Fibrinogen im ersten Schritt, da es Kreuzreaktionen geben kann (Literatur zu technischen Details s. [5]).

28.5 Fibrinmonomere (lösliches Fibrin)

Übersichtsliteratur
Dempfle et al. 2004 [13], Nieuwenhuizen und Bos 1999 [47]

■ Klinische Bedeutung

Die Bestimmung der Fibrinmonomere (FM) im Plasma kann zum Nachweis oder Ausschluss einer **gesteigerten In-vivo-Thrombinbildung** benutzt werden. Laut Literatur scheint ihr prognostischer Vorhersagewert etwas besser zu sein als die D-Dimer-Bestimmung [13], [23]. Letztere Methode ist jedoch weiter verbreitet, einfacher durchführbar und für Notfallsituationen besser geeignet.

Erhöhte Konzentrationen werden bei den meisten Krankheiten mit abnormen Gefäßverschlüssen bzw. einer gesteigerten intravasalen Gerinnung gemessen:
- vor allem bei der Verbrauchskoagulopathie
- auch unmittelbar postoperativ bei frischen Wundflächen.

■ Biochemie und Physiologie

Fibrinmonomere (**lösliches Fibrin, DesAA-Fibrin**) entstehen durch Abspaltung des Fibrinopetids A aus Fibrinogen durch Thrombin oder thrombinähnliche Enzyme wie Ancrod. In niedrigen Konzentrationen bleibt das DesAA-Fibrin in

Lösung. (Fibrin(ogen)derivate können prinzipiell das Testergebnis beeinflussen, jedoch erst in hohen Konzentrationen.

Eigenschaften

	Fibrinmonomere
Definition	Des-AA-Fibrin ohne die beiden A-Peptide, das durch kleine Thrombinmengen, z. B. bei der DIC, gebildet wird
englische Bezeichnung	soluble fibrin
Molekulargewicht	ca. 330.000 Da (wie Fibrinogen)
Plasmakonzentration	13–105 ng/ml (zitiert bei [27])
Probenstabilität	< 2 h im Plasma (Raumtemperatur)
Halbwertszeit	< 1 h

■ Referenzbereich

Negativ, physiologisch nicht nachweisbar.

■ Abnorm niedrige oder abnorm hohe FM

Abnorm niedrige Fibrinmonomere sind nicht bekannt bzw. nicht relevant.
Abnorm hohe Fibrinmonomere kommen vor bei:
- Schlangenbissverletzung
- Verbrauchskoaglopathie
- unmittelbar postoperativ bei frischen Wundflächen bzw. große Gewebezerstörungen
- schweren Infektionen.

■ FM-Bestimmung

Heutzutage stehen kommerzielle ELISA-Tests zur Verfügung. Darüber hinaus gibt es folgende Tests:
- Netropsin-Präzipitationstest [17]: Antibiotikum, das mit einer Sensitivität von 95 % lösliches Fibrin präzipitiert
- Ethanoltest [21] (veraltet): Schnellmethode, nur grob informativ
- Protaminsulfattest [48] (veraltet): Schnellmethode, nur grob informativ
- Gel-Trennverfahren (aufwendig).

Störgrößen: Auf eine rasche Verarbeitung der Proben muss wegen der Instabilität des löslichen Fibrins geachtet werden, da sonst ggf. zu niedrige Werte gemessen werden.

Möglichkeiten der **Fehlinterpretation** sind durch präanalytische Fehler (In-vitro-Thrombinbildung, z. B. bei erschwerter Blutentnahme) oder ggf. durch Kreuzreaktion mit plasmininduzierten Fibrin(ogen)derivaten gegeben.

28.6 Plasmin-Plasmininhibitor-Komplex (PPI)

Übersichtsliteratur
Hattey et al. 1999 [30], Wada et al. 1989 [74]

■ Klinische Bedeutung

Der Plasmin-Plasmininhibitor-(PPI)-Komplex (in der älteren Literatur als Plasmin-Antiplasmin-Komplex [PAP] bezeichnet) korreliert mit dem **Ausmaß der Plasminämie,** d. h. der Menge freien Plasmins im Blut und ist somit ein Maß für die fibrinolytische Aktivität des Blutes.

■ Biochemie und Physiologie

Das fibrinolytische Enzym Plasmin kommt normalerweise in freier Form im Blut nicht vor, da es in einer der schnellsten biochemischen Reaktionen 1 : 1 im Komplex mit seinem Inhibitor PPI gebunden wird. Der PPI-Komplex ist daher ein **Maß für die fibrinolytische Aktivität** des Blutes.

Eigenschaften

	Plasmin-Plasmininhibitor-Komplex (PPI)
Definition	Komplexbildung des fibrinolytischen Enzyms Plasmin mit seinem Inhibitor, die zur Inaktivierung von Plasmin führt
englische Bezeichnung	plasmin-plasmin inhibitor complex
Molekulargewicht	145.400 Da
Plasmakonzentration	$\bar{X} = 0{,}24 \pm SD = 0{,}13$ µg/ml [74]
Halbwertszeit	12 h

Referenzbereich

Der Referenzbereich wird mit 80–280 ng/ml angegeben [39].

Abnorm niedriger oder abnorm hoher PPI

Abnorm niedrige PPI-Werte sind nicht bekannt.
Abnorm hohe PPI-Werte finden sich bei:
- systemischen Hyperfibrinolysen
- Verbrauchskoagulopathie: X = 7,95 ± SD = 3,84 µg/ml
- venösen Thromboembolien: X = 3,32 ± SD = 3,27 µg/ml [74].

PPI-Bestimmung

Es steht ein ELISA-Test zur Verfügung [54].
Störgrößen: erschwerte Blutentnahme oder zu langes Stauen.

28.7 Mikropartikel (MP)

Übersichtsliteratur
Davizon et al. 2010 [9], Lacroix et al. 2010 [34], Piccin et al. 2007 [56]

Klinische Bedeutung

Tissue-Faktor-tragende Mikropartikel (MP) spielen möglicherweise eine wichtige Rolle in dem pathologischen Prozess, der zu thromboembolischen Ereignissen führt. Des Weiteren wird die Funktion der MP bei der Tumorprogression zunehmend untersucht [71], [68]. Zurzeit ist die Beurteilung des Stellenwertes der MP aufgrund der nicht standardisierten Methoden und präanalytischen Einflüsse noch nicht eindeutig zu bewerten [82].

Biochemie und Physiologie

MP sind kleine, exozytotische Plasmavesikel (Durchmesser 0,1–1,0 µm), die von der Plasmamembran verschiedener Zellen (hauptsächlich Thrombozyten, aber auch Leukozyten, Erythrozyten, vaskuläre glatte Muskelzellen und Endothelzellen) durch Zellaktivierung, Apoptose, Zellalterung, Hypoxie und mechanischen Stress freigesetzt werden [72], [42]. Sie tragen zellspezifische Marker ihrer Ursprungszelle und sind umgeben von einer Phospholipid-Doppelschicht-Membran [81], [56].

Die Funktion der MP in der Hämostase beruhte in der ersten Erkenntnis auf der **Bereitstellung negativ geladener Phospholipide (Phosphatidylserin)** für die Anlagerung von Gerinnungsfaktoren. Erst später wurde erkannt, dass MP Tissue-Faktor (TF) auf ihrer Oberfläche tragen und das **Korrelat für den freien TF** im Blut darstellen [20].

Die Anzahl der MP steigt bei prothrombotischen, neoplastischen und inflammatorischen Erkrankungen an [56] und die Zählung der MP erscheint für die Einstufung des vaskulären Risikos der Patienten oder das Ansprechen einer Therapie sinnvoll [43]. Allerdings hat sich der klinische Nutzen noch nicht eindeutig gezeigt, insbesondere wegen der fehlenden Standardisierung der MP-Zählung. Neuere Arbeiten weisen die TF-Aktivität der MP nach [2] und unterscheiden den Einfluss der MP nach deren Herkunft [3].

Eigenschaften

	Mikropartikel (MP)
Definition	0,1–1,0 µm große Membranfragmente, die anionische Phospholipide (Phosphatidylserin) und Membranantigene ihrer Herkunftszelle exponieren
englische Bezeichnung	microparticle
Probenstabilität	2 h im Vollblut
Halbwertszeit	5–6 h [57]

■ Mikropartikelbestimmung

Die Bestimmung der MP erfolgt überwiegend durch die **Durchflusszytometrie.** Durchflusszytometer weisen deutliche Unterschiede in der Vorwärts-/Seitwärtsstreulicht-Auflösung und des Hintergrundrauschens auf. Eine mögliche Validation kann durch entsprechende kalibrierte „Beads" in der Größe < 1 µm erfolgen [35].

Des Weiteren stehen indirekte Methoden für die MP-Quantifizierung zur Verfügung, die die Gerinnungsaktivität der MP erfassen (Prothrombinase-oder Thrombingenerationassay) [67], [32], [37]. Ein neue Technik zur MP-Bestimmung stellt die Rasterkraftmikroskopie dar [36], [78].

Ein großer Einfluss auf die Diagnostik der MP liegt in der **Präanalytik.** Folgende Bedingungen sollten beachtet werden:
- Die Blutentnahme erfolgt mit Nadeln einer Größe von mindestens 21 G in eine Citrat-Monovette.

- Die Monovette wird ruhend transportiert.
- Die Doppel-Zentrifugation (2500 g, 15 min) muss innerhalb von 2 h abgeschlossen sein.
- Die Lagerung erfolgt bei –80 °C.
- Für die Analytik wird eine Auftautemperatur von 37 °C empfohlen [34].

Literatur

[1] Adam SS, Key NS, Greenberg CS. D-dimer antigen: current concepts and future prospects. Blood 2009; 113: 2878–2887
[2] Auwerda JJ, Yuana Y et al. Microparticle-associated tissue factor activity and venous thrombosis in multiple myeloma. Thromb Haemost 2011; 105: 14–20
[3] Bal L, Ederhy S et al. Factors influencing the level of circulating procoagulant microparticles in acute pulmonary embolism. Arch Cardiovasc Dis 2010; 103: 394–403
[4] Bauer KA, Goodman TL et al. Elevated factor Xa activity in the blood of asymptomatic patients with congenital antithrombin deficiency. J Clin Invest 1985; 76: 826–836
[5] Bauer KA. Laboratory Markers of Coagulation and Fibrinolysis. In: Colman RW, Marder VJ, Clowes AW, George JN, Goldhaber SZ, eds. Hemostasis and Thrombosis. Basic Principles and Clinical Practice. 5th ed. Philadelphia: Lippincott, Williams & Wilkins; 2006: 835–850
[6] Blättler W, Gerlach H et al. Diagnostik und Therapie der Venenthrombose und der Lungenembolie. Eur J Vasc Med 2010; 39 (S/78): 1–39 (Leitlinie)
[7] Caine YG, Bauer KA et al. Coagulation activation following estrogen administration to postmenopausal women. Thromb Haemost 1992; 68: 392–395
[8] Cushman M, Folsom AR et al. Fibrin fragment D-dimer and the risk of future venous thrombosis. Blood 2003; 101: 1243–1248
[9] Davizon P, Munday AD et al. Tissue factor, lipid rafts, and microparticles. Semin Thromb Hemost 2010; 36: 857–864
[10] Dempfle CE. Determination of D-Dimer Antigen in Clinical Routine. Dtsch Arztebl 2005; 102: A 428–423
[11] Dempfle CE. Validation, calibration, and specificity of quantitative D-dimer assays. Semin Vasc Med 2005; 5: 315–320
[12] Dempfle CE, Zips S, Ergül H et al. The Fibrin Assay Comparison Trial (FACT): evaluation of 23 quantitative D-dimer assays as basis for the development of D-dimer calibrators. FACT study group. Thromb Haemost 2001; 85: 671–678
[13] Dempfle CE, Wurst M, Smolinski M et al. Use of soluble fibrin antigen instead of D-dimer as fibrin-related marker may enhance the prognostic power of the ISTH overt DIC score. Thromb Haemost 2004; 91: 812–818
[14] di Nisio M., Squizzato A, Rutjes AWS et al. Diagnostic accuracy of D-dimer test for exclusion of venous thromboembolism: a systematic review. J Thromb Haemost 2007; 5: 296–304
[15] Edlund B, Nilsson TK. A proposed stoichiometrical calibration procedure to achieve transferability of D-dimer measurements and to characterize the performance of different methods. Clin Biochem 2006; 39: 137–142
[16] Eichinger S, Weltermann A et al. Prospective evaluation of hemostatic system activation and thrombin potential in healthy pregnant women with and without factor V Leiden. Thromb Haemost 1999; 82: 1232–1236

[17] Funke U, Töpfer G, Schulze M et al. Ein neues Verfahren zum Nachweis von löslichen Fibrinmonomerkomplexen (Netropsinpräzipitationstest). Z Klin Med 1990; 45: 683–686
[18] Gaffney PJ. Distinction between fibrinogen and fibrin degradation products in plasma. Clin Chim Acta 1975; 65: 109–115
[19] Gaffney PJ. Fibrin degradation products. A review of structures found in vitro and in vivo. Ann N Y Acad Sci 2001; 936: 594–610
[20] Giesen PL, Rauch U et al. Blood-borne tissue factor: another view of thrombosis. Proc Nat Acad Sci U S A 1999; 96: 2311–2315
[21] Godal HC, Abildgaard U. Gelation of soluble fibrin in plasma by ethanol. Scand J Haematol 1966; 3: 342–350
[22] Goodacre S, Sampson FC et al. Variation in the diagnostic performance of D-dimer for suspected deep vein thrombosis. QJM 2005; 98: 513–527
[23] Gris JC, Faillie JL, Cochery-Nouvellon É et al. ISTH overt disseminated intravascular coagulation score in patients with septic shock: automated immunoturbidimetric soluble fibrin assay vs. D-dimer assay. J Thromb Haemost 2011; 9: 1252–1255
[24] Gulba DC, Barthels M, Westhof-Bleck et al. Activation of the hemostatic mechnism during thrombolytic therapy in acute myocardial infarction. Circulation 1991; 83: 937–944
[25] Haas FJ, Schutgens RE et al. An age-adapted approach for the use of D-dimers in the exclusion of deep venous thrombosis. Am J Hematol 2009; 84: 488–491
[26] Haeberli A. Fibrinopeptide A (PFA). Jespersen J, Bertina RM, Haverkate F, eds. Laboratory Techniques in Thrombosis – A Manual. 2nd ed. Dordrecht–Boston–London: Kluwer Academic Publishers; 1999: 199–207
[27] Haeberli A. Prothrombin Fragment F1+2. Jespersen J, Bertina RM, Haverkate F, eds. Laboratory Techniques in Thrombosis – A Manual. 2nd ed. Dordrecht–Boston–London: Kluwer Academic Publishers; 1999: 217–222
[28] Hager K, Platt D. Fibrin degeneration product concentrations (D-dimers) in the course of ageing. Gerontology 1995; 41: 159–165
[29] Harper PL, Theakston E et al. D-dimer concentration increases with age reducing the clinical value of the D-dimer assay in the elderly. Intern Med J 2007; 37: 607–613
[30] Hattey E, Haumer M, Griffiths MR et al. Plasmin-α_2-Antiplasmin complexes (plasmin-plasmin inhibitor complexes). Jespersen J, Bertina RM, Haverkate F, eds. Laboratory Techniques in Thrombosis – A Manual. 2nd ed. Dordrecht–Boston–London: Kluwer Academic Publishers; 1999: 265–274
[31] Hoek JA, Nurmohamed MT et al. Thrombin-antithrombin III complexes in the prediction of deep vein thrombosis following total hip replacement. Thromb Haemost 1989; 62: 1050–1052
[32] Key NS. Analysis of tissue factor positive microparticles. Thromb Res 2010; 125 Suppl 1: S42–45
[33] Kline JA, Wells PS. Methodology for a rapid protocol to rule out pulmonary embolism in the emergency department. Ann Emerg Med 2003; 42: 266–275
[34] Lacroix R, Judicone C, Poncelet P et al. Impact of pre-analytical parameters on the measurement of circulating microparticles: towards standardization of protocol. J Thromb Haemost 2012; 10: 437–446
[35] Lacroix R, Robert S, Poncelet P et al. Standardization of platelet-derived microparticle enumeration by flow cytometry with calibrated beads: results of the International Society on Thrombosis and Haemostasis SSC Collaborative workshop. J Thromb Haemost 2010: 8: 2571–2574

[36] Lawrie AS, Albanyan A et al. Microparticle sizing by dynamic light scattering in fresh-frozen plasma. Vox Sang 2009; 96: 206–212
[37] Macey MG, Enniks N et al. Flow cytometric analysis of microparticle phenotype and their role in thrombin generation. Cytometry Part B: Clinical Cytometry 2011; 80B: 57–63
[38] Mannucci PM, Bottasso B et al. Prothrombin fragment 1 + 2 and intensity of treatment with oral anticoagulants. Thromb Haemost 1991; 66: 741
[39] Mari D, Mannucci P et al. Hypercoagulability in centenarians: the paradox of successful aging. Blood 1995; 85: 3144–3149
[40] Meijer P, Haverkate F et al. A model for the harmonisation of test results of different quantitative D-dimer methods. Thromb Haemost 2006; 95: 567–572
[41] Michiels JJ, Gadisseur A et al. Different accuracies of rapid enzyme-linked immunosorbent, turbidimetric, and agglutination D-dimer assays for thrombosis exclusion: impact on diagnostic work-ups of outpatients with suspected deep vein thrombosis and pulmonary embolism. Semin Thromb Hemost 2006; 32: 678–693
[42] Morel O, Hugel B, Jesel L et al. Circulating procoagulant microparticles and soluble GPV in myocardial infarction treated by primary percutaneous transluminal coronary angioplasty. A possible role for GPIIb-IIIa antagonists. J Thromb Haemost 2004; 2: 1118–1126
[43] Morel O, Toti F et al. Procoagulant microparticles: disrupting the vascular homeostasis equation? Arterioscler Thromb Vasc Biol 2006; 26: 2594–2604
[44] Mosesson MW. Terminology for macromolecular derivatives of crosslinked fibrin. On behalf of the Subcommittee on Fibrinogen of the Scientific and Standardization Committee of the ISTH. Thromb Haemost 1995; 73: 725–726
[45] Mosesson MW. Fibrinogen and fibrin structure and functions. J Thromb Haemost 2005; 3: 1894–1904
[46] Nann-Rütti S. Beinschmerzen und massiv erhöhter D-Dimer-Wert – klarer Fall einer tiefen Beinvenenthrombose? Schweiz Med Forum 2011; 11: 419–420
[47] Nieuwenhuizen W, Bos R. Soluble fibrin and degradation products of fibrinogen (FgDP), fibrin (FbDP; D-dimer) and total of FgDP and FbDP (TDP). In: Jespersen J, Bertina RM, Haverkate F, eds. Laboratory Techniques in Thrombosis – A Manual. 2nd ed. Dordrecht–Boston–London: Kluwer Academic Publishers; 1999a: 275–284
[48] Niewiarowski S, Gurewich V. Laboratory identification of intravascular coagulation. The serial dilution protamine sulfate test for the detection of fibrin monomer and fibrin degradation products. J Lab Clin Med 1971; 77: 665–676
[49] Nossel HL, Younger LR et al. Radioimmunoassay of human fibrinopeptide A. Proc Natl Acad Sci U S A 1971; 68: 2350–2353
[50] Nossel HL, Yudelman I et al. Measurement of fibrinopeptide A in human blood. J Clin Invest 1974; 54: 43–53
[51] Palareti G, Cosmi B et al. D-dimer testing to determine the duration of anticoagulation therapy. N Engl J Med 2006; 355: 1780–1789
[52] Pelzer H, Schwarz A, Heimburger N. Determination of human thrombin-antithrombin III complex in plasma with an enzyme-linked immunosorbent assay. Thromb Haemost 1988; 59: 101–106
[53] Pelzer H, Schwarz A, Stüber W. Determination of human prothrombin activation fragment 1 + 2 in plasma with an antibody against a synthetic peptide. Thromb Haemost 1991; 65: 153–159
[54] Pelzer H, Pilgrim A, Schwarz A et al. Determination of alpha2 antiplasmin complex in human plasma with an enzyme.linked immunosorbent assay. Fibrinolysis 1993; 7: 69–74

[55] Philbrick JT, Heim S. The d-dimer test for deep venous thrombosis: gold standards and bias in negative predictive value. Clin Chem 2003; 49: 570–574
[56] Piccin A, Murphy WG et al. Circulating microparticles: pathophysiology and clinical implications. Blood Rev 2007; 21: 157–171
[57] Rank A, Nieuwland R et al. Clearance of platelet microparticles in vivo. Platelets 2011; 22: 111–116
[58] Reber G, Moerloose P. Standardization of D-dimer testing. In: Kitchen S, Olson JD, Preston FE, eds. Quality in laboratory hemostasis and thrombosis. Wiley Blackwell; 2009: 99–109
[59] Righini M, Nendaz M, Le Gal G et al. Influence of age on the cost-effectiveness of diagnostic strategies for suspected pulmonary embolism. J Thromb Haemost 2007; 5: 1869–1877
[60] Righini M, Perrier A, de Moerloose P et al. D-Dimer for venous thromboembolism diagnosis: 20 years later. J Thromb Haemost 2008; 6: 1059–1071
[61] Rosler A, Orth M. Einsatz der D-Dimerbestimmung – ein Update/Update of D-dimer testing. Laboratoriumsmedizin 2012; 36: 65–75
[62] Schmutzler R. Zur Prophylaxe des Reinfarkts nach Thrombolyse in der Reperfusionsphase sowie nach perkutaner transluminärer koronarer Angioplastie (PTCA) mit Heparin, Acetylsalicylsäure (ASS) oder deren Kombination. Hämostaseologie 1989; 9: 182–189
[63] Schutgens REG, Haas FJLM et al. No Influence of Heparin Plasma and Other (Pre) analytic Variables on D-Dimer Determinations. Clin Chem 2002; 48: 1611–1613
[64] Shi Q, Ruiz JA, Perez LM et al. Detection of prothrombin activation with a two-site enzyme immunoassay for the fragment F 1.2. Thromb. Haemost. 1989; 62: 165
[65] Shifman MA, Pizzo SV. The in vivo metabolism of antithrombin III and antithrombin III complexes. J Biol Chem 1982; 257: 3243–3248
[66] Taylor FB Jr, Toh CH, Hoots WK et al. Towards definition, clinical and laboratory criteria, and a scoring system for disseminated intravascular coagulation. Thromb Haemost 2001; 86: 1327–1330
[67] Tesselaar ME, Romijn FP, van der Linden IK et al. Microparticle-associated tissue factor activity: a link between cancer and thrombosis? J Thromb Haemost 2007; 5: 520–527
[68] Thaler J, Ay C, Pabinger I. Clinical significance of circulating microparticles for venous thromboembolism in cancer patients. Hämostaseol 2012; 32: 127–131
[69] Tripodi A, Mannucci PM et al. Markers of procoagulant imbalance in patients with localized melanomas and autoimmune disorders. Br J Haematol 1993; 84: 670–674
[70] van der Poll, Büller THR, ten Cate H et al. Activation of coagulation after administration of tumor necrosis factor to normal subjects. N Engl J Med 1990; 322: 1622–1627
[71] van Doormaal F, Kleinjan A et al. Coagulation activation and microparticle-associated coagulant activity in cancer patients. An exploratory prospective study. Thromb Haemost 2012; 108: 160–165
[72] van Wijk MJ, van Bavel E et al. Microparticles in cardiovascular diseases. Cardiovasc Res 2003; 59: 277–287
[73] Vukovich TC, Hamwi A et al. D-Dimer Testing within the Routine Clinical Chemistry Profile. Clin Chem 1998; 44: 1557–1558
[74] Wada K, Takahashi H, Tatewaki W. Plasmin-α_2-plasmin inhibitor complex in plasma of patients with thromboembolic diseases. Thromb Res 1989; 56: 661–665
[75] Weber T, Hogler S et al. D-dimer in acute aortic dissection. Chest 2003; 123: 1375–1378

[76] Wells PS, Anderson DR et al. Evaluation of D-dimer in the diagnosis of suspected deep-vein thrombosis. N Engl J Med 2003; 349: 1227–1235
[77] Wilensky RL, Bourdillon PD et al. Intracoronary artery thrombus formation in unstable angina: a clinical, biochemical and angiographic correlation. J Am Coll Cardiol 1993; 21: 692–699
[78] Yuana Y, Oosterkamp TH, Bahatyrova S et al. Atomic force microscopy: a novel approach to the detection of nanosized blood microparticles. J Thromb Haemost 2010; 8: 315–323
[79] Yudelman IM, Nossel HL et al. Plasma fibrinopeptide A levels in symptomatic venous thromboembolism. Blood 1978; 51: 1189–1195
[80] Zurcher M, Sulzer I, Barizzi G et al. Stability of coagulation assays performed in plasma from citrated whole blood transported at ambient temperature. Thromb Haemost 2008; 99: 416–426
[81] Zwaal RF, Comfurius P et al. Surface exposure of phosphatidylserine in pathological cells. Cell Mol Life Sci 2005; 62: 971–988
[82] Zwicker JI, Trenor CC et al. Tissue Factor–Bearing Microparticles and Thrombus Formation. Arterioscler Thromb Vasc Biol 2011; 31: 728–733

29 Thrombozytenfunktionsdiagnostik

F. Bergmann

Übersichtsliteratur
Harrison 2009 [53], Mani et al. 2010 [82]

29.1 Bestimmung der Thrombozytenzahl und -größe

Übersichtsliteratur
Klouche 2007 [69], Kehrel 2008 [67]

■ Klinische Bedeutung

Thrombozyten sind essenziell für die primäre Hämostase und tragen auch zur Entstehung thromboembolischer Erkrankungen bei. Letztere Erkenntnis hat zur Entwicklung spezifischer Therapien zur Thrombozytenfunktionshemmung geführt. Der Wirksamkeitsnachweis dieser Therapien bekommt zunehmend Bedeutung. Für die Diagnostik angeborener oder erworbener bzw. medikamentös induzierter Veränderungen der Thrombozytenfunktion stehen verschiedene Methoden zur Verfügung.

Eine Blutbildanalyse mit Bestimmung der Thrombozytenzahl gehört zur Basis bei der Abklärung einer Hämostasestörung. Eine weiterführende Thrombozytenfunktionsdiagnostik kann nur in Kenntnis der Thrombozytenzahl veranlasst bzw. korrekt interpretiert werden. Neben der **Konzentration** der Thrombozyten wird von den automatisierten Zählgeräten auch eine auffällige Abweichung der **Morphologie** erfasst.

■ Referenzbereiche

Übersichtsliteratur
van den Bossche et al. 2002 [112], Branehog et al. 1974 [15], Kehrel 2008 [67]

Einen Überblick über die wichtigsten Referenz- und Normwerte gibt Tab. 29.**1**. Weitere Messindizes, die neben dem mittleren Thrombozytenvolumen (MPV) noch eine zusätzliche Information bei der Abklärung von Thrombozytopenien- und -pathien geben, sind:

29 Thrombozytenfunktionsdiagnostik

Tab. 29.1 Referenzbereiche in der Thrombozytendiagnostik [67]

Parameter	Referenzbereich
Konzentration im Vollblut* [112]	150–400 Giga/l (G/l)
mittleres Plättchenvolumen (MPV)**	7–11 fl (geringe Schwankung je nach Gerätetyp)
mittlere Lebensspanne	7–10 d
Halbwertzeit	3–4 d
Thrombozytenumsatz/d [15]	25–73 G/l
Durchmesser	3,6 ± 0,7 µm
Dicke	0,9 ± 0,3 µm
Gewicht	ca. 10 pg

* Geschlechtsbezogene Normwerte haben sich nicht durchgesetzt.
** Junge Thrombozyten sind meist etwas größer und stärker granuliert; man nimmt daher auch eine bessere Funktion im Gegensatz zu kleineren, älteren Thrombozyten an.

- PDW (Platelet Distribution Width) = Thrombozytenvolumenverteilungskurve
- MPM (Mean Platelet Mass) = mittlere Thrombozytenmasse
- PMDW (Platelet dry mass Distribution Width).

■ Methodik

Prinzip der Methode

Übersichtsliteratur
Briggs et al. 2007 [16], DIN 58932-5 2007 [29]

Die Zählung erfolgt üblicherweise aus EDTA-antikoaguliertem Blut mittels durchflusszytometrischem Messverfahren, der Variationskoeffizient der automatisierten Zählung liegt bei < 3 % [7].
Es gibt verschiedene Methoden:
- klassische, manuelle Zählung in der Neubauer-Kammer
- Impedanzanalyse
- immunologische Zählung mittels Durchflusszytometrie

Tab. 29.2 Messsysteme von Standardgeräten

Methode	Auswahl an Gerätetypen (Hersteller)
optisch	XE 2100 (Fa. Sysmex)
	Advia 120 (Fa. Bayer)
	Cell-Dyn 4000 (Fa. Abbott)
Impedanz	XE 2100 (Fa. Sysmex)
	LH750 (Fa. Beckmann Coulter)
	Cell-Dyn 4000 (Fa. Abbott)
immunologisch	Cell-Dyn 4000 (Fa. Abbott)

- lichtoptische Messung der Streuung durch fluoreszenzmarkierte Thrombozyten (Prinzip der meisten Routineautomaten). Die fluoreszenzmarkierten Thrombozyten werden dabei an einem Messwertaufnehmer vorbeigeführt und die optischen Signale in elektronische Impulse umgesetzt.

Viele Standardgeräte verfügen z. T. über 2 bzw. unterschiedliche Messsysteme (Tab. 29.2).

Die Standardisierung der Konzentrationsbestimmung der Thrombozyten ist durch die DIN 58932-5 geregelt [29].

Testbedingungen

Üblicherweise wird EDTA-antikoaguliertes Blut eingesetzt. Die Messung ist aus Citrat- oder Heparinblut ebenfalls möglich. Die früher übliche Kammerzählung bei Thrombozytenzahlen < 20 G/l ist heute nicht mehr notwendig, da eine Linearität auch noch bis zu einem Wert von 1 G/l besteht. Eine Kammerzählung ist jedoch beim Vorhandensein von Riesenthrombozyten indiziert, da diese von den Zählgeräten nicht korrekt erfasst werden. Die Thrombozytenzahl ist bei Raumtemperatur mindestens für 48 h stabil, auch eine Lagerung im Kühlschrank führt binnen 24 h nicht zu relevanten Veränderungen bei normalen Ausgangswerten (Abweichung < 2 %; eigene Beobachtung).

Einflussgrößen der Thrombozytenzahl und -größe

Aufgrund der Vielzahl der klinischen Bilder, die mit veränderten Thrombozytenzahlen einhergehen, kann hier nur eine Auswahl dargelegt werden (vgl. Kap. C20) [85].

Thrombozytose (> 450 G/l)

Thrombozytose infolge Produktionssteigerung:
- **reaktiv:** nach großem Blutverlust oder Trauma, infolge Eisenmangel und gesteigerter Erythropoese des Knochenmarks, bei Kindern häufig nach Virusinfektionen, bei chronischen Entzündungsreaktionen oder Tumorerkrankungen; bei hämolytischer Anämie, als sog. Rebound-Phänomen nach Chemotherapie oder Immunthrombozytopenie
- **primär:** bei chronisch myeloproliferativen Erkrankungen (z.B. essenzielle Thrombozythämie), myelodysplastischen Syndromen, chronisch myeloischer Leukämie, angeborener Thrombozytose (selten).

Thrombozytose infolge veränderter Verteilung bzw. Abbaus:
- Asplenie (postoperativ oder nach Milzinfarkt).

Thrombozytopenie (< 130 G/l) – weitere Blutbildparameter normal

Eine isolierte Thrombozytopenie, bei der die weiteren Blutbildparameter normal sind, kann durch verminderte Thrombopoese oder vermehrte Sequestration verursacht sein.

Verminderte Thrombopoese:
- angeborene Ursachen bei **normaler Thrombozytengröße:** Fanconi-Anämie, TAR-Syndrom (Thrombozytopenie mit Radiusaplasie), weitere amegakaryozytäre Thrombozytopenie z.T ohne Skelettanomalien; GATA-1-Mutation bei X-chromosomaler Thrombozytopenie und Thalassämie; Paris-Trousseau- oder Jacobsen-Syndrom
- angeborene Ursachen bei **Riesenthrombozyten:**
    - MYH9-assoziierte Makrothrombozytopenie (May-Hegglin-Anomalie, Fechner-Syndrom, Sebastian-Syndrom, Epstein-Syndrom
    - Berhard-Soulier-Syndrom, diGeorge-Syndrom (velo-kardio-faziales-Syndrom)
    - benigne, mediterrane Makrothrombozytopenie
    - Gray-Platelet-Syndrom
    - Früher zählte das sog. Montreal-Platelet-Syndrom als eigenständige Krankheitsentität. Im Jahr 2009 konnte gezeigt werden, dass es sich um eine Fehlklassifikation gehandelt hat. Die betroffenen Familien wurden als VWF Syndrom Typ 2 B über die molekulargenetische Abklärung nachträglich klassifiziert [62].
- **Sequestration:**
    - Hypersplenismus
    - Kasabach-Merritt-Syndrom (Riesenhämangiome)

Normale oder gesteigerte Thrombopoese bei verstärktem Thrombozytenabbau:
- angeborene Ursachen:
  - Wiskott-Aldrich-Syndrom: X-chromosomal rezessiver Erbgang, komplexer Immundefekt; Ekzem und auffallend kleine Thrombozyten (MPV klein bzw. < 7fl; **cave:** Thrombozytenvolumenverteilungskurve beachten!)
  - von-Willebrand-Syndrom Typ 2B, Platelet-Type-VWS
- erworbene Ursachen:
  - Immunthrombozytopenie (ITP) durch Allo- oder Autoantikörper
  - Verbrauchskoagulopathie
  - Verlustkoagulopathie infolge akuter Blutung (kein verstärkter Abbau!)
  - medikamentös induziert, typisches Auftreten binnen 1–2 Wochen nach Expositionsbeginn (z. B. Heparin-induziert, vgl. Kap. C22.2 und Tab. 29.3 [3]
  - sekundäre Formen der ITP bei SLE, Immundefekten bzw. Infektionen
  - HUS/TTP (auch hereditär bei kongenitalem Mangel an ADAMTS-13; s. Kap. C19.2 und C19.3)
  - medikamentös induzierte Thrombozytenantikörper (Tab. 29.3).

Störgrößen

Pseudothrombozytopenie

> Die wichtige Differenzialdiagnose der Pseudothrombozytopenie (bei ca. 2 % aller Krankenhauspatienten und 0,1 % aller Blutbilder) ist zwingend auszuschließen, bevor eine aufwendige Diagnostik zur Abklärung einer Thrombozytopenie erfolgt. Bei der Pseudothrombozytopenie werden kleinere Thrombozytenaggregate als Leukozyten gezählt. Blutbilder mit einer Thrombozytopenie und Leukozytose sind auf die Möglichkeit der Pseudothrombozytopenie bzw. Pseudoleukozytose zu analysieren.

Die Pseudothrombozytopenie erfolgt über eine Aggregatbildung in vitro und ist ohne Krankheitswert für das Individuum. Mit einer Blutungs- oder Thromboseneigung ist nicht zu rechnen, die Thrombozytenfunktion ist normal!
Eine Kombination von Ursachen ist beschrieben worden [8]:
- Die **Freilegung von Kryptantigenen** und **Bindung von antithrombozytären Autoantikörpern** nach Kalzium-Entzug durch das EDTA. Im Citratmilieu, in dem die freien Kalziumionen weniger stark gebunden sind, ist dieses Phänomen selten oder weniger ausgebildet. Als Alternativantikoagulans zur

Tab. 29.3 Medikamente, die zu einem verstärkten Thrombozytenabbau führen können [3]

Medikamentengruppe	Medikament
Antikoagulanzien	Standardheparin und niedermolekulares Heparin, selten Danaparinoid, Einzelfälle unter Fondaparinux
Antiarrhythmika	Amiodaron
Antiepileptika	Carbamazepin, Phenytoin, Lamotrigin, Lorazepam, Valproinsäure
Antibiotika	Sulphamethoxazol, Vancomycin, Cephtriaxon, Levofloxacin, Nafcillin, Pipericillin, Rifampicin, Trimethoprim, Ampillin, Amoxicillin, Cafazolin, Cefeprim, Cefpodoxim, Ceftazidim, Ceftrizoxim, Ciprofloxacin, Ethambutol, Lisinopril, Loracarbef, Methronidazol, Nitrofurantoin, Sulfisoxazol
Analgetika	Acetaminophen, Propoxphen
ACE-Hemmer	Lisipinopril
Antidepressiva, Psychopharmaka	Amitryptilin, Bupropion, Haldol, Olanzapin, Paroxetin, Sertalin
β-Blocker	Atenolol, Propranolol
Chemotherapeutika	Oxaliplatin, Geldanamycin, Irinotecan, Suramin
China-Alkaloide	Chinin, Chinidin
Diuretika	Furosemid
GP-IIb/IIIa-Inhibitoren	Abciximab, Eptifbatid, Tirofiban, Orbofiban, Xemolifiban
Histamin-Rezeptorantagonisten	Fexofenadin, Ranitidin
Katecholamine	Dobutamin
Narkotika	Fentanyl
nichtsteroidale Antirheumatika	Naproxen, Celecoxi, Ibuprofen, Oxaprozin
Protonenpumpenhemmer	Pantoprazol, Esomeprazol, Lansoprazol
Thyreostatika	Propylthoiuracil
Vasodilatator	Papaverin

Thrombozytenzählung kann daher auch Citrat- oder Heparinblut eingesetzt werden. In seltenen Fällen ist die Zählung im Nativblut nach Blutentnahme direkt am Gerät erforderlich, denn bei ca. 10–20 % der Blutbilder zeigt sich die Aggregatbildung auch im Citratmilieu [47].

- Das Phänomen ist bei **Vorhandensein von Kälteagglutininen** verstärkt. Die Bestimmung der genauen Thrombozytenzahl kann bei betroffenen Individuen möglich werden durch die Blutentnahme mit einem auf 37 °C vorgewärmten Abnahmesystem inkl. der EDTA-Monovette und **sofortiger** Messung (gelegentlich ist die Bestimmung der Thrombzytenzahl nur durch eine Kapillarblutentnahme direkt in ein spezielles Abnahmesystem für die Zählung in der Neubauer-Kammer möglich).
- Die Pseudothrombozytopenie wird auch bei 2 % der Patienten unter **Behandlung mit Abciximab** (GP-IIb/IIIa-Inhibitor) beschrieben [101]. Ursächlich für die Pseudothrombozytopenie sind Antikörper, die auch bei unbehandelten Individuen gegen die Rezeptoruntereinheit Glykoprotein IIb der Thrombozytenmembran gerichtet sind [41].

Satelliten- oder Rosettenbildung

Auch hier kommt es zu einer **Thrombozytenaggregatbildung** in vitro. Die Thrombozyten lagern sich rund um segmentkernige Granulozyten an und bilden eine Rosettenform. Das Phämonen ist ebenfalls durch natürlich vorkommende Antikörper induziert wie bei der Pseudothrombozytopenie. Die Antikörper binden sowohl an den GPIIb/IIIa der Thrombozytenmembran als auch an den FC-γ-Rezeptor III (FC-γ-RIII) der Neutrophilenmembran und bilden somit eine Brücke zwischen den Zellen. Im Gegensatz zu den Antikörpern bei der Pseudothrombozytopenie handelt es sich nur um Antikörper der Klasse IgG, sie können bei 37 °C neutralisiert werden und reagieren nicht im Citratmilieu.

Riesen- oder Makrothrombozyten

Die automatisierte Zählung erkennt keine Riesenthrombozyten (MPV > 30 fl), wie man sie beim Berhard-Soulier-Syndrom oder den MYH9-assoziierten Makrothrombozytopenien findet.

> Bei Patienten mit Riesenthrombozyten ist die korrekte Thrombozytenzählung nur über die **Kammerzählung** möglich.

Automatische Zählgeräte würden kernlose Zellen > 30 fl zu den Erythrozyten zählen. Das Beachten des MPV ist bei einer „Thrombozytopenie" zwingend notwendig. Häufig kann auch eine Thrombozytenvolumenverteilungskurve nicht mehr extrapoliert werden, hier kann nur das Scattergramm (Histogramm) am Gerät angesehen und beurteilt werden.

29.2 Thrombozyten im Blutausstrich

■ Klinische Bedeutung

Eine Beurteilung des Blutausstrichs auf Thrombozytenmorphologie und -größe muss Bestandteil jeder Abklärung einer Thrombozytopenie bzw. thrombozytären Blutungsneigung sein. Sie dient insbesondere dem Erkennen einer Pseudothrombozytopenie bzw. von Riesenthrombozyten (s. u.) und weiterer Blutbildveränderungen.

■ Methodik

Prinzip der Methode

Die Färbung erfolgt nach May-Grünwald und Giemsa. Es gibt Färbestraßen, die sich bei hohem Probenaufkommen eignen. Anschließend erfolgt die Beurteilung unter einem Lichtmikroskop.

Die elektronenmikroskopische Beurteilung dient wissenschaftlichen Zwecken und steht im Allgemeinen für ein Routinelabor nicht zur Verfügung.

Testbedingungen

Es sollte eine orientierende Beurteilung erfolgen, d. h.
- **Abgleich** des Ausstrichs mit der gemessenen Thrombozytenzahl und der klinischen Symptomatik
- Suche nach **Thrombozytenaggregaten** am Rand des Ausstrichs bzw. in der Fahne
- **Fragmentozyten** und Veränderungen der Leukozyten (z. B. Blasten, **Döhle-Körperchen** in Granulozyten (bläulich angefärbte Spindeln aus NMMHC-IIA-Molekülen; s. MYH9-assoziierte Thrombozytopenie [Kap. C20])
- Beurteilung der **Granularität** der Thrombozyten (fehlende oder blasse Granulierung als Hinweis auf ein Gray-Platelet-Syndrom [Defekt der α-Granula]).

29.3 Blutungszeit

Übersichtsliteratur
Rodgers und Levin 1990 [99], Witt und Patscheke 1997 [115]

■ Klinische Bedeutung

Die Blutungszeit gilt als In-vivo-Test zum Erfassen einer angeborenen oder erworbenen Störung der primären Hämostase. Die Methode wurde bereits 1901 von Milian beschrieben und erhielt mit der Modifikation durch Duke (1910) auch klinische Praktikabilität. Andere Arbeitsgruppen entwickelten weitere Methoden. Die noch 1972 gegebene Empfehlung, den Test als Screeningtest auf Störungen der primären Hämostase einzusetzen [52], ist aufgrund der Analyse publizierter Daten [99] inzwischen zurückgenommen worden. Aufgrund der geringen Sensitivität und Spezifität der Methode wird sie heute nicht mehr empfohlen [90]. In einer neueren Arbeit lag die Sensitivität des Screeningtests nur bei 33,5 % [94]. Sie ist ein grob informativer, nur bedingt standardisierter Test mit erheblichen Fehlerquellen. Trotzdem kann die Blutungszeit in einer Notfallsituation geeignet sein, um einen Überblick über die primäre Hämostase zu erhalten.

Zum besseren Verständnis der primären Hämostase werden die Methoden zur Blutungszeitmessung hier ausführlich dargestellt.

■ Referenzbereich

Der Referenzbereich hängt von der jeweiligen Methode ab:
- Mit dem Simplate-System wurde ein Referenzbereich von ca. 2–9 min ermittelt.
- Die Blutungszeit nach Duke liegt zwischen 1 und 5 min.
- Eine subaquale Blutungszeit nach Marx und Ressels sollte max. 2 min betragen.

■ Methodik

Prinzip der Methode

Gemessen wird die Zeit, bis eine Hautblutung infolge einer definierten stich- oder schnittförmigen Verletzung sistiert. Sie ist abhängig von Zahl und Funktion der Thrombozyten sowie von deren Fähigkeit, zusammen mit dem von-Willebrand-Faktor (u. a. Komponenten) einen Thrombozytenpfropf zu bilden.

Testbedingungen

Zur Verfügung stehen verschiedene industriell gefertigte Stichapparaturen oder Lanzetten, mit der eine Hautverletzung unter definierten Bedingungen gesetzt wird.

> **Cave:** Nie die Stichinzision am Ohrläppchen setzen, es sind schwere Blutungskomplikationen beschrieben worden [73], da ein Abbinden oder Abdrücken nicht möglich ist!

Die Blutungszeit kann auf verschiedene Weise durchgeführt werden [115]:

Methode nach Duke (modifiziert). Stichverletzung an der Fingerbeere, Abtupfen des austretenden Bluts mit einem Filterpapier. Messen der Zeit bis zum Blutungsstillstand. Nicht standardisiert, unempfindlich, ergibt häufig falsch normale Werte.

Subaquale Blutungszeit nach Marx und Ressels. Wie die Duke-Methode, nur dass die Methode empfindlicher ist, weil die Inzisionsstelle in ein Becherglas mit sterilem Aqua dest. von Zimmertemperatur eingetaucht wird. Man stoppt die Zeit, wenn der Blutfaden in der Wassersäule abbricht bzw. zum Stehen kommt. Dies wird als hygienisch nicht mehr zumutbar beurteilt, doch in einer Notfallsituation kann diese Blutungszeitbestimmung ohne großen technischen Aufwand eingesetzt werden.

Methode nach Ivy. Nach Anlage einer Stauung von 40 mmHg am Oberarm wird ein Schnitt am Unterarm gesetzt, das austretende Blut abgetupft und die Zeit bis zum Blutungsstillstand gemessen.

Template-Blutungszeit nach Mielke. Wie die Ivy-Methode, nur dass mit einem Gerät eine standardisierte Schnittführung vorgenommen wird.

Simplate-Blutungszeit. Wie die Methode nach Mielke, nur dass der Schnitt kürzer und eine Doppelbestimmung möglich ist.

> Zu beachten ist, dass Medikamente ebenso wie Grundleiden Thrombozytenfunktionsstörungen verursachen können, die mit der Blutungszeitbestimmung nicht erfasst werden. Nicht verlängert wird die Blutungszeit z. B. durch Dipyridamol bzw. Clopidogrel in der gebräuchlichen Dosis von 75 mg [110].

Störgrößen und Probleme

Die verschiedenen Techniken sind alle zeit- und personalkostenintensiv. Das Ergebnis wird beeinflusst durch:
- Hauttemperatur bzw. Umgebungstemperatur
- Hautdicke
- Lokalisation der Schnittverletzung bzw. lokale Durchblutung
- Hämatokrit
- Klinische Erfahrung des Untersuchers.

Aufgrund der schlechten Standardisierbarkeit der Methoden und ihrer hohen Untersuchervariabilität (Variationskoeffizient 15 % [27]), verliert die Blutungszeitbestimmung an Bedeutung und wird durch andere Testsysteme ersetzt (s.a. PFA-100).

Bei Patienten mit schweren Thrombozytenfunktionsdefekten oder Thrombozytenzahlen < 20 G/l sind Einzelfallberichte mit katastrophalem Ausgang nach Stichverletzung am Ohrläppchen bzw. kosmetisch inakzeptablen Narben publiziert worden. Hinzu kommt die potenzielle Infektionsgefahr für den Untersucher, da mit einem „offenen" System gearbeitet wird.

Einflussgrößen

Potenzielle Ursachen einer verlängerten Blutungszeit sind neben Thrombozytopenien, Thrombozytosen und Thrombozytenfunktionsstörungen auch Störungen der plasmatischen Gerinnung sowie ein erniedrigter Hämatokritwert.

Thrombozytopenien

Bei Patienten mit einer Thrombozytenzahl zwischen 10 und 100 G/l verlängert sich die Blutungszeit parallel zur abnehmenden Thrombozytenzahl. Bei Krankheitsbildern mit einer gesteigerten Thrombozytenneubildung und überwiegend jungen Thrombozyten im peripheren Blut (z.B. Immunthrombozytopenie) ist die Blutungszeitverlängerung in Relation zu derselben Thrombozytenzahl jedoch deutlich weniger ausgeprägt als bei Thrombozytopenien infolge Synthesestörungen [52].

Thrombozytosen

Bei Thrombozytenzahlen > 500 G/l, insbesondere bei essenziellen Thrombozythämien, kann die Blutungszeit z.T. bedrohlich verlängert sein. Ursächlich ist eine Kombination von Thrombozytenfunktionsstörung und erworbenem von-Willebrand-Syndrom (s. Kap. C14.2).

Thrombozytenfunktionsstörungen

Angeboren (s. Kap. C20):
- Morbus Glanzmann (Typ 1, homozygote Formen Blutungszeit stark verlängert, bei milden Formen kann sie normal sein)
- Bernard-Soulier-Syndrom
- Storage-Pool-Disease
- Wiskott-Aldrich-Syndrom u.a.

Erworben:
- Infolge bestimmter **Grundkrankheiten,** wie z.B. schwere Urämie [52], ausgeprägte Leberzirrhose [9], Hyperviskositätssyndrom [40] bzw. hohe Konzentrationen monoklonaler Immunglobuline [39]. Letztere können mit einem erworbenen von-Willebrand-Syndrom einhergehen (s. Kap. C14).
- **Medikamente:** Zu den wichtigsten Medikamenten, die die Thrombozytenfunktion beeinträchtigen können, gehören [99], [48]:
  - **Thrombozytenaggregationshemmer: Abciximab** (Reopro) verlängert die Template-Blutungszeit [114]. **ASS** verlängert die Blutungszeit meist nur geringgradig; der Effekt hält ca. 3–4 Tage an [52], ist in wenigen Einzelfällen jedoch überraschend ausgeprägt [48]. Der positive Vorhersagewert der ASS-Medikation betrug jedoch nur 58 % [99].
  - **Clopidogrel** verlängert die Blutungszeit (mod. nach Ivy) nach einer Einzeldosis von ≥ 400 mg [110].
  - **Ticlopidin** verlängert die Blutungszeit [99].
  - ebenso **Prostazykline/PGI$_2$** (z.B. medikamentöse Behandlung eines offenen Ductus arteriosus Botalli)

Medikamente, die nicht in allen Fällen zu unerwünschten Wirkungen in Form von meist nur mäßiger Verlängerung der Blutungszeit führen, sind: nichtsteroidale Antiphlogistika, höhermolekulare Dextrane (erworbenes von-Willebrand-Syndrom!), viele Cephalosporine, β-Laktam-Antibiotika in hoher Dosierung bzw. bei Kumulation infolge Urämie [2] sowie Natriumvalproinat.

Plasmatische Gerinnungsstörungen

- **Verminderung des von-Willebrand-Faktors** (angeborene oder erworbene Formen): Bei den überwiegend milden Fälle des von-Willebrand-Syndrom Typ 1 hat die Blutungszeit nur eine Sensitivität im Studienmittel von 44 % (17–66 %) [77]. Beim schweren von-Willebrand-Syndrom Typ 3 sollte die

Blutungszeit in jedem Fall verlängert sein; Daten für Patienten mit von-Willebrand-Syndrom Typ 2 liegen nicht vor.
- schwerer, angeborener Faktor-V-Mangel [5], [98]; hier scheint der intrathrombozytäre Faktor V eine Rolle zu spielen [63].
- schwere angeborene Hypo- bis Afibrinogenämien [46]
- Heparin in höherer Dosierung [99].

Hämatokrit

Ein Hämatokritwert < 30 % kann die Blutungszeit verlängern [48].

Interpretation der Befunde

Die publizierten Daten zur Blutungszeit belegen, dass die Blutungszeit als Screeningtest nicht geeignet ist. Es besteht keine Korrelation zwischen einer präoperativ verlängerten Blutungszeit und einer intraoperativen Blutung [76]. Den höchsten prädiktiven Wert erreicht immer noch die positive Blutungsanamnese. Eine normale Blutungszeit schließt eine Blutungsneigung nicht aus. Die kürzliche Einnahme eines Thrombozytenfunktionshemmers (insbesondere ASS) wird nicht sicher erkannt [90].

> Eine normale Blutungszeit schließt milde Thrombozytenfunktionsdefekte oder ein von-Willebrand-Syndrom nicht aus. Sie darf nicht zur Differenzierung zwischen einem von-Willebrand-Syndrom oder einer Hämophilie A eingesetzt werden.

Für **alle nachfolgenden Methoden** zur Analyse der Thrombozytenfunktion sind die Bedingungen der **Präanalytik** strikt einzuhalten, um Artefakte zu vermeiden. Dies setzt eine korrekte Blutentnahme voraus (s. Kap. D24) und die Messung im vorgegebenen Zeitfenster für die Methode. Das Blut darf zum Transport nicht gekühlt und nicht per Rohrpost versandt werden, Material für Vollblutmethoden darf nicht versehentlich zentrifugiert und nach Erkennen des Fehlers wieder aufgeschwenkt werden.

29.4 PFA-100

Übersichtsliteratur
Favoloro 2008 [37]

■ Klinische Bedeutung

Der Platelet Function Analyzer (PFA) 100 bzw. 200 gilt derzeit als möglicher Ersatz der klassischen In-vivo-Blutungszeit und wird als **In-vitro-Blutungszeit** beschrieben. Das System findet zunehmend Anwendung in der präoperativen Diagnostik bei Patienten mit einer Blutungsanamnese oder zur Kontrolle der ASS-Wirkung [70], [91]. Des Weiteren wird der Test bei der Abklärung angeborenen, oder erworbener Blutungsneigungen miteingesetzt. Die Kontrolle einer Substitutionstherapie mit von-Willebrand-Faktor-Konzentrat ist nicht zuverlässig möglich [43].

Technische Daten:
- Hersteller: Fa. Siemens Healthcare Diagnostics
- Messzellendurchmesser: 150 µm (ursprünglich, vor der Markteinführung in 1995 wurden 100 µm getestet, dies führte zur Namensgebung)
- mit Kollagen und den Induktoren Epinephrin (Col/Epi) oder ADP (Col/ADP) beschichtete Messzellen
- empfohlene Blutentnahme in gepufferten 3,8 % Spezial-Citratmonovetten.

■ Referenzbereiche

Die Referenzbereiche zeigt Tab. 29.4.

Jedes Labor sollte seine eigenen Referenzbereiche ermitteln. Der Literaturvergleich spielt die große Varianz wider, der Einsatz unterschiedlicher

Tab. 29.4 Herstellerangaben für die verschiedenen Messzellen in Abhängigkeit von der Natriumcitrat-Konzentration

	Natriumcitrat 3,8 %	**Natriumcitrat 3,2 %**
Kollagen/Epinephrin	84–160 s	82–150 s
Kollagen/ADP	68–121 s	62–100 s
Innovance PFA-P2Y*	obere Entscheidungsgrenze 106 s	idem

*Diese Messzelle zum Nachweis der Clopidogrel-Wirkung und anderer P2Y12-Antagonissten wurde erst in 2010 zugelassen, daher liegen nur wenige Daten vor. Andere Angaben: bei ≤ 95 s ist eine Medikamentenresistenz anzunehmen [33].

Citratkonzentrationen ist mitzuberücksichtigen und erklärt die Unterschiede zu den Herstellerangaben [37]:
- Col/Epi: 59–197 s
- Col/ADP: 47–150 s.

Für Kinder sind Referenzbereiche publiziert [19]:
- Col/Epi: 83–163 s
- Col/ADP: 72–111 s.

Kinder und Erwachsene haben annähernd gleiche Normalwerte, aber Neugeborenen zeigen kürzere Verschlusszeiten (VZ), da sie einen höheren Hämatokrit und höhere VWF-Konzentration aufweisen bzw. ultrahochmolekulare Multimere physiologisch vorkommen [13]. Für ältere Menschen gibt es keine gesonderten Referenzbereiche. Für ältere Männer (> 55 Jahre) wurden kürzere Verschlusszeiten publiziert [105].

■ **Methodik**

Prinzip der Methode

Es handelt sich um eine Vollblutmethode, die sich an physiologischen Gegebenheiten ausrichtet und die Hauptkomponenten der primären Hämostase, die **Interaktion zwischen Thrombozyten und von-Willebrand-Faktor,** erfasst. Es wird die Zeit vom Einleiten des Citrat-antikoagulierten Blutes, welches mittels Vakuum durch ein Öffnung in einer mit Kollagen und ADP bzw. Epinephrin beschichteten Membrankapillare angesogen wird (konstanter hoher Scherstress) bis zum Verschluss dieser Membran gestoppt (Closure Time = Verschlusszeit [VZ]). Über den Scherstress kommt es zur Adhäsion der Thrombozyten, die über die Interaktion am VWF-GPIb-Rezeptor vermittelt wird. Ihr folgt die Freisetzungsreaktion der Thrombozyten und ihre Aggregation an der beschichteten Membran.

Testbedingungen

Zur Optimierung der Messung sollte 3,8 % Citratblut (0,129 M, gepuffert; spezielle Abnahmesysteme) anstelle des üblichen 3,2 % Citratblutes (0,106 M) eingesetzt werden. Hierdurch kann die Ausbildung störender Mikrogerinnseln beim Durchfluss vermindert werden [102]. Mikrogerinnsel können zum Abbruch der Messung führen (Gerätemeldung: Verschlussfehler). Eine optimale Präanalytik verbessert die Präzision, der Variationskoeffizient der Methode wird mit 6–13 % je nach Citratkonzentration bei Einsatz von Normalspenderblut angegeben. Die Analyse sollte frühestens 15 min und spätestens 4 h nach der Blutentnahme erfolgt sein. Die optimale Wartezeit beträgt 30 min, um eine Voraktivierung der Thrombozyten durch die Blutentnahme zu reduzieren [80], [37].

Es gibt unterschiedliche Messzellen, die jeweils 800 µl Blut benötigen: Collagen/Epinephrin (Col/Epi) und Collagen/ADP (Col/ADP). Kürzlich wurde eine weitere Messzelle speziell zum Erfassen der Clopidogrel-Wirkung bzw. von P2Y12-Antagonisten zugelassen; **die anderen Messzellen detektieren diese Wirkung nicht**.

Als erste Analyse wird der Einsatz der **Col/Epi-Messzelle** empfohlen. Ist die VZ normal, ist keine weitere Analyse notwendig, da man nicht von einer Störung der primären Hämostase, insbesondere einem Thrombozytendefekt ausgehen muss; ist sie verlängert erfolgt die Nachtestung mit der **Col/ADP-Messzelle**. Ist deren VZ normal, besteht der dringende Verdacht auf eine ASS-Einnahme (DD: Storage-Pool-Erkrankung), eine referenzwertige Verschlusszeit schließt einen Storage-Pool-Defekt nicht sicher aus). Ist sie ebenfalls verlängert, liegt eine Hämostasestörung vor, die über die weitere Thrombozytenaggregationsanalyse und/oder von-Willebrand-Diagnostik abzuklären wäre.

Selten findet sich eine isoliert verlängert VZ mit der Col/ADP-Messzelle, deren klinische Relevanz unklar ist [89].

Einflussgrößen und Störgrößen

Einfluss- und Störgrößen, die zu **längeren VZ** führen, können sein:
- **verminderte Konzentration des VWF** (inkl. thrombozytärer VWF) oder pathologische Multimere
  - **cave:** anhand der VZ kann keine Typisierung des VWS erfolgen!
  - Patienten mit Blutgruppe 0 haben – infolge niedriger VWF-Konzentration – VZ im oberen Normalbereich, die Unterschiede liegen bei 10–20 %, sie sind nicht statistisch signifikant, sodass keine Blutgruppen-spezifischen Normwerte etabliert sind [79], [88].
- **Thrombozytenzahlen < 100 G/l:** Bei normaler Funktion kann die VZ auch bei Werten 50–100 G/l noch normal sein [56].
- **schwere Thrombozytenfunktionsstörungen** wie Morbus Glanzmann, Berhard-Soulier-Syndrom (VZ-Verlängerung > 300 s), Kollagenrezeptordefekte (Integrin $\alpha_2\beta_1$) [72]
- **Sekretionsdefekte der α- und δ-Granula** (VZ der Col/Epi; **cave:** wie bei ASS-Einnahme). Eine Untersuchung bei Kindern zeigte keine Korrelation

zwischen der Erkrankung und der Verschlusszeit. Nur 16 % der Kinder wiesen eine verlängerte Verschlusszeit mit beiden Messzellen auf ([107]). Bei nur milden Störungen kann die VZ normal bleiben [55].

- bei Hämatokrit < 25 % [56]
- stark beschleunigte Blutsenkungsgeschwindigkeit (eigene Beobachtung)
- Protein-Z-Verminderung auf ca. 500 µg/l (Norm: 1600–3300 µg/l) (eigene Beobachtung)
- **tageszeitliche Schwankung**: abends um 30 % längere VZ mit der Col/Epi-Messzelle [25]
- **Schwangerschaft**: kürzere VZ im 2. Trimenon und Normalisierung zur Entbindung [109]
- Einfluss von **Nahrungsmitteln** wie Fischöl, Rotwein, Kakao und Schokolade (Flavonoide) oder von **Nahrungsergänzungsmitteln** wie Knoblauch, Ginkgo, Ginseng
- Plasmaexpander: HAES
- Medikamente:
  - **COX-1-Hemmer** (z. B. ASS) beeinflussen die Messung über Col/Epi-Messzelle (Col/ADP normal bzw. im oberen Normbereich), sie ist entsprechend empfindlich wie der Nachweis mittels Aggregometrie. Die ASS-Einnahme kann mit einer Sensitivität von 95 % nachgewiesen werden [80]; der Effekt ist jedoch dosisabhängig. In einer Metaanalyse (53 Studien mit 6450 Patienten) wurde die Rate von 27 % Non-Respondern (normale VZ) ermittelt [24]. Nach Beendigung der ASS-Einnahme normalisiert sich die VZ unabhängig von der Dosis oder der Thrombozytenzahl bereits nach 2–4 Tagen, d. h. nur ca. 25 % neue, nicht exponierte Thrombozyten sind ausreichend für eine normale VZ [74].
  - **Clopidogrel**: Erst mit Einführung der spezifischen Messzelle können jetzt Studien erfolgen; die Sensitivität der Messung entspricht den Ergebnissen der Lichttransmissionsaggregometrie nach Born mit ADP (s. Kap. D29.5) [78].

> Einflussgrößen auf die Messzeiten im Rahmen der Wirksamkeitsprüfung, d. h. unzureichendes Ansprechen auf ASS oder Clopidogrel, sind:
> - hohe Monozyten- bzw. Leukozytenzahlen
> - hs-CRP
> - Thrombozytenvolumen (MPV)
> - VWF:Ag und VWF:RCo
> - Einnahme von β-Blockern u. a. [33].
>
> Normalkontrollen wurden auf diese Einflussgrößen nicht untersucht.

- **Abciximab** (ReoPro) führt zur max. Verlängerung der VZ auf > 300 s mit beiden Messzellen [80].
- Die Einnahme von nichtsteroidalen-Antirheumatika wie Indomethacin verlängert die VZ der Col/Epi-Messzelle; COX-2-Inhibitoren zeigen keinen Effekt, ebenso wie Diclophenac [86].

Einfluss- und Störgrößen, die zu **kürzeren VZ** führen können, sind:
- 3,2 % versus 3,8 % Natriumcitrat als Antikoagulans (s. Testbedingungen, S. 724)
- Der Einsatz von DDAVP (Minirin) führt zur Verkürzung der VZ bei Patienten mit VWS Typ 1 oder Typ 2M Vicenza, nicht jedoch beim Typ 2A oder Platelet-Type-VWS [38].

> Das Monitoring nach Gabe von VWF-Konzentrat ist u. U. nicht sicher, da je nach Konzentrat der Anteil an hochmolekularen Multimeren niedriger ausfällt, die aber gerade für die Funktion unter hohen Scherkräften benötigt werden [43]. Zur Normalisierung der VZ werden u. U. mehr Einheiten substituiert als man ansonsten anwenden würde.

- Andere Ursachen erhöhter VWF-Werte (z. B. chronische Entzündungsreaktionen) verkürzen die VZ und können milde Thrombozytenfunktionsdefekte überspielen und dann eine normale VZ ergeben [59].

> Eine hohe VWF-Konzentration beeinflusst die VZ stärker als die eigentliche Funktion der Thrombozyten [57].

- Weitere, kardiale Ursachen eines erworbenen von-Willebrand-Syndroms, z. B. Aortenklappenstenosen. Eine erfolgreiche Operation spielt sich in der postoperativ verbesserten VZ wider [113].
- Erworbene Thrombozytenfunktionsstörungen infolge Urämie oder Leberzhirrose [34] zeigen mit beiden Messzellen pathologische Werte, ebenso nach kardiopulmonalem Bypass.
- Rohrposttransport [31]

> Lagerung der Proben bei Raumtemperatur bis zur Messung (max. 4 h, s. Kap. D24 Testbedingungen) und dann das vorsichtige Aufschwenken des antikoagulierten Vollblutes nicht vergessen!

Keinen Einfluss auf die Verschlusszeit haben:
- Mangel an Faktor VIII oder IX (Hämophilie)
- VWS Typ 2N (Faktor-VIII-Bindungsstörung des VWF)

- Afibrinogenämie [56]
- Mangel oder Defekte der Faktoren V, VII, XI und XII; FXIII
- Vitamin-K-Antagonisten oder Heparin (Ausnahme: überheparinisierte Proben [71])
- Geschlecht, Ovulationshemmer oder Rauchen [10]
- verallgemeinert: Störungen der Thrombin- bzw. Fibrinbildung.

■ Probleme

Qualitätskontrolle

Es gibt kein kommerzielles Kontrollmaterial und nur begrenzte interne Kontrollmöglichkeiten (Einsatz eines Normalspenders kann nur die Funktion des Systems prüfen). Diese Problematik wird von der UK National External Quality Assessment Scheme (UK NEQAS) for Blood Coagulation bestätigt [64].

Sensitivität und Spezifität

Das Testsystem ist nicht spezifisch für eine bestimmte Störung der primären Hämostase. Mit dieser Methode konnten insbesondere milde angeborene oder erworbene Thromboztenfunktionsdefekte oder ein VWS Typ 1 nicht zuverlässig erfasst werden.

Für das **von-Willebrand-Syndrom** fand sich je nach Messzelle eine Sensitivität von 96,7% für Col/Epi bzw. 76,7% für Col/ADP und eine Spezifität von 69,2% für Col/Epi bzw. 90,6% für Col/ADP [38]. Die Sensitivität lag für den PFA-100 höher als die der klassischen In-vivo-Blutungszeit [44], [35] und wird mit 71% für beide Messzellen angegeben [92]. In einer Meta-Analyse von > 600 Patienten liegt die Sensitivität in Abhängigkeit vom Subtyp bei 85–90% [37]. Sie ist für den Typ 1 am niedrigsten (Tab. 29.5).

Ähnliche Ergebnisse sind für eine pädiatrische Patientenklientel publiziert worden: Alle Patienten mit VWS Typ 2 oder Typ 3 hatten eine verlängerte VZ mit beiden Messzellen, beim Typ 1 lag die Sensitivität bei 90% [28].

> Bei Patienten mit VWS Typ 1 kann die VZ mit der Col/ADP-Messzelle normal sein [36]! Die VWF-Konzentration hat einen starken Einfluss auf die VZ und beeinflusst auch die ASS-Sensitivität des PFA-100.

Milde hereditäre Thrombozytenfunktionsdefekte

Die Sensitivität für milde hereditäre Thrombozytenfunktionsdefekte (z.B. Storage-Pool-Erkrankung) liegt bei 30–70% [37]. Die Col/Epi-Messzelle ist für diese Störungen empfindlicher als die Col/ADP-Messzelle mit 58% versus 8% [92].

Die Sensitivität des PFA-100 im Erkennen von Thrombozytenfunktionsstörungen entspricht der der Blutungszeit [92]. Schwere Thrombozytenfunktionsstörungen werden im Allgemeinen problemlos erkannt. Allerdings ist ein Fall eines angeborenen Morbus Glanzmann beschrieben mit normaler VZ [55]. Aus eigener Erfahrung können wir von einem Patienten mit erworbenem Morbus Glanzmann infolge von Glykoprotein-spezifischen Antikörpern berichten, der ebenfalls eine normale Verschlusszeit in der Col/ADP-Messzelle zeigte, aber eine hochpathologische Thrombozytenaggregation mit entsprechend schwerer Blutungsneigung aufwies.

Tab. 29.5 und Tab. 29.6 zeigen die Ergebnisse der Meta-Analyse der Sensitivitäten des PFA-100 für verschiedene Krankheitsbilder in Abhängigkeit von dem Messzellentyp [37].

Tab. 29.5 Sensitivität der unterschiedlichen Messzellen bei 605 Patienten mit von-Willebrand-Erkrankung (alle Angaben in %)

	gesamt	Typ 1	Typ 2A	Typ 2B	Typ 2N	Typ 2M	Typ 3	erw	Plttyp
Col/ADP	86,3	79,5	100,0	93,0	0,0	97,6	100,0	100,0	100,0
Col/EPI	90,0	85,8	100,0	93,0	0,0	97,6	100,0	100,0	100,0

erw: erworbenes von-Willebrand-Syndrom
Plttyp: Platelet-Type-von-Willebrand-Syndrom

Tab. 29.6 Sensitvtäten bei 314 Patienten mit Thrombozytenfunktionsstörungen (alle Angaben in %)

	gesamt	MG	BSS	SPD	HPS
Col/ADP	46,1	97,0	100	27,0	47,6
Col/EPI	71,0	100,0	100	50,8	81,0

MG: Morbus Glanzmann
BSS: Bernard-Soulier-Syndrom
SPD: Storage-Pool-Disease
HPS: Hermansky-Pudlak-Syndrom

Einsatz des PFA-100 als Screeningtest

Von der übergeordneten Fachgesellschaft, der International Society of Thrombosis and Hemostasis, liegt eine kritische Stellungnahme zu diesem Einsatzbereich vor: Da Sensitivität und Spezifität aufgrund der bisher publizierten Ergebnisse im Vergleich zur Lichttransmissionsaggregometrie als zu gering angegeben werden, erfüllt die PFA-100-Methode die Kriterien eines guten Screeningtests nicht [58]. Diese Problematik wird von anderen Fachgruppen (UK NEQAS for Blood Coagulation) bestätigt [64].

In einer Meta-Analyse (n > 1000 Patienten) wurde die Sensitivität der Col/Epi-Messzelle zum Nachweis einer **primären Hämostasestörung** mit 82,5 % und die Spezifität mit 88,7 % ermittelt, für die Col/ADP-Messzelle liegen die Werte niedriger (bei 66,9 % und 85,5 %) [66]. Der PFA-Test ist bei negativer Blutungsanamnese nicht informativ und die Kosten/Nutzen-Ratio zu ungünstig, um ihn als präoperativen Screeningtest einzusetzen [42].

> Je geringer die Vorselektion der Patientengruppe und je unerfahrener der Untersucher im Erkennen von Patienten mit einer Störung der primären Hämostase, desto geringer die Sensitivität des PFA-100 [37]. In den Händen eines erfahrenen Untersuchers hat das PFA-100 die klassische Blutungszeit zu Recht im klinischen Alltag abgelöst, da die Sensitivität für das Erkennen eines VWS mit 92 % (Col/Epi) bzw. 90 % (Col/ADP) deutlich über der der Blutungszeit mit 61 % liegt.

Koscielny et al. berichten von einer hohen **Sensitivät** (Sensitivität EPI 97,7 % und ADP 77,7 %) bei Patienten mit positiver Blutungsanamnese [70]. Dies bestätigten andere Arbeitsgruppen an unselektierten Patientengruppen jedoch nicht [18]. Hier lag die Sensitivität für das Erkennen eines VWS Typ 1 bei 61,5 % bzw. 71 % [94], [92].

Die Autoren der Publikation zur Europäische Studie MCMDM-1VWD beurteilen die Bedeutung des PFA-100 bei Patienten mit V.a. VWS Typ 1 kritisch, für sie stellt es keinen Ersatz zur Analyse des VWF-Ristocetin-Kofaktors dar. Sie kalkulierten den negativen prädiktiven Wert (NPW) mit 100 %, den positiven prädiktiven Wert (PPW) aber nur mit 1 % [21].

■ Typische Befundkonstellationen

Typische Befundkonstellationen zeigt Tab. 29.7.

Tab. 29.7 Typische PFA- und Aggregationsmuster bei angeborenen (primären) und erworbenen (sekundären) Thrombozytenfunktionsstörungen (aus [82])

Störung		ADP	Epinephrin	Kollagen	Ristocetin	AA	C/EPI	C/ADP
von-Willebrand-Syndrom	Typ 1	normal	normal	normal	normal, ↓	normal	normal–↑↑	normal–↑↑
	Typ 2A	normal	normal	normal	↓–↑↓	normal	↑↑	↑↑
	Typ 2B	normal	normal	normal	normal*	normal	↑↑	↑↑
	Typ 2M	normal	normal	normal	↑↑–↑↓	normal	↑↑	↑↑
	Typ 2N	normal	normal	normal	normal	normal	normal	normal
	Typ 3	normal	normal	normal	↑↓	normal	↑↑	↑↑
Glanzmann-Thrombasthenie		↓–↑↓	↓–↑↓	↓–↑↓	normal	↓–↑↓	↑↑	↑↑
Bernard-Soulier-Syndrom		normal	normal	normal	↑↓–↑↓	normal	↑↑	↑↑
Storage-Pool-Disease (SPD)	α-SPD	normal–↓	normal–↓	normal–↓	normal	normal	normal–↑	normal–↑
	δ-SPD	normal–↓	normal	normal–↓	normal	normal	normal–↑	normal–↑
Störung der Thromboxansynthese		normal	↓	↑↓–↑↓	normal	↓–↑↓	↑↑	normal
myeloproliferative Erkrankungen		normal–↓	normal–↓	normal–↓	normal–↓	normal–↓	normal–↑	normal–↑
Urämie		normal	normal–↓	normal–↓	normal	normal–↓	normal–↑↑	normal–↑↑
Acetylsalicylsäure		normal–↓	normal–↓	normal–↓	normal	↓–↑↓	↑↑	normal
Clopidogrel		↓–↑↓	normal	normal	normal	normal	normal	normal
GP-IIb/IIIa-Rezeptor-Inhibitoren		↓–↑↓	↓–↑↓	↓–↑↓	normal	↓–↑↓	↑↑	↑↑

ADP: Adenosindiphosphat; AA: Arachidonsäure; C/EPI: Kollagen/Epinephrin-Messzelle; C/ADP: Kollagen/ADP-Messzelle; GP: Glykoprotein
↓: erniedrigt; ↓↓: deutlich erniedrigt; ↑: verlängert; ↑↑: deutlich verlängert;
* Aggregation induziert durch 0,5 mg/ml Ristocetin

29.5 Lichttransmissionsaggregometrie (LTA)

Übersichtsliteratur
Budde 2002 [17], Cattaneo et al. 2009 [22]

■ Klinische Bedeutung

Die optische oder Lichttransmissionsaggregometrie (LTA) wurde vor 50 Jahren von Born eingeführt [12] und gilt weiterhin als Goldstandard der Thrombozytenfunktionsdiagnostik. Doch erst in den letzten Jahren wurden weltweite Anstrengungen unternommen, diese verbreitete Methode besser zu standardisieren [22].

Ursprünglich wurde die LTA für die Diagnose von hereditären Thrombozytenfunktionsstörungen eingesetzt, nur dies ist auch weiterhin das empfohlene Anwendungsgebiet laut ISTH-SSC! Die Methode spielt seit Jahren jedoch zunehmend eine Rolle bei der Überprüfung der Wirksamkeit von Thrombozytenfunktionshemmer (ASS/Clopidogrel bzw. Thienophyridine/GP-IIb/IIIa-Rezeptorantagonisten (Abciximab; Reopro) in der Therapie bzw. Sekundärprophylaxe kardiovaskulärer Komplikationen bzw. Abklärung erworbener Ursachen (s. Kap. C20). Zu den erworbenen Ursachen zählen auch Autoantikörper gegen den Membranrezeptorkomplexe GP-IIb/IIIa der Thrombozyten (erworbener Morbus Glanzmann), die auch bei nur leicht verminderter Thrombozytenzahl bereits schwerste Funktionsstörungen verursachen können [93]. Diese Fragestellungen überwiegen im klinischen Alltag die Abklärung der sehr seltenen hereditären Thrombozytenfunktionsdefekte.

■ Referenzbereiche

Der Normalbereich sollte von jedem Labor selbst bestimmt werden. Je nach Agonist beträgt die maximale Lichtdurchlässigkeit (Aggregationsmasse) zwischen 60 und 80(–90)%.

■ Methodik

Prinzip der Methode

Es handelt sich um eine turbidimetrische Messung der Thrombozytenaggregation im plättchenreichen Plasma (PRP) nach Induktion mit bestimmten Agonisten. Üblicherweise werden ADP, Kollagen, Adrenalin, Ristocetin und Arachidonsäure, selten Thrombin eingesetzt. Die Ristocetin-induzierte Plättchenagglutination (RIPA) wird wegen ihrer Besonderheiten als eigenes Testsystem abgehandelt (RIPA – Ristocetin-induzierte Plättchenagglutination).

Die Methode erfasst die wichtigste Thrombozytenfunktion, die Interaktion der Thrombozyten über den GP-IIb/IIIa-Rezeptor, sowie 3 weitere, untereinander verknüpfte Stoffwechselwege:

1. Durch niedrige Kollagenkonzentrationen kommt es zur **Aktivierung des Arachidonsäure-Stoffwechsels** und hierüber zur Synthese von Thromboxan A_2. Dieses ist selbst ein starkes Aggregans, es induziert die Sekretion von ADP und führt zur Umverteilung von Kalizumionen. Höhere Kollagenkonzentrationen aktivieren den Thrombozyten unabhängig von diesem Stoffwechselweg. Thrombin zeigt ebenfalls ein konzentrationsabhängiges Muster; Serotonin und Adrenalin (Epinephrin) wirken mit anderen Agonisten synergistisch.
2. **ADP** induziert eine Kettenreaktion, die primär über den Phosphatidyl-Inositol-Metabolismus läuft und am Ende zur **Expression des aktiven Fibrinogenrezeptors** und hierüber zur Aggregation führt.
3. Über **Ristocetin,** ein früher verwendetes Antibiotikum, kann eine Agglutination der Thrombozyten über **Bindung an den GP-Ib/IX-Rezeptor** und Ladungsänderung in Gegenwart des VWF induziert werden. Dieser Vorgang benötigt keinen Stoffwechsel oder energiereiche Substanzen, daher spricht man von Agglutination (s. a. RIPA, S. 738 RIPA – Ristocetin-induzierte Plättchenagglutination).

Durch die Zugabe verschiedener Agonisten, z. T. in unterschiedlicher Konzentration, können Ursachen der Thrombozytenfunktionsstörung differenziert werden: Stoffwechsel- oder Thrombozytenmembranrezeptordefekte.

Die routinemäßig eingesetzten Agonisten ADP, Adrenalin (Epinephrin) und Kollagen binden an ihre spezifischen Membranrezeptoren. Es kommt zur Aktivierung der Thrombozyten und Auslösen spezieller Reaktionen: **Shape Change** (Formänderung nach Stimulation mit ADP und Adrenalin), **Sekretion** aus Speichergranula und **Aggregation.** Im Falle eines Funktionsdefektes oder auch in Abhängigkeit der eingesetzten Agonistenkonzentration sind die Abläufe u. U. gestört.

In den kommerziell erhältlichen Aggregometern sind 4- bis 8-Kanäle etabliert, in denen das PRP in einer in einem Lichtstrahl stehenden Küvette bei 37 °C inkubiert und bei einer konstanten Umdrehung (1000–1100 U/min) mittels Magnetrührer gemischt wird. Dadurch kommen die Thrombozyten untereinander in Kontakt und können aggregieren. Durch die Zugabe verschiedener Agonisten (Tab. 29.8) kommt es dann zur Aggregation und Absinken der Thrombozytenaggregate (ohne Rühren käme es nur zur Aktivierung der Thrombozyten). Die durch eine Photozelle detektierte Lichtdurchlässigkeit nimmt zu. Die Kurven sollten für ca. 10 min nach Zugabe des letzten Agonisten aufgezeichnet werden (Abb. 29.1).

In einigen Labors wird die LTA auf einem Gerinnungsautomaten (BCT, Fa. Siemens Healthcare) durchgeführt.

Die heute handelsüblichen Geräte liefern bereits eine Auswertung der Reaktion. Das Ausmaß der Aggregation wird in % angegeben, dabei wird die

Tab. 29.**8** Empfohlene Agonisten mit ihrer finalen Endkonzentration in der Küvette
Das Volumen des zugesetzten Agonisten darf 10 % des Gesamtvolumens nicht übersteigen [22].

	ADP (μM)	Adrenalin (μM)	Kollagen (μg/ml)	Ristocetin (mg/ml)[3]	Arachidonsäure (mM)	TRAP (μM)
ISTH-SSC	2[1]	5	2	1,2(–2,0)[2]	1	10
[108]	2–3	5(–10)	0,5-2	1,5(–2,0)[2]	1–1,5	10

[1] falls abnormal, den 2. Ansatz mit höherer Konzentration
[2] Ausgangskonzentration 0,5–0,7 (VWS Typ 2B)
[3] fraktioniertes Pipettieren möglich

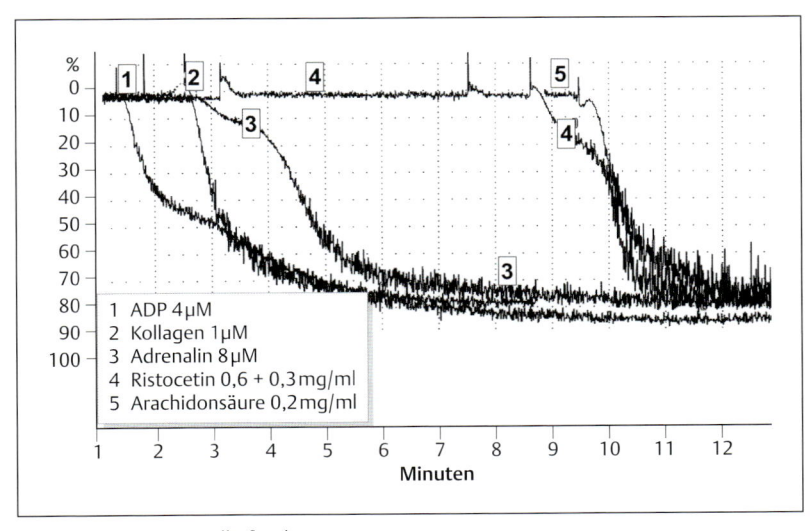

1 ADP 4 µM
2 Kollagen 1 µM
3 Adrenalin 8 µM
4 Ristocetin 0,6 + 0,3 mg/ml
5 Arachidonsäure 0,2 mg/ml

Abb. 29.**1** LTA – Normalbefund.

optische Dichte des plättchenarmen Plasmas (PPP) als 100% gesetzt und die des plättchenarmen Plasmas (PRP) als 0%. Die sog. **Slope** (Steigung der Aggregationskurve) spiegelt die Aggregationsgeschwindigkeit wider und wird in %/min angegeben.

Die weitere visuelle Beurteilung der Kurven umfasst je nach Agonisten:
- **Länge der lag-Phase,** nicht selten verbunden mit einer kurzfristigen, passageren Abnahme der Lichtdurchlässigkeit infolge des Gestaltwandels (Shape Change) der Thrombozyten (dieser fehlt typischerweise bei Patienten mit May-Hegglin-Anomalie aufgrund des strukturell veränderten Zytoskeletts; Abb. 29.**2**) [1].
- **Steilheit des Kurvenanstiegs** bzw. Geschwindigkeit der Aggregatbildung
- **Vorhandensein einer biphasischen Aggregation** (nur nach Stimulation mit ADP und Adrenalin): Sie besteht aus einer ersten, noch reversiblen und aus einer anschließenden zweiten, irreversiblen Phase infolge der ∂-Granula-Sekretion. Bei zu niedriger Konzentration des Agonisten oder einem Thrombozytendefekt kann statt der zweiten Phase auch eine Desaggregation erkennbar sein (typisch bei Morbus Glanzmann, Abb. 29.**3**). Bei zu hoher Konzentration kann die zweite Phase maskiert werden.
- **maximale Aggregationsmasse**: entspricht der maximalen Lichtdurchlässigkeit in % der Lichtdurchlässigkeit des Leerwertes und Amplitude bzw. in % Aggregation am Ende der Analyse
- **Vorhandensein einer Desaggregation** bzw. einer Spontanaggregation.

Testbedingungen*

*Evtl. abweichende ISTH-SSC-Empfehlungen sind kursiv gesetzt.
Präanalytik:
- Die optimale Blutentnahme und eine Verarbeitung binnen max. 4 h ist eine zwingende Voraussetzung, um Artefakte zu vermeiden (s. Kap. D24).
- *Die Blutentnahme sollte nach einer kurzen Ruhepause erfolgen.*
- *Kein Kaffeegenuss 2 h und kein Rauchen 30 min vor der Blutentnahme.*
- Die Proben dürfen nicht gekühlt gelagert werden und nicht über die Rohrpost geschickt werden.
- Es empfiehlt sich, die Patienten zur Blutentnahme direkt in einem qualifizierten Labor vorzustellen.
- Nur Citrat-antikoaguliertes Blut ist geeignet; EDTA würde notwendiges Kalzium entziehen und Heparin kann eine Spontanaggregation induzieren [65].

29.5 Lichttransmissionsaggregometrie (LTA)

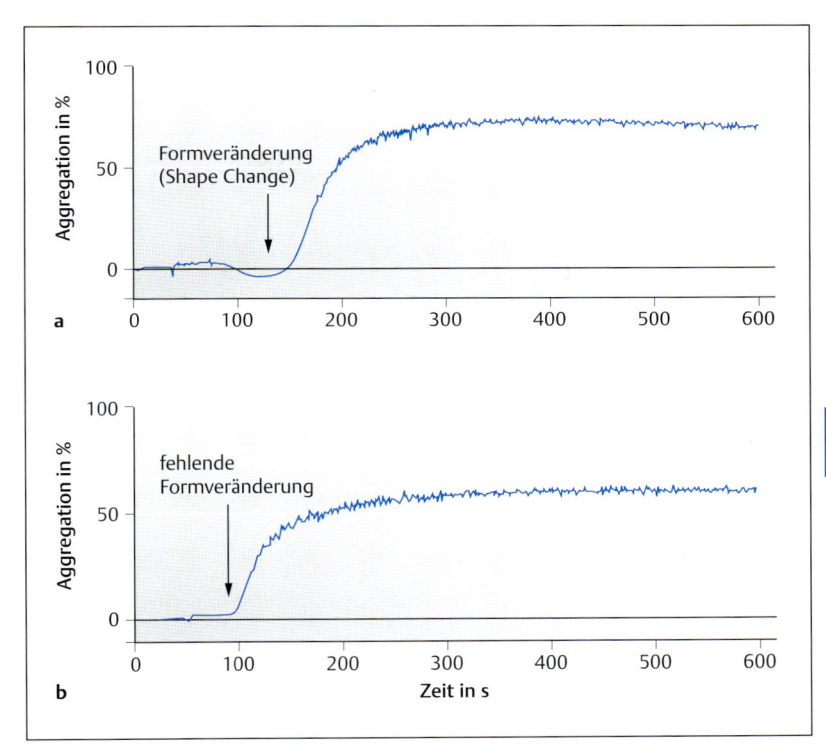

Abb. 29.2 Shape Change bei LTA [1].
a Normale Aggregation nach Stimulation mit Kollagen mit typischer Formänderung (Shape Change).
b Aggreagtion nach Stimulation mit Kollagen mit fehlendem Shape Change bei May-Hegglin-Anomalie (Riesenthrombozyten).

Durchführung der Untersuchung:
- Da die Untersuchung im plättchenreichen Plasma (PRP) durchgeführt wird, ist eine Ausgangsthrombozytenzahl von mind. 100 G/l Voraussetzung, um ein ausreichendes PRP (150–500 G/l) durch entsprechende Zentrifugationsschritte (150–180 × g für 10–15 min *[200 × g für 10 min]*, ungekühlte, ungebremste Zentrifuge!) herstellen zu können.
- Die eingesetzte Thrombozytenzahl ist zu dokumentieren.
- Alle weiteren Aufbereitungsschritte erfolgen bei Raumtemperatur.

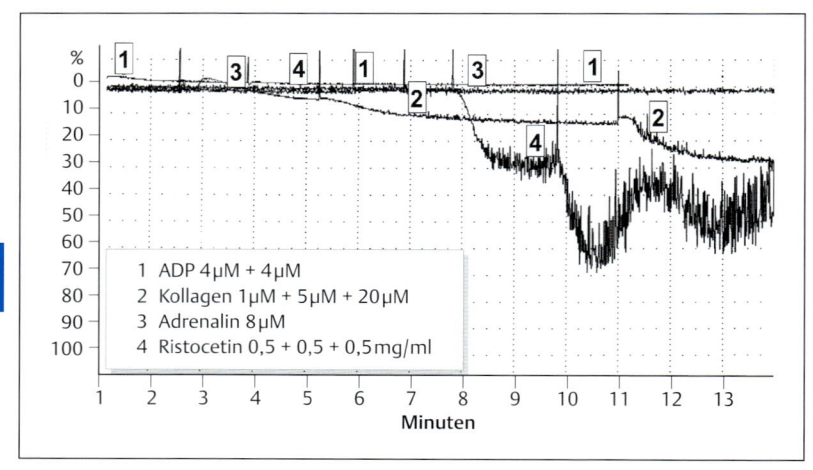

Abb. 29.3 LTA bei Morbus Glanzmann mit Desaggregation.

- Stand- bzw. Ruhezeiten von mind. ca. 15 min für die Thrombozyten zwischen den Zentrifugationsschritten und der Messung sind einzuhalten, da die Thrombozyten sonst refraktär sind.
- Gewinnung des plättchenarmen Plasmas (PPP) aus dem Originalgefäß, aus dem das PRP gewonnen wurde, durch Zentrifugation bei *1500* × g für 15 min.
- Eine Voraktivierung durch ungeeignetes Handling (z.B. Kontakt mit Glasröhrchen; daher sind Polypropylen-Röhrchen zu bevorzugen, ggf. Polystyren oder -karbonat) ist ebenfalls zu vermeiden wie die Beimischung von Erythrozyten und Leukozyten, da sie die Messung erheblich stören kann.
- Generell bringt das Einstellen auf eine definierte Thrombozytenzahl keinen methodischen Vorteil [81].

■ RIPA – Ristocetin-induzierte Plättchenagglutination
Klinische Bedeutung

Der RIPA sollte eingesetzt werden:
- bei Verdacht auf ein von-Willebrand-Syndrom Typ 2B
- bei Verdacht auf einen Hemmkörper gegen den von-Willebrand-Faktor
- zur Differenzialdiagnose bei Plättchenfunktionsstörungen, insbesondere zur Erfassung eines Bernard-Soulier-Syndroms
- zur Erfassung eines Platelet-Type-von-Willebrand-Syndroms (s. Kap. C12).

Eingesetzt werden PRP und der Agonist Ristocetin. Eine Agglutination findet nur in Anwesenheit des patienteneigenen von-Willebrand-Faktors statt. Bei Testbeginn wird eine niedrige Konzentration (0,5 oder 0,6 mg/ml) eingesetzt, bei der es im Normalplasma nicht bereits zur Reaktion käme, jedoch im Patientenplasma mit verstärkter Interaktion zwischen von-Willebrand-Faktor und Thrombozyten: von-Willebrand-Syndrom Typ 2B, Platelet-Type-VWS sowie Einzelfälle mit einem Antiphospholipid-Syndom [60].

Danach wird weiteres Ristocetin fraktioniert in die Küvette pipettiert, im Allgemeinen bis zur Endkonzentration von 1,5 mg/ml. Beurteilt wird die Grenzkonzentration an Ristocetin, mit der die Agglutination eindeutig und sofort eintritt.

Bei Patienten mit V.a. VWS Typ 2B kann die Thrombozytenzahl unter 100 G/l im Citratblut liegen. Es sollte trotzdem versucht werden, ein PRP durch Spontansedimentation herzustellen, da dieser Test für die Diagnosestellung beweisend ist.

Eine fehlende RIPA ist typisch für Patienten mit einem Bernhard-Soulier-Syndrom (Defekt des GP-Ib/IX-Rezeptors), zur Desaggregation kommt es bei Patienten mit einem Morbus Glanzmann (Abb. 29.**3**). Bei einigen anderen Formen des VWS ist die RIPA deutlich vermindert, wie beim Typ 2M (oder VWS Typ 2E – eigene Beobachtung) wie auch bei Patienten mit erworbenen Hemmkörpern gegen VWF.

■ Einflussgrößen und Störgrößen

Störgrößen

- Sichtbare **Lipämie** (Blutentnahme daher nüchtern) führt zur Reduktion der Lichttransmission; Hämolyse bzw. Erythrozytenbeimengung führt zur ADP-Freisetzung und macht die Thrombozyten refraktär für exogen zugeführtes ADP. Es resultiert die Verminderung der Aggregationsmasse.
- Stark hämolytische Proben sind zu verwerfen.
- **Hämatokrit > 60 %** führt aufgrund des reduzierten Kalziumgehalts im Plasma bereits zu Veränderungen der Aggregationskurve, wenn der Citratanteil nicht angepasst wird (s. Kap. D24) [50]. Aus eigener Erfahrung kann dies bereits bei einem Hämatokrit > 55 % der Fall sein.
- **pH-Veränderungen** sind Störfaktoren, daher ist die Alkalisierung des PRP durch die Raumluft zu vermeiden und vor dem Verschluss des Probengefäßes mit der Ausatemluft zu überschichten. Der optimale pH liegt zwischen 7,2 und 8. CO_2-Diffusion vermeiden durch schmale Gefäße, geringe luftexponierte Oberfläche und Vermeiden von unnötigem Schütteln.

- **Thrombozytose (> 500G/l):** Bei Patienten mit einer Thrombozytose ist das Verdünnen des PRP mit PPP in den physiologischen Bereich um 300 G/l notwendig, um die Analyse durchführen zu können. Die Dichte im PRP würde hier ansonsten die Interaktion bzw. Aggregatbildung stören. Bei diesen Patienten bedarf auch die PPP-Erstellung eines Mehraufwandes, ggf. durch mehrfaches Zentrifugieren. Gelingt dies nicht, ist ein „farblich passendes" Plasma eines Normalspenders einzusetzen.
- **Riesenthrombozyten:** Bei Patienten mit Riesenthrombozyten (Berhard-Soulier-Syndrom, May-Hegglin-Anomalie etc.) gelingt die physikalische Separation der unterschiedlichen Blutzellen durch Zentrifugation nicht, es muss daher das Citratblut in einem Winkel von 45 ° spontan sedimentiert werden.
- Bei durch unsachgemäße Handhabung **voraktivierten Thrombozyten** sollte die Testung des PRP nach seiner Aufbereitung frühestens nach 30–60 min erfolgen, um stabile, reproduzierbare Ergebnisse zu erzielen.
- **Blutentnahme mittels Vacutainer-System:** vermehrte Aggregationsbereistschaft bereits bei niedrigen ADP-Konzentrationen infolge Voraktivierung durch den hohen Scherstress infolge des Vakuums möglich [65].

Einflussgrößen

- Thrombozytopenie: Die **Thrombozytenzahl** beeinflusst den Test. Es sollten mindestens 100 G/l im Vollblut bzw. auch im PRP vorhanden sein. Wird der Test bei Patienten mit niedrigeren Werten durchgeführt, wird empfohlen, eine entsprechend herunter verdünnte Normalkontrolle als Referenz mitzuführen.
- **Angeborene Thrombozytenfunktionsstörungen** sind extrem selten (z. B. Morbus Glanzmann, Berhard-Soulier-Syndrom, ADP-Rezeptordefekte). Mit einer Kombination von verschiedenen Induktoren können die schweren Defekte weitgehend eingeordnet werden (Tab. 29.7); die FACS(Fluorescence-activated Cell Sorting)-Analytik dient dann zur Bestätigung (s. Kap. D29.7).
- **Erworbene Thrombozytenfunktionsstörungen** sind wesentlich häufiger. Sie werden überwiegend durch Medikamente induziert (Tab. 29.9), insbesondere nichtsteroidale Antirheumatika, aber auch als unerwünschte Arzneimittelnebenwirkung (β-Laktam-Antibiotika (Penicillin, Cephalosporine)) oder durch Nahrungsergänzungsmittel [95].
- Der therapeutische Effekt von medikamentös eingesetzten **Thrombozytenaggregationshemmern** (überwiegend ASS und Clopidogrel) ist problemlos nachweisbar (Abb. 29.4) (Tab. 29.7). Die Befundinterpretation ist jedoch schlecht standardisiert, wenn es um die Beurteilung einer adäquaten

Tab. 29.9 Medikamente, die die Thrombozytenfunktion beeinflussen (nach [96])

- 6-Mercaptopurin
- ACE-Hemmer
- Acetylsalicylsäure
- ADP-Rezeptorantagonisten (Ticlopedin, Clopidogrel, Ticagrelor, Cangrelor)
- Adriamycin
- Alkeran
- Anagrelide
- Barbiturate
- β-Blocker (Propranolol)
- Carbamazepin
- Carbutamid
- Cefalotin
- Cephalosporine
- Chinidin
- Chinin
- Chloramphenicol
- Chlordiazepoxid
- Chlorpromazin
- Cilostazol
- Koffein, Theophyllin, Aminophyllin
- Colchicin
- Cyclophosphamid
- Cytosinarabinosid
- Daunomycin
- Diazoxid
- Digitalis
- Digoxin
- Diphenylhydantoin
- Dipyridamol
- Dipyridamol
- Ergenyl
- Estrogene
- Furosemid
- GP-IIb/IIIa-Rezeptorantagonisten: Abciximab (Reopro), Tirofiban, Eptifibatide
- Heparin
- Hydroxychloroquin
- Hydroxyurea
- Indometacin
- Insektizide
- Insulin
- Isoniazid
- Kaliumperchlorat
- Leukeran
- Meprobamat
- Mesantoin
- Methicillin
- Methotrexat
- Methyldopa
- Methylxanthine
- Miconazol
- Nitrofurantoin
- Nitroprussid, Nitroglycerin
- NO und NO-Donatoren
- NSAR: Indomethazin, Phenylbutazon, Ibuprofen
- Paraaminosalicylsäure (PAS)
- Penicillin
- Phenacetin
- Prednison
- Prostaglandin I_2, D_2, E_1
- Pyrazolonderivate
- Reserpin
- Rifampicin
- Spironolacton
- Streptomycin
- Sulfonamide
- Tetrazykline
- Thioguanin
- Thiourazil
- Thrombolytika: Streptokinase, Urokinase, rt-Plasminogenaktivator
- Tolbutamid
- Trimethadion

Hemmung, ein vermindertes oder Nicht-Ansprechen geht. Das ISTH-SSC empfiehlt die Untersuchung nicht für diese Fragestellung.
- Bestimmte Erkrankungen wie die Urämie, Paraproteinämie (z. B. IgM-Waldenström, monoklonale Gammopathie unklarer Signifikanz [MGUS]), einige Leukämieformen (AML, CML), schwerer Folsäure- oder Vitamin-B_{12}-Mangel, Leberzhirrhose oder das myeloproliferative Syndrom (essenzielle Thrombozythämie, Polycythaemia vera infolge einer Störung der Dense-Granula; pathologischer Response auf Adrenalin) gehen ebenfalls mit Aggregationsstörungen einher (Tab. 29.7). Die Blutungsneigung bei einigen dieser Krankheitsbilder wird durch das häufig parallel induzierte, erworbene von-Willebrand-Syndrom verstärkt.

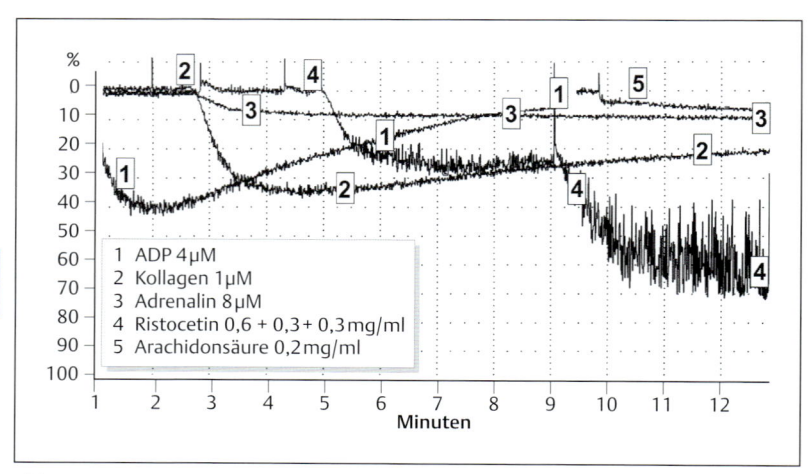

Abb. 29.4 LTA bei Einnahme von Acetylsalicylsäure.

Legende:
1 ADP 4 µM
2 Kollagen 1 µM
3 Adrenalin 8 µM
4 Ristocetin 0,6 + 0,3 + 0,3 mg/ml
5 Arachidonsäure 0,2 mg/ml

- Spezifische Thrombozytenantikörper gegen Glykoproteinmembrankomplexe (z. T. mit normaler Thrombozytenzahl), wie z. B. ein erworbener Morbus Glanzmann oder ein erworbenes Berhard-Soulier-Syndrom [68], [93].
- Herzlungenmaschine
- Gabe von Dextranen.

Probleme

- großes Probenvolumen erforderlich
- Untersuchung unter unphysiologischen Bedingungen (niedriger Scherstress)
- aufwendige Aufbereitung des PRP
- mäßige Reproduzierbarkeit
- zeit- und kostenintensiv (keine Bedside-Methode)
- eingeschränkte Verfügbarkeit
- **Standardisierung** der Methode ist noch nicht umgesetzt → es werden zu viele unterschiedliche Konzentrationen bei den Agonisten eingesetzt, die eine Vergleichbarkeit der Ergebnisse von Labor zu Labor bzw. auch der Studien unmöglich machen. Es gibt bereits Empfehlungen zur Standardisierung durch das Clinical and Laboratory Standards Institute (CLSI), [23]; die ISTH-Guideline ist in Vorbereitung.

- Durchführung und Interpretation benötigen erfahrene Untersucher.
- Der häufigste angeborene Thrombozytenfunktionsdefekt, die δ-Storage-Pool-Erkrankung, wird über die LTA nicht zuverlässig erkannt. In 30–40 % der Fälle zeigt sich in der LTA nur die Adrenalin-induzierte Aggregation als nicht oder nur monophasisch auslösbar [87]. Dieses Muster findet sich auch bei ca. 10 % der Normalspender und hätte als isolierter Befund keinen Krankheitswert.

29.6 Impedanz-Aggregometrie und Luminometrie

Übersichtsliteratur
McGlasson und Fritsma 2009 [84]

■ Klinische Bedeutung

Die Impedanzaggregometrie ist eine **Vollblutmethode.** Sie wurde erstmals 1980 von Cardinal und Flower beschrieben [20]. Plättchenreiches Plasma kann ebenfalls eingesetzt werden, ist aber unüblich. Die Messung im Vollblut gilt als physiologischer. Es kann eine Thrombozytenfunktionsuntersuchung wie mit der LTA erfolgen. Die Methode erfasst Sekretionsstörungen der Thrombozyten besser als die LTA. Die Methode wird zur Erfassung der **Wirksamkeit von Thrombozytenfunktionshemmern** (ASS, Clopidogrel/Prasugrel/Ticragrelor) insbesondere in der Anästhesie eingesetzt [106].

■ Referenzbereiche

- **Chrono-Log-Testsystem:** Aggregation mittels Impedanzmethode wird als max. Deflektion in Ω (Ohm) angegeben. Die Adenosintriphosphat-(ATP)-Freisetzung mittels Lumineszenzmethode beschreibt den Peak der Freisetzungskurve in nmol ATP. Laborinterne Normalwerte/Grenzen sind für jeden Agonisten zu ermitteln.
- **Multiplate-Testsystem:** willkürliche Aggregationseinheiten (Arbitrary Units) AU/min, beschreibt die Fläche unter der aufgezeichneten Aggregationskurve dividiert durch 100.

■ Methodik

Prinzip der Methode

Im Gegensatz zur LTA entfallen zeitaufwendige Aufbereitungsschritte für die Herstellung eines plättchenreichen Plasmas. Das Vollblut wird mit isotoner Kochsalzlösung 1 : 1 vorverdünnt und nach Zugabe bestimmter Agonisten (Tab. 29.**10**) bilden sich Thrombozytenaggregate an den stromführenden Platinelektroden. Die Zunahme der elektrischen Impedanz, die mit zunehmender Aggregatbildung steigt, wird an den beiden Metallelektroden aufgezeichnet.

Im Chrono-Log-Testsystem kann neben der Aggregation parallel auch die **Sekretion der Thrombozyten** gemessen werden: Die ATP-Freisetzung als Maß für die Funktion der δ-Granula lässt sich mittels Luminometrie erfassen. Hier wird Luciferin-Luceferase-Reagens dem verdünnten Vollblut zugesetzt, gerührt und bei 37 °C im abgedunkelt System vorinkubiert. Als Agonisten stehen Kollagen (1 oder 2 µg/ml) und Thrombin (1 E/ml) zur Verfügung. Das Substrat produziert in Gegenwart von ATP eine Lichtreaktion, die Steilheit der Lumineszenzänderung wird aufgezeichnet, die Kalkulation der ATP-Freisetzung erfolgt anhand einer Kalibrationskurve unter Verwendung eines ATP-Standards [26]. Eine Normalkontrolle ist immer mitzuführen.

Testbedingungen

Das Vollblut wird mit isotoner Kochsalzlösung 1 : 1 vorverdünnt und für 3–5 min bei 37 °C vorinkubiert. Ein Magnetrührer wird zugesetzt, die Elektroden in die Küvette eingeführt. Der „Nullwert" (Baseline) wird adjustiert und dann der Agonist dazu pipettiert. Die Thrombozyten beginnen zu aggregieren.

Es stehen 2 Systeme zur Verfügung: Chrono-Log-Aggregometer (Chronolog Corporation, USA) und das Multiplate (Fa. Roche, Basel).

Chrono-Log-Aggregometer:
- Analyse aus 3,2 %-Citrat-antikoaguliertem Blut
- Beobachtungsdauer mindestens 6 min
- Auswertung der lag-Phase, maximale Aggregation und die Aggregationsrate.

Multiplate:
- Analyse vorzugsweise aus Hirudin-antikoaguliertem Vollblut (25 µg/ml bzw. Spezialmonovette!)
- Einsatz vorgefertigter Einmalmaterialien inklusive beschichteter Magnetrührer und Elektroden

Tab. 29.10 Empfohlene Agonisten-Konzentrationen (Konsensusstatement der ständigen Kommission Pädiatrie der GTH)

Agonist	ADP	Arachidon-säure	Kollagen	Ristocetin	TRAP
Endkonzentration in der Küvette	10(–20) µM	0,5 mM	1(–2) µg/ml	1,25 mg/ml	10 µM

TRAP = Thrombin Receptor Activation Peptide

- doppelter Elektrodensatz (somit 4 Einzelelektroden) je Messküvette
- Unterschiede in der Impedanzmessung zwischen den beiden Elektrodenpaaren sprechen für einen technischen Fehler, das Ergebnis ist zu verwerfen (interne Qualitätskontrolle)
- Verarbeitung 30–180 min nach der Blutentnahme
- Vollblut wird 1 : 1 mit auf 37 °C vorgewärmter Kochsalzlösung (0,9 %) verdünnt, 3 min inkubiert, nach Zugabe des Aktivators erfolgt die Messung über 6 min
- Als Aktivatoren stehen zur Verfügung (vergleichbar der LTA): ADP, Arachidonsäure, Ristocetin, Kollagen, TRAP.
- 5 Ansätze können parallel laufen.
- interindividuelle Variabilität: ADP als Agonist < 20 % [111] (entsprechend der LTA, eigene Beobachtung)
- Einsatzbereich: Diagnostik qualitativer angeborener oder erworbener Thrombozytenfunktionsstörungen, überwiegend sog. Drugmonitoring, d.h. Wirksamkeitsprüfung der Thrombozytenaggregationshemmer ASS/P2Y-Inhibitoren oder GP-IIb/IIIa-Rezeptorantagonisten (Abciximab, ReoPro). Für weitere Fragestellungen liegen bisher keine gesicherten Daten vor.

Vorteile der Impedanzaggregometrie gegenüber der LTA:
- geringeres Probenvolumen (0,5 ml je Agonist, insgesamt ca. 3 ml, Vorteil in der Pädiatrie!)
- komplexe Aufbereitung des PRP entfällt, daher
- schnellere Ergebniserstellung
- Ikterus oder Lipämie stören nicht [61]
- Einsatz auch bei Thrombozytopenie zwischen 50 und 100 G/l
- gute Korrelation zwischen ADP- und Kollagen-induzierter Aggregation [97]
- Impedanzmessung ist sensitiver bei Einsatz von Thrombin, Ristocetin und Arachidonsäure, somit auch sensitiver für eine ASS-Wirkung.

- Dipyridamol-Hemmung der Aggregation kann nachgewiesen werden, hier ist die Interaktion der Erythrozyten mit den Thrombozyten notwendig ist, diese fehlt bei der LTA [49], [45].
- Impedanz- und Lumiaggregometrie erfasst Defekte der δ-Granula (Sekretionsdefekte) ähnlich gut wie die Born-Aggregometrie. Ein referenzwertiger Befund schließt einen Sekretionsdefekt nicht aus.

Einfluss- und Störgrößen

Einflussgrößen

- Thrombozytenausgangszahl im Normbereich, bei Werten 50–100 G/l keine Vorverdünnung
- hohe Sensitivität für den Nachweis medikamentöser Aggregationshemmung (ASS, Clopidogrel u.a.) [32], [30]
- Multiplate: Alters- und Thrombozytenzahl-abhängige Referenzbereiche sind bei Kindern zu berücksichtigen [50].

Störgrößen

- Wahl des falschen Antikoagulans
  - Chronolog: Natriumcitrat 3,2%
  - Multiplate: Hirudin-beschichtete Spezialmonovetten (verbesserte Reproduzierbarkeit, Intra-Assay Variabilität 6%) [111]; ggf. Heparinblut
- ungenügende Reinigung der Elektroden des Chronolog-Systems.

Probleme

Die ursprünglichen Geräte der Fa. Chronolog (USA) sind nur in wenigen Labors etabliert und teuer (ca. doppelt so teuer wie ein klassisches Aggregometer). Die Elektroden bei dem Chronolog-System müssen **aufwendig gereinigt** werden, dies kann zu ihrer Beschädigung führen. Zusätzlich besteht ein **Infektionsrestrisiko.**

Das Multiplate-System benutzt hingegen Einmalmaterialien. Für dieses System werden aber **Spezialmonovetten** für die Blutentnahme benötigt. Somit ist es eher eine Bedside-Methode, die Untersuchung aus tagesgleichem, eingesandtem Citratblut ist besser mit dem Chronolog-System möglich.

Bei der Befundinterpretation ist zu berücksichtigen, dass es sich um **qualitative Angaben** handelt; die Ergebnisse einer Aggregometrie sind nicht normalverteilt. Es bedarf somit der Kommentierung eines qualifizierten Untersuchers wie bei der LTA.

29.7 Durchflusszytometrie

Übersichtsliteratur
Schmitz et al. 1998 [104], Ruf und Patscheke 2007 [100]

■ Klinische Bedeutung

Die Methode der Durchflusszytometrie findet zunehmend Eingang in die Hämostaseologie:
- Sie hat sich zum Goldstandard bei der Diagnostik seltener hereditärer Thrombozytendefekte entwickelt. Mit ihr werden die **klassischen Membranrezeptordefekte** verifiziert: GP IIb/IIIa-Defekt und GP Ib/IX-Komplex-Defekt (s.a. Tab. 29.11).
- Angeborene und erworbene **Sekretionsdefekte** der α- und δ-Granula werden nachgewiesen.
- Die Methode gilt als Referenzmethode zur **Bestimmung der Thrombozytenzahl.**
- Sie wird zur **Qualitätskontrolle von Thrombozytenkonzentraten** in den Blutbanken eingesetzt (Nachweis einer Thrombozytenaktivierung; sie liegt im Allgemeinen bei 5-tägiger Lagerung < 30 % CD62P-positiver Thrombozyten [persönliche Mitteilung von A. Ruf]).

Im Gegensatz zu den zuvor beschriebenen Methoden, erfolgt hier die **Untersuchung einzelner Thrombozyten.** Die absolute Thrombozytenzahl spielt daher keine Rolle und es werden für die Analyse nur wenige Mikroliter benötigt. Durch die Analyse spezifischer Antigene/Rezeptoren oder der Bindung von Liganden können angeborene und erworbene Defekte bestätigt werden, die z.T. zuvor mit anderen Methoden detektiert wurden. Die Methode ersetzt hier nicht die klassische LTA.

Zukünftig wird die Bestimmung der sog. **retikulierten Thrombozyten** (unreife Formen) analog zu retikulierten Erythrozyten bei der Anämiediagnostik mittels spezifischer RNA-Färbung an Bedeutung für die Differenzialdiagnose der Thrombozytopenie gewinnen (Patent der Fa. Sysmex für den Blutbildautomaten XE-2100). Es kann damit zwischen einer Thrombozytenbildungsstörungen und einem erhöhtem Umsatz (vermehrte retikulierte Thrombozyten) unterschieden werden. Ein weiterer Einsatzbereich ist das **Monitoring medikamentöser Thrombozytenhemmung.** Die Wertigkeit der Methode zur Beurteilung von Aktivierungszuständen für die Prognoseeinschätzung oder für Therapieentscheidungen, z.B. bei Patienten mit koronarer Herzkrankheit oder Diabetes mellitus, ist derzeit noch nicht wissenschaftlich untermauert.

■ Referenzbereiche

Jedes Labor muss methodenabhängige Referenzbereiche erstellen. Sie können nur durch zuvor **exakt definierte Protokolle** für die jeweilige Analyse ermittelt wurden. Die Angabe erfolgt meist in Prozent positiv bzw. auch in Moleküle/Thrombozyt.

■ Methodik

Prinzip der Methode

Bei der Durchflusszytometrie (auch **Fluorescence-activated Cell Sorting – FACS**) werden biochemische Färbemethoden wie auch fluoreszenzmarkierte, monoklonale Antikörper eingesetzt. Die markierten Zellen/Thrombozyten werden einzeln an einem Laserstrahl vorbeigeführt, die Fluoreszenzsignale und/oder das Streulicht werden detektiert. Thrombozyten können durch entsprechende Antikörpermarkierung von anderen Zellen unterschieden werden. Hierfür muss zuvor ein **Schwellenwert** festgelegt werden, über dem die Signalintensität der markierten Zellen liegt. Für die Festlegung eines Schwellenwertes für fluoreszenzmarkierte Zellen werden im Allgemeinen Myelomproteine verwendet, die von der gleichen Spezies stammen wie der primäre Antikörper (z. B. monoklonale Antikörper von der Maus) und auch im Isotyp und in der Fluorochrommarkierung mit diesem übereinstimmen (**Isotypkontrolle**).

Die Intensität des Fluoreszenzsignals korreliert mit der Menge der gebundenen Antikörpermoleküle/Fluorochrome und somit mit der Expression des jeweiligen Antigens bzw. Glykoproteins. Die Auswertung der Signale erfolgt in Form von **Histogrammen oder Dot-Plots;** zuvor erfolgt ein „Gating", durch welches die auszuwertenden Messereignisse/Zellpopulation von anderen Signalen abgegrenzt werden.

Damit können dargestellt und gemessen werden:
- Anzahl und Typ der Thrombozytenrezeptoren
- Sekretion aus den Thrombozytengranula
- Bindungsfähigkeit der Liganden an den Rezeptor
- Plättchenantikörper auf der Plättchenmembran u. a.

Testbedingungen

Die Durchflusszytometrie benötigt nur eine geringe Menge Citrat- (oder EDTA-) Vollblut (je nach Ansatz 2, 5 oder 50 µl) und ist daher auch für Neugeborene oder Kleinkinder sowie bei Patienten mit Thrombozytopenie zwischen 20 und 50 G/l einsetzbar. Je nach Fragestellung ist die Analyse auch aus versandtem bzw. bei Raumtemperatur gelagertem Blut durchführbar, z. B. für die Analyse der Sekretionsdefekte (bis 24 h, keine weiteren Stabilisierungsmaßnahmen notwendig). Die **parallele Einsendung von Kontrollblut** ist zu empfehlen, um Lagerungs- bzw. Transportartefakte auszuschließen.

Bei der Fragestellung nach Aktivierungsmarkern kommt nur die Blutentnahme direkt im Labor und Verarbeitung der Probe binnen 2 h in Frage. Die Proben werden im allgemeinen mit Phosphate-Buffer Saline (PBS) vorverdünnt auf 20–50 G/l, vorinkubiert und anschließend jeweils ein Aliquot mittels des spezifischen Antikörpers markiert (Inkubation bei Raumtemperatur im Dunkeln!, bevorzugt in Polypropylenröhrchen), ggf. Fixierung mit Paraformaldehyd. Gezählt werden dann mindestens 5000–10000 Thrombozyten für eine Analyse (Details vgl. [100]).

Tab. 29.**11** zeigt, welche spezifischen Antikörper für welche Indikation bei der Durchflusszytometrie benötigt werden.

VASP-Assay

Erst kürzlich wurde die Messung des Phosphorylierungsgrades des „Vasodilatator-stimulated Phosphoprotein" (VASP), der VASP/P2Y12-Testkit (Fa. BioCytex, Marseille, bzw. Vertrieb in Deutschland über American Diagnostica) zum Therapiemonitoring mit Thienopyridinen, den $P2Y_{12}$-Antagonisten, etabliert. Diese durchflusszytometrische Analyse ist spezifisch für die **ADP-Rezeptorblockade,** da VASP eine Schlüsselposition in der ADP-$P2Y_{12}$-Rezeptoraktivierung hat.

Testprinzip: ADP bindet über seinen Rezeptor $P2Y_{12}$ an der Thrombozytenmembran und signalisiert eine Hemmung der Prostaglandin-E_1-abhängigen, intrazelluläre Phosphorylierung des VASP. Es wird ein $P2Y_{12}$-Reaktivitätsindex ermittelt, der aus der Differenz der VASP-P-Konzentration vor und nach Gabe von PGE_1 und PGE_1 plus ADP besteht. Ein niedriger Index bedeutet, dass der Rezeptor durch das Medikament blockiert ist, es lässt sich nach Stimulierung keine weitere Reduktion der Phosphorylierung messen. Es besteht eine gute Korrelation mit der Clopidogrel-induzierten Thrombozytenhemmung. Erste Erfahrungen liegen auch für das Thienopyridinpräparat Prasugrel vor. Von einer adäquaten Wirksamkeit wird bei einem PRI<50 ausgegangen [11].

Im Vergleich der zurzeit in Deutschland zur Verfügung stehenden Methoden (LTA, VerifyNow P2Y12- und VASP-Test), zeigten der VASP-Test und der VerifyNow-Test die beste Korrelation mit der Konzentration des aktiven Clopidogrel-Metaboliten im Blut der Probanden [14]. Derzeit ist aber die Methode mit dem besten Vorhersagewert für das Auftreten einer Gefäßkomplikation unter Medikation (z. B. Stentthrombose) noch nicht gefunden [11]. Der

Tab. 29.11 Durchflusszytometrieanwendungen in der Diagnostik von Thrombozytenfunktionsstörungen (mod. nach [4], [103])

Analyse	Indikation
Thrombozytenfunktion	
Rezeptorquantifizierung	Morbus Glanzmann (GP IIb/IIIa mittels CD41b/CD61) • Typ 1 (homozygot) < 10 % • Typ 2 (heterozygot) > 10 % Bernard-Soulier-Syndrom (GP Ib/IX mittels CD42) andere, seltenere Defekte (Kollagenrezeptordefekte mittels GP Ia/IIa)
Membranbindung von Gerinnungsfaktoren	Störungen der prokoagulatorischen Aktivität zeigen eine verminderte Bindung von aktivierten Gerinnnungsfaktoren bzw. Annexin V an Phosphatedylserin, einem Hauptbestandteil der Membran
Granulafärbung	Storage-Pool-Defekte δ(= Dense)-Granula-Defekt bei verminderter Mepacrine-Aufnahme α-Granula-Defekt bei verminderter P-Selektin-Freisetzung nach Aktivierung (CD62P), Lysosomen (CD63)
Thrombozytenaktivierung	primäre oder sekundäre Störung der Thrombozytenfunktion: Stimulation mit ADP, Thromboxan A_2 und TRAP-6, verbunden mit der Analyse der Aktivierungsmarker (P-Selektin, CD62P; Fibrinogen) zur Differenzierung von Signaltransduktionsstörungen Therapiemonitoring mit Plättchenhemmern (s. a. VASP-Test) HIT-Diagnostik über die Bindung von Annexin V oder der P-Selektin-Expression (CD62P) (hat sich in der klinischen Anwendung nicht bewährt und wird daher nicht empfohlen!)
Thrombozytopenieabklärung	
Nachweis RNA-haltiger (retikulierter) Thromboyzten	erhöhter Thrombozytenverbrauch versus hyporegenerative Thrombozytopenie (Thiazolorangefärbung RNA-pos. Thrombozyten, EDTA-Blut) **cave:** Normalbereich ist nicht definiert, Anteil retikulierter Thrombozyten im Blut liegt normal bei 1–20 %!
Nachweis der Immunglobulinbeladung	Nachweis Plättchen-assoziierter Immunglobuline (PAIgG) bei ITP (hohe Sensitivität, geringe Spezifität, daher nicht mehr empfohlen !); Cross-Match bei fehlendem Anstieg nach Thrombozytengabe; Unterscheidung zwischen Allo- und Autoantikörpern

CD = Cluster of Density

Literaturvergleich wird erschwert, da die Grenzwerte der jeweiligen Methode für die Annahme einer Wirksamkeit variieren. Bisher fehlt die Definition von allgemein verbindlichen Cut-off-Werten für die verschiedenen Methoden.

Der VASP-Test kann auch zur Diagnostik eines angeborenen ADP-Rezeptordefektes eingesetzt werden [116].

Einfluss- und Störgrößen

Störgrößen

- Funktionsanalysen bei Thrombozytenzahlen < 20 G/l (aufgehobene Thrombozyt/Thrombozyt-Interaktion, dadurch unzuverlässige Ergebnisse)
- unzureichende Berücksichtigung der Verdünnungsfaktoren bzw. der Thrombozyten/Erythrozyten-Ratio und Verrechnung der Ratio mit der Erythrozytenkonzentration zur exakten Bestimmung sehr niedriger Thrombozytenzahlen
- Voraktivierung durch unsachgemäße Handhabung der Probe, Probenüberalterung oder Zwischenlagerung im Kühlschrank
- unterschiedliche Beeinflussung des Kalziumgehaltes der Probe und damit auch der Ergebnisse der Aktivierungsanalysen durch Antikoagulanzien
- Präanalytik (Probenalter und -Lagerung): Dies beeinflusst die Oberflächenbindung der Immunglobuline an die Thrombozyten; die hohe Sensitivität dieser Analyse geht daher nur mit einer geringen Spezifität einher für die Fragestellung Immunthrombozytopenie.

Einflussgrößen

- angeborene oder erworbene Defekte der Thrombozytenmembranrezeptoren inkl. spezifischer Antikörper gegen die Membranbestandteile (z.B. Anti-HPA-1a; s. Tab. 29.**11**)
- Medikamente (bzw. das Therapiemonitoring):
  - ASS: nur unzureichender Nachweis und aus logistischen und methodischen Gründen nicht zu empfehlen
  - ADP-Rezeptorantagonisten, Substanzklasse Thienopyridine (Ticlopedin, Clopidorel, Prasugrel): VASP-Test
  - Anti-GP-IIb/IIIa-Rezeptor-Medikation (Abciximab [ReoPro], Tirofiban).

■ Probleme

Ein Durchflusszytometer ist ein **teures Gerät** mit hohen Folgekosten (Farbstoffe, monoklonale Antikörper, Kalibrationsbeads), sodass die Methodik nur wenigen Speziallabors mit erfahrenem Personal vorbehalten bleibt.

Derzeit ist die **Standardisierung** dieser Methode unbefriedigend. Es sind hochkomplexe Messinstrumente. Auch 2 baugleiche Geräte sind nicht identisch und liefern geringfügig andere Ergebnisse. Weder stehen besser standardisierte kommerzielle Messsysteme noch Kontrollmaterialien zur Qualitätskontrolle für die Analyse der Thrombozyten zur Verfügung (anders für die Bestimmung des Immunstatus). Derzeit behilft man sich je nach Fragestellung mit dem parallelen Einsatz eines Normalspenders, der konsequent mitzuführen ist. Die Fachgruppen bemühen sich um eine Vereinheitlichung der Probenvorbereitungs- und Messprotokolle, um einen Interlaborvergleich zu ermöglichen [83].

Das Beispiel der retikulierten Thrombozytenbestimmung zeigt, dass durch Modifikation der Originalmethode der Referenzbereich zwischen den Labors erheblich variieren kann (1–20 %) [4].

Obwohl Geräte entwickelt wurden, die eine primäre Quantifizierung der Durchflussmenge erlauben, ist meist für die Kalibration des FACS-Gerätes entsprechendes Kontrollmaterial notwendig (sog. Mikrobeads oder Eichpartikel). Trotzdem kann die individuelle, visuelle Auswahl des Messfeldes (sog. Gating) das Ergebnis wesentlich beeinflussen.

Es gibt eine Vielzahl weiterer Methoden zur Analyse der Thrombozytenfunktion, deren Darstellung hier aus Platzgründen nicht möglich ist und die aus verschiedenen Gründen keinen/kaum Einzug in den klinischen Alltag gefunden haben. Interessierte werden verwiesen auf ein entsprechendes Buchkapitel [54].

> Alle beschriebenen Methoden haben ähnliche methodische Grenzen, insbesondere die **fehlende Standardisierung mit großer Intra- und Interlaborvariabilität.** Als interne Qualitätskontrolle kann immer nur eine mitgeführte Normalkontrolle (keine thrombozytenwirksame Medikation in den letzten 7–10 Tagen) dienen. Es sind keine Bedside-Methoden und mit Ausnahme des PFA-100-Gerätes handelt es sich um komplexe Methoden, die nur von geübtem Personal und bei entsprechender Geräteausstattung in einem Speziallabor durchgeführt werden können. (Eine Alternative kann hier das VerifyNow-System darstellen, s. „Bedside"-Methoden, Kap. E33.3).
>
> Die Verarbeitung des Citratblutes muss in einem **engen Zeitfenster** je nach Methode von ca. 30 min bis max. 4 h nach der Blutentnahme erfolgen (Aus-

nahme einige FACS-Analysen), da die Thrombozytenüberlebensdauer ex vivo kurz ist.

Bei der **Interpretation der Testergebnisse** sollte sich der Untersucher auf laboreigene Referenzbereiche beziehen, die präanalytischen Bedingungen, die Medikation inklusive Nahrungsergänzungsmittel (z. B. Knoblauch oder Ginkgo) und Grundkrankheit des Patienten kennen, um angeborene von erworbene Störungen zu unterscheiden. Pathologische Befunde sind durch eine zweite Analyse im zeitlichen Abstand zu bestätigen.

Literatur

[1] Althaus K, Greinacher A. MYH9-related platelet disorders. Semin Thromb Hemost 2009; 35(2): 189–203
[2] Andrassy K. Hämostaseologische Störungen in der Urämie und während der Dialyse: Pathogenese, Diagnose und Therapie. In: Müllerberghaus G, Pötsch B (Hrsg). Hämostaseologie. Berlin – Heidelberg: Springer; 1999: 489–492
[3] Aster RH, Curtis BR et al. Drug-induced immune thrombocytopenia: pathogenesis, diagnosis, and management. J Thromb Haemost 2009; 7(6): 911–918
[4] Barlage S. Durchflusszytometrie. In: Bruhn D, Schambeck CM, Hach-Wunderle V. Hämostaseologie für die Praxis. Stuttgart: Schattauer; 2007: 120–125
[5] Barthels M, Poliwoda H. Der kongenitale Faktor V-Mangel. Hämostaseologie 1987; 7: 24–28
[6] British Society for Haematology (BCSH). Guidelines on platelet function testing. The British Society for Haematology BCSH Haemostasis and Thrombosis Task Force. J Clin Pathol 1988; 41(12): 1322–1330
[7] Bentley SA, Johnson A et al. A parallel evaluation of four automated hematology analyzers. Am J Clin Pathol 1993; 100(6): 626–632
[8] Bizarro N. Pseudothrombocytopenia. In: Michelson AD (ed). Platelets. San Diego: Elsevier; 2007: 999–1007
[9] Boberg KM, Brosstad F et al. Is a prolonged bleeding time associated with an increased risk of hemorrhage after liver biopsy? Thromb Haemost 1999; 81(3): 378–381
[10] Bock M, De Haan J et al. Standardization of the PFA-100(R) platelet function test in 105 mmol/l buffered citrate: effect of gender, smoking, and oral contraceptives. Br J Haematol 1999; 106(4): 898–904
[11] Bonello L, Tantry US et al. Consensus and Future Directions on the Definition of High On-Treatment Platelet Reactivity to Adenosine Diphosphate. J Am Coll Cardiol 2010; 56(12): 919–933
[12] Born GV. Aggregation of blood platelets by adenosine diphosphate and its reversal. Nature 1962; 194: 927–929
[13] Boudewijns M, Raes M et al. Evaluation of platelet function on cord blood in 80 healthy term neonates using the Platelet Function Analyser (PFA-100); shorter in vitro bleeding times in neonates than adults. Eur J Pediatr 2003; 162(3): 212–213
[14] Bouman HJ, Parlak E, van Werkum JW et al. Which platelet function test is suitable to monitor clopidogrel responsiveness? A pharmacokinetic analysis on the active metabolite of clopidogrel. J Thromb Haemost 2010; 8: 482–488

[15] Branehog I, Kutti J et al. Platelet survival and platelet production in idiopathic thrombocytopenic purpura (ITP). Br J Haematol 1974; 27(1): 127–143

[16] Briggs C, Harrison P et al. Platelet Counting. In: Michelson AD (ed). Platelets. San Diego: Elsevier; 2007:475–483

[17] Budde U. Diagnose von Funktionsstörungen der Thrombozyten mit Hilfe der Aggregometrie. J Lab Med 2002; 26: 564–571

[18] Cammerer U, Dietrich W et al. The predictive value of modified computerized thromboelastography and platelet function analysis for postoperative blood loss in routine cardiac surgery. Anesth Analg 2003; 96(1): 51–57

[19] Carcao MD, Blanchette VS, Dean JA et al. The Platelet Function Analyzer (PFA-100): a novel in-vitro system for evaluation of primary haemostasis in children. Br J Haematol 1998; 101: 70–3

[20] Cardinal DC, Flower RJ. The electronic aggregometer: a novel device for assessing platelet behavior in blood. J Pharmacol Methods 1980; 3(2): 135–158

[21] Castaman G, Tosetto A et al. The impact of bleeding history, von Willebrand factor and PFA-100(®) on the diagnosis of type 1 von Willebrand disease: results from the European study MCMDM-1VWD. Br J Haematol 2010; 151(3): 245–251

[22] Cattaneo M, Hayward CPM et al. Results of a worldwide survey on the assessment of platelet function by light transmission aggregometry: a report from the platelet physiology subcommittee of the SSC of the ISTH. J Thromb Haemost 2009; 7(6): 1029–1029

[23] Christie DJ, Avari T et al. Platelet Function Testing by Aggregometry; Approved Guideline. Clinical and Laboratory Standards Institute 2008; 28(31): H58-A

[24] Crescente M, di Castelnuovo A et al. Response variability to aspirin as assessed by the platelet function analyzer (PFA)-100. A systematic review. Thromb Haemost 2008; 99(1): 14–26

[25] Dalby MC, Davidson SJ et al. Diurnal variation in platelet aggregation with the PFA-100 platelet function analyser. Platelets 2000; 11(6): 320–324

[26] Dawood BB, Wilde J et al. Reference curves for aggregation and ATP secretion to aid diagnose of platelet-based bleeding disorders: Effect of inhibition of ADP and thromboxane A2 pathways. Platelets 2007; 18(5): 329–345

[27] de Caterina R, Lanza M et al. Bleeding time and bleeding: an analysis of the relationship of the bleeding time test with parameters of surgical bleeding. Blood 1994; 84(10): 3363–3370

[28] Dean JA, Blanchette VS et al. von Willebrand disease in a pediatric-based population–comparison of type 1 diagnostic criteria and use of the PFA-100 and a von Willebrand factor/collagen-binding assay. Thromb Haemost 2000; 84(3): 401–409

[29] DIN 58932-5 Hämatologie – Bestimmung der Blutkörperchenkonzentration im Blut – Teil 5: Referenzverfahren zur Bestimmung der Konzentration der Thrombozyten. 2007

[30] Dyszkiewicz-Korpanty A, Olteanu H et al. Clopidogrel anti-platelet effect: an evaluation by optical aggregometry, impedance aggregometry, and the platelet function analyzer (PFA-100). Platelets 2007; 18(7): 491–496

[31] Dyszkiewicz-Korpanty A, Quinton R et al. The effect of a pneumatic tube transport system on PFA-100 trade mark closure time and whole blood platelet aggregation. J Thromb Haemost 2004; 2(2): 354–356

[32] Dyszkiewicz-Korpanty AM, Frenkel EP et al. Approach to the Assessment of Platelet Function: Comparison between Optical-based Platelet-rich Plasma and Impedance-based Whole Blood Platelet Aggregation Methods. Clin Appl Thromb Hemost 2005; 11(1): 25–35

[33] Elsenberg EH, van Werkum JW et al. The influence of clinical characteristics, laboratory and inflammatory markers on 'high on-treatment platelet reactivity' as measured with different platelet function tests. Thromb Haemost 2009; 102(4): 719–727
[34] Escolar G, Cases A et al. Evaluation of acquired platelet dysfunctions in uremic and cirrhotic patients using the platelet function analyzer (PFA-100): influence of hematocrit elevation. Haematologica 1999; 84(7): 614–619
[35] Favaloro EJ. Utility of the PFA-100 for assessing bleeding disorders and monitoring therapy: a review of analytical variables, benefits and limitations. Haemophilia 2001; 7(2): 170–179.
[36] Favaloro EJ. The utility of the PFA-100 in the identification of von Willebrand disease: a concise review. Semin Thromb Hemost 2006; 32(5): 537–545
[37] Favaloro EJ. Clinical utility of the PFA-100. Semin Thromb Hemost 2008; 34(8): 709–733
[38] Favaloro EJ, Kershaw G et al. Laboratory diagnosis of von Willebrand disorder (vWD) and monitoring of DDAVP therapy: efficacy of the PFA-100 and VWF:CBA as combined diagnostic strategies. Haemophilia 2001; 7(2): 180–189
[39] Feinstein DI. Immune coagulation disorders. Hemostasis and thrombosis. In: Colman RW, Hirsh J, Marder VJ, Clowes AW, George JN, eds. Hemostasis and thrombosis. Philadelphia: Lippincott Williams & Wilkins; 2001: 1003–1020
[40] Feinstein DI, Marder VJ et al. Consumptive thrombohemorrhagic disorders. In: Colman RW, Hirsh J, Marder VJ, Clowes AW, George JN, eds. Hemostasis and thrombosis. Philadelphia: Lippincott Williams & Wilkins; 2001: 1197–1233
[41] Fiorin F, Steffan A et al. IgG platelet antibodies in EDTA-dependent pseudothrombocytopenia bind to platelet membrane glycoprotein IIb. Am J Clin Pathol 1998; 110(2): 178–183
[42] Franchini M, Zugni C et al. High prevalence of acquired von Willebrand's syndrome in patients with thyroid diseases undergoing thyroid surgery. Haematologica 2004; 89(11): 1341–1346
[43] Fressinaud E, Veyradier A et al. Therapeutic monitoring of von Willebrand disease: interest and limits of a platelet function analyser at high shear rates. Brit J Haematol 1999; 106(3): 777–783
[44] Fressinaud E, Veyradier A et al. Screening for von Willebrand disease with a new analyzer using high shear stress: a study of 60 cases. Blood 1998; 91(4): 1325–1331
[45] Friend M, Vucenik I et al. Research pointers: Platelet responsiveness to aspirin in patients with hyperlipidaemia. Brit Med J 2003; 326(7380): 82–83
[46] Gadner H, Barthels M et al. Diagnostic studies in congenital afibrinogenemia. Monatsschr Kinderheilkd 1974; 122(7): 691–693
[47] Garcia Suarez J, Calero MA et al. EDTA-dependent pseudothrombocytopenia in ambulatory patients: clinical characteristics and role of new automated cell-counting in its detection. Am J Hematol 1992; 39(2): 146–148
[48] George JN, Shattil SJ. The clinical importance of acquired abnormalities of platelet function. N Engl J Med 1991; 324(1): 27–39
[49] Gresele P, Zoja C et al. Dipyridamole inhibits platelet aggregation in whole blood. Thromb Haemost 1983; 50(4): 852–856
[50] Halimeh S, Angelis G et al. Multiplate whole blood impedance point of care aggregometry: preliminary reference values in healthy infants, children and adolescents. Klin Padiatr 2010; 222(3): 158-163
[51] Hardisty RM, Hutton RA et al. Secondary platelet aggregation: a quantitative study. Brit J Haematol 1970; 19(3): 307–319

[52] Harker LA, Slichter SJ. The bleeding time as a screening test for evaluation of platelet function. N Engl J Med 1972; 287(4): 155–159
[53] Harrison P. Assessment of platelet function in the laboratory. Hamostaseologie 2009; 29(1): 25–31
[54] Harrison P, Keeling D. Clinical Tests of Platelet Function. In: Michelson AD, ed. Platelets. 2nd ed. San Diego: Elsevier; 2007: 475–483
[55] Harrison P, Robinson M et al. The PFA-100: a potential rapid screening tool for the assessment of platelet dysfunction. Clin Lab Haematol 2002; 24(4): 225–232
[56] Harrison P, Robinson MS et al. Performance of the platelet function analyser PFA-100 in testing abnormalities of primary haemostasis. Blood Coagul Fibrinolysis 1999; 10(1): 25–31
[57] Haubelt H, Anders C et al. Variables influencing Platelet Function Analyzer-100 closure times in healthy individuals. Brit J Haematol 2005; 130(5): 759–767
[58] Hayward CP, Harrison P et al. Platelet function analyzer (PFA)-100 closure time in the evaluation of platelet disorders and platelet function. J Thromb Haemost 2006; 4(2): 312–319
[59] Homoncik M, Blann AD et al. Systemic inflammation increases shear stress-induced platelet plug formation measured by the PFA-100. Brit J Haematol 2000; 111(4): 1250–1252
[60] Hoylaerts MF, Thys C et al. Recurrent arterial thrombosis linked to autoimmune antibodies enhancing von Willebrand factor binding to platelets and inducing Fc gamma RII receptor-mediated platelet activation. Blood 1998; 91(8): 2810–2817
[61] Ingerman-Wojenski C, Smith JB et al. Evaluation of electrical aggregometry: comparison with optical aggregometry, secretion of ATP, and accumulation of radiolabeled platelets. J Lab Clin Med 1983; 101(1): 44–52
[62] Jackson SC, Sinclair GD et al. The Montreal platelet syndrome kindred has type 2B von Willebrand disease with the VWF V1316M mutation. Blood 2009; 113(14): 3348-3351
[63] Janeway CM, Rivard GEet al. Factor V Quebec revisited. Blood 1996; 87(9): 3571–3578
[64] Jennings I, Woods TA et al. Platelet function testing: practice among UK National External Quality Assessment Scheme for Blood Coagulation participants, 2006. J Clin Pathol 2008; 61(8): 950–954
[65] Jennings LK, McCabe White M. Platelet Aggregation. In: Michelson AD, ed. Platelets. 2nd ed. San Diego: Elsevier; 2007: 495–507
[66] Karger R, Donner-Banzhoff N et al. Diagnostic performance of the platelet function analyzer (PFA-100) for the detection of disorders of primary haemostasis in patients with a bleeding history-a systematic review and meta-analysis. Platelets 2007; 18(4): 249–260
[67] Kehrel BE. Platelets: biochemistry and physiology. Hamostaseologie 2008; 28(5): 289–298
[68] Kiefel V, Freitag E et al. Platelet autoantibodies (IgG, IgM, IgA) against glycoproteins IIb/IIIa and Ib/IX in patients with thrombocytopenia. Ann Hematol 1996; 72(4): 280–285
[69] Klouche M. Diagnostic Methods for Platelet Function Analysis. Transfus Med Hemother 2007; 34(1): 20–32
[70] Koscielny J, von Tempelhoff GF et al. A practical concept for preoperative management of patients with impaired primary hemostasis. Clin Appl Thromb Hemost 2004; 10(2): 155–166

[71] Kottke-Marchant K, Powers JB et al. The effect of antiplatelet drugs, heparin, and preanalytical variables on platelet function detected by the platelet function analyzer (PFA-100). Clin Appl Thromb Hemost 1999; 5(2): 122–130
[72] Kundu SK, Heilman EJ et al. Characterization of an in vitro platelet function analyzer, PFA-100™. Clin Appl Thromb Hemost 1996; 2: 241–249
[73] Landbeck G. Diskusssionsbemerkungen. 7. Hämophilie-Symposium Hamburg. In: Landbeck G, Marx R. Immuno-Schriftenreihe. 1976
[74] Lasne D, A Fiemeyer et al. A study of platelet functions with a new analyzer using high shear stress (PFA 100) in patients undergoing coronary artery bypass graft. Thromb Haemost 2000; 84(5): 794–799
[75] Lehman CM, Blaylock RC et al. Discontinuation of the bleeding time test without detectable adverse clinical impact. Clin Chem 2001; 47(7): 1204–1211
[76] Lind SE. The bleeding time does not predict surgical bleeding. Blood 1991; 77(12): 2547–2552
[77] Lind SE, Kurkjian CD. The Bleeding Time. In: Michelson AD, ed. Platelets. 2nd ed. San Diego: Elsevier; 2007: 485–493
[78] Linnemann B, Schwonberg J et al. Assessment of clopidogrel non-response by the PFA-100 system using the new test cartridge INNOVANCE PFA P2Y. Ann Hematol 2010; 89(6): 597–605
[79] Lippi G, Franchini M et al. Influence of the ABO blood type on the platelet function analyzer PFA-100. Thromb Haemost 2001; 85(2): 369–370
[80] Mammen EF, Comp PC et al. PFA-100 system: a new method for assessment of platelet dysfunction. Semin Thromb Hemost 1998; 24(2): 195–202
[81] Mani H, Luxembourg B et al. Use of native or platelet count adjusted platelet rich plasma for platelet aggregation measurements. J Clin Pathol 2005; 58(7): 747–750
[82] Mani H, Wolf Z et al. Progress in diagnostic evaluation of platelet function disorders. Hamostaseologie 2010; 30(4): 217–229
[83] Marti GE, Vogt RF et al. Fluorescence Calibration and Quantitative Measurement of Fluorescence Intensity; Approved Guideline. Clinical and Laboratory Standard Institute 2004; 24(26): 1–39
[84] McGlasson DL, Fritsma GA. Whole blood platelet aggregometry and platelet function testing. Semin Thromb Hemost 2009; 35(2): 168–180
[85] Michelson AD. Platelet Counting. In: Michelson AD, ed. Platelets. 2nd ed. San Diego: Elsevier; 2007: 825–830
[86] Munsterhjelm E, Niemi TT et al. Propacetamol augments inhibition of platelet function by diclofenac in volunteers. Brit J Anaesth 2003; 91(3): 357–362
[87] Nieuwenhuis HK, Akkerman JW et al. Patients with a prolonged bleeding time and normal aggregation tests may have storage pool deficiency: studies on one hundred six patients. Blood 1987; 70(3): 620–623
[88] Nitu-Whalley IC, Lee CA et al. The role of the platelet function analyser (PFA-100) in the characterization of patients with von Willebrand's disease and its relationships with von Willebrand factor and the ABO blood group. Haemophilia 2003; 9(3): 298–302
[89] Ortel TL, James AH et al. Assessment of primary hemostasis by PFA-100 analysis in a tertiary care center. Thromb Haemost 2000; 84(1): 93–97
[90] Peterson P, Hayes TE et al. The preoperative bleeding time test lacks clinical benefit: College of American Pathologists' and American Society of Clinical Pathologists' position article. Arch Surg 1998; 133(2): 134–139
[91] Pfanner G, Koscielny J et al. Preoperative evaluation of the bleeding history. Recommendations of the working group on perioperative coagulation of the Austrian

Society for Anaesthesia, Resuscitation and Intensive Care. Anaesthesist 2007; 56(6): 604–611
[92] Podda GM, Bucciarelli P et al. Usefulness of PFA-100 testing in the diagnostic screening of patients with suspected abnormalities of hemostasis: comparison with the bleeding time. J Thromb Haemost 2007; 5(12): 2393–2398
[93] Porcelijn L, Huiskes E et al. Acquired Glanzmann's thrombasthenia caused by glycoprotein IIb/IIIa autoantibodies of the immunoglobulin G1 (IgG1), IgG2 or IgG4 subclass: a study in six cases. Vox Sang 2008; 95(4): 324–330
[94] Quiroga T, Goycoolea M et al. Template bleeding time and PFA-100 have low sensitivity to screen patients with hereditary mucocutaneous hemorrhages: comparative study in 148 patients. J Thromb Haemost 2004; 2(6): 892–898
[95] Rao AK. Acquired Qualitative Platelet Defects. In: Colman RW, Marder VJ, Clowes AW, George JN, Goldhaber SZ, eds. Hemostasis and Thrombosis. Basic Principles and Clinical Practice. 5th ed. Philadelphia: Lippincott, Williams & Wilkins; 2006: 1045–1060
[96] Rao AK. Acquired Disorders Of Platelet Function. In: Michelson AD, ed. Platelets. 2nd ed. San Diego: Elsevier; 2007: 1051–1076
[97] Riess H, Braun G et al. Critical evaluation of platelet aggregation in whole human blood. Am J Clin Pathol 1986; 85(1): 50–56
[98] Roberts HR, White GC. Inherited disorders of prothrombin conversion Hemostasis and Thrombosis. In: Colman RW, Hirsh J, Marder VJ, Clowes AW, George JN, eds. Hemostasis and thrombosis. Philadelphia: Lippincott Williams & Wilkins; 2001: 135–156
[99] Rodgers RP, Levin J. A critical reappraisal of the bleeding time. Semin Thromb Hemost 1990; 16(1): 1–20
[100] Ruf A, Patscheke H. Thrombozytenfunktion. In: Sack U, Támok A, Rothe G, Hrsg. Zelluläre Diagnostik: Grundlagen, Methoden und klinische Anwendungen der Durchflusszytometrie. Basel: Karger; 2007: 446–456
[101] Sane DC, Damaraju LV et al. Occurrence and clinical significance of pseudothrombocytopenia during abciximab therapy. J Am Coll Cardiol 2000; 36(1): 75–83
[102] Schambeck C. PFA-100: Globaltest der primaren Hämostase? J Lab Med 2002; 26: 557–562
[103] Schlossman SF, Boumsell L et al. Leukocyte Typing V: White Cell Differentiation Antigens. New York: Oxford University Press; 1995
[104] Schmitz G, Rothe G et al. European Working Group on Clinical Cell Analysis: Consensus protocol for the flow cytometric characterisation of platelet function. Thromb Haemost 1998; 79(5): 885–896
[105] Sestito A, Sciahbasi A et al. A simple assay for platelet-mediated hemostasis in flowing whole blood (PFA-100): reproducibility and effects of sex and age. Cardiologia 1999; 44(7): 661–665
[106] Sibbing D, Braun S et al. Assessment of ADP-induced platelet aggregation with light transmission aggregometry and multiple electrode platelet aggregometry before and after clopidogrel treatment. Thromb Haemost 2008; 99(1): 121–126
[107] Sladky JL, Klima J et al. The PFA-100((R)) does not predict delta-granule platelet storage pool deficiencies. Haemophilia 2012; 18(4): 626–9
[108] Streif W, Oliveri M, Weickardt S et al. Testing for inherited platelet defects in clinical laboratories in Germany, Austria and Switzerland. Results of a survey carried out by the Permanent Paediatric Group of the German Thrombosis and Haemostasis Research Society (GTH). Platelets 2010; 21: 470–8

- [109] Suzuki S, Morishita S. The relationship between the onset of labor mechanisms and the hemostatic system. Immunopharmacology 1999; 43(2-3): 133–140
- [110] Thebault JJ, Kieffer G et al. Single-dose pharmacodynamics of clopidogrel. Semin Thromb Hemost 1999; 25 (Suppl 2): 3–8
- [111] Toth O, Calatzis A et al. Multiple electrode aggregometry: a new device to measure platelet aggregation in whole blood. Thromb Haemost 2006; 96(6): 781–788
- [112] van den Bossche J, Devreese K et al. Reference intervals for a complete blood count determined on different automated haematology analysers: Abx Pentra 120 Retic, Coulter Gen-S, Sysmex SE 9500, Abbott Cell Dyn 4000 and Bayer Advia 120. Clin Chem Lab Med 2002; 40(1): 69–73
- [113] Vincentelli A, Susen S et al. Acquired von Willebrand syndrome in aortic stenosis. N Engl J Med 2003; 349(4): 343–349
- [114] Weitz JI, Hirsh J. New anticoagulant drugs. Chest 2001; 119 (1 Suppl): 95S–107S
- [115] Witt P, Patscheke H. Blutungszeit - Standortbestimmung. Standardisierung der Methode, Indikation zur Durchführung, Interpretation der Befunde und Grenzen der Anwendbarkeit. Hämostaseologie 1997; 17: 212–214
- [116] Zighetti ML, Carpani G et al. Usefulness of a flow cytometric analysis of intraplatelet vasodilator-stimulated phosphoprotein phosphorylation for the detection of patients with genetic defects of the platelet P2Y(12) receptor for ADP. J Thromb Haemost 2010; 8(10): 2332–2334

30 Diagnostik der Heparin-induzierten Thrombozytopenie (HIT)

F. Bergmann

Übersichtsliteratur
Greinacher et al. 2003 [6], Greinacher et al. 2010 [7]

Die derzeit eingesetzten Testsysteme haben einen hohen negativen, aber nur einen geringen positiven prädiktiven Wert. Zur Vermeidung der Überdiagnostik sollte die Diagnose HIT daher nur in Kenntnis der klinischen Symptomatik sowie der Methodik, mit der Antikörper gegen Heparin/PF4-Komplex nachgewiesen wurden, gestellt werden [19].

Es sind zwei Gruppen von Tests im Einsatz:
- **Antigen-Tests,** die IgG, IgM und IgA Antitkörper gegen Heparin/PF4-Komplex detektieren
- **funktionelle Tests,** basierend auf der thrombozytenaktivierenden Kapazität der IgG-Antikörper.

Der Vorteil der funktionellen Tests ist, dass sie den eigentlichen Pathomechanismus besser widerspiegeln, d. h. einen höheren positiven prädiktiven Wert (PPW) haben – aber in der Abarbeitung wesentlich aufwendiger sind. Je nach angewandter Methode haben nur 50–25 % der Patienten mit einem positiven Antigentest/Antikörpernachweises auch einen positiven funktionellen Testbefund [9].

30.1 ELISA- bzw. Antigentests

Die Antigentests sind kommerziell erhältliche Sandwich-ELISA. Die Analytik kann aus Serum und/oder Citratplasma, aber **nicht** aus Heparinplasma erfolgen. Mit ELISA-Tests werden je nach eingesetztem Sekundärantikörper entweder Anti-Heparin/PF4 bzw. Anti-Polyvenylsulfat/PF4-Antikörper der Immunglobulinklassen G, M und A oder nur IgG-Antikörper detektiert. Die ELISA-Tests haben alle eine hohe Sensitivität, die abhängig ist von der Qualität des eingesetzten PF4, und einen hohen negativ prädiktiven Wert (NPW; Ausschlusssicherheit 99 %). Ihre Spezifität wird mit ca. 80 % angegeben [20].

Da die klinische Relevanz der IgM- und IgA-Antikörper bei der HIT-Diagnostik fraglich ist, setzen sich im Laboralltag die reinen IgG-ELISA-Systeme zunehmend durch. Mit ihnen erzielt man eine höhere Spezifität und einen höheren positiv prädiktiven Wert bei nur unwesentlich geringerer Sensitivität [2], [4].

Durch diese Umstellung von den polyspezifischen auf reine IgG-ELISAs wird ein Überdiagnostizieren des Krankheitsbildes z. B. bei Patienten mit einer Sepsis reduziert, wie die statistischen Qualitätsparameter von polyspezifischen und IgG-spezifischen ELISAs im Vergleich zeigen (Tab. 30.1).

Eine weitere Entwicklung zur Verbesserung der Spezifität stellt die **semiquantitative** Beurteilung der gemessenen **optischen Dichte (OD)** bei der photometrischen Auswertung dar [22]. Zugrunde liegt die Beobachtung, dass mit der Stärke der Antikörperbildung die Wahrscheinlichkeit für die klinisch symptomatische HIT zunimmt [12]. Daher sollte durch das Labor eine semiquantitative Beurteilung des Testergebnisses erfolgen. Jedoch gibt es bis heute keine eindeutige Festlegung eines definierten Cut-off-Wertes bzw. OD-Grenzwertes, der zwischen klinisch relevanten und irrelevanten IgG-Antikörpern unterscheidet. Hier spielt auch der Messbereich der verschiedenen Photometer eine wichtige Rolle. Jedes Labor muss sich mit seinem System zunächst vertraut machen, bevor es andere als die vom Hersteller definierten Cut-off-Werte bei der Beurteilung der Ergebnisse bzw. der Wahrscheinlichkeit für eine HIT mit einfließen lässt [8]. In der Literatur wird als Cut-off häufiger eine OD > 1,0 für den Nachweis klinisch relevanter Thrombozyten-aktivierender Antikörper angegeben, doch OD-Einheiten sind keine standardisierten Einheiten. In Kombination mit einem **klinischen Score** kann der Aussagewert der hohen OD nochmals gesteigert werden [12].

Problematisch ist sicherlich der **untere Referenzbereich** (Cut-off) kommerzieller Tests. Er wird sehr niedrig angesetzt, um einen hohen negativ prädiktiven Wert zu Ungunsten der Spezifität zu erzielen. Hieraus resultiert eine Vielzahl niedrig-positiver Antikörpernachweise bei Patienten mit einer niedrigen Wahrscheinlichkeit für eine HIT (4T-Score < 4 Punkte) (s. Kap. D22.2). Diese Konstellation findet man z. B. bei Langzeit-Dialysepatienten. In der Studie

Tab. 30.1 Sensitivität und Spezifität des polyspezifischen versus IgG-spezifischen ELISA-Systems [4]

ELISA	Sensitivität (%)	Spezifität (%)	PPW (%)	NPW (%)
polyspezifisch	98,1	89,4	38,7	99,9
IgG-spezifisch	95,8	93,5	49,6	99,7

PPW = positiver prädiktiver Wert; NPW = negativer prädiktiver Wert

von Asmis et al. fällt der Antikörpernachweis (IgG, IgM und IgA) bei 10 % der Patienten positiv aus und war nicht mit vaskulären Komplikationen assoziiert [1]. Eine englische Datenerhebung von >10.000 Dialysepatienten ergab eine Prävalenz von 0,26 % für eine klinische HIT [11].

Einige ELISA-Systeme beinhalten einen weiteren Bestätigungsansatz, bei dem nach Zugabe einer hohen Heparinkonzentration die Reaktivität der Antikörper nochmals geprüft wird. Dadurch lässt sich die Spezifität der ELISA-Ergebnisse im unteren Bereich erhöhen [23]. Eine Hemmung der Reaktivität nach Aufspaltung des Komplexes durch Heparin im Überschuss ist beweisend für Heparin/PF4-Antikörper. Kommt es nicht zur Hemmung, handelt es sich um reine PF4-Antikörper – die nicht Thrombozyten-aktivierend sind.

Allerdings beinhalten hochpositive Proben oft ein Gemisch aus Antikörpern gegen Heparin/PF4 und reinen PF4-Antikörpern, sodass eine fehlende Hemmung relevante HIT-Antikörper nicht sicher ausschließt. Bei Patienten mit einem **Antiphospholipid-Syndrom und/oder SLE** ist dieser Ansatz jedoch sinnvoll bzw. erforderlich, da hier meist eine falsch positive Reaktivität im ELISA-Test (81 % der untersuchten Fälle) vorliegt, bedingt durch den hohen Prozentsatz an Autoantikörpern gegen PF4 bei diesen Patienten [14], [17].

30.2 Thrombozytenaktivierungstests

Zu den Thrombozytenaktivierungstests zählen folgende funktionelle Tests:
- Aggregometrie
- Heparin-induzierter Plättchenaktivierungs-Test (HIPA)
- Serotonin-Release-Assay (SRA).

Diese Testsysteme weisen die Aktivierung von Spenderthrombozyten durch IgG-Antikörper gegen Heparin/PF-Komplex im Serum/Plasma des Patienten nach. Die Aktivierung wird nur über die Bindung der IgG-Antikörper an den Fc-γ-IIa-Rezeptor vermittelt. Auch die anderen, sehr seltenen Antigene können über diese Testsysteme erfasst werden (Interleukin 8/Heparin- und Neutrophilen-aktivierendes Protein (NAP) 2/Heparin-Komplex). Diese Tests verfügen daher über eine höhere Spezifität und einen höheren prädiktiven Wert.

Sie sind technisch anspruchsvoll und personalbindend, hinzu kommt als limitierender Faktor der Bedarf an frischen Spenderthrombozyten.

■ Thrombozytenaggregationstest

Der Thrombozytenaggregationstest nach Born (lichtoptische Messung, s. Kap. D29.5) basiert auf der **Aggregometrie mit ungewaschenen Thrombozyten.** Die Aufbereitung der Thrombozyten ist weniger anspruchsvoll, da nichtgewaschene Thrombozyten von möglichst 4 Spendern oder/und thrombozytenreiches Plasma des Patienten eingesetzt werden. Die Spenderthrombozyten werden mit Citratplasma des Patienten und Heparin in physiologischer, therapeutischer (0,5 und 1,0 E/ml) und unphysiologischer, abnorm hoher Konzentration (100 E/ml – verhindert die Aggregation, Hemmung der Reaktivität durch Zerstörung des Heparin/PF4-Komplexes, zur Plausibilitätskontrolle) wie auch mit Danaparoid-Na (Ausschluss der seltenen Kreuzresistenz) inkubiert und in einer Küvette im Aggregometer gerührt (Abb. 30.1).

Im positiven Fall nimmt die Lichtdurchlässigkeit nach ca. 15 min zu, im Kurvenverlauf bildet sich die typische Schulter (Abb. 30.1). Die Sensitivität ist abhängig von der Empfindlichkeit der Spenderthrombozyten und liegt bei 39–81 % gegenüber der Sensitivität der Testsysteme mit gewaschenen Thrombozyten (65–94 %) bei vergleichbarer Spezifität [3]. Fällt der Test positiv aus, ist die Wahrscheinlichkeit des Nachweises relevanter Antikörper im ELISA-System hoch.

Bei multimorbiden Patienten sollen häufiger falsch positive Ergebnisse erzeugt werden (ggf. auch durch andere Thrombozytenantikörper). Wenn das Laborpersonal Erfahrung mit der Aggregometrie hat, ist in der Laborroutine

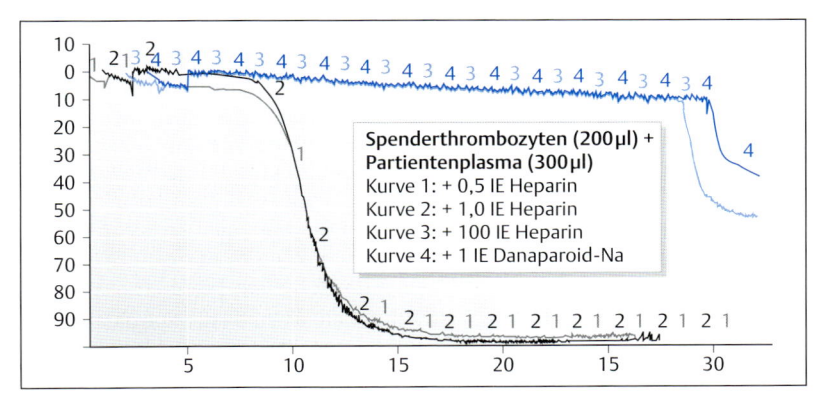

Abb. 30.1 Positiver Testausfall in der Aggregometrie. Gezeigt ist der Kurvenverlauf für Spenderthrombozyten (200 μl) + Patientenplasma (300 μl), denen 0,5 IE Heparin (Kurve 1), 1,0 IE Heparin (Kurve 2), 100 IE Heparin (Kurve 3) oder 1 IE Danaparoid-Na zugesetzt wurden. Reaktion der Kurve 3 und 4 nach Zugabe von ADP zur Funktionstestung der Spenderthrombozyten.

der Test besser zu etablieren und zu standardisieren als Tests mit gewaschenen Thrombozyten (eigene Erfahrung). Erste Ergebnisse über den Einsatz der Impedanzaggregometrie (z. B. Multiplate) für diese Fragestellung ergeben eine verbesserte Sensitivität [13].

∎ Heparin-induzierter-Plättchenaktivierungs-Test (HIPA) und Serotonin-Freisetzungs-(Release)-Assay (SRA)

Beide Testsysteme setzen **gewaschene Spenderthrombozyten** ein und sind daher sensitiver. Beim HIPA-Test wird Patientenserum mit Spenderthrombozyten, Heparin bzw. Danaparoid (ähnlich wie beim Aggregationstest) unter konstantem Rühren in einer Mikrotiterplatte inkubiert [10]. Das kontinuierliche Ablesen der Agglutinationsreaktion beim HIPA-Test bedarf eines geschulten Auges. Nur bei ausreichender Routine ist hier eine gute Standardisierung möglich, zu langes Rühren/Inkubieren führt ansonsten in allen Kavitäten der Mikrotiterplatte zur Reaktion.

Der SRA gilt weltweit als Goldstandard [16], ist in Deutschland aber wegen des Einsatzes von mit ^{14}C-Serotonin radioaktiv markierten Spenderthrombozyten nicht gebräuchlich bzw. nicht routinetauglich. Es werden 2 Spender gepoolt, deren positive Reaktivität auf Heparin/PF4-Antikörper zuvor bekannt sein muss. Nach Aktivierung, d. h. Inkubation der Thrombozyten mit dem Serum des Patienten, wird die freigesetzte ^{14}C-Serotonin-Aktivität im Überstand gemessen. Es besteht eine direkte Korrelation zwischen der Höhe der ^{14}C-Serotonin-Aktivität und dem Ausmaß der Antikörperbildung beim Patienten.

Für die Bestätigungsanalytik bei positiven oder unklaren ELISA-Befunden verfügen beide Tests über die höchste Sensitivität und Spezifität. In Labors mit ausreichender Erfahrung beträgt die Sensitivität > 90 %, die Spezifität 77–100 % [18]. Limitiert werden die Tests durch die erschwerte Standardisierung und Variabilität der Spenderthrombozyten.

30.3 Schnelltests

Die Einführung von Schnelltesten ist wünschenswert, da die Spezialanalytik nicht überall etabliert werden kann und die Umstellung der Antikoagulation bei V. a. HIT den Patienten auch in eine blutungsgefährdende Situation bringen kann, wenn die Thrombozytopenie eine andere Ursachen hat. Die Alternativantikoagulanzien sind auch wesentlich teurer.

Die PaGIA (Fa. Diamed, Schweiz) beruht auf dem Testsystem der **Blutgruppengelkarte** und liefert binnen 15 min ein Ergebnis. In der Gelkarte befinden sich Heparin/PF4-beladene Polystyren-Partikel. Patientenserum mit Antikörpern der Isotypen IgG, IgM und IgA gegen Heparin/PF4-Komplex führt nach entsprechender Zentrifugation zur Agglutination dieser Partikel – positiver Testausfall. Es darf nur frisch gewonnenes Serum eingesetzt werden, da Fibrinreste aus einer Plasmaprobe falsch positive Ergebnisse induzieren.

Wiederholt wurden Fälle berichtet, die mit der Gelkarte falsch negativ beurteilt wurden [2].

Ein weiterer Schnelltest der Fa. Aker Bioscience (HealthTEST HPF4 Antibody Assay, basierend auf dem Prinzip der Partikel-Immunofiltration-Assays = PIFA-Test) ist ein Streifentest, der ähnlich wie ein Schwangerschaftstest aufgebaut ist. Das Ergebnis ist 10 min nach Aufbereitung des Serums verfügbar. Der Test produziert eine hohe Rate an falsch positiven Ergebnissen und ist aufgrund der schlechten ROC-Kurve als nicht informativer Test zu bewerten und im Klinikalltag nicht zu empfehlen [21].

Im Jahr 2011 erfolgte eine Marktzulassung für einen weiteren Schnelltest: Lateral Flow-Immunoassay-HIT [15]. Zurzeit liegen nur wenige vergleichende Untersuchungen vor.

Im selben Jahr kam ein weiterer automatischer Immunoassay auf dem Markt: Hemosil HIT-IgG von der Firma Instrumentation Laboratory [5]. Der Test zeigte bislang eine gute Übereinstimmung mit den herkömmlichen ELISA-Systemen.

> Es ist zu fordern, dass die Befundinterpretation den klinischen Verlauf mit berücksichtigt und nur in Kenntnis der klinischen Situation die Diagnose einer HIT gestellt werden darf. HIT-Antikörper sind auch bei einer Vielzahl von Heparin-exponierten Patienten nachweisbar, die zu keinem Zeitpunkt eine klinische Manifestation zeigen.

Literatur

[1] Asmis LM, Segal JB et al. Heparin-induced antibodies and cardiovascular risk in patients on dialysis. Thromb Haemost 2008; 100(3): 498-504
[2] Bakchoul T, Giptner A et al. Prospective evaluation of PF4/heparin immunoassays for the diagnosis of heparin-induced thrombocytopenia. J Thromb Haemost 2009; 7(8): 1260–1265
[3] Chong BH, Burgess J et al. The clinical usefulness of the platelet aggregation test for the diagnosis of heparin-induced thrombocytopenia. Thromb Haemost 1993; 69(4): 344–350
[4] Cuker A, Ortel TL. ASH evidence-based guidelines: is the IgG-specific anti-PF4/heparin ELISA superior to the polyspecific ELISA in the laboratory diagnosis of HIT? Hematology Am Soc Hematol Educ Program 2009: 250–252

[5] Davidson SJ, Ortel TL et al. Performance of a new, rapid, automated immunoassay for the detection of anti-platelet factor 4/heparin complex antibodies. Blood Coagul Fibrinolysis 2011; 22(4): 340-344
[6] Greinacher A. Heparin induzierte Thrombozytopenie. Deutsch Ärztebl 2003; 100: A2220–2229
[7] Greinacher A, Althaus K et al. Heparin-induced thrombocytopenia. Hamostaseol 2010; 30(1): 17–28
[8] Greinacher A, Ittermann T et al. Heparin-induced thrombocytopenia: towards standardization of platelet factor 4/heparin antigen tests. J Thromb Haemost 2010 8(9): 2025–2031
[9] Greinacher A, Juhl D et al. Heparin-induced thrombocytopenia: a prospective study on the incidence, platelet-activating capacity and clinical significance of antiplatelet factor 4/heparin antibodies of the IgG, IgM, and IgA classes. J Thromb Haemost 2007; 5(8): 1666–1673
[10] Greinacher A, Michels I et al. A rapid and sensitive test for diagnosing heparin-associated thrombocytopenia. Thromb Haemost 1991; 66(6): 734–736
[11] Hutchison CA, Dasgupta I. National survey of heparin-induced thrombocytopenia in the haemodialysis population of the UK population. Nephrology Dialysis Transplantation 2007; 22(6): 1680-1684
[12] Janatpour KA, Gosselin RC et al. Usefulness of optical density values from heparin-platelet factor 4 antibody testing and probability scoring models to diagnose heparin-induced thrombocytopenia. Am J Clin Pathol 2007; 127(3): 429–433
[13] Morel-Kopp MC, Aboud M et al. Whole blood impedance aggregometry detects heparin-induced thrombocytopenia antibodies. Thromb Res 2010; 125(5): e234–239
[14] Pauzner R, Greinacher A et al. False-positive tests for heparin-induced thrombocytopenia in patients with antiphospholipid syndrome and systemic lupus erythematosus. J Thromb Haemost 2009; 7(7): 1070–1074
[15] Sachs UJ, von Hesberg J et al. Evaluation of a new nanoparticle-based lateral-flow immunoassay for the exclusion of heparin-induced thrombocytopenia (HIT). Thromb Haemost 2011; 106(6): 1197-1202
[16] Sheridan D, Carter C et al. A diagnostic test for heparin-induced thrombocytopenia. Blood 1986; 67(1): 27–30
[17] Warkentin TE. Antiphospholipid and anti-PF4 antibodies: an association affecting anti-PF4/heparin assay analysis. J Thromb Haemost 2009; 7(7): 1067–1069
[18] Warkentin TE, Greinacher A. Heparin-Induced Thrombocytopenia: Recognition, Treatment, and Prevention. Chest 2004; 126(3 suppl): 311S–337S
[19] Warkentin TE, Linkins LA. Immunoassays are not created equal. J Thromb Haemost 2009; 7(8): 1256–1259
[20] Warkentin TE, Sheppard JA et al. Impact of the patient population on the risk for heparin-induced thrombocytopenia. Blood 2000; 96(5): 1703–1708
[21] Warkentin TE, Sheppard JI et al. Performance characteristics of a rapid assay for anti-PF4/heparin antibodies: the particle immunofiltration assay. J Thromb Haemost 2007; 5(11): 2308–2310
[22] Warkentin TE, Sheppard JI, Moore JC et al. Quantitative interpretation of optical density measurements using PF4-dependent enzyme-immunoassays. J Thromb Haemost 2008; 6: 1304–1312
[23] Whitlatch NL, Kong DF et al. Validation of the high-dose heparin confirmatory step for the diagnosis of heparin-induced thrombocytopenia. Blood 2010; 116(10): 1761–1766

31 Diagnostik der Antiphospholipid-Antikörper (aPL)

F. Bergmann

Übersichtsliteratur
Miyakis et al. 2006 [17], Bergmann und Hempel 2008 [2], Pengo et al. 2009 [23], van Os et al. 2010 [32]

31.1 Definition

Antiphospholipid-Antikörper (aPL) sind ein Gemisch von Autoantikörpern der Immunglobulinklassen IgG und/oder IgM (selten IgA). Diese Antikörper sind die häufigsten erworbenen Inhibitoren des Gerinnungssystems. Sie sind gegen Phospholipid-Protein-Komplexe gerichtet, d.h. gegen Plasmaproteine, die an anionische Phospholipid-Oberflächen binden. Zu diesen **Target-Proteinen** (Kofaktoren) zählen β_2-Glykoprotein I (β_2GPI) und Prothrombin.

Es stehen 2 unterschiedliche Testsysteme für die Diagnostik von aPL zur Verfügung:
- Nachweis der Verlängerung von Gerinnungszeiten Phospholipid-abhängiger Gerinnungstests und ihrer Normalisierung durch Zusatz von Phospholipiden im Überschuss (sog. Lupusantikoagulans-Tests)
- ELISA-Systeme zur Detektion von Anticardiolipin- und Anti-β_2GPI-Antikörpern; Platten beschichtet mit Phospholipid-bindenden Antigenen (Phospholipid-Protein-Komplexe).

Beide Systeme müssen eingesetzt we3rden, da aPL unterschiedliche Aktivitäten zeigen und nicht immer parallel zu pathologischen Befunden in beiden Systemen führen.

> Unter dem Obergriff Antiphospholipid-Antikörper (aPL) werden Lupusantikoagulans (LA), Anticardiolipin-Antikörper (aCL) und Anti-β_2GPI-Antikörper sowie weitere Antikörper zusammengefasst (Nomenklatur der Antiphospholipid Antikörper (s. Tab. 31.**1**).

Tab. 31.1 Nomenklatur der Antiphospholipid-Antikörper

Abkürzung	Antikörper (Nachweismöglichkeit)
aCL	Antikörper gegen Cardiolipin (ELISA-Technik)
Anti-β_2GPI	Antikörper gegen β_2GPI (ELISA-Technik)
aPT	Antikörper gegen Prothrombin (ELISA-Technik)
LA	Lupusantikoagulans(-Antikörper) (Gerinnungstests mit Spezifität für β_2GPI und/oder PT)
aPL	Obergriff für alle Antiphospholipid-Antikörper (aCL, Anti- β_2GPI, LA etc.)

β_2-GPI = β_2-Glykoprotein I; PT = Prothrombin

31.2 Historischer Überblick

Erstmals beschrieben 1952 Conley und Hartmann Patienten mit einem systemischen Lupus erythematodes (SLE) und einer verlängerten Prothrombinzeit bei normaler Faktor-II-Aktivität, die eine Blutungsneigung zeigten [5]. Erst 20 Jahre später wurde die Bezeichnung „Lupusantikoagulans" bzw. „Lupusinhibitor" aufgrund der gefundenen Assoziation bei Patienten mit einem SLE eingeführt [9].

1963 hatten bereits Bowie et al. ein zirkulierendes Antikoagulans bei einem Patienten mit Thrombose und SLE beschrieben [3]. Aufgefallen war auch die Verlängerung der Gerinnungszeiten, zumeist der PTT. Die Diagnostik des Antiphospholipid-Syndroms (APS) wurde 1983 von Harris eingeleitet mit der Entwicklung der ersten aCL-ELISAs und der Erstbeschreibung des Anticardiolipin-Syndroms von der Arbeitsgruppe um G. Hughes bei Patienten mit SLE und Thrombosen an atypischer Lokalisation [13].

31.3 Allgemeine Voraussetzungen

Die Laboranalytik ist zu veranlassen, wenn aufgrund **eines klinischen Kriteriums** (s. Tab. 22.1)) die Wahrscheinlichkeit für das Vorliegen eines LA groß ist oder wenn der Zufallsbefund „verlängerte aPTT" gefunden wird [23].

Um Überdiagnostik zu vermeiden, sollten die Analyse auf ein LA nicht als Screeningtest bei asymptomatischen Individuen eingesetzt werden oder bei Patienten, die die Kriterien nicht erfüllen (s. Tab. 22.4).

Tab. 31.2 Klassifikation der Patienten mit einem Antiphospholipid Syndrom [17]

Kategorie	Laborkriterium erfüllt
I	mehr als ein positiver Test (jede Kombination)
IIa	nur LA positiv
IIb	nur aCL positiv
IIc	nur Anti- β_2GPI positiv

Die Diagnose des APS basiert dann auf Laborergebnissen. Bereits nur ein positiver Test mit Bestätigung nach 12 Wochen ist ausreichend für die Diagnosestellung. Problematisch ist, dass die ELISA-Testsysteme trotz jahrzehntelanger Bemühung schlecht standardisiert sind. Die Inter- und Intraassay- wie auch die Interlabor-Variabilität der Ergebnisse sind weiterhin hoch, wie die Ringversuche zeigen. Man muss sich bewusst sein, dass dies zur niedrigen Sensitivität und Spezifität der Diagnostik beiträgt und auch Eingang in die Klassifikation von APS-Patienten gefunden hat (Tab. 31.2).

■ Präanalytische Besonderheiten und Zeitpunkt der Analytik

Folgendes muss bei der Diagnostik von Lupusantikoagulanzien (LA) beachtet werden:

- Das Citratplasma muss vor der Verarbeitung **thrombozytenarm** sein (< 10 G/l).
- Empfohlen wird, eine Doppelzentrifugation, das Plasma mittels Transferpipette zu überführen und ggf. den zweiten Zentrifugationsschritt mit höherer Umdrehungszahl durchzuführen (> 2500 x g).
- **Cave:** Durch wiederholtes Auftauen des Plasmas kommt es zur Freisetzung von Phospholipiden aus den zerfallenen Restthrombozyten, dies kann das Lupusantikoagulans abschwächen und zu falsch negativen Testergebnissen führen [30], [2].
- Die Plasmafiltration wird nicht mehr empfohlen.
- Der Einsatz eines lupussensitiven aPTT-Reagenzes [14] und der sofort durchgeführte aPTT-Mischversuch erlauben es, zusammen mit der Anamnese, Lupusantikoagulanzien weitestgehend zu erkennen.

Eine normale aPTT schließt ein Lupusantikoagulans nicht aus!

- Schnelles Einfrieren bei –70 °C oder niedriger ist zu fordern, um Aktivitätsverluste anderer Gerinnungsfaktoren zu vermeiden.

- Das Auftauen erfolgt bei 37 °C im Wasserbad für 5 min, anschließend sorgfältiges, intensives Durchmischen (Vortex), um die Bildung von Kryopräzipitaten zu vermeiden.
- Die Untersuchung sollte an Plasma durchgeführt werden, das vor Beginn oder nach Beendigung der oralen Antikoagulation gewonnen wurde. Eine Analytik ist auch in der stabilen Phase der oralen Antikoagulation mit Vitamin-K-Antagonisten (INR < 3) möglich [1] [16]. Die Analytik sollte frühestens 12 Wochen nach dem klinischen Ereignis erfolgen, um Akutphasephänomene auszuschließen.
- Bei Patienten mit einer zerebralen Ischämie (TIA/Insult) sollte die Diagnostik zeitnah erfolgen, um eine adäquate Antikoagulation zu gewährleisten und u. U. von einem Thrombozytenfunktionshemmer auf die orale Antikoagulation mit einem Vitamin-K-Antagonisten umzustellen. Tritt ein Insult bei einem Patienten mit persistierendem Foramen ovale (PFO) auf, ist der alleinige Verschluss des PFO bei nachgewiesenem APS zur Rezidivprophylaxe nicht als ausreichend anzusehen [22].

■ Derzeit empfohlene Testsysteme

Da aPL-Antikörper eine heterogene Gruppe sind, werden verschiedene Testsysteme für die Diagnostik eingesetzt.

> **Kriterien zur Diagnose eines aPL-Syndroms** [17], [23]
>
> Anticardiolipin-Antikörper- und Anti-β_2-GPI-Antikörper-ELISA:
> - IgG und/oder IgM
> - mittlerer oder hoher Titer (> 40 GPL* oder MPL* oder > 99. Perzentile)
> - 2 positive Messungen im Abstand von 12 Wochen
>
> Lupusantikoagulans-Tests (entsprechend der Kriterien des SSC der ISTH [23]:
> - 2 unterschiedliche, unabhängige Testsysteme werden empfohlen:
>   – lupussensitive aPTT (Aktivator: Silica)
>   – diluted Russel-Viper-Venom-Time-Test (dRVVT-Test; s. S. 775)
> - Bei einer verlängerten Gerinnungszeit im Screeningtest ist zwingend der Bestätigungstest durchzuführen, bei dem es in Anwesenheit eines Lupusantikoagulans zur Verkürzung oder Normalisierung der Gerinnungszeit durch Zusatz von Phospholipiden im Überschuss kommt.
> - Der positive Ausfall eines der beiden Tests reicht aus, um ein Lupusantikoagulans nachzuweisen.
> - 2 positive Messungen im Abstand von 12 Wochen sind erforderlich.
>
> *Die Konzentrationen werden angegeben als GPL-Units oder MPL-Units bzw. Einheiten. Eine GPL-Einheit ist äquivalent zu 1 µg/ml einer affinitätsgereinigten Standard-IgG-Anticardiolipin-Probe (MPL analog zu GPL).*

Hier ist kritisch anzumerken, dass ein positiver Testausfall in nur einem Testsystem auch durch nicht-pathogene Antikörper beeinflusst wird, während der positive Testausfall in allen 3 Systemen die Wahrscheinlichkeit auf pathogene Antikörper wie auch das Rezidivrisiko deutlich ansteigen lässt.

Man nimmt heute an, dass es sich bei den pathogenen Antikörpern um eine Anti-$β_2$-GPI-Subklasse handelt, die gegen die Domäne I des Proteins gerichtet ist. Neuere Arbeiten zeigen, dass diese gegen ein Epitop der Domäne I gerichteten Antikörper stärker mit den klinischen Symptomen Thrombose und Schwangerschaftskomplikationen assoziiert sind. Ebenso wie Anti-Prothrombin-Antikörper zeigen sie eine Lupusantikoagulans-Aktivität im Gegensatz zu anderen Antikörpern, die gegen das Gesamtmolekül $β_2$-GPI gerichtet sind und die derzeit in den kommerziellen ELISAs eingesetzt werden [7], [8]. Eine Umsetzung dieser Erkenntnisse in verbesserte aPL-ELISA-Systeme ist zu erwarten.

Des Weiteren geht man von der Konzentrationsabhängigkeit der Befunde aus: Erst bei einem aCL-Befund > 50 GPL-Einheiten wird auch der dRVVT-Test positiv [20]. Aus eigener Erfahrung finden sich aber auch positive Lupustests mit negativen Anticardiolipin-Antikörper-Befunden. De Groot gibt dafür folgende Erklärung: Antiphospholipid-Antikörper, die eine Lupusantikoagulans-Aktivitäten aufweisen, sind nahe verwandt mit Anticardiolipin-Antikörpern, aber nicht identisch [6].

31.4 Lupusantikoagulans

In den aktuellen Richtlinien zur Analytik eines Lupusantikoagulans werden 2 unterschiedliche Testsysteme empfohlen:
- Lupusantikoagulans-sensitive aPTT
- dRVVT-Test [23].

> Kein Test ist empfindlich für alle LA, mehr als 2 Screeningteste führen zu einer Häufung falsch positiver Ergebnisse.

Folgende Einflussgrößen beeinflussen Sensitivität und Spezifität der sog. Lupustests [21]:
- Gehalt und Zusammensetzung der Phospholipide im Reagens, die Plasmaprobe, der Aktivator
- Cut-off-Bereiche, Angabe bzw. Formulierung des Ergebnisses
- Problem der Kontroll-/Referenzmaterialien
- variierende Spektren der Antikörper und Epitop-Spezifität.

Die ersten Empfehlungen zur Standardisierung der LA-Analytik sind 1995 erschienen [4] und haben erst kürzlich eine Überarbeitung erfahren [23].

LA sind stärker thrombogen als aCL, Anti-β_2-GPI- oder andere Phospholipid-Antikörper [11], da das LA Ausdruck einer stärkeren Bindung des Immunkomplexes an negativ geladene Oberflächen ist. Ein gesundes Endothel weist diese Oberflächenstrukturen nicht auf, sie werden erst nach **Endothelverletzung** oder Auslösen eines sog. **Flip-Flop-Mechanismus** an der Außenseite einer Membran exprimiert, wie das Phosphatidylserin an der Thrombozytenembran, welches als Prokoagulans wirkt. Ein starker Trigger ist die Adhäsion und Aktivierung von Thrombozyten über den Kollagenrezeptor an VWF und dem freiliegenden Kollagen einer verletzten Endothelzelle.

■ Lupusantikoagulans-sensitive aPTT

Als einer der beiden empfohlenen Tests auf LA wird die Durchführung einer aPTT mit Silica als Aktivator und einem niedrigen Phospholipidgehalt empfohlen, da dieses Testsystem eine hohe Sensitivität besitzt [21]

Es ist zu beachten, dass die aPTT-Testkits aufgrund ihrer unterschiedlichen Zusammensetzung an gerinnungsaktiven Phospholipiden eine unterschiedliche Empfindlichkeit für Lupusantikoagulanzien haben (s. Kap. D26.2). Eine vergleichende Analyse kommerzieller aPTT-Reagenzien in Bezug auf ihre LA-Empfindlichkeit findet sich in der Arbeit von Hartung et al. [14] und Kershaw et al. [16].

> Für die präoperative Diagnostik bzw. als Screeningtest kann der Einsatz eines lupussensitiven aPTT-Reagens nicht empfohlen werden. Hier wäre ein faktorenempfindliches Reagens zu wählen. Insbesondere Kinder fallen bei Einsatz eines lupussensitiven Reagens in Anwesenheit unspezifischer, infektassoziierter aPL bei der aPTT-Messung auf.

Nicht mehr empfohlen werden aufgrund technischer Probleme bei der Abarbeitung oder schlechter Reproduzierbarkeit, Standardisierung oder reduzierter Sensitivität:
- Testsysteme mit den Aktivatoren Kaolin oder Ellagsäure
- verdünnte Prothrombinzeit (diluted Prothrombin Time)
- Tests mit den Schlangengiften Ecarin oder Textarin.

31.4 Lupusantikoagulans

■ aPTT-Mischversuch und weitere Mischversuche

Mit einem **aPTT-Mischversuch** kann man einen ersten orientierenden Hinweis auf das Vorliegen eines Einzelfaktorenmangels oder Inhibitors als Ursache einer aPTT-Verlängerung erhalten. Der Test kann in jedem Labor und mit jedem Gerät durchgeführt werden, das ein aPTT misst: Patienten- und Normalplasma werden in definierten Konzentrationsverhältnissen zueinander gemischt, z. B. 1 : 3 und 1 : 1, ggf. noch 3 : 1. Anschließend wird die aPTT gemessen. Bei einem klassischen Faktorenmangel reicht bereits ein geringer Anteil Normalplasma, um die aPTT wieder zu verkürzen bzw. zu normalisieren. Bei einem starken Lupusantikoagulans kann dieser Effekt nicht durch Zugabe von Normalplasma überspielt werden (aPTT bleibt auch in der 1 : 1- und der 3 : 1-Mischung verlängert) (Abb. 31.1).

Um den Test interpretieren zu können, sollte die Patienten-aPTT um mindestens 5 s über dem oberen Referenzwert der Methode liegen. Liegt die aPTT des Mischplasmas (Normalplasmapool und Patientenplasma im Verhältnis 1:1)

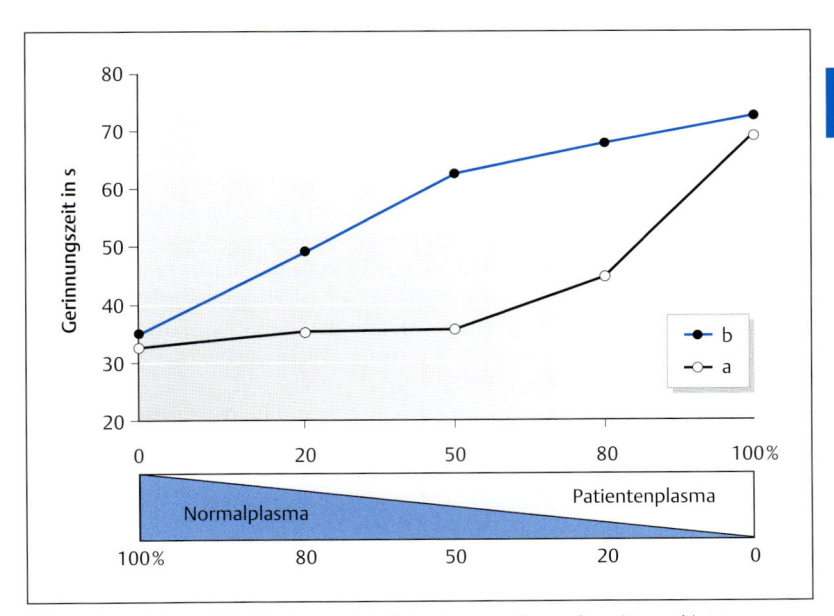

Abb. 31.**1** Positiver aPTT-Mischversuch infolge Lupusantikoagulanz (Kurve b), im Vergleich dazu der aPTT-Mischversuch (negativ) bei einem Patienten mit isoliertem Faktor-IX-Mangel (Kurve a).

mehr als 5s über der aPTT des Normalplasmapools ist der Test als positiv zu bewerten. [15].

Gelegentlich wird von einem zeitabhängigen Phänomen berichtet, d. h. die Inhibitorwirkung ist erst nach Inkubation bei 37 °C für 60 min nachweisbar (sog. **Progressivinhibitor** wie bei spezifischen Faktor-VIII-Inhibitoren).

Mischversuche (Patienten- und Normalplasma im Verhältnis 1 : 1) im Rahmen der LA-Diagnostik werden in den letzten SSC-Guidelines der ISTH nicht mehr generell empfohlen. Sie finden Anwendung bei V.a. einen zusätzlichen Faktorenmangel oder bei Patienten unter oraler Antikoagulation (Abb. 31.2).

Das Normalplasma, welches für die Mischversuche eingesetzt wird, sollte selbst hergestellt werden (eigener Plasmapool), es sollte ebenfalls thrombozytenarm sein (< 10 G/l) und die Faktorenaktivität sollte bei 100 % liegen. Es wird aliquotiert und bei –70 °C gelagert. Kommerzielle, lyophilisierte Plasmen können alternativ eingesetzt werden (erfüllen diese Gütekriterien jedoch meist nur unzureichend).

Störfaktoren

Handelt es sich um eine heparinisierte Probe, kann dies das Ergebnis beeinflussen (Thrombinzeit, Anti-Faktor-Xa-Aktivität; vgl. Kap. D26.3 und D32); überheparinisierte, ungerinnbare Proben dürfen nicht eingesetzt werden. Die Behandlung mit Vitamin-K-Antagonisten, Hirudin etc. führen zur Verlängerung der Gerinnungszeiten. Der Effekt direkter Thrombin- oder Faktor-Xa-Inhibitoren auf diese Analytik ist zwingend zu berücksichtigen (s. Übersichtskarte „Die Einflüsse von Antikoagulanzien auf Routine- und Spezialdiagnostik im Gerinnungslabor", die von der Firma Roche in Zusammenarbeit mit Prof. Dr. E. Lindhoff-Last und Prof. Dr. D. Peetz entstanden ist). Eine detaillierte Darstellung der Effekte verschiedener Antikoagulanzien auf die Testsysteme ist in der Arbeit von Ortel dargestellt [19].

Bei Patienten unter Therapie oder Prophylaxe mit niedermolekularem Heparin sollte die Probenentnahme vor einer erneuten Gabe erfolgen. Thrombozytenfunktionshemmer stören die Tests nicht.

> Um Mischversuche korrekt interpretieren zu können, ist eine sog. **Materialkennung** zwingend erforderlich.

Interpretation der Befunde

Für die Interpretation von Mischversuchen wird die Anwendung eines Cut-offs empfohlen. Von einem LA ist dann auszugehen, wenn die Gerinnungszeit oberhalb der 99. Perzentile der Normalverteilung liegt. Alternativ kann der Cut-off-Wert nach folgender Gleichung bestimmt werden (sog. **Rosner-Index** bzw. ICA = Index of Circulating Anticoagulant) [23]:

$$ICA = \frac{b-c}{a \times 100}$$

a = Gerinnungszeit des Patienten; b = Gerinnungszeit der 1 : 1-Mischung; c = Gerinnungszeit des Normalplasmas.

■ Russel-Viper-Venom-Time-Test (dRVVT-Test)

Klinische Bedeutung

Der diluted Russell-Viper-Venom-Time(dRVVT)-Test ist weit verbreitet und gilt als spezifisch für den Nachweis eines LA. Er ist weniger störanfällig als andere Testsysteme und relativ gut standardisiert.

Prinzip der Methode (Abb. 31.2)

Eine Protease im Gift der Russel-Viper aktiviert in Gegenwart von Phospholipiden den Faktor X direkt. Das System umgeht somit den Einfluss der Faktoren des intrinsischen Systems. Angeborene oder erworbene Verminderungen von Faktor VIII und Faktor IX stören im Allgemeinen nicht. Die Phospholipid-abhängige Prothrombinaktivierung durch den gebildeten Faktor Xa wird in Gegenwart eines LA verzögert.

Problematik

Es sind Ringversuche gelaufen und Fälle beschrieben, bei denen ein spezifischer Faktor-VIII/IX-Inhibitor zum falsch positiven Testausfall führte und somit als LA fehlklassifiziert wurde. Dies erklärt sich dadurch, dass verdünntes dRVVT-Reagens wie ein verdünntes Thromboplastinreagens reagiert, d. h. es aktiviert geringgradig den Faktor XI und hierüber auch den Faktor X. Auch muss daran gedacht werden, dass seltene Einzelfaktorenmangelzustände (Faktor X, Faktor V und Faktor II) direkte Faktor-IIa-Inhibitoren wie das Dabigatran, Agatroban und Hirudin sowie direkte Faktor-Xa-Inhibitoren (Rivaroxaban) zu einem falsch positiven Testergebnis führen können (Tab. 31.3) [29].

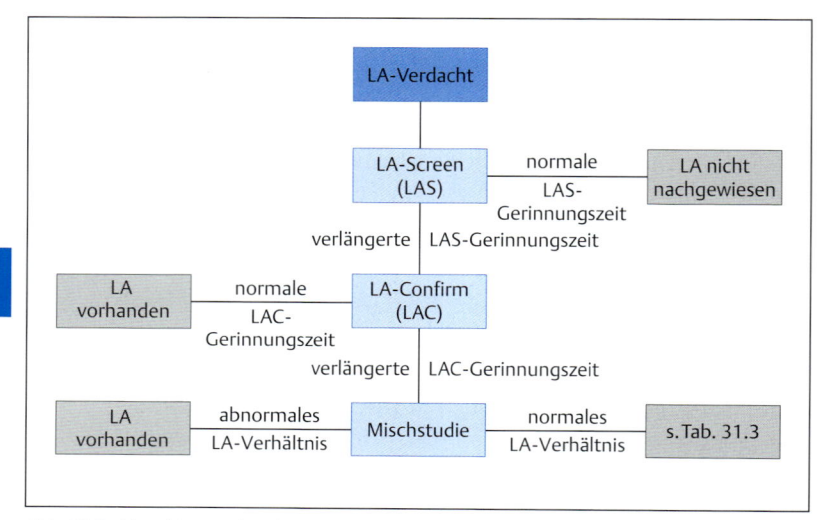

```
                          LA-Verdacht
                               │
                               │
                          LA-Screen      normale        LA nicht
                            (LAS)     ─────────────   nachgewiesen
                                          LAS-
                                      Gerinnungszeit
                       verlängerte │ LAS-Gerinnungszeit
          LA          normale      LA-Confirm
       vorhanden   ─────────────     (LAC)
                       LAC-
                   Gerinnungszeit
                       verlängerte │ LAC-Gerinnungszeit
          LA         abnormales                normales
       vorhanden  ─────────────   Mischstudie ─────────────   s. Tab. 31.3
                   LA-Verhältnis                LA-Verhältnis
```

Abb. 31.2 Algorithmus des dRVVT-Tests.

Standardisierung: Kommerzielle Testreagenzien beinhalten einen Heparin-Neutralisator, der bis 1 E Heparin/ml Plasma wirkt (eigene Erfahrung bis ca. 0,8 E/ml). Proben mit einer höheren Heparinkonzentration dürfen nicht eingesetzt werden.

Bestätigungstests sollen mit einer definierten Phospholipid(PL)-Quelle durchgeführt werden, nicht mit selbst hergestellten Phospholipiden aus gefrorenen und wiederholt aufgetauten Thrombozyten.

Durch Einführung der **normalisierten LA-Ratio** bezogen auf die Testergebnisse mit Normalplasma niedriger PL-Konzentration (Screen) und hoher PL-Konzentration (Confirm) wurde eine weitere Verbesserung der Analytik erzielt [23].

$$\text{normalisierte LA-Ratio} = \frac{\frac{\text{LAS (Patientenplasma)}}{\text{LAS (Normalplasma)}}}{\frac{\text{LAC (Patient)}}{\text{LAC (Normalplasma)}}} = \frac{\text{LAS (Patientenplasma)}}{\text{LAS (Normalplasma)} * \text{LAC (Patientenplasma)}}$$

Diese Ratiobildung hat folgende Vorteile:
- Ausgleich der Reagenzieninstabilität (Veränderungen der Reagenzien in ihren von den Herstellern definierten Stabilitätsgrenzen)

Tab. 31.3 Mögliche Befundkonstellationen des dRVVT-Tests

LA-Screen-Gerinnungszeit		LA-Confirm-Gerinnungszeit		Diagnose
Patientenplasma	Mischung Patienten- und Normalplasma	Patientenplasma	Mischung Patienten- und Normalplasma	
normal	normal	normal	normal	LA nicht nachgewiesen
auffällig	auffällig	normal	normal	LA vorhanden
auffällig	normal	auffällig	normal	Faktorenmangel/OAT
auffällig	auffällig	auffällig	normal	LA plus Faktorenmangel
auffällig	auffällig	auffällig	auffällig	anderer Inhibitor

OAT = orale Antikoagulanzientherapie mit Vitamin-K-Antagonisten
Die Notwendigkeit der Mischversuche wird im Jahre 2012 weiterhin kontrovers diskutiert [31].

- Ausgleich von Alterungsprozessen (kostensparendes Wiedereinfrieren möglich)
- verbesserte Befundinterpretation auch unter stabiler oraler Antikoagulation.

Einflussgrößen

Für Patienten unter oraler Antikoagulation mit einem Vitamin-K-Antagonisten werden andere Empfehlungen gegeben:
- INR auf < 1,5 einstellen, ggf. Umstellung auf NMH
- bei INR 1,5–3 sollte eine 1 : 1-Verdünnung des Patientenplasmas mit Normalplasma eingesetzt werden; **cave:** dies würde auch das LA u.U abschwächen (2-fach verdünnt)!

Andere Autoren konnten nachweisen, dass die Analytik in der stabilen Phase der oralen Antikoagulation (INR 2–3) durchaus zuverlässig ist und nicht zu falsch positiven Ergebnissen führt [18]. Dies entspricht auch unserer praktischen Erfahrung.

Interpretation der Befunde

Für alle LA-Tests gilt, dass der Befund quantitativ und mit einer Interpretation ausberichtet wird, d.h. LA nachgewiesen oder nicht. Ein Kliniker ist kaum in der Lage, das komplexe Testsystem zu verstehen und die Signifikanz ausberichteter Sekunden oder Ratios zu beurteilen. Es ist Aufgabe des Labors, den Befund zu interpretieren. Nicht eindeutige Befundkommentare sind zu vermeiden; in solchen Fällen ist die Kontrolle binnen einer Woche zu empfehlen.

■ ELISA-Tests zum Nachweis der Antiphospholipid-Antikörper

Klinische Bedeutung

Aus dem großen Spektrum der verschiedenen Antiphospholipid-Antikörper werden für die Diagnostik des APS derzeit nur der Nachweis auf Anticardiolipin-IgG und -IgM sowie Anti-β_2GPI-IgG und -IgM über ein ELISA-System empfohlen [17]. Es ist eine Vielzahl kommerzieller Testsysteme auf dem Markt. Des Weiteren finden auch In-house-ELISA-Systeme Anwendung.

Auf die Bedeutung anderer aPL-ELISAs wird daher an dieser Stelle verzichtet; zu erwähnen ist die Diskussion, ob man den Nachweis von Anti-Prothrombin (aPT), Anti-Phosphatidylamin und Anti-Phosphatidylserin-Antikörper als sog. Second-line-Tests anbieten sollte bei Patienten mit dem klinischen Bild des APS, die die gültigen Laborkriterien aber nicht erfüllen (sog. atypisches APS).

> Die ELISA-Testsysteme zum Nachweis der aPL-Antikörper sind trotz jahrzehntelanger Bemühung schlecht standardisiert. Die Inter- und Intraassay- wie auch die Interlabor-Variabilität der Ergebnisse sind weiterhin hoch [28].

Testbedingungen

Die folgenden Faktoren erklären die hohe Variabilität der ELISA-Tests. Die angeführten Minimalforderungen sollten zur Verbesserung der Analytik und Reduktion von Störfaktoren berücksichtigt werden [26].

Herstellungsprozess:
- Mikrotiterplatten verschiedener Hersteller haben unterschiedliche Beschichtungen (v. a. Zusammensetzung und Konzentration der Phospholipide), Pufferzusammensetzung und Konjugate.
- Zu bevorzugen sind Polysterenplatten oder sog. High-Sensitivity-Platten.
- Cardiolipin sollte in Ethanol verdünnt werden.
- Non-Antigen-/unbeschichtete Kavitäten sollten als Blank benutzt werden, um für die unspezifische Bindung zu korrigieren.

Analytische Phase:
- Serumproben sind zu bevorzugen (ggf. In-house-Validation für Plasmaproben).
- Es empfiehlt sich der Doppelansatz der Patientenproben.
- Die Interassay-Variation sollte < 20% liegen.
- Es empfiehlt sich der Einsatz von Kontrollproben (positiv und negativ); eine Kontrolle sollte im schwach positiven Bereich liegen.
- Laborspezifische/laborinterne Cut-off-Bereiche müssen auch bei kommerziellen und In-house-Tests definiert werden (aus mindestens 50 Probanden, die die Patientenklientel in Bezug auf Alter und Geschlecht der zu untersuchenden Proben reflektieren sollten).
- Erforderlich ist die Kalkulation der 95., 97,5. und 99. Perzentile, da die Ergebnisse nicht normalverteilt sind.
- Es sind definierte, stabile externe Kontrollen/Standards (monoklonale Antikörper, sog. Sapporo-Standard, s.u.) einzusetzen, die als Kalibrator und als Positivkontrolle eingesetzt werden. Auf diese Weise kann der Befund in internationalen Einheiten (GPL, MP, s. S. 770) ausberichtet werden.

Postanalytische Phase:
- Semiquantitatives Ausberichten der Befunde: negativ – niedrig positiv – mittelgradig positiv –hoch positiv (> 40 Einheiten).

Durch diese Maßnahmen kann es gelingen, die Interlabor-Variabilität zu reduzieren und eine bessere klinische Korrelation, d.h. Spezifität, zu erzielen.

Standardisierung

Monoklonale Antikörper IgG (HCAL) und IgM (EY2C9) (sog. **Sapporo-Standard**) sind kommerziell erhältlich und sollten als Kalibrator und ggf. als positiv Kontrolle bei aCL- und Anti-β_2GPI-ELISAs eingesetzt werden. Derzeit gibt es nur einen Anbieter für HCAL (Fa. INOVA Diagnostics, Bestellnr. 508668) und EY2C9 (Fa. INOVA Diagnostics, Bestellnr. 508673).

Ergebnismitteilung und Interpretation der Befunde

Durch den Einsatz der kommerziell erhältlichen Kalibratoren kann auch eine Ergebnisumrechnung erfolgen und der Befund in internationalen Einheiten (GPL, MPL) ausberichtet werden.

Für Anti-β_2GPI-Antikörper-ELISAs gibt es keine Angabe in internationalen Einheiten, sodass die Ergebnismitteilung und ihre Vergleichbarkeit limitiert sind (Angabe in AU = Arbitrary Units). Der Cut-off > 40 GPL bzw. MPL/ml sollte für dieses Testsystem daher nicht angewandt werden, vielmehr sollte jedes Labor einen eigenen Cut-off für sein Testsystem ermitteln (anhand von mindestens 50 Normalspenderplasmen). Der obere Referenzbereich sollte als 99. Perzentile definiert sein.

Die Angabe in Perzentilen wird der fehlenden Normalverteilung dieser Antikörper gerecht. Die 99. Perzentile spiegelt somit eher die Untergrenze mittelgradig positiver Titer wider. Diese Anpassung hat zur Folge, dass häufiger isolierte Anti-β_2GPI-Befunde als isolierte aCL dokumentiert werden [27].

Problematik

1995 ergab eine Vergleichsuntersuchung verschiedener kommerzieller Tests, die in mehreren Laboratorien eingesetzt wurden, eine gute Übereinstimmung der Ergebnisse bei negativen und hochpositiven Proben (93% bzw. 79%). Jedoch zeigte sich eine völlig unzureichende Übereinstimmung bei Proben mit niedrigem oder mittlerem Titer (32–51%) [24]. Eine Dekade später ergab eine Vergleichsstudie kommerzieller Anti-β_2GPI-ELISAs kein besseres Ergebnis: Die Rate an Übereinstimmung zwischen den Labors lag für den Nachweis von Anti-β_2GPI IgG bei 55% und bei 23% für IgM [25].

Im Gegensatz zu aCL-ELISAs haben reine Anti-β_2GPI-ELISAs den Vorteil, dass sie weniger anfällig sind, infektassoziierte Antikörper zu erfassen, die Cardiolipin als Antigen haben. β_2GPI ist ein gut definiertes Protein und die Testung bedarf keines Zusatzes von Kofaktoren, man würde daher bessere Ergebnisse im Interlabor-Vergleich erwarten.

Trotz der Standardisierungsbemühungen der letzten Jahrzehnte durch den Einsatz standardisierter Kalibratoren in Form monoklonaler Antikörper ist die Vergleichbarkeit der Testsysteme verschiedener Laboratorien weiterhin ungenügend. Dies spiegelt sich auch in den hohen Variationskoeffizienten der Ringversuche wider, auch wenn die Sensitivität der aCL-Elisa-Teste gut ist.

> Hieraus ergibt sich, dass Proben in Abhängigkeit vom Testsystem als pathologisch oder normal klassifiziert werden! Eine Vergleichbarkeit über die Zeit bzw. Verlaufsbeobachtung ist daher nur mit dem gleichen Testsystem möglich. Die Wertigkeit des aCL-IgM-Isotyps in Bezug auf seine Thrombogenität ist umstritten [10], [12].

31.4 Lupusantikoagulans

> **Kasuistiken**
> - **Fall 1: Lupusantikoagulans mit Faktor-II-Mangel**
>   4-jähriges Mädchen, das 3 Wochen nach einem Infekt Hautblutungen und eine Kniegelenkblutung entwickelt
> - **Fall 2: Lupusantikoagulans mit Thromboseneigung**
>   32-jährige Frau mit Neigung zu rezidivierenden venösen Thrombosen
> - **Fall 3: erworbener Faktor-VIII-Inhibitor**
>   67-jähriger Mann mit plötzlich auftretenden Hautblutungen und einer transfusionsbedürftigen Blutung nach Zahnextraktion
> - **Fall 4: Thrombininhibitor bei IgA-Paraproteinämie**
>   48-jährige Frau mit abnormer postoperativer Blutung, IgA-MGUS, Hämaturien, Kniegelenkblutungen. Die Befundkombination scheint zunächst eindeutig für ein Lupusantikoagulans zu sprechen; der Hemmeffekt im Faktor-XIII-Test schließt dieses jedoch aus. Die verdünnte Thrombinzeit mit humanem Thrombin und andere Tests führen dann zur richtigen Diagnose.

	Fall 1	Fall 2	Fall 3	Fall 4	Referenzbereich
Thrombozytenzahl	508×10^9/µl	143×10^9/µl	169×10^9/µl	256×10^9/µl	$150-300 \times 10^9$/µl
aPTT	67 s	46 s	85 s	56 s	30–40 s
aPTT 1:1 Patientenplasma/Normalplasma im aPTT-Mischversuch (Reagens-abhängige Verlängerung)	+14 s	+9 s	+17 s	+20 s	< 5 s
Thrombinzeit 1 I.E. bovines Thrombin/ml				19 s	16–20 s
Thrombinzeit 0,25 I.E. humanes Thrombin/ml[#]	–	–	–	75 s	32–47 s
dRVVT-Ratio	–	1,7	< 1,2	< 1,2	≤ 1,2

31 Diagnostik der Antiphospholipid-Antikörper (aPL)

	Fall 1	Fall 2	Fall 3	Fall 4	Referenzbereich
aPTT, mit 2 Phospholipidkonzentrationen (Lupussensitives und lupusinsensitives Reagens	–	49 s	atypische Kurve		Differenz < 15 s
Faktor-II-Aktivität	37 %	75 %	100 %	59 %	70–120 %
Faktor-II-Konzentration	35 %	83 %	–	80 %	70–120 %
Faktor VIII/Plasma: 1 : 5-Verdünnung	22 %	28 %	< 1 %	3 %	50–150 %
Faktor VIII/Plasma: 1 : 10-Verdünnung##	–	66 %	< 1 %	32 %*	50–150 %
Faktor-VIII-Inhibitor	< 0,3 BE	–	19 BE	„11" BE	< 0,3 BE
Faktor IX/Plasma: 1 : 5-Verdünnung	12 %	48 %	70 %	60 %	70–120 %
Faktor IX/Plasma: 1 : 10-Verdünnung##	–	100 %	–	80 %*	70–120 %
Faktor XI/Plasma: 1 : 5-Verdünnung	80 %	–	64 %	6 %	70–120 %
Faktor XI/Plasma: 1 : 10-Verdünnung##	–	–	–	56 %*	70–120 %
Faktor XII/Plasma: 1 : 5-Verdünnung	80 %	60 %	75 %	9 %	50–150 %
Faktor XII/Plasma: 1 : 10-Verdünnung##				40 %*	50–150 %

	Fall 1	Fall 2	Fall 3	Fall 4	Referenz-bereich
Faktor-XIII-Aktivität (bei Verwendung von humanem Thrombin)				„13"%	50–150 %
Faktor-XIIIA immunologisch				158 %	50–150 %

* Ergebnisse wurden im 1 : 40-verdünnten Plasma ermittelt

\# in den Standardreagenzien nicht mehr verfügbar
\## weitere Verdünnungsstufe zur Unterscheidung zwischen einem Faktorenmangel und einem Lupusantikoagulans (bei LA steigen mit zunehmender Verdünnung die Faktoren an, Ausverdünnung des LA möglich)

BE: Bethesda-Einheiten
„": pathologisch bedingt durch Interferenz

Literatur

[1] Aboud MR, Roddie C et al. The laboratory diagnosis of lupus anticoagulant in patients on oral anticoagulation. Clin Lab Haematol 2006; 28(2): 105–110
[2] Bergmann F, Hempel M. Diagnosis and clinical symptoms of antiphospholipid Syndrome. Hamostaseologie 2008; 28(3): 141–149
[3] Bowie EJ, Thompson JH Jr et al. Thrombosis in Systemic Lupus Erythematosus Despite Circulating Anticoagulants. J Lab Clin Med 1963; 62: 416–430
[4] Brandt JT, Triplett DA et al. Criteria for the diagnosis of lupus anticoagulants: an update. On behalf of the Subcommittee on Lupus Anticoagulant/Antiphospholipid Antibody of the Scientific and Standardisation Committee of the ISTH. Thromb Haemost 1995; 74(4): 1185–1190
[5] Conley CL, Hartmann RC. A hemorrhagic disorder caused by circulating anticoagulant in patients with disseminated lupus erythematodes. J Clin Invest 1952; 31: 621–622
[6] de Groot P, Urbanus R. et al. Pathophysiology of thrombotic APS: where do we stand? Lupus 2012; 21(7): 704–707
[7] de Laat B, Derksen RH. IgG antibodies that recognize epitope Gly40-Arg43 in domain I of beta 2-glycoprotein I cause LAC, and their presence correlates strongly with thrombosis. Blood 2005; 105(4): 1540–1545
[8] de Laat B, Pengo V et al. The association between circulating antibodies against domain I of beta2-glycoprotein I and thrombosis: an international multicenter study. J Thromb Haemost 2009; 7(11): 1767–1773
[9] Feinstein DI, Rapaport SI. Acquired inhibitors of blood coagulation. Prog Hemost Thromb 1972; 1: 75–95
[10] Galli M, Borrelli G et al. Clinical significance of different antiphospholipid antibodies in the WAPS (warfarin in the antiphospholipid syndrome) study. Blood 2007; 110(4): 1178–1183

31 Literatur

[11] Galli M, Luciani D et al. Lupus anticoagulants are stronger risk factors for thrombosis than anticardiolipin antibodies in the antiphospholipid syndrome: a systematic review of the literature. Blood 2003; 101(5): 1827–1832
[12] Galli M, Reber G et al. Invitation to a debate on the serological criteria that define the antiphospholipid syndrome. J Thromb Haemost 2008; 6(2): 399–401
[13] Harris EN, Boey ML et al. Anticardiolipin antibodies: Detection by radioimmunoassay and association with thrombosis in systemic lupus erythematosus. Lancet 1983; 26(2): 1211–1214
[14] Hartung KJ, Lutze G et al. Untersuchungen zur „Lupusantikoagulanz-Empfindlichkeit" verschiedener APTT-Reagenzien. LaboratoriumsMedizin 1997; 21(3): 162–168
[15] Kapiotis S, Speiser W et al. Anticardiolipin antibodies in patients with venous thrombosis. Haemostasis 1991; 21(1): 19–24
[16] Kershaw G, Suresh S et al. Laboratory identification of lupus anticoagulants. Semin Thromb Hemost 2012; 38(4): 375–384
[17] Miyakis S, Lockshin MD et al. International consensus statement on an update of the classification criteria for definite antiphospholipid syndrome (APS). J Thromb Haemost 2006; 4(2): 295–306
[18] Olteanu H, Downes KA et al. Warfarin does not interfere with lupus anticoagulant detection by dilute Russell's viper venom time. Clin Lab 2009; 55(3-4): 138–142
[19] Ortel TL, Antiphospholipid syndrome: laboratory testing and diagnostic strategies. Am J Hematol 2012; 87 (Suppl 1): S75–81
[20] Pengo V, Biasiolo A et al. Antiphospholipid antibody ELISAs: survey on the performance of clinical laboratories assessed by using lyophilized affinity-purified IgG with anticardiolipin and anti-beta2-Glycoprotein I activity. Thromb Res 2007; 120(1): 127–133
[21] Pengo V, Biasiolo A et al. Survey of lupus anticoagulant diagnosis by central evaluation of positive plasma samples. J Thromb Haemost 2007; 5(5): 925–930
[22] Pengo V, Ruffatti A et al. Clinical course of high-risk patients diagnosed with antiphospholipid syndrome. J Thromb Haemost 2010; 8(2): 237–242
[23] Pengo V, Tripodi A et al. Update of the guidelines for lupus anticoagulant detection. Subcommittee on Lupus Anticoagulant/Antiphospholipid Antibody of the Scientific and Standardisation Committee of the International Society on Thrombosis and Haemostasis. J Thromb Haemost 2009; 7(10): 1737–1740
[24] Reber G, Arvieux J et al. Multicenter evaluation of nine commercial kits for the quantitation of anticardiolipin antibodies. The Working Group on Methodologies in Haemostasis from the GEHT (Groupe d'Etudes sur l'Hemostase et la Thrombose). Thromb Haemost 1995; 73(3): 444–452
[25] Reber G, Tincani A, Sanmarco M et al. Variability of anti-beta2 glycoprotein I antibodies measurement by commercial assays. Thromb Haemost 2005; 94: 665–672
[26] Tincani A, Allegri F et al. Minimal requirements for antiphospholipid antibodies ELISAs proposed by the European Forum on antiphospholipid antibodies. Thromb Res 2004; 114(5-6): 553–558
[27] Tincani A, Andreoli L et al. Antiphospholipid antibody profile: implications for the evaluation and management of patients. Lupus 2010; 19(4): 432–435
[28] Tincani A, Filippini M et al. European attempts for the standardisation of the antiphospholipid antibodies. Lupus 2009; 18(10): 913–919
[29] Triplett DA. Antiphospholipid-protein antibodies: laboratory detection and clinical relevance. Thromb Res 1995; 78(1): 1–31

[30] Triplett DA. Lupus anticoagulant. In: Jespersen J, Bertina RM, Haverkate F, eds. Laboratory Techniques in Thrombosis – A Manual. 2nd ed. Dordrecht–Boston–London: Kluwer Academic Publishers; 1999: 183–187
[31] Tripodi A, To Mix or Not to Mix in Lupus Anticoagulant Testing? That is the Question. Semin Thromb Hemost 2012; 38(4): 385–389
[32] van Os GM, Urbanus RT et al. Antiphospholipid syndrome. Current insights into laboratory diagnosis and pathophysiology. Hamostaseologie 2010; 30(3): 139–143

32 Monitoring der Antikoagulanzien

S. Alban

32.1 Allgemeines zum Monitoring

Jahrzentelang standen mit den Vitamin-K-Antagonisten (VKA) und dem unfraktionierten Heparin (UFH) nur Antikoagulanzien zur Verfügung, die indiviuell zu dosieren sind. Die Dosisanpassung erfolgt anhand ihres ex vivo gemessenen antikoagulatorischen Effekts in den **globalen Gerinnungstests:**
- Thromboplastinzeit (TPZ; s. Kap. D26.1) bei VKA bzw.
- aktivierte partielle Thromboplastinzeit (aPTT; s. Kap. D26.2) bei UFH.

Mit der Einführung der niedermolekularen Heparine (NMH) in den 80er Jahren entfiel dann aufgrund ihrer pharmakokinetischen Vorteile erstmals die Notwendigkeit der individuellen „Dosistitration". Dies gilt auch für die neuen oralen Antikoagulanzien, wobei die ersten Erfahrungen mit diesen VKA-Alternativen zeigen, dass wie bei allen Antikoagulanzien ein Monitoring in bestimmten Situationen durchaus sinnvoll sein kann.

Nachfolgend werden zunächst einige übergreifende Aspekte und Tests zum Monitoring vorgestellt; anschließend wird auf die Überwachung der einzelnen Antikoagulanzien eingegangen. Eine Übersicht zeigt Tab. 32.1.

■ Untersuchungsmaterial für Labor- und POC-Methoden

Citratplasma und Vollblut

Das Untersuchungsmaterial für die Labortests zum Monitoring von Antikoagulanzien ist plättchenarmes Citratplasma aus venösem Vollblut; für Verfahren des Point-of-Care-Testing (POCT) wird hingegen arterielles oder venöses Vollblut bzw. Kapillarblut verwendet. Die quantitativ bedeutendsten POC-Methoden sind zum einen die **Activated Clotting Time (ACT)** im OP, zum anderen die POC-Systeme für die **Thromboplastinzeit (TPZ)** zum VKA-Monitoring (s. Kap. D33).

32.1 Allgemeines zum Monitoring

Tab. 32.1 Übersicht zum Monitoring der Antikoagulanzien und entsprechende Tests

Antikoagulans	Monitoring	primärer Test	weitere Tests	Kapitelverweise
indirekt und verzögert wirkende Antikoagulanzien				
Vitamin-K-Antagonisten (VKA)	zur individuellen Dosisanpassung	TPZ zur INR-Bestimmung		Phenprocoumon, Warfarin und Acenocoumarol Kap. E36.5, S. 964
Antithrombin-vermittelt wirkende Glykoantikoagulanzien				
unfraktioniertes Heparin	zur individuellen Dosisanpassung zusätzlich Kontrolle der Plättchenzahlen	aPTT, ACT	chromogene aXa-Assays chromogene aIIa-Assays Heptest PiCT	Unfraktioniertes Heparin Kap. D32.2, S. 799 Kap. E36.2, S. 899
niedermolekulare Heparine	bei bestimmten Patientengruppen zur Dosiskontrolle zusätzlich Kontrolle der Plättchenzahlen	chromogene aXa-Assays	Heptest PiCT	Niedermolekulare Heparine (NMH) Kap. D32.2, S. 800 Kap. E36.2, S. 899
Danaparoid	bei HIT und bestimmten Patientengruppen zur Dosiskontrolle bei HIT zusätzlich Kontrolle der Plättchenzahlen	chromogene aXa-Assays	Heptest	Danaparoid Kap. D32.3, S. 802 Kap. E36.3, S. 933
Fondaparinux	nicht erforderlich, aber möglich	chromogene aXa-Assays		Fondaparinux Kap. D32.4, S. 804 Kap. E36.4, S. 951
direkte Thrombin-Inhibitoren (DTI)				
Lepirudin	Antikoagulans bei HIT! engmaschig zur Dosisanpassung	aPTT	ECA-H Hemoclot PiCT	Lepirudin Kap. D32.3, S. 803 Kap. E36.3, S. 933
Bivalirudin	Antikoagulans bei PCI initial zur Dosiskontrolle	ACT	aPTT ECA-T	Bivalirudin Kap. D32.4, S. 805 Kap. E36.4, S. 951

32 Monitoring der Antikoagulanzien

Anti-koagulans	Monitoring	primärer Test	weitere Tests	Kapitelverweise
Argatroban	Antikoagulans bei HIT! engmaschig zur Dosisanpassung	aPTT	ECA-T Hemoclot	Argatroban Kap. E32.3, S. 801 Kap. E36.3, S. 933
Dabigatran	nicht erforderlich, aber möglich	Hemoclot	aPTT, ECT	Rivaroxaban, Apixaban und Dabigatranetexilat Kap. D32.6, S. 807 Kap. E36.6, S. 988
direkte Faktor Xa-Inhibitoren (DXI)				
Rivaroxaban	nicht erforderlich, aber möglich	chromogene aXa-Assays	TPZ	Rivaroxaban, Apixaban und Dabigatranetexilat Kap. D32.6, S. 807 Kap. E36.6, S. 988
Apixaban	nicht erforderlich, aber möglich	chromogene aXa-Assays	/	Rivaroxaban, Apixaban und Dabigatranetexilat Kap. D32.6, S. 807 Kap. E36.6, S. 988

Es sind nur Testmethoden bzw. Tests aufgeführt, die aktuell CE-zertifiziert sind und für die Kalibratoren für das jeweilige Antikoagulanz angeboten werden.

Ausnahme: ECT (Ecarin Clotting Time); spezifischer, sensitiver und präziser Gerinnungstest zur Bestimmung der Plasmaspiegel von DTI, allerdings ist er nicht als CE-zertifizierter Test verfügbar.

ACT: Activated Clotting Time
alla-Assays: Anti-Thrombin-Assays
aXa-Assays: Anti-Faktor-Xa-Assays
chromogene alla-Assays: z. B. ACTICHROME Heparin (American Diagnostics)
ECA-T: Ecarin Chromogenic Assay für synthetische DTI (Stago)
ECA-H: Ecarin Chromogenic Assay für Lepirudin und Desirudin (Stago)
Hemoclot: DTI (Hyphen BioMed), verdünnte Thrombinzeit
Heptest: aXa-Gerinnungstest (American Diagnostica)
PiCT: Prothrombinase induced Clotting Time (Pentapharm)

Plasmagewinnung

Um Artefakte durch Tissue-Faktor, prokoagulatorische Mikropartikel und Heparin neutralisierenden Plättchenfaktor 4 (PF 4) zu vermeiden, ist auf eine adäquate, d. h. DIN-konforme [18] Blutabnahme (u. a. kurze venöse Stauzeit, 19–21 Gauge-Kanülen, Verwerfen der ersten 0,5 ml Blut) und Plasmagewinnung (u. a. spätestens innerhalb 1 h) zu achten (s. Kap. D24).

Zeitpunkt der Blutentnahme

Beim Monitoring subkutan injizierter Antikoagulanzien und der neuen oralen Antikoagulanzien werden üblicherweise **maximale Plasmaspiegel** bestimmt. Die Blutabnahme sollte daher immer in gleichem Zeitabstand nach der letzten Applikation erfolgen, wobei die unterschiedlichen Anflutzeiten der Antikoagulanzien zu berücksichtigen sind.

■ Chromogene Anti-Faktor-Xa-Tests (aXa-Tests)

Testprinzip

Chromogene Anti-Faktor-Xa-Tests (aXa-Tests) sind wie die Gerinungstests **funktionelle Tests,** d. h. keine Methoden zur direkten Quantifizierung von Antikoagulanzien. Sie messen vielmehr das Ausmaß der Hemmung von Faktor Xa durch das Antikoagulans im Plasma.

Die aXa-Aktivität wird ermittelt, indem einer mit einem geeigneten Puffer verdünnten Plasmaprobe eine definierte Menge Faktor Xa und ein Überschuss eines chromogenen, selektiven Peptidsubstrats zugesetzt und die Reduktion der amidolytischen Aktivität des Faktors Xa im Vergleich zur Negativkontrolle anhand der Freisetzung des Chromophors aus dem Peptid bestimmt wird [61]. Entweder wird die initiale Geschwindigkeit der Chromophorfreisetzung oder aber die Chromophorkonzentration nach einer bestimmten Zeit gemessen.

Methodik

Mittlerweile werden etliche chromogene aXa-Testkits angeboten. Sie verwenden fast alle bovinen Faktor Xa und Peptidsubstrate mit dem Chromophor p-Nitroanilin (405 nm), unterscheiden sich aber mehr oder weniger in vielen Aspekten (z. B. Substratstruktur, Faktor-Xa- und Substratkonzentrationen, Puffer, Zusätze, Inkubationszeiten). Um valide Ergebnisse zu erzielen, sind stets die individuellen Testparameter einzuhalten.

Zu beachten ist, dass es zwischen den Tests auch Unterschiede konzeptioneller Art (v. a. Einstufen-/Zweistufentests, mit/ohne Zusatz von Antithrombin (AT), mit/ohne Zusatz von Dextran) gibt, die prinzipiell zu voneinander abweichenden Ergebnissen führen können. Demzufolge sind aXa-Aktvitäten, die mit unterschiedlichen Tests bestimmt wurden, nur bedingt vergleichbar [37], [34].

Außerdem wurden diese Tests für die Bestimmung von Heparinen bzw. AT-abhängigen Faktor-Xa-Inhibitoren (zusammenfassend „Heparin") entwickelt und sind daher nicht immer gleichermaßen für die Messung direkter Faktor-Xa-Inhibitoren geeignet.

Einstufen- und Zweistufentests

Beim Einstufentest wird die verdünnte Plasmaprobe gleichzeitig mit Faktor Xa und Substrat versetzt; beim Zweistufentest wird sie zunächst für eine definierte Zeit mit Faktor Xa inkubiert, dann erst folgt die Zugabe des Substrats.
- **Zweistufenmethode:** Im ersten Schritt wird ein Teil des Faktors Xa inaktiviert, indem Heparin die Bildung inaktiver Faktor-Xa-AT-Komplexe beschleunigt (> 100-fach), und nur der verbleibende Faktor Xa spaltet dann im zweiten Schritt das zugesetzte Substrat.
- **Einstufenmethode:** Hier laufen diese 2 Reaktionen gleichzeitig und damit kompetitiv ab, d. h. AT und das Substrat konkurrieren um die Bindung an Faktor Xa.

Während für den Zweistufentest Substrate mit möglichst hoher Affinität zu Faktor Xa und sehr schneller Umsetzungsrate optimal geeignet sind, müssen sie im Einstufentest „schlechter" sein, damit die Faktor-Xa-AT-Komplexbildung nicht völlig unterdrückt wird.

Antithrombinzusatz

Bei einigen Tests wird zusätzlich zum Plasma-AT eine bestimmte Menge AT zugegeben, um eine konstante AT-Konzentration im Testansatz zu erzielen. Durch den AT-Überschuss wird AT nicht zum limitierenden Faktor und das in der Probe enthaltene Heparin kann seine volle Wirkung entfalten.

Allerdings wird durch den AT-Zusatz unter Umständen ein AT-Mangel, der die physiologische Wirkung des Heparins limitiert, maskiert und eine falsch-hohe aXa-Aktivität gemessen. So lag beispielsweise die aXa-Aktivität in Plasmaproben von Kindern nach einer Bolusinjektion von 100 IE/kg KG UFH durchschnittlich 0,2 IE/ml höher, wenn die Messung mit einem AT-Zusatz erfolgte [32].

Ob ein AT-Zusatz nun eher von Vorteil oder von Nachteil ist, ist jedoch nicht bekannt.

Dextransulfatzusatz

Auch Tests, bei denen Dextransulfat zugesetzt wird, können zu höheren aXa-Aktivitäten führen. Bekanntlich binden Heparinmoleküle (nicht Fondaparinux!) je nach Kettenlänge nicht selektiv an AT, sondern auch an positiv geladene Strukturen (z. B. PF4, Akutphasenproteine) und haben dann keine katalytische Wirkung mehr auf AT (s. Kap. E36.2, UFH, S. 899 und Kap. E36.2, NMH, S. 911). Das stark negativ geladene Dextransulfat interagiert ebenfalls mit kationischen Strukturen, besitzt aber im Gegensatz zu Heparin keine katalysierende Wirkung auf AT. Durch den Zusatz eines Dextransulfatüberschusses wird Heparin daher aus seinen „unspezifischen" Bindungen verdrängt und bindet ausschließlich AT [46]. Infolgedessen wird bei dieser Testvariante zwar die volle aXa-Aktivität des in der Plasmaprobe vorhandenen Heparins erfasst, die „physiologischere" Methode ist jedoch eine Bestimmung ohne Dextransulfatzusatz [52].

In pädiatrischen Plasmaproben nach Applikation therapeutischer UFH-Dosen lag die aXa-Aktivität bei der Bestimmung mit Dextransulfat durchschnittlich 0,69 aXa-IE/ml höher [32]. Es ist allerdings nicht bekannt, ob die ggf. unterschiedliche Dosisanpassung von UFH auch klinische Konsequenzen hat.

Bestimmung der verschiedenen Antikoagulanzien

Die chromogenen aXa-Tests wurden ursprünglich für das Monitoring der NMH entwickelt, sind aber ebenso für die Bestimmung von UFH, Danaparoid und Fondaparinux geeignet. Ob eine einfache Messung der direkten Faktor-X-Inhibitoren (DXI) möglich ist, hängt vom jeweiligen Testdesign ab. Derzeit werden sogar Tests entwickelt, die selektiv DXI messen und Heparine nicht erfassen [63].

> Grundsätzlich gilt:
> - Für jedes Antikoagulans sind die Plasmaspiegel anhand einer mit diesem erstellten Kalibrierkurve zu berechnen.
> - Die Internationalen Einheiten für UFH und NMH sind nicht vergleichbar.
> - Danaparoid ist in Danaparoid-Einheiten anzugeben.
> - Für Fondaparinux und die neuen DXI ist die Plasmakonzentration (µg/ml oder ng/ml) anzugeben.

Die Referenzsubstanz für UFH ist der „6th International Standard for UFH"; bei den NMH wird der „2nd International Standard for LMWH" voraussichtlich 2013 durch den „3rd International Standard for LMWH" abgelöst. Obwohl sich die Referenzkurven der verschiedenen NMH unterscheiden, wird aus praktischen Gründen eine gemeinsame Referenzsubstanz verwendet [5].

Heparine und Danaparoid müssen aufgrund ihrer komplexen und zudem variablen chemischen Zusammensetzung in Einheiten angegeben werden (s. Kap. E36.2, Arzneistoffcharakteristika und Pharmakodynamik, S. 901).

Bei den chemisch definierten Antikoagulanzien (Fondaparinux, Rivaroxaban, Apixaban) entfällt diese Notwendigkeit. Eine Angabe in Einheiten/ml wäre sogar eher irreführend: Denn während die im Plasma gemessene aXa-

Aktivität direkt mit der Plasmakonzentration dieser Arzneistoffe korreliert und ihre gesamte pharmakodynamische Aktivität widerspiegelt, erfasst sie bei den Heparinen und Danaparoid nur den Anteil, der an AT bindet (d.h. 30–50% bei UFH, < 20% komplexen bei den NMH, ~ 4% bei Danaparoid) und repäsentiert auch nur einen Teil ihrer pharmakodynamischen Wirkung (s. Kap. E36.2, Arzneistoffcharakteristika und Pharmakodynamik, S. 901).

Einflussfaktoren

D

Im Vergleich zu Gerinnungstests werden die chromogenen aXa-Tests weniger durch die Hämostasekomponenten des Plasmas und präanalytische Faktoren beeinflusst [48].

Eine **artifizielle PF 4-Freisetzung** im Rahmen der Blutabnahme, Plasmagewinnung und Lagerung der Blut- bzw. Plasmaproben ist unbedingt zu vermeiden, da PF 4 (ohne Dextransulfatzusatz) sowohl UFH als auch die NMH bindet und zu falsch niedrigen aXa-Aktivitäten führt.

Stark **lipämische, ikterische oder hämolytische** Plasmen können unter Umständen die photometrische Bestimmung stören.

Sensibel reagieren die chromogenen Tests auf Veränderungen während der Durchführung (z.B. pH-Wert, Temperatur, Inkuabtionszeiten), sodass **streng standardisiert** zu arbeiten ist und stets **Kontrollen** mitzuführen sind. Außerdem erfordert jede Testkit-Charge eine vollständige Kalibrierung [5].

Stellenwert der chromogenen aXa-Tests

Obwohl die chromogenen aXa-Tests von Beginn an Methode der Wahl für das Monitoring der NMH waren, sind sie bis heute noch nicht in jedem Labor verfügbar. Zwar ist bei den NMH kein Routinemonitoring erforderlich, aber bei Anwendung von NMH, die bei Nierenfunktionsstörungen und somit häufig bei älteren Patienten akkumulieren (v.a. Enoxaparin), empfehlen die Fachinformationen eine Kontrolle der Plasmaspiegel. Die Eignung chromogener Methoden für die Bestimmung der neuen DXI [65], [20] könnte die flächendeckende Etablierung der aXa-Tests fördern.

■ Activated Clotting Time (ACT)

Testprinzip

Die **aktivierte Gerinnungszeit** (Activated Clotting Time – ACT), die erstmals 1966 von Hatterley beschrieben wurde [30], ist eine schnell und einfach durchzuführende POC-Vollblutgerinnungsmethode zur Überwachung der Antikoagulation mit mittel bis hoch dosiertem UFH sowie Bivalirudin.

Die ACT misst die Zeit, die nach Gerinnungsaktivierung von Vollblut bis zur Gerinnselbildung erforderlich ist. Der Gerinnungsprozess wird wie bei der aPTT durch einen Kontaktaktivator, in erster Linie Kaolin, Celit oder Glas, ausgelöst.

Methodik

Bei der klassischen Bestimmung wird nicht antikoaguliertes Vollblut in das ACT-Röhrchen gefüllt, das den Kontaktaktivator sowie einen kleinen Magneten enthält. Nach manuellem Mischen wird das Röhrchen in das Messgerät platziert, wo es in Rotation versetzt wird. Bei Gerinnselbildung wird der Magnet mitgerissen, wodurch automatisch die Zeit gestoppt wird.

Heute wird eine Vielfalt an ACT-Messsystemen mit mechanischer oder photometrischer Detektion der Gerinnselbildung angeboten [70]. Es gibt allerdings weder ein international standardisiertes Referenzmessverfahren noch Kalibratoren. Demzufolge richtet sich die Qualitätskontrolle nach den Angaben des Herstellers.

Messbereiche

Der Messbereich der ACT liegt bei 50–1000 s. Zum einen ist die ACT stark abhängig vom verwendeten Messsystem, zum anderen unterliegt sie ausgeprägten interindividuellen Schwankungen. Daher empfiehlt es sich, vor Beginn der Antikoagulation die Basis-ACT des Patienten zu bestmmen.

Folgende Angaben sind als grobe Richtwerte anzusehen:
- nicht antikoaguliertes Blut: 60–140 s
- Blut mit ≤ 0,7 IU/ml UFH: Zeit überwiegend im Referenzbereich [55]
- kardiopulmonale Bypass-Operationen: ~ 450 s
- primäre perkutane Koronarintervention
  - mit UFH und GP-IIb/IIIa-Inhibitor: > 200 s [25]
  - mit UFH: 250–350 s [25]
  - mit Bivalaridin: 265–465 s (lt. Fachinformation)
- Hämodialyse: 150–240 s (1,5-Faches der Basis-ACT [51]).

Einflussfaktoren

Ähnlich wie die aPTT reagiert auch die ACT als Globaltest nicht nur auf UFH bzw. Bivalirudin, sondern wird durch zahlreiche andere endogene und exogene Faktoren beeinflusst [70]. Hierzu zählen die Thrombozytenzahl und -funktion, die Konzentration und Aktivität der Gerinnungsfaktoren sowie Einflüsse auf die Hämostase durch Operationsstress, septische Zustände, Arzneimittel und Hämodilution, aber auch „Umwelteinflüsse" wie Hypothermie, fehlerhafte Technik bei der Blutentnahme und exogene Kontamination mit Antikoagulanzien (z. B. Heparin in Katheterspüllösungen).

Stellenwert der ACT

Trotz zahlreicher Unzulänglichkeiten (u. a. schlecht standardisierbar, schwache Korrelation mit aPTT und aXa-Assay) [51], [39] ist die ACT immer noch **Methode der Wahl in der Kardiochirurgie und Kardiologie**. Immerhin hat das ACT-Monitoring gegenüber einer rein empirischen UFH-Dosierung die Sicherheit kardiopulmonaler Bypass-Operationen entscheidend verbessert [70]. Es ist davon auszugehen, dass die individuelle Erfahrung mit dem jeweils etablierten ACT-Messsystem einige der Nachteile kompensiert.

■ Heptest

Testprinzip

Der Heptest ist ein Gerinnungstest, der in den 80er Jahren als Alternative zu den chromogenen aXa-Assays für die Messung von NMH entwickelt wurde.

Er basiert auf der katalytischen Wirkung von Heparinen auf die Hemmung von Faktor Xa durch AT. Nach Inkubation der Plasmaprobe mit bovinem Faktor Xa korreliert die Gerinnungszeit nach Rekalzifizierung mit der Konzentration des Antikoagulans.

Der Test wird zwar als **aXa-Gerinnungstest** proklamiert, reagiert aber im Gegensatz zu den chromogenen aXa-Tests **relativ unspezifisch** (s. u.) und ist eher mit der PiCT (s. Prothrombinase-induced Clotting Time (PiCT), S. 796) vergleichbar.

Methodik

Der Heptest ist ein **Zweistufentest,** der entweder mit Citratplasma oder mit Citratvollblut durchgeführt werden kann. Zunächst wird die unverdünnte Probe mit einer standardisierten Menge an bovinem Faktor Xa gemischt. Während der Inkubationszeit katalysieren AT-vermittelt wirkende Antikoagulanzien die Hemmung von Faktor Xa durch AT. Durch Zugabe der Rekalzifizierungslösung RECALMIX (Kalziumchlorid, Cephalin aus Hirn [d.h. Phospholipide] und eine Faktor-V- und Fibrinogen-reiche bovine Plasmafraktion) entsteht der Prothrombinase-Komplex und es kommt zur Gerinnung.

Bestimmung der verschiedenen Antikoagulanzien

Die Gerinnungszeit im Heptest wird sowohl durch **NMH** als auch durch **UFH**, **Danaparoid** und **Fondaparinux** konzentrationsabhängig verlängert. Die Effekte der verschiedenen Heparine differieren jedoch, da der Test nicht nur die aXa-, sondern auch die Anti-Thrombin-Aktivität (aIIa) erfasst [9]. Zusätzlich trägt freigesetzter Tissue Factor Pathway Inhibitor (TFPI) durch seinen Faktor-Xa-hemmenden Effekt zur Gerinnungszeitverlängerung bei. Die mit dem Heptest bestimmte aXa-Aktivität kann daher deutlich von der chromogen bestimmten abweichen.

Auch die **direkten DXI** Rivaroxaban und Apixaban verlängern die Heptest-Gerinnungszeit. Allerdings kommt es in Gegenwart niedriger Konzentrationen ähnlich wie in der PiCT (s. Prothrombinase-induced Clotting Time (PiCT), S. 796) zu einer paradoxen Verkürzung der Gerinnungszeit, sodass der Originaltest für ein Monitoring ungeeignet ist [65].

Aufgrund seiner mangelnden Selektivität erfasst der Heptest auch **direkte Thrombininhibitoren** (DTI) wie Lepirudin und Argatroban. Die Effekte korrelieren aber nicht mit denen in anderen für DTI geeigneten Tests.

Einflussfaktoren

Der Heptest wird nicht nur durch alle üblichen Antikoagulanzien einschließlich der VKA [21] beeinflusst, sondern auch durch die Konzentration bestimmter Plasmakomponenten (z.B. AT, Prothrombinkonzentration, TFPI).

Stellenwert des Heptests

Der Heptest wird in einigen Labors zur Messung von NMH und Danaparoid verwendet. Für das Monitoring von UFH ist er zu kostspielig und für die Messung von Fondaparinux wird er nicht empfohlen.

■ Prothrombinase-induced Clotting Time (PiCT)

Testprinzip

Die Prothrombinase-induced Clotting Time (PiCT) ist ein neuerer globaler Gerinnungstest, der für das Monitoring von Antikoagulanzien entwickelt wurde und aufgrund seines Designs im Vergleich zur aPTT eine höhere Spezifität gegenüber Antikoagulanzien aufweist [15].

Während bei der aPTT die Gerinnungsaktivierung durch einen Kontaktaktivator und Phospholipide (d. h. partielles Thromboplastin) erfolgt (s. Kap. D26.2), wird hierfür bei der PiCT eine Mischung aus bovinem Faktor Xa, Faktor V aktivierendem Russel Viper Venom (RVV) und Phospholipiden verwendet. Infolgedessen wird die Bildung der Prothrombinase nach Kalziumzugabe in geringerem Maße als bei der aPTT durch das Patientenplasma beeinflusst (de facto **Umgehung der patienteneigenen Faktor-V-Aktivierung**).

Die PiCT basiert auf dem gleichen Konzept wie der Heptest (s. Heptest, S. 794). In beiden Tests wird der Plasmaprobe boviner Faktor Xa zugesetzt und verhindert, dass die Prothrombinasebildung primär von Faktor V abhängig ist [13]. Dies geschieht bei der PiCT durch den Zusatz des Faktor-V-Aktivators, beim Heptest durch die Supplementierung mit bovinem Faktor V.

Methodik

Die Original-PiCT ist ein **Zweistufentest**. Zunächst wird die Plasmaprobe mit dem PiCT-Aktivator (boviner Faktor Xa, RVV und Phospholipide) versetzt. Während der 3-minütigen Inkubation aktiviert das RVV den Faktor V im Plasma. Durch Zugabe des PiCT-Start-Reagens (Kalziumchlorid) bildet sich dann der Prothrombinase-Komplex und damit Thrombin aus Prothrombin. Die gemessene Gerinnungszeit korreliert mit der jeweiligen Menge restlichen Faktors Xa und/oder des gebildeten Thrombins.

Bestimmung der verschiedenen Antikoagulanzien

Die PiCT wird konzentrationsabhängig durch **UFH** und die verschiedenen **NMH** (bis 1,0 aXa-IU/ml) verlängert. Die Konzentrations-Gerinnungszeit-Kurven sind etwas flacher als die des Heptests, beide Tests zeigen aber eine vergleichbare Korrelation [15]. Außerdem eignet sich die PiCT für das Monitoring von **Argatroban** [15], [2] und **Lepirudin** [15], [27], wobei allerdings hohe Lepirudin-Konzentrationen wie in der aPTT nicht mehr quantifizierbar sind [62]. Obwohl es noch keine publizierten Daten gibt, könnte auch die Messung des DTI **Dabigatran** möglich sein [65].

Aufgrund unterschiedlicher Konzentrations-Gerinnungszeit-Kurven erfordert jedes Antikoagulans (streng genommen auch jedes NMH) eine eigene Kalibrierung. Da jedoch im Vergleich zur aPTT die Korrelation zwischen PiCT-Verlängerung durch Heparine und ihrer aXa-Aktivität deutlich besser ist, wurde die PiCT auch ohne Kalibrierung (d. h. Ergebnis in Sekunden) als Alternative zur aPTT für das Monitoring von UFH vorgeschlagen [36].

Fondaparinux zeigt eine weniger ausgeprägte und zudem nichtlineare Verlängerung der PiCT, sodass der Test wenig zweckmäßig für die Messung dieses Antikoagulans ist [65], [15].

Für die Messung von **DXI** ist die Original-PiCT nicht geeignet. DXI führen in niedriger Konzentration zu einer paradoxen Verkürzung der PiCT [28], [66]. Wahrscheinlich interferieren sie während der Inkubation mit der Hemmung des zugegebenen Faktors Xa durch Plasma-Antithrombin. Es bieten sich 3 Optionen, die paradoxen Effekte zu eliminieren:

- Weglassen der Inkubation
- Verwendung von Antithrombin-depletiertem Plasma
- Verwendung von humanem statt bovinem Faktor Xa [28], [66].

Einflussfaktoren

Hinsichtlich diverser Einflussfaktoren ist die PiCT zwar robuster als die aPTT, aber den spezifischeren Tests für Thrombin- und Faktor-Xa-Inhibitoren deutlich unterlegen. PiCT-verlängernd wirken bespielsweise VKA-Therapie und Lupusantikoagulanzien [62], verkürzend niedrige Antithrombin- und Protein-C-Konzentrationen [60].

Stellenwert der PiCT

Die PiCT ist ein geeigneter Test für das **Monitoring von UFH, NMH und DTI**. Obwohl die PiCT als universeller Test für alle Antikoagulanzien beworben wird, ist sie für die Kontrolle von Fondaparinux nicht empfehlenswert und muss für die Messung von DXI modifiziert werden. Kalibratoren sind aktuell nur für UFH, NMH und Lepirudin verfügbar.

■ Thrombininhibitoren in der Laboratoriumsdiagnostik

Beeinflussung Thrombin-abhängiger Tests durch DTI

Prinzipiell können alle DTI Thrombin-abhängige Gerinnungs- und chromogene Tests beeinflussen und damit deren Ergebnisse verfälschen. Das Ausmaß ist einerseits abhängig vom Testdesign und der Thrombinkonzentration im Testansatz, andererseits von der Inhibitionskraft und Konzentration des DTI.

Ein Beispiel ist die Erhöhung der INR durch DTI: Sie ist abhängig vom ISI (International Sensitivity Index) des TPZ-Reagenzes und bei Lepirudin (s. Kap. E36.3, Weitere Besonderheiten, S.949) nur schwach ausgeprägt, bei Argatroban hingegen klinisch relevant (s. Kap. E36.3, Weitere Besonderheiten, S.930).

Ursache der distinkten Beeinflussung der INR durch die verschiedenen DTI ist deren jeweilige molare Plasmakonzentration im therapeutischen Bereich [77]. Für eine aPTT-Ratio von 2 ist sie umso höher, je niedriger die Affinität des DTI zu Thrombin ist:

- 0,06 µmol/l Lepirudin
- 0,25 µmol/l Bivalirudin
- 0,5 µmol/l Melagatran
- 1,0 µmol/l Argatroban.

Da die molare Konzentration von Lepirudin in der Plasmaprobe üblicherweise vielfach niedriger ist als die des in der TPZ schnell generierten Thrombins (~ 1,5 µmol/l), hat die Thrombinhemmung durch Lepirudin nur einen geringen verlängernden Effekt auf die TPZ.

> Ähnlich wie die DTI können prinzipiell auch DXI mit hämostaseologischen Tests interferieren, wenn diese Faktor-Xa-abhängig sind (z.B. falsch hohe Antithrombin-Werte durch Rivaroxaban in einem Faktor-Xa-abhängigen Antithrombintest [47]).
>
> Es ist davon auszugehen, dass die Einflüsse von Apixaban geringer sind als die von Rivaroxaban.

Sind hämostaseologische Untersuchungen bei Patienten durchzuführen, die gleichzeitig mit oralen DTI oder DXI behandelt werden, sollte die Blutabnahme vorzugsweise unmittelbar vor Einnahme der nächsten Dosis (Talspiegel) erfolgen und gleichzeitig auch der Plasmaspiegel des Antikoagulans bestimmt werden.

Alternative Testmethoden für das Monitoring von DTI

Trotz ihrer Limitationen gilt die **aPTT** als Methode der Wahl für das Monitoring von Argatroban und Lepirudin, da hierfür die therapeutischen Bereiche durch klinische Studien zur Anwendung bei HIT definiert sind. Analog gilt dies für das Monitoring von Bivalirudin mittels der **ACT**. Ein weiterer Vorteil dieser Methoden ist ihre Verfügbarkeit in jedem Gerinnungs- bzw. Katheterlabor.

Letzteres ist auch der Grund, weshalb die aPTT als „Notfall-Option" zur annähernden Abschätzung der Gerinnungshemmung unter Dabigatran in der Fachinformation von Pradaxa (Stand Juli 2012) erwähnt wird.

Je nach Typ des DTI eignen sich prinzipiell auch andere altbekannte Gerinnungstests wie die **TPZ** und die **Thrombinzeit (TZ)** sowie die Messung der TPZ und TZ in verdünnten Plasmaproben für die Bestimmung der DTI-Plasmaspiegel. Inzwischen wurden außerdem einige spezielle Methoden zur Bestimmung der Plasmaspiegel von DTI entwickelt: die **ECT** (Ecarin Clotting Time), die **PiCT** (Prothrombinase-induced Clotting Time), **chromogene aIIa-Tests** sowie der **ECA** (Ecarin Chromogenic Assay), eine Weiterentwicklung der ECT, der die Vorteile der Ecarinzeit mit den Vorteilen der chromogenen Bestimmungsmethode kombiniert [68], [40].

Im Vergleich zur aPTT sind die Selektivität dieser Tests und ihr Messbereich für die DTI größer; prinzipiell eignen sie sich wegen ihrer Automatisierbarkeit auch für das Routinelabor. Allerdings sind sie bislang nur in Speziallabors etabliert und bezüglich der parenteralen DTI haben sie den Nachteil gegenüber der aPTT bzw. ACT, dass sie nicht im Rahmen klinischer Studien validiert wurden.

32.2 Heparine

■ Unfraktioniertes Heparin

Die Dosierung von UFH wird individuell anhand eines **Gerinnungsmonitorings** angepasst; lediglich die ohnehin obsolete Low-Dose-Prophylaxe erfolgt ohne (s. Kap. E36.2, Dosierung, S. 905). Zusätzlich sind regelmäßig die **Plättchenzahlen** wegen des HIT-Risikos zu kontrollieren (s. Kap. D22.2).

Methoden

Als Test wird traditionell die **aPTT** verwendet, beim Einsatz von UFH im Rahmen von Operationen mit extrakorporalem Kreislauf oder bei perkutanen Koronarinterventionen die **Activated Clotting Time** (ACT; s. Kap. D32.1, Activated Clotting Time, S. 793). Zunehmend wird auch die aXa-Aktivität im Plasma mit chromogenen Tests (s. Kap. D32.1, Chromogene Anti-Faktor-Xa-Tests, S. 789) gemessen [10]. Als alternative Methode zur Gerinnungsüberwachung ist die **PiCT** zu nennen (s. Kap. D32.1, Prothrombinase-induced Clotting Time, S. 796).

Bei intravenöser Dauerinfusion sollten die ersten Kontrollen 1–2 h, 6 h, 12 h und 24 h nach Therapiebeginn durchgeführt werden.

■ Niedermolekulare Heparine (NMH)

Die Dosierung der NMH sollte nicht routinemäßig überwacht werden; die Messung der **aXa-Plasmaspiegel** (s. Kap. D32.1, Chromogene Anti-Faktor-Xa-Tests, S. 789) kann aber in bestimmten Situationen sinnvoll sein.

In zahlreichen Studien zeigte sich allerdings weder eine Korrelation der aXa-Plasmaspiegel mit der antithrombotischen Wirksamkeit noch mit dem Blutungsrisiko [56], [41], [38]. Die IRIS-Studie zur VTE-Therapie mit Tinzaparin bei sehr alten Patienten belegt, dass Blutungsereignisse nicht mit höheren aXa-Spiegeln assoziert sind [72]. Auch eine prospektive Studie zum Nutzen der aXa-Bestimmung ergab keinen Benefit durch eine Dosisadjustierung anhand der aXa-Plasmaspiegel gegenüber dem Fixdosisregime [6].

Für die Bewertung gemessener aXa-Plasmaspiegel ist anzumerken, dass der Variationskoeffizient der maximalen Plasmaspiegel > 20 % beträgt und es offensichtlich selbst bei gesunden Probanden „High Responder" und „Low Responder" gibt [5], [3].

Regelmäßig zu kontrollieren sind jedoch auch bei der Anwendung der NMH die **Plättchenzahlen**. Im Vergleich zu den Fachinformationen empfehlen die 8th ACCP-Guidelines [78] im Zeitraum von Tag 4–14 eine engmaschigere Messung, nämlich alle 2 Tage bei UFH und alle 2–3 Tage bei NMH statt allgemein alle 3–4 Tage (s. Kap. D22.2). Außerdem differenzieren sie nach dem dosis- bzw. indikationsbezogenen HIT-Risiko, das beispielsweise in der postoperativen VTE-Prophylaxe mit NMH mit 0,1–1 % deutlich höher ist als das in der VTE-Therapie oder in der internistischen VTE-Prophylaxe.

Indikationen für Monitoring

Die Hauptindikaton für ein aXa-Monitoring der NMH ist ihr Einsatz bei Patienten mit **Nierenfunktionsstörungen** (s. Kap. E36.2, Dosierung, S. 921).

Ferner wird ein Monitoring bei folgenden Patientengruppen vorgeschlagen: Schwangere, Kinder sowie Patienten mit starkem Über- oder Untergewicht [14], [31], [29]. Schließlich kann ein Monitoring auch dann hilfreich sein, wenn NMH in Patientengruppen bzw. Situationen eingesetzt wird, für die dem behandelnden Arzt bzw. der Klinik keine Erfahrungen zu Dosis-Wirkungs-Beziehungen vorliegen.

Methoden

Die Methode der Wahl für die Überwachung der NMH ist die Bestimmung der aXa-Aktivität in plättchenarmem Citratplasma, das 3–4 h nach der letzten s.c.

Injektion gewonnen wird [5]. Vorzugsweise sollte dazu ein **chromogener Test** verwendet werden [31].

Als Alternative zu chromogenen aXa-Assays kommt der **Heptest** in Frage, ein Gerinnungstest, der überwiegend, aber nicht ausschließlich die aXa-Aktivität erfasst. Neben der **PiCT** (s. Kap. D32.1, Prothrombinase-induced Clotting Time, S. 796) sind Methoden wie die Bestimmung der **Thrombingenerierung** und des Endogenen Thrombinpotenzials (**ETP**) [59] als interessante Optionen zu erwähnen. Aktuell sind sie jedoch nur in wenigen Spezialabors etabliert und die Evidenz ist begrenzt.

> Eine Überdosierung oder relevante Akkumulation lässt sich notfalls auch mit der aPTT feststellen.
> Alternativ zum aXa-Spitzenspiegel kann zu diesem Zweck auch der **aXa-Talspiegel** bestimmt werden (d. h. Blutabnahme unmittelbar vor der nächsten Injektion).

32.3 Antikoagulanzien bei HIT

■ Argatroban

Die Dosierung von Argatroban wird anhand der aPTT-Verlängerung kontrolliert und individuell angepasst.

Monitoring mit der aPTT

Obwohl sich auch andere Tests wie der ECA oder die ECT zur Bestimmung der Argatroban-Plasmakonzentration eignen [40], [71], [57], soll laut Fachinformation die aPTT für das Monitoring verwendet werden, da hierfür der therapeutische Bereich durch klinische Studien zur Anwendung bei HIT definiert ist.

Die Messung der aPTT (s. Kap. D26.2) sollte 2 h nach Infusionsbeginn bzw. nach jeder Veränderung der Dosierung erfolgen.

Basierend auf klinischen Studien gilt eine **aPTT-Ratio von 1,5–3,0** als therapeutischer Bereich [42], [43], wobei die aPTT 100 s nicht überschreiten sollte. Zusätzliche potenzielle Einflussgrößen auf diesen Globaltest sind zu berücksichtigen (s. Kap. D26.2).

Für die Messung von Plasmakonzentrationen **> 2 µg/ml** ist die aPTT **nicht geeignet**, da die Kurve der konzentrationsabhängigen aPTT-Verlängerung sukzessive abflacht [33].

Einfluss des aPTT-Reagenzes

Die Untersuchung von 21 verschiedenen aPTT-Reagenzien ergab, dass die Argatroban-Plasmakonzentrationen, die eine aPTT-Ratio von 1,5–3,0 ergeben, zum Teil stark voneinander abweichen (z. B. Pathrombtin AL: 0,14–0,93 µg/ml; Platelin-L: 0,25–2,29 µg/ml) [22]. Die Plasmakonzentrationen für eine aPTT-Ratio von 2,25 reichten von 0,4–0,9 µg/ml. In einem anderen Labor fand man für eine aPTT-Ratio von 2,0 Konzentrationen von 0,7–1,1 µg/ml [71].

> **D** Wegen der variablen Reaktivität der aPTT-Reagenzien empfiehlt es sich, den verwendeten Test zu kalibrieren, wobei **0,6 µg/ml** als Zielkonzentration und **0,18–1,5 µg/ml** als Zielbereich angesehen werden können.

■ Danaparoid

Im Gegensatz zu Agatroban und Lepirudin muss die Dosierung von Danaparoid nicht anhand von Laborparametern „titriert" werden. Wegen einer möglichen Kreuzreaktivität ist jedoch eine engmaschige Kontrolle der Plättchenzahlen erforderlich (s. Kap. E36.3, Nebenwirkungen, S. 939).

Messung der aXa-Aktivität

Eine therapeutische Dosierung bei HIT-Patienten soll jedoch anhand der aXa-Plasmaspiegel kontrolliert werden (s. (Tab. 36.13). Außerdem empfiehlt sich ein Monitoring bei:
- Patienten mit eingeschränkter Nierenfunktion
- Patienten mit einem Körpergewicht < 50 kg oder > 100 kg
- kritisch kranken Patienten.

Die fehlende Verfügbarkeit der aXa-Bestimmung ist jedoch nicht als Kontraindikation für die Danaparoid-Anwendung zu betrachten (8th ACCP Guidelines 2008 [78]).

Die **aXa-Einheiten (aXa-E)** von Danaparoid werden in der Qualitätskontrolle auf andere Weise bestimmt als die der Heparine und sind **nicht mit denen der Heparine (aXa-IE) vergleichbar.**

> Die aXa-Plasmaspiegel sind daher anhand einer Kalibrierkurve zu bestimmen, die mit Danaparoid als Standard erstellt wird. Sie sind in **„aXa-E/ml"** anstatt in **„aXa-IE/ml"** anzugeben [4].

■ Lepirudin

Die Dosierung von Lepirudin wird anhand der aPTT-Verlängerung kontrolliert und individuell angepasst.

Monitoring mit der aPTT

Die aPTT soll laut Fachinformation 4 h nach Beginn der Therapie und dann mindestens einmal täglich bzw. jeweils 4 h nach jeder Dosisänderung bestimmt werden. Basierend auf neueren klinischen Studien ist eine **aPTT-Ratio von 1,5–2,0** anzustreben (8th ACCP Guidelines 2008 [78]).

Entscheidende Nachteile des Lepirudin-Monitorings mit der aPTT sind die großen interindividuellen Schwankungen und das Abflachen der Konzentrations-Zeit-Kurve ab 0,6 µg/ml Lepirudin [27] (s. Kap. D32.1, Alternative Testmethoden für das Monitoring von DTI, S. 798).

Infolge der **unzureichenden Linearität** besteht die Gefahr, dass eine Überdosierung nicht erkannt wird. Unterdosierungen können maskiert werden, wenn die aPTT durch den Krankheitszustand des Patienten (z. B. DIC, Lebererkrankung, Lupusantikoagulanzien, erhöhte D-Dimere) oder die Komedikation (z. B. VKA) verlängert ist [45].

Einfluss des aPTT-Reagenzes

Zu berücksichtigen ist, dass die aPTT-Verlängerung sowohl vom verwendeten Reagens als auch von der Methode der Gerinnselerfassung abhängt [40]. Beim Vergleich von 14 verschiedenen aPTT-Reagenzien reagierte Pathromtin am empfindlichsten und ergab bei 1,2 µg/ml Lepirudin mit 108,9 s die längste Gerinnungszeit [26].

> Zur Optimierung des Monitorings empfiehlt sich die Kalibrierung des verwendeten Tests mit Humanplasma-Mischungen, die **0,15 µg/ml** (unterer Grenzwert) bis **1,5 µg/ml** (oberer Grenzwert) Lepirudin enthalten.

32.4 Parenterale Faktor-Xa- und Thrombininhibitoren

■ Fondaparinux

Ein Monitoring der Therapie mit Fondaparinux ist offiziell in keiner Situation – auch nicht bei Patienten mit Nierenfunktionsstörungen – angezeigt. Dennoch kann die Bestimmung der Fondaparinux-Plasmaspiegel bzw. -Konzentration in bestimmten Fällen zweckdienlich sein (s. Kap. D32.6) [5].

Messung der aXa-Aktivität

Die Methode der Wahl zur **Quantifizierung** von Fondaparinux ist die Bestimmung der **aXa-Aktivität** mit chromogenen Substraten (s. Kap. D32.1, Chromogene Anti-Faktor-Xa-Tests (aXa-Tests), S. 789) [58], [35]. Hinsichtlich der Blutabnahme sei daran erinnert, dass Fondaparinux schneller anflutet als die NMH und maximale Plasmaspiegel bereits nach 2,5–3 h erreicht sind.

Während bei den Heparinen und Danaparoid die aXa-Aktivität nur einen kleinen, nicht genau bekannten Anteil der Glykosaminoglykan-Gemische erfasst und auch nur einen Teileffekt widerspiegelt, korreliert sie im Fall von Fondaparinux exakt mit der Arzneistoffkonzentration. Infolgedessen sind ist die gemessenen aXa-Aktivitäten von Fondaparinux nicht mit denen der Heparine bzw. Danaparoid vergleichbar.

> Aus der aXa-Aktivität der Plasmaprobe wird anhand einer Kalibrierkurve (z. B. **0,02–1,5 µg/ml** Fondaparinux) die Plasmakonzentration in µg/ml berechnet (Tab. 32.2). Die Plasmaspiegel von Fondaparinux dürfen **auf keinen Fall in „Einheiten/ml"** „umgerechnet" werden.

Für die Erstellung der Kalibrierkurve werden inzwischen Kalibrations- und Kontrollplasmen angeboten, man kann notfalls auch den Inhalt einer Arixtra-Fertigspritze verwenden.

Im Gegensatz zu den Heparinen wird die Bestimmung von Fondaparinux nicht signifikant durch Testparameter (z. B. AT- oder Dextransulfatzusatz) beeinflusst. Angaben in der Literatur zu Diskrepanzen zwischen verschiedenen Tests beruhen darauf, dass fälschlicherweise gegen einen Heparinstandard gemessen wurde [16]. Da Heparine sehr wohl je nach Testdesign unterschiedlich reagieren, wirkt sich dies dann natürlich auf die ermittelten Werte für Fondaparinux aus.

Tab. 32.2 Plasmakonzentrationen von Fondaparinux zum Zeitpunkt von $t_{(max)}$

Anwendungsart	Zeitpunkt nach Injektion	Plasmakonzentration
einmalige s.c. Injektion von 2,5 mg	2 h	0,34 µg/ml
Prophylaxe-Dosis, Steady-State	2,5–3 h	0,39 µg/ml (CV 31%)
Prophylaxe-Dosis, Steady-State, ältere Patienten	2,5–3 h	0,50 µg/ml (CV 32%)
Therapie-Dosis, Steady-State	2,5–3 h	1,41 µg/ml (CV 23%)

0,34 µg/ml = 0,197 µmol/l
CV = Variationskoeffizient

■ Bivalirudin

Eine Überwachung der Antikoagulation mit Bivalirudin ist bei normaler Nierenfunktion nicht zwingend erforderlich, kann aber im Katheterlabor anhand der Activated Clotting Time (ACT; s. Kap. D32.1, Activated Clotting Time, S. 793) erfolgen.

Monitoring mit der ACT oder aPTT

Um beispielsweise Fehler bei der Herstellung der Infusionslösung auszuschließen, empfiehlt sich eine Messung der **ACT** 5 min nach der Bolusinjektion. Der Zielbereich liegt bei **365 ± 100 s**, bei einer Zeit < 225 s sollte eine zweite Bolusgabe von 0,3 mg/kg erfolgen und die ACT nachfolgend erneut überprüft werden.

Weitere Kontrollen, insbesondere vor dem Entfernen des arteriellen Schleusensystems, sind nur bei Patienten mit eingeschränkter Nierenfunktion angezeigt.

Für die Kontrolle der Bivalirudin-Spiegel mittels **aPTT** gilt eine **Ratio von 1,5–2,5** als therapeutischer Bereich, wobei besonders bei kritisch Kranken die Beeinflussung der aPTT durch andere Faktoren zu berücksichtigen ist (s. Kap. D26.2) [79]. In diesen Fällen sind thrombinspezifische Tests wie die Thrombinzeit, die ECT oder der ECA besser geeignet.

32.5 Vitamin-K-Antagonisten

■ Phenprocoumon, Warfarin und Acenocoumarol

Abgesehen von der indivuellen **Dosisfindung** sind wegen der ausgeprägten intraindividuellen Variabilität der Gerinnungshemmung durch VKA und ihres engen therapeutischen Fensters **regelmäßige Kontrollen essenziell**, um rechtzeitig ein erhöhtes Blutungsrisiko durch Überdosierung bzw. eine ungenügende Antikoagulation zu erkennen und die Dosierung zu korrigieren.

Thromboplastinzeit und INR

Mit der **Thromboplastinzeit (TPZ, Quick-Test)** wird die Aktivität der Faktoren VII, X und II des Prothrombinkomplexes ausreichend empfindlich registriert (s. Kap. D26.1). Der Vorteil dieses Gerinnnungstests liegt darin, dass er im therapeutischen und supratherapeutischen Bereich der VKA, d. h. bei < 35 % Faktorenaktivität, empfindlich reagiert.

Beim Monitoring der VKA-Therapie wird das Ergebnis der Thromboplastinzeit als **International Normalized Ratio (INR)**, nicht mehr als Quick-Wert (!) angegeben (s. Kap. D26.1).

Die chromatografische Bestimmung der Wirkspiegel, zumeist von Phenprocoumon, ist nur in Ausnahmefällen indiziert wie bei Verdacht auf eine „Kumarinintoxikation" oder bei refraktärer Therapie.

Erhöhung der INR durch andere Antikoagulanzien

Neben zahlreichen anderen Einflussfaktoren (s. Kap. D26.1) ist eine möglicherweise drastische Erhöhung der INR während der Umstellung von HIT-Patienten von Argatroban auf VKA zu beachten (s. Kap. E36.3, Weitere Besonderheiten, S. 939). Ebenso können auch die neuen oralen DTI und DXI die INR erhöhen und damit verfälschen. Heparine und Fondaparinux hingegen haben keinen Einfluss auf die INR.

Häufigkeit der INR-Bestimmung

Zur Beurteilung des allgemeinen Gerinnungsstatus des Patienten ist die TPZ (keine INR-Bestimmung) bereits vor Beginn der VKA-Therapie zu messen (s. Kap. D32.1 und Kap. E36.5, Dosierung, S. 970). Ab dem 3. Tag sollte die INR täglich bis zum Erreichen einer stabilen Antikoagulation (d. h. gleich bleibende INR-Werte im therapeutischen Bereich) bestimmt werden. Zu beachten ist, dass die INR-Werte in den ersten Tagen kein Maß für die Wirkung der VKA sind (s. Kap. E36.5, Pharmakokinetik, S. 968).

> Nach Erreichen einer stabilen Antikoagulation sollte die INR nach den 9th ACCP-Guidelines mindestens alle 4–6 Wochen, nach den 8th ACCP-Guidelines sogar alle 3–4 Wochen bestimmt werden [1], [7], [69].

Diese Frequenz ist als praxisgerechtes Minimum zu verstehen. Denn bei kürzeren Abständen zwischen den INR-Bestimmungen steigt die Time in Therapeutic Range (TTR) [67] und mit ihr auch die Wirksamkeit und Sicherheit der Antikoagulation [76]. Häufigere Kontrollen sind auf jeden Fall bei Patienten mit instabilen INR-Werten sowie bei Änderungen in der Begleitmedikation und Ernährung zu empfehlen. Auf jede Dosisänderung sollten engmaschige Kontrollen wie in der Einstellungsphase folgen.

Gerinnungsselbstmonitoring und -management

Inzwischen bewährt hat sich das Gerinnungsselbstmonitoring und -mangement, bei dem die Patienten ihre Antikoagulation durch INR-Bestimmung aus Kapillarblut mit Point-of-Care-Geräten (z. B. CoaguChek XS, INRatio2-System) selbst kontrollieren, dokumentieren und eventuell sogar anpassen. Klinischen Untersuchungen zufolge weisen diese Patienten eine höhere TTR auf [80], [24] bzw. hatten weniger Komplikationen [24], [49] – u. a. wahrscheinlich durch die engmaschigeren Kontrollen. Außerdem steigert die Selbstkontrolle die Eigenverantwortung des Patienten und macht ihn unabhängiger (z. B. auf Reisen).

Voraussetzung und gleichsam auch der limitierende Faktor [24] für diese Art des Therapiemanagements sind die Bereitschaft und Fähigkeit des Patienten sowie eine fachliche Schulung (siehe auch www.asaev.de, Homepage der Arbeitsgemeinschaft Selbstkontrolle der Antikoagulation e.V.).

32.6 Orale direkte Faktor-Xa- und Thrombininhibitoren

■ Rivaroxaban, Apixaban und Dabigatranetexilat

Ein Routinemonitoring der Therapie mit den **neuen oralen Antikoagulanzien (NOAK)** ist nicht erforderlich. Die klinischen Studien haben belegt, dass sie in fixer Dosierung mindestens ebenso wirksam und sicher sind wie Warfarin in INR-adjustierter Dosierung.

Indikationen für ein Monitoring

Nach Einführung der ersten NOAK in die klinische Praxis zeigte sich bald, dass es im Rahmen der Anwendung der NOAK durchaus Situationen gibt, in denen die Bestimmung der Plasmaspiegel hilfreich sein könnte:
- Patienten mit stark eingeschränkter Nieren- oder Leberfunktion bzw. akutem Nieren- oder Leberversagen
- dringender invasiver Eingriff (z.B. Thrombolyse nach Schlaganfall, Notoperation)
- elektiver Eingriff (z.B. Kardioversion, perkutane Koronarintervention, Operation) (v.a. bei Dabigatranetexilat)
- akute Blutung oder VTE
- Verdacht auf Überdosierung
- Arzneimittelinteraktionen
- unsichere Bioverfügbarkeit (Absorptionsstörungen, Emesis).

Grundsätzliches zum Monitoring der NOAK

Grundsätzlich sind jedoch einige Punkte zu berücksichtigen, die ein Monitoring der NOAK klar von dem der VKA abgrenzen:
- Aufgrund des direkten Wirkmechanismus, der Abwesenheit vieler Einflussgrößen und der größeren therapeutischen Breite muss eine Therapie mit den NOAK nicht wie die mit VKA individuell „titriert" werden.
- Abgesehen von Messungen in Akutsituationen sind entweder die maximalen Plasmaspiegel oder die Talspiegel zu messen (Tab. 32.3). De facto bedeutet dies, dass die Blutabnahme 2 h (Dabigatran), 2–4 h (Rivaroxaban) bzw. 3–4 h (Apixaban) nach Einnahme (s. Kap. E36.6, Pharmakokinetik, S.993) bzw. unmittelbar vor der nächsten Einnahme stattfinden sollte. Daher ist ein Monitoring in der ambulanten Praxis kaum praktikabel.
- Wegen des schnellen Einsetzens der Wirkung ist es im Gegensatz zur VKA-Therapie nicht möglich, anhand von Plasmaspiegelkontrollen die Compliance zu überprüfen.
- Die mäßige bis hohe interindividuelle Variabilät der Plasmaspiegel (Variationskoeffizient 30–40% bei Rivaroxaban und Apixaban, ~80% bei Dabigatran) limitiert die Aussagekraft der Messwerte. Nach Einnahme von 220 mg Dabigatranetexilat beispielsweise schwankte die maximale Konzentration zwischen 62 und 447 ng/ml [75].
- Es gibt bislang keine klinischen Daten zur Korrelation zwischen den Plasmaspiegeln der NOAK und ihrer Wirksamkeit und Sicherheit. Entsprechend sind auch aktuell angegebene Grenzwerte für ein erhöhtes Blutungsrisiko

32.6 Orale direkte Faktor-Xa- und Thrombininhibitoren

Tab. 32.3 Konzentrationsbereich der NOAK im Steady State (nach 3 Tagen) zum Zeitpunkt der maximalen Plasmaspiegel und unmittelbar vor der Einnahme der nächsten Dosis

Dosierung des NOA	maximale Plasmaspiegel	Talspiegel
Rivaroxaban 10 mg 1 × täglich	125 (91–196) ng/ml[1]	9,1 (1,3–38) ng/ml[1]
Rivaroxaban 20 mg 1 × täglich	274 (160–360) ng/ml[1]	30 (4,3–96) ng/ml[1]
Apixaban 2,5 mg 2 × täglich	75 (40–140) ng/ml[2]	50 (21–105) ng/ml[2]
Dabigatranetexilat 220 mg 1 × täglich	71 (35–162) ng/ml[3]	22 (13–36) ng/ml[3]
Dabigatranetexilat 110 mg 2 × täglich	126 (85–200) ng/ml[3]	65 (45–102) ng/ml[3]
Dabigatranetexilat 150 mg 2 × täglich	175 (117–275) ng/ml[3]	91 (61–143) ng/ml[3]

[1] *in Klammern: Bereich der 5.–95 Perzentile; Angaben lt. [53] (Bereiche, 10-mg-Dosierung) und [54], (20-mg-Dosierung)*
[2] *in Klammern: Bereich der 5.–95 Perzentile; die Konzentrationen entsprechen einer aXa-Aktivität von 1,3 (0,67–2,4) IE/ml bzw. 0,84 (0,37–1,8) IE/ml (bei Kalibrierung mit einem NMH statt Apixaban, was jedoch nur im Notfall zu empfehlen ist); Angaben lt. Fachinformation und [10]*
[3] *in Klammern: Bereich der 25.–75. (!) Perzentile (Dabigatran besitzt die höchste interinidividuelle Variabilität); Angaben lt. Fachinformation*

plausibel, aber nicht klinisch validiert (z. B. Dabigatran-Talspiegel > 200 ng/ml, Tal-aPTT-Ratio > 2,0 bei Anwendung zur Schlaganfallprophylaxe).
- Im Gegensatz zur INR, ist bei der Bewertung eines Messwertes zu berücksichtigen, wie lange die Blutabnahme zurückliegt und um wie viel der aktuelle Plasmaspiegel entsprechend der HWZ des jeweiligen NOAK inzwischen gesunken ist.
- Da die INR bei den NOAK keine Aussagekraft hat, dürfen aus gemessenen Thromboplastinzeiten (TPZ) keine INR-Werte berechnet werden. Von der Verwendung von Point-of-Care-Systemen für die Selbstkontrolle ist wegen der Gefahr folgenschwerer Fehlinterpretationen [11], [17] streng abzuraten.

Beeinflussung der aPTT, der Thromboplastinzeit und anderer hämostaseologischer Tests

Wie die parenteralen DTI verlängern die NOAK die aPTT und die TPZ in distinkter Weise [65]. Die aPTT reagiert durchschnittlich empfindlicher auf Dabigatran als auf Rivaroxaban, bei der TPZ ist es umgekehrt [47], [75], [23]. Die

Effekte von Apixaban auf die Gerinnungstests sind schwächer ausgeprägt und im therapeutischen Bereich (< 250 ng/ml) wahrscheinlich nicht relevant [10].

Zu beachten ist, dass die Gerinnungszeitverlängerung durch ein NOAK sehr stark vom jeweils verwendeten **aPTT- bzw. TPZ-Reagens** abhängt [66], [47], [75], [10], [8], [44], [19]. Beispielsweise reagieren die TPZ-Reagenzien Neoplastin Plus und Recombiplastin relativ empfindlich auf Rivaroxaban, während bei Innovin die TPZ im therapeutischen Konzentrationsbereich kaum verlängert ist [66]. Außerdem zeigten sich Unterschiede je nach Labor bzw. verwendetem Messgerät [47], [8].

Erschwert wird die Interpretation der Messwerte zusätzlich durch erhebliche **interindividuelle Schwankungen** [47], [74], [23]. Nach Einnahme von 2 × täglich 110 mg Dabigatranetexilat zur Schlaganfallprophylaxe reichte die Peak-aPTT von 39,0–63,2 s (Mittelwert 48,0 s, n = 15), die Tal-aPTT von 30,9–53,7 s (Mittelwert 39,8 s, n = 15). Bei der 150-mg-Dosierung lagen die Zeiten bei 36,3–52,6 s (Mittelwert 44,9 s, n = 12) bzw. 33,4–46,0 s (Mittelwert 38,0 s, n = 12) [74]. Aus diesen Gründen sind die aPTT für Dabigatran und die TPZ für Rivaroxaban allenfalls als in jedem Gerinnungslabor verfügbare Notfallparameter (z. B. akute Blutung durch Überdosierung) zu empfehlen.

Ist die Bestimmung von **aPTT oder TPZ aus anderen Gründen indiziert**, sollte die Blutentnahme möglichst erst unmittelbar vor Einnahme der nächsten Dosis erfolgen, um den Einfluss der NOAK zu minimieren.

Wie die aPTT und die TPZ werden auch **andere hämostaseologische Tests** (z. B. falsch positiver dRVVT-Test auf Lupusantikoagulanzien durch Rivaroxaban [50] oder falsch negativer APC-Resistenz-Test durch Dabigatran [44]) mehr oder weniger durch die NOAK beeinflusst. Dies impliziert auch Thrombin-abhängige chromogene Tests im Fall von Dabigatran und Faktor-Xa-abhängige chromogene Tests im Fall von Rivaroxaban und möglicherweise auch Apixaban (z. B. chromogene Antithrombin-Tests).

> Die zunehmende Vielfalt an Antikoagulanzien erfordert eine exzellente Logistik und Kommunikation zwischen Labor und Anwender, um die korrekte Interpretation hämostaseologischer Labortests zu gewährleisten.

Methoden

Nachdem ursprünglich kein Monitoring der NOAK vorgesehen war, wird aktuell intensiv an der Entwicklung entsprechender Labortests gearbeitet. Es ist allerdings kein Test in Aussicht, der für die Messung aller NOAK geeignet ist.

> Jeder Test zum Monitoring der NOAK sollte mit dem entsprechenden Antikoagulans (und nicht etwa mit einem Heparin) kalibriert werden. Es können die **maximalen Plasmaspiegel** (s.o.) oder die **Talspiegel** bestimmt werden (s. Tab. 32.3). Das Ergebnis des Tests ist in Form von **Plasmakonzentrationen** (d.h. µg/l oder ng/ml) anzugeben.

Der Vorschlag, Apixaban in IU/ml anzugeben und NMH zur Kalibrierung zu verwenden (Fachinformation Mai 2011 und [10]) ist wissenschaftlich nicht nachvollziehbar, irreführend und wohl eher Marketing-getrieben.

Rivaroxaban

Als Methode der Wahl für die Bestimmung der Rivaroxaban-Plasmaspiegel werden **chromogene aXa-Assays** gesehen [63], [65], [66], [47], [8], [64] (s. Kap. D32.1, Chromogene Anti-Faktor-Xa-Tests, S. 789).

Zu den Tests, die inzwischen für das Monitoring von Rivaroxaban evaluiert wurden, zählen die Einstufentests (**ohne exogene Antithrombin-Zugabe**) Coamatic Heparin, STA Rotachrom Heparin und ein modifizierter STA Rotachrom [64] sowie die Zweistufentests Berichrom Heparin, Biophen Heparin 6, HemosIL Heparin, HemosIL Liquid Heparin, Stachrom Heparin und STA Staclot Heparin [66], [47], [8], [64]. Der bei einigen dieser ursprünglichen Heparin-Assays übliche Zusatz von Antithrombin ist bei der Messung von Rivaroxaban überflüssig. Obwohl sich die Tests moderat in ihrer Sensitivität, dem Messbereich und der Steigung der Kalibrierkurven unterscheiden, eignen sie sich alle für die Messung von Rivaroxaban, wenn hierfür Rivaroxaban-Kalibratoren und -Kontrollen verwendet werden.

Die Kalibrierung sollte über den Bereich von **0–500 ng/ml Rivaroxaban** erfolgen. Inzwischen werden zertifizierte Rivaroxaban-Kalibratoren und -Kontrollplasmen angeboten. Im absoluten Notfall kann man auch eine Xarelto-Tablette in Dimethylsulfoxid (DMSO; 1 mg/ml) lösen und nach Verdünnen für das Spiken von Normalplasma verwenden (DMSO-Konzentration < 2% Vol.).

Durch geringfügige Modifikationen wie die Verwendung von 1 : 10 oder 1 : 20 verdünnten Plasmaproben sowie von Puffern mit höherer Ionenstärke und einem etwas niedrigeren pH von 7,9 lässt sich der DXI selektiv messen, d.h. ohne Interferenzen durch Heparine, Fondaparinux oder Plasmaproteine [63] (z.B. Biophen DiXa-I).

Gegenüber den chromogenen aXa-Assays haben alle Gerinnungstests, die durch Rivaroxaban verlängert werden (TPZ, diluted TPZ, aPTT, modifizierter Heptest, modifizierte PiCT), den Nachteil der geringeren Spezifität und somit Störanfälligkeit, der geringeren Sensitivität und größeren interindividuellen

Variabilität (s. o.) [66]. In der Fachinformation von Rivaroxaban (Mai 2012) wird daher die Bestimmung der Rivaroxaban-Plasmaspiegel mit einem kalibrierten aXa-Assay empfohlen.

Die Messung der **TPZ mit Neoplastin** oder einem ähnlich sensitiven Reagens ist nur als Option zu sehen, wenn kein aXa-Assay durchführbar ist. Die Neoplastin-Gerinnungszeiten verlängerten sich 2–4 h nach Einnnahme von Rivaroxoban von 12–15 s auf 13–25 s (10 mg 1 ×/d), 14–40 s (20 mg 1 ×/d), 16–33 s (15 mg 2 ×/d) und 10–50 s (15 mg 1 ×/d bei eingeschränkter Nierenfunktion) (jeweils 5.–95. Perzentile). Die Gerinnungszeit 16–36 h nach Einnahme von 20 mg Rivaroxaban lag bei 12–26 s (5.–95. Perzentile).

Apixaban

Da Apixaban in diversen Gerinnnungstests eher geringe und zudem uneinheitliche und sehr variable Effekte zeigt, ist ein valides Monitoring nur mittels **chromogener aXa-Assays** möglich [10]. Die Untersuchung von Plasmaproben von 1691 Patienten im Rahmen der Phase-II-Studie APPRAISE-1 ergab eine ausgezeichnete lineare Korrelation zwischen der Apixaban-Plasmakonzentration und den Ergebnissen der aXa-Testung [12].

Der Vergleich von 3 kommerziellen aXa-Assays ergab, dass der STA Rotachrom Heparin am besten geeignet ist, gefolgt vom Coamatic Heparin, der dem Stachrom Heparin klar überlegen ist [10]. Der Rotachrom-Assay erlaubt präzise Messungen im klinisch relevanten Bereich von **7,8–240 ng/ml Apixaban**, er verfügt über die geringste interindividuelle Variabilität und die beste Korrelation mit den Apixaban-Plasmakonzentrationen. Daher wird dieser Test auch in der Fachinformation (Mai 2011) von Apixaban empfohlen.

Dabigatran

Für das Monitoring von Dabigatran steht mit dem Hemoclot DTI-Kit und entsprechenden Kalibratoren inzwischen eine zertifzierte Gerinnungsmethode zur Verfügung [73], [19]. Es handelt sich um eine **diluted Thrombin Time (DTT)**, bei der die Plasmaprobe mit 0,9 % NaCl und Normalplasma verdünnt und die Gerinnung durch Zugabe von humanem Thrombin (mit Kalziumionen) ausgelöst wird. Der lineare Messbereich reicht von 0–1800 ng/ml (Kalibrierung **50–500 ng/ml**). Ein praktischer Vorteil ist, dass der Test nicht nur für Dabigatran geeignet ist, sondern es auch für die DTI Lepirudin und Argatroban Plasmakalibratoren und Kontrollplasmen gibt.

Ebenso geeignet wie die DTT wäre die **Ecarin Clotting Time (ECT)**, die eine spezifische und sensitive Quantifizierung von DTI erlaubt, allerdings nicht als zertifizierter Test angeboten wird [75], [19]. Inzwischen wird jedoch mit dem

Ecarin Chromogenic Assay (ECA) eine chromogene Variante angeboten, die als der spezifischste Test für DTI gilt, da dieser Test weder durch andere Antikoagulanzien noch durch Gerinnungsfaktoren und -inhibitoren beeinflusst wird.

Trotz ihrer Limitationen [19], [74] wird in der Fachinformation die **aPTT** als weit verbreiteter Test als Option für eine schnelle, annähernde Abschätzung der Dabigatran-Plasmaspiegel erwähnt. Ihre Sensitivität ist gering und wegen des Abflachens der Gerinnungszeitkurve ist sie für eine Quantifizierung höherer Dabigatran-Plasmaspiegel ungeeignet.

Ein weiterer Notfallparameter ist die klassische **Thrombinzeit,** die eine sichere Ja-Nein-Aussage zur Anwesenheit von Dabigatran im Plasma erlaubt [19]. Sie ist hochsensitiv für Dabigatran und noch 24 h nach Tabletteneinnahme signifikant verlängert [75].

Aus Gründen der Arzneimitteltherapiesicherheit hat man in die Fachinformationen (Juli 2012) Grenzwerte für die Talspiegel aufgenommen, bei deren Überschreitung mit einem erhöhten Blutungsrisiko zu rechnen ist. Sie wurden aus den vorhandenen Messwerten abgeleitet und entsprechen jeweils der 90. Perzentile:

- VTE-Prophylaxe:
  67 ng/ml, aPTT ~ 51 s, aPTT-Ratio 1,3
- Schlaganfallprophylaxe bei Vorhofflimmern:
  200 ng/ml, aPTT ~ 80 s, aPTT-Ratio 2,0, ECT 103 s, ECT-Ratio 3,0.

Literatur

[1] Ageno W, Gallus AS, Wittkowski A et al. Oral anticoagulant therapy: Antithrombotic therapy and prevention of thrombosis, 9th ed: American College of Chest Physicians Evidence-Based Clinical Practice Guidelines. Chest 2012; 141: 44S–88S

[2] Akimoto K, Klinkhardt U, Zeiher A et al. Anticoagulation with argatroban for elective percutaneous coronary intervention: population pharmacokinetics and pharmacokinetic-pharmacodynamic relationship of coagulation parameters. J Clin Pharmacol 2011; 51: 805–818

[3] Al Dieri R, Alban S, Beguin S et al. Fixed dosage of low-molecular-weight heparins causes large individual variation in coagulability, only partly correlated to body weight. J Thromb Haemost 2006; 4: 83–89

[4] Alban S, Scriba G. Kommentar zur Monographie „Danaparoid sodium" PhEur 5.5, 2090. In: Arzneibuch-Kommentar. 26. Lieferung (PhEur 5.5) ed. Stuttgart–Eschborn: Wissenschaftliche Verlagsgesellschaft, Govi-Verlag; 2007: 1–8

[5] Alban S. Heparinmonitoring. In: Pötzsch B, Madlener K, Hrsg.: Hämostaseologie, 2.Aufl. Heidelberg: Springer; 2010: 913–924

[6] Alhenc-Gelas M, Jestin-Le Guernic C, Vitoux JF et al. Adjusted versus fixed doses of the low-molecular-weight heparin fragmin in the treatment of deep vein thrombosis. Fragmin-Study Group. Thromb Haemost 1994; 71: 698–702

[7] Ansell J, Hirsh J, Hylek E et al. Pharmacology and management of the vitamin K antagonists: American College of Chest Physicians Evidence-Based Clinical Practice Guidelines. 8th ed. Chest 2008; 133: 160S–198S

[8] Asmis LM, Alberio L, Angelillo-Scherrer A et al. Rivaroxaban: Quantification by anti-FXa assay and influence on coagulation tests A study in 9 Swiss laboratories. Thromb Res 2012; 129(4): 492–498
[9] Bara L, Mardiguian J, Samama M. In vitro effect on Heptest of low molecular weight heparin fractions and preparations with various anti-IIa and anti-Xa activities. Thromb Res 1990; 57: 585–592
[10] Barrett YC, Wang J, Knabb R et al. Apixaban decreases coagulation activity in patients with acute deep-vein thrombosis. Thromb Haemost 2010; 105: 181–189
[11] Baruch L, Sherman O. Potential Inaccuracy of Point-of-Care INR in Dabigatran-Treated Patients. Ann Pharmacother 2011; 45: e40
[12] Becker RC, Yang H, Barrett Y et al. Chromogenic laboratory assays to measure the factor Xa-inhibiting properties of apixaban–an oral, direct and selective factor Xa inhibitor. J Thromb Thrombolysis 2011; 32: 183–187
[13] Beguin S, Welzel D, Al Dieri R et al. Conjectures and refutations on the mode of action of heparins. The limited importance of anti-factor xa activity as a pharmaceutical mechanism and a yardstick for therapy. Haemostasis 1999; 29: 170–178
[14] Bounameaux H, de Moerloose P. Is laboratory monitoring of low-molecular-weight heparin therapy necessary? No. J Thromb Haemost 2004; 2: 551–554
[15] Calatzis A, Peetz D, Haas S et al. Prothrombinase-induced clotting time assay for determination of the anticoagulant effects of unfractionated and low-molecular-weight heparins, fondaparinux, and thrombin inhibitors. Am J Clin Pathol 2008; 130: 446–454
[16] Depasse F, Gerotziafas GT, Busson J et al. Assessment of three chromogenic and one clotting assays for the measurement of synthetic pentasaccharide fondaparinux (Arixtra) anti-Xa activity. J Thromb Haemost 2004; 2: 346–348
[17] Deremer CE, Gujral JS, Thornton JW et al. Dabigatran falsely elevates point of care international normalized ratio results. Am J Med 2011; 124: e5–e6
[18] DIN 58905 Hämostaseologie - Blutentnahme Teil 1: Gewinnung von venösem Citratplasma für hämostaseologische Analysen. In: DIN-Taschenbuch 261: Hämostaseologie. 3. Aufl. Berlin: Beuth Verlag GmbH; 2010
[19] Douxfils J, Mullier F, Robert S et al. Impact of dabigatran on a large panel of routine or specific coagulation assays. Laboratory recommendations for monitoring of dabigatran etexilate. Thromb Haemost 2012; 107: 985–997
[20] Favaloro EJ, Lippi G, Koutts J. Laboratory testing of anticoagulants: the present and the future. Pathology 2011; 43: 682–692
[21] Fischer J, Verbruggen B, Wessels H et al. Interference of coumarin therapy with the "Heptest" owing to declining prothrombin concentrations. Clin Chem 1989; 35: 483–486
[22] Francis JL, Hursting MJ. Effect of argatroban on the activated partial thromboplastin time: a comparison of 21 commercial reagents. Blood Coagul Fibrinolysis 2005; 16: 251–257
[23] Freyburger G, Macouillard G, Labrouche S et al. Coagulation parameters in patients receiving dabigatran etexilate or rivaroxaban: two observational studies in patients undergoing total hip or total knee replacement. Thromb Res 2011; 127: 457–465
[24] Garcia-Alamino JM, Ward AM, Alonso-Coello P et al. Self-monitoring and self-management of oral anticoagulation. Cochrane Database Syst Rev 2010: CD003839
[25] Goodman SG, Menon V, Cannon CP et al. Acute ST-segment elevation myocardial infarction: American College of Chest Physicians Evidence-Based Clinical Practice Guidelines. 8th ed. Chest 2008; 133: 708S–775S

[26] Gosselin RC, King JH, Janatpour KA et al. Comparing direct thrombin inhibitors using aPTT, ecarin clotting times, and thrombin inhibitor management testing. Ann Pharmacother 2004; 38: 1383–1388
[27] Guy S, Kitchen S, Laidlaw S et al. The use of ecarin chromogenic assay and prothrombinase induced clotting time in the monitoring of lepirudin for the treatment of heparin-induced thrombocytopenia. Br J Haematol 2008; 142: 466–468
[28] Harder S, Parisius J, Picard-Willems B. Monitoring direct FXa-inhibitors and fondaparinux by Prothrombinase-induced Clotting Time (PiCT): relation to FXa-activity and influence of assay modifications. Thromb Res 2008; 123: 396–403
[29] Harenberg J. Is laboratory monitoring of low-molecular-weight heparin therapy necessary? Yes. J Thromb Haemost 2004; 2: 547–550
[30] Hattersley PG. Activated coagulation time of whole blood. JAMA 1966;196: 436–440
[31] Hirsh J, Bauer KA, Donati MB et al. Parenteral anticoagulants: American College of Chest Physicians Evidence-Based Clinical Practice Guidelines. 8th ed. Chest 2008; 133: 141S–159S
[32] Ignjatovic V, Summerhayes R, Gan A et al. Monitoring Unfractionated Heparin (UFH) therapy: which Anti-Factor Xa assay is appropriate? Thromb Res 2007; 120: 347–351
[33] Ivandic B, Zorn M. Monitoring of the Anticoagulants Argatroban and Lepirudin: A Comparison of Laboratory Methods. Clin Appl Thromb Hemost 2011; 17(5): 549–555
[34] Kitchen S, Iampietro R, Woolley AM et al. Anti Xa monitoring during treatment with low molecular weight heparin or danaparoid: inter-assay variability. Thromb Haemost 1999; 82: 1289–1293
[35] Klaeffling C, Piechottka G, Daemgen-von Brevern G et al. Development and clinical evaluation of two chromogenic substrate methods for monitoring fondaparinux sodium. Ther Drug Monit 2006; 28: 375–381
[36] Korte W, Jovic R, Hollenstein M et al. The uncalibrated prothrombinase-induced clotting time test. Equally convenient but more precise than the aPTT for monitoring of unfractionated heparin. Hamostaseologie 2010; 30: 212–216
[37] Kovacs MJ, Keeney M, MacKinnon K et al. Three different chromogenic methods do not give equivalent anti-Xa levels for patients on therapeutic low molecular weight heparin (dalteparin) or unfractionated heparin. Clin Lab Haematol 1999; 21: 55–60
[38] Kovacs MJ, Weir K, MacKinnon K et al. Body weight does not predict for anti-Xa levels after fixed dose prophylaxis with enoxaparin after orthopedic surgery. Thromb Res 1998; 91: 137–142
[39] Kozek-Langenecker SA. Perioperative coagulation monitoring. Best Pract Res Clin Anaesthesiol 2010; 24: 27–40
[40] Lange U, Olschewski A, Nowak G et al. Ecarin chromogenic assay: an innovative test for quantitative determination of direct thrombin inhibitors in plasma. Hamostaseologie 2005; 25: 293–300
[41] Leizorovicz A, Bara L, Samama MM et al. Factor Xa inhibition: correlation between the plasma levels of anti-Xa activity and occurrence of thrombosis and haemorrhage. Haemostasis 1993; 23 (Suppl 1): 89–98
[42] Lewis BE, Wallis DE, Berkowitz SD et al. Argatroban anticoagulant therapy in patients with heparin-induced thrombocytopenia. Circulation 2001; 103: 1838–1843
[43] Lewis BE, Wallis DE, Leya F et al. Argatroban anticoagulation in patients with heparin-induced thrombocytopenia. Arch Intern Med 2003; 163: 1849–1856

[44] Lindahl TL, Baghaei F, Blixter IF et al. Effects of the oral, direct thrombin inhibitor dabigatran on five common coagulation assays. Thromb Haemost 2010; 105: 371–378
[45] Love JE, Ferrell C, Chandler WL. Monitoring direct thrombin inhibitors with a plasma diluted thrombin time. Thromb Haemost 2007; 98: 234–242
[46] Lyon SG, Lasser EC, Stein R. Modification of an amidolytic heparin assay to express protein-bound heparin and to correct for the effect of antithrombin III concentration. Thromb Haemost 1987; 58: 884–887
[47] Mani H, Hesse C, Stratmann G et al. Rivaroxaban differentially influences ex vivo global coagulation assays based on the administration time. Thromb Haemost 2011; 106: 156–164
[48] McGlasson DL, Kaczor DA, Krasuski RA et al. Effects of pre-analytical variables on the anti-activated factor X chromogenic assay when monitoring unfractionated heparin and low molecular weight heparin anticoagulation. Blood Coagul Fibrinolysis 2005; 16: 173–176
[49] Menendez-Jandula B, Souto JC, Oliver A et al. Comparing self-management of oral anticoagulant therapy with clinic management: a randomized trial. Ann Intern Med 2005; 142: 1–10
[50] Merriman E, Kaplan Z, Butler J et al. Rivaroxaban and false positive lupus anticoagulant testing. Thromb Haemost 2011; 105: 385–386
[51] Molitor B, Klingel R, Hafner G. Monitoring of the heparin therapy during acute haemodialysis. Hamostaseologie 2005; 25: 272–278; quiz 279–280
[52] Mouton C, Calderon J, Janvier G et al. Dextran sulfate included in factor Xa assay reagent overestimates heparin activity in patients after heparin reversal by protamine. Thromb Res 2003; 111: 273–279
[53] Mueck W, Borris LC, Dahl OE et al. Population pharmacokinetics and pharmacodynamics of once- and twice-daily rivaroxaban for the prevention of venous thromboembolism in patients undergoing total hip replacement. Thromb Haemost 2008; 100: 453–461
[54] Mueck W, Lensing AW, Agnelli G et al. Rivaroxaban: population pharmacokinetic analyses in patients treated for acute deep-vein thrombosis and exposure simulations in patients with atrial fibrillation treated for stroke prevention. Clin Pharmacokinet 2011; 50: 675–686
[55] Murray DJ, Brosnahan WJ, Pennell B et al. Heparin detection by the activated coagulation time: a comparison of the sensitivity of coagulation tests and heparin assays. J Cardiothorac Vasc Anesth 1997; 11: 24–28
[56] Nieuwenhuis HK, Albada J, Banga JD et al. Identification of risk factors for bleeding during treatment of acute venous thromboembolism with heparin or low molecular weight heparin. Blood 1991; 78: 2337–2343
[57] Nowak G. Monitoring von direkten Thrombininhibitoren. In: Pötzsch B, Madlener K, Hrsg.: Hämostaseologie, 2. Aufl. Heidelberg: Springer; 2010: 925–929
[58] Paolucci F, Frasa H, van Aarle F et al. Two sensitive and rapid chromogenic assays of fondaparinux sodium (Arixtra) in human plasma and other biological matrices. Clin Lab 2003; 49: 451–460
[59] Pötzsch B, Madlener K. Thrombingenerierung und endogenes Thrombbildungspotenzial. In: Pötzsch B, Madlener K, Hrsg.: Hämostaseologie, 2. Aufl. Heidelberg: Springer; 2010: 873–876
[60] Raivio P, Kuitunen A, Petaja J et al. Monitoring high-dose heparinization during cardiopulmonary by-pass – a comparison between prothrombinase-induced clotting

time (PiCT) and two chromogenic anti-factor Xa activity assays. Thromb Haemost 2008; 99: 427–434
[61] Rosen S. Chromogenic methods in coagulation diagnostics. Hamostaseologie 2005; 25: 259–266
[62] Salmela B, Joutsi-Korhonen L, Saarela E et al. Comparison of monitoring methods for lepirudin: impact of warfarin and lupus anticoagulant. Thromb Res 2010; 125: 538–544
[63] Samama MM, Amiral J, Guinet C et al. An optimised, rapid chromogenic assay, specific for measuring direct factor Xa inhibitors (rivaroxaban) in plasma. Thromb Haemost 2010; 104: 1078–1079
[64] Samama MM, Contant G, Spiro TE et al. Rivaroxaban Anti-Factor Xa Chromogenic Assay Field Trial Laboratories. Evaluation of the anti-factor Xa chromogenic assay for the measurement of rivaroxaban plasma concentrations using calibrators and controls. Thromb Haemost 2012; 107: 379–387
[65] Samama MM, Guinet C. Laboratory assessment of new anticoagulants. Clin Chem Lab Med 2011; 49: 761–772
[66] Samama MM, Martinoli JL, LeFlem L et al. Assessment of laboratory assays to measure rivaroxaban – an oral, direct factor Xa inhibitor. Thromb Haemost 2010; 103: 815–825
[67] Samsa GP, Matchar DB, Goldstein LB et al. Quality of anticoagulation management among patients with atrial fibrillation: results of a review of medical records from 2 communities. Arch Intern Med 2000; 160: 967–973
[68] Schuster B. Monitoring of anticoagulants of secondary haemostasis. Hamostaseologie 2009; 29: 268–273
[69] Shalev V, Rogowski O, Shimron O et al. The interval between prothrombin time tests and the quality of oral anticoagulants treatment in patients with chronic atrial fibrillation. Thromb Res 2007; 120: 201–206
[70] Shore-Lesserson L. Evidence based coagulation monitors: heparin monitoring, thromboelastography, and platelet function. Semin Cardiothorac Vasc Anesth 2005; 9: 41–52
[71] Siegmund R, Boer K, Poeschel K et al. Comparison of the ecarin chromogenic assay and different aPTT assays for the measurement of argatroban concentrations in plasma from healthy individuals and from coagulation factor deficient patients. Thromb Res 2008; 123: 159–165
[72] Siguret V, Gouin-Thibault I, Pautas E et al. No accumulation of the peak anti-factor Xa activity of tinzaparin in elderly patients with moderate-to-severe renal impairment: the IRIS substudy. J Thromb Haemost 2011; 9: 1966–1972
[73] Stangier J, Feuring M. Using the HEMOCLOT direct thrombin inhibitor assay to determine plasma concentrations of dabigatran. Blood Coagul Fibrinolysis 2012; 23: 138–143
[74] Suzuki S, Otsuka T, Sagara K et al. Dabigatran in clinical practice for atrial fibrillation with special reference to activated partial thromboplastin time. Circ J 2012; 76: 755–757
[75] van Ryn J, Stangier J, Haertter S et al. Dabigatran etexilate - a novel, reversible, oral direct thrombin inhibitor: interpretation of coagulation assays and reversal of anticoagulant activity. Thromb Haemost 2010; 103: 1116–1127
[76] Veeger NJ, Piersma-Wichers M, Tijssen JG et al. Individual time within target range in patients treated with vitamin K antagonists: main determinant of quality of anticoagulation and predictor of clinical outcome. A retrospective study of 2300 consecutive patients with venous thromboembolism. Br J Haematol 2005; 128: 513–519

[77] Warkentin TE, Greinacher A, Craven S et al. Differences in the clinically effective molar concentrations of four direct thrombin inhibitors explain their variable prothrombin time prolongation. Thromb Haemost 2005; 94: 958–964
[78] Warkentin TE, Greinacher A, Koster A et al. Treatment and prevention of heparin-induced thrombocytopenia: American College of Chest Physicians Evidence-Based Clinical Practice Guidelines. 8th ed. Chest 2008; 133: 340S–380S
[79] Warkentin TE, Greinacher A, Koster A. Bivalirudin. Thromb Haemost 2008; 99: 830–839
[80] Watzke HH, Forberg E, Svolba G et al. A prospective controlled trial comparing weekly self-testing and self-dosing with the standard management of patients on stable oral anticoagulation. Thromb Haemost 2000; 83: 661–665

33 Point-of-Care-Tests

33.1 Klinische Bedeutung

S. Ziemer, F. Bergmann, A. Czwalinna

Übersichtsliteratur
Perry et al. 2010 [56], Spannagl et al. 2010 [70], Dickinson al. 2008 [19]

Die Entwicklungen in der Patientenversorgung, sei es in der Intensivmedizin, insbesondere der Herz-Thorax-Gefäßchirurgie oder in der Überwachung der Antikoagulanzientherapien, hat zu einem hohen Bedarf an rasch durchzuführenden und zugleich zuverlässigen Tests geführt. Hierzu stehen jetzt zunehmend mehr Point-of-Care-Tests (POCT) zur Verfügung. POCT sind Methoden, die folgende Charakteristika erfüllen:
- Durchführung von Laboratoriumsuntersuchungen in unmittelbarer Nähe zum Patienten, also außerhalb des Labors
- keine Probenvorbereitung, da das Probenmaterial venöses oder kapillares Vollblut ist, meist ohne Pipettierschritte
- rasche Verfügbarkeit der Ergebnisse
- rasche Therapieentscheidung möglich
- keine Volumenmessung von Probe oder Reagenz durch „Einmalmesseinheiten"
- Geräte sind für Einzelmessungen konzipiert
- keine spezielle Ausbildung für die Bediener erforderlich.

Die weitere Entwicklung hat zu Tischgeräten geführt, die komplexe Untersuchungen ermöglichen und heute auch Gerinnungsanalysen umfassen.

Die Einführung von POCT nach vorausgegangener Kosten/Nutzen-Analyse kann medizinische und/oder ökonomische Vorteile aufweisen [37]. Die Einbindung dieser Methoden in das Qualitätsmanagement ist jedoch nicht für alle ausreichend gesichert, daher ist eine enge Zusammenarbeit zwischen Klinik und Laboratorium zu gewährleisten.

So sind Vollblutmethoden durch fehlende oder nur geringe Mengen an Reagenzienzugabe empfindlicher für Stör- und Einflussgrößen der Probenmatrix als Untersuchungen, die aus hohen Probenverdünnungen laufen [70]. An dieser Stelle sei auch auf die Probleme der Qualitätssicherung entsprechend der Richtlinien der Bundesärztekammer (RiliBäk) 2008 hingewiesen, die verbindlich diese für POCT-Geräte festlegt – auch für die quantitatve Bestimmung [59].

In der hämostaseologischen Diagnostik sind Tests zur Kontrolle verschiedener Antikoagulanzien entwickelt worden. Die Gerinnungszeit wird dabei im Vollblut, Kapillarblut oder Citratblut gemessen.

Die Testung der Thrombozytenfunktion erfolgt besonders bei Patienten unter Therapie mit Thrombozytenaggregationshemmern zunehmend als POCT. Auch hier gibt es Geräte, die exakt die Kriterien von POCT erfüllen (PFA-100, VerifyNow und andere, die einen höheren Standard erfordern (Multiplate, s. Kap. D33.3).

Technisch und manuell aufwendiger sind die viskoelastischen Methoden, die Pipettierschritte erfordern und nur bedingt als POCT geeignet sind. Es wird ein Bild des Gerinnungsablaufs erzeugt, das neben der Gerinnselaufbauzeit auch die Dynamik des Gerinnselaufbaus und die Gerinnselstabilität darstellt (TEG Platelet Mapping, ROTEM, Sonoclot).

33.2 Plasmatische Gerinnung

S. Ziemer, F. Bergmann, A. Czwalinna

Übersichtsliteratur
Dempfle und Borggrefe 2008 [14]

■ Thromboplastinzeit (INR)

Übersichtsliteratur
Christensen und Larsen 2011 [11]

Klinische Bedeutung

Die Selbstkontrolle der oralen Antikoagulation vom Typ der Vitamin-K-Antagonisten durch die Patienten kann thromboembolische- und Blutungskomplikationen vermindern. Etwa die Hälfte der Patienten wäre dazu in der Lage. Die Patientenschulungen vermitteln Kenntnisse zum Umgang mit dem Gerät, zu den Grundlagen der Gerinnung und zur Dosierung des Medikamentes. Sie sollen den betreuenden Arzt nicht ersetzen, sondern die Selbstbestimmtheit fördern und führen im Allgemeinen zu einer stabileren Einstellung der Werte [22].

Methodik

Geräte mehrerer Hersteller messen im Kapillarblut oder Citratblut die Thromboplastinzeit nach folgenden Messprinzipien:
- Bewegungsstopp von Metallpartikeln im Magnetfeld
- Stopp des Blutflusses in der Messkapillare
- Impedanzmessung
- elektrochemisch nach Spaltung eines Peptidsubstrats durch Thrombin; hier wird in Zeitdauer umgerechnet.

Thromboplastin und andere Reagenzien sind in den Teststreifen oder Cartridges enthalten, eine interne Überprüfung der technischen Funktion wird durchgeführt (oft mit interner Qualitätskontrolle).

Die Messung erfolgt nach Auftropfen des Blutstropfens auf den Teststreifen automatisch. Das Messergebnis wird in Sekunden, Prozent und INR angegeben. In der Regel sind die Ergebnisse der INR von verschiedenen POCT-Geräten untereinander und mit denen aus dem Labor in Bezug auf Präzision und Richtigkeit gut vergleichbar [41], [54]. Bei relevanten Unterschieden in der INR muss in Zusammenarbeit mit dem Arzt und dem Labor nach den Ursachen gesucht werden. Eigene Beobachtung: Bei stabiler Einstellung und routinierter Selbstmessung sollte die INR-Differenz unter 0,5 liegen. Diese maximale Schwankung wird auch für externe Qualitätskontrollsysteme übernommen [56], [75]

Es sind spezielle Geräte für den Einsatz in der Klinik entwickelt worden. Dabei handelt es sich sowohl um Kleingeräte für die Thromboplastinzeit als auch um Tischgeräte, die mehrere Notfallparameter messen und auch Gerinnungstests durchführen können. So wird z. B. bei Patienten mit ischämischem Schlaganfall die Thromboplastinzeit vor einer geplanten Fibrinolysetherapie bettnah kontrolliert, um eine Antikoagulation mit Vitamin-K-Antagonisten zu erkennen. Dies wird nach Einführung der direkten oralen Thrombin- oder Faktor-Xa-Inhibitoren jedoch nicht mehr alleine ausreichend sein.

In der operativen Medizin können POCT für Quick und aPTT bei blutungskritischen Eingriffen aufgrund der raschen Ergebnisübermittlung Vorteile zeigen [62].

Wegen des geringen Blutbedarfs für POCT wurde der Einsatz für Neugeborene geprüft, erwies sich jedoch als nicht geeignet für diesen Einsatz [72].

Einflussgrößen

Zu beachten sind Einflüsse der **Blutviskosität** bzw. die Abweichungen des **Hämatokrits** < 0,25 oder > 0,55 [40], da eine hohe Plasmaviskosität oder ein hoher Hämatokrit verkürzte Gerinnungszeiten verursachen können [36]. Bei Patienten mit einem **Lupusantikoagulans** kann ohne optimale Verminderung der Faktoren eine INR fälschlich im therapeutischen Bereich gemessen werden, die nicht die Aktivität von Faktor II, Faktor VII und Faktor X widerspiegelt (eigene Erfahrungen; s.a. [1]. Diese Patienten bedürfen einer individuellen Einstellung mit Vergleichsmessungen von Einzelfaktoren oder der Bestimmung des Faktors X mit einer chromogenen Substratmethode.

Methodenabhängig sind Verkürzungen oder Verlängerungen der Gerinnungszeit auch durch **Hyperbilirubinämie** (> 170 µmol/l), **Hypertriglyzeridämie** (Triglyzeride > 5,6 µmol/l) und **Hämolyse** möglich [56]. **Antibiotika** führen meist zu verlängerten Zeiten [81].

■ Aktivierte partielle Thromboplastinzeit (aPTT)

Klinische Bedeutung

Die aPTT wird besonders häufig im Herzkatheterlabor zur Kontrolle der Antikoagulation mit unfraktioniertem Heparin (UFH) verwendet. Für den Einsatz bei hohen Heparinkonzentrationen (z.B. bei der extrakoporalen Zirkulation des Blutes) ist sie nicht geeignet.

Prinzipien und Methodik

Generell zur aPTT siehe Kapitel D26.2. Die Vergleichbarkeit mit den Laborergebnissen ist auch mit den POCT nicht gut. Die Ursachen dafür sind [20], [10]:
- die Reagenzienvielfalt für POCT und im Laboratorium durch unterschiedliche Konzentration und Zusammensetzung der Phospholipide und Oberflächenaktivatoren
- die unterschiedliche Sensitivität auf Antikoagulanzien und Faktorenmangel
- stärkere Störung der aPTT durch fehlerhafter Entnahme des Kapillarblutes als bei der Thromboplastinzeit (Voraktivierung).

Nur eines der Geräte (Fa. ITC Hemochron [65]) ist ausreichend evaluiert.

Einflussgrößen

Details vgl. Kapitel D26.2.

Während die niedermolekularen Heparine und Fondaparinux keine (klinisch informative) Verlängerung der aPTT bewirken, verlängern die direkten

Faktor-Xa- und Thrombin-Inhibitoren die Gerinnungszeiten dosisabhängig. An den spezifischen Tests dafür wird auch als POCT gearbeitet [30], [45].

■ Activated Clotting Time (ACT)

Klinische Bedeutung

Die ACT ist die Methode der Wahl zur Beurteilung (extrem) hoher Dosen von unfraktioniertem (Standard-)Heparin bei extrakorporaler Zirkulation des Blutes, z.B. bei Operationen mit der Herz-Lungen-Maschine oder zur Hämodialyse. Die ACT dient auch zur Berechnung des Heparinantidots und zur Kontrolle nach dessen Gabe. Zu beachten ist, dass durch die Hämodilution die Gerinnungszeiten verlängert werden, dies ist in den Algorithmen berücksichtigt.

Mit diesen Methoden liegen langjährige Erfahrungen vor. Die ACT ist bei der Herzchirurgie für Kinder und auch für Säuglinge einzusetzen [29], [76]. Ein POCT für Enoxaparin, ein niedermolekulares Heparin, wurde entwickelt, um in der interventionellen Kardiologie Unterdosierungen zu erkennen [68].

Prinzipien und Methodik

Die ACT ist die automatisierte Bestimmung einer Gerinnungzeit aus venösem Vollblut nach dessen Oberflächenaktivierung durch Celite oder Kaolin. Die Gerinnungszeiten mit Celite sind länger als die mit Kaolin. Verschiedene Geräte sind auf dem Markt, deren Vergleichbarkeit gut ist [50], [69] (vgl. Kap. D32).

■ Thrombinzeit

Klinische Bedeutung

Die Thrombinzeit ist mit den üblichen Labormethoden zur Kontrolle höherer Dosierung des unfraktionierten (Standard-)Heparins nicht geeignet, da keine Gerinnung eintritt. POCT-Modifikationen mit hohen Thrombinkonzentrationen (HiTT, Hemochron) oder die Methode der automatisierten Heparin-Protamin-Titration [16], [17] mit der TZ (Hepcon HMS) zur Kontrolle der Heparinisierung haben sich in Deutschland nicht durchgesetzt. Mit der Heparin-Protamin-Titration im Vollblut sind zuerst die therapeutischen Bereiche für die therapeutische Heparinisierung mit UFH definiert worden (vgl. Kap. D26.3).

■ D-Dimer

Details siehe Kapitel D28.1.

Klinische Bedeutung

D-Dimere sind Fibrinabbauprodukte. Sie sind **Aktivierungsmarker der Gerinnung,** die mittels unterschiedlicher immunologischen Testverfahren bestimmt werden (Details s. Kap. B7.4 und Kap. B8.1). Die Indikation zur Anforderung der D-Dimere besteht überwiegend bei Patienten der ersten Hilfe und der Intensivstationen.

Indikationen für eine **schnelle Rückantwort des Ergebnisses** sind:
- **Ausschluss einer frischen, venösen Thromboembolie** bei ambulanten Patienten: Dies erfordert einfache Technologie, weil ein semiquantitaviter Test ausreicht, um ein Über- oder Unterschreiten des Grenzwertes festzustellen. Latexagglutinationstests, Festphasen-ELISA mit optischer oder apparativer Auswertung sind typische POCT-Methoden. Bei einem Wert unterhalb des Cut-offs und einer systematischen Einschätzung des klinischen Risikos mittels Wells-Score ist ein sicherer Ausschluss einer frischen Thromboembolie möglich (s.a. Algorithmus der S2-Leitlinie zur Diagnostik und Therapie der Venenthrombose und der Lungenembolie, AWMF-Registernummer 065/002).
- Für Fragestellungen bei Patienten mit **akutem Thoraxschmerz** dagegen muss ein quantitativer Wert exakt messbar sein. Auch dafür stehen Geräte zur Verfügung (z.B. Stratus CS Analyzer, Cardiac reader, Vidas). Hier kann zwischen akutem Myocardinfarkt (AMI) und Aortendissektion oder -aneyrisma differenziert werden. Beim AMI ist die Konzentration der D-Dimere nicht oder nur unwesentlich erhöht, während erhöhte Werte für die Aortendissektion sprechen (Sensitivität 97%, NPW 96% [66]). Die Differenzierung ist deshalb wichtig, weil eine Antikoagulation bei Dissektion und Aneurysma kontraindiziert ist.
- Für die Diagnostik der **disseminierten intravasalen Gerinnung (DIC)** wurde ein Score der ISTH entwickelt, der Fibrin-assoziierte Marker einschließt. D-Dimer ist dafür geeignet. Besonders wichtig ist D-Dimer bei der Verlaufskontrolle der „Non-overt" DIC [73] (Details s. Kap. C17).

Prinzipien und Methodik

Die Bestimmung der D-Dimere bei Verdacht auf einen Verschluss größerer Gefäße ist eine Ausschlussdiagnostik, da erhöhte Messwerte vielfältige Ursachen haben können. Dieses wird durch den sog **negativen prädiktiven Wert** (NPW) bestätigt. Er liegt für die verschiedenen D-Dimer-POCT-Systeme bei > 95 %, d.h. die Sensitivität des Tests ist hoch bei niedriger Spezifität. So weisen die kumulativen Angaben aus der Übersichtsarbeit von di Nisio et al. für die Vollblutmethoden eine Sensitivität von 83–87 % bei einer Spezifität von 43–99 % für die tiefe Venenthrombose bzw. Lungenembolie aus [18]. Dempfle et al. gaben 2006 für 3 D-Dimer-POCT einen NPW von 95–97 % bei einer Sensitivität von 95–98 % einer Spezifität von 41–65 % an [15].

33.3 Thrombozytenfunktionstests

S. Ziemer, F. Bergmann, A. Czwalinna

Übersichtsliteratur
Wolf et al. 2010 [83], Gorlinger et al. 2008 [25], Michelson 2009 [53]

■ Klinische Bedeutung

Die Indikation für eine dringliche Untersuchung der Thrombozytenfunktion besteht, wenn:
- die Wirksamkeit der Therapie mit Hemmern der Thrombozytenfunktion überwacht werden muss, wie dies z.B. vor kardiologischen Interventionen notwendig ist [26].
- das Blutungsrisikos bei Patienten unter dualer Thrombozytenhemmung präoperativ eingeschätzt werden muss [34].
- intra- und postoperative Kontrollen der Thrombozytenfunktion bei Operationen mit kardiopulmonalem Bypass erforderlich sind.

■ Prinzipien und Methodik

Hierzu siehe generell Kapitel D29. Die gängigen POCT-Tests sind der Tab. 33.1 zu entnehmen.

Tab. 33.1 Geräte für POCT der Thrombozytenfunktion

Test	Vorteil	Nachteil	ASS	Thieno-pyridine
Multiplate MEA	Vollblut	Pipettieren	ja	ja
PFA-100	Vollblut einfach, schnell gut evaluiert	Hämatokrit Thrombozytenzahl VWS-sensibel	ja	ja*
VerifyNow	Vollblut einfach, schnell gut evaluiert	hoher Preis	ja	ja
Plateletworks	Vollblut einfach, schnell	Evaluation begrenzt	ja	ja
Impact cone and plate	Vollblut hohe Scherrate	Evaluation begrenzt	ja	ja
TEG (Hemoscope)	Vollblut hohe Scherrate	Evaluation begrenzt	ja	ja

* *spezielle Kartusche wurde erst kürzlich zugelassen, nur wenige Publikationen verfügbar (s. Kap. D29)*

Aggregation im Vollblut mit Multiple Platelet Function Analyzer (Multiplate)

Alternative Bezeichnungen: Mehrfach-Elektroden-Aggregometrie, Multiple Electrode Platelet Aggregometry (MEA).

Das Gerät ist primär für die Untersuchung der Thrombozytenfunktionshemmer entwickelt worden [74], wird aber zunehmend auch für andere Fragestellungen, wie intraoperative Blutung und angeborene Thrombozytenfunktionsstörungen, eingesetzt [27].

Testprinzip: Das Probenmaterial für die Untersuchung ist antikoaguliertes Vollblut. Dabei sind je nach Fragestellung verschiedene Antikoagulanzien möglich. Hirudin ist das empfohlene Antikoagulans. Die Probe wird im Verhältnis 1 : 2 mit physiologischer Kochsalzlösung verdünnt und in der Küvette durch einen Magnetrührer gerührt, um Kontakt der Thrombozyten untereinander zu ermöglichen.

Das Impedanz-Messprinzip basiert auf einer Änderung des Widerstandes zwischen 2 Elektroden, wenn sich aktivierte Thrombozyten an die Sensordrähte anheften und aggregieren. Diese Impedanzänderung wird kontinuierlich aufgezeichnet und ähnelt grafisch den Kurven bei der photooptischen Aggregation im plättchenreichen Plasma (PRP).

Die Auswertung erfolgt in definierten **Aggregation Units (AU)** für die Aggregation, die Reaktionsgeschwindigkeit wird in AU/min und die Gesamtfläche unter der Kurve wird als AUC angegeben.

Es stehen für verschiedene Fragestellungen eine Reihe unterschiedlicher Aktivatoren zur Verfügung. TRAP-6 (Thrombin Receptor-activating Peptide 6) bewirkt eine maximale Aktivierung der Thrombozyten, sodass damit die Funktionsfähigkeit der Thrombozyten ohne Einfluss von ASS oder Thienopyridinen getestet wird (läuft meist auch als Kontrollreaktion mit). Aber auch GP-IIb-IIIa-Blocker können damit ohne Störung durch ASS oder Thienopyridine untersucht werden. Die Aktivierung für die Messung der ASS-Wirkung erfolgt mit Arachidonsäure, für das Monitoring von Thienopyridinen ist der Agonist ADP zu verwenden.

Wie für alle Untersuchungen der Thrombozytenfunktion ist die Messung frühestens 30 min nach Blutentnahme zu empfehlen [38]. Das Gerät ist zwar POC-tauglich, erfordert aber mehrere Pipettierschritte und entsprechende Kontrollproben (s.a. Kap. D29.6).

Platelet Function Analyzer PFA-100

Siehe Kapitel D29.4.

VerifyNow-System (Accumetrics) und TEG Haemoscope

Das VeryfyNow-System ist ein Einkanalgerät, das im Citratvollblut die Aggregation von Fibrinogen-markierten Latexpartikeln mit den Thrombozyten in einer Einwegkassette turbidometrisch misst. Die Bedienung ist sehr einfach; die Messung erfolgt in einem geschlossenen System. Zum Erfassen von ASS oder P2Y12-Inhibitoren und GP-IIb/IIIa-Inhibitoren gibt es spezielle Cartridges. Die Methode dient der Suche nach einer verminderten Hemmung bzw. sog. Resistenzen unter der Medikation mit Plättchenhemmern bei Patienten nach kardiologischer Intervention [79], [28] und nach Schlaganfall.

Plateletworks

Die Methode beruht auf der Zählung von Thrombozyten ohne und nach Wirkung eines Agonisten. Aus der Differenz beider Zählungen wird die Aggregation berechnet. Es handelt sich um eine einfache Technik, die bislang noch nicht hinreichend evaluiert wurde [78].

Impact Cone and Plate

Das Impact Cone and Plate nutzt hohe Scherraten, die eine Adhäsion der Thrombozyten auf der Oberfläche bewirken. Durch Funktionshemmer der Thrombozyten wird die Adhäsion und Aggregation an der Fläche vermindert. Die Auswertung erfolgt mittels automatischer Bildbeurteilung. Das Gerät hat sich nicht für die Routine durchgesetzt [77].

■ Zusammenfassende Beurteilung

Die Vielzahl der Geräte spiegelt auch die Probleme bei der Beurteilung der Thrombozytenfunktion wider, da es keinen Test gibt, der alle Teilfunktionen erfasst. Neben Studien, die die Tauglichkeit der Geräte beschreiben (s.o) [8], gibt es auch Metaanalysen, die den Nutzen für den einzelnen Patienten z.B. nach Stent-Implantation kritisch hinterfragen [4].

33.4 Thrombelastogramm und Rotationsthrombelastometrie

T. Siegemund, A. Siegemund

Übersichtsliteratur
Hartert 1948 [31], Afshari et al. 2011 [1], Luddington 2005 [51]

■ Klinische Bedeutung

Die von Hartert 1948 [31] entwickelte **Thrombelastografie** (**TEG**) und ihre Weiterentwicklung, die **Rotationsthrombelastometrie** (**ROTEM**) durch Calatzis et al. [6], untersuchen Entstehung, Stabilität und Auflösung eines Gerinnsels. Sie stellen pro- und antikoagulatorische Prozesse in ihrer Balance und zeitlichem Ablauf dar und erlauben Aussagen über Hypo- als auch Hyperkoagulabilität. Die Methoden sind sensitiv gegenüber Störungen der Fibrinbildung und -vernetzung, jedoch insensitiv gegenüber vielen Störungen in der primären Hämostase.

Durch die Verwendung von Vollblut werden auch Einflüsse von zellulären Blutbestandteilen erfasst. TEG und ROTEM erlauben eine Beurteilung von Fibrinbildung, Thrombozytenfunktion und Fibrinolyse. Dem steht jedoch eine Vielzahl an Einflussmöglichkeiten gegenüber, die die Interpretation der Ergebnisse erschweren.

Aufgrund mangelnder Anwendungen und des hohen technischen Aufwandes wurde die Thrombelastografie lange nicht als Routinemethode verwendet. Mitte der 80er Jahre wurde ein Einsatz als Point-of-Care-Methode in der Chirurgie vorgeschlagen. Insbesondere bei Lebertransplantationen [39] und herzchirurgischen Eingriffen [71], verbunden mit einem hohen Blutungsrisiko, wird die Thrombelastografie zur Therapiesteuerung verwendet. Dabei konnte eine Verminderung des Blutverlustes erreicht werden [1].

Ziel von Thrombelastografie und Rotationsthrombelastometrie ist die Bestimmung der Steifigkeit eines Gerinnsels gegenüber Scherkräften (Schermodul) im Zeitverlauf nach Aktivierung einer Probe. Trotz technischer Unterschiede liefern beide Methoden vergleichbare Aussagen und werden folgend als eine Methode dargestellt.

■ Methodik

Testbedingungen

Thrombelastografische Messungen wurden ursprünglich in nativem Blut durchgeführt [31], erfolgen heutzutage jedoch überwiegend in Citratblut oder Citratplasma. Die Messergebnisse von Nativblut und Citratblut sind nicht vergleichbar [85]. Es besteht die Möglichkeit mit plättchenarmem oder plättchenfreiem Plasma zu arbeiten, hierbei verändern sich die Normalwerte deutlich. In plättchenreichem Plasma wird eine im Vergleich zu Vollblut erhöhte Gerinnungsaktivität gemessen, in plättchenarmen eine deutlich verminderte Aktivität.

- Es wird empfohlen, eine Citrat-antikoagulierte Probe vor der Messung für 30 min ruhen zu lassen [85].
- Die Proben sollten innerhalb von 2 h verarbeitet werden [3], [85].
- Das Gerinnungssystem als auch viskoelastische Eigenschaften sind stark von der Temperatur abhängig. Proben und Reagenzien werden daher vor und während der Messung auf 37 °C erwärmt.

Messprinzipien und Datenaufbereitung

Thrombelastometrie und -grafie beruhen auf der Aufzeichnung der **zeitlich veränderlichen Schereigenschaften** der Blutprobe nach Aktivierung. Dabei kommen 2 verschiedene Verfahren zum Einsatz. Es sei darauf hingewiesen, dass die der Probe zugeführten Scherkräfte einen schwächenden Einfluss auf das entstehende Gerinnsel haben [5].

Thrombelastografie, TEG (Haemonetics)

Bei der ursprünglichen Methode [31] wird die Probe in eine langsam rotierende Küvette gegeben. Die Rotation erfolgt entlang der Hochachse in wechselnder Richtung innerhalb eines Winkels von ± 4,75 Grad. Von oben wird ein Stempel in die Probe eingeführt, aufgehängt an einem Torsionsdraht (Abb. 33.1). Proportional zur steigenden Gerinnselsteifigkeit steigt der Drehwinkel des Drahtes, der über einen Spiegel optisch aufgezeichnet wird.

Rotationsthrombelastometrie, ROTEM (Tem International)

Bei der Rotationselastometrie mit Hilfe des ROTEM [6] wird die Probe in eine fest verankerte Küvette gegeben, der in die Probe getauchte Stempel rotiert alternierend um ± 4,75 Grad (Abb. 33.1). Mit steigender Gerinnselfestigkeit sinkt die mit Hilfe eines Spiegels gemessene Auslenkung des Stempels. Diese wird umgerechnet, um eine dem TEG vergleichbare Messkurve zu erhalten.

Datenanalyse, Messgrößen

Mehr als 25 Parameter können aus der erhaltenen Messkurve abgelesen werden. Von den Herstellern wurden verschiedene Terminologien entwickelt. Die wichtigsten Parameter sind in Tab. 33.2 zusammengefasst.

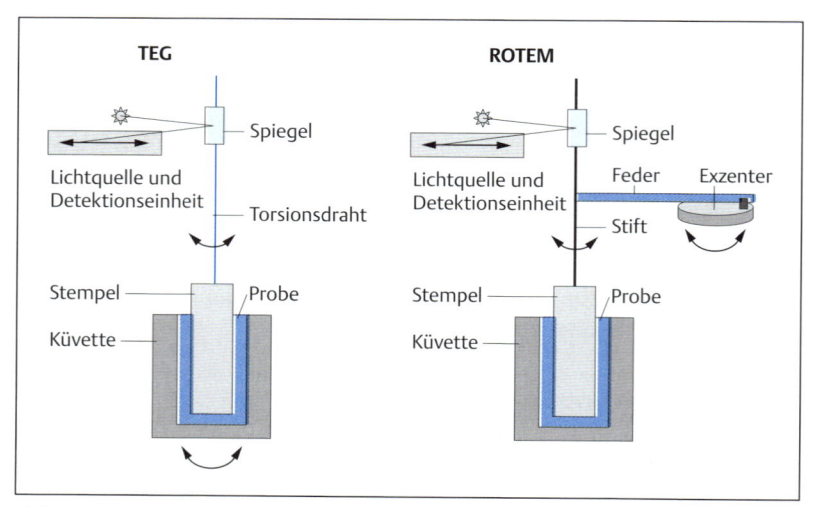

Abb. 33.1 Prinzip von Thrombelastografie (TEG) und Rotationsthrombelastometrie (ROTEM).

33.4 Thrombelastogramm und Rotationsthrombelastometrie

Tab. 33.2 Wichtige Parameter der Thrombelastografie und Rotationsthrombelastometrie

TEG	ROTEM	Erläuterung
R-Zeit (Reaktionszeit)	Coagulation Time (CT)	Zeit bis zur Bildung eines Gerinnsels (2 mm Auslenkung)
K-Zeit	Clot Formation Time (CFT)	Zeitdifferenz zwischen einer Amplitude von 2 mm und 20 mm
Amplitude (A)	Amplitude (A)	Auslenkung der Messkurve zu einem bestimmten Zeitpunkt (z. B. A10, Amplitude nach 10 min)
Alpha-Winkel	Alpha-Angle (α)	Anstieg der Messkurve als Winkel zwischen Messkurve und Zeitachse
maximale Amplitude (MA)	Maximum Clot Firmness (MCF)	maximale Gerinnselfestigkeit
Lyse (LY)	Lyse-Index (LI)	prozentuale Abnahme der Gerinnselfestigkeit durch Fibrinolyse (z. B. LI60, Abnahme der Auslenkung 60 min nach dem Erreichen der maximalen Amplitude)
Torsionssteifigkeit*, Gerinnselsteifigkeit* (G)	Maximum Clot Elasticity (MCE)	Schermodul des Gerinnsels, abgeschätzt aus der (maximalen) Amplitude

* Physikalisch gesehen handelt es sich weniger um einen Elastizitätsmodul (Zugmodul) als einen Schubmodul (auch Scher- oder Torsionsmodul), denn mechanisch handelt es sich um eine Scher- und keine Zugbewegung. Die dazugehörige Materialeigenschaft heißt Steifigkeit; Festigkeit beschreibt den Belastungsgrenzwert an dem das Material zerstört wird. Bei Fibringerinnseln besteht allerdings ein gewisser Zusammenhang zwischen Steifigkeit und Festigkeit.

Generell kann man schwerlich von einer viskoelastischen Messung sprechen, dazu müsste der zeitliche Gangunterschied zwischen der angelegten und der gemessenen Auslenkung (Phasenverschiebung, Verlustmodul G'', viskose Eigenschaften) bestimmt werden, gemessen wird jedoch lediglich die unterschiedliche Amplitude (Speichermodul G', elastische Eigenschaften; komplexer Modul G = G' + iG").

■ Aktivatoren und Modifikatoren

Für TEG und ROTEM stehen verschiedene Aktivatoren und Modifikatoren zur Verfügung. Diese unterscheiden sich in ihrer genauen Zusammensetzung, erlauben aber dennoch vergleichbare Aussagen. Neben den wichtigsten hier aufgeführten Tests existiert eine hohe Zahl von Modifikationen, um die Sensitivität für bestimmte Fragestellungen zu erhöhen.

Rekalzifizierung (TEG); NATEM (ROTEM)

Die Messung wird allein durch Zugabe von **Kalziumchlorid** gestartet. Die Aktivierung der Probe erfolgt an der Oberfläche der Küvette. Die Reaktion läuft sehr langsam ab, erlaubt aber eine gute Diskriminierung zwischen Hyper- und Hypokoagulabilität. Mit der fehlenden Aktivierung geht jedoch eine verminderte Präzision einher.

Kaolin, Celite (TEG); INTEM (ROTEM)

Die Aktivierung des intrinsischen Gerinnungssystems mit **Kaolin** liefert Resultate, die der aPTT vergleichbar sind. Die Phospholipidquelle ist durch die Anwesenheit der Plättchen gegeben. Die Messung wird von Heparin stark beeinflusst, ebenso kann ein Einfluss von Aprotinin auf die R-Zeit beobachtet werden.

Heparinase-Test (TEG), HEPTEM (ROTEM)

Durch eine Zugabe von **Heparinase** (HEPTEM) oder die Verwendung von mit Heparinase beschichteten Küvetten (Heparinase-Test) kann die Abhängigkeit von Heparin nach intrinsischer Aktivierung vermindert werden. Dies ermöglicht eine ungestörte Untersuchung der intrinsischen Gerinnungskaskade.

Tissue-Faktor (TEG); EXTEM (ROTEM)

Als Aktivator wird **Tissue-Faktor** zur Probe gegeben. Es erfolgt eine rasche Reaktion, die Resultate korrelieren mit der Bestimmung der Prothrombinzeit. Die Messung zeigt eine hohe Reproduzierbarkeit und einen geringen Einfluss von Heparin.

Funktionelles Fibrinogen (TEG); FIBTEM (ROTEM)

Die Reagenzien enthalten den Aktinpolymerisierungsinhibitor **Cytochalasin D**, der die Plättchenaggregation hemmt. Die Probe wird extrinsisch aktiviert, die maximale Amplitude ist ein Maß der Fibrinpolymerisierung. Somit können Fibrinogenmangel oder -polymerisierungsstörungen untersucht werden. Durch die Zugabe von Fibrinogenrezeptorantagonisten kann die Spezifität noch weiter erhöht werden [63].

APTEM (ROTEM)

Das Reagens enthält zusätzlich den Fibrinolyseinhibitor **Aprotinin** und wird extrinsisch aktiviert. Kann eine im EXTEM beobachtete Hypokoagulabilität im

APTEM ausgeglichen werden, gilt dies als ein Zeichen einer Hyperfibrinolyse [49].

Verdünnter Tissue-Faktor

Die Verwendung von **hochverdünntem Tissue-Faktor** führt zu einem Resultat, das mit Thrombinbildungstests vergleichbar ist. Der Test zeigt eine hohe Abhängigkeit von fast allen Gerinnungsfaktoren, jedoch eine deutlich verbesserte Präzision im Vergleich zur Rekalzifierung. Weiterhin kann die Wirkung von aktiviertem Faktor VIIa untersucht werden [35].

■ Standardisierung

Eine Standardisierung der Thrombelastografie konnte bisher nicht erreicht werden [9]. Problematisch ist hierbei vor allem die Wahl eines geeigneten und vor allem lager- und versandfähigen Standards. Die Verwendung eines gepoolten Plasmas bzw. von Faktor-VIII-Mangelplasma ergab meist hohe Interlabor-Variationskoeffizienten zwischen 3 und 60% [9], wobei Alpha-Winkel und maximale Amplitude die geringste Variation zeigen, die K-Zeit (CFT) dagegen die höchste. Bei Verwendung von Vollblut konnte eine gute Wiederholpräzision erreicht werden (2–12%) [47]. Von den Herstellern werden lyophilisierte Kontrollen angeboten.

Die Verwendung der Gerinnselsteifigkeit G könnte eine Standardisierung ermöglichen, da bei ihrer Berechnung gerätespezifische Größen einfließen können (Details z. T. bei [43]).

■ Einflussgrößen

Die Thrombelastografie ermöglicht eine Beurteilung vieler Parameter der Gerinnselbildung (Abb. 33.2). Die Sensitivität, eine milde Störung zu erkennen, ist jedoch deutlich herabgesetzt. Unter anderem durch die hohe Abhängigkeit von Fibrinogen und Thrombozytenzahl können milde Defekte kompensiert werden. Die Methoden zeigen eine hohe intra- und interindivuelle Variabilität [9], [42]. Darüber hinaus hat die Wahl des Aktivators entscheidenden Einfluss auf die Sensitivität, ebenso eine mögliche Medikation des Patienten.

Gerinnungsfaktoren

Die Thrombelastografie gibt Hinweise, dass ein Mangel eines oder mehrerer Gerinnungsfaktoren vorliegen könnte. Um welche es sich dabei handelt, muss dann die Faktoreneinzelbestimmung ergeben. Die R-Zeit bei Rekalzifizierung

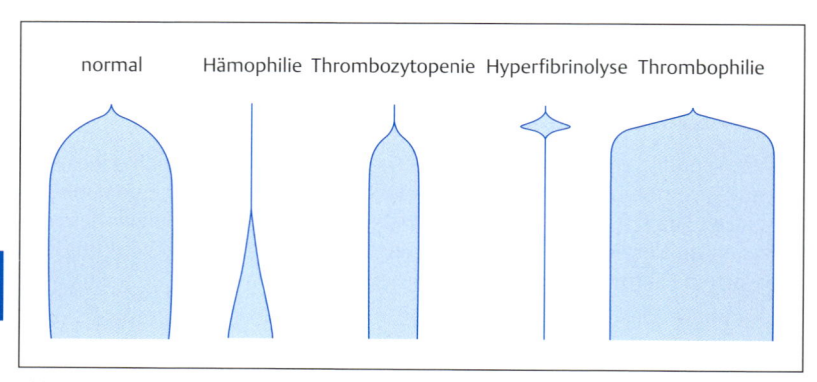

Abb. 33.2 Verschiedene Befunde bei thrombelastometrischen Messungen

oder intrinsischer Aktivierung korreliert mit der aPTT [39], bei einer extrinsischen Aktivierung mit der Thromboplastinzeit. Die klinischen Angaben (z.B. Einfluss von Antikoagulanzien) sind hierbei unerlässlich. Heparin kann bei Bedarf neutralisiert werden.

von-Willebrand-Faktor

Pathologische Veränderungen des von-Willebrand-Faktors können mit der Thrombelastografie nicht erfasst werden. Ist die Störung mit einer deutlichen Reduktion des Faktors VIII verbunden (Typ 2N oder 3), kann eine verzögerte und verminderte Gerinnselfestigkeit gefunden werden.

Fibrinogen

Der Fibrinogenspiegel korreliert mit der Maximalamplitude, der K-Zeit und dem Winkel α. Dies gilt für alle verwendeten Assays, insbesondere bei gleichzeitiger Hemmung der Plättchenfunktion (Funktionelles Fibrinogen und FIBTEM). Die Verabreichung von Fibrinogen führt zu einer dosisabhängigen Erhöhung der messbaren Gerinnselfestigkeit [48]. Auch eignet sich die Thrombelastografie zur Erfassung einer Dysfibrinogenämie, hierbei kommt es zu einer verzögerten und verminderten Ausbildung der Maximalamplitude.

Faktor XIII

Ein Mangel an Faktor XIII führt zu einer verminderten Festigkeit und erhöhter Fibrinolyseanfälligkeit eines Gerinnsels und kann thrombelastografisch erfasst werden. Dabei kommt es, ähnlich wie beim Fibrinogenmangel, zu einer Verminderung der Maximalamplitude, verbunden mit einer verlängerten K-Zeit und einem geringeren Winkel α [52], [55]. Auch eine leicht erhöhte Fibrinolyse ist ein Hinweis auf einen Faktor-XIII-Mangel [80], [12]. Dafür bedarf es allerdings langer Messzeiten (Lyse nach 60 min).

Die Sensitivität für Störungen des Faktors XIII ist am höchsten in Plasma [64] oder unter Inhibierung der Plättchenaktivität (FIBTEM [33]). In einigen klinischen Studien ist ein Zusammenhang zwischen Faktor XIII, Thrombelastografie und Blutungsverlauf gezeigt worden; meist korrelieren die Ergebnisse aber auch mit dem Fibrinogenspiegel [7], [46], [82]. Auch zeigte sich keine erhöhte In-vitro-Gerinnselfestigkeit direkt nach Faktor-XIII-Substitution, jedoch eine stabilere Gerinnselbildung während des folgenden operativen Eingriffs [44]. Faktor-XIII-Konzentrationen, die über den Normbereich hinausgehen, führen nicht zu einer höheren thrombelastografisch bestimmbaren Gerinnselfestigkeit [55].

Aufgrund hoher interindividueller Variabilität ist die Diagnose Faktor-XIII-Mangel mit Hilfe der Thrombelastografie nicht eindeutig, sollte im Falle pathologischer Befunde jedoch in Betracht gezogen werden.

Thrombozyten und Thrombozytenfunktion

Bei normaler Thrombozytenfunktion steigen Maximalamplitude und Elastizität mit der Thrombozytenzahl. Oberhalb einer Thrombozytenzahl von 100 G/l bildet sich ein Plateau [43]. Es können nur schwerwiegende Funktionsstörungen erfasst werden und auch nur wenn diese die Fibrinbindungsstellen der Thrombozyten erfassen (z. B. Thrombastenie Glanzmann).

Antikoagulanzien und Thrombozytenantagonisten

Antikoagulanzien führen zu einer verlängerten Gerinnselbildungszeit und verminderter Amplitude. Liegt zwischen dem intrinsisch aktivierten Test und dem Heparinase-Test ein Unterschied vor, so kann auf Heparin geschlossen werden.

Thrombozytenantagonisten können nur erfasst werden, wenn sie nachhaltig die Fibrinogenrezeptoren der Plättchen beeinflussen (z. B. höhere Mengen Abciximab). Acetylsalicylsäure und Clopidogrel werden von der Thrombelastografie nicht erfasst.

Hyperfibrinolyse

Eine systemische Hyperfibrinolyse, im Rahmen von Trauma, Leber- oder Herzchirurgie, kann durch eine vorzeitige Abnahme der Amplitude erkannt werden, die mit einer Verkürzung der Euglobulinlysezeit korreliert [39]. In schweren Fällen ist die Maximalamplitude vermindert, eine vollständige Auflösung des Gerinnsels erfolgt innerhalb von 60 min, bei Vorliegen einer milden Hyperfibrinolyse innerhalb von 90 min [58]. Kann der erhaltene Befund durch Zugabe von Aprotinin korrigiert werden, ist dies ein weiterer Hinweis auf eine überschießende Fibrinolyse [49]. Die Verwendung eines stärker aktivierten Tests zur Verkürzung der Messzeit resultierte in einem Verlust an Sensitivität [23].

Die Sensitivität und Spezifität der Thrombelastografie für die Diagnose Hyperfibrinolyse wurde bisher nur in vitro [21] bzw. an wenigen Patienten untersucht [49].

Hyperkoagulabilität

Eine Hyperkoagulabilität zeichnet sich sowohl durch verkürzte Gerinnselbildungszeiten als auch erhöhte Maximalamplituden aus. Eine genaue Lokalisation der Störung ist mit der Thrombelastometrie kaum möglich. Insbesonders erhöhte Fibrinogenwerte, Thrombozytosen oder auch Hyperlipidämien können eine sehr rasche und massive Gerinnselbildung auslösen (hoher Winkel α).

■ Thrombelastografie zur Therapiesteuerung

Für abnorme Blutungen im Rahmen von chirurgischen Eingriffen oder Traumata existieren zunehmend Fließschemata, die einen Zusammenhang sowohl zwischen Befund und Blutungsursache als auch Therapie herstellen [67], [24], [57]. Somit soll sowohl eine kosteneffizientere Blutungsstillung als auch eine begründbare Therapie erreicht werden [67]. Die Thrombelastografie besitzt bei geringem positiv prädiktivem Wert für Blutungen jedoch einen sehr hohen negativ prädiktiven Wert [61], [13]. Eine reduzierte Mortalität ist bei der aktuellen Datenlage nicht nachweisbar [1]. Es ist weiterhin offen, ob die erzielten Erfolge durch optimiertes oder deutlich verändertes Transfusionsverhalten [60] oder durch den Zeitvorteil einer bettseitigen Methode [67] erreicht werden konnten.

Für die Behandlung der Hämophilie, insbesondere beim Vorliegen eines Hemmkörpers, wurde die Thrombelastografie in Einzelfallbeschreibungen zur Dosisfindung und Therapieüberwachung eingesetzt [32], [84]. Daten aus klinischen Studien liegen nicht vor.

Eine einheitliche Empfehlung oder gar Richtlinie, die einen Zusammenhang zwischen Thrombelastografie-Befund und Therapie herstellt, liegt bisher nicht vor.

Literatur

[1] Afshari A, Wikkelsø A, Brok J et al. Thrombelastography (TEG) or thromboelastometry (ROTEM) to monitor haemotherapy versus usual care in patients with massive transfusion. Cochrane Database Syst Rev 2011; 3: CD007871

[2] Arnout J, Vanrusselt M, Huybrechts E et al. Optimization of the dilute prothrombin time for the detection of the lupus anticoagulant by use of a recombinant tissue thromboplastin. Br J Haematol 1994, 87: 94–99

[3] Bowbrick VA, Mikhailidis DP, Stansby G. The use of citrated whole blood in thromboelastography. Anesth Analg 2000; 90, 1086–1088

[4] Breet NJ, van Werkum JW, Bouman HJ et al. Comparison of platelet function tests in predicting clinical outcome in patients undergoing coronary stent implantation. JAMA 2010; 303: 754–762

[5] Burghardt WR, Goldstick TK, Leneschmidt J et al. Nonlinear viscoelasticity and thromboelastograph: 1. Studies on bovine plasma clots. Biorheology 1995; 32: 621–630

[6] Calatzis A, Fritsche P, Calatzis A et al. A comparison of the technical principle of the RoTEG coagulation analyser and conventional thrombelastographic systems. Ann Hematol 1996; 76 (Suppl 1): 90

[7] Chandler WL, Patel MA, Gravelle L et al. Factor XIIIA and clot strength after cardiopulmonary bypass. Blood Coagul Fibrinolysis 2001; 12: 101–108

[8] Chen F, Maridakis V, O'Neill EA et al. A randomized clinical trial comparing point-of-care platelet function assays and bleeding time in healthy subjects treated with aspirin or clopidogrel. Platelets 2012; 23: 249–258

[9] Chitlur M, Sørensen B, Rivard GE et al. Standardization of thromboelastography: a report from the TEG-ROTEM working group. Haemophilia 2011; 17: 532–537

[10] Choi TS, Greilich PE, Shi C et al. Point-of-care testing for prothrombin time, but not activated partial thromboplastin time, correlates with laboratory methods in patients receiving aprotinin or epsilon-aminocaproic acid while undergoing cardiac surgery. Am J Clin Pathol 2002; 7: 74–78

[11] Christensen TD, Larsen TB. Precision and accuracy of point-of-care (POCT) coagulometers used for self-testing and self-management of oral anticoagulation therapy. J Thromb Haemost 2012; 10: 251–260

[12] Dargaud Y, de Mazancourt P, Rugeri L et al. An unusual clinical presentation of factor XIII deficiency and issues relating to the monitoring of factor XIII replacement therapy. Blood Coagul Fibrinolysis 2008; 19: 447–452

[13] Davidson SJ, McGrowder D, Roughton M et al. Can ROTEM thromboelastometry predict postoperative bleeding after cardiac surgery? J Cardiothorac Vasc Anesth 2008; 22: 655–661

[14] Dempfle CE, Borggrefe M. Point of care coagulation tests in critically ill patients. Semin Thromb Hemost 2008; 34: 445–450

[15] Dempfle CE, Korte W, Schwab M et al. Sensitivity and specifity of a quantitative point of care D-dimer assay using heparinized whole blood, in patients with clinically suspected deep vein thrombosis. Thromb Haemost 2006; 95: 79–83

[16] Despotis GJ, Ikonomakou S, Levine V et al. Effects of platelets and white blood cells and antiplatelet agent C7E3 (Reopro) on a new test of PAF procoagulant activity of whole blood. Thromb Res 1997; 86: 205–219

[17] Despotis GJ, Joist JH, Goodnough LT et al. Whole blood heparin concentration measurements by automated protamine titration agree with plasma anti-Xa measurements. J Thorac Cardiovasc Surg 1997; 113: 611–613

[18] Di Nisio M, Squizzato A, Rutjes AWS et al. Diagnostic accuracy of D-dimer test for exclusion of venous thromboembolism: a systematic review. J Thromb Haemost 2007; 5: 296–304

[19] Dickinson KJ, Troxler M, Homer-Vanniasinkam S. The surgical application of point-of-care haemostasis and platelet function testing. Br J Surg 2008; 95: 1317–1330

[20] Ferring M, Reber G, de Moerloose P et al. Point of care and central laboratory determinations of the aPTT are not interchangeable in surgical intensive care patients. Can J Anaesth 2001; 48: 1155–1160

[21] Gallimore MJ, Harris SL, Tappenden KA et al. Urokinase induced fibrinolysis in thrombelastography: a model for studying fibrinolysis and coagulation in whole blood. J Thromb Haemost 2005; 3: 2506–2513

[22] Garcia-Alamino JM, Ward AM, Alonso-Coello P et al. Self-monitoring and self-management of oral anticoagulation. Cochrane Database Syst Rev. 2010; 14: CD003839

[23] Genét GF, Ostrowski SR, Sørensen AM et al. Detection of tPA-induced hyperfibrinolysis in whole blood by RapidTEG, KaolinTEG, and Functional FibrinogenTEG in healthy individuals. Clin Appl Thromb Hemost 2012; Jan 31; Epub ahead of print

[24] Gonzalez E, Pieracci FM, Moore EE et al. Coagulation abnormalities in the trauma patient: The role of point-of-care thromboelastography. Semin Thromb Hemost 2010; 36: 723–737

[25] Görlinger K, Jambor C, Dirkmann D et al. Platelet function analysis with point-of-care methods. Herz 2008; 33: 297–305

[26] Gremmel T, Steiner S, Seidinger D et al. Comparison of methods to evaluate aspirin-mediated platelet inhibition after percutaneous intervention with stent implantation. Platelets 2011; 22: 188–195

[27] Grove EL, Hvas AM, Mortensen SB et al. Effect of platelet turnover on whole platelet aggregation in patients with coronary artery disease. J Thromb Haemost 2010; 9: 185–191

[28] Gurbel PA, Bliden KP, Tantry VS et al. Post-coronary intervention recurrent ischemia in the presence of adequate platelet inhibition by dual antiplatelet therapy: what are we overlooking? J Thromb Haemost 2007; 5: 2300–2301

[29] Guzzetta NA, Monitz HG, Fernandez JD et al. Correlations between activated clotting time values and heparin concentration measurements in young infants undergoing cardiopulmonary bypass. Anesth Analg 2010; 111: 173–179

[30] Hafner G, Roser M, Nauck M. Methods for the monitoring of direct thrombin inhibitors. Semin Thromb Hemost 2002; 28: 425–430

[31] Hartert H. Blutgerinnungsstudien mit der Thrombelastographie, einem neuen Untersuchungsverfahren. Klin Wochenschr 1948; 26: 577–583

[32] Hayashi T, Tanaka I, Shima M et al. Unresponsiveness to factor VIII inhibitor bypassing agents during haemostatic treatment for life-threatening massive bleeding in a patient with haemophilia A and a high responding inhibitor. Haemophilia 2004; 10: 397–400

[33] Jámbor C, Reul V, Schnider TW et al. In vitro inhibition of factor XIII retards clot formation, reduces clot firmness, and increases fibrinolytic effects in whole blood. Aneth Analg 2009; 109: 1023–1028

[34] Jambor C, von Pape KW, Spannagl M et al. Multiple electrode whole blood aggregometry, PFA-100, and in vivo bleeding time for the point-of-care assessment of aspirin-induced platelet dysfunction in the preoperative setting. Anesth Analg 2011; 113: 31–39

[35] Johansson PI, Jacobsen N, Viuff D et al. Differential clot stabilising effects of rFVIIa and rFXIII-A2 in whole blood from thrombocytopenic patients and healthy volunteers. Br J Haematol 2008; 143: 559–569
[36] Johi RR, Cross MH, Hansbro SD. Near-patient testing for coagulopathy after cardiac surgery. Br J Anaesth 2003; 90: 499–501
[37] Junker R, Schlebusch H, Luppa PB. Patientennahe Labordiagnostik in Klinik und Praxis. Dtsch Arztebl Int 2010; 107: 561–567
[38] Kafian S, Mobarrez F, Kalani M et al. Comparison of venous and arterial blood sampling for the assessment of platelet aggregation with whole blood impedance aggregometry. Scand J Clin Lab Invest 2011; 71: 637–640
[39] Kang YG, Martin DJ, Marquez J et al. Intraoperative changes in blood coagulation and thrombelastographic monitoring in liver transplantation. Anesth Analg 1985; 64: 888–896
[40] Karon BS, Griesmann L, Scott R et al. Evaluation of the impact of hematocrit and other interference on the accuracy of hospital-based glucose meters. Diabetes Technol Ther 2008; 10:111–1120
[41] Karon BS, McBane RD, Chaudhry R et al. Accuracy of capillary whole blood international normalized ratio on the CoaguChek S, CoaguChek XS, and i-STAT 1 point-of-care analyzers. Am J Clin Pathol 2008; 130: 88–92
[42] Kenet G, Stenmo CB, Blemings A et al. Intra-patient variability of thromboelastographic parameters following in vivo and ex vivo administration of recombinant activated factor VII in haemophilia patients. A multi-centre, randomised trial. Thromb Haemost 2010; 103: 351–359
[43] Khurana S, Mattson JC, Westley S et al. Monitoring platelet glycoprotein IIb/IIIa-fibrin interaction with tissue factor-activated thromboelastography. J Lab Clin Med 1997; 130: 401–411
[44] Korte WC, Szadkowski C, Gähler A et al. Factor XIII substitution in surgical cancer patients at high risk for intraoperative bleeding. Anesthesiol 2009; 110: 239–245
[45] Koster A, Hansen R, Grauhan O et al. Hirudin monitoring using the TAS ecarin clotting time in patients with heparin-induced thrombocytopenia type II. J Cardiothorac Vas Anesth 2000; 14: 249–252
[46] Kucher N, Schroeder V, Kohler HP. Role of blood coagulation factor XIII in patients with acute pulmonary embolism. Correlation of factor XIII antigen levels with pulmonary occlusion rate, fibrinogen, D-dimer, and clot firmness. Thromb Haemost 2003; 90: 434–438
[47] Lang T, Bauters A, Braun SL et al. Multi-centre investigation on reference ranges for ROTEM thromboelastometry. Blood Coagul Fibrinolysis 2005; 16: 301–310
[48] Lang T, Johanning K, Metzler H et al. The effects of fibrinogen levels on thromboelastometric variables in the presence of thrombocytopenia. Anesth Analg 2009; 108: 751–758
[49] Levrat A, Gros A, Rugeri L et al. Evaluation of rotation thrombelastography for the diagnosis of hyperfibrinolysis in trauma patients. Br J Anaesth 2008; 100: 792–797
[50] Lewandrowski EL, Van Cott EM, Gregory K et al. Clinical evaluation of the i-STAT kaolin activated clotting time (ACT) test in different clinical settings in a large academic urban medical center: comparison with the Medtronic ACT Plus. Am J Clin Pathol 2011; 135: 741–748
[51] Luddington RJ. Thrombelastography/thromboelastometry. Clin Lab Haematol. 2005; 27: 81–90

[52] McDonagh J, McDonagh RP Jr, Delage JM et al. Factor XIII in human plasma and platelets. J Clin Invest 1969; 48: 940–946
[53] Michelson AD. Methods for the measurement of platelet function. Am J Cardiol 2009; 103 (Suppl 3): 20A–26A
[54] Murray ET, Fitzmaurice DA, McCahon D. Point of care testing for INR monitoring: where are we now? Br J Haematol 2004; 127: 373–378
[55] Nielsen VG, Gurley WQ Jr, Burch TM. The impact of factor XIII on coagulation kinetics and clot strength determined by thrombelastography. Anesth Analg 2004; 99: 120–123
[56] Perry DJ, Fitzmaurice DA, Kitchen S et al. Point-of-care testing in haemostasis. Br J Haematol 2010; 150: 501–514
[57] Pezold M, Moore EE, Wohlauer M et al. Viscoelastic clot strength predicts coagulation-related mortality within 15 minutes. Surgery 2012; 151: 48–54
[58] Porte RJ, Bontempo FA, Knot EA et al. Systemic effects of tissue plasminogen activator-associated fibrinolysis and its relation to thrombin generation in orthotopic liver transplantation. Transplantation 1989; 47: 978–984
[59] Richtlinien der Bundesärztekammer zur Qualitätssicherung labormedizinischer Untersuchungen. Dtsch Arztebl 2011; 108: 2298–2304
[60] Romlin BS, Wåhlander H, Berggren H et al. Intraoperative thromboelastometry is associated with reduced transfusion prevalence in pediatric cardiac surgery. Anesth Analg 2011; 112: 30–36
[61] Rugeri L, Levrat A, David JS et al. Diagnosis of early coagulation abnormalities in trauma patients by rotation thrombelastography. J Thromb Haemost 2007; 5: 289–295
[62] Samama CM, Ozier Y. Near-patient testing of haemostasis in the operating theatre: an approach to appropriate use of blood in surgery. Vox Sang 2003; 84: 251–255
[63] Schöchl H, Solomon C, Laux V et al. Similarities in Thromboelastometric (ROTEM) Findings between Humans and Baboons. Thromb Res 2012; 130: e107–12
[64] Schroeder V, Chatterjee T, Kohler HP. Influence of blood coagulation factor XIII and FXIII Val34Leu on plasma clot formation measured by thrombelastography. Thromb Res 2001; 104: 467–474
[65] Shermock KM, Streiff MB, Pinto BL et al. Novel analysis of clinically relevant diagnostic errors in point-of-care devices. J Thromb Haemost 2011; 9: 1769–1775
[66] Shimony A, Filion KB, Mottillo S et al. Meta-analysis of usefulness of d-dimer to diagnose acute aortic dissection. Am J Cardiol. 2011 107: 1227–1234
[67] Shore-Lesserson L, Manspeizer HE, DePerio M et al. Thromboelastography-guided transfusion algorithm reduces transfusions in complex cardiac surgery. Anesth Analg 1999; 88: 312–319
[68] Silvain J, Beygui F, Ankri A et al. Enoxaparin anticoagulation monitoring in the catheterization laboratory using a new bedside test. J Am Coll Cardiol 2010; 55: 617–625
[69] Slight RD, Buell R, Nzewi OC et al. A comparison of activated coagulation time-based techniques for anticoagulation during cardiac surgery with cardiopulmonary bypass. J Cardiothorac Vasc Anesth 2008; 22: 47–52
[70] Spannagl M, Dick A, Junker R. POCT in coagulation – quality assurance. Hämostaseologie 2010; 30: 82–90
[71] Spiess BD, Gilles BS, Chandler W et al. Changes in transfusion therapy and reexploration rate after institution of a blood management program in cardiac surgical patients. J Cardiothorac Vasc Anesth 1995; 9:168–173

[72] Tan K, Booth D, Newell SJ et al. Point-of-care testing of neonatal coagulation. Clin Lab Haematol 2006; 28: 117–121
[73] Toh CH, Hoots WK. The scoring system of the Scientific and Standardisation Committee on Disseminated Intravascular Coagulation of the International Society on Thrombosis and Haemostasis: a 5-year overview. J Thromb Haemost. 2007; 5: 604–606
[74] Tóth O, Calatzis A, Penz S et al. Multiple electrode aggregometry: a new device to measure platelet aggregation in whole blood. Thromb Haemost 2006; 96: 781–788
[75] Tripodi A, Bressi C, Carpenedo M et al. Quality assurance program for whole blood prothrombin time-international normalized ratio point-of-care monitors used for patient self-testing to control oral anticoagulation. Thromb Res 2004; 113: 35–40
[76] Ulmer FF, Baulig W, Béttex D et al. Measurement of activated coagulation time in children: evaluation of the blood-saving kaolin i-STAT activated coagulation time technique in pediatric cardiac anesthesia. J Cardiothorac Vasc Anesth 2011; 25: 395–401
[77] van Werkum JW, Bouman HJ, Breet NJ et al. The Cone-and-Plate(let) analyzer is not suitable to monitor clopidogrel therapy: a comparison with the flow cytometric VASP assay and optical aggregometry. Thromb Res 2010; 126: 44–49
[78] van Werkum JW, Kleibeuker M, Postma S et al. A comparison between the Platelet Works assay and light transmittance aggregometry for monitoring the inhibitory effects of clopidogrel. Int J Cardiol 2010; 140: 123–126
[79] van Werkum JW, van der Stelt CAK, Seesing TH et al. A head-to-head comparison between the VerifyNow P2Y12 assay and light transmittance aggregometry for monitoring the individual platelet response to clopidogrel in patients undergoing elective percutaneous coronary intervention. J Thromb Haemost 2006; 4: 2516–2518
[80] Weber CF, Jambor C, Marquardt M et al. Erfassung eines Faktor-XIII-Mangels mit der Thrombelastometrie. Anaesthesist 2008; 57: 487–490
[81] Webster PS, Oleson FB Jr, Paterson DL et al. Interaction of daptomycin with two recombinant thromboplastin reagents leads to falsely prolonged patient prothrombin time / International Normalized Ratio results. Blood Coagul Fibrinolysis 2008; 19: 32–38
[82] Wettstein P, Haeberli A, Stutz M et al. Decreased factor XIII availability for thrombin and early loss of clot firmness in patients with unexplained intraoperative bleeding. Anesth Analg 2004; 99: 1564–1569
[83] Wolf Z, Mani H, Lindhoff-Last E. Stellenwert der Thrombozytenfunktionsdiagnostik. Internist 2010; 51: 1095–1108
[84] Young G, Blain R, Nakagawa P et al. Individualization of bypassing agent treatment for haemophilic patients with inhibitors utilizing thromboelastography. Haemophilia 2006; 12: 598–604
[85] Zambruni A, Thalheimer U, Leandro G et al. Thromboelastography with citrated blood: comparability with native whole blood, stability of citrate storage and effect of repeated sampling. Blood Coagul Fibrinolysis 2004; 15, 103–107
[86] Zuckerman L, Cohen E, Vagher JP et al. Comparison of thrombelastography with common coagulation tests. Thromb Haemost 1981: 46(4): 752–756

E Hämostaseologische Arzneimittel

Neben den in den folgenden Kapiteln als Übersichtsliteratur empfohlenen Beiträgen und Artikeln sind grundsätzlich auch die jeweiligen Fachinformationen der einzelnen Präparate zu berücksichtigen.

34 Faktorenkonzentrate

M. Barthels, A. Tiede

34.1 Grundlagen

Übersichtsliteratur
Querschnitts-Leitlinien der Bundesärztekammer 2009 [40], Schramm 1994 [44], Schramm und Scharrer 2000 [45], Blood Safety in the European Community: an Initiative for Optimal Use 1995 [6]

■ Allgemeine Charakterisierung der Faktorenkonzentrate

Faktorenkonzentrate werden für die Behandlung oder Verhütung von Blutungen oder von thromboembolischen Ereignissen auf dem Boden eines Mangels an Gerinnungsfaktoren oder -inhibitoren eingesetzt (Substitutionstherapie). (Die korrekte Bezeichnung wäre Gerinnungsfaktorenkonzentrate; die Kurzbezeichnung „Faktorenkonzentrate" hat sich eingebürgert und wird im Folgenden verwendet. Sie beinhaltet alle Eiweißkomponenten der Gerinnung, die aus Plasma oder gentechnisch kommerziell hergestellt werden können.)

Faktorenkonzentrate enthalten die jeweiligen Gerinnungsfaktoren bzw. Inhibitoren der Gerinnung in meist hochgereinigter Form (Tab. 34.1). Diese Konzentrate werden

- entweder aus Plasma von menschlichen Spendern gewonnen (pd = Plasma-derived)
- oder gentechnisch hergestellt (r = rekombinant).

Ferner steht **Frischplasma** zur Verfügung, das meist in gefrorener Form gelagert wird (FFP = Fresh Frozen Plasma oder GFP = gefrorenes Frischplasma). Es wird aus menschlichem Spenderplasma gewonnen. Indikationen für FFP sind entweder behandlungsbedürftige Faktoren-Mangelzustände, für die kein Hochkonzentrat zur Verfügung steht, oder kombinierte Mangelzustände von Faktoren und Inhibitoren, wo die Substitutionstherapie die Erhaltung des hämostatischen Gleichgewichtes mitberücksichtigen muss.

> Für die genannten Präparate besteht eine patienten- und produktbezogene Chargendokumentationspflicht gemäß § 14 Transfusionsgesetz.

Tab. 34.1 Eigenschaften von Faktorenkonzentraten

Konzentrate, die überwiegend einen einzelnen Gerinnungsfaktor enthalten, werden unterschieden in:
- hochgereinigte Konzentrate (High Purity), d. h.:
  - Konzentrate enthalten nahezu ausschließlich den einen, angegebenen Gerinnungsfaktor (z. B. monoklonal gereinigter oder rekombinant hergestellter Faktor VIII)
  - geringe Mengen anderer Proteine (z. B. von-Willebrand-Faktor) sind möglich
- mittlerer Reinheitsgrad (Intermediate Purity), d. h.:
  - andere Gerinnungsfaktoren können in z. T. wirksamen Konzentrationen vorhanden sein (z. B. Fibrinogen oder andere Proteine wie Immunglobuline, Hämolysine u. a.)

Komplexe mehrerer Faktoren:
- Prothrombinkomplex-Konzentrate
- Faktor-VIII-/von-Willebrand-Faktor-Konzentrate u. a.

Spenderpool:
- pd-Faktorenkonzentrate (pd = Plasma-derived) stammen fast immer aus einem großem Spenderpool von > 2000 Spendern

Gehalt der jeweiligen Abfüllung (Durchstechflasche):
- Angabe in Internationalen Einheiten (IE)/Durchstechflasche, bzw. zur besseren Vergleichbarkeit in IE/ml
- Es existieren definierte Toleranzgrenzen bzgl. des Aktivitätsgehalts, die über die gesamte Laufzeit einer Produktcharge nicht unterschritten werden dürfen.

spezifische Aktivität:
- nach der European Pharmacopoeia (EP) definiert als IE des jeweiligen Faktors/mg Gesamtprotein vor Zusatz von Stabilisatoren (z. B. Albumin)

Virusreduktionsverfahren:
- Angabe des jeweiligen Virus-Reduktionsverfahrens in der Packungsbeilage bzw. Fachinformation
- am häufigsten verwendet: Flüssig-Hitze-Inaktivierung, Trocken-Dampf-Inaktivierung, Solvent-Detergent Verfahren (SD-Verfahren)
- zusätzliche Virusreduktion möglich durch Eliminierung (z. B. durch Nanofiltration oder Reinigungsverfahren wie Chromatografie oder Verwendung von monoklonalen Antikörpern)

zusätzliche wirksame Substanzen:
- Angabe zusätzlicher wirksamer Substanzen – insbesondere Heparin – in der Packungsbeilage bzw. Fachinformation unter „Sonstige Bestandteile"
- wegen des Heparingehalts sind einige Faktoren-Konzentrate bei Patienten mit Heparin-induzierter Thrombozytopenie (HIT) kontraindiziert

Stabilisatoren (z. B. Albumin oder Glukose):
- Angabe in der Packungsbeilage bzw. Fachinformation

Die Konzentrate können, je nach Reinheitsgrad, neben dem deklarierten Faktor (z. B. Faktor IX) noch andere Faktoren (z. B. die restlichen Faktoren des Prothrombinkomplexes) in geringeren Konzentrationen enthalten, ferner andere Proteine wie z. B. Albumin als Stabilisator oder Immunglobuline. Neben hochgereinigten Konzentraten, die nahezu ausschließlich den deklarierten Faktor enthalten, gibt es Konzentrate mittleren Reinheitsgrades (Tab. 34.1).

Der Einsatz von Faktorenkonzentraten zur prophylaktischen oder therapeutischen Anwendung erfordert heutzutage differenzierte Kenntnisse der Herstellung, klinischen Pharmakologie und Indikationen dieser Präparate. Für jeden Einzelfall sollte eine „Therapie nach Maß" durchgeführt werden, die die Indikationen sorgfältig gegenüber den möglichen kurzfristigen, aber insbesondere langfristigen unerwünschten Arzneiwirkungen abwägt.

■ Grundlagen der Substitutionstherapie

Die Faktorenkonzentrate werden in der Regel im Bolus langsam i.v., gelegentlich als i.v. Kurzzeitinfusion gegeben und die Injektion entsprechend der Halbwertszeit und des klinischen Ansprechens wiederholt. Einige Faktorenkonzentrate können auch, zumeist perioperativ, kontinuierlich i.v. gegeben werden.

Die Voraussetzungen für eine erfolgreiche hämostyptische Therapie sind:
- Die Kenntnis der für die jeweilige Situation erforderlichen Faktorenkonzentration im Plasma. So kann z. B. zur Behandlung einer hämophilen Gelenkblutung ein Faktorenspiegel von 15–30 % [40] durchaus ausreichen, für eine Operation hingegen können Spiegel von 100 % unbedingt erforderlich sein.
- Bei der Substitutionstherapie mit Faktoren besteht durchaus die Gefahr, dass nicht ausreichend hoch dosiert wird und/oder das Präparat über einen zu kurzen Zeitraum gegeben wird. Dadurch kann es zu unzureichender Blutstillung oder schlechter Wundheilung mit Infektionsgefahr kommen. Das Gegenteil – eine Überdosierung – kann zu thromboembolischen Komplikationen führen. In jedem Fall erhöht eine nicht sachgemäße Substitutionstherapie die Kosten. Es empfiehlt sich daher, Verlaufskontrollen der Faktorenspiegel zur Beurteilung der Substitutionstherapie durchzuführen.
- Für die perioperative Überwachung bei Patienten mit einem angeborenen Faktorendefekt sollte ein Behandlungsplan erstellt werden, der die Dosierungen, die Zeitpunkte der Konzentratgaben und die Zeitpunkte der Blutentnahmen zur Verlaufskontrolle festlegt. (Bei letzteren sollte der Zeitraum bis zum Vorliegen des Messergebnisses [hier der Blutspiegel des substituierten Faktors] eingeplant werden; s. Tab. 34.3).
- Bei der Blutentnahme zur Überwachung der Substitutionstherapie müssen die Proben durch jeweils frische Venenpunktion gewonnen werden. Blut-

proben aus liegenden Zugängen, insbesondere, wenn über diese auch die Faktorenkonzentrate oder Heparin zugeführt werden, können zu falschen Aktivitätsmessungen führen.

■ Maßeinheiten und Konzentrationen

Der Gehalt an Gerinnungsfaktoren eines Konzentrates wird im Allgemeinen in **Internationalen Einheiten** (IE) angegeben. Internationale Einheiten werden als **IU = International Units** von der Weltgesundheitsorganisation (WHO) festgelegt, die hierfür Referenzpräparate als **International Standard** (IS) etabliert (eine schöne Übersicht gibt [42]). Neben IS für Gerinnungsfaktoren in Plasma gibt es spezielle IS für Konzentrate. Nur wenige Faktorenkonzentrate sind nicht in IE standardisiert (z. B. Fibrinogen oder der rekombinante Faktor VIIa, s.d.).

> Eine Einheit eines Gerinnungsfaktors ist definiert als diejenige Aktivität, die in 1 ml Frischplasma, hergestellt aus einem großen Spendenpool, enthalten ist.

Bei dieser Definition entspricht „eine Einheit" damit der Angabe „100 %". Beide Angaben sind relative Werte, wobei die im gepoolten Plasma gemessene Gerinnungsaktivität des jeweiligen Faktors willkürlich als „100 %" oder als „eine Einheit" definiert ist, vorausgesetzt, dass bestimmte Vorgaben der Spenderauswahl und Poolgröße eingehalten wurden. Gelegentlich findet man in der angloamerikanischen Literatur statt der Angabe von z. B. „80 %" Aktivität eines Faktors im Plasma die Angabe von „0,8 IU/ml Plasma". Diese letztere Angabe bezieht sich dann auf die obige Definition einer Einheit.

Die Praktikabilität der Angabe in relativen, auf einen Normalplasmapool bezogenen Einheiten hat sich in der Praxis bei der Berechnung der Dosierungen bewährt, insbesondere, wenn die vereinfachende Faustformel zur Berechnung der „Recovery" verwendet wird.

Incremental Recovery (IR) der substituierten Faktoren

Zur Charakterisierung der Faktor-VIII-Konzentrate im Rahmen der Zulassungsstudien ist eine Untersuchung zur Pharmakokinetik bei mindestens 12 Patienten mit schwerer Hämophilie (Restaktivität < 1 %) durchzuführen. Die Einzelheiten wie Dosis und Entnahmezeitpunkte, sind in einer Leitlinie der European Medicines Agency (EMA) vorgegeben [16]. Wesentliche hierbei zu erhebenden Parameter sind Incremental Recovery (IR), Halbwertszeit (HWZ), Area under the Curve (AUC) und Clearance.

Weitere Details zur Durchführung pharmakokinetischer Studien sind zu finden auf der Website des Scientific and Standardization Committee (SSC) der International Society for Thrombosis and Haemostasis (ISTH).

Für die adäquate Steuerung einer individuellen Substitutionstherapie empfiehlt sich zu Beginn sowie in Abständen im weiteren Verlauf die Ermittlung der individuellen IR und HWZ.

Die IR ist definiert als der **Anstieg der Faktoraktivität bezogen auf die Dosis**:

$$IR = \frac{(Aktivität_{nach} - Aktivität_{vor})}{Dosis}$$

Die IR wird in IE/dl pro IE/kg Körpergewicht (KG) angegeben; zahlenmäßig entspricht die Angabe des Anstiegs in IE/dl pro IE/kg KG dem Anstieg in % pro IE/kg KG. Bei Patienten mit relevanter Restaktivität (cvor) wird diese zur Berechnung der Recovery vom gemessenen Spitzenspiegel (cmax) abgezogen. Bei Patienten mit schwerer Hämophilie (Restaktivität < 1 %), die nach der letzten Faktorgabe eine ausreichend lange Auswaschphase eingehalten haben, kann die Bestimmung nach Substitution (cmax) ausreichen.

Der **Zeitpunkt der Blutentnahme** zur Bestimmung der IR (höchster Faktorenspiegel nach Injektion) ist nicht fest definiert. Meist werden zwischen ¼ und 1 Stunde angegeben. In pharmakokinetischen Zulassungsstudien erfolgen Entnahmen nach 10–15, 30 und 60 min; für die Ermittlung der IR wird der höchste der 3 gemessenen Spiegel verwendet. Der Entnahmezeitpunkt sollte jedenfalls dokumentiert werden, denn insbesondere bei Patienten mit Inhibitoren ist die Recovery stark vom Zeitpunkt der Blutentnahme abhängig.

Nach der SSC-Empfehlung sind genauere Berechnungen der IR möglich; sie erfordern allerdings die Kenntnis des individuellen Plasmavolumens. Überschlagsmäßig hat sich nach eigenen Erfahrungen für das Plasmavolumen die einfache Formel bewährt:

Plasmavolumen beim Erwachsenen: ca. 40 ml/Kg KG

Die ideale IR eines Faktors, der sich nur im Plasma verteilt, beträgt unter der Annahme eines Plasmavolumens von 40 ml/kg KG 2,5 IE/dl pro IU/kg KG. Die meisten Faktorenkonzentrate zeigen in klinischen Studien eine IR von 1,5–2 IU/dl pro IE/kg KG.

> Eine vereinfachende Schätzung der IR (des Postinfusions-Anstiegs) kann deshalb nach folgender Faustformel erfolgen, die sich im klinischen Alltag bewährt hat [28]:
>
> 1 IE Gerinnungsfaktor/kg KG → Anstieg um 1,5–2 %

Allerdings ist zu beachten,
- dass bei akuten Blutungen die IR deutlich niedriger ausfallen kann
- in klinischen Studien eine erhebliche individuelle Variation der IR gezeigt wurde
- bei Folgegaben in Abhängigkeit von Halbwertszeit und Dosierintervall eine Akkumulation auftritt (Plateau nach 5 Halbwertszeiten)
- das Verteilungsvolumen einiger Faktorenkonzentrate (z. B. rekombinanter Faktor IX) deutlich größer ist als das Plasmavolumen, sodass die IR entsprechend niedriger ausfällt
- die Bestimmung der Faktoraktivität zum Teil präparatespezifische Diskrepanzen zwischen verschiedenen Testsystemen zeigt (z. B. höhere Aktivität im chromogenen als im Einstufentest).

Eine weitere relevante Information liefert der Quotient aus tatsächlichem und erwartetem Postinfusionsanstieg [12]. Hierzu ist jedoch die Kenntnis des Plasmavolumens erforderlich (näherungsweise 40 ml/kg).

$$\times\,100\,\% = \frac{\text{gemessener Postinfusions-Spiegel im Plasma (IE/ml)}}{\text{erwarteter Postinfusions-Spiegel (IE/ml)}^* \times 100 = \%}$$

* der erwartete Postinfusions-Spiegel errechnet sich aus der injizierten Dosis (IE) / geschätztes Plasmavolumen (ml).

Rechenbeispiel: ein 75 kg schwerer Patient mit einer schweren Hämophilie A, d. h. einer Faktor-VIII-Restaktivität von < 1%, erhält 2500 E Faktor-VIII-Konzentrat. Nach der Gabe wird eine Faktor-Aktivität von 16,5% = 0,165 IE/ml im Plasma gemessen. Der erwartete Posttransfusionsanstieg beträgt bei einem geschätzten Plasmavolumen von 40 ml/kg jedoch 2500/75 × 40 = 0,83 IU/ml.

$$\frac{0{,}165\,\text{IE/ml} \times 100}{2500\,\text{IE}/75 \times 40\,\text{ml}} = \frac{0{,}165\,\text{IE/ml} \times 100}{0{,}83\,\text{IE/ml}} = 20\,\%$$

Der gemessene Anstieg beträgt also nur 20% des erwarteten Anstiegs und erfordert eine Abklärung.

Halbwertszeiten (HWZ)

In den Zulassungsstudien wird die HWZ für Faktor-VIII-Konzentrate möglichst exakt in einer Pharmakokinetik-Untersuchung an mindestens 12 Patienten mit schwerer Hämophilie (Restaktivität < 1%) ermittelt. Hierzu werden Blutentnahmen zu zahlreichen Zeitpunkten durchgeführt: 10–15, 30 und 60 min; 3, 6, 9, 24, 28, und 32 h nach Infusion; eine 48-h-Probe wird empfohlen wenn der Patient mindestens 50 IE/kg KG erhalten hat.

Für die Ermittlung einer „maßgeschneiderten Therapie" und für die Therapieüberwachung ist die Kenntnis der individuellen und aktuellen Halbwertszeiten des substituierten Faktors unerlässlich, da von ihnen die Aufrechterhaltung eines zur Blutstillung ausreichenden Faktorenspiegels abhängt, und somit der Zeitpunkt der ggf. nächsten Konzentratgabe bzw. der weiteren Verlaufskontrollen. In bestimmten Situationen (z. B. starker Blutverlust, große intraoperative Wundfläche, vermehrte Freisetzung von Thrombin oder anderen Proteinasen) kann die aktuelle Halbwertszeit nur einen Bruchteil der erwarteten Halbwertszeit betragen (s. Abb. 4.1).

Für die individuelle Therapieüberwachung bei Hämophilie A, insbesondere bei Kindern, ist für die Ermittlung der Halbwertszeit ein reduziertes Schema, z. B. mit Entnahmen nach 1, 9, 24 und 48 h ausreichend [5]. Für die Therapie bei anderen Erkrankungen ist das Entnahmeschema entsprechend den für das jeweilige Konzentrat vorliegenden Daten anzupassen.

> Bei einer stark verkürzten Halbwertszeit und insbesondere bei einer verminderten IR, ist auch stets an die mögliche Entwicklung von Hemmkörpern (Antikörpern, s. S. 851) zu denken.
>
> Bei Ausbleiben eines messbaren Anstiegs nach Substitution eines Gerinnungsfaktors ist das Vorliegen eines Hemmkörpers gegen den zugeführten Faktor sehr wahrscheinlich.

Auf die Laborkontrolle einer Substitutionstherapie kann daher nur verzichtet werden, wenn die individuelle klinische Situation mit an Sicherheit grenzender Wahrscheinlichkeit erwarten lässt, dass der berechnete Faktorenspiegel tatsächlich erreicht wird.

■ Verlaufskontrollen bei Substitutionstherapien

Die Verlaufskontrolle einer Substitutionstherapie erfolgt mit der direkten Bestimmung der Aktivität des zugeführten Faktors. Details siehe bei den jeweiligen Faktorenkonzentraten.

Bestimmungen der Faktorenspiegel im Plasma sind erforderlich:
- **Generell** zu Beginn einer Substitutionstherapie vor und nach der Gabe. **Ausnahmen:**
  - bekannte Patienten mit bekannt gleich bleibendem Faktorendefizit (z. B. bei Substitutionstherapie von Gelenkblutungen bei langjährig bekannter Hämophilie). Allerdings sind auch hier zum Ausschluss von Hemmkörpern gelegentliche Kontrollen in größeren Abständen – nach Empfehlung der World Federation of Hemophilia (WFH) alle 6–12 Monate – erforderlich.

- Notfallsituationen bei eindeutiger Diagnose (z. B. Intoxikation mit Vitamin-K-Antagonisten), wenn der entsprechende Einzelfaktorentest nicht verfügbar ist. Hier sollte sobald möglich eine Überprüfung erfolgen, ob ausreichend hohe und ausreichend lang anhaltende Wirkspiegel (IR und HWZ; s. o.) durch die Substitutionstherapie erreicht wurden.
- Eine **engmaschige Verlaufskontrolle** ist besonders angezeigt:
  - perioperativ und bei bedrohlichen Verletzungen, da der Verbrauch an Faktorenkonzentrat je nach Eingriff und Patient sehr unterschiedlich sein kann.
  - bei Patienten und in Situationen, in denen das individuelle Ansprechen auf den substituierten Faktor nicht bekannt ist oder nicht zuverlässig abgeschätzt werden kann, z. B. bei erstmalig behandelten Patienten oder bei einer bedrohlichen Blutung.
- **Kurzfristige Kontrollen** der IR sollten bei erstbehandelten Patienten erfolgen, da sich innerhalb der ersten 10–100 Injektionen herausstellt, ob ein Patient Alloantikörper (Hemmkörper) gegen den zugeführten Faktor entwickelt (Details zur Hemmkörperbildung s. Kap. C11 und Kap. C14).

Abb. 34.1 (s. S. 860) zeigt, wie bei einem Patienten mit einer Faktor-VIII-Restaktivität von < 1 % die initiale Gabe von Faktor VIII nur zu einem Anstieg um 1 % geführt hat, nach der wiederholten präoperativen (!) Gabe dann jedoch um 2 %, sodass nur noch die halbe Dosis erforderlich ist, um denselben Anstieg zu erzielen. Intraoperativ sinkt dann der Faktor-VIII-Spiegel infolge des Blutverlusts rascher ab, als von der physiologischen HWZ her zu erwarten. Auch in den ersten Stunden und Tagen postoperativ ist bei noch unvollständigem Wundverschluss mit einem höheren Faktor-VIII-Bedarf zu rechnen – entsprechend sind häufigere Substitutionen erforderlich. Danach genügen im Allgemeinen 3 Injektionen pro Tag.

In klinischen Alltag kann der gemessene Anstieg überschlagsmäßig mit der Incremental Recovery (IR) der substituierten Faktoren angegebenen Formel berechnet und in % angegeben werden. Korrekter wäre es, die IR in 1 IE/dl pro IE/Kg KG anzugeben.

■ Unerwünschte Arzneiwirkungen

Die Indikation zur Substitutionstherapie muss auch unter dem Gesichtspunkt der unerwünschten Arzneiwirkungen gestellt werden. Man unterscheidet kurzfristige und langfristige unerwünschte Arzneiwirkungen.

Kurzfristige unerwünschte Arzneiwirkungen

Diese sind im Allgemeinen selten und hängen vom Präparat ab:
- allergische und anaphylaktische Reaktionen (sehr selten)
- Blutungskomplikationen
- thromboembolische Komplikationen
- Entwicklung von Hemmkörpern (Alloantikörpern) gegen den zugeführten Faktor
- Heparin-induzierte Thrombozytopenie bei heparinhaltigen Faktorenkonzentraten.

Langfristige unerwünschte Arzneiwirkungen

Dank der vorgeschriebenen Verfahren zur Virusinaktivierung sind Übertragungen von Virusinfektionen durch pd-Faktorenkonzentrate in den letzten Jahren nicht mehr berichtet worden, zumindest nicht für Hepatitis B- und -C-Viren sowie nicht für HIV (Tab. 34.2). Ein Restrisiko besteht für Hepatitis A sowie Parvovirus B19.

Darauf hinzuweisen ist, dass auch einige rekombinant hergestellte Faktorenkonzentrate nicht völlig frei von Kontakt mit humanen oder tierischen Produkten sind (z.B. Human-Albumin als Stabilisator, Zelllinien zur Gewinnung des rekombinanten Faktors, Antikörper für die Eliminationsverfahren).

Parvovirus B19 ist relativ resistent gegen Inaktivierungsschritte und wurde durch verschiedene Konzentrate übertragen [43], [7].

Bei den in Tab. 34.2 genannten Übertragungen von HIV, HBV und HCV konnten die Ursachen identifiziert und behoben werden, sodass keine weiteren derartigen Vorkommnisse mehr beobachtet wurden. Um das Risiko einer Übertragung von HAV zu minimieren, wurden in Deutschland Produkte, die als einzigen Inaktivierungsschritt das gegen unbehüllte Viren unwirksame Solvent-Detergent (SD)-Verfahren aufwiesen, vom Markt genommen.

Tab. 34.2 Übertragung von Virusinfektionen durch pd-Faktorenkonzentrate seit 1985 [46]

Präparat	Virus-Eliminationsmethode	Virus	Jahr
PPSB	β-Propionlakton-UV-Bestrahlung	HIV	1989/90
PPSB	Pasteurisierung	HBV	1994
i.v. IgG	Cohn-Fraktion	HCV	1993/94
Faktor VIII (2 verschiedene Hersteller)	Solvent/Dergent	HAV	1991; 1995/96; 1997

34.2 Faktor-VIII/von-Willebrand-Faktor-Konzentrate (FVIII/VWF-Konzentrate)

Übersichtsliteratur
Lee 1999 [29], Collins et al. 2009 [9], Collins et al. 2010 [10], Ljung 1999 [32], Querschnitts-Leitlinien der Bundesärztekammer 2009 [40], Schramm 1994 [44], Schramm und Scharrer 2000 [45]

Charakterisierung der FVIII/VWF-Konzentrate

FVIII/VWF-Konzentrate aus menschlichem Plasma

Diese pd-Faktor FVIII/VWF-Konzentrate (pd = Plasma-derived) werden aus einem großen Plasmapool hergestellt, der aus dem Plasma von meist mehr als 2000 Spendern gewonnen wird. Ausgangsmaterial für die Faktor-VIII/von-Willebrand-Faktor-Produktion ist das sog. **Kryopräzipitat,** das früher zur Substitutionstherapie verwendet wurde, z. T. in einigen Ländern auch heutzutage noch verwendet wird. Man unterscheidet:

- **hochgereinigte** (High Purity) Faktor-VIII-Konzentrate, die nahezu ausschließlich Faktor VIII enthalten – zusätzliche geringe Mengen anderer Proteine (z. B. von-Willebrand-Faktor) können vorhanden sein. Humanes Albumin ist in einigen Konzentraten als Stabilisator zugesetzt.
- **mittelgradig gereinigte** (Intermediate Purity) Faktor-VIII/VWF-Konzentrate enthalten außer Faktor VIII noch andere Proteine, vor allem den von-Willebrand-Faktor, aber auch Fibrinogen, Immunglobuline, Hämolysine u. a. m. Einige Konzentrate enthalten humanes Albumin als Stabilisator. Einige dieser mittelgradig gereinigten Präparate sind zur Behandlung des von-Willebrand-Syndroms zugelassen, da sie den von-Willebrand-Faktor in ausreichender und funktionsfähiger Form enthalten (z. B. Haemate P, Wilate, mit Einschränkungen Immunate).

> Hochgereinigte Faktor-VIII-Konzentrate sind bei der Behandlung des von-Willebrand-Syndroms nicht wirksam!

Rekombinanter Faktor VIII

Übersichtsliteratur
Lee 1999 [29]

Der rekombinante Faktor VIII wird aus Hamsternierenzellen (Baby Hamster Kidney, BHK, für Kogenate Bayer und Helixate NexGen) oder Hamsterovarzellen (Chinese Hamster Ovary, CHO, für Advate und ReFacto AF) gewonnen. Es existieren Produkte, die die vollständigen A-, B- und C-Domänen des Faktor-VIII-Moleküls enthalten (Kogenate, Helixate NexGen, Advate). Bei einem weiteren rekombinanten Faktor-VIII-Konzentrat ist die B-Domäne deletiert (ReFacto AF).

Alle genannten Konzentrate werden ohne Zusätze menschlichen oder tierischen Eiweißes formuliert. Besteht der Verdacht, dass zuvor unbehandelte Patienten (PUPs [Previously untreated Patients]) bei Behandlung mit rekombinanten Faktorenkonzentraten häufiger Hemmkörper entwickeln als bei Behandlung mit plasmatischen Konzentraten, ist die Datenlage widersprüchlich [47], [24].

Porciner Faktor VIII

Der Faktor VIII vom Schwein, (Hyate C, Fa. Speywood/Wrexham UK) wurde früher durchaus erfolgreich bei Vorliegen von Antikörpern (Hemmkörpern) gegen den Faktor VIII gegeben. Die angegebenen Einheiten sind nicht identisch mit den sonst bei Faktorenkonzentraten gebräuchlichen Einheiten.

Unerwünschte Wirkungen waren begleitende Thrombozytopenien und vor allem die Bildung von zusätzlichen Antikörpern gegen den tierischen Faktor VIII, die meist am 5. Tag der Substitutionstherapie auftraten. Sie waren erkennbar an der abnehmenden IR und positiven Hemmkörpertests bei Verwendung von porcinem Faktor-VIII-Konzentrat statt humanem Substratplasma. Der porcine Faktor VIII ist zurzeit in Deutschland nicht zugelassen und nicht verfügbar.

Unerwünschte Wirkungen von FVIII/VWF-Konzentraten

- Hemmkörperbildung (Inzidenz bei schwerer Hämophilie A zwischen 10 und 30% der Patienten in Abhängigkeit von Einflussgrößen s. Kap. C11)
- sehr selten Thrombosen, insbesondere bei Überdosierung (die Faktor-VIII-Aktivität ist ein Thromboserisikofaktor)
- Nicht ausgeschlossen ist die Übertragung von unbehüllten Viren wie z.B. Parvovirus B19. Demgegenüber sind mit den heute üblichen plasmatischen und rekombinanten Konzentraten keine Übertragungsfälle von HIV oder Hepatitis B oder C mehr aufgetreten.
- Selten kommt es zu Unverträglichkeits- und allergischen Reaktionen.

Indikationen zur Faktor-VIII/VWF-Substitution

Indikationen zur Gabe von Faktor-VIII/von-Willebrand-Faktor-Konzentraten sind Behandlung oder Verhütung von Blutungen, insbesondere bei operativen Eingriffen.

Hochgereinigte pd und rekombinant hergestellte Faktor-VIII-Konzentrate

- Behandlung und Verhütung von Blutungen bei:
  - angeborener Hämophilie A
  - kombiniertem Faktor-VIII- und Faktor-V-Mangel
- Behandlung von Blutungen bei angeborener Hämophilie A mit niedrigtitrigen Hemmkörpern (< 5 BE/ml).
- Immuntoleranztherapie bei angeborener Hämophilie A mit Hemmkörpern.

Faktor-VIII-/von-Willebrand-Faktor-Konzentrate

- Zusätzlich zu den Indikationen, die für die hochgereinigten Konzentrate genannt wurden, werden die mittelgradig gereinigten, VWF-haltigen Faktorenkonzentrate eingesetzt zur Behandlung und Verhütung von Blutungen bei
  - angeborenem von-Willebrand-Syndrom
  - erworbenem von-Willebrand-Syndrom
  - kombinierter Hämophilie A und von-Willebrand-Syndrom. Dieser doppelte genetische Defekt kommt häufiger vor als zunächst geglaubt. Hinweis darauf sind die unzureichende Blutstillung nach Gabe von hochgereinigten Faktor-VIII-Konzentraten und die kürzere Halbwertszeit als berechnet – nach Ausschluss von Hemmkörpern.

Kriterien für die Substitutionstherapie mit FVIII/VWF-Konzentraten

Generell sind folgende Kriterien zu berücksichtigen:
- Patienten mit einem angeborenen Blutungsleiden sollten prinzipiell in einem Hämophiliezentrum behandelt und beraten, bzw. überwacht werden (Adressen über Deutsche Hämophiliegesellschaft e.V. www.dhg.de). Optimal ist die Betreuung durch sog. **Comprehensive Care Centers,** die ein umfassendes Angebot aller erforderlichen Disziplinen bereit halten.
- Anhaltspunkte für die erforderliche Dosierung gibt Tab. 34.**3** (s. Dosierungsempfehlungen, S. 857).

- Die Konzentrate werden im Bolus langsam i.v. gegeben.
  Man unterscheidet:
  - **Behandlung bei Bedarf**, d. h. bei Blutungen oder perioperativ
  - **vorbeugende Dauerbehandlung (Prophylaxe)** zur Verhütung von Blutungen [9], [10]. Diese ist bei Kindern und Jugendlichen mit schwerer Hämophilie einer Bedarfsbehandlung in der Verhinderung von Gelenkblutungen und chronischen Gelenkschäden überlegen [33].
- In der **Heimselbstbehandlung** können die Konzentrate seit ca. 30 Jahren vom Patienten selbst oder von geschulten Angehörigen i.v. injiziert werden, da unerwünschte Wirkungen sehr selten sind (s. Kap. C11).
- **Perioperativ** kann durch eine kontinuierliche Infusion (Richtdosis: 3–4 IE/kg KG/h) ein gleichmäßiger Spiegel bei gleichzeitiger Einsparung von Konzentrat erhalten werden. Es wurde jedoch mehrfach berichtet, dass bei dieser Behandlungsform das Risiko der Hemmkörperbildung erhöht sein könnte [47].
- Die Dosierung bzw. die Höhe der Einzeldosis, die Anzahl erneuter Injektionen und ihr zeitlicher Abstand sowie die Dauer der Behandlung sind individuell sehr unterschiedlich und hängen von vielen Einflussgrößen ab:
  - Bei Kindern, insbesondere bei Kleinkindern, ist im Allgemeinen eine höhere Einzeldosis erforderlich als beim Erwachsenen.
  - Je größer die Wundfläche ist oder je schlechter die Kompressionsmöglichkeiten durch umgebende Weichteile sind, desto höhere Dosierungen müssen gewählt werden.
  - Der zeitliche Abstand bis zur nächsten Injektion hängt von IR und HWZ des jeweiligen Faktors ab (Berechnung s. Maßeinheiten und Konzentrationen, S. 847).
  - Die individuelle klinische Situation (z. B. Infekte, starker Blutverlust) beeinflussen IR und HWZ des jeweiligen Faktors.
  - Wie bereits in der Einleitung betont, ist bei verkürzter HWZ und deutlich geringerer, insbesondere bei fehlender IR des substituierten Faktors an das Vorliegen von Hemmkörpern zu denken.
  - Die Behandlungsdauer hängt vom Wundheilungsprozess ab. In der Regel gilt, dass die Substitutionstherapie erst dann beendet werden kann, wenn dieser abgeschlossen ist.

> Eine signifikante Unterdosierung mit einem Faktorenkonzentrat verzögert die Wundheilung, verlängert die Behandlungsdauer und verursacht Komplikationen wie z. B. Superinfektionen.

Tab. 34.3 Dosierungsleitlinien für die Behandlung bei Bedarf bei Erwachsenen mit einer Hämophilie oder einem von Willebrand Syndrom [40]

Indikation/Blutungstyp	mittlere Initialdosis (E/Kg KG)
Gelenkblutungen	20–40
lebensbedrohliche Blutung	40–70
Weichteilblutungen	
• bedrohliche, bzw. ausgedehnte Blutungen (z. B. Hirnblutung, Zungenbiss, Karpaltunnelsyndrom, retroperitonneale Blutungen, Oberschenkel-, Waden-, Muskelblutungen	40–60
• kleinere Haut- und Muskelblutungen	15–30
Schleimhautblutungen, Urogenitalblutungen	
• gastrointestinale und Mundhöhlenblutungen	30–60
• Epistaxis	20–40
• Hämaturien	20–40
Operationen	
• Operationen mit großen Wundflächen und/oder hoher Blutungsgefahr (einschließlich Tonsillektomie)	50–80
• Operationen mit kleinen Wundflächen (z. B. Zahnextraktionen, Herniotomie)	25–40
vorbeugende Dauerbehandlung [32]	20–40 E/Kg KG (2–3 ×/Woche)

Dosierungsempfehlungen

Tab. 34.3 zeigt die Dosierungsleitlinien für die Bedarfsbehandlung bei Hämophilie oder von-Willebrand-Syndrom.

Überwachung der Substitutionstherapie mit FVIII/VWF-Konzentraten

Minimalprogramm: Steuerung der Therapie mit Hilfe der aPTT

Hämophilie A. Die alleinige Bestimmung der aPTT zur Überwachung einer Substitutionstherapie bei einer Hämophilie A sollte nur in Notfällen zur Grob-

orientierung erfolgen, wenn eine Einzelfaktorenbestimmung nicht möglich ist und die im Folgenden aufgeführten Fehlermöglichkeiten der aPTT beachtet werden:
- Die aPTT korreliert zwar recht gut mit dem Faktor-VIII-Spiegel im Plasma von unbehandelten Hämophilie-A-Patienten. Jedoch ist zu berücksichtigen, dass die Faktor-VIII-Sensitivität der aPTT-Reagenzien unterschiedlich ausgeprägt ist (s. Kap. D26.2).
- Die Zufuhr von großen Mengen Faktor-VIII-Konzentrat kann in den globalen Tests (z. B. der aPTT) einen Hemmeffekt bewirken, der sich in einer leicht verlängerten aPTT äußert, obwohl bei dieser Situation der Faktor VIII im Plasma 100% und mehr betragen kann und auch seine volle hämostatische Wirkung in vivo besitzt [1]. Die Ursache ist unbekannt.
- In Anwesenheit von Heparin zeigt die aPTT nicht die wahre Aktivität des Faktors VIII im Plasma an.

von-Willebrand-Syndrom. Die Substitutionstherapie beim von-Willebrand-Syndrom kann mit der aPTT nicht überwacht werden!

Überwachung mittels Faktor-VIII-Bestimmung

Hämophilie A.

> Aus den oben genannten Gründen sollte die Überwachung einer Substitutionstherapie bei Hämophilie A nur mittels direkter Bestimmung des Faktor-VIII-Spiegels erfolgen.

Eine Bestimmung des Faktor-VIII-Spiegels im Plasma ist erforderlich:
- perioperativ und bei bedrohlichen Verletzungen, da der Verbrauch an Faktor VIII je nach Eingriff und Patient sehr unterschiedlich sein kann.
- bei Patienten und in Situationen, wo das individuelle Ansprechen auf den substituierten Faktor VIII nicht bekannt ist oder nicht zuverlässig abgeschätzt werden kann. Andererseits braucht z. B. die Substitutionstherapie von Gelenkblutungen bei langjährig bekannten Patienten in der Regel nur in großen Abständen überprüft zu werden.
- bei erstbehandelten Patienten; hier sollten kurzfristige Kontrollen der IR erfolgen, da sich innerhalb der ersten 10–100 Injektionen herausstellt, ob ein Patient Alloantikörper (Hemmkörper) gegen den zugeführten Faktor entwickelt (Details zur Hemmkörperbildung s. Kap. D27.5).

34.2 Faktor-VIII/von-Willebrand-Faktor-Konzentrate (FVIII/VWF-Konzentrate)

Die Faktor-VIII-Bestimmung kann heutzutage mit 2 verschiedenen Methoden erfolgen (s. Kap. D27.5):
- Faktor-VIII-Einstufentest
- Faktor-VIII-Bestimmung mit chromogenen Substraten.

(Zur Problematik der divergierenden Messwerte im Plasma und in Konzentraten s. Kap. D27.5).

von-Willebrand-Syndrom. Da bei einem Teil der ausgeprägteren von-Willebrand-Syndrome der Faktor VIII vermindert und damit ggf. substitutionsbedürftig ist, ist dann auch die Bestimmung des Faktor-VIII-Spiegels bei der Verlaufskontrolle angezeigt. Allerdings muss man sich bei der Interpretation der Messergebnisse über Folgendes im Klaren sein:
- Die IR und HWZ des Faktor-VIII-Spiegels im Plasma sagt nur etwas über den Faktor VIII aus, nichts jedoch über die Konzentration und insbesondere die Funktion des von-Willebrand-Faktors.
- Die HWZ des Faktors VIII nach Substitution ist beim von-Willebrand-Syndrom wesentlich länger (z.T. > 24 h) als bei der Hämophilie A, da jetzt der ausreichend gebildete, körpereigene Faktor VIII nicht mehr so schnell abgebaut wird. Die Halbwertszeit des von-Willebrand-Faktors ist wesentlich kürzer (6 h beim VWS Typ 3).
- Bei normaler IR des Faktors VIII kann trotzdem ein Hemmkörper gegen den von-Willebrand-Faktor vorliegen.

Überwachung mittels Bestimmung des von-Willebrand Faktors

Die Überwachung einer Substitutionstherapie beim von-Willebrand-Syndrom ist schwieriger als bei der Hämophilie A.
- Das **von-Willebrand Faktor-Antigen** kann zwar heutzutage schnell und zuverlässig quantitativ bestimmt werden (s. Kap. D27.12), aber durch die Konzentrationsmessung wird die Aktivität des von-Willebrand-Faktors, insbesondere bei dem relativ häufigen Typ 2 des von-Willebrand-Syndroms, nicht erfasst.
- Der **Ristocetin-Kofaktor-Agglutinationstest** hat sich nach eigenen Erfahrungen zur Überwachung am besten bewährt, da mit ihm die Aktivität des von-Willebrand-Faktors rasch zumindest semiquantitativ gemessen werden kann (s. Kap. D27.12).
- Die **Kollagen-Bindungsaktivität** kann derzeit noch nicht im Schnelltest bestimmt werden.
- Der **Platelet Function Analyser (PFA-100)** ist nach [17] für die Überwachung nicht geeignet.

- Die **Blutungszeitbestimmung** als nicht standardisierter, obsoleter Test kann in Notfallsituationen bei Fehlen anderer Kontrollmöglichkeiten zur groben Orientierung eingesetzt werden.

Beispiel einer perioperativen Kontrolle einer Faktor-VIII-Substitution

Abb. 34.1 zeigt schematisch und beispielhaft das Verhalten des Faktors VIII nach wiederholten Faktor-VIII-Injektionen während einer Operation bei einem Patienten mit schwerer Hämophilie A. Die Befunde sind folgendermaßen zu interpretieren:

- Nach der 1. Injektion von 40 IE/Kg KG **ca. 2** h **vor Op.-Beginn** ist der Faktor VIII eine Stunde nach Injektion auf 40 % angestiegen, d. h. nur um 1 % pro IE/kg KG. Dieses Potenzial reicht für eine größere Operation nicht aus, da viel Faktor VIII durch Blutungen und die Blutstillung „verbraucht" wird und der Patient selbst keinen Faktor VIII bilden kann.

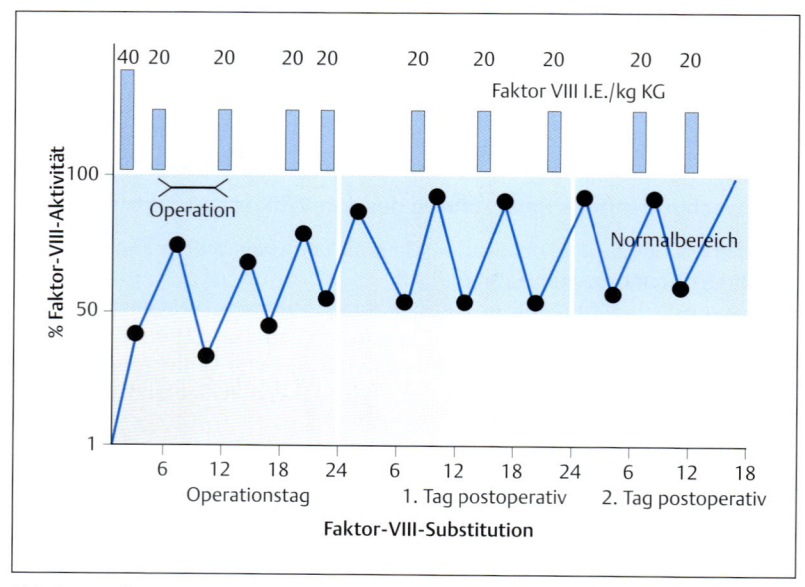

Abb. 34.1 Schema einer perioperativen Faktor-VIII-Substitution bei schwerer Hämophilie A. Beachte den größeren Faktorenbedarf während der Operation, erkennbar am Absinken des Faktors VIII.

- Daher wird, **noch immer präoperativ,** erneut Faktor VIII injiziert, jetzt nur 20 IE/Kg KG. Dadurch steigt der Faktor VIII jetzt um weitere 40% auf 80% an, d. h. um 2% pro IE/kg KG.
- Die **intraoperative Kontrolle** des Faktor-VIII-Spiegels bei der größeren Operation ergibt infolge des „Verbrauchs" eine verkürzte Halbwertszeit von 4 h, wobei der Faktor VIII auf einen Wert unterhalb des für die Blutstillung als ausreichend angesehen Bereichs abgefallen ist.
- Dieser unerwünscht starke Abfall des Faktors VIII wäre z. B. in Anbetracht einer größeren Operation mit ausgedehnten Wundflächen oder z. B. einer Tonsillektomie mit schlechten Kompressionsmöglichkeiten und dem hohen fibrinolytischen Potenzial des Speichels vorauszusehen gewesen – und zu vermeiden. Sei es, dass man eine höhere Ausgangsdosis gewählt hätte, um den Abfall abzufangen, sei es, dass man z. B. bei jedem Blutverlust um ca. 1000 ml zusätzlich Faktor VIII gibt.
- **In den ersten 24 h postoperativ** ist meist der Substitutionsbedarf relativ hoch, bedingt durch die noch frischen Wunden, sodass der Faktorenspiegel nur durch 4 Injektionen im Abstand von 6 h gehalten werden kann.
- Meist **ab dem 2. postoperativen Tag** kann dann je nach Situation auf größere zeitliche Abstände von 8–10 (–12) h übergegangen werden.

> Bei Patienten mit Hemmkörpern und einem zwischenzeitlich hemmkörperfreien Intervall ist mit einem erneuten Auftreten von Hemmkörpern ab dem 2., meist nach dem 5. Tag der Substitutionstherapie zu rechnen, erkennbar an der abnehmenden IR.

34.3 PPSB-Konzentrate

Übersichtsliteratur
Querschnitts-Leitlinien der Bundesärztekammer 2009 [40], Schramm 1994 [44], Schramm und Scharrer 2000 [45]

Charakterisierung der PPSB-Konzentrate

Die Bezeichnung „PPSB" ist eine Abkürzung der heutzutage kaum noch verwendeten Namen der 4 Faktoren des Prothrombinkomplexes (**P**rothrombin = Faktor II, **P**roconvertin = Faktor VII, **S**tuart-Prower Faktor = Faktor X und B = antihämophiles Globulin **B** = Faktor IX). Darüber hinaus enthalten die PPSB-Konzentrate noch die Inhibitoren der Gerinnung Protein C, Protein S sowie ferner das Protein Z. International wird auch die Bezeichnung Prothrombin Complex Concentrate (PCC) verwendet.

Qualitätsstandards

PPSB-Konzentrate sind ausschließlich pd-Konzentrate, die aus einem großen Plasmapool mit Plasma von meist mehr als 2000 Spendern gewonnen werden. Ausgangsmaterial ist der Überstand nach Kryopräzipitation. In Anlehnung an die Definition der Task Force on Prothrombin Complex Concentrates [22] sollten die PPSB-Konzentrate durch folgende Qualitätsstandards charakterisiert sein:

- PPSB-Konzentrate sind hinsichtlich ihres Faktor-IX-Gehaltes in International Units (IU) standardisiert. Sie sollten 80–125 % der angegebenen Faktor-IX-Aktivität enthalten.
- Der Gehalt an Faktor II und Faktor X sollte nicht mehr als 20 % höher sein als die angegebene Faktor-IX-Aktivität; nach der European Pharmacopoeia (EP) Monografie ist der Gehalt an Faktor II begrenzt auf 70–165 % des Faktor-IX-Gehaltes.
- Der Gehalt an Faktor VII sollte mindestens 40 % des angegebenen Faktor-IX-Gehaltes betragen. Er ist je nach Herstellungsprozess sehr unterschiedlich.
- Der Gehalt an Protein C und Protein S sollte wenigstens 40 % des Faktor-IX-Gehaltes betragen.
- Verschiedene Kontrollen zur Reduzierung der Thrombogenität von PPSB-Konzentraten müssen nach der European Pharmacopoeia (EP) Monografie bei der Herstellung durchgeführt werden, z. B.:
    - Bestimmung der nicht aktivierten PTT zur Erfassung der Faktor-IXa-Aktivität (s. S. 373)
    - Test auf Thrombin: In einer 1 : 1-Mischung aus dem Produkt (ggf. nach Neutralisation von enthaltenem Heparin) und einer Fibrinogenlösung darf innerhalb von 24 h keine Gerinnung eintreten.
- PPSB-Konzentrate können **unfraktioniertes Heparin** enthalten (bis zu 0,5 IE/IE Faktor IX). Einige Konzentrate enthalten auch Antithrombin.

Unerwünschte Wirkungen der PPSB-Konzentrate

> Auch die heutigen PPSB-Konzentrate enthalten, vor allem bei prädisponierten Patienten, ein Restrisiko an Thrombogenität [27]. Nachdem gezeigt werden konnte, dass Thrombosen durch eine Überladung mit Faktor II begünstigt werden können [19], wurden in der EP Monografie Grenzwerte für den Faktor-II-Gehalt im Verhältnis zum Faktor-IX-Gehalt eingeführt.

- selten: allergische oder anaphylaktische Reaktionen
- selten: Hemmkörperbildung bei angeborenen Mangelzuständen an Faktoren des Prothrombinkomplexes
- Heparin-induzierte Thrombozytopenie (HIT) bei prädisponierten Patienten.

Dank der vorgeschriebenen Verfahren zur Virusinaktivierung sind Übertragungen von Virusinfektionen in den letzten Jahren nicht mehr berichtet worden, zumindest nicht für Hepatitis-B- und -C-Viren sowie HIV. Ein Restrisiko besteht für Hepatitis A und Parvovirus B19.

Indikationen zur Substitutionstherapie mit PPSB-Konzentraten

In Anlehnung an die Querschnitts-Leitlinien der Bundesärztekammer 2009 [40] sind PPSB-Konzentrate indiziert bei:
- Patienten unter Therapie mit Vitamin-K-Antagonisten im Falle schwerer Blutungen oder dringend erforderlicher Operationen gemeinsam mit Vitamin K. Auf gefrorenes Frischplasma (GFP) sollte man in dieser Situation nur dann zurückgreifen, wenn PPSB-Konzentrate nicht zur Verfügung stehen oder kontraindiziert sind.
- Vitamin-K-Mangelzuständen mit bedrohlichen Blutungen
- Prothrombinkomplex-Mangel infolge eines schweren Leberschadens, sofern die Gabe von Frischplasma nicht ausreicht
- angeborenem Mangel einzelner Prothrombinkomplex-Faktoren, wobei die Therapie der Hämophilie B und des angeborenen Faktor-VII-Mangels mit dem jeweiligen Einzelfaktor-Konzentrat erfolgen sollte und nur im Notfall mit PPSB. Für die Therapie von Patienten mit angeborenem Faktor-X-Mangel steht ein Faktor-X-haltiges Konzentrat zur Verfügung (Faktor X P Behring, in der Schweiz zugelassen, kann als Einzelimport auf Patientenbasis in Deutschland eingesetzt werden).

Kontraindikationen und Anwendungsbeschränkungen

Bei Vorliegen einer **disseminierten intravasalen Gerinnung** (DIC) sollte der Einsatz von PPSB nur im Fall manifester Blutungen erwogen werden. Hier ist dann das Gesamtbild der Hämostasestörung zu beachten, insbesondere auch ein Antithrombin- und Fibrinogenmangel.

Bei Patienten mit **HIT** sind heparinhaltige Konzentrate kontraindiziert.

Dosierungsempfehlungen

Angeborener Faktorenmangel

Bei angeborenem Mangel an Faktoren des Prothrombinkomplexes hängt die Dosierung vom Schweregrad der Störung und dem Ausmaß der Blutung oder Operation ab. In der Regel steigt nach Gabe von 1 IE/kg Körpergewicht die Aktivität von Faktor VII und IX um 0,5–1 % an, die von Faktor II und X um 1–2 %.

Bei wiederholter Gabe ist die **unterschiedliche Halbwertszeit der Faktoren** zu berücksichtigen:
- Faktor II: 48–60 h
- Faktor VII: 1,5–5 h
- Faktor IX: 20–24 h
- Faktor X: 24–48 h
- Protein C: 1,5–6 h
- Protein S: 24–48 h
- Protein Z: 24–48 h.

Hohe Initialdosen von ca. 40 IE/kg KG sind allgemein indiziert bei bedrohlichen und ausgedehnten Blutungen oder großen Operationen, während 20 IE/kg KG bei kleineren Blutungen und Eingriffen ausreichend sind. Die Therapie sollte möglichst immer durch Überwachung des defizienten Gerinnungsfaktors gesteuert werden.

Erworbener Faktorenmangel

Bei erworbenen Mangelzuständen richtet sich die Dosierung der Erstgabe ebenfalls nach dem Schweregrad der Hämostasestörung und der Blutung. Zur Abschätzung der erforderlichen Dosis sollten vor der Gabe Gerinnungsanalysen, mindestens die Bestimmung des Quick-Wertes, erfolgen. Erlaubt die klinische Situation des Patienten dies nicht, kann im Fall schwerer Blutungen eine Initialdosis von 20–25 IE/kg gegeben werden. In jedem Fall sollte 30–60 min nach der Gabe eine Gerinnungsanalyse zur Kontrolle des Therapieerfolges erfolgen.

Sofern bei **Lebererkrankungen** eine PPSB-Substitutionstherapie erforderlich zu sein scheint, muss zuvor das Vorliegen weiterer Hämostaseostörungen in den Behandlungsplan miteinbezogen werden. Besteht bei schwerwiegender Lebererkrankung auch ein Antithrombinmangel, sollte dessen Substitution vor der PPSB-Gabe erwogen werden.

Zur **Unterbrechung der Therapie mit Vitamin-K-Antagonisten (VKA)** wegen schwerer Blutungen oder dringend erforderlicher Eingriffe erfolgt die

Dosierung nach den Querschnitts-Leitlinien der BÄK 2009 [40] am besten anhand der INR. Tab. 34.4 zeigt die Dosierung für schwere Blutungen, die eine Normalisierung der INR auf < 1,3 erwarten lassen.

Gleichzeitig sollte die Gabe von Vitamin K (10–20 mg) erfolgen. Im weiteren Verlauf der Therapie ist die Halbwertszeit des Vitamin-K-Antagonisten zu beachten:
- Phenprocoumon 5 d
- Warfarin 48 h
- Superwarfarine > 100 d (Intoxikationen mit Rodentiziden, s. Kap. E36).

> Die Halbwertszeit der Superwarfarine ist wesentlich länger als die der zugeführten Faktoren und des Vitamin K, sodass bei erneut absinkendem Quick-Wert eine Wiederholung der Vitamin-K-Gabe erforderlich sein kann.

Bei der **disseminierten intravasalen Gerinnung** (**DIC**) ist die Gabe von PPSB-Konzentraten eher nicht indiziert – und fast nie erforderlich. Eine Substitutionstherapie sollte vielmehr mit gefrorenem Frischplasma (GFP) erfolgen, da es alle Faktoren und Inhibitoren im physiologischen Gleichgewicht enthält. Wenn eine PPSB-Gabe erforderlich ist, dann sollte vorher der Antithrombinspiegel im Normbereich von > 80 % sein, ggf. durch entsprechende Antithrombingabe.

Bei wiederholten Gaben in kürzeren Abständen ist mit einer Kumulation der Faktoren II, IX und X zu rechnen, wobei hohe Faktor-II-Spiegel wahrscheinlich zur Thrombogenität beitragen.

Tab. 34.4 Dosierung von Faktor-IX-Konzentraten zur Unterbrechung einer VKA-Therapie bei schweren Blutungen [40]

Quickwert in INR (zu Beginn der Behandlung)	2,0–3,9	4,0–6,0	> 6,0
Dosierung (E/Kg KG)	25	35	50

Überwachung der Substitutionstherapie mit PPSB-Konzentraten

Minimalprogramm: Steuerung der Therapie mit Hilfe des Quick-Tests

Die alleinige Bestimmung des Quick-Tests zur Überwachung einer Substitutionstherapie mit PPSB ist im Allgemeinen ausreichend, sofern gewiss ist, dass der pathologische Quick-Wert tatsächlich auf eine Verminderung des Prothrombinkomplexes zurückzuführen ist.

Einzelfaktoren-Bestimmung

Eine Einzelfaktorenbestimmung ist nur bei bestimmten Fragestellungen erforderlich, z. B. bei Überwachung einer Faktor-X-Substitution beim isolierten Faktor-X-Mangel.

Abb. 34.2 zeigt die Substitutionstherapie mit PPSB bei einem 13-jährigen Mädchen mit schwerer Phenprocoumon-Intoxikation. Der Prothrombinkomplex normalisiert sich sofort nach Gabe von PPSB-Konzentrat. Die gleichzeitige Vitamin-K-Gabe hat hingegen bei der Kontrolle 10 h später noch keinen messbaren Anstieg des Prothrombinkomplexes erbracht. Es finden sich lediglich die Auswirkungen der Substitutionstherapie. Erst 22 h später ist die Eigensynthese erkennbar.

34.4 Faktor-IX-Konzentrate

Übersichtsliteratur
Berntorp 1993 [4], Lee 1999 [29], Querschnitts-Leitlinien der Bundesärztekammer 2009 [40], Schramm 1994 [44], Schramm und Scharrer 2000 [45]

Charakterisierung der Faktor-IX-Konzentrate

Faktor-IX-Konzentrate aus menschlichem Plasma

Die pd-Faktor-IX-Konzentrate werden aus einem großen Plasmapool mit Plasma von meist über 2000 Spendern gewonnen. Ausgangsmaterial für die Konzentratherstellung ist der Überstand nach Kryopräzipitation und das daraus gewonnene PPSB-Konzentrat.

Die spezifische Aktivität der pd-Faktor-IX-Konzentrate wird zwischen 50 und 190 IE/mg Protein angegeben. Die IR betrug in pharmakokinetischen Studien meist zwischen 1,0 und 1,5 IE/dl pro IE/kg. Die terminale Halbwertszeit beträgt ca. 20–24 (teils bis 30) Stunden.

Rekombinanter Faktor IX

Übersichtsliteratur
Berntorp 1993 [4], Lee 1999 [29]

Es steht ein rekombinantes Faktor-IX-Konzentrat (BeneFIX, Pfizer) zur Verfügung, gewonnen aus einer Linie von Chinesischen Hamster-Ovarzellen (CHO). Die IR wird mit durchschnittlich 0,75 IE/dl pro IE/kg angegeben und ist damit

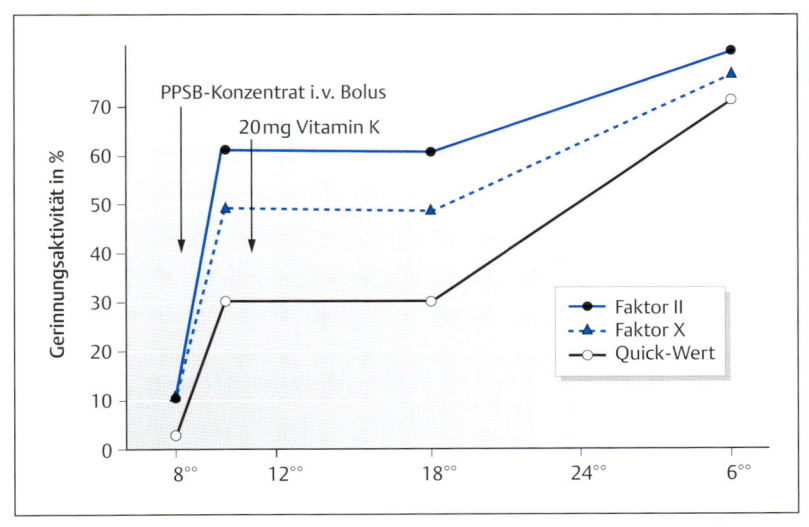

Abb. 34.2 Verhalten des Quick-Werts nach Therapie mit PPSB und Vitamin-K-Gabe.

niedriger als bei den pd-Faktor-IX-Konzentraten. Diese Tendenz bestätigt sich auch in vergleichenden Studien. Die mittlere Halbwertszeit wird mit 19,5 h angegeben.

Unerwünschte Wirkungen von Faktor-IX-Konzentraten

- Hemmkörperbildung (bei Hämophilie B viel seltener als bei Hämophilie A; kumulative Inzidenz ca. 4 %)
- selten: allergische oder anphylaktische Reaktionen (Letztere vor allem bei Patienten mit Hemmkörperhämophilie B)
- nephrotisches Syndrom bei hochdosierter Immuntoleranztherapie der Hemmkörperhämophilie B
- Heparin-induzierte Thrombozytopenie kann bei Konzentraten auftreten, die zusätzlich Heparin enthalten.

Dank der vorgeschriebenen Verfahren zur Virusinaktivierung sind Übertragungen von Virusinfektionen in den letzten Jahren nicht mehr berichtet worden, zumindest nicht für Hepatitis-B- und -C-Viren oder für HIV. Ein Restrisiko besteht für Hepatitis A sowie Parvovirus B19.

Indikationen zur Faktor-IX-Substitution

Hochgereinigte Faktor-IX-Konzentrate. Behandlung oder Verhütung von Blutungen, insbesondere bei operativen Eingriffen bei Patienten mit einem angeborenen Faktor-IX-Mangel, d. h. einer Hämophilie B (s. a. Kap. D27.6, S. 492).

Faktor-IX- und Faktor-X-Konzentrat. Auf Basis eines intermediär gereinigten Faktor-IX-Konzentrates wurde ein Faktor-X-Konzentrat entwickelt, das sowohl Faktor X (30–60 IE/ml) als auch Faktor IX (30 IE/ml) enthält. Dieses Konzentrat kann zur Substitutionstherapie bei Faktor-X-Mangel eingesetzt werden. (Dieses Präparat, Faktor X P Behring, ist in der Schweiz zugelassen und kann als Einzelimport auf Patientenbasis in Deutschland erhalten werden).

Kriterien für die Therapie mit Faktor-IX-Konzentraten

Es gelten generell dieselben Kriterien wie für die Faktor-VIII-/von-Willebrand-Faktor-Konzentrate, lediglich mit den Unterschieden, dass Faktor IX kein Akutphasenprotein ist und eine längere Halbwertszeit hat.

Überwachung der Substitutionstherapie mit Faktor-IX-Konzentraten

Minimalprogramm: Steuerung der Therapie mit Hilfe der aPTT

Die alleinige Bestimmung der aPTT zur Überwachung einer Substitutionstherapie bei einer Hämophilie B sollte **nur in Notfällen** zur groben Orientierung erfolgen, sofern keine Einzelfaktorbestimmung möglich ist, da die aPTT von unterschiedlichsten Einflussgrößen mitbestimmt wird s. a. S. 857 f.

Überwachung mittels Faktor-IX-Bestimmung

Die Überwachung einer Substitutionstherapie bei der Hämophilie B sollte möglichst nur mittels direkter Bestimmung des Faktor-IX-Spiegels erfolgen. Hierzu wird ein Einstufentest verwendet, der eine Variante der aPTT ist (s. Kap. D27.6). Bei der Bestimmung des Faktor-IX-Spiegels, sei es im Plasma nach Substitution, sei es in den Konzentraten selber, muss darauf geachtet werden, dass hohe Faktor-IX-Konzentrationen durch eine ausreichend hohe Verdünnung der Probe voll erfasst werden. Es empfiehlt sich eine Überprüfung durch die vergleichende Messung mehrerer Verdünnungen der Probe und einer kalibrierten Referenz, die annähernd parallele Kurven ergeben sollen. Dieser „Parallel Line Assay" ist anerkannte „Best Practice" bei der Messung von Faktorenkonzentraten, z. B. in der Chargenprüfung.

34.5 Aktiviertes Prothrombinkomplex-Konzentrat (APCC)

Übersichtsliteratur
Querschnitts-Leitlinien der Bundesärztekammer 2009 [40], Barthels 1999 [2], Schramm 1994 [44], Schramm und Scharrer 2000 [45]

Charakterisierung von APCC

APCC wird eingesetzt zur Therapie und Prophylaxe von Blutungen bei Hemmkörperhämophilien (angeborene Hämophilie mit Hemmkörpern sowie erworbene Hämophilien). Es handelt sich um ein plasmatisches Konzentrat (pd = Plasma-derived). Ausgangsmaterial ist der Überstand nach Kryopräzipitation und das daraus gewonnene PPSB-Konzentrat (s. S. 862). Das in Deutschland derzeit zugelassene Produkt ist FEIBA NF (Factor VIII Inhibitor Bypassing Activity, nano filtriert, Fa. Baxter).

APCC-Konzentrat enthält außer den Faktoren des Prothrombinkomplexes geringe Mengen an Faktor VIIa, Faktor IXa sowie geringe, aber immunologisch relevante Mengen von Faktor VIII. Weitere Bestandteile s. Fachinformation. Der Wirkungsmechanismus ist unbekannt.

Laut Fachinformation ist FEIBA folgendermaßen standardisiert: Eine FEIBA-Einheit verkürzt die aktivierte partielle Thromboplastinzeit eines hochtitrigen Faktor-VIII-Inhibitor-Plasmas (Hausstandard) auf 50 % des Puffer-Leerwertes.

Unerwünschte Wirkungen von APCC

Behandlung mit APCC-Konzentrat birgt, vor allem bei prädisponierten Patienten, das Risiko arterieller und venöser Thrombosen (Übersicht s. [2], [50]).

Selten treten allergische oder anphylaktische Reaktionen auf.

Dank der vorgeschriebenen Verfahren zur Virusinaktivierung sind Übertragungen von Virusinfektionen in den letzten Jahren nicht mehr berichtet worden, zumindest nicht für Hepatitis-B- und -C-Viren oder HIV. Ein Restrisiko besteht für Hepatitis A sowie Parvovirus B19.

Indikationen zur Gabe von APCC

- Behandlung und Prophylaxe von Blutungen bei Patienten mit einem Hemmkörper gegen Faktor VIII oder gegen Faktor IX.

- APCC wurde auch gemeinsam mit hochdosiertem Faktor VIII in der langfristigen Immuntoleranztherapie zur Prophylaxe von Blutungen eingesetzt.
- Therapie und Prophylaxe von Blutungen bei Patienten mit erworbener Hämophilie.

Kriterien für die Therapie mit APCC

Es gelten generell dieselben Kriterien wie bei der Gabe von PPSB, d. h. vor allem die Berücksichtigung und Verhütung der möglichen Thrombogenität durch flankierende Maßnahmen wie z. B. langsame Injektion.

Dosierungsempfehlungen

Eine Dosierung von 50–100 E FEIBA/kg KG wird empfohlen. Eine Einzeldosis von 100 E/kg pro Gabe oder eine Gesamtdosis von 200 E/kg pro Tag sollte nicht überschritten werden. Die Therapie sollte grundsätzlich von einem erfahrenen Hämophiliebehandler gesteuert werden.

Überwachung der Substitutionstherapie mit APCC

Eine FEIBA-Einheit verkürzt die aPTT eines hochtitrigen Faktor-VIII-Inhibitor-Plasmas (Hausstandard des Herstellers) um 50 % im Vergleich zum Puffer-Leerwert. Somit ist unter der Therapie mit FEIBA eine Verkürzung der aPTT zu erwarten. Ein Wert der aPTT im Monitoring der Therapie ist aber nicht etabliert.

34.6 Faktor-VII-Konzentrat

Übersichtsliteratur
Querschnitts-Leitlinien der Bundesärztekammer 2009 [40]

Charakterisierung des Faktor-VII-Konzentrates

Das derzeit einzige zugelassene und kommerziell erhältliche Faktor-VII-Konzentrat (Immuseven, Fa. Baxter) ist ein weiter gereinigtes PPSB-Konzentrat, das überwiegend Faktor VII enthält.

Qualitätsstandards

Das Faktor-VII-Konzentrat ist ein pd-Konzentrat, das aus einem großen Plasmapool mit Plasma von meist mehr als 2000 Spendern gewonnen wird. Ausgangsmaterial ist der Überstand nach Kryopräzipitation und das daraus gewonnene PPSB-Konzentrat.

Das Faktor-VII-Konzentrat ist hinsichtlich seines Faktor-VII-Gehaltes in IE standardisiert. Die spezifische Aktivität wird mit ≥ 2 IE/mg Protein angegeben. Das Produkt enthält < 0,20 IE Faktor II, < 0,15 IE Faktor IX und < 0,35 IE Faktor X pro IE Faktor VII.

Verschiedene Kontrollen zur Reduzierung der Thrombogenität von PPSB-Konzentraten müssen bei der Herstellung durchgeführt werden.

Unerwünschte Wirkungen des Faktor-VII-Konzentrates

Es können thromboembolische Komplikationen auftreten, besonders nach der Gabe von hohen Dosierungen und/oder bei Patienten mit erhöhtem thromboembolischem Risiko.

Selten kommt es zu allergischen oder anaphylaktischen Reaktionen bzw. zur Hemmkörperbildung.

Dank der vorgeschriebenen Verfahren zur Virusinaktivierung sind Übertragungen von Virusinfektionen in den letzten Jahren nicht mehr berichtet worden, zumindest nicht für Hepatitis-B- und -C-Viren oder HIV. Ein Restrisiko besteht für Hepatitis A sowie Parvovirus B19.

Bei prädisponierten Patienten ist die Ausbildung einer HIT infolge Heparingehalt des Konzentrates möglich.

Indikationen zur Gabe von Faktor-VII-Konzentrat

Zur Behandlung oder in bestimmten Situationen zur kurzfristigen Verhütung von abnormen Blutungen, insbesondere bei operativen Eingriffen bei Patienten mit kongenitalem Faktor-VII-Mangel.

Kriterien für die Therapie mit Faktor-VII-Konzentrat

Es gelten generell dieselben Kriterien wie bei der Gabe von PPSB, d.h. vor allem die Berücksichtigung und Verhütung der möglichen Thrombogenität durch ggf. flankierende Maßnahmen wie z.B. langsame Injektion.

Überwachung der Substitutionstherapie mit Faktor-VII-Konzentrat

In Fällen, in denen der Faktor VII nicht mit einem Einstufentest bestimmt werden kann, ist der Einsatz des Quick-Tests möglich, vorausgesetzt, es wird ein Faktor-VII-empfindliches Thromboplastin für den Quick-Test verwendet.

34.7 Rekombinantes Faktor-VIIa-Konzentrat (Faktor rVIIa)

Übersichtsliteratur
Hedner 1999 [20], Teitel 1999 [48], Croom und McCormack 2008 [11]

Charakterisierung des rekombinant hergestellten Faktors VIIa

Faktor VIIa ist ein Enzym, das seine blutstillende Wirkung lokal im Komplex mit Gewebethromboplastin (Tissue-Faktor) entfaltet. Neuere Untersuchungen haben gezeigt, dass Faktor VIIa in therapeutischen, d. h. unphysiologisch hohen Konzentrationen auch zu einer Aktivierung von Faktor Xa auf der Oberfläche von aktivierten Plättchen und damit zu einer geringen Thrombinbildung führt, ohne dass hierfür Faktor IXa und Faktor VIIIa erforderlich sind. Beide Konzepte sprechen dafür, dass Faktor VIIa in vivo primär lokal, d. h. im Verletzungsbereich, wirksam sein sollte [39].

Das rekombinante Faktor VIIa-Konzentrat (rFVIIa, Novo Seven, Fa. Novo Nordisk) erwies sich denn auch in hohen Konzentrationen als hämostyptisch wirksam. Es ist zugelassen zur hämostyptischen Therapie bei angeborener Hämophilie mit Hemmkörpern, erworbener Hämophilie, angeborenem Faktor-VII-Mangel und Thrombasthenie Glanzmann.

Qualitätstandards

Der rekombinante Faktor VIIa (rVIIa) wird aus Hamsterzellen (BHK) aus cDNA für das Faktor-VII-Codon gewonnen. Die Aktivierung erfolgt durch hydrolytische Spaltung. Der Gehalt an Faktor VIIa wird in mg angegeben (1 mg entspricht 50 kIE [50000 IE]).

Unerwünschte Wirkungen von rVIIa

Auch für den rekombinant hergestellten Faktor VIIa besteht das Risiko der Thrombogenität. Es scheint bei Patienten mit angeborener Hämophilie und Hemmkörpern gering zu sein. Bei erworbener Hämophilie wurde das Risiko von Thromboembolien (v. a. arteriell) mit 10 Ereignissen bei 139 (7 %) Patienten angegeben [39], [51]. Daneben wurden Einzelfälle von DIC beschrieben.

Indikationen zur Gabe von rVIIa

Faktor VIIa ist zugelassen zur Behandlung von Blutungen sowie zur Prophylaxe von Blutungen bei operativen Eingriffen bei:
- Patienten angeborener Hämophilie A oder B mit Hemmköpern (mit einem Inhibitor-Titer von > 5 BE/ml oder wenn bei Behandlung mit Faktor VIII oder IX mit einem starken Anstieg des Inhibitor-Titers zu rechnen ist)
- Patienten mit erworbener Hämophilie
- Patienten mit kongenitalem Faktor-VII-Mangel
- Patienten mit Thrombasthenie Glanzmann mit früherem oder aktuellem Refraktärzustand auf Transfusion von Thrombozytenkonzentraten.

Ferner wurde rFVIIa in Einzelfällen zur Blutstillung bei folgenden Grunderkrankungen erfolgreich eingesetzt:
- Bernard-Soulier Syndrom [38]
- Polytrauma [26]
- intrakranielle Blutungen
- Gerinnungsstörungen infolge schwerer hepatozellulärer Leberschäden.

Kriterien für die Therapie mit rFVIIa

- Dosierung bei der Behandlung der angeborenen Hämophilie mit Hemmkörpern sowie der erworbenen Hämophilie: 60–120 µg/kg KG (= 3–6 kIE/kg KG), im Allgemeinen 90 µg/kg KG (= 4,5 kIE/kg KG), anfangs alle 2–3 h.
- Alternativ kann bei der angeborenen Hämophilie mit Hemmkörpern eine einmalige Dosis von 270 µg/kg gegeben werden, die der dreimaligen Gabe von 90 µg/kg gleichwertig ist.
- Bei der Behandlung des angeborenen Faktor-VII-Mangels werden 15–30 µg/kg KG alle 4–6 h empfohlen.
- Bei der Thrombasthenie Glanzmann werden 80–120 µg/kg KG alle 2 h für mindestens 3 Dosen empfohlen.
- Berichte und kleinere Studien zur kontinuierlichen perioperativen Infusion liegen vor.

> Der zeitliche Abstand zwischen 2 Injektionen sollte anfangs nicht mehr als 2–4 h betragen.

Nach ärztlichem Ermessen sollte nach Eintreten der Blutstillung das Behandlungsintervall zunächst sukzessive auf 4, 6, 8 oder 12 h verlängert werden, so lange eine Weiterbehandlung als indiziert betrachtet wird. Dies gilt vor allem für ausgedehnte und bedrohliche Blutungen sowie Blutungen im Schleimhautbereich.

Bei der DIC und ähnlichen Situationen ist die Gabe von rVIIa kontraindiziert, wenngleich über komplikationslose Gaben vereinzelt berichtet wurde [26].

Überwachung der Substitutionstherapie mit rFVIIa

Die Thromboplastinzeit ist unter der Therapie meist stark verkürzt, der Quick-Test (in %) meist auf Werte oberhalb des Messbereichs erhöht. Die Thromboplastinzeit ist zur Überwachung einer Substitutionstherapie mit rFVIIa nicht gut geeignet.

In klinischen Studien wird die Plasmakonzentration mittels eines Faktor-VIIa-Tests bestimmt. Die Korrelation mit dem klinischen Ansprechen ist jedoch nicht befriedigend.

Auch alternative Methoden wie die Thrombelastografie oder die Messung des endogenen Thrombinpotenzials haben bislang keine bessere Korrelation mit dem klinischen Ansprechen zeigen können. Die Dosierung erfolgt deshalb vor allem nach klinischen Kriterien.

34.8 Protein-C-Konzentrat

Übersichtsliteratur
Dreyfus et al. 1995 [13], Querschnitts-Leitlinien der Bundesärztekammer 2009 [40]

Charakterisierung des Protein-C-Konzentrates

Das derzeit einzige zugelassene Konzentrat ist humanes Protein C (Ceprotin, Fa. Baxter); es enthält das Proenzym Protein C in hochgereinigter Form. Aktiviertes Protein C (APC) wirkt gerinnungshemmend, profibrinolytisch und entzündungshemmend.

Eine Zulassung (Juli 2001) besteht nur für die Behandlung beim schweren kongenitalen Protein-C-Mangel (s. u.). Mehrere Fallserien bei erworbenem Protein-C-Mangel im Rahmen einer Meningokokkensepsis zeigten günstige Effekte bei frühzeitiger Gabe von Protein-C-Konzentrat. Adäquate randomisierte Studien fehlen jedoch.

Qualitätsstandards

Das Protein-C-Konzentrat ist ein pd-Konzentrat, hergestellt aus einem großen Plasmapool von mehr als 2000 Spendern. Ausgangsmaterial ist der Überstand nach Kryopräzipitation und das daraus gewonnene PPSB-Konzentrat, das u. a. durch Immunaffinitätschromatografie mit monoklonalen Maus-Antikörpern gereinigt wird. Es enthält nur noch Spuren der anderen Vitamin-K-abhängigen Faktoren II, VII, IX und X (< 0,1 IE/100 IE Protein C).

Unerwünschte Wirkungen des Protein-C-Konzentrates

Vereinzelt wurde über Thrombosen bei Anwendung berichtet, bei allerdings per se hochgradig thrombosegefährdeten Patienten.

Ebenfalls vereinzelt wurde über Blutungskomplikationen bei Anwendung berichtet. Selten treten allergische oder anaphylaktische Reaktionen auf.

Hemmkörper könnten sich bei Patienten mit schwerem kongenitalem Protein-C-Mangel bilden.

Das Restrisiko hinsichtlich der Übertragung von Virusinfektionen entspricht dem aller anderen pd-Faktorenkonzentrate.

Indikationen zur Gabe von Protein-C-Konzentrat

In Anlehnung an die Leitlinie der Bundesärztekammer [40] bestehen folgende Indikationen:
- Behandlung von Purpura fulminans und durch Vitamin-K-Antagonisten induzierter Hautnekrosen bei Patienten mit schwerem kongenitalem Protein-C-Mangel
- Kurzzeitprophylaxe bei Patienten mit schwerem angeborenem Protein-C-Mangel bei:
  - bevorstehenden Operationen oder invasiven Therapien
  - am Beginn einer Therapie mit Vitamin K-Antagonisten
  - wenn die Therapie mit Vitamin K-Antagonisten allein nicht ausreicht
  - wenn eine Therapie mit Vitamin K-Antagonisten nicht möglich ist.

Kriterien für die Therapie mit Protein-C-Konzentrat

- Protein-C-Konzentrat sollte wegen der Bedrohlichkeit der Krankheitsbilder und wegen seiner kurzen Halbwertszeit nur unter Aufsicht eines in der Substitutionstherapie mit Blutgerinnungsfaktoren/-inhibitoren erfahrenen Arztes gegeben werden.

- Anfänglich sollte eine Protein-C-Aktivität von 100 % angestrebt und für die Dauer der Behandlung bei über 25 % beibehalten werden.
- Die individuelle IR und Halbwertszeit müssen mittels Aktivitätsbestimmung (chromogenes Substrat) ermittelt werden. Hierzu wird vom Hersteller eine Initialdosis von 60–80 IE/Kg KG angeraten.
- Im Falle eines akuten thromboembolischen Ereignisses sollte die Protein-C-Aktivität bis zur Stabilisierung des Patienten alle 6 h, danach 2 × täglich und stets unmittelbar vor der nächsten Injektion bestimmt werden.
- Es ist zu beachten, dass die IR von Protein C in bestimmten klinischen Situationen vermindert, bzw. die Halbwertszeit stark verkürzt sein kann.
- Bei Umstellung auf eine Dauerprophylaxe mit Vitamin K-Antagonisten darf die Protein-C-Substitution erst abgesetzt werden, wenn die stabile Phase erreicht wurde.

Nach eigenen Erfahrungen sollte in diesen Fällen das Erreichen der stabilen Phase der Therapie mit Vitamin K-Antagonisten außer mit dem Quick-Test noch mittels Faktor-II-Bestimmung erfasst werden. Erst wenn dieser wichtige Faktor mindestens 2–3 Tage lang einen Wert von < 25 % aufweist, ist eine stabile Phase wahrscheinlich.

Überwachung der Substitutionstherapie mit Protein-C-Konzentrat

Die Überwachung des Protein-C-Spiegels wird mit einem chromogenen Substrattest zur Bestimmung der Protein-C-Aktivität unter Verwendung von Protac durchgeführt (s. Kap. D27.20). Zu beachten ist, dass bei Patienten, die gleichzeitig eine Therapie mit Vitamin-K-Antagonisten erhalten, das Testergebnis fälschlich höhere Konzentrationen durch inertes Acarboxy-Protein C aufweisen könnte.

34.9 Antithrombinkonzentrate

Übersichtsliteratur
Bauer et al. 1995 [3], Menache et al. 1990 [35], Tiede et al. 2008 [49], Querschnitts-Leitlinien der Bundesärztekammer 2009 [40]

Charakterisierung der Antithrombinkonzentrate

Antithrombin ist der wichtigste physiologische Inhibitor der meisten Gerinnungsenzyme (s. S. 584 ff.). Da ein isolierter Antithrombinmangel zu einem

Ungleichgewicht der Hämostase mit Hyperkoagulabilität und erhöhtem Thromboembolie-Risiko führen kann, ist in bestimmten Fällen eine Substitutionstherapie mit Antithrombinkonzentrat erforderlich (s. u.).

Qualitätsstandards

Plasmatische Antithrombinkonzentrate (pd-AT). Plasmatische Antithrombinkonzentrate stammen aus großen Plasmapools, die aus dem Plasma von meist mehr als 2000 Spendern gewonnen werden. Antithrombinkonzentrate werden mittels Affinitätschromatografie und weiteren Reinigungsschritten hergestellt. Einige Konzentrate enthalten zusätzlich Heparin, ein Konzentrat enthält humanes Albumin als Stabilisator.

Antithrombinkonzentrate enthalten gerinnungsaktives Antithrombin und Antithrombin-Protein in unterschiedlichen Relationen, wobei nach Hellstern et al. [21] die Ratio zwischen 0,63 und 0,84 schwanken kann.

Die Incremental Recovery (IR) plasmatischer Antithrombinkonzentrate beträgt 0,6–2,6 IE/dl pro IE/kg KG. Die Halbwertszeit wird mit 40–70 h angegeben.

Rekombinantes Antithrombinkonzentrat. Das einzige derzeit verfügbare rekombinante Antithrombinkonzentrat (Antithrombin alfa, Atryn, LEO Pharma) wird aus der Milch transgener Ziegen gewonnen. Es hat eine ähnliche IR wie pd-Konzentrate (2,1 IE/dl pro IE/kg KG), aber eine deutlich kürzere Halbwertszeit von 10 h. Atryn hat eine etwa 4-fach höhere Heparin-Affinität als pd-Konzentrate (Evaluierung s. [49]).

Unerwünschte Wirkungen der Antithrombinkonzentrate

> Eine Substitutionstherapie mit Antithrombin kann eine laufende Heparintherapie so verstärken, dass eine Blutungsgefahr durch überschießende Heparinwirkung entsteht [51]. Eine Verlaufskontrolle der Heparintherapie mittels aPTT und ggf. Dosisanpassung ist zu empfehlen (Abb. 34.**3**).

- Sehr selten können allergische Reaktionen auftreten.
- Bei den plasmatischen Konzentraten besteht theoretisch ein Restrisiko hinsichtlich Übertragung von Virusinfektionen. Seit der Einführung von Antithrombinkonzentrat Mitte der 70er Jahre wurde jedoch keine Übertragung von Virusinfektionen durch Antithrombinkonzentrate bekannt.
- Bei Patienten mit bekannter Heparin-induzierter Thrombozytopenie ist die Gabe eines heparinhaltigen Antithrombinkonzentrates kontraindiziert.

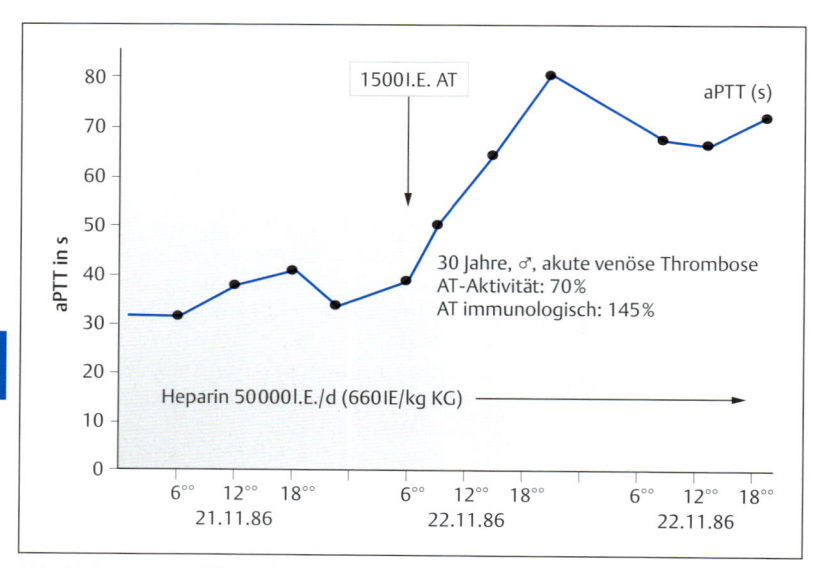

Abb. 34.3 Heparineffekt nach Antithrombingabe bei akuter Venenthrombose.

Indikationen zur Gabe von Antithrombinkonzentraten

Antithrombinkonzentrate können beim angeborenen **angeborenen Antithrombinmangel Typ I oder II** indiziert sein, sofern folgende Voraussetzungen vorliegen:
- zur Optimierung einer Heparintherapie
- zur Vermeidung von Thromboembolien in Situationen, die mit einem erhöhten Thromboembolierisiko einhergehen
- während der Schwangerschaft und insbesondere während und nach der Entbindung, sofern ein besonderes Thromboembolierisiko besteht, sodass die alleinige Thromboembolieprophylaxe mit Heparin nicht ausreicht.

Plasmatische Antithrombinkonzentrate sind prinzipiell auch zur Prophylaxe und Therapie thromboembolischer Komplikationen bei **erworbenem Antithrombinmangel** zugelassen:
- Antithrombinmangel bei **Sepsis und DIC**: Mehrere kleinere Studien zeigten positive Effekte einer Antithrombinsubstitution auf die Mortalität bei schwerer Sepsis. In einer großen placebokontrollierten Studie konnte für die Gesamtpopulation jedoch kein positiver Effekt gezeigt werden [52]. In

einer Subpopulation jener Patienten, die nicht gleichzeitig Heparin erhielten, war die Gabe von Antithrombin mit einer günstigeren Prognose assoziiert.
- Prophylaxe von Thromboembolien nach **Asparaginase-Therapie**: Adäquate Studien liegen nicht vor. In einer kleineren Studie an Kindern mit akuter lymphatischer Leukämie zeigte sich jedoch ein deutlicher Trend zu weniger Thrombosen unter Asparaginase-Therapie [36].
- Bei **komplexen Gerinnungsstörungen** mit Verminderung sowohl der prokoagulatorischen als auch der inhibitorischen Komponenten sollte, wenn eine Gabe von PPSB indiziert ist, **zuvor** Antithrombin substituiert werden.

Kriterien für die Therapie mit Antithrombinkonzentraten

Die Einzeldosis sollte so berechnet werden, dass in jedem Fall ein Antithrombinspiegel von > 80 % im Blut erreicht wird. Hintergrund ist, dass bei Patienten mit angeborenem Antithrombinmangel unter niedrigdosierter Substitution durchaus Thrombosen beobachtet wurden.

Der Antithrombinspiegel von > 80 % muss so lange gehalten werden, wie ein erhöhtes Thromboserisiko besteht (z. B. bis zum Wiedererreichen einer stabil eingestellten oralen Antikoagulation).

Wegen der kürzeren Halbwertszeit wird rekombinantes Antithrombinkonzentrat (Atryn) als kontinuierliche Infusion gegeben.

Die alleinige Gabe von Antithrombin ist nicht indiziert,
- wenn ein ausgeglichenes Hämostasepotenzial auch auf niedrigem Niveau vorliegt, d. h. wenn die prokoagulatorischen und inhibitorischen Komponenten gleichermaßen vermindert sind (z. B. beim fortgeschrittenen hepatozellulären Leberschaden oder bei Dilutionskoagulopathien)
- wenn ein erhöhter Verlust von Antithrombin vorliegt, z. B. beim nephrotischen Syndrom über die Nieren, oder bei Verlust von Antithrombin in einen Aszites. In einigen dieser Fälle ist der Verlust so hoch, dass der gewünschte Antithrombinspiegel selbst durch extrem hohe Dosierungen nicht erreicht werden kann.

Dosierungsempfehlungen

Als Faustregel gilt: Eine IE Antithrombin/kg KG bringt einen Anstieg um 1–2 %. Sofern der Anstieg nach der 1. Dosis nur 1 % pro IE/kg KG beträgt, kann man davon ausgehen, dass ein erhöhter Umsatz und damit eine verkürzte Halbwertszeit des Antithrombins vorliegen. Dementsprechend müssen die nächste Kontrolle des Antithrombinspiegels und eine ggf. erneute Substitution zu einem früheren Zeitpunkt erfolgen.

Zur Dosierung des rekombinanten Antithrombinkonzentrates siehe Fachinformation.

Überwachung der Therapie mit Antithrombinkonzentraten

Die Bestimmung der Antithrombinaktivität erfolgt mit chromogenen Substrattests (Details s. Kap. D27.18).

34.10 Fibrinogenkonzentrat

Übersichtsliteratur
Querschnitts-Leitlinien der Bundesärztekammer 2009 [40], Bornikova et al. 2011 [8], Manco-Johnson et al. 2009 [34]

Charakterisierung des Fibrinogenkonzentrates

Derzeit gibt es nur ein zugelassenes, kommerziell erhältliches Fibrinogenkonzentrat (Haemocomplettan P CSL Behring). Es stammt aus großen Plasmapools, die aus dem Plasma von meist mehr als 2000 Spendern gewonnen werden. Es wird nach dem Verfahren von Cohn/Oncley hergestellt.

Der gerinnbare Anteil des humanen Fibrinogens beträgt > 80%. Das Konzentrat enthält Albumin als Stabilisator.

Unerwünschte Wirkungen des Fibrinogenkonzentrates

- Bei abnormen intravasalen Gerinnungsprozessen (auch Myokardinfarkt) kann die Gabe von Fibrinogen kontraindiziert sein.
- Sehr selten können allergische Reaktionen auftreten.
- Bei wiederholter Substitutionstherapie der kongenitalen Afibrinogenämie können sehr selten Hemmkörper gegen Fibrinogen auftreten.
- Es besteht theoretisch ein Restrisiko hinsichtlich der Übertragung von Virusinfektionen.

Indikationen zur Gabe von Fibrinogenkonzentrat

> Die Indikation zur Fibrinogensubstitution sollte, insbesondere beim erworbenen Fibrinogenmangel, streng gestellt werden.

Zur Behandlung oder Verhütung von Blutungen im Rahmen **angeborener Fibrinogendefekte** ist die Gabe von Fibrinogenkonzentrat indiziert bei:
- angeborener **Afibrinogenämie:** sehr selten; Details zur Pharmakokinetik s. [34]
- angeborener **Hypofibrinogenämie:** die Substitution ist nur relativ selten erforderlich, da meist auch niedrige Fibrinogenspiegel im Alltag zur Blutstillung ausreichen.
- angeborener **Dysfibrinogenämie,** sofern sie mit einer Blutungsneigung einhergeht. Auch hier ist im Allgemeinen der Bedarf gering (Ausnahmen: operative Eingriffe, peripartal).

Auch beim **erworbenen Fibrinogenmangel** kann die Gabe von Fibrinogenkonzentrat indiziert sein:
- **Hyperfibrinolyse, schweres Defibrinierungssysndrom:** In diesen Situationen, wenn der Fibrinogenspiegel z. T. kaum noch messbar niedrig ist, liegt im Allgemeinen eine stark erhöhte fibrinolytische Aktivität vor, wie z. B. bei einer systemischen fibrinolytischen Therapie, oder meist als sekundäre Hyperfibrinolyse im Rahmen einer DIC. In diesen Situationen ist eine Gabe von Fibrinogen nur sinnvoll, wenn zuvor ein Antifibrinolytikum gegeben wurde (sofern nicht kontraindiziert). Die Therapie ist komplex und muss die potenziellen pathophysiologischen Mechanismen in jedem Einzelfall genau gegeneinander abwägen.
- **DIC:** Die Substitution von Fibrinogen sollte nur bei klar im Vordergrund stehender Blutungsneigung und vermindertem Fibrinogenspiegel erfolgen. Ob gleichzeitige antikoagulatorische Maßnahmen wie die Gabe von Antithrombin oder von Heparin vor der Fibrinogensubstitution sinnvoll ist, ist durch entsprechende Studien nicht belegt [30], [31], Einzelkasuistiken scheinen jedoch dafür zu sprechen.
- **Verlustkoagulopathie bei ausgeprägten Blutungen und Massivtransfusionen:** In dieser Situation fällt das Fibrinogen oft als erster Blutgerinnungsfaktor stark ab. Welche Fibrinogenkonzentration in diesen Situationen angestrebt werden sollte, ist durch Studien nicht gut belegt.
- Bei schweren hepatozellulären **Leberschäden** (hierbei sind auch andere Komponenten der Hämostase meist stark vermindert) oder bei der **Asparaginase-Therapie** sollte eine Substitution nur bei eindeutig im Vordergrund stehender Blutungsneigung erfolgen.

Kriterien für die Therapie mit Fibrinogenkonzentrat

- Ein Patient mit einer Hypofibrinogenämie blutet im Allgemeinen nicht spontan, sofern das Gefäßsystem intakt ist.
- Der Organismus kann in kurzer Zeit relativ große Mengen Fibrinogen bereitstellen, da Fibrinogen ein Akutphasenprotein ist.
- Bei Hypofibrinogenämie im Rahmen schwerer, diffuser Blutungen kann eine Substitution von Fibrinogen hilfreich sein. Nutzen und optimaler Einsatz in dieser Situation sind umstritten (vgl. [41], [37]).
- Als Faustregel kann man davon ausgehen, dass beim Erwachsenen eine Gabe von 3 g humanem Fibrinogen zu einem Anstieg des Fibrinogenspiegels um 1 g/l Plasma führt, sofern kein gleichzeitiger erhöhter Fibrinogenumsatz vorliegt.
- Bei der kongenitalen Afibrinogenämie hat sich die vorbeugende Gabe von Fibrinogen (meist nur einmal wöchentlich) bewährt [34].

Dosierungsempfehlungen

> Die Dosis kann für den Erwachsenen überschlagsmäßig berechnet werden, wenn man von einem Plasmavolumen von 40 ml/Kg KG ausgeht:
>
> erforderliche Fibrinogendosis (g) = erwünschter Anstieg (g/l) × Plasmavolumen

Bornikova et al. fanden bei einer Analyse der Fibrinogen-Substitutionstherapien bei 50 Patienten mit angeborenen Fibrinogenmangelzuständen inklusive Dysfibrinogenämien aus den Jahren 1961–2010, dass im Allgemeinen eine initiale Dosis von 100 mg/kg KG verwendet wurde [8]. Manco-Johnson et al. verwendeten bei ihrer pharmakokinetischen Studie eine Einzeldosis von 70 mg/kg KG [34].

Überwachung der Therapie mit Fibrinogenkonzentrat

Zur Bestimmung des gerinnbaren Fibrinogens ist im Allgemeinen die Methode nach Clauss ausreichend. Bei Patienten unter Therapie mit Plasmaexpander (HAES) kann das derived Fibrinogen falsch hohe Werte liefern (s. S. 436 ff.).

34.11 Faktor-XIII-Konzentrat

Übersichtsliteratur
Querschnitts-Leitlinien der Bundesärztekammer 2009 [40], Dreyfus et al. 2011 [13], Egbring 1996 [15], Greenberg et al. 2006 [18]

Derzeit gibt es nur ein zugelassenes, kommerziell erhältliches Faktor-XIII-Konzentrat (Fibrogammin P CSL Behring).

Charakterisierung des Faktor-XIII-Konzentrates

Das Faktor-XIII-Konzentrat stammt aus großen Plasmapools, die aus dem Plasma von meist mehr als 2000 Spendern gewonnen werden. Das Konzentrat enthält sowohl die **Untereinheit A,** den Träger der Faktor-XIII-Aktivität, als auch die **Untereinheit B** des Faktor-XIII-Moleküls in standardisierter Menge. Das Konzentrat enthält Albumin als Stabilisator.

Unerwünschte Wirkungen des Faktor-XIII-Konzentrates

- Bei frischen venösen Thrombosen, ggf. auch abnormen intravasalen Gerinnungsprozessen kann die Gabe von Faktor-XIII-Konzentrat kontraindiziert sein.
- Sehr selten können allergische Reaktionen auftreten.
- Bei wiederholter Substitutionstherapie des kongenitalen Faktor-XIII-Mangels können Hemmkörper gegen Faktor XIII auftreten.
- Es besteht theoretisch ein Restrisiko hinsichtlich der Übertragung von Virusinfektionen.

Indikationen zur Gabe von Faktor-XIII-Konzentrat

Die Gabe von Faktor-XIII-Konzentrat ist indiziert zur Behandlung oder Verhütung von Blutungen bei:
- **angeborenem Faktor XIII-Mangel:** Beim schweren angeborenen Faktor-XIII-Mangel ist die vorbeugende Dauerbehandlung auch zum Erhalt einer Schwangerschaft indiziert.
- **erworbenem Faktor XIII-Mangel:** Gelegentlich wird ein isolierter oder im Rahmen anderer Faktorenmangelzustände überwiegender, erworbener Faktor-XIII-Mangel als Ursache einer abnormen Blutungsneigung festgestellt. Man kann ihn vorzugsweise bei akuten Leukosen, schweren, akuten

hepatozellulären Lebererkrankungen, bei manchen Immunvaskulitiden sowie bei der DIC finden.
- **Nahtdehiszenzen oder Wundheilungsstörungen,** die auf einen Faktor-XIII-Mangel zurückgeführt werden können.

Kriterien für die Therapie mit Faktor-XIII-Konzentrat
- Die Dosierung der Substitutionstherapie wird wie für die anderen Faktorenkonzentrate (s. Kap. E34.2) berechnet.
- Aufgrund der langen Halbwertszeit des Faktors XIII von ca. 7 Tagen kann jedoch der zeitliche Abstand zur nächsten Injektion sehr viel länger sein als z. B. bei Faktor-VIII-Konzentraten (Ausnahme: erhöhter Umsatz des Faktors XIII, aus welchen Gründen auch immer).
- Sofern es sich um die schwere Form des angeborenen Faktor-XIII-Mangels handelt, hat sich eine vorbeugende Dauerbehandlung bewährt, die bei der langen Halbwertszeit des Faktors XIII nur alle 4–6 Wochen einmal erfolgen muss [18], [13].
- Die **Überwachung** kann nur mittels Direktbestimmung der Faktor-XIII-Aktivität erfolgen (s. S. 481 ff.).

34.12 Frischplasma

Übersichtsliteratur
Querschnitts-Leitlinien der Bundesärztekammer 2009 [40]

Charakterisierung des Frischplasmas

Mit „Frischplasma" (GFP = gefrorenes Frischplasma, FFP = Fresh Frozen Plasma) werden nicht aktivierte Faktoren des Gerinnungs- und Fibrinolysesystems und ihre physiologischen Inhibitoren in physiologischer Konzentration zugeführt. Die meisten sog. „Frischplasmen" sind tiefgefroren. Es gibt ein kommerziell erhältliches, lyophilisiertes Plasma.

Qualitätsstandards

- Das Frischplasma kann in tiefgefrorener Form sowohl vom Einzelspender als auch aus einem Plasmapool stammen.
- Es sollte zum bestmöglichen Gehalt an Faktoren und Inhibitoren innerhalb von 6–8 h nach der Entnahme schockgefroren werden.

- Es sollte möglichst frei von Blutzellen sein.
- Das GFP vom Einzelspender, sofern es nicht einem Herstellungsschritt zur Virusinaktivierung unterzogen wurde, muss 6 Monate quarantänegelagert werden, bis nach einer erneuten Testung des Spenders auf Infektionsmarker mit negativem Ergebnis. Das Poolplasma unterliegt virusinaktivierenden Maßnahmen. Es gibt auch durch Methylenblau inaktiviertes GFP.
- Eine Besonderheit des in Deutschland verfügbaren SD-Poolplasmas ist der sehr niedrige Gehalt an hochmolekularen Multimeren des von-Willebrand-Faktors, aber auch an Protein S [23].
- Die Einzelspenderplasmen können Schwankungen der Hämostasekomponenten zwischen 60 und 140% aufweisen.

Unerwünschte Wirkungen des Frischplasmas

- Da meist große Volumina zum Erreichen wirksamer Spiegel von Gerinnungsfaktoren und Inhibitoren erforderlich sind, besteht vor allem die Gefahr der Volumenüberladung.
- Die transfusionsassoziierte Lungenschädigung (TRALI) ist eine potenziell bedrohliche Nebenwirkung. Eine häufige Ursache sind Antikörper gegen HLA oder humane Neutrophilen-Antigene (HNA-3a) im Blutprodukt [25].
- Allergische Reaktionen können auftreten. Patienten mit angeborenem IgA-Mangel sollten kein GFP erhalten, da es zu allergischen Immunreaktionen kommen kann.
- Bei AB0-inkompatibler Plasmainfusion sind hämolytische Reaktionen möglich.
- Prinzipiell sind Hemmkörperbildungen gegen einzelne Gerinnungsfaktoren möglich (z.B. gegen Faktor V nach chirurgischen Eingriffen, s. Kap. D27.3).
- Es besteht theoretisch ein Restrisiko hinsichtlich der Übertragung von Virusinfektionen.

Indikationen zur Gabe von Frischplasma

Die Gabe von Frischplasma ist indiziert:
- zur Behandlung oder Verhütung von Blutungen in denjenigen Fällen, in denen kein Faktorenkonzentrat verfügbar ist:
  – angeborener oder erworbener überwiegender Faktor-V-Mangel
  – angeborener Faktor-XI-Mangel
  – angeborener oder erworbener, schwerer Plasmininhibitor-Mangel

- zur Notfallbehandlung bei bedrohlicher Blutungsneigung und dringendem Verdacht auf eine Gerinnungsstörung als Ursache, die nicht genügend schnell abgeklärt werden kann
- zur Substitutionstherapie bei komplexen Gerinnungsstörungen, z.B. bei Leberzirrhose oder bei Dilutionskoagulopathien, bei denen prokoagulatorische und inhibitorische Komponenten meist in gleichem Ausmaß vermindert sind
- zum Plasmaaustausch bei der thrombotisch-thrombozytopenischen Purpura (TTP) (beachte den hierfür günstigen geringen Gehalt an funktionsfähigen, großen von-Willebrand-Faktor-Multimeren)
- zum Plasmaaustausch zur Elimination von Hemmkörpern der Gerinnung, sofern die dafür erforderlichen besonderen Bedingungen gegeben sind (Behandlung, zumindest Beratung durch Spezialisten erforderlich)
- ggf. bei der Heparin-induzierten Thrombozytopenie, wenn heparinhaltige Faktorenkonzentrate nicht eingesetzt werden können.

Kriterien für die Therapie mit Frischplasma

- Die Indikationen sollten sehr streng berücksichtigt werden.
- Es ist zu beachten, dass durch die wegen der Gefahr der Volumenüberlastung beschränkte maximal mögliche Einzeldosis selten wirksame Faktorenspiegel erreicht werden.
- Ausnahmen sind die Faktoren V und XI, bei denen eine wirksame Hämostase bereits mit geringeren Wirkspiegeln erreicht werden kann als z.B. beim Faktor VIII.

Dosierungsempfehlungen

> Als Faustregel gilt: 1 ml Plasma pro kg KG erhöht die Spiegel der Gerinnungsfaktoren und -inhibitoren um 1 IE/dl bzw. 1% (bei fehlender Umsatzsteigerung) und um 0,5–1 IE/dl bzw. 0,5–1% bei Umsatzsteigerung [40].

Um wirksame Aktivitäten von Gerinnungsfaktoren zu erreichen, sind deshalb meist große Volumina erforderlich. Empfohlen werden mindestens 15 ml/kg mit einer Infusionsgeschwindigkeit von 30–50 ml/min [40]. Niedrige Einzeldosen unter 600 ml (2–3 Einheiten) sind in praktisch allen Indikationen unzureichend und sollten deshalb nicht erfolgen.

Bei Patienten mit eingeschränkter Nierenfunktion, schweren Lebererkrankungen oder kardiorespiratorischer Insuffizienz ist die transfundierbare Plasmadosis limitiert. In diesen Fällen sowie immer dann, wenn eine GFP-Therapie nicht ausreicht, sollte die Substitution von Faktorenkonzentraten erwogen werden.

Überwachung der Therapie mit Frischplasma

Die Bestimmung der jeweiligen Einzelfaktoren ist je nach Indikation der Substitutionstherapie erforderlich.

Literatur

[1] Bark CJ, Orloff MJ. The partial thromboplastin time and factor VIII therapy. Am J Clin Path 1972; 57: 478–481
[2] Barthels M. Clinical efficacy of prothrombin complex concentrates and recombinant factor VIIa in the treatment of bleedings episodes in patients with FVIII and IX inhibitors. Thromb Res 1999; 95 (4 Suppl 1): S31–S38
[3] Bauer KA, Rosenberg RD. Congenital antithrombin III deficiency: Insights into the pathogenesis of the hypercoagulable state and its management using markers of hemostatic system activation. Am J Med 1989; 87 (Suppl 3B): 39S–43S
[4] Berntorp E, Björkman S, Carsson M et al. Biochemical and in vivo properties of high purity factor IX concentrates. Thromb Haemost 1993; 70: 768–773
[5] Björkman S, Blanchette VS, Fischer K et al. Comparative pharmacokinetics of plasma- and albumin-free recombinant factor VIII in children and adults: the influence of blood sampling schedule on observed age-related differences and implications for dose tailoring. J Thromb Haemost 2010; 8: 730–736
[6] Blood safety in the European community: An initiative for optimal use. Schramm W, ed. European Commission Agreement Soc 98 201622 05F04, 1999
[7] Blümel J, Burger R, Drosten C et al. Stellungnahmen des Arbeitskreises Blut des Bundesministeriums für Gesundheit: Parvovirus B19. Bundesgesundheitsbl 2010; 53: 944–956
[8] Bornikova L, Peyvandi F, Allen G et al. Fibrinogen replacement therapy for congenital fibrinogen deficiency. J Thromb Haemost 2011; 9: 1687–1704
[9] Collins PW, Blanchette VS et al. Break-through bleeding in relation to predicted factor VIII levels in patients receiving prophylactic treatment for severe hemophilia A. J Thromb Haemost 2009; 7: 413–420
[10] Collins PW, Bjorkman S, Fischer K et al. Factor VIII requirement to maintain a target plasma level in the prophylactic treatment of severe hemophilia A: influences of variance in pharmacokinetics and treatment regimens. J Thromb Haemost 2010; 8: 269–275
[11] Croom KF, McCormack PL. Recombinant factor VIIa (eptacog alfa): a review of its use in congenital hemophilia with inhibitors, acquired hemophilia, and other congenital bleeding disorders. BioDrugs 2008; 22: 121–136
[12] Dobrkovska A, Krzensk U et al. Pharmacokinetics, efficacy and safety of Humate-P in von Willebrand disease. Haemophilia 1998; 4 Suppl 3: 33–39
[13] Dreyfus M, Masterson M, David M et al. Replacement therapy with a moncolonal antibody purified protein C concentrate in newborns with severe congenital protein C deficiency. Semin Thromb Hemost 1995; 21: 371–381

[14] Dreyfus M, Barrois D, Borg JY et al. Successful long-term replacement therapy with FXIII concentrate (Fibrogammin((R)) P) for severe congenital factor XIII deficiency: a prospective multicentre study. J Thromb Haemost 2011; 9: 1264–1266
[15] Egbring R, Kröniger A, Seitz R. Factor XIII deficiency: pathogenetic mechanisms and clinical significance. Semin. Thromb Hemost. 1996; 22: 419–425
[16] European Medicines Agency: Guideline on the clinical investigation of recombinant and human plasma-derived factor VIII products. EMA/CHMP/BPWP/144533/2009; www.ema.europa.eu/docs/en_GB/document_library/Scientific_guideline/2011/08/WC500109692.pdf
[17] Fressinaud E, Veyradier A, Truchaud F et al. Screening for von Willebrand disease with a new analyzer using high shear stress. Blood 1998; 91: 1325–1331
[18] Greenberg CS, Sane DS, Lai TS. Factor XIII and fibrin stabilization. In: Colman RW, Marder VJ, Clowes AW, George JN, Goldhaber SZ, eds. Hemostasis and Thrombosis. Basic Principles and Clinical Practice. 5th ed. Philadelphia: Lippincott, Williams & Wilkins; 2006: 317–334
[19] Grundmann C, Plesker R, Kusch M et al. Prothrombin overload causes thromboembolic complications in prothrombin complex concentrates: In vitro and in vivo evidence. Thromb Haemost 2005; 94: 1338–1339
[20] Hedner U. Factor VIIa in the treatment of haemophilia. Review paper. Blood Coag Fibrinolysis 1990; 1: 307–317
[21] Hellstern P, Moberg U, Ekblad M et al. In vitro characterization of antithrombin III concentrates-a single-blind study. Haemostasis 1995; 25: 193–201
[22] Hellstern P, Halbmayer WM, Köhler M et al. Prothrombin complex concentrates: Indications, contraindications, and risks: a task force summary. Thromb Res 1999; 95 (4 Suppl 1): S3–S6
[23] Hellstern P. Solvent/detergent-treated plasma: composition, efficacy and safety. Corr Opin Hematol 2004; 11; 346–350
[24] Iorio A, Halimeh S, Holzhauer N et al. Rate of inhibitor development in previously untreated hemophilia A patients treated with plasma-derived or recombinant factor VIII concentrates: a systematic review. J Thromb Haemost 2010; 8: 1256–1265
[25] Keller-Stanislawski B, Reil A, Günay S et al. Frequency and severity of transfusion-related acute lung injury – German haemovigilance data (2006–2007). Vox Sang 2010; 98: 70–77
[26] Kenet G, Walden R et al. Treatment of traumatic bleeding with recombinant factor VIIa. Lancet 1999; 354(9193): 1879
[27] Köhler M. Thrombogenicity of prothrombin complex concentrates. Thromb Res 1999; 95 (4 Suppl 1): S13–S17
[28] Landbeck G, Kurme A. Regeln und Richtlinien zur Therapie der Hämophilie. Fortschr Med 1972; 90: 542–546
[29] Lee C. Recombinant clotting factors in the treatment of hemophilia. Thromb Haemost 1999; 82: 516–524
[30] Levi M, de Jonge E, van der Poll T et al. Disseminated intravascular coagulation. Thromb Haemost 1999a; 82: 695–705
[31] Levi M, ten Cate H. Disseminated intravascular coagulation. N Engl J Med 1999b; 341: 586–592
[32] Ljung RCR. Prophylactic infusion regimens in the management of hemophilia. Thromb Haemost 1999; 82: 525–530
[33] Manco-Johnson MJ, Abshire TC, Shapiro AD et al. Prophylaxis versus episodic treatment to prevent joint disease in boys with severe hemophilia. N Engl J Med 2007; 357: 535–544

[34] Manco-Johnson MJ, Dimichele D, Castaman G et al. Pharmacokinetics and safety of fibrinogen concentrate. J Thromb Haemost 2009; 7: 2064–2069
[35] Menache D, O'Malley JP et al. Evaluation of the safety, recovery, half-life, and clinical efficacy of antithrombin III (human) in patients with hereditary antithrombin III deficiency. Cooperative Study Group. Blood 1990; 75: 33–39
[36] Mitchell L, Andrew M, Hanna K et al. Trend to efficacy and safety using antithrombin concentrate in prevention of thrombosis in children receiving l-asparaginase for acute lymphoblastic leukemia. Results of the PARKAA study. Thromb Haemost 2003; 90: 235–244
[37] Ozier Y, Hunt BJ. Against: Fibrinogen concentrate for management of bleeding: against indiscriminate use. J Thromb Haemost 2011; 9: 6–8
[38] Peters M, Heijboer H. Treatment of a patient with Bernard-Soulier syndrome and recurrent nosebleeds with recombinant factor VIIa. Thromb Haemost 1998; 80: 773–778
[39] Puetz J, Darling G et al. Fresh frozen plasma and recombinant factor VIIa use in neonates. J Pediatr Hematol Oncol 2009; 31: 901–906
[40] Bundesärztekammer, Hrsg. Querschnitts-Leitlinien zur Therapie mit Blutkomponenten und Plasmaderivaten. 4. Aufl. Köln: Deutscher Ärzteverlag; 2009
[41] Rahe-Meyer N, Sorensen B. For: Fibrinogen concentrate for management of bleeding. J Thromb Haemost 2011; 9: 1–5
[42] Raut S, Hubbard A. International reference standards in coagulation. Biologicals 2010; 423–429
[43] Santagostino E, Mannucci PM et al. Transmission of parvovirus B19 by coagulation factor concentrates exposed to 100 degrees C heat after lyophilization. Transfusion 1997; 37: 517–522
[44] Schramm W. Konsensusempfehlungen zur Hämophiliebehandlung in Deutschland. Hämostaseologie 1994; 14: 81–83
[45] Schramm W, Scharrer I. Konsensusempfehlungen zur Hämophilie-Behandlung in Deutschland. Hämophilieblätter 2000; 34: 62–65
[46] Seitz R, Dodt J. Virus safety of prothrombin complex concentrates and factor IX concentrates. Thromb Res 1999; 95: (Suppl 1): S19–S23
[47] Strauss T, Lubetzky A, Ravid B et al. Recombinant factor concentrates may increase inhibitor development: a single centre cohort study. Haemophilia 2011; 17, 625–629
[48] Teitel JM. Recombinant factor VIIa versus aPCCs in haemophiliacs with inhibitors: treatment and cost considerations. Hemophilia 1999; 5: 43–49
[49] Tiede A, Tait RC et al. Antithrombin alfa in hereditary antithrombin deficient patients: A phase 3 study of prophylactic intravenous administration in high risk situations. Thromb Haemost 2008; 99: 616–622
[50] Tjonnfjord GE. Activated prothrombin complex concentrate (FEIBA) treatment during surgery in patients with inhibitors to FVIII/IX: the updated Norwegian experience. Haemophilia 2004; 10 (Suppl 2): 41–45
[51] Trobisch H, Wüst Th. Antithrombin. In: Bundesärztekammer, Hrsg. Leitlinien zur Therapie mit Blutkomponenten und Plasmadrivaten. 3. Aufl. Köln: Deutscher Ärzteverlag; 2003: 157–170
[52] Warren BL, Eid A, Singer P et al. High dose antithrombin III in severe sepsis. JAMA 2001; 286: 1869–1878

35 Desmopressin (DDAVP)

M. Barthels, A. Tiede

Übersichtsliteratur
Mannucci 1997 [9], Koscielny 2010 [6], Kessler und Mariani 2006 [4], Sadler und Blinder 2006 [14]

Desmopressin ist ein synthetischer Abkömmling des antidiuretischen Hypophysenhormons Vasopressin. 1977 beschrieben erstmals Mannucci et al. [8] und im selben Jahr auch Theiss und Sauer [15] die hämostyptische Wirkung nach i.v. Infusion von Desmopressin bei Patienten mit milder Hämophilie A und von-Willebrand-Syndrom Typ 1. Kobayashi [5] beschrieb diesen Effekt 1979 auch nach intranasaler Applikation.

Desmopressin wird zur Behandlung von milden Blutungen oder kleinen operativen Eingriffen eingesetzt.

35.1 Pharmakologie

Die intravenöse oder intranasale Gabe von Desmopressin (1-Desamino-8-D Arginin-Vasopressin, DDAVP) führt zu einer Freisetzung von körpereigenem Faktor VIII, von-Willebrand-Faktor (VWF) und von Gewebeplasminogenaktivator (t-PA), sodass deren Spiegel unmittelbar nach der Gabe im Blut ansteigen. Desmopressin ist ein synthetisches Vasopressin-Analogon, das auch an dessen endothelialen Rezeptor V2R bindet und zur Exozytose von Weibel-Palade-Körpern führt [3]. Es wirkt auch vasodilatatorisch und antidiuretisch. Hämostyptische Effekte über die VWF-Freisetzung hinaus werden vermutet, sind aber letztlich noch ungeklärt. Auch der Mechanismus der VWF-Freisetzung selbst ist ebenfalls noch nicht eindeutig geklärt [7].

Die maximalen VWF-Plasmaspiegel nach intravenöser Gabe werden nach 30–60 min erreicht. Nach intranasaler Gabe verzögert sich die Spannbreite um ca. 30 min. Dieser charakteristische Anstieg tritt allerdings nur bei Patienten ein, die noch zumindest teilweise funktionellen Faktor VIII und von-Willebrand-Faktor bilden können, d. h. bei:
- Patienten mit milder Hämophilie A, weniger bei mittelschwerer und nicht bei schwerer Hämophilie A
- von-Willebrand-Syndrom Typ 1

- von-Willebrand-Syndrom Typ 2. Hierbei kommt es allerdings zu einem Anstieg des defekten von-Willebrand-Faktor-Moleküls, sodass die Wirksamkeit u. U. beeinträchtigt ist.
- Beim erworbenen von-Willebrand-Syndrom, zumeist auf dem Boden einer MGUS (monoklonale Gammopathie unklarer Signifikanz) oder maligner Lymphome kam es nach Einsatz von Desmopressin in 32 % von 119 Fällen zu einer Normalisierung von Faktor VIII/VWF und Blutungsstillstand [1].

In Abhängigkeit von der Grunderkrankung kann die Halbwertszeit des freigesetzten VWF und Faktor VIII sehr kurz sein. Bei einem beträchtlichen Teil der Patienten mit VWS Typ 1 und (weniger) Typ 2 beruht der VWF-Mangel auf einer verkürzten Halbwertszeit. Ebenso sind die meisten Formen von erworbenem von-Willebrand-Syndrom durch eine verkürzte Halbwertszeit des VWF gekennzeichnet. Dementsprechend verkürzt ist der Desmopressin-Effekt.

Wegen der gleichzeitigen Freisetzung von t-PA wurde zunächst zur DDAVP-Therapie ein Antifibrinolytikum gegeben, was sich jedoch später als nicht erforderlich erwies. Antifibrinolytika scheinen jedoch additive Effekte zur Faktor-VIII-Therapie bei Hämophilie zu haben [2], sodass eine Kombination sinnvoll sein kann.

Auch bei milden Thrombozytenfunktionsstörungen wird Desmopressin eingesetzt. Es ist nicht geklärt, ob der Effekt hier allein auf der Stärkung der primären Hämostase durch VWF-Freisetzung beruht, oder ob weitere Mechanismen wirksam sind. Bei GP-IIb/IIIa-Defekten, sei es der angeborene Morbus Glanzmann oder erworbene Defekte (medikamentös), hat sich Desmopressin als weniger wirksam bis unwirksam erwiesen (Übersichten vgl. [11], [6], bei letzterem auch Details).

Zum unspezifischen Einsatz von DDAVP in zahlreichen klinischen Situationen vgl. Koscielny 2010 [6].

Der Vorteil der Desmopressin-Therapie ist die Einsparung von Faktorenkonzentraten und damit eine Reduzierung der Kosten.

35.2 Kontraindikationen und Nebenwirkungen

Nicht indiziert ist die Gabe von Desmopressin:
- beim von-Willebrand-Syndrom Typ 2B, da die gesteigerte Bindung des defekten von-Willebrand-Faktors an die Plättchen zu einer abnormen intravasalen Plättchenaggregation bis hin zur Thrombozytopenie führen kann!
- beim von-Willebrand-Syndrom Typ 3 und bei schwerer Hämophilie A, da Desmopressin hier nicht wirksam ist

- bei Hämophilie B
- beim von-Willebrand-Syndrom Typ 2N: Hier ist keine zuverlässige blutstillende Wirkung von Desmopressin zu erwarten, da der freigesetzte von-Willebrand-Faktor unverändert die Faktor-VIII-Bindungsstörung aufweist.
- Wegen der Gefahr der Hyponatriämie und zerebraler Krampfanfälle ist die Anwendung bei Kleinkindern (< 4 Jahren) nicht indiziert.

Nebenwirkungen der Therapie sind insbesondere Wasserretention, Hyponatriämie, Blutdruckanstieg oder -abfall, Gesichtsrötung und Kopfschmerzen. Wegen möglicher Abnahme der Osmolalität kann es in schweren Fällen zu Krämpfen kommen. Dies gilt besonders für Säuglinge, Kleinkinder und ältere Patienten. Desmopressin ist kontraindiziert bei Patienten mit Polydipsie, Herzinsuffizienz und anderen Erkrankungen, die Diuretika erfordern, sowie Hyponatriämie und Niereninsuffizienz.

Die Querschnitts-Leitlinien der Bundesärztekammer 2009 [10] geben daher vor, dass die meisten Kinder mit milder Hämophilie A oder von-Willebrand-Syndrom Typ I ab dem 4. Lebensjahr – abgesehen von größeren Blutungen oder größeren operativen Eingriffen – mit DDAVP in einer Dosis von 0,3 µg/kg KG oder als Nasenspray (Dosierung s. Fachinformation) behandelt werden können.

35.3 Anwendung von Desmopressin

Nach der ersten i.v. Infusion von Desmopressin (0,3–0,4 µg/kg KG) innerhalb von 30 min steigen Faktor VIII und von-Willebrand-Faktor im Blut vorübergehend in der Regel um ca. das 3- bis 4-Fache des Ausgangswertes an [8]. Dieser Anstieg ist umso stärker, je höher die individuelle Restaktivität ist. Die Desmopressin-Infusion muss in ca. 12- bis 24-stündigem Abstand wiederholt werden. Abb. 35.1 zeigt, dass dann bei wiederholten Desmopressin-Infusionen der Wiederanstieg des Faktors VIII zunehmend geringer wird, sodass im Falle von erforderlichen langfristig hohen Faktor-VIII- oder von-Willebrand-Faktor-Spiegeln ggf. zusätzlich Faktor-VIII-Konzentrate gegeben werden müssten.

Situationsabhängig kann der Infusionsabstand 24 h betragen, wodurch die „Recovery« verbessert werden kann. Andererseits fallen die Faktoren zwischenzeitlich stärker ab als bei 12-stündigem Abstand, sodass intermittierende Blutungen und gelegentlich nach eigenen Beobachtungen eine verzögerte Wundheilung auftreten können [15].

Indikationen für die Desmopressin-Therapie sind bei den o.g. Patientenkollektiven:
- kleinere, überschaubare operative Eingriffe

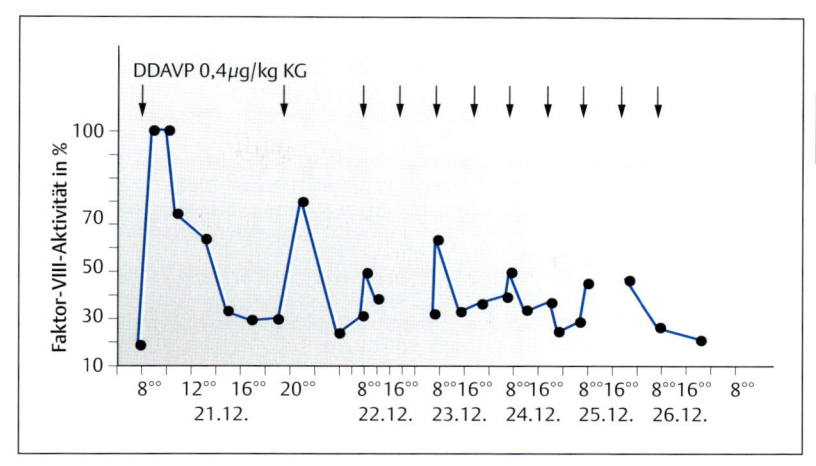

Abb. 35.1 Verhalten der Faktor-VIII-Aktivität nach wiederholten Gaben von Desmopressin i.v. bei einem Patienten mit milder Hämophilie A.

- kleinere, möglichst gut stillbare oder komprimierbare Blutungen
- kurzfristige Behandlung von Menorrhagien und anderen ambulant beherrschbaren Blutungen

Es empfiehlt sich, vor dem ersten Einsatz von Desmopressin die individuelle Ansprechbarkeit zu ermitteln, die für den einzelnen Patienten relativ konstant zu sein scheint [13], zumal es anscheinend ein genetisch bedingtes Nichtansprechen gibt [12]. Dabei sollte nicht nur der Spitzenspiegel, sondern auch ein weiterer Wert nach 3–4 Stunden ermittelt werden, um die Halbwertszeit des Effekts abschätzen zu können.

Literatur

[1] Federici AB, Rand JH, Bucciarelli P et al. Scientific and Standardization Committee Coummnication. Acquired von Willebrand syndrome: Data from an International Registry. Thromb Haemost 2000; 84: 345–349
[2] Hvas AM, Sørensen HT, Norengaard L et al. Tranexamic acid combined with recombinant factor VIII increases clot resistance to accelerated fibrinolysis in severe hemophilia A. J Thromb Haemost 2007; 5: 2408–2414
[3] Kaufmann JE, Vischer UM. Cellular mechanisms of the hemostatic effects of desmopressin (DDAVP). J Thromb Haemost 2003; 1: 682–689
[4] Kessler M, Mariani G. Clinical manifestations and therapy in hemophilia A. In: Colman RW, Marder VJ, Clowes AW, George JN, Goldhaber SZ, eds. Hemostasis and

Thrombosis. Basic Principles and Clinical Practice. 5th ed. Philadelphia: Lippincott, Williams & Wilkins; 2006: 887–904
[5] Kobayashi I. Treatment of hemophilia A and von Willebrand's disease in patients with an intranasal dripping of DDAVP. Thromb Res 1979; 16: 775–779
[6] Koscielny J. DDAVP. In: Pötzsch B, Madlener K, Hrsg.: Hämostaseologie, 2. Aufl. Heidelberg: Springer; 2010: 698–703
[7] Lamont PA, Ragni MV. Lack of desmopressin (DDAVP) response in men with hemophilia A following liver transplantation. J Thromb Haemost 2005; 3: 2259–2263
[8] Mannucci PM, Ruggeri ZM, Pareti FI et al. 1-Deamino-8-D-arginine-vasopressin: a new pharmacological approach to the management of hemophilia and von Willebrand's disease. Lancet 1977; 1: 869–872
[9] Mannucci PM. Desmopressin (DDAVP) in the treatment of bleeding disorders: the first 20 years. Blood. 1997; 90: 2515–2521
[10] Bundesärztekammer, Hrsg. Querschnitts-Leitlinien zur Therapie mit Blutkomponenten und Plasmaderivaten. 4. Aufl. Köln: Deutscher Ärzteverlag; 2009: 121
[11] Rao AK. Hereditary disorders of platelet secretion and signal transduction. In: Colman RW, Marder VJ, Clowes AW, George JN, Goldhaber SZ, eds. Hemostasis and Thrombosis. Basic Principles and Clinical Practice. 5th ed. Philadelphia: Lippincott, Williams & Wilkins; 2006: 961–974
[12] Riccardi F, Rivolta GF et al. Characterization of a novel mutation in the F8 promoter region associated with mild hemophilia A and resistance to DDAVP therapy. J Thromb Haemost 2009; 7: 1234–1235
[13] Rodeghiero F, Castaman G et al. Consistency of responses to repeated DDAVP infusions in patients with von Willebrand's disease and hemophilia A. Blood 1989; 74: 1997–2000
[14] Sadler JE, Blinder M. Von Willebrand disease: Diagnosis, classification, and treatment. In: Colman RW, Marder VJ, Clowes AW, George JN, Goldhaber SZ, eds. Hemostasis and Thrombosis. Basic Principles and Clinical Practice. 5th ed. Philadelphia: Lippincott, Williams & Wilkins; 2006: 905–922
[15] Theiss W, Sauer E. Alternative zur Substitutionsbehandlung bei leichter Hämophilie A und von-Willebrand-Jürgens-Syndrom. Dtsch Med Wschr 1977; 102: 1769–1772

36 Antikoagulanzien

S. Alban

36.1 Allgemeines zu Antikoagulanzien

■ Klinische Bedeutung und Einteilung

Antikoagulanzien werden zur Prophylaxe und Therapie arterieller und venöser thromboembolischer Erkrankungen (TE) eingesetzt. Hinsichtlich der Anwendung ist zwischen den parenteralen und den oralen Antikoagulanzien zu differenzieren (Tab. 36.1):

Tab. 36.1 Übersicht über die in Deutschland zugelassenen Antikoagulanzien

Arzneistoff	Target: Faktor Xa	Target: Thrombin
parenterale Antikoagulanzien		
unfraktioniertes Heparin (UFH)	u. a. AT-vermittelte Hemmung	u. a. AT-vermittelte Hemmung
niedermolekulare Heparine (NMH) (6 verschiedene Präparate)	u. a. AT-vermittelte Hemmung	u. a. AT-vermittelte Hemmung
Danaparoid (Orgaran)	u. a. AT-vermittelte Hemmung	u. a. HCII-vermittelte Hemmung
Fondaparinux (Arixtra)	AT-vermittelte Hemmung	–
Lepirudin (Refludan)	direkte Hemmung	–
Bivalirudin (Angiox)	direkte Hemmung	–
Argatroban (Argatra)	direkte Hemmung	–
orale Antikaogulanzien		
Phenprocoumon (Marcumar)*	Hemmung der Bildung	Hemmung der Bildung
Warfarin (Coumadin)*	Hemmung der Bildung	Hemmung der Bildung
Dabigatranetexilat (Pradaxa)	–	direkte Hemmung
Rivaroxaban (Xarelto)	direkte Hemmung	–
Apixaban (Eliquis)	direkte Hemmung	–

AT = Antithrombin; HC II = Heparinkofaktor II
* neben den Originalpräparaten gibt es diverse Generika

- **parenterale Antikoagulanzien:** Sie umfassen unfraktioniertes Heparin (UFH), verschiedene niedermolekulare Heparine (NMH), Fondaparinux sowie für Nischenindikationen Danaparoid und 3 direkte Thrombininhibitoren (DTI): Lepirudin, Bivalirudin und Argatroban. Sie werden vorwiegend kurz- und mittelfristig eingesetzt.
- **orale Antikoagulanzien:** Sie beschränkten sich bis 2008 auf die Vitamin-K-Antagonisten (VKA) (Phenprocoumon, Warfarin, Acenocoumarol) und dienen der langfristigen Anwendung. Obwohl die 3 neuen oralen Antikoagulanzien, der DTI Dabigatranetexilat und die 2 direkten Faktor-Xa-Inhibitoren (DXI) Rivaroxaban und Apixaban zunächst für eine klassische Heparinindikation zugelassen wurden, fokussiert man primär auf die Anwendungsgebiete der VKA.

Alle Antikoagulanzien wirken prinzipiell antithrombotisch, indem sie auf verschiedene Weise die Wirkung von **Thrombin,** dem Schlüsselenzym der Gerinnung, und/oder von **Faktor Xa,** der Prothrombin zu Thrombin aktiviert, unterbinden (s. Kap. B4).

Die **VKA** nehmen eine Sonderstellung ein, indem sie durch den Eingriff in die Biosynthese einiger Gerinnungsfaktoren u.a. zu nicht aktivierbarem Faktor X und Prothrombin führen; sie wirken daher indirekt und verzögert gerinnungshemmend. Auch die aus Glykosaminoglykanen bestehenden **Heparine und Danaparoid** unterscheiden sich von den anderen Antikoagulanzien, denn sie hemmen nicht nur Thrombin und Faktor Xa, sondern verfügen noch über weitere Wirkmechanismen (multivalente Biomodulatoren).

■ Allgemein zu beachtende Aspekte

Blutungskomplikationen

Alle Antikoagulanzien erhöhen grundsätzlich das Blutungsrisiko. Aufgrund ihrer gerinnungshemmenden Wirkung reduzieren sie nicht nur die pathologische Thrombusbildung, sondern können auch den physiologischen Verschluss eines verletzten Blutgefäßes verhindern. Die Bandbreite an Blutungskomplikationen reicht von banalen Hämatomen oder Nasenbluten über gastrointestinale Blutungen bis hin zu intrakraniellen oder fatalen Blutungen.

Prinzipiell induzieren Antikoagulanzien per se keine Blutungen, sondern sind nur einer von zahlreichen Faktoren, die das Blutungsrisiko erhöhen. Wie häufig Blutungen in der klinischen Praxis unter einem bestimmten Antikoagulans auftreten, lässt sich nur schwer aus berichteten Blutungsraten ableiten, da diese von einer Vielzahl an Parametern beeinflusst werden [12], [177].

Einflussparameter auf publizierte Blutungsraten unter Antikoagulanzien:
- Definition der Blutungen und ihres Schweregrads, individuelle Beurteilung durch den Arzt
- Indikation (erhöhtes Blutungsrisiko z. B. postoperativ oder bei Patienten mit akutem Koronarsyndrom)
- Dosierung und Dauer der Antikoagulation:
  - höhere Blutungsraten bei therapeutischer als bei prophylaktischer Dosierung
  - steigende Blutungrate mit der Dauer der Anwendung
  - Qualität des Routinemonitorings und der Dosisadjustierung (v. a. bei VKA) u. a.
- Studiendesign:
  - eher niedrigere Blutungsraten in prospektiven, randomisierten, kontrollierten Studien als in Anwendungsbeoabchtungen
  - Zeitfenster für das Erfassen von Blutungen (peri- oder postoperativ beginnend, Dauer)
  - Ausschlusskriterien u. a.
- Patientenkollektiv:
  - mit dem Alter steigendes Blutungsrisiko
  - Komedikation, die das Blutungsrisiko beeinflusst
  - individuell erhöhtes Blutungsrisiko u. a. (s. folgendes Kap. Kontraindikationen).

Kontraindikationen

Den jeweiligen Fachinformationen zufolge sind alle Antikoagulanzien kontraindiziert bei Blutungen, einem erhöhten Blutungsrisiko und bei besonderer Gefährung durch Blutungen, da sie selbst das Blutungsrisiko erhöhen.

Hieraus ergibt sich ein Dilemma, denn im klinischen Alltag sind Antikoagulanzien häufig bei Patienten indiziert, die aufgrund dieser allgemeinen Kontraindikation eigentlich nicht medikamentös antikoaguliert werden dürften. In diesen Fällen ist stets individuell die Gefahr einer Blutung gegen den erwarteten klinischen Nutzen einer medikamentösen Antikoagulation abzuwägen.

In den Fachinformationen vieler Antikoagulanzien werden Kontraindikationen, die im Zusammenhang mit dem Blutungsrisiko stehen, weiter spezifiziert (s. u.). Aber auch wenn solche Erkrankungen bzw. Situationen nicht explizit als Kontraindikationen erwähnt sind, verlangen sie stets besondere Vorsicht.

Als weitere Gegenanzeige wird ferner wie bei den meisten Arzneimitteln Überempfindlichkeit gegen den Arzneistoff oder andere Bestandteile des

Arzneimittels (z. B. Lactose, Konservierungsmittel) in den Fachinformationen aufgeführt.

> **Typische in den Fachinformationen genannte Kontraindikationen der Antikoagulanzien**
> - Erkrankungen, die mit einer hämorrhagischen Diathese einhergehen, z. B.:
>   - Thrombozytopenien, Koagulopathien
>   - schwere Leber-, Nieren- oder Bauchspeicheldrüsenerkrankungen
> - Erkrankungen, bei denen der Verdacht einer Läsion des Gefäßsystems besteht, z. B.:
>   - Ulzera im Magen- und/oder Darmbereich
>   - Hirnblutung, Traumata oder chirurgische Eingriffe am Zentralnervensystem, Hirnarterienaneurysma
>   - Augenoperationen, Retinopathien, Glaskörperblutungen
>   - Hypertonie (> 105 mmHg diastolisch), infektiöse Endokarditis
> - Organläsionen, die mit Blutungsneigung einhergehen (Operationen, Traumata)
> - Abortus imminens
> - Spinalanästhesie, Periduralanästhesie, Lumbalpunktion
> - intramuskuläre Injektionen.

Interaktionen

Je nach Antikoagulans werden die Wirksamkeit und Sicherheit mehr oder weniger durch gleichzeitig verabreichte Arzneimitteln beeinträchtigt. Extrem ausgeprägt und wegen der engen therapeutischen Breite relevant sind derartige Interaktionen bei den VKA (s. Kap. E36.5, Interaktionen, S. 978). Es gibt sowohl Arzneimittel, die ihre antithrombotische Wirksamkeit abschwächen, als auch solche, die sie verstärken und damit gleichzeitig das Blutungsrisiko erhöhen.

Hinsichtlich des Mechanismus unterscheidet man allgemein 2 Kategorien von Wechselwirkungen zwischen Arzneimitteln:
- **pharmakodynamische Interaktionen:** Wirkungsverstärkung bzw. -abschwächung eines Arzneimittels durch ein anderes, das ähnlich bzw. entgegengesetzt wirkt oder in seinen Wirkmechanismus eingreift.
- **pharmakokinetische Interaktionen:** Erhöhung oder Verminderung der Arzneimittelexposition infolge der Beeinflussung seiner sog. **ADME-Parameter** (d. h. Absorption, Distribution, Metabolisierung, Elmination) durch ein anderes Arzneimittel.

Pharmakodynamische Interaktionen

Bei allen Antikoagulanzien kann die gleichzeitige Anwendung von Thrombozytenaggregationshemmern, Thrombolytika, anderen Antikoagulanzien oder Arzneimitteln mit entsprechenden Nebenwirkungen (!) das Blutungsrisiko erhöhen. Zu letzteren gehören z. B. nichtsteroidale Antirheumatika (NSAR) (inkl. COX-2-Hemmer bei Warfarin), selektive Serotonin-Wiederaufnahmehemmer, Dextrane, Zytostatika und hochdosiertes Penicillin.

> Zu beachten ist, dass man eine derartige Wirkungsverstärkung oft nicht in den für das Monitoring verwendeten Tests erkennt.

Pharmakokinetische Interaktionen

Diese Art von Wechselwirkungen ist ein bekanntes Problem der VKA-Therapie. Bei den neuen oralen Antikoagulanzien sind klinisch relevante pharmakokinetische Interaktionen zwar seltener (u. a. wegen ihrer größeren therapeutischen Breite), aber dennoch wie bei den meisten oral eingenommenen Arzneimitteln zu beachten. Denn der Körper verfügt über einige allgemeine Strategien, sich oral aufgenommener, potenziell schädlicher Fremdstoffe zu entledigen. Dazu zählen insbesondere **Transporterproteine** (v. a. P-Glykoprotein) auf der Ebene der Resorption und Ausscheidung („Rausschmeißer"-Funktion) sowie die **Cytochrom-P450-Enzyme** im Rahmen der Metabolisierung.

Derartige Interaktionen kommen bei den parenteralen Antikoagulanzien, die körpereigenen Substanzen ähnlich sind, nicht vor. Keinerlei pharmakokinetische Interaktionen gibt es bei Fondaparinux.

36.2 Heparine

Übersichtsliteratur
Alban 2008 [16], Alban 2008 [17], Alban (2012) [12], Hirsh et al. 2004 [96], Hirsh et al. 2008 [95], Lever (2012) [124]

■ Unfraktioniertes Heparin

Klinische Bedeutung

Unfraktioniertes Heparin (UFH, syn. Heparin, Standardheparin, Heparin-Natrium bzw. Heparin-Calcium; ATC-Code: B01AB01) wird seit über 70 Jahren klinisch zur parenteralen Antikoagulation eingesetzt und war bis zur vollen

Etablierung der NMH Mittel der Wahl in der kurz- und mittelfristigen Thromboembolieprophylaxe und -therapie. Inzwischen gibt es auf dem deutschen Arzneimittelmarkt nur noch 3 verschiedene Heparin-Natrium-Präparate und 1 Heparin-Calcium-Präparat, die jeweils in verschiedenen Dosierungen (Volumen und Konzentration) und Darreichungsformen angeboten werden (Rote Liste 2012).

Die Angaben zum Anwendungsgebiet von UFH sind relativ unspezifisch; sie können sozusagen universell eingesetzt werden:
- zur Prophylaxe von thromboembolischen Erkrankungen (TE)
- im Rahmen der Therapie von venösen und arteriellen TE (einschließlich der Frühbehandlung des Herzinfarkts sowie der instabilen Angina pectoris)
- zur Antikoagulation bei Behandlung oder Operation mit extrakorporalem Kreislauf (z. B. Herz-Lungen-Maschine, Hämodialyse).

> Im Gegensatz zu den NMH und neueren Antikoagulanzien sind die UFH-Präparate als „Alt-Arzneimittel" nicht auf der Basis prospektiver klinischer Studien zur Wirksamkeit und Sicherheit bei einer bestimmten Indikation zugelassen (auch nicht für das „Bridging"!).

Die Vorzüge der NMH haben dazu geführt, dass UFH nur noch einen Anteil von knapp 20% der in Deutschland applizierten Heparindosen ausmacht, wobei seine Anwendung zu etwa 90% im Krankenhaus stattfindet. Den aktuellen Leitlinien zur VTE-Prophylaxe und -Therapie [26], [25] zufolge sollen NMH oder Fondaparinux statt UFH eingesetzt werden. Auch in der Hämo- und Peritonealdialyse werden neben UFH vermehrt NMH angewendet.

Die größte Bedeutung hat UFH daher heute als Antikoagulans in der Kardiologie, Kardiochirurgie und Intensivmedizin. Es wird nach wie vor routinemäßig neben Plättchenaggregationshemmern in der frühen, nichtinvasiven Behandlung des akuten Koronarsyndroms (ACS) eingesetzt, ferner bei perkutanen koronaren Interventionen (PCI), im Rahmen von Bypass-Operation und in der Lysetherapie des akuten ST-Hebungs-Infarkts (STEMI). Zu erwähnen ist, dass die aktuellen ESC-Leitlinien [219], [90] allerdings Enoxaparin, Fondaparinux bzw. Bivalirudin je nach Differenzialdiagnose des ACS als gleichwertige oder gar bessere Alternative werten.

Beim Einsatz der Herz-Lungen-Maschine ist UFH das Mittel der Wahl und auch in der Intensivmedizin (einschließlich disseminierter intravsaler Gerinnung und Sepsis) dominiert bei Weitem die Thromboseprophylaxe mit UFH, wobei hier die kurze Halbwertszeit (HWZ) und die ggf. gute Antagonisierbarkeit als entscheidende Vorteile gesehen werden.

Arzneistoffcharakteristika und Pharmakodynamik
Das Glykosaminoglykangemisch Heparin

Heparin ist kein chemisch definierter Wirkstoff, sondern ein komplexes und zudem variabel zusammengesetztes Gemisch hochsulfatierter Glykosaminoglykane (GAG), das in menschlichen und tierischen Mastzellen vokommt.

> Das Heparin der in Europa und Nordamerika zugelassenen UFH-Päparate wird ausschließlich aus Schweinedarmmukosa isoliert.

Die Heparinmoleküle bestehen aus etwa 18 bis 100 Monosaccharid-Einheiten und haben eine relative Molekülmasse (M_r) zwischen 5.000 und 30.000 (mittlere M_r ~16.000). Mit einem Sulfatierungsgrad (Zahl der Sulfatgruppen pro Monosaccharid-Einheit) von 1,0–1,25 ist Heparin das Biomolekül mit der größten negativen Ladungsdichte. Im Prinzip sind die Ketten aus alternierenden Aminozuckern (D-Glucosamin und N-Acetyl-D-Glucosamin) und Uronsäuren (L-Iduronsäure- und D-Glucuronsäure) aufgebaut. Die einzelnen Bausteine sind jedoch unterschiedlich sulfatiert sind, sodass sich die einzelnen Heparinmoleküle nicht nur in ihrer Kettenlänge, sondern auch in ihrer Struktur unterscheiden.

„Antithrombin-Binding Site"

Von Bedeutung für die antikoagulatorische Wirkung ist eine definierte Pentasaccharidsequenz. Sie vermittelt die Bindung von Heparin an Antithrombin („AT-Binding Site"). Je nach Ausgangsmaterial, Extraktions- und Aufreinigungsverfahren sowie Charge kommt sie allerdings nur in 30–50 % der Moleküle einer Heparinpräparation vor [33]. Man bezeichnet diesen Anteil des UFH als „High-Affinity Material" (HAM) gegenüber dem „Low-Affinity Material" (LAM) ohne die „AT-Binding Site" (s. Abb. 36.2).

Internationale Einheiten

Je nach Ausgangsmaterial und Herstellungsweise differieren die verschiedenen UFH-Präparationen teilweise beträchtlich in ihrer strukturellen Zusammensetzung und folglich in ihren antikoagulatorischen und anderen pharmakologischen Eigenschaften [38], [183], [37], [10]. Außerdem sind bei diesen tierischen Extrakten Chargenvariabilitäten unvermeidbar. Um eine möglichst gleichbleibende antithrombotische Wirksamkeit zu gewährleisten, wird UFH daher nicht in Milligramm, sondern nach seinem In-vitro-Wirkwert quantifiziert. Für UFH hat man antikoagulatorische Internationale Einheiten (IE) definiert.

> Eine **Internationale Einheit (IE)** UFH entspricht der blutgerinnungshemmenden Aktivität einer von der WHO festgelegten Menge des Internationalen Standards (derzeit „6th International Standard for Unfractionated Heparin", NIBSC-Code: 07/328). Laut Definition (PhEur 7.7) muss UFH eine spezifische antikoagulatorische Aktivität von mindestens 180 IE/mg besitzen.

Antithrombin-vermittelte Faktor-Xa- und Thrombinhemmung

Die antikoagulatorische Aktivität von UFH ist vor allem seiner beschleunigenden Wirkung auf den endogenen Serinproteaseinhibitor Antithrombin (AT) und somit dem HAM zuzuschreiben. Die Bindung von Heparin an AT induziert eine Konformationsänderung im AT, wodurch dieses etwa 100- bis 1000-fach schneller mit seinen Substraten reagiert. Unmittelbar nach der Komplexbildung zwischen AT-Heparin und dem Enzym wird das Heparinmolekül wie ein Katalysator wieder freigesetzt und kann an ein anderes AT-Molekül binden.

In vitro katalysieren Heparine zwar die Inaktivierung einer Reihe von Gerinnungsenzymen (Kallikrein, Faktor XIIa, Faktor XIa, Faktor IXa, Faktor Xa, Thrombin), entscheidend für ihre antikoagulatorische Wirkung ist aber in erster Linie die Beschleunigung der Thrombin- und Faktor-Xa-Hemmung (aIIa- und aXa-Aktivität, Abb. 36.1).

Während für die Hemmung von Faktor Xa die alleinige Bindung des Heparinmoleküls an AT genügt, erfordert die Inhibierung von Thrombin die gleichzeitige Bindung an AT und Thrombin. Aus sterischen Gründen sind hierzu nur HAM-Heparinmoleküle in der Lage, die aus mindestens 18 Monosaccharid-Einheiten ($M_r \sim 5.400$) bestehen (Abb. 36.1).

Durch die Bildung der ternären Komplexe aus Heparin, AT und Thrombin werden AT und Thrombin optimal ausgerichtet und einander näher gebracht („Bridging"-Mechanismus). Daher wird die Thrombin-Inaktivierung durch Heparin um etwa Faktor 10 stärker beschleunigt als die Faktor-Xa-Inaktivierung [151]. Aus diesem Grund wird für die antikoagulatorische Aktivität eines Heparins im Wesentlichen seine Thrombinhemmung verantwortlich gemacht [35], [8].

Antithrombin-unabhängige Aktivitäten

Einen wichtigen Beitrag zur antithrombotischen Wirkung leisten aber auch die Heparinmoleküle, die nicht an Antithrombin binden. Es wurden zahlreiche AT-unabhängige antithrombotische Mechanismen identifiziert, wie beispielsweise die Beschleunigung des endogenen Thrombininhibitors **Heparinkofaktor II (HCII)** und die Freisetzung von **Tissue Factor Pathway Inhibitor**

36.2 Heparine

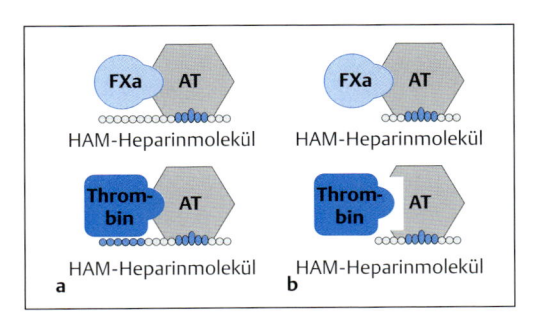

Abb. 36.1 Beschleunigung der Antithrombin-vermittelten Hemmung von Faktor Xa und Thrombin durch HAM-Heparinmoleküle a) ≥18 Monosaccharideinheiten und b) < 18 Monosaccharideinheiten.

(TFPI) vom Endothel sowie seine Verdrängung aus der Lipoproteinbindung im Plasma [203], [14], [4].

Multivalente Biomodulation

Zusätzlich zu ihrer antikoagulatorischen und antithrombotischen Wirkung verfügen die Heparine über ein breites Spektrum an weiteren biologischen Aktivitäten, die zu ihrer gesamttherapeutischen Wirksamkeit beitragen [16], [132]. Sie wirken z. B. antiinflammatorisch, komplementhemmend, antimetastatisch und antiangiogenetisch [16]. Dies erklärt sich aus ihrer **strukturellen Verwandtschaft mit Heparansulfat,** das im Körper eine Vielfalt an regulatorischen Funktionen besitzt, indem es mit einer großen Zahl von Biomolekülen (Enzyme, Enzyminhibitoren, Wachstumsfaktoren, Extrazelluläre-Matrix-Proteine, Zytokine, Adhäsionsmoleküle und Rezeptorproteine) interagiert [16]. Wegen ihrer strukturellen Ähnlichkeit zu Heparansulfat und ihrer **hohen Ladungsdichte** können Heparinmoleküle prinzipiell in all die Prozesse modulierend eingreifen, in die (patho-)physiologisch Heparansulfat involviert ist. Deshalb kann man Heparine auch als **„multivalente Biomodulatoren"** bezeichnen.

> Angesichts der komplexen Pharmakologie der Heparine spiegeln die ex vivo gemessenen Heparineffekte (aIIa- und aXa-Aktivität) nur einen Teileffekt wieder, was die limitierte Korrelation der Tests mit der Wirksamkeit und Sicherheit der wiederum Heparine erklärt.

Pharmakokinetik

Effektkinetik

Die Pharmakokinetik der Heparine ist bis heute nicht geklärt, denn es gibt keine analytisch-chemischen Methoden zum Nachweis der komplexen GAG im Blut.

Es sind lediglich Kinetiken ex vivo bestimmter pharmakodynamischer Effekte im Plasma bekannt (Effektkinetik): Die Angaben beziehen sich bei UFH überwiegend auf die Verlängerung der aPTT (aktivierte partielle Thromboplastinzeit), seltener auf die aXa-Aktivität oder andere Parameter. Es wird also primär lediglich die Kinetik des HAM erfasst. Nicht nur das LAM, sondern auch der an das Endothel gebundene und dort wirkende Anteil des UFH bleibt unberücksichtigt.

Resorption und Recovery

Als ausgesprochen hydrophile Polyanionen werden Heparine nicht aus dem Gastrointestinaltrakt resorbiert. Sie werden daher parenteral appliziert; prinzipiell möglich ist auch eine inhalative Aufnahme. UFH wird intravenös (i.v.) als Bolus oder Dauerinfusion oder subkutan (s.c.) injiziert.

Charakteristisch für die Anwendung von UFH sind:
- geringe Bioverfügbarkeit bzw. Recovery
- nichtlineare Dosis-Wirkungs-Beziehungen
- starke inter- und auch intraindividuelle Variabilität.

Nach s.c. Injektion von UFH wird werden maximale UFH-Plasmaspiegel nach 1,5–4 h erreicht. Die apparente Bioverfügbarkeit beträgt nur 10–30%. Vor allem das sog. **„Extra large Material"** (**XLM**) von UFH, d.h. die langen Ketten mit M_r > 10.000, bleibt aufgrund seiner zahlreichen Ladungen im Gewebe „hängen". Teilweise binden sie auch nach Resorption intravaskulär sofort ans Endothel, an Blutzellen und Plasmaproteine (u.a. Plättchenfaktor 4 [PF4], LDL und Akutphasenproteine wie histidinreiches Glykoprotein und Fibrinogen) [43].

Diese vielfältigen intravaskulären Bindungen reduzieren auch bei i.v. Gabe die Wiederfindung und folglich den messbaren antikoagulatorischen Effekt von UFH. Nach i.v. Injektion von radioaktiv markiertem UFH fand man 5 min später im Blut nur 60% der verabreichten Radioaktivität [113].

Ferner erklärt die ausgeprägte Bindungstendenz die nichtlinearen Dosis-Wirkungs-Beziehungen [96]. Denn mit steigender Dosis werden die alternativen extra- und intravasalen Bindungspartner zunehmend abgesättigt, sodass die antikoagulatorische Aktivität im Plasma überproportional steigt.

Und schließlich ist die Bindungstendenz als wesentliche Ursache für die erheblich inter- und intraindividuell schwankenden gerinnungshemmenden Effekte anzusehen. Bei Intensivpatienten mit hohen Spiegeln an Heparin-bindenden Akutphasenroteinen kann es sogar zum Laborphänomen einer **AT-unabhängigen „Heparinresistenz"** kommen [96]. Selbst bei gesunden, jungen, männlichen Probanden und unter standardisierten Untersuchungsbedingungen lag der Variationskoeffizient der maximalen UFH-Plasmaspiegel bei ~50% [7].

Elimination

Ähnlich wie das Anfluten verläuft auch die Elimination von UFH dosisabhängig und interindividuell sehr variabel. Nach Injektion eines i.v. Bolus wird UFH **biphasisch** eliminiert, mit einer ersten schnellen, sättigbaren und damit dosisabhängigen Phase und einer zweiten langsameren Elimination nach einem Mechanismus erster Ordnung (s. Kap. NMH, Pharmakokinetik, S. 921) [43]. Nach s.c. Gabe bindet ein Teil der Heparinmoleküle analog an subendotheliale Strukturen (daher geringe Bioverfügbarkeit), sodass die erste schnelle Phase nicht erkennbar ist.

Die HWZ von UFH beträgt im Mittel 1,5–2 h, bei sehr geringen Dosen 0,5–1,0 h, bei sehr hohen 2,5 h.

> Die TE-Prophylaxe mit UFH erfordert daher 2- bis 3-mal tägliche s.c. Injektionen. Um ausreichend hohe und konstante Plasmaspiegel zu erreichen, wird UFH in der VTE-Therapie in der Regel als i.v. Dauerinfusion verabreicht.

Metabolismus und Ausscheidung

Radioaktiv markiertes UFH findet sich 6 h nach Injektion vorzugsweise in Herz, Leber und Nieren, wobei es generell eine hohe Bindung an die Gefäßendothelien aufweist [72]. Knapp die Hälfte der Abbauprodukte von UFH wurde innerhalb von 24 h im Urin gefunden, der Rest verteilt sich wahrscheinlich in verschiedenen Gewebekompartimenten oder wird biliär/fäkal ausgeschieden [43], [72].

Dosierung, Art und Dauer der Anwendung

Applikation

Wegen seiner geringen Bioverfügbarkeit nach s.c. Gabe wird UFH in der Therapie arterieller und venöser TE prinzipiell i.v. als Bolus oder Dauerinfusion verabreicht. Nur in der eigentlich obsoleten VTE-Prophylaxe wird es 2- bis 3-mal täglich s.c. injiziert.

Individuelle Dosierung

Traditionell nimmt man an, dass die im Plasma messbare antikoagulatorische Aktivität ein geeigneter Parameter für die Wirksamkeit von UFH bzw. das Blutungsrisiko darstellt. Da diese allerdings von vielfältigen Einflussfaktoren abhängt und somit extremen Schwankungen unterliegt (s. Kap. Pharmakokinetik, S. 903), ist es seit Jahrzehnten etablierte Praxis, UFH nicht in fixer Dosierung zu verabreichen, sondern individuell anhand regelmäßiger Gerinnungskontrollen zu dosieren [95].

Lediglich bei der sog. „Low-Dose" VTE-Prophylaxe wird UFH mit 2 × 7500 IE oder 3 × 5000 IE täglich in fixer Dosierung s.c. verabreicht.

Dosisadjustierung

Die Dosierung von UFH wird traditionell anhand der **aPTT-Gerinnungszeit** des Patientenplasmas angepasst [95], [92]. Trotz fehlender Evidenz zur klinischen Relevanz betrachtet man immer noch eine aPTT-Ratio von 1,5–2,5 als therapeutischen Bereich [95], [28] (s. Kap. D26.2). Beim Einsatz der Herz-Lungen-Maschine und auch im Katheterlabor wird die Dosierung mit der schnelleren Point-of-Care-Methode der **Activated Clotting Time** (aktivierte Gerinnungszeit, ACT) im Vollblut kontrolliert [181], [79]. Alternativ zur aPTT kann die Dosisadjustierung auch anhand der **aXa-Plasmaspiegel** erfolgen [95]. Dies empfiehlt sich besonders, wenn ungewöhnlich hohe Dosen (z.B. > 40.000 IE/24 h) für eine adäquate aPTT erforderlich sind.

Maßnahmen zur effizienten Dosisadjustierung von UFH:
- Zielwert: aPTT-Verlängerung auf die 1,5- bis 2,5-fache Gerinnungszeit vor UFH-Gabe
- Zielwert: aXa-Plasmaspiegel von 0,3–0,7 IE/ml
- Erreichen des Zielwertes innerhalb von 24 h
- initiale Injektion eines i.v. Bolus (i.d.R. 5000 IE).

Empfohlene Initialdosierung

Wegen der individuellen Dosisanpassung sind die Dosierungsangaben in Fachinformationen und Leitlinien (vgl. [95], Tab. 36.2) nur als Richtgrößen zu sehen. Während in der VTE-Therapie Tagesdosen von > 32.000 IU üblich sind, sollte die Dosierung bem ACS, insbesondere wenn eine Thrombolyse durchgeführt wird, niedriger sein und 24000 IU täglich nicht überschreiten.

Entscheidend für eine effiziente VTE-Therapie mit UFH ist, dass die Zielspiegel möglichst schnell erreicht werden. Aus diesem Grund erwies sich auch die prinzipiell mögliche s.c. VTE-Therapie der i.v. Infusion als unterlegen [95].

Dauer der Anwendung

In der Regel wird UFH nur kurzfristig verabreicht, d. h. während Zeitdauer der Dialyse, der extrakorporalen Zirkulation bzw. der PCI sowie für 48 h beim ACS und mindestes 4 Tage bei einer VTE. In der VTE-Therapie sollte die Infusion so

Tab. 36.2 Empfehlungen zur Dosierung und Anwendung von unfraktioniertem Heparin[1]

Indikation	Applikation	initiale Dosis	Dosierung	Dauer	Monitoring
akutes Koronarsyndrom					
instabile Angina pectoris/ NSTEMI	i.v. Infusion	a) 5.000 IE i.v. Bolus b) 60–70 IU/kg i.v. Bolus (max. 5.000 IE)	a) 1.000 IE/h b) 12–15 IU/kg/h (max. 1.000 IE/h)	≥ 48 h	aPTT-Ratio: 1,5–2,5
STEMI plus primäre PCI	i.v. Infusion	a) mit GP-IIb/IIIa-Inhibitor: 50–70 IE/kg b) ohne GP-IIb/IIIa-Inhibitor: 60–100 IE/kg		während PCI	a) ACT > 200 s b) ACT 250–350 s
Thrombolyse bei STEMI[2]	i.v. Infusion	a) 5.000 IE i.v. Bolus b) 60 IU/kg i.v. Bolus (max. 4.000 IE)	a) 1.000 IE/h b) 12 IE/kg/h (max. 1.000 IE/h)	48 h	aPTT: 50–70 s
Thrombolyse mit Streptokinase bei STEMI	optional: alle 12 h s.c.	optional: 12.500 IE 4 h nach Lyse	optional: 12.500 IE	48 h	aPTT: 50–75 s
VTE-Therapie					
tiefe Venenthrombose	i.v. Infusion	a) 5.000 IE i.v. Bolus b) 5.000 IE i.v. Bolus c) 80 IE/kg	a) 1.000 IE/h b) ≥ 32.000 IE/d c) 18 IE/kg/h	≥ 4 d	aPTT-Ratio: 1,5–2,5
	alle 12 h s.c.[3]	a) 5.000 IE i.v. Bolus b) 333 IE/kg	a) 250 IE/kg b) 250 IE/kg		
hämodynamisch stabile LE	gleiche Dosierung und Anwendung wie bei der TVT-Therapie				aPTT-Ratio: 1,5–2,5

Tab. 36.2 (Fortsetzung)

Indikation	Applikation	initiale Dosis	Dosierung	Dauer	Monitoring
Antikoagulation bei extrakorporaler Zirkulation					
Herz-Lungen-Maschine	individuelle Dosierung u. a. abhängig vom Maschinentyp und der Dauer der Operation				ACT
Hämodialyse[4]	i.v. Infusion	35 IE/kg i.v. Bolus	10–15 IE/kg/h	während der Dialyse	aPTT, aXa-Aktiviät, ACT
	individuelle Dosierung u. a. abhängig vom Maschinentyp und Blutungsrisiko des Patienten				
VTE-Prophylaxe ("Low-Dose"-Prophylaxe)					
prä- und postoperativ	alle 8–12 h s.c.	5.000–7.500 IE 2 h prä-OP	5.000–7.500 IE	bis zur Mobilisierung bzw. Ziel-INR	aPTT, vereinzelt erforderlich
	alle 12 h s.c.	5.000–7.500 IE 2 h prä-OP	7.500 IE		
Innere Medizin	alle 8–12 h s.c.	entfällt	5.000–7.500 IE	individuell	aPTT, erforderlich
	alle 12 h s.c.	entfällt	7.500 IE		

[1] als Richtgrößen zu sehen, da in der Regel eine individuelle Dosisanpassung anhand von Laborkontrollen erfolgt
[2] Die genaue Dosierung ist entsprechend den Angaben des Thrombolytikums vorzunehmen, auf eine genaue Kontrolle des Gerinnungsstatus ist zu achten.
[3] s.c. Injektion eher eine Ausnahme
[4] Beispiel für Patienten mit niedrigem Blutungsrisiko: Injektion eines einmaligen Bolus von 85 IE/kg KG direkt in den arteriellen Schenkel des Dialysesystems oder Injektion eines Bolus von 35 IE/kg KG gefolgt von einer Infusion von 10–15 IE/kg KG/h während der Dialyse

ACT = aktivierte Gerinnungszeit; aPTT = aktivierte partielle Thromboplastinzeit; (N)STEMI = (Nicht-)ST-Hebungs-Myokardinfarkt; VTE = venöse Thromboembolie; LE = Lungenembolie

lange fortgesetzt werden, bis die Wirkung der Vitamin-K-Antagonisten (VKA), deren Gabe am 1. oder 2. Tag der parenteralen Antikoagulation begonnen wird, stabil im INR-Zielbereich liegt.

Interaktionen

Hinsichtlich der pharmakodynamischen Wirkungsverstärkung vgl. Kap. E36.1, Interaktionen, S. 898. Darüber hinaus sind einige Interaktionen zu beachten, die überwiegend auf der starken Bindungstendenz der polyanionischen Heparinmoleküle beruhen:
- Wirkungsverstärkung von Arzneistoffen durch Verdrängung aus der Plasma-Eiweißbindung (z. B. Benzodiazepine, Chinidin, Phenytion, Propanolol)
- Wirkungsabschwächung von UFH und basischen Arzneistoffen durch Salzbildung (z. B. trizyklische Psychopharmaka, Antihistaminika, Chinin, Doxorubicin)
- Wirkungsabschwächung von UFH (Mechanismen unbekannt) durch Glyceroltrinitrat i.v. (**cave:** Rebound nach Absetzen), Digitalisglykoside, Tetrazykline, Nikotin (bei Abusus), Ascorbinsäure.

Bei gleichzeitiger Gabe von Arzneimitteln, die den Serum-Kaliumspiegel erhöhen, sollten die Serum-Kaliumspiegel kontrolliert werden.

Nebenwirkungen

Blutungskomplikationen

Wie alle Antikoagulanzien erhöht UFH prinizipiell das Blutungsrisiko (s. Kap. E36.1, Blutungskomplikationen, S. 896). Relevant ist dies bei Patienten, die zusätzlich aus anderen Gründen vermehrt zu Blutungen neigen.

Metaanalysen zufolge erhöht UFH in der VTE-Prophylaxe die Rate an schweren und leichten Blutungen (0,5 % und 3,7 %) gegenüber Placebo (0,2 % und 2,0 %) zwar bei internistischen Patienten (weitere Risikofaktoren!), nicht jedoch bei chirurgischen Patienten [12], [22], [75]. Die Blutungsrate in der VTE-Therapie liegt < 3 % [177]. In der Therapie des akuten Koronarsyndroms treten unter UFH nur kleinere Blutungen deutlich häufiger auf als unter Placebo (RR = 6,80; 95 %-CI = 1,23–37,49), nicht jedoch schwere Blutungen [135].

Heparin-induzierte Thrombozytopenie (HIT)

Das Risiko einer HIT unter UFH schwankt je nach Patientekollektiv und Indikation zwischen ~0,5 % und ~5 % [12]. Wegen der hohen Komplikations- und

Mortalitätsrate ist die HIT die schwerwiegendste Nebenwirkung von UFH. Zur Pathogenese, Diagnose und Therapie der HIT s. Kap. C22.2.

Andere Nebenwirkungen

- Kontaktdermatitis und andere Heparin-induzierte Hautläsionen (5–11%) (vgl. Kap. E36.4, Fondaparinux, S. 952 [12])
- Osteoporose (2,2–5,0%, nur bei Langzeitanwendung von UFH)
- reversible Erhöhung der Transaminasen AST und ALT (bis 15%, klinisch irrelevant)
- reversibler Haarausfall (0,1–1%, nur bei Langzeitanwendung von UFH)
- Hyperaldosteronismus mit Erhöhung der Serum-Kaliumspiegel (< 0,1%)
- allergische und anaphylaktische Reaktionen (heute extrem selten).

All diese unerwünschten Wirkungen von UFH beruhen ebenso wie ihre günstigen zusätzlichen Aktivitäten auf der Fähigkeit, mit Zellen und Proteinen zu interagieren [12].

Da UFH heute nur noch kurzzeitig und in bestimmten Situationen eingesetzt wird bzw. werden sollte, hat nur die Kontaktdermatitis eine gewisse klinische Relevanz.

Kontraindikationen

Wie alle Antikoagulanzien ist UFH bei Überempfindlichkeit gegen den Arzneistoff sowie bei Blutungen, einem erhöhten Blutungsrisiko und bei besonderer Gefährdung durch Blutungen kontraindiziert (s. Kap. E36.1, Blutungskomplikationen, S. 896). Im Gegensatz zu den NMH sind Spinalanästhesie, Periduralanästhesie und Lumbalpunktion in den Fachinformationen als Kontraindikationen aufgeführt (s. folgendes Kap. Weitere Besonderheiten, S. 930).

Ferner sollte UFH nicht angewendet werden im Fall einer HIT in der Anamnese, sofern diese innerhalb der letzten 100 Tage aufgetreten ist [210].

Weitere Besonderheiten

Antagonisierung mit Protamin

UFH und mit Einschränkungen auch die NMH (s. Kap. Überwachung, S. 932) sind die einzigen Faktor-Xa- und/oder Thrombin-hemmenden Antikoagulanzien, für die ein unmittelbar wirkendes Antidot zur Verfügung steht.

Protamin ist ein basisches Polypeptid, das aufgrund seines 67%-igen Anteils an Arginin stark positiv geladenen ist. Das **Polykation** reagiert unspezifisch mit negativ geladenen Strukturen wie UFH. Dadurch verdrängt es die Heparinmoleküle sogar aus ihrer spezifischen AT-Bindung und hebt so ihre antikoagulatorische Wirkung auf.

Protamin (in Form der Salze Protaminsulfat oder Protaminhydrochlorid) muss **langsam i.v.** injiziert oder infundiert werden. Die maximale Einzeldosis beträgt 50 mg. Damit wird die Wirkung von etwa 5.000 IE UFH aufgehoben, sodass gegebenenfalls die Gabe weiterer Dosen erforderlich ist. Die Dosierung richtet sich nach den Ergebnissen von Gerinnungstests (aPTT, ACT, Protamin-Titrations-Test).

Prinzipiell sind neben der applizierten UFH-Dosis stets auch die Zeitdauer seit der letzten Gabe und damit die partielle Elimination zu berücksichtigen. Bei einer HWZ von UFH von ~2,5 h (nach sehr hohen Dosen) ist der Heparinspiegel zum Zeitpunkt der vorgesehenen Protaminchloridgabe daher auch entsprechend niedriger als zum Zeitpunkt der Blutentnahme zur Bestimmung.

> Der Einsatz von Protamin erfordert eine strenge Nutzen/Risiko-Abwägung. Denn es kommt häufig zu anaphylaktischen Reaktionen, insbesondere bei vorbestehender Überempfindlichkeit (Reexposition, Therapie mit Protamin-Insulin, Fischeiweißallergie), und anderen Nebenwirkungen (z. B. pulmonale Hypertonie, Bradykardie).
>
> Außerdem hemmt Protamin selbst die Fibrinpolymerisation und kann daher im Überschuss die Gerinnungszeit in der aPTT verlängern und somit einen anhaltenden Heparineffekt vortäuschen.

Überwachung (s. Kap. D32.2, UFH, S. 799)

Die Dosierung von UFH wird individuell anhand eines Gerinnungsmonitorings (v. a. aPTT, ACT) angepasst (Ausnahme: „Low-Dose"-Prophylaxe; s. Kap. E36.2, Dosierung, S. 905). Zusätzlich sind wegen des HIT-Risikos regelmäßig die Plättchenzahlen zu kontrollieren (s. Kap. D22.2).

■ Niedermolekulare Heparine

Klinische Bedeutung

Ab Mitte der 80er Jahre wurden mehrere NMH für die peri- und postoperative VTE-Prophylaxe zugelassen. Durch klinische Weiterentwicklung folgten Indikationserweiterungen, sodass heute in Deutschland verschiedene Präparate für ein breites Spektrum an Indikationen zur Verfügung stehen (Tab. 36.3).

Tab. 36.3 Indikationen der 6 in Deutschland zugelassenen niedermolekularen Heparine (laut Fachinformationen, Stand August 2012)*

	Certoparin (Mono-Embolex)	Dalteparin (Fragmin)	Enoxaparin (Clexane)	Nadroparin (Fraxiparin, Fraxodi)	Reviparin (Clivarin)	Tinzaparin (Innohep)
VTE-Prophylaxe						
peri- und postoperativ, mittleres Risiko	X	X	X	X	X	X
peri- und postoperativ, hohes Risiko	X	X[1]	X		X[3]	
immobilisierte Traumapatienten, mittleres Risiko					X	
internistische Patienten, mittleres bis hohes Risiko	X	X	X			
internistische Patienten mit ischämischem Schlaganfall	X					
Antikoagulation bei extrakorporaler Zirkulation						
Hämodialyse		X	X	X		X
Hämofiltration		X		X		
TE-Therapie						
tiefe Venenthrombose	X	X	X	X	X[3]	X
hämodynamisch stabile Lungenembolie		X	X[2]			X
instabile Angina pectoris und NSTEMI			X			
STEMI			X			
VTE-Rezidivprophylaxe		X[4]				

[1] einschließlich der prolongierten Gabe über 35 Tage bei Patienten nach Hüftgelenkersatzoperation
[2] Enoxaparin: Therapie tiefer Venenthrombosen mit und ohne Lungenembolie
[3] Reviparin aktuell für diese Indikationen nicht auf dem Markt
[4] Dalteparin: VTE-Rezidivprophylaxe bei onkologischen Patienten für 6 Monate (s. CLOT-Studie [120] [121]

NSTEMI = Nicht-ST-Hebungs-Myokardinfarkt; STEMI = akuter ST-Hebungs-Myokardinfarkt

* Mit Ausnahme von Fraxiparin-Calcium liegen alle NMH als Natrium-Salz vor

> Die aktuellen AWMF-Leitlinien [26], [25] konstatieren die NMH (neben Fondaparinux) als Mittel der Wahl für die Prophylaxe und Akuttherapie der VTE.

VTE-Prophylaxe

Unter Abwägung von Effektivität, Blutungs- und HIT-Risiko soll die VTE-Prophylaxe nach der S3-Leitlinie [26] mit NMH (bzw. Fondaparinux, s. Kap. E36.4, S. 951) statt mit UFH durchgeführt werden. Obwohl die Datenlage zum Vergleich zwischen NMH und UFH durchaus heterogen ist [145], [89], [91], sind die NMH insgesamt mindestens genauso wirksam und sicher wie UFH. Ein praxisrelevanter Vorteil ist ihre bequemere Anwendung.

Neben der peri- und postoperativen Prophylaxe gewinnt seit einigen Jahren zunehmend die VTE-Prophylaxe mit NMH bei nichtchirurgischen Patienten mit erhöhtem VTE-Risiko und bei Immobilisation aufgrund einer aktuen internistischen Erkrankung an Bedeutung [75].

VTE-Therapie

In der Akuttherapie der TVT und Nicht-Hochrisiko-LE haben sich die NMH (ebenso Fondaparinux, s. Kap. E36.4, S. 951) im Vergleich zu UFH als sicherer und mindestens genauso wirksam erwiesen [25]. Laut einer aktuellen Cochrane-Metaanalyse führen die NMH nicht nur zu weniger schweren Blutungen, sondern reduzieren auch signifikant thromboembolische Ereignisse und die Mortalität [69]. Weitere Vorteile sind die fehlende Notwendigkeit der individuellen Dosisanpassung und die praktikablere Anwendbarkeit [25].

Ambulante Anwendung

Aufgrund der 1- bis 2-mal täglichen s.c. Injektion ohne Routinemonitoring eignen sich die NMH auch für die ambulante VTE-Prophylaxe und -Therapie. Diese Option findet zunehmend Akzeptanz, sodass inzwischen die Anwendung der NMH zu etwa 50% ambulant erfolgt; 2009 lag der Anteil der NMH an den ambulant eingesetzten Antikoagulanzien (ohne VKA) bei 93% (IMS Health, 2010).

„Bridging"-Therapie

Ein mittlerweile wichtiges Anwendungsgebiet der NMH ist die überbrückende Antikoagulation von Patienten, die dauerhaft mit VKA behandelt werden und sich interventionellen Eingriffen unterziehen müssen [110], [59]. Im Vergleich zu UFH ist die Datenlage zum „Bridging" mit NMH wesentlich besser, sodass aus medizinischer Sicht der Off-label-Gebrauch von NMH dem Einsatz von UFH vorzuziehen ist.

Weitere Anwendungsgebiete

Obwohl nicht zugelassen kommen die NMH in einigen weiteren Situationen zum Einsatz: in der Schwangerschaft, bei Kindern, bei Patienten mit Rückenmarksverletzungen oder Verbrennungen, bei hospitalisierten Tumorpatienten sowie in der Neuro-, Wirbelsäulen- und Gefäßchirurgie.

Häufig existieren zu ihrer Anwendung Grad-1A-Empfehlungen in nationalen oder internationalen Leitlinien [97]. In vielen Fällen ist die Studienlage zu NMH besser als die zu UFH, wobei die Evidenz für die einzelnen Präparate allerdings sehr unterschiedlich sein kann.

E Arzneistoffcharakteristika und Pharmakodynamik
Definition

Die NMH werden durch partielle Depolymerisation von UFH pharmazeutischer Qualität aus Schweindarmmukosa hergestellt, wobei jedes NMH nach einem individuellen Verfahren produziert wird (Tab. 36.5) [14].

Im Europäischen Arzneibuch (PhEur 7.0) sind die NMH anhand einiger struktureller Kriterien definiert, durch die sie sich auch klar von UFH unterscheiden:

- NMH sind sulfatierte GAG mit einer mittleren M_r < 8000, wobei mindestens 60 % (m/m) ein M_r < 8000 aufweisen.
- NMH weisen am reduzierenden oder nicht reduzierenden Ende der Polysaccharidketten unterschiedliche chemische Strukturen auf.
- Die aXa-Aktivität beträgt mindestens 70 aXa-IE/mg.
- Das Verhältnis der Anti-Faktor-Xa- zur Anti-Thrombin-Aktivität (aXa/aIIa-Ratio) liegt bei mindestens 1,5 : 1.

Antithrombin-vermittelte Faktor Xa- und Thrombinhemmung

Die NMH hemmen wie UFH AT-vermittelt Faktor Xa und Thrombin (s. Kap. E36.2, UFH, Arzneistoffcharakteristika und Pharmakodynamik, S. 901).

Da die „AT-Binding Site" bei der Degradation von UFH zum Teil zerstört wird, ist der Anteil an AT bindenden Molekülen (HAM) bei den NMH (< 20 %) deutlich geringer als bei UFH (30–50 %) [33] (Tab. 36.4, Abb. 36.2). Entsprechend ist auch ihre spezifische aXa-Aktivität (aXa-IE/mg) niedriger als die von UFH (≥ 180 IU/mg). Folglich verabreicht man bei Injektion von 5000 aXa-IE eines NMH etwa 1,5- bis 3-mal mehr mg Heparin als bei 5000 aXa-IE UFH.

Ein weiterer Unterschied gegenüber UFH ist die aXa/aIIa-Ratio von ≥ 1,5 (bei UFH 1,0). Die aIIa-Aktivität (aIIa-IE/mg) eines NMH ist demzufolge um

36.2 Heparine

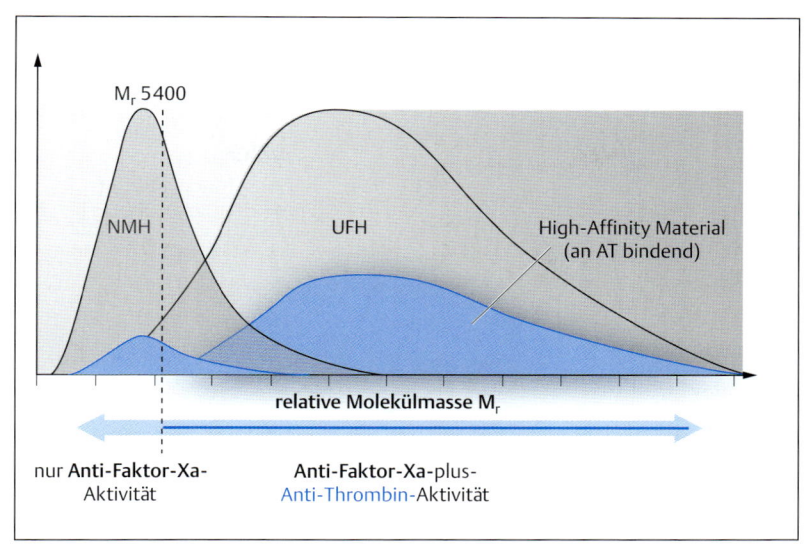

Abb. 36.2 Einfluss der Molekülmassenverteilung auf die aXa- und aIIa-Aktivität von UFH und NMH.

mindestens 33 % geringer als seine aXa-Aktivität (aXa-IE/mg). Dies beruht auf der Tatsache, dass nur ein Teil der AT-bindenden NMH-Moleküle lang genug ist ($\geq$ 18 Monosaccharid-Einheiten; $M_r \geq 5400$), um auch Thrombin zu hemmen (s. Kap. E36.2, UFH, Arzneistoffcharakteristika und Pharmakodynamik, S. 901; s. Abb. 36.2).

Allerdings ist die reduzierte aIIa-Aktivität der NMH lediglich in vitro ein typisches Unterscheidungsmerkmal gegenüber UFH. In vivo verliert es wegen der erheblich besseren Bioverfügbarkeit der NMH seine Bedeutung. Nach s.c. Gabe äquipotenter aXa-Dosen NMH und UFH (Abb. 36.3) findet man nicht nur höhere aXa-Plasmaspiegel, sondern auch vergleichbare, je nach NMH sogar höhere aIIa-Plasmaspiegel [9].

Unterschiede zwischen NMH und UFH

Die bekannten Vorzüge der NMH gegenüber UFH beruhen also nicht wie ursprünglich angenommen auf ihren modifizierten AT-vermittelten Aktivitäten, liegen aber dennoch in der Kettenlänge begründet (Tab. 36.4).

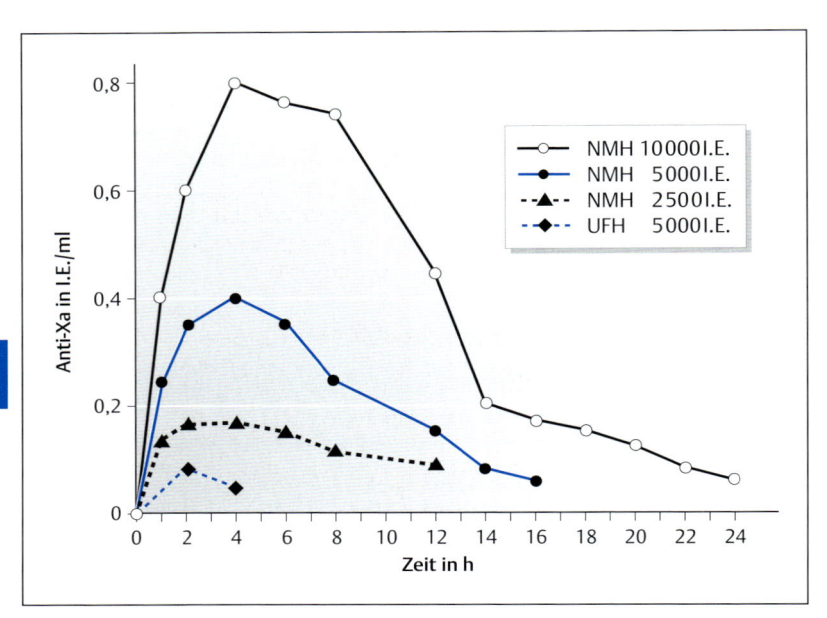

Abb. 36.3 aXa-Aktivität nach einmaliger s.c. Injektion von UFH und NMH (aus [36]).

> Alle klinisch relevanten pharmakodynamischen und -kinetischen Unterschiede zwischen UFH und den NMH basieren letztendlich auf der Tatsache, dass NMH im Gegensatz zu UFH kein „Extra large Material" (XLM), d. h. Moleküle mit einer M_r > 10.000, enthalten [16].

Durch das Fehlen des XLM besitzen die NMH nicht die für UFH typische ausgeprägte Tendenz zu sog. **„unspezifischen" Bindungen** [96]. Das heißt, dass das LAM der NMH zwar strukturabhängig und differenziert durchaus mit anderen Biostrukturen interagiert (AT-unabhängige Aktivitäten), dass aber das HAM der NMH nicht durch konkurrierende Bindungen in seiner AT-Wirksamkeit beeinträchtigt wird. Dies manifestiert sich in seinen günstigeren pharmakokinetischen Eigenschaften und ist so auch für die Vorzüge der NMH in der Anwendung verantwortlich (s. Kap. E36.2, Pharmakokinetik, S. 921; s. Tab. 36.4).

Ferner haben die XLM-freien NMH im Vergleich zu UFH praktisch keinen Einfluss auf die **Thrombozytenadhäsion** und **-aggregation** und setzen weniger **PF4** aus Plättchen frei. Dies und auch ihre schwächere Neigung, mit PF4 Komplexe und somit das HIT-Antigen zu bilden, erklärt, dass die HIT-Inzidenz im Vergleich zu UFH um etwa den Faktor 10 niedriger ist [83], [136], [188] (s. Kap. D22.2).

Auch andere **unerwünschte Wirkungen** wie Osteoporose, Kontaktdermatitis, Haarausfall oder der Anstieg der Konzentration an freien Fettsäuren durch Steigerung der Lipoproteinlipase-Aktivität beruhen letztlich auf Interaktionen mit Zellen und Proteinen und treten unter den NMH entsprechend seltener auf (s. Kap. E36.2, Nebenwirkungen, S. 929). Ob jedoch das tendenziell verringerte Blutungsrisiko der NMH [58] pharmakodynamisch bedingt ist oder sich nur aus der besseren Steuerbarkeit ergibt, ist nicht geklärt.

Tab. 36.4 Vergleich der Arzneistoffcharakteristika und Pharmakologie von NMH und UFH

	UFH	NMH
Arzneistoffcharakteristika		
Molekülmasse (M_r)	5.000–30.000	1000–10000 (60 % < 8000)*
Herstellung	Isolation aus Schweinedarmmukosa	chemische oder enzymatische Degradation von UFH*
Chemie	komplexe Mischung hochsulfatierter Glykosaminoglykane → Chargenvariabilität	komplexe Mischung hochsulfatierter Glykosaminoglykane → Chargenvariabilität
Anteil an Molekülen mit AT-Binding Site	30–50 %	< 20 %*
Quantifizierung	antikoagulatorische Aktivität (IE), Bezug: 6th International Standard of UFH	Anti-Faktor-Xa-Aktivität (aXa-IE), Bezug: 3rd International Standard of LMWH
Aktivitätsanforderung	mindestens 180 IE/mg	mindestens 70 aXa-IE/mg
Pharmakodynamik		
Wirkmechanismus	AT-vermittelte Faktor-Xa- und Thrombinhemmung aXa/aIIa-Ratio 1,0 Hemmung von Thrombin nur durch das ACLM vielfältige AT-unabhängige Aktivitäten	AT-vermittelte Faktor-Xa- und Thrombinhemmung aXa/aIIa-Ratio ≥ 1,5* Hemmung von Thrombin nur durch das ACLM vielfältige, jedoch z. T. reduzierte AT-unabhängige Aktivitäten

Tab. 36.4 (Fortsetzung)

	UFH	NMH
Sensitivität gegenüber AT-Plasmaspiegel	hoch	mittel
Affinität zu Plasmaproteinen, Endothel-, Blutzellen, Makrophagen	ja (+++)	ja (+)
Interaktionen mit Plättchen	ja (+++)	ja (+)
Neutralisation durch PF4	ja (+++)	ja (+) (Mr > 6000)*
HIT-Risiko	~0,5–5%	~0,05–0,5%
Kreuzreaktivität mit HIT-Antikörpern	100%	~85%
Pharmakokinetik		
Bioverfügbarkeit (s.c.)	10–30% (aPTT)	85–98%* (aXa-Aktivität)
t_{max} (s.c.)	sehr variabel (1,5–4 h)	präparatespezifisch 2–6 h*
Halbwertszeit (s.c.)	sehr variabel (1–4 h)	präparatespezifisch 3–7 h*
pharmakokinetisches Profil	nichtlinear (stark dosisabhängig), hohe inter- und intraindividuelle Variabilität	linear (dosisunabhängig), moderate interindividuelle Variabilität
Metabolisierung	Degradation, Desulfatierung	Degradation, Desulfatierung
	→ komplette Inaktivierung	→ Inaktivierung ≥ 90%*
Exkretion	Urin, Fäzes	Urin (≤ 10% unverändert*), Fäzes

* unterschiedlich je nach NMH

LMWH = Low molecular Weight Heparin; ACLM = Above critical Chain Length Material, d.h. AT-bindende Moleküle mit ≥ 18 Monosaccharideinheiten

Den offenkundigen Beweis für die reduzierte Neigung zu unspezifischen Bindungen liefert die nur partielle Neutralisierbarkeit der aXa-Aktivität der NMH mit **Protamin** [16] (s. Kap. E36.2, Weitere Besonderheiten, S. 930).

Unterschiede zwischen verschiedenen NMH

Trotz dieser Gemeinsamkeiten gibt es je nach Herstellungsverfahren und dem als Ausgangsmaterial verwendeten UFH deutliche **strukturelle Unterschiede** zwischen den einzelnen NMH (Tab. 36.5). Diese betreffen die mittlere M_r und die Molekülmassenverteilung, den Sulfatierungsgrad, die chemische Struktur an den Enden der Polysaccharidketten, den Gehalt an anderen GAG, herstellungsbedingte Artefakte (z. B. die 1,6-Anhydro-Strukturen am reduzierenden Ende der Enoxaparin-Moleküle, die während der Degradation entstehen) und den Gehalt an Molekülen mit der AT-Binding Site.

Die strukturellen Unterschiede zwischen den verschiedenen NMH manifestieren sich in voneinander abweichenden **pharmakodynamischen** und **pharmakokinetischen** Eigenschaften, die durchaus klinisch relevant sein können (z. B. NMH bei Patienten mit Nierenfunktionsstörungen; s. Kap. E36.2, Pharmakokinetik, S. 921 und Kap. E36.2, Dosierung, Art und Dauer der Anwendung, S. 921).

> Die in der Dosierung verabreichten aXa-Einheiten und beim Monitoring gemessenen aXa-Spiegel sind für jedes NMH individuelle Größen und in ihrer Aussagekraft nicht direkt vergleichbar.

Denn die mit einer bestimmten aXa-Dosis gleichzeitig applizierte Dosis an aIIa-Einheiten und AT-unabhängigen Aktivitäten (z. B. Mobilisierung von TFPI, Antagonisierung von P-Selektin) kann sehr stark zwischen verschiedenen NMH differieren [16], [9], [131].

Darüber hinaus ist jedes NMH individuell klinisch entwickelt worden und verfügt über ein eigenes, in der jeweiligen Fachinformation dokumentiertes **klinisches Profil** (u. a. Spektrum der zugelassenen Indikationen, Dosierung und Dosierungsregime, Besonderheiten der Anwendung). Nicht zuletzt aus haftungsrechtlicher Sicht empfiehlt es sich, sie zulassungskonform anzuwenden. Ist keines der Präparate für eine bestimmte Indikation zugelassen, ist es sinnvoll, ein NMH zu wählen, zu dem entsprechende klinische Daten vorliegen.

> Aufgrund pharmakologischer Unterschiede zwischen den NMH ist jedes NMH als individueller Arzneistoff zu betrachten, der nicht ohne Weiteres gegen einen anderen ausgetauscht werden kann. Jedes NMH sollte in der Art und Weise angewendet werden, in der seine Wirksamkeit und Sicherheit belegt worden ist.

Ob es zwischen den einzelnen NMH auch Unterschiede in der Wirksamkeit und Sicherheit gibt, lässt sich mangels entsprechender klinischer Vergleichsstudien nicht beurteilen.

Tab. 36.5 Charakteristika der verschiedenen in Deutschland zugelassenen NMH

NMH-Präparat	Herstellung	M_r-Profil[1]	DS	Aktivität (IE/mg)[2]	aXa/aIIa[3]
Certoparin-Na (Mono-Embolex)	saure Depolymerisierung mit Isoamylnitrit	4.200–6.200 (5200) < 2.000: 10–25% < 8.000: 75–90%	2,0–2,5	aXa: 80–120 aIIa: 42–52	1,5–2,5
Dalteparin-Na (Fragmin)	saure Depolymerisierung mit salpetriger Säure, dann Fraktionierung	5.600–6.400 (6000) < 3.000: ≤ 13% > 8.000: 15–25%	2,0–2,5	aXa: 110–210 aIIa: 35–100	1,9–3,2
Enoxaparin-Na (Clexane)	alkalische Depolymerisierung der Benzylester-Derivate von UFH	3.800–5.000 (4500) < 2.000: 12–20% 2.000–8.000: 68–82%	~ 2,0	aXa: 90–125 aIIa: 20–35	3,3–5,3
Nadroparin-Ca (Fraxiparin, Fraxodi)	saure Depolymerisierung mit salpetriger Säure, dann Fraktionierung	3.600–5.000 (4300) < 2.000: ≤ 15% 2.000–4.000: 35–55% 2.000–8.000: 75–95%	~ 2,0	aXa: 95–130 aIIa: n.sp.	2,5–4,0
Reviparin-Na (Clivarin)	saure Depolymerisierung mit salpetriger Säure	3.150–5.150 (4150)	n.sp.	aXa: 98–155 aIIa: n.sp.	3,6–6,1
Tinzaparin-Na (Innohep)	enzymatische Depolymerisierung mit Heparinlyase	5.500–7.500 (6500) < 2.000: ≤ 10% 2.000–8.000: 60–72% > 8.000: 22–36%	1,8–2,5	aXa: 70–120	1,5–2,5

[1] Mr relative Molekülmasse; Angaben: mittlere Mr (charakteristische M_r), Definitionen zum M_r-Profil
[2] Die Bandbreite der jeweiligen aXa-Aktivität resultiert aus der Tatsache, dass es sich bei NMH um „Biologicals" mit natürlichen Chargenschwankungen handelt
[3] aXa/aIIa = aXa/aIIa-Ratio, Verhältnis der aXa- zur aIIa-Aktivität

DS = Degree of Sulfation, Zahl der Sulfatgruppen pro Disaccharideinheiten; Ca = Kalziumsalz; Na = Natriumsalz; n.sp. = nicht spezifiziert

Pharmakokinetik

Wie bei UFH sind bei den NMH nur **Effektkinetiken** bekannt. Die pharmakokinetischen Unterschiede und damit auch die Vorteile der NMH gegenüber UFH (Tab. 36.4) sind im Wesentlichen auf die Abwesenheit des XLM zurückzuführen [16].

Der Vergleich der aXa-Kinetik kleinerer und größerer NMH bzw. ihrer aXa- mit ihrer aIIa-Kinetik demonstriert ein grundlegendes Prinzip: Die polydispersen Molekülgemische der NMH werden in vivo „fraktioniert". Je länger die Moleküle sind, desto langsamer werden sie nach s.c. Injektion resorbiert und desto schneller eliminiert [14]. Daher gibt es signifikante Unterschiede in den aXa-Plasmaspiegeln 4 h nach s.c. Injektion therapeutischer NMH-Dosen (z.B. Tinzaparin 0,85, Dalteparin 1,0, Nadroparin 1,3 aXa-IE/ml nach einmal täglicher Gabe) [14].

Entgegen weit verbreiteter Angaben verläuft die Elimination prinzipiell wie bei UFH [72], d.h. auch die NMH werden vor der Ausscheidung überwiegend durch Makrophagen in der Leber und anderen Organen metabolisiert. Im Gegensatz zu UFH, wird jedoch ein geringer Anteil der NMH-Moleküle unverändert und somit in aktiver Form renal ausgeschieden. Es handelt sich dabei um die besonders kleinen Moleküle, deren Anteil in den verschiedenen NMH unterschiedlich groß ist [14].

> Dieses Phänomen erklärt, weshalb die NMH im Gegensatz zu UFH bei eingeschränkter Nierenfunktion mehr oder weniger stark zur Akkumulation neigen (s. Dosierung bei Nierenfunktionsstörungen, S. 927).

Dosierung, Art und Dauer der Anwendung

Alle NMH werden sowohl in Form von Sicherheitsfertigspritzen (bzw. Fertigspritzen bei Clivarin) unterschiedlicher Dosierung als auch von Multidose-Durchstechflaschen angeboten. Letztere enthalten Benzylalkohol bzw. im Fall von Mono-Embolex Chlorocresol als Konservierungsmittel.

Einer der entscheidenden Vorteile der NMH gegenüber UFH ist ihre vereinfachte Dosierung ohne Dosisanpassung anhand eines Routinemonitorings, sodass sie auch gut für die ambulante Anwendung geeignet sind (Tab. 36.6). Sie werden 1-mal (Prophylaxe) bzw. 1- bis 2-mal (Therapie) in fixer bzw. KG-adjustierter Dosierung s.c. injiziert, wobei die Dosen (z.B. 1.750–5.000 aXa-IE in der Prophylaxe) und individuellen Dosierungsregime der einzelnen NMH verschieden sind (Tab. 36.7, Tab. 36.8, Tab. 36.9).

Tab. 36.6 Vergleich von Aspekten der Anwendung von NMH und UFH

	UFH	NMH
VTE-Prophylaxe		
Art der Anwendung	2–3 ×/d s.c.	1 ×/d s.c.
Dosierung	10.000–15.000 IE/d ggf. Dosisanpassung	präparatespezifisch 1.750–5.000 aXa-IE/d
VTE-Therapie		
Art der Anwendung	i.v. Bolus, i.v. Infusion	1 oder 2 ×/d s.c.*
Dosierung	aPTT- (und KG-)adjustiert (~ 32.000 IE/d)	präparatespezifisch KG-adjustiert oder Fixdosis
weitere Aspekte der Anwendung		
Monitoring	Kontrolle der Plättchenzahl Routinemonitoring (aPTT) zur Dosisanpassung	Kontrolle der Plättchenzahl kein Routinemonitoring (aXa-Aktivität nur in bestimmten Fällen)
Akkumulationsneigung bei Nierenfunktionsstörungen	nicht signifikant	unterschiedlich
Neutralisierbarkeit durch Protamin	100 %	aXa-Aktivität: 50–85 %* aIIa-Aktivität: 100 %
ambulante Anwendung	nein	ja

* je nach NMH-Präparat

VTE-Prophylaxe

Ungeachtet der individuellen Fachinformationen (Tab. 36.7, Tab. 36.8) gibt die aktuelle S3-Leitlinie der AWMF [26] einige präparateunabhängige Empfehlungen zur medikamentösen VTE-Prophylaxe (de facto primär NMH). Da die Empfehlungen auf der aktuellen Evidenz beruhen, haben sie gegebenenfalls übergeordneten Charakter (z. B. Dauer der Prophylaxe).

So wird der etablierte präoperative Beginn der Prophylaxe in der Chirurgie inzwischen nicht mehr so apodiktisch gesehen und ein postoperativer Beginn v. a. bei erhöhtem Blutungsrisiko als sinnvoll erachtet [26]. Denn zum einen gibt es keine Daten für eine überlegene Wirksamkeit des präoperativen Beginns gegenüber dem postoperativen, zum anderen erfolgt die erste Gabe

Tab. 36.7 Dosierung der NMH in der peri- und postoperativen VTE-Prophylaxe bei mittlerem Risiko (laut Fachinformationen[1])

NMH-Präparat	prä-OP	post-OP[2]
Certoparin (Mono-Embolex)	1–2 h prä-OP: 3.000 aXa-IE	1 ×/d (alle 24 h): 3.000 aXa-IE
Dalteparin (Fragmin)	~2 h prä-OP: 2.500 aXa-IE	1 ×/d (morgens): 2.500 aXa-IE
Enoxaparin (Clexane)[3]	~2 h prä-OP: 20 mg	1 ×/d: 20 mg
Nadroparin (Fraxiparin)[4]	~2 h prä-OP: 2.850 aXa-IE	1 ×/d (morgens): 2.850 aXa-IE
Reviparin (Clivarin)	~2 h prä-OP: 1.750 aXa-IE	1 ×/d (alle 24 h): 1.750 aXa-IE
Tinzaparin (Innohep)	~2 h prä-OP: 3.500 aXa-IE	1 ×/d (morgens): 3.500 aXa-IE

[1] zu beachten: die S3 Leitlinie der AWMF zur VTE-Prophylaxe empfiehlt keine medikamentöse Prophylaxe, wenn das OP-bedingte VTE-Risiko niedrig ist und keine weiteren Risikofaktoren vorliegen
[2] 1 ×/d = 1-mal täglich
[3] 1 mg = 100 aXa-IE
[4] 0,3 ml = 2850 aXa-IE (nach PhEur-Standard) = 3075 aXa-IE (nach WHO-Standard)

aller neuen Antikoagulanzien und in Nordamerika auch die der NMH grundsätzlich postoperativ.

Die VTE-Prophylaxe soll individell und risikoadaptiert erfolgen. Das individuelle Thromboserisiko des Patienten setzt sich aus **eingriffsbedingten (expositionellen)** und **patienteneigenen (dispositionellen)** Risikofaktoren zusammen [26].

Nach dem aktuellen Stand der Wissenschaft wird für folgende Situationen eine längere als die übliche Prophylaxeedauer von 7–10 Tagen empfohlen:
- Kniegelenkersatz-OP: 11–14 Tage
- Hüftgelenkersatz-OP, Hüftfraktur-OP, große Tumor-OP: 28–35 Tage
- internistische Patienten mit hohem VTE-Risiko: während des Krankenhausaufenthaltes.

VTE-Therapie

Akuttherapie. Für die VTE-Akuttherapie gelten folgende allgemeine Empfehlungen [26], [106]:
- sofortiger Beginn der Antikoagulation (vor der apparativen Bestätigung der Diagnose)
- s.c. NMH oder Fondaparinux für mindestens 5 Tage und so lange, bis eine INR > 2,0 über mindestens 24 h erreicht wurde (i.d.R. 10 Tage)

Tab. 36.8 Dosierung der NMH in der peri- und postoperativen VTE-Prophylaxe bei hohem Risiko (laut Fachinformationen)

NMH-Präparat	prä-OP	am OP-Tag	post-OP[1]	Dauer
Certoparin (Mono-Embolex)	wie bei mittlerem Risiko (s. Tab. 36.7), d.h. 1–2 h prä-OP und dann 1x/d (alle 24 h) 3.000 aXa-IE			Ca. 7–10 Tage, ggf. 28–35 Tage[1]
Dalteparin (Fragmin)[2]	10–14 h prä-OP 5.000 aXa-IE	abends (~24 h nach 1. Inj.) 5.000 aXa-IE	1×/d abends 5.000 aXa-IE	ca. 7–10 Tage, nach Hüft-TEP bis 5 Wochen[4]
	~2 h prä-OP 2.500 aXa-IE	~8–12 h (>4 h) nach 1. Inj. 2.500 aXa-IE	1×/d morgens 5.000 aXa-IE[3]	
	entfällt	4–8 h post-OP 2.500 aXa-IE	1×/d (alle 24 h) 5.000 aXa-IE[3]	
Enoxaparin (Clexane)[5]	~12 h prä-OP 40 mg	wie post-OP	1×/d 40 mg	ca. 7–10 Tage
Nadroparin (Fraxiparin)[6]	wie bei mittlerem VTE-Risiko (s. Tab. 36.7), jedoch bei größeren orthopädischen OP zeitlich und nach KG gestuftes Regime:			≥ 7 Tage
	~12 h prä-OP: • <50 kg: 0,2 ml • 50–69 kg: 0,3 ml • ≥70 kg: 0,4 ml	12 h post-OP und für 3 Tage 1x/d wie prä-OP	ab 4. Tag post-OP 1x/d: • <50 kg: 0,2 ml • 50–69 kg: 0,3 ml • ≥70 kg: 0,4 ml	

[1] bei Patienten mit perioperativ hohem TE-Risiko (orthopädische OP an unteren Extremitäten)
[2] 3 Optionen für den Therapiebeginn, wobei sich Option 3 insbesondere bei erhöhter Blutungsgefahr, z. B. Polytrauma, eignet
[3] Gabe mindestens 6 h nach der ersten postoperativen Dosis
[4] bei Patienten mit Hüftgelenkersatzoperationen Dauer bis zu 5 Wochen laut einer Studie sinnvoll, laut Leitlinien jedoch für alle NMH und auch bei Hüftfrakturoperationen empfohlen
[5] 40 mg = 4000 aXa-IE
[6] 0,2 ml = 1900 aXa-IE, 0,3 ml = 2850 aXa-IE, 0,4 ml = 3800 aXa-IE, 0,6 ml = 5700 aXa-IE

- gleiches Vorgehen bei TVT und Nicht-Hochrisiko-Lungenembolie (d. h. hämodynamisch stabile Patienten)
- orale Antikoagulation mit VKA ab dem 1.–2. Tag (Ziel-INR 2,0–3,0)
- **keine** Indikation für Immobilisierung (vielmehr Mobilisation und Kompressionsstrümpfe)
- **optional:** ambulante Therapie.

Die therapeutische Tagesdosis der NMH ist ungefähr 3- bis 5-mal höher als die prophylaktische. Die distinkten Dosierungsregime der NMH (Tab. 36.9) resultieren aus dem Design der entsprechenden Zulassungsstudien. Mehrere Studien haben gezeigt, dass es zwischen der 1- und 2-mal täglichen Gabe keinen signifikanten Unterschied in der Wirksamkeit und Sicherheit gibt.

Die maximalen Tagesdosen der NMH betragen laut Fachinformation: 18.000 aXa-IE Dalteparin ab 83 kg KG, 200 mg (d. h. 20.000 aXa-IE) Enoxaparin ab 104 kg KG und 1,8 ml (d. h. 17.100 aXa-IE) Nadroparin ab 90 kg KG und natürlich ohnehin 16.000 aXa-IE Certoparin (Fixdosis-Regime). Nur Tinzaparin entspricht der Empfehlung der 8th ACCP Guidelines, wonach die NMH bei adipösen Patienten körpergewichtsadaptiert ohne obere Grenze dosiert werden sollten [95].

Sekundärprophylaxe. Bei Kontraindikationen gegen VKA (z. B. Schwangerschaft) können NMH auch längerfristig (≥ 3 Monate) zur Sekundärprophylaxe eingesetzt werden [25]. Laut der neuesten Metaanalyse sind sowohl das VTE-Risiko (OR 0,62; 95%-CI 0,46–0,83) als auch das Blutungsrisiko (OR 0,56; 95%-CI 0,43–0,71) signifikant reduziert [41]. Der aktuellen Datenlage zufolge ist die langfristige Anwendung von NMH nicht mit einem erhöhten Osteoporoserisiko verbunden [12]. Die optimale Dosierung (voll-, halbtherapeutisch oder prophylaktisch) der NMH in der Langzeitanwendung ist noch nicht eindeutig geklärt. Mit der Dosis steigt tendenziell die Wirksamkeit, aber auch das Blutungsrisiko [41], [169].

Bei Tumorpatienten soll die VTE-Sekundärprophylaxe für mindestens 3–6 Monate mit NMH statt mit VKA durchgeführt werden (Grad-A-Empfehlung) [25], [106].

Eine aktuelle Metaanalyse [6] bestätigt die Ergebnisse der CLOT- und Main-LITE-Cancer-Studien: Dalteparin (1 Monat in voll-, dann 5 Monate ¾-therapeutischer Dosierung) und Tinzaparin (3 Monate, vollthereapeutische Dosierung) halbierten das Rezidivrisiko gegenüber Warfarin, ohne die Blutungsrate zu erhöhen [210], [120].

Tab. 36.9 Dosierung der NMH in der VTE-Therapie

NMH-Präparat	Applikation	Einzeldosis	Dauer und Beginn VKA	Fertigspritzen (FS), Multidose-Injektionslösung (MD)[1]
Certoparin (Mono-Embolex)	2 ×/d s.c.	8.000 aXa-IE[2]	ca. 10–14 Tage; ab 7.–10. Tag	FS: 8.000 IE kein MD
Dalteparin (Fragmin)	2 ×/d s.c.	100 aXa-IE/kg (89–109)[2]	≥ 5 Tage; ab 1. Tag; onkologische Pat. 30 Tage plus 5 Monate[4]	FS: 7.500/10.000/ 12.500/15.000/ 18.000 IE MD: 25.000 IE/ml
	1 ×/d s.c.	200 aXa-IE/kg (179–217)[3]		
Enoxaparin (Clexane)	2 ×/d s.c.	1 mg/kg[5] (0,94–1,09)[3]	≥ 5 Tage; ab 2.–3. Tag	FS: 60/80/100 mg MD: 100 mg/ml
Nadroparin (Fraxiparin)	2 ×/d s.c.	95 aXa-IE/kg (80–95)[3]	≥ 5 Tage, i.d.R. 10 Tage; ab 1. Tag	FS: 0,4/0,6/0,8/1,0 ml[6] MD: 9.500 IE/ml
Nadroparin (Fraxodi)	1 ×/d s.c.	190 aXa-IE/kg (160–190)[3]	≥ 5 Tage, i.d.R. 10 Tage; ab 1. Tag	FS: 0,4/0,6/0,8/1,0 ml[7] kein MD
Tinzaparin (Innohep)	1 ×/d s.c.	175 aXa-IE/kg	≥ 6 Tage; ab 2. Tag	FS: 0,5/0,7/0,9 ml[8] MD: 20.000 IE/ml

VKA = Vitamin-K-Antagonisten

[1] *aus den jeweils verfügbaren FS ergibt sich keine exakte Dosierung in IE/mg, sondern der jeweils angegebene Bereich*
[2] *Patienten mit KG < 60 kg sind besonders sorgfältig zu überwachen (erhöhtes Blutungsririko).*
[3] *Die körpergewichtsadaptierte Dosierung erfolgt jeweils in Stufen von ~10 kg KG, z. B. Fragmin 15000 IE bei 69–82 kg KG, Clexane 80 mg bei 75–84 kg KG, Fraxiparin 0,7 ml bei 70–79 kg KG*
[4] *empfohlene Dosierung während der 5 Monate: ~150 aXa-IE/kg 1 × täglich*
[5] *1 mg = 1.000 aXa-IE*
[6] *9.500 aXa-IE/ml*
[7] *19.000 aXa-IE/ml*
[8] *20.000 aXa-IE/ml*

„Bridging"-Therapie. Beim „Bridging" werden die NMH in therapeutischer oder halbtherapeutischer Dosierung verabreicht; entscheidend ist das jeweilige Blutungs- und Thromboserisiko des Patienten [110], [59]. Es wurden verschiedene Dosierungsschemata vorgeschlagen, die das Prozedere möglichst einfach machen sollen. Keines basiert allerdings auf aussagekräftigen klinischen Studien und ist für jeden Patienten adäquat. Die Komplexität der Situation erlaubt kein pauschales Vorgehen. Eine objektive Übersicht mit Entscheidungshilfen wurde von Koscielny et al. zusammengestellt [110].

36.2 Heparine

Dosierung bei Nierenfunktionsstörungen. Klinische Daten zu Enoxaparin belegen, dass seine Akkumulation bei Patienten mit eingeschränkter Nierenfunktion mit einem erhöhten Blutungsrisiko assoziiert ist (OR 3,88 für schwere Blutungen unter therapeutischer Dosierung bei Kreatinin-Clearance < 30 ml/min vs. Nierengesunde) [127]. Allerdings ist zu berücksichtigen, dass die verschiedenen NMH eine distinkte Akkumulationsneigung aufweisen und Dalteparin und Tinazaparin kaum akkumulieren (s. Kap. E36.2 Pharmakokinetik, S. 921).

> Die Dosierung eines NMH sollte daher nach den Angaben in der jeweiligen Fachinformation erfolgen (Tab. 36.**10**).

Gelegentliche Empfehlungen zur pauschalen Dosisreduktion aller NMH bei Patienten mit Nierenfunktionsstörungen bzw. älteren Patienten beruhen nicht

Tab. 36.**10** Empfehlungen zur Anwendung der verschiedenen NMH bei eingeschränkter Nierenfunktion laut Fachinformationen (Stand August 2012)

NMH-Präparat	Nierenfunktion (KrCl)	Empfehlung
Enoxaparin	< 30 ml/min	Dosisreduktion (unterschiedlich je nach Indikation und Risiko, vgl. Fachinformation), aXa-Monitoring
	30–80 ml/min	sorgfältige Überwachung (aXa-Monitoring)
Nadroparin	< 30 ml/min	Kontraindikation
	30–60 ml/min	Therapie: aXa-Monitoring (Ziel: 0,5–1,0 aXa-IE/ml), ggf. Dosisreduktion
Reviparin	< 30 ml/min	Kontraindikation
	30–50 ml/min	Therapie: aXa-Monitoring (Ziel: 0,5–1,2 aXa-IE/ml), ggf. Dosisreduktion
Certoparin	< 30 ml/min	Prophylaxe: Anwendung unter erhöhter Vorsicht Therapie: Anwendung nicht empfohlen
	30–80 ml/min	Therapie: Anwendung unter erhöhter Vorsicht
Dalteparin	15–29 ml/min	Anwendung unter erhöhter Vorsicht, aXa-Monitoring empfohlen
Tinzaparin	< 30 ml/min	Anwendung mit Vorsicht, aXa-Monitoring empfohlen

KrCl = Kreatinin-Clearance

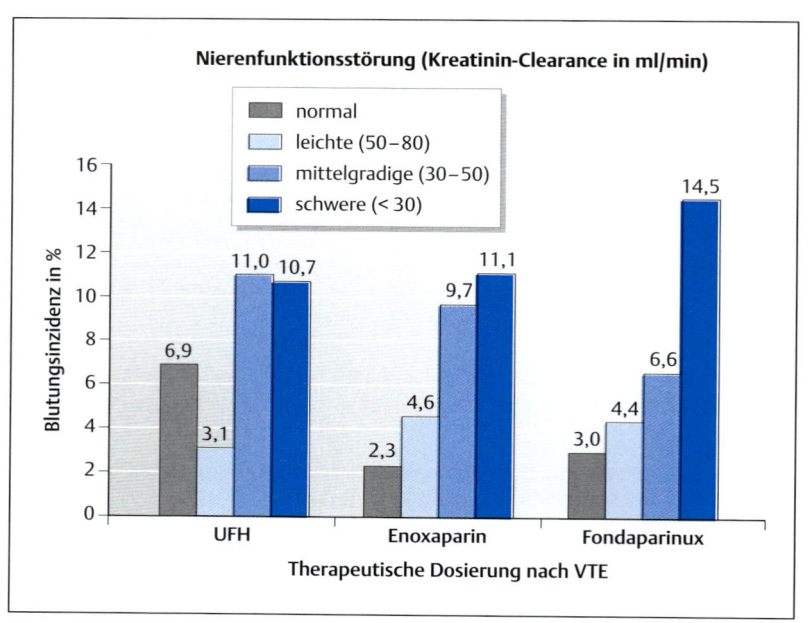

Abb. 36.4 Blutungsinzidenz in Abhängigkeit von der Nierenfunktion.
Blutungsinzidenzen unter UFH, Enoxaparin und Fondaparinux in den Studien zur Therapie der tiefen Venenthrombose (MATISSE-DVT) und Lungenembolie (MATISSE-PE) (Fachinformation Arixtra 7,5 mg, Dezember 2011)

auf klinischen Daten und bergen bei Dalteparin und Tinzaparin die Gefahr eines verminderten Thromboseschutzes.

Die Leitlinien-Empfehlung, bei Nierenfunktionsstörungen UFH statt NMH einzusetzen, ist zu hinterfragen. Denn etliche Untersuchungen belegen, dass bei niereninsuffizienten Patienten auch unter nicht akkumulierendem UFH die Blutungsinzidenz deutlich erhöht ist [17] (Beispiele in [32] und Abb. 36.4). Eine eingeschränkte Nierenfunktion ist generell sowohl mit einem erhöhten Blutungs- als auch Thromboserisiko assoziiert.

Interaktionen

Zur pharmakodynamischen Verstärkung der Wirkung vergleiche Kap. E36.1 Interaktionen, S. 898. Darüber hinaus weisen die Fachinformationen auf die gleichen Interaktionen hin wie bei UFH (s. Kap. E36.1, UFH, Interaktionen,

S. 909). Da aber die NMH eine geringere allgemeine Bindungstendenz aufweisen als UFH, dürften diese Wechselwirkungen schwächer ausgeprägt sein.

Nebenwirkungen

Blutungskomplikationen

Wie alle Antikoagulanzien erhöhen NMH prinzipiell das Blutungsrisiko (s. Kap. E36.1, Blutungskomplikationen, S. 896). Relevant ist dies bei Patienten, die zusätzlich aus anderen Gründen vermehrt zu Blutungen neigen, wie beispielsweise Patienten mit Niereninsuffizienz (unabhängig von der Akkumulation eines NMH!).

Metaanalysen zufolge ist das Blutungsrisiko von NMH in der chirurgischen VTE-Prophylaxe abhängig von der Dosierung, insgesamt aber nicht höher als unter UFH [12]. Die erste große Studie zum Vergleich eines NMH mit UFH in der internistischen VTE-Prophylaxe ergab tendenziell weniger schwere (0,4 % vs. 0,6 %) und leichte Blutungen (2,8 % vs. 4,0 %) unter Certoparin [164]. Signifikant niedriger als unter UFH ist das Risiko schwerer Blutungen unter NMH in der VTE-Therapie (1,1 % vs. 1,9 %) [69].

Harmlose, aber durchaus häufig auftretende Hämatome an der Einstichstelle können besonders bei Langzeitanwendung der NMH die Compliance der Patienten beeinträchtigen.

Andere Nebenwirkungen

Zwar sind unter NMH die gleichen Nebenwirkungen möglich wie unter UFH (s. Kap. E36.2, UFH, Nebenwirkungen, S. 909), sie treten aber aufgrund der geringeren Kettenlänge seltener auf. So ist das Risiko einer **HIT**, der schwerwiegendsten Nebenwirkung, durchschnittlich um den Faktor (0,05–0,5 %) niedriger.

Die Induktion einer **Osteoporose** durch die Langzeitanwendung von NMH ist nicht bewiesen. Von den 11 bekannten Fällen einer symptomatischen Osteoporose (einschließlich Frakturen) traten 8 während der Schwangersschaft auf. Es gibt jedoch keinen Beleg dafür, dass NMH den Verlust der Knochendichte während der Schwangerschaft verstärken [12], [122], [195].

Heparin-induzierte Hautläsionen. Angesichts ihrer Häufigkeit (7,5 %, 95 %-CI 4,7–10,6 %) haben Heparin-induzierte Hautläsionen die größte Bedeutung in der klinischen Anwendung der NMH [12], [176], [174]. Zu > 90 % liegt ihnen eine Überempfindlichkeitsreaktion vom verzögerten Typ (Typ-IV-Reaktion, Kontaktdermatitis) zugrunde; nur selten handelt es sich um allergische Reaktionen oder eine gefürchtete Hautnekrose im Rahmen einer HIT [173]. Überwiegend

treten sie innerhalb der ersten Woche, oft aber auch erst Wochen nach Beginn der NMH-Gabe auf [133], [40]. Risikofaktoren sind [174]:
- ein Body Mass Index > 25 (OR 4,6, 95%-CI 1,7–15,3)
- eine > 9-tägige Heparingabe (OR 5,9, 95%-CI 1,9–26,3)
- weibliches Geschlecht (OR 3,0, 95%-CI 1,1–8,8)

> Im Fall einer Hautreaktion ist die s.c. Heparingabe zu stoppen. Nach Ausschluss einer HIT kann die Antikoagulation entweder mit UFH i.v. (!) oder Fondaparinux s.c. fortgesetzt werden.
>
> Wegen der hohen Kreuzreaktivität sollte die Behandlung nicht auf ein anderes Heparin oder Danaparoid umgestellt werden [12], [133].

Kontraindikationen

Die Kontraindikationen der verschiedenen NMH sind sowohl untereinander als auch gegenüber UFH (s. Kap. E36.2, UFH, Kontraindikationen, S.910) ähnlich. Im Gegensatz zu UFH ist die rückenmarksnahe Regionalanästhesie keine offizielle Gegenanzeige. Unterschiede zwischen den NMH bestehen hinsichtlich der Anwendbarkeit bei Niereninsuffizienz (s. Dosierung bei Nierenfunktionsstörungen, S.927).

Weitere Besonderheiten

Rückenmarksnahe Regionalanästhesie

Im Vergleich zur Allgemeinanästhesie kann die rückenmarksnahe Regionalanästhesie zwar das Risiko lebensbedrohender Komplikationen [165] und sogar das VTE-Risiko senken [71], birgt aber das potenzielle Risiko von Spinal- bzw. Epiduralhämatomen infolge der Punktion [26], das naturgemäß bei gleichzeitiger Anwendung von Antikoagulanzien und Plättchenhemmstoffen erhöht ist. Obwohl Schätzungen zufolge die Inzidenz sehr niedrig ist (1:2.700 bis 1:18.000 nach Epiduralanästhesie und 1:40.800 bis 1:168.000 nach Spinalanästhesie), gebieten die schwerwiegenden Folgen (Lähmung) solcher Hämatome Maßnahmen zur Risikominimierung.

Deshalb sind bei der Anwendung von Antikoagulanzien und gleichzeitiger rückenmarksnaher Regionalanästhesie bzw. Lumbalpunktion Zeitintervalle vor und nach Punktion bzw. Katheterentfernung einzuhalten, die niedrige Antikoagulans-Plasmaspiegel zum Zeitpunkt der Manipulation gewährleisten [26] (Tab. 36.11).

36.2 Heparine

Die Injektion von NMH in sicherem zeitlichen Abstand zur Regionalanästhesieeinleitung und Katheterentfernung entspricht einem Intervall von 12 h (prophylaktische Dosierung) bzw. 24 h (therapeutische Dosierung) vor der Punktion bzw. Katheterentfernung und 2–4 h danach [26] (Tab. 36.11).

Tab. 36.11 Zeitintervalle zwischen rückenmarksnaher Punktion bzw. Katheterentfernung und der Applikation von NMH und anderen Antithrombotika (Empfehlungen der European Society of Anaesthesiology [77])

Antithrombotikum	Abstand der letzten Gabe **vor** Punktion/Katheterentfernung[1]	Abstand der nächsten Gabe **nach** Punktion/Katheterentfernung[1]
UFH (Prophylaxe)[2]	4–6 h	1 h
UFH (i.v. Therapie)[2]	4–6 h	1 h
NMH (Prophylaxe)	12 h	2–4 h
NMH (Therapie)	24 h	2–4 h
Danaparoid	möglichst keine rückenmarksnahe Anästhesie oder „Single-Shot"-Verfahren	
Fondaparinux	36–42 h[3]	6–12 h
Lepirudin	8–10 h	2–4 h
Argatroban[4]	4 h	2 h
Dabigatranetexilat[5]	Anwendung nicht empfohlen[6]	6 h
Rivaroxaban[6]	22–26 h	4–6 h
Apixaban[7]	26–30 h	4–6 h
VKA	INR < 1,4	nach Katheterentfernung
ASS (100 mg)	kein Abstand erforderlich	kein Abstand erforderlich

[1] alle Zeitangaben beziehen sich auf eine normale Nierenfunktion
[2] vgl. Kap. E36.2, UFH, Kontraindikationen, S. 910: zu den Kontraindikationen für UFH zählen eigentlich Spinalanästhesie, Periduralanästhesie, Lumbalpunktion
[3] EXPERT-Studie: sichere Katheterentfernung ohne Beeinträchtigung der Wirksamkeit durch Auslassen einer Dosis [184]
[4] verlängertes Zeitintervall bei Leberinsuffizienz
[5] In der Fachinformation (2008) wurde die Anwendung von Dabigatranetexilat bei Patienten mit postoperativ liegendem Epiduralkatheter nicht empfohlen, sondern sollte erst ≥ 2 h nach Katheterentfernung begonnen werden
[6] Fachinformation: letzte Gabe ≥ 18 h vor Punktion, nächste Gabe ≥ 6 h nach Punktion
[7] Fachinformation: letzte Gabe 20–30 h vor Punktion, nächste Gabe ≥ 5 h nach Punktion

Überdosierung

Im Falle einer Überdosierung können Blutungen, zumeist aus Haut und Schleimhäuten, aus Wunden, im Gastrointestinal- und Urogenitaltrakt auftreten. Zeichen einer okkulten Blutung können u. a. Blutdruckabfall und Abfall des Hämatokrits sein.

Je nach Schwere der Blutung sollte unter Abwägung des Thromboembolierisikos die NMH-Therapie unterbrochen werden. Prinzipiell kann auch bei den NMH Protamin als Antidot eingesetzt werden.

Angesichts häufiger anaphylaktischer Reaktionen sollte die Anwendung von Protamin als Antidot nur bei schweren Blutungskomplikationen in Erwägung gezogen werden. Zu beachten ist auch, dass Protamin im Überschuss selbst gerinnungshemmend wirkt (s. Kap. E36.2, UFH, Antagonisierung mit Protamin, S. 910).

Antagonisierung mit Protamin

Im Gegensatz zu UFH lässt sich die aXa-Aktivität der NMH durch Protamin nur teilweise aufheben, ihre aIIa-Aktivität und damit Heparinmoleküle mit $M_r > 5.400$ werden aber praktisch vollständig neutralisiert.

Die Angaben zur Protamindosierung in den Fachinformationen zu den verschiedenen NMH sowie zu Protamin sind teilweise inkonsistent und im akuten Fall nur begrenzt für die Wahl der adäquaten Dosis hilfreich. Prinzipiell sind neben der applizierten NMH-Dosis stets auch die Zeitdauer seit der letzten Gabe und damit die partielle Elimination zu berücksichtigen. Ein Monitoring der Antagonisierung von NMH mit Protamin ist wenig hilfreich, es sei denn ein chromogener aXa-Test kann durchgeführt werden.

Überwachung (s. Kap. 32.2, NMH, S. 799)

Die Dosierung der NMH sollte nicht routinemäßig überwacht werden; die Messung der aXa-Plasmaspiegel kann aber in bestimmten Situationen sinnvoll sein.

Die Plättchenzahlen sind trotz des im Vergleich zu UFH geringeren HIT-Risikos zu kontrollieren (v. a bei Anwendung von NMH zur chirurgischen VTE-Prophylaxe).

36.3 Antikoagulanzien bei HIT

Übersichtsliteratur
Greinacher 2009 [85], Thiele et al. 2010 [194], Warkentin et al. 2008 [210], Warkentin 2010 [213]

■ Alternative Antikoagulation bei HIT

Im Fall des klinischen Verdachts einer HIT (zum hierzu geeigneten „4-T-Score" s. Kap. D22.2), ist die Anwendung von Heparin sofort zu unterbrechen und eine schnell wirksame alternative Antikoagulation einzuleiten, da die HIT mit einem sehr hohen TE-Risiko assoziiert ist. Die Diagnose sollte durch einen zuverlässigen Labortest verifiziert werden (s. Kap. D30), die Umstellung bei einem 4-T-Score > 6 aber unabhängig hiervon begonnen werden [194].

Für die Behandlung der HIT sind in Deutschland folgende Antikoagulanzien zugelassen (Tab. 36.12):
- **Argatroban** (Argatra, Mitsubishi; ATC-Code: B01AE 03), Zulassung 06.2005:
  – 250 mg (2,5 ml) in Durchstechflasche (100 mg/ml) als Konzentrat für die Herstellung einer Infusionslösung (1 mg/ml)
- **Danaparoid-Natrium** (Orgaran, Essex; ATC-Code: B01A B09), Zulassung 08.1998:
  – 250 aXa-Einheiten (0,6 ml) pro Glasampulle (1250 aXa-E/ml)
- **Lepirudin** (Refludan, Celgene; ATC Code: B01AE02), Zulassung 03.1997:
  – 30 oder 50 mg in Durchstechflasche als Pulver für die Herstellung einer Injektionslösung (5 mg/ml) oder Infusionslösung (2 mg/ml).
  – Anmerkung: Zum 01.04.2012 hat Celgene den Vertrieb von Refludan eingestellt. Restbestände im Markt können verwendet werden, sofern die Haltbarkeitsdauer nicht überschritten ist.

Seit der Einführung von Argatroban 2005 ist besonders die Anwendung von Lepirudin zurückgegangen. Das rekombinante Hirudin Desirudin (Revasc) ist nicht zur Anwendung bei HIT, sondern lediglich zur VTE-Prophylaxe nach Hüft- und Knie-TEP zugelassen. Die hierfür empfohlene Dosierung von 2-mal täglich 15 mg Desirudin s.c. ist zudem um ein Mehrfaches niedriger als die von Lepirudin und ihre Wirksamkeit und Sicherheit sind bei HIT nicht klinisch geprüft.

Alternativ zu den 3 zugelassenen Antikoagulanzien können den 8th ACCP Guidelines [210] zufolge off-label auch Fondaparinux (s. S.950) und Kap. E36.4, Fondaparinux, S.952) und Bivalirudin (s. Kap. E36.4, Bivalirudin, S.960) bei HIT eingesetzt werden [210], [194]. Bivalirudin besitzt sogar eine FDA-Zulassung für die PCI bei Patienten mit akuter HIT oder einem HIT-Risiko.

Tab. 36.**12** Vergleich zwischen Argatroban, Lepirudin und Danaparoid

	Argatroban (Argatra)	Danaparoid (Orgaran)	Lepirudin (Refludan)
Arzneistoffcharakteristika			
Chemie	synthetisches L-Arginin-Derivat (M_r 526,65)	partiell degradiertes GAG-Gemisch aus Schweinedarm-mukosa (M_r 4.000–7.000)	rekombinantes Polypeptid [Leu1, Thr2]-63-desulfohirudin (M_r 6.979,5)
Quantifizierung	gravimetrisch (µg)	aXa-Einheiten (11–17 aXa-E/mg)	gravimetrisch (mg) (16.000 ATE/mg[1])
Wirkmechanismus	univalenter, reversibler direkter Thrombininhibitor (K_i 5–29 nmol/l)	vielfältige Aktivitäten, AT-vermittelte aXa-Aktivität	bivalenter, irreversibler direkter Thrombininhibitor (K_i 0,23 pMol/l)
Pharmakokinetik			
$t_{(max)}$	unmittelbar (i.v.)	4–5 h (s.c.)[2]	unmittelbar (i.v.)
$t_{(Steady\ State)}$	1–3 h	4–5 Tage (aXa-Spiegel)[2]	~4 h
terminale HWZ	52 ± 16 min	~25 h (s.c.), ~7 h (i.v.)[2]	≥ 80 min
Elimination[3]	weitgehende Inaktivierung in der Leber	zum Teil unverändert im Urin	zum Teil Inaktivierung in den Nieren, ~35 % unverändert im Urin
Anwendung			
Dosierung (leitlinien-konform)	kein i.v. Bolus, max. 2,0 µg/kg/min i.v. ggf. 0,5–1,2 µg/kg/min[4]	verschiedene i.v./s.c. Regime, z.T. KG-adjustiert (s. Tab. 36.**13**)	i.d.R. kein i.v. Bolus, max. 0,10 mg/kg/h i.v.[5]
Monitoring und Zielbereich	aPTT: Ratio 1,5–3,0, ≤ 100 s (0,18–1,5 µg/ml)	aXa-Test Prophylaxe: ≤ 0,8 aXa-E/ml Therapie: ≤ 1,0 aXa-E/ml	aPTT: Ratio 1,5–2,0 (0,15–1,5 µg/ml)

Tab. 36.**12** *(Fortsetzung)*

	Argatroban (Argatra)	**Danaparoid (Orgaran)**	**Lepirudin (Refludan)**
Dosisreduktion	mäßige Leberfunktionsstörung, Patienten nach Herz-OP, kritisch kranke Patienten: 0,5 µg/kg/min	Nierenfunktionsstörung: aXa-adjustiert	Nierenfunktionsstörung: ~ 0,01 mg/kg/h (s. Tab. 36.**14**) Antikörper: aPTT-adjustiert
zu beachten	Erhöhung der INR-Werte bei Umstellung auf VKA	Kreuzreaktivität: 5 % serologisch 3 % klinisch	enge therapeutische Breite, Antikörperbildung (40 %), Anaphylaxie (0,01–0,1 %)

ATE = Antithrombin-Einheit; M_r = relative Molekülmasse; K_i = Inhibitionskonstante

[1] 1 ATE entspricht der Menge Hirudin, die eine Einheit der WHO-Zubereitung 89/588 von Thrombin neutralisiert
[2] Bei Danaparoid nur Effektkinetik bekannt; Angaben beziehen sich auf Kinetik der aXa-Aktivität.
[3] Die Clearance von Lepirudin ist stärker von der Nierenfunktion abhängig als die von Danaparoid und Argatroban.
[4] Argatroban: Bei bestimmten Patienten (z. B. mit Herzfehler, Multiorganversagen, Anasarka, unmittelbar nach einer Herzoperation) ist eine reduzierte initiale Infusionsrate (0,5–1,2 µg/kg/min) ausreichend [210]; in der Praxis bestehen gute Erfahrungen mit einer initialen Dosierung von 0,5–1,2 µg/kg/min [100]; bei schwerer Leberfunktionsstörung ist Argatroban kontraindiziert.
[5] Lepirudin: Im Gegensatz zur Fachinformation empfehlen die 8th ACCP Guidelines zu HIT [210] eine reduzierte Dosierung und die Gabe eines initialen Bolus nur bei drohender Amputation oder lebensbedrohlicher Thrombose. Der aPTT-Zielbereich von 1,5–2,0 ist ebenfalls geringer als der laut Fachinformation mit 1,5–2,5.

Die Anwendung der neuen oralen Antikoagulanzien bei HIT wäre zwar theoretisch eine Option, ist aber klinisch noch nicht untersucht.

■ Antikoagulation bei HIT in der Anamnese

Heparine sollten im Fall einer HIT in der Anamnese nicht angewendet werden, wenn diese innerhalb der letzten 100 Tage aufgetreten ist [210]. Sofern die HIT länger als 100 Tage zurückliegt, kann der Patient kurzfristig (z.B. 24 h) mit Heparin behandelt werden [194]. Denn die HIT-Antikörper sind dann in der Regel nicht mehr nachweisbar und bis zur Neubildung vergehen 4–5 Tage.

Danaparoid ist zwar explizit für Patienten mit HIT in der Anamnese zugelassen, seine Datenlage zu anderen Anwendungsgebieten als der HIT ist jedoch dürftig. Das Indikationsspektrum von **Fondaparinux** ist hingegen sehr breit und beruht auf einer guten Evidenz (s. Kap. E36.4, Fondaparinux, S. 952). Folglich stellt Fondaparinux in vielen Fällen (z. B. ACS, TVT- und Lungenembolie-Therapie) eine gute Alternative zu Heparin oder Danaparoid für die Behandlung von Patienten mit HIT in der Anamnese dar (s. Kap. 36.3. Fondaparinux (off-label), S. 950).

■ Keine Antikoagulation mit VKA bei HIT

Die häufigste Ursache für Amputationen nach HIT ist eine Phlegmasia coerulea dolens, die durch Thrombosen der Mikrozirkulation ausgelöst wird [194]. VKA begünstigen die Entstehung dieser Thrombosen in der Akutphase der HIT, da das antikoagulatorische Protein C zu Beginn einer Therapie mit VKA schneller abfällt als die prokoagulatorischen Gerinnungsfaktoren. Dieser Protein-C-Mangel kann zusammen mit der intravasalen Gerinnungsaktivierung bei der akuten HIT neue Thrombosen induzieren.

> VKA sind zur initialen Behandlung einer HIT **streng kontraindiziert** [210], [194].
>
> Auf die orale Antikoagulation mit VKA darf erst nach vollständiger Erholung der Thrombozytenzahlen umgestellt werden. Dabei sollte mit einer niedrigen Dosis begonnen werden (z. B. Phenprocoumon 3–6 mg/d) und überlappend immer ein kompatibles Antikoagulans verabreicht werden [210], [194].

■ Argatroban

Klinische Bedeutung

Die Indikation von Argatroban (Argatra, Mitsubishi; ATC-Code: B01AE03) beschränkt sich in den westlichen Ländern – im Gegensatz zu Japan – auf die TE-Prophylaxe und -Therapie bei HIT. In den USA ist es zusätzlich für die Antikoagulation während einer PCI bei Patienten mit akuter HIT oder HIT-Risiko zugelassen.

Arzneistoffcharakteristika und Pharmakodynamik

Argatroban wurde bereits 1981 synthetisiert und war der erste niedermolekulare direkte Thrombininhibitor (DTI), der reversibel und direkt an Thrombin bindet. Wie die natürlichen Substrate von Thrombin enthält es einen L-Arginin-Rest, der an Asp189 im aktiven Zentrum von Thrombin bindet (Abb. 36.5). Wegen der stark basischen Guanidin-Gruppe im Arginin ist Argatroban positiv geladen und wird daher nicht aus dem Gastrointenstinaltrakt resorbiert.

Argatroban hemmt selektiv Thrombin (K_i 5–39 nM, abhängig von dem im aIIa-Test verwendeten Thrombin-Substrat) und entfaltet nur marginale

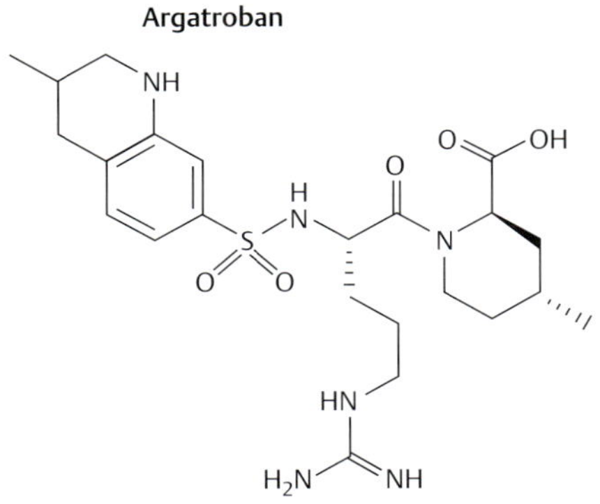

Abb. 36.5 Strukturformel von Argatroban.

inhibitorische Aktivität gegenüber anderen Serinproteasen wie Trypsin, Faktor Xa und Kallikrein. Wie charakteristisch für niedermolekulare DTI, hemmt Argatroban sowohl freies als auch Fibrin- und Clot-gebundenes Thrombin (50 % Hemmung [IC_{50}] durch 1,1, 2,8, und 2,4 µmol/l).

Pharmakokinetik

Intravenös infundiertes Argatroban erreicht Steady-State-Plasmakonzentrationen innerhalb von 1–3 h. Im Gegensatz zu Lepirudin und Bivalirudin weist Argatroban eine recht hohe Eiweißbindung (~54 %) auf.

Ähnlich wie Lepirudin und Bivalirudin wird Argatroban rasch mit einer terminalen HWZ von 52 ± 16 min eliminiert. Der Arzneistoff wird vorwiegend in der Leber metabolisiert; ~66 % der infundierten Dosis wurden in den Fäzes und ~22 % im Urin gefunden. Nach Absetzen der Infusion erreichen die Gerinnungszeiten in der aPTT und ACT normalerweise innerhalb von 2 h ihre Ausgangswerte.

Wegen der kurzen HWZ und der reversiblen Thrombinhemmung ist Argatroban gut steuerbar. Allerdings ist damit auch ein gewisses Risiko für einen „Rebound" der Hyperkoagubilität verbunden [213].

Dosierung, Art und Dauer der Anwendung

Argatroban wird KG- und aPTT-adjustiert i.v. infundiert. Die initiale Dosierung beträgt laut Fachinformation 2,0 µg/kg/min.

> Meist genügt eine Dosierung von 1,0–1,5 µg/kg/min [86], oft sogar 0,5–1,2 µg/kg/min [100], um den aPTT-Zielbereich, eine Ratio von 1,5–3,0 (~ 0,18–1,5 µg/ml) und eine Gerinnungszeit von maximal 100 s, zu erreichen.

Die Dosis sollte 10 µg/kg/min nicht überschreiten. Die empfohlene Behandlungsdauer beträgt maximal 14 Tage.

Dosierung bei bestimmten Patientengruppen

Leberfunktionsstörungen. Aufgrund der Metabolisierung in der Leber ist die Elimination von Argatroban abhängig von der Leberfunktion. Bei Leberfunktionsstörungen (Child-Pugh-Score 7–11) ist die Clearance auf 26 % reduziert [189]. Daher empfiehlt es sich bei Gesamtbilirubinwerten > 25,5 µM (1,5 mg/dl), bereits die initiale Dosis auf 0,5 µg/kg/min zu reduzieren [100], [125]. Bei Patienten mit schweren Leberfunktionsstörungen ist Argatroban kontraindiziert.

Intensivmedizinische und kritisch kranke Patienten. Auch bei HIT-Patienten mit Herzfehler, Multiorganversagen, Anasarka, unmittelbar nach einer Herzoperation und generell solchen mit intensivmedizinischer Behandlung hat sich die offizielle Dosierung von 2 µg/kg/min als zu hoch erwiesen. Auch bei diesen Patienten ist eine initiale Infusionsrate von 0,5 µg/kg/min laut Fachinformation in der Regel ausreichend.

Nierenfunktionsstörungen. Ein Vorteil von Argatroban gegenüber Lepirudin und Danaparoid ist, dass sich die HWZ bei schwerer Niereninsuffizienz (KrCl < 30 ml/min) nur geringfügig verlängert, sodass keine Dosisreduktion erforderlich ist [189].

Interaktionen

Zur pharmakodynamischen Verstärkung der Wirkung vgl. Kap. E36.1, Interaktionen, S. 898. Zu beachten ist die Erhöhung der INR-Werte bei gleichzeitiger Applikation von Argatroban und VKA (s. Kap. Weitere Besonderheiten, S. 939 und Kap. D26.1).

Pharmakokinetische Interaktionen zwischen Argatroban und anderen Arzneimitteln wurden nicht untersucht, sind aber nicht ausgeschlossen (Eiweißbindung, CYP-3A4/5-abhängige Metabolisierung).

Nebenwirkungen

Blutungskomplikationen

Blutungskomplikationen (s. Kap. E36.1, Blutungskomplikationen, S. 896) traten in klinischen Studien bei HIT-Patienten unter Argatroban sehr häufig (38,9 % leichte Blutungen) bzw. häufig (5,5 % schwere Blutungen) auf. Bei einer aPTT-Ratio > 3 war die Blutungsinzidenz 3-mal höher als bei einer Ratio von 1,5–3,0.

Andere Nebenwirkungen

Laut Studienlage scheint die Amputationsrate (~ 14 %) bei HIT-Patienten unter Argatroban gegenüber Lepirudin, Danaparoid und Fondaparinux (~ 5 %) erhöht zu sein [86], [55].

Weitere häufige (1–10 %) Nebenwirkungen sind TVT, Anämie, Nausea und Purpura.

Kontraindikationen

Argatroban ist ein Notfallmedikament, wehalb die Zahl der expliziten Kontraindikationen gering ist:
- Überempfindlichkeit gegen Argatroban oder andere Bestandteile (z. B. Sorbitol, Ethanol)
- Patienten mit unkontrollierbaren Blutungen
- schwere Leberfunktionsstörungen
- Schwangerschaft und Stillzeit.

Natürlich verlangt der Einsatz auch hier besondere Vorsicht, wenn der Patient ein erhöhtes Blutungsrisiko aufweist bzw. eine Blutung eine besondere Gefährdung darstellt (s. Kap. E36.1, Blutungskomplikationen, S. 896).

Weitere Besonderheiten

Beeinflussung Thrombin-abhängiger Tests durch Argatroban

Im Vergleich zu den anderen verfügbaren DTI hat Argatroban den größten Einfluss auf Thrombin-abhängige Gerinnungs- und chromogene Tests (s. Kap. D32.1, Thrombininhibitoren in der Laboratoriumsdiagnostik, S. 797). Es verlängert u. a. die Thromboplastinzeit (TPZ, Quick-Test; **cave:** INR-Bestimmung!) und die aPTT. Auch die Gerinnungsfaktorkonzentrationen können unter Argatroban nicht sicher bestimmt werden.

Effekt auf die INR-Bestimmung. Bei der Umstellung der Antikoagulation von Argatroban auf VKA ist zu beachten, dass es bei gleichzeitiger Gabe zu einem additiven Effekt auf die INR kommt [100], [191]. Denn Argatroban beeinflusst Thrombin-abhängige Gerinnungstests und verlängert somit auch die zur INR-Bestimmung genutzte TPZ. Im Vergleich zu anderen DTI ist dieser Effekt bei Argatroban am stärksten ausgeprägt, da seine Plasmakonzentration im therapeutischen Bereich (~ 1 µmol/l) höher ist als die anderer DTI [209] (s. Kap. E36.4, Lepirudin, S. 945 und Kap. E36.4, Bivalirudin, S. 960).

> Die Erhöhung der INR durch Argatroban ist bei der Bewertung der INR-Bestimmung zu berücksichtigen (s. Kap. Thrombininhibitoren in der Laboratoriumsdiagnostik, S. 797). Je nach Argatrobandosis und Testansatz der TPZ kann der therapeutische INR-Wert für die Antikoagulation mit VKA nicht bei 2–3, sondern bei ≥ 4 liegen.

Denn die Verlängerung der TPZ ist sowohl von der Argatroban-Plasmakonzentration als auch vom International Sensitivity Index (ISI) des verwendeten TPZ-Reagenzes abhängig [80]. Bei einer Argatroban-Plasmakonzentration von 1,2 µg/ml lag die TPZ-Ratio im Mittel bei 2,05 (95 %-CI 1,88–2,22; 14 TPZ-Reagenzien) [80]. Am empfindlichsten reagierten folgende Reagenzien: die Gruppe diverser PT-Fibrinogen-Reagenzien, Neoplastine, Neoplastine Plus und Thromboplastin C Plus (bei 1,2 µg/ml INR-Werte von 1,92–2,80). Als weniger reaktive Reagenzien erwiesen sich RecombiPlasTin, ThromboMax HS, Innovin und Thromborel S.

Da Argatroban – ebenso wie andere DTI, direkte Faktor Xa-Inhibitoren (DXI) und Heparine – keinen Einfluss auf die Konzentration der Vitamin K-abhängigen Gerinnungsfaktoren hat, reflektieren die bei Koadministration von VKA und Argatroban höheren INR-Werte jedoch nicht, dass die Faktoren des Prothrombinkomplexes ausreichend bzw. übermäßig reduziert sind. Anzumerken ist, dass auch im Fall der überlappenden Therapie mit Heparin die Gerinnung dual gehemmt ist, dass dies allerdings wegen der Heparinneutralisatoren in den TPZ-Reagenzien nicht in der TPZ sichtbar ist.

Für die INR-Bestimmung bei gleichzeitiger Gabe von Argatroban und VKA werden folgende Optionen empfohlen (vgl. Fachinformation, [191], [27]):
- Bei Argatroban-Dosen ≤ 2 µg/kg/min kann Argatroban bei einem INR-Wert ≥ 4,0 abgesetzt werden.
- Wird die TPZ mit stark verdünnten Plasmaproben gemessen (in der Fachinformation „Thromboplastinzeit-Assay vom Owren-Tp" genannt), haben Argatroban-Dosen ≤ 2 µg/kg/min keinen signifikanten Effekt auf die INR, sodass der INR-Zielwert wie gewohnt bei 2–3 liegt.

- Bei einer Argatroban-Dosis > 2 µg/kg/min sollte die Dosis 4–6 h vor der Blutabnahme für die INR-Bestimmung vorübergehend auf 2 µg/kg/min reduziert werden.
- 4–6 h nach Absetzen von Argatroban sollte die INR erneut bestimmt werden und dann bei 2–3 liegen.

Antidot

Es gibt kein spezifisches Antidot gegen Argatroban.

Überwachung (s. Kap. D32.3, Argatroban, S. 801)

Die KG-adpatierte Dosierung von Argatroban wird anhand der aPTT-Verlängerung kontrolliert und individuell angepasst.

■ Danaparoid

Klinische Bedeutung

Danaparoid-Natrium (Orgaran, MSD; ATC-Code: B01AB09) war 1998 nach Lepirudin das zweite Antikoagulans zum Einsatz bei HIT. Es ist in Deutschland für folgende Indikationen zugelassen:
- VTE-Prophylaxe bei akuter HIT
- TE-Therapie bei akuter HIT oder HIT in der Anamnese
- VTE-Prophylaxe in Situationen, in denen Heparin nicht angewendet werden soll.

Im Gegensatz zu Lepirudin und Argatroban kann Danaparoid auch bei Kindern sowie in der Schwangerschaft und Stillzeit eingesetzt werden.

Arzneistoffcharakteristika und Pharmakodynamik

Danaparoid ist ein komplexes Gemisch partiell depolymerisierter GAG (mittlere M_r 4000–7000), das aus Schweinedarmmukosa isoliert wird. Es besteht zu einem Großteil aus Heparansulfat, wobei 4 % eine hohe Affinität zu AT haben. Es enthält ferner 8–18 % Dermatansulfat und maximal 8,5 % Chondroitinsulfat. Im Vergleich zu den Heparinen ist das GAG-Gemisch nur schwach sulfatiert (Sulfatierungsgrad 0,4–0,9).

Danaparoid erwies sich in verschiedenen Tiermodellen als ebenso antithrombotisch wirksam wie Heparin [142]. Die verantwortlichen Wirkmechanismen sind allerdings bis heute ungeklärt; seine Wirkung beruht keinesfalls nur auf seiner geringen aXa-Aktivität (11–17 aXa-E/mg) [11].

Wie die Heparine, kann auch das variable GAG-Gemisch Danaparoid nicht gravimetrisch dosiert werden. Standardisierung, Quantifizierung und Monitoring erfolgen daher aus praktischen Gründen anhand von aXa-Einheiten.

Danaparoid bei HIT

Im Gegensatz zu Argatroban, Lepirudin und Fondaparinux reagiert Danaproid mit PF4 und PF4-Antikörper-Komplexen (s. Kap. E36.3, Nebenwirkungen, S. 944). Allerdings könnten solche Interaktionen sogar nützlich sein, da gezeigt wurde, dass Danaparoid PF4-Heparin-Antikörper-Komplexe zerstört und die Plättchenaktivierung durch HIT-Antikörper verhindert [111].

Pharmakokinetik

Die Kenntnisse zur Pharmakokinetik von Danaparoid beschränken sich im Wesentlichen auf die Kinetik der aXa-Aktivität, die aber nur 4 % des applizierten Arzneistoffes widerspiegelt [16]. Dieser 4 %-Anteil wird wie bei den NMH nahezu vollständig nach s.c. Injektion resorbiert (t_{max} ~4–5 h). Die HWZ der aXa-Aktivität ist mit etwa 25 h > 5-mal länger als die der NMH; Steady-State-Plasmaspiegel werden erst nach 4–5 Tagen erreicht.

Dosierung, Art und Dauer der Anwendung

Bei der Anwendung von Danaparoid ist streng zwischen Nicht-HIT und HIT-Patienten zu differenzieren (Tab. 36.**13**). Die Dosierung bei HIT ist etwa 3- bis 6-mal höher, erfolgt nach Körpergewichtsklassen und sollte bei i.v. Gabe anhand der aXa-Plasmaspiegel kontrolliert werden [210].

> Im Fall einer akuten HIT reicht die allgemeine Prophylaxe-Dosierung von 2-mal täglich 750 aXa-E s.c. nicht aus [210], [85].

Im Fall einer HIT beginnt die Therapie mit einem i.v. Bolus. Bei HIT-Patienten ohne TE wird Danaparoid dann für 7–10 Tage 3 ×/d s.c. injiziert (Zielspiegel ≤ 0,8 aXa-E/ml). Liegt eine TE vor, erfolgt die 6- bis 8-tägige Behandlung per i.v. Dauerinfusion (Zielspiegel ≤ 1,0 aXa-E/ml), kann aber ab dem 2. Tag auch auf eine 2 ×/d s.c. Injektion (Zielspiegel 0,5–0,8 aXa-E/ml) umgestellt werden.

Tab. 36.13 Dosierung von Danaparoid in Abhängigkeit von Indikation und Patientengruppe ([210], Fachinformation)

Indikation/Zeit/Parameter	Applikation und Dosierung von Danaparoid	aXa-Spiegel
VTE-Prophylaxe bei Kontraindikation gegenüber Heparinen und HIT vor > 3 Monaten		
i. d. R. max. 14 Tage	750 aXa-E 2 ×/d s.c.	Kontrolle: nicht erforderlich
TE-Prophylaxe bei akuter HIT		
initial empfohlen	i.v. Bolus plus s.c. Injektion gleicher Dosis[1]	
7–10 Tage	laut Fachinformation 750–1.250 aXa-E 3 ×/d s.c. (je nach KG und Blutungsrisiko)	Zielspiegel: ≤ 0,8 aXa-E/ml[2] Kontrolle: nicht generell erforderlich[4]
	laut [210] wie TE-Therapie (zumindest anfangs)	
TE-Therapie bei HIT		
initial < 60 kg KG[3]	1.500 aXa-E als Bolus i.v.	Zielspiegel: ≤ 1,0 aXa-E/ml
60–75 kg KG[3]	2.250 aXa-E E als Bolus i.v.	
75–90 kg KG[3]	3.000 aXa-E E als Bolus i.v.	
> 90 kg KG	3.750 aXa-E E als Bolus i.v.	
Stunde 0–4	400 aXa-E/h i.v. Infusion	
Stunde 4–8	300 aXa-E/h i.v. Infusion	
5–7 Tage Erhaltungstherapie	200 aXa-E/h i.v. Infusion	Zielspiegel: 0,5–0,8 aXa/ml
	bei moderater Nierenfunktionsstörung: 150 aXa-E/h i.v. Infusion	Kontrolle: optimal alle 24 h
	alternativ nach Erreichen stabiler aXa-Spiegel: 1.500–2.250 aXa-E 2 ×/d s.c.	

[1] kein i.v. Bolus bei erhöhtem Blutungsrisiko, Blutung oder Heparingabe vor kurzer Zeit
[2] bei manifester Blutung aXa-Plasmaspiegel im Steady-State ≤ 0,4 aXa-E/ml
[3] laut Fachinformation bei < 55 kg 1500 aXa-E und bei 55–90 kg 2250 aXa-E
[4] Kontrolle der aXa-Spiegel bei KG > 90 kg sowie bei Nierenfunktionsstörungen

Angaben zur Dosierung bei HIT-Patienten im Rahmen von Gefäßoperationen, kardiopulmonalen Eingriffen, Hämodialyse und Hämofiltration sowie in der Pädiatrie finden sich in der Fachinformation.

Dosierung bei Nierenfunktionsstörungen

Da der aXa-aktive Danaparoid-Anteil vorwiegend über die Nieren ausgeschieden wird, kommt es bei eingeschränkter Nierenfunktion zur Akkumulation. Daher wird empfohlen, die Dosis bei Patienten mit deutlicher Nierenfunktionseinschränkung um ~30% zu reduzieren und die aXa-Spiegel zu kontrollieren [86]. Bei schwerer Niereninsuffizienz ist Danaparoid kontraindiziert.

Interaktionen

Zur pharmakodynamischen Verstärkung der Wirkung s. Kap. E36.1, Interaktionen, S. 898. Pharmakokinetische Interaktionen wurden nicht untersucht, sind aber wie bei den NMH nicht zu erwarten.

Nebenwirkungen

Blutungskomplikationen

Blutungskomplikationen (s. Kap. E36.1, Blutungskomplikationen); insbesondere nach einem operativen Eingriff, treten unter Danaparoid zwar häufig (1–10%) auf, im Vergleich zu Argatroban und Lepirudin scheint das Blutungsrisiko aber geringer. Wegen des Risikos starker Blutungen soll Danaparoid nicht bei kardiopulmonalen Bypass-Operationen eingesetzt werden.

Thrombozytopenie

Obwohl Danaparoid im Gegensatz zu Argatroban, Lepirudin und Fondaparinux mit PF4 und PF4-Antikörper-Komplexen reagiert, induziert es sehr selten Thrombozytopenien. Die Inzidenz der serologischen Kreuzreaktivität hingegen beträgt ~5%, die der klinischen ~3% (d.h. Fortbestehen oder Wiederauftreten einer HIT), letztere häufig trotz eines negativen In-vitro-Tests [192].

> Vor Beginn einer Danapariod-Therapie ist daher die serologische Kreuzreaktivität zu überprüfen (s. Kap. D22). Außerdem ist die Plättchenzahl in der 1. Behandlungswoche täglich, in der 2. und 3. Woche jeden 2. Tag und danach wöchentlich zu bestimmen.

Andere Nebenwirkungen

Eine weitere häufige, in 1–10% der Fälle auftretende Nebenwirkung sind Hautausschläge.

Kontraindikationen

Wie andere Antikoagulanzien ist Danaparoid bei Blutungen, einem erhöhten Blutungsrisiko (z. B. kardiopulmonale Eingriffe) und bei besonderer Gefährung durch Blutungen kontraindiziert (s. Kap. E36.1, Allgemeines zu Antikoagulanzien, S. 895). Gegenanzeigen sind ferner schwere Nieren- und Leberinsuffizienz. Sofern keine therapeutische Alternative (z. B. Fondaparinux) verfügbar ist, sind die Kontraindikationen bei akuter HIT jedoch als relativ zu betrachten.

Weitere Besonderheiten

Natriumsulfit

Danaparoid enthält Natriumsulfit, das bei Asthmatikern mit Sulfit-Überempfindlichkeit zu Bronchospasmen und/oder anaphylaktischem Schock führen kann.

Antidot

Es gibt kein spezifisches Antidot gegen Danaparoid. Seine Ladungsdichte und seine M_r sind für eine Neutralisierung durch Protamin zu gering.

Überwachung (s. Kap. D32.3, Danaparoid, S. 802)

Im Gegensatz zu Agatroban und Lepirudin muss die Dosierung von Danaparoid nicht anhand von Laborparametern „titriert" werden, in bestimmten Fällen ist jedoch zu kontrollieren, ob die aXa-Plasmaspiegel im Zielbereich liegen (Tab. 36.**13**).

Wegen einer möglichen Kreuzreaktivität ist eine engmaschige Kontrolle der Plättchenzahlen erforderlich (s. Kap. Nebenwirkungen, S. 944).

■ Lepirudin

Klinische Bedeutung

Das rekombinante Hirudin Lepirudin (Refludan,Celgene; ATC-Code: B01AB02) wurde 1997 als erstes Antikoagulans bei HIT zugelassen – strenggenommen aber nur für die Behandlung von HIT-Patienten mit einer thromboembolischen Erkrankung. Aufgrund seiner engen therapeutischen Breite und Immunogenität hat es in den letzten Jahren zugunsten von Argatroban an Bedeutung eingebüßt. Zum 01.04.2012 hat Celgene den Vertrieb von Refludan eingestellt, so dass es nur noch begrenzte Zeit verfügbar ist.

Arzneistoffcharakteristika und Pharmakodynamik

Das Polypeptid Lepirudin ([Leu^1, Thr^2]-63-desulfohirudin, 65 Aminosäuren, M$_r$ 6979,5) ist wie Desirudin (63-Desulfohirudin) ein rekombinantes Hirudin, das in Hefezellen exprimiert wird. Genuines Hirudin aus den Speicheldrüsen des Blutegels *Hirudo medicinalis* gilt bislang als stärkster direkter Thrombininhibitor (DTI) (K$_i$ 0,023 pM, Lepirudin K$_i$ 0,23 pM).

Die Affinität der Hirudine zu Thrombin ist so hoch, dass die Bindung – obwohl nicht kovalent – häufig als irreversibel bezeichnet wird. Diese Eigenschaft macht man für ihre enge therapeutische Breite verantwortlich. Die besonders hohe Thrombinspezifität resultiert aus der bivalenten Bindung an Thrombin, nämlich zum einen an dessen aktives Zentrum, zum anderen an die Exosite 1, die Fibrin-Bindungsregion [217].

Wie niedermolekulare DTI hemmen Hirudine sowohl freies als auch, wenn auch etwas schwächer, Fibrin-gebundenes Thrombin [19], [217].

Pharmakokinetik

Intravenös infundiertes Lepirudin wird initial mit einer HWZ von ~10 min eliminiert. Es folgt eine langsamere Phase mit einer terminalen HWZ von ~80 min gemessen bei jungen Probanden.

Sowohl Ausscheidung als auch Metabolisierung finden in der Niere statt; ~35 % der Dosis werden unverändert im Urin ausgeschieden. Die Clearance ist daher abhängig von der glomerulären Filtrationsrate und ist bei weiblichen bzw. älteren Patienten generell ~25 % niedriger als bei männlichen bzw. jüngeren (s. folgendes Kap. Dosierung, Art und Dauer der Anwendung). Bei terminaler Niereninsuffizienz wurden Halbwertszeiten von etwa 2 Tagen beobachtet.

Dosierung, Art und Dauer der Anwendung

Lepirudin wird als i.v. Dauerinfusion über 2–10 Tage oder auch länger verabreicht. Die Dosierung richtet sich nach dem Körpergewicht (bis 110 kg) und der Nierenfunktion und ist anhand täglicher aPTT-Messungen individuell anzupassen.

> Wegen des sehr hohen Blutungsrisikos (15–20 % schwere, 2,4–3,9 % tödliche Blutungen) unter der zugelassenen Dosierung wird heute eine geringere Dosis von 0,1 mg/kg/h ohne initiale Bolusinjektion (bei Nierengesunden!) empfohlen (Tab. 36.**14**) [210], [194], [213]. Der aPTT-Zielbereich liegt bei 1,5–2,0 statt bei 1,5–2,5.

Tab. 36.14 Vergleich der aktuell empfohlenen und zugelassenen Dosierung von Lepirudin in Abhängigkeit von der Nierenfunktion (Fachinformation Stand 04.2008 und [210])

Kreatinin-Clearance (ml/min)	Kreatinin-Wert	Infusionsrate laut Fachinformation[1,2]	Infusionsrate laut 8th ACPP-GL [210][3]
Nierengesunde		0,15 mg/ml/h	0,10 mg/kg/h
	10–15,8 mg/l (90–140 µmol/l)		0,05 mg/kg/h
45–60	16–20 mg/l (141–177 µmol/l)	50% (0,075 mg/kg/h)	
	15,8–45,2 mg/l (140–400 µmol/l)		0,01 mg/kg/h
30–44	21–30 mg/l (178–265 µmol/l)	30% (0,045 mg/kg/h)	
15–29	31–60 mg/l (266–530 µmol/l)	15% (0,023 mg/kg/h)	
	> 45,2 mg/l (> 400 µmol/l)		0,005 mg/kg/h
< 15	> 60 mg/l (> 530 µmol/l)	keine Infusion[4]	

[1] klinischen Studien zufolge zu hoch, da sehr hohe Rate an schweren und tödlichen Blutungen
[2] initialer i.v. Bolus bei Nierengesunden 0,4 mg/kg, bei Nierenfunktionseinschränkung 0,2 mg/kg
[3] i.v. Bolus von 0,2 mg/kg nur im Fall einer lebensbedrohlichen Thrombose bzw. drohenden Beinamputation
[4] nur bei aPTT-Werten unter Zielbreich Bolusgaben von 0,1 mg/kg jeden zweiten Tag

Laut Hersteller gilt eine Plasmakonzentration von 0,15–1,5 µg/ml als therapeutischer Bereich [88].

Dosierung bei Nierenfunktionsstörungen

Bereits bei leicht eingeschränkter Nierenfunktion (d. h. älteren Patienten) empfehlen die 8th ACCP Guidelines zu HIT eine reduzierte Dosis von 0,05 mg/kg/h [210]. Bei einer Kreatinin-Clearance (KrCl) ≤ 60 ml/min ist eine Initialdosis von nur 0,01 mg/kg/h in der Regel adäquat. Prinzipiell erscheint es sinnvoll, solche HIT-Patienten mit Argatroban zu behandeln.

> Die Exposition gegenüber Lepirudin kann sowohl durch eine eingeschränkte Nierenfunktion als auch durch Antikörper erheblich erhöht werden.

Dosisreduktion wegen Antikörperbildung

Etwa 40 % der HIT-Patienten entwickeln unter der Lepirudin-Behandlung Antikörper [61]. Die resultierenden Hirudin-Antikörper-Komplexe behalten ihre Thrombin-hemmende Aktivität, werden aber langsamer ausgeschieden. Die Antikörper beeinträchtigen daher in erster Linie die renale Elimination von Lepirudin, eine Beeinflussung der Wirksamkeit und Sicherheit wurde nicht gefunden. Die resultierende erhöhte Exposition gegenüber dem Arzneistoff kann eine Dosisreduktion von bis zu 90 % erforderlich machen [61].

Interaktionen

Es wurden keinerlei Wechselwirkungstudien durchgeführt. Die Erhöhung des Blutungsrisikos durch pharmakodynamische Verstärkung der Wirkung (s. Kap. E36.1, Interaktionen, S.898) ist angesichts des engen therapeutischen Fensters besonders zu beachten.

Nebenwirkungen

Blutungskomplikationen

Die unter Lepirduin auftretenden Nebenwirkungen sind größtenteils Blutungen (s. Kap. E36.1, Blutungskomplikationen, S.896). Sie treten sehr häufig (> 10 %) auf. Post-Marketing-Surveillance-Daten zufolge beträgt die Inzidenz tödlicher Blutungen bei HIT-Patienten 1 % und die intrakranieller Blutungen 0,2 %.

Andere Nebenwirkungen

Allergische und anaphylaktische Reaktionen bis hin zum tödlichen Schock treten unter Lepirudin selten (~0,015 %) auf [84]. Mit einer Inzidenz von ~0,16 % ist das Risiko bei Reexposition jedoch etwa 10-mal höher, und die anaphylaktischen Reaktionen manifestieren sich dann innerhalb weniger Minuten. Zu beachten ist, dass es auch durch Desirudin und Bivalirudin zu einer entsprechenden Immunisierung kommen kann.

Kontraindikationen

Lepirudin ist ein Notfallmedikament. Besonders der Einsatz bei Patienten mit erhöhtem Blutungsrisiko (s. Kap. E36.1, Kontraindikationen, S.897) erfordert eine sorgfältige Nutzen-Risiko-Abwägung unter Berücksichtigung medikamentöser Alternativen und verfügbarer Maßnahmen zur Blutungskontrolle.

Zu beachten sind folgende Gegenanzeigen:
- Überempfindlichkeit gegen Lepirudin, Desirudin, Bivalirudin oder andere Bestandteile (d.h. Mannitol)
- Patienten mit akuter Blutung oder erhöhtem Blutungsrisiko, z.B. fortgeschrittene Nierenfunktionseinschränkung, Alter > 65 Jahre (!)
- Schwangerschaft und Stillzeit.

Weitere Besonderheiten

Beeinflussung Thrombin-abhängiger Tests

Von allen DTI hat Lepirudin den geringsten Effekt auf Thrombin-abhängige Gerinnungs- und chromogene Tests und somit auch die INR-Bestimmung [80] (s. Kap. E36.3, Argatroban, S. 936 und Kap. D32.1, Thrombininhibitoren in der Laboratoriumsdiagnostik, S. 797).

Effekt auf die INR-Bestimmung. Die Erhöhung der INR durch Lepirudin ist abhängig von seiner Plasmakonzentration und dem ISI (International Sensitivity Index) des TPZ-Reagens. Bei einer Lepirudin-Plasmakonzentration von 1,2 µg/ml lag die TPZ-Ratio im Mittel bei 1,20 (1,16–1,24 95% CI; 14 TPZ-Reagenzien) [80]. Am empfindlichsten reagierten die Gruppe der diversen TPZ-Fibrinogen-Reagenzien und Neoplastine (bei 1,2 µg/ml INR-Werte von 1,30–1,46). In der Regel ist der Einfluss von Lepirudin auf die INR-Bestimmung im Gegensatz zu Argatroban demzufolge von untergeordneter Bedeutung.

Antidot

Es gibt kein spezifisches Antidot gegen Lepirudin. Einzelnen Fallberichten zufolge könnte bei extrem hohen Lepirudin-Plasmaspiegeln eine Hämofiltration oder Hämodialyse unter Verwendung von „High Flux"-Dialysemembranen (Filtrationsgrenze von 50.000 Dalton) von Nutzen sein.

Überwachung (s. Kap. D32.3, Lepirudin, S. 803)

Die KG-adaptierte Dosierung von Lepirudin wird anhand der aPTT-Verlängerung kontrolliert und individuell angepasst.

■ Fondaparinux (off-label)

> Fondaparinux (Arixtra) ist nicht für die Behandlung einer akuten HIT zugelassen, ist aber eine probate, wenn auch mit Vorsicht anzuwendende Option für die Antikoagulation von Patienten mit HIT [215].

Mangels prospektiver Untersuchungen ist Fondaparinux bislang nicht zur Anwendung bei akuter HIT zugelassen, aber auch nicht kontraindiziert. Es existieren weit über 50 Fallberichte und 3 kleine Studien zu seinem erfolgreichen Einsatz bei 36 Patienten mit akuter HIT [112], [130], [87]. Bei HIT-Patienten ohne Thrombose wurde Fondaparinux in einer Dosierung von 1-mal täglich 2,5 mg eingesetzt, bei einer gleichzeitig vorliegenden Thrombose wurde die therapeutische Dosis von 7,5 mg (bzw. 5 mg bei < 50 kg KG und 10 mg bei > 100 kg KG) verwendet [130].

Dass Fondaparinux in der klinischen Praxis zunehmend off-label im Rahmen einer HIT zum Einsatz kommt, erklärt sich aus einigen Vorteilen gegenüber den zugelassenen HIT-Antikoagulanzien (v. a. Argatroban und Lepirudin) und der zeitweilig fehlenden Verfügbarkeit von Danaparoid [213], [214]:

- bequeme Anwendung durch 1-mal tägliche s.c. Injektion von Fixdosen ohne Gerinnungsmonitoring
- stabile Antikoagulation durch lange HWZ
- Möglichkeit einer verlängerten, auch ambulanten Anwendung
- daher kein Gangränrisiko durch eine zu frühe Umstellung auf VKA
- keine Interferenz mit der Thrombin-induzierten Aktivierung von Protein C
- keine Störung der INR-Bestimmung
- ggf. Option zur spezifischen Messung der Plasmakonzentration
- größere therapeutische Breite im Vergleich zu den DTI
- deutlich geringere Kosten.

Expertenmeinungen zufolge stellt Fondaparinux eine attraktive Option für das „Bridging" zwischen einer initialen i.v. Behandlung mit DTI und der oralen Antikaogulation mit VKA dar [213], [214].

Die Eignung von Fondaparinux ist pharmakologisch plausibel: Das Pentasaccharid ist nicht in der Lage, die von HIT-Antikörpern erkannten „Ultralarge Complexes" mit PF4 zu bilden [83], [162] und weist keinerlei Kreuzreaktivität mit HIT-Antikörpern auf [23].

Bei den vereinzelten Spontanberichten zum Auftreten einer HIT bei Patienten, die mit Fondaparinux behandelt wurden, konnte in keinem Fall ein kausaler Zusammenhang hergestellt werden (Fachinformation) [215], [47]. Noch ist unklar, weshalb bei Patienten nach Hüft- oder Knie-TEP unter Fondaparinux genauso häufig HIT-Antikörper wie unter NMH nachgewiesen wurden, aber keine HIT auftrat, und die Antikörper nur in Gegenwart von Heparinen, nicht jedoch in Gegenwart von Fondaparinux die Plättchen aktivierten [208], [161]. Möglicherweise beruht die Antikörperbildung auf einer Autoimmunreaktion, bei der PF4 und endogene GAG eine wichtige Rolle spielen [48]. Dies würde auch erklären, warum die Antikörper einer Patientin, die eine HIT unter Fondaparinux entwickelte, auch in Abwesenheit von Heparin zu einer Plättchenaktivierung führten [215], [212].

36.4 Parenterale Faktor-Xa- und Thrombininhibitoren

Übersichtsliteratur
Alban 2008 [16], Alban 2008 [19], Gómez-Outes et al. 2011 [78], Sharma et al. 2010 [180], van de Car et al. 2010 [204], Warkentin et al. 2008 [211]

Angesichts der zentralen Bedeutung von Thrombin sowohl in der plasmatischen als auch der thrombozytären Gerinnung (s. Kap. B4) ist die selektive Hemmung dieses Schlüsselenzyms oder die seiner Bildung durch Faktor Xa ein plausibles Konzept für eine effiziente medikamentöse Antikoagulation.

Thrombininhibitoren

Dementsprechend versucht man seit 40 Jahren direkte Thrombinhibitoren (DTI) zu entwickeln – ein steiniger Weg, der von vielen Rückschlägen gekennzeichnet ist [18]. Die „Ausbeute" ist mit insgesamt 5 DTI überschaubar. Neben dem oralen DTI Dabigatran stehen derzeit 4 parenterale DTI für jeweils eng begrenzte Indikationsgebiete zur Verfügung: Lepirudin (Refludan; s. Kap. E36.3, Lepirudin, S. 945) und Desirudin (Revasc; nach Knie- und Hüftgelenkersatzoperationen), Bivalirudin (Angiox) und Argatroban (Argatra; s. Kap. E36.3, Argatroban, S. 936).

Faktor-Xa-Inhibitoren

Die Entwicklung direkter Faktor-Xa-Inhbitoren (DXI) begann erst Ende der 90er Jahre. Den „Proof of Concept" hierfür lieferte Fondaparinux (Arixtra), der erste selektive, aber wie Heparin AT-vermittelt und daher indirekt wirkende Faktor-Xa-Inhibitor. Aktuell wird mit Otamixaban ein parenteraler DXI in Phase-III-Studien für die kurzfristige Antikoagulation beim ACS geprüft [63], [57]. Der Fokus liegt jedoch auf der Entwicklung oral anwendbarer DXI (s. Kap. E36.6).

■ Fondaparinux

Klinische Bedeutung

Fondaparinux-Natrium (Arixtra, GlaxoSmithKline; ATC-Code: B01AX05) wurde im März 2002 als erster selektiver Faktor-Xa-Inhibitor in der EU zugelassen. In den Zulassungsstudien für die „Einstiegsindikation" VTE-Prophylaxe in der orthopädischen Hochrisiko-Chirurgie war es wirksamer als das NMH Enoxaparin; in der Therapie des ACS reduzierte es die Blutungen und die Mortalität gegenüber Heparinen [197], [139].

> Fondaparinux ist ebenso breit einsetzbar wie Enoxaparin, das NMH mit dem umfangreichsten Indidationsspektrum (Ausnahme: Hämodialyse und -filtration). Darüber hinaus ist es für die Therapie der hämodynamisch stabilen Lungenembolie sowie für die prolongierte VTE-Prophylaxe nach Hüftfrakturoperationen und seit Oktober 2010 als erstes Antikoagulans auch für die Behandlung der oberflächlichen Venenthrombose (Thrombophlebitis) zugelassen.

Arzneistoffcharakteristika und Pharmakodynamik

> Fondaparinux ist kein synthetisches Heparin (Tab. 36.**15**)!

Fondaparinux ist ein vollsynthetisch hergestelltes, chemisch definiertes **Pentasaccharid** mit 8 Sulfatgruppen (M_r 1728) (Abb. 36.6). Seine Struktur entspricht, abgesehen von der Methylgruppe am reduzierenden Ende, der der „AT-Binding Site", die in Heparinmolekülen vorkommt.

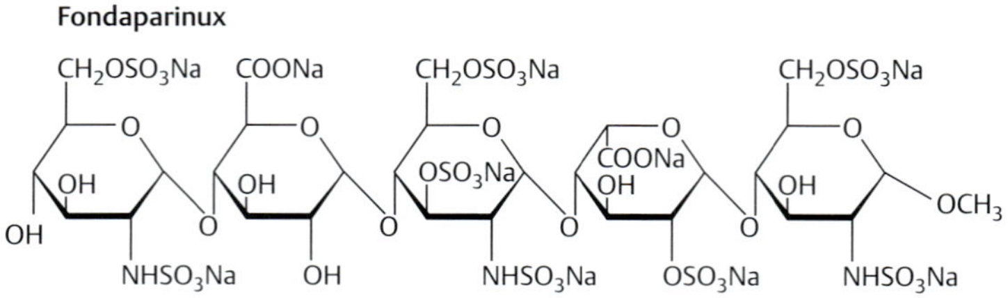

Abb. 36.**6** Strukturformel des Pentasaccharids Fondaparinux.

Tab. 36.15 Vergleich zwischen Fondaparinux und niedermolekularen Heparinen

	NMH	Fondaparinux
Arzneistoff-Charakteristika		
Arzneistoff-Klassifizierung	„Biologicals"	chemisch-synthetisches Molekül
Chemie	komplexe Mischung hochsulfatierter Glykosaminoglykane → Chargenvariabilität	definiertes Pentasaccharid mit 8 Sulfatgruppen → keine Chargenvariabilität
Molekülmasse (M_r)	1.000–10.000 (60% < 8.000)[1]	1.728
Anteil an Molekülen mit AT-Binding Site	< 20%	100%
Quantifizierung	Anti-Faktor-Xa-Aktivität (aXa-IE), Bezug: > „3rd International Standard of LMWH"	Milligramm
Pharmakodynamik		
Wirkmechanismus	AT-vermittelte Faktor-Xa- und Thrombin-Hemmung, vielfältige AT-unabhängige Aktivitäten	selektive AT-vermittelte Faktor-Xa-Hemmung
Sensitivität gegenüber AT-Plasmaspiegel	mittel	gering [30]
Affinität zu Plasmaproteinen, Endothel-, Blutzellen, Makrophagen	ja (+)	nein
Interaktionen mit Plättchen	ja (+)	nein
Neutralisation durch PF4	ja (+) (Mr > 6.000)[a]	nein
HIT-Risiko	~ 0,05–0,5%	nein
Kreuzreaktivität mit HIT-Antikörpern	~ 85%	nein

Tab. 36.15 (Fortsetzung)

	NMH	Fondaparinux
Pharmakokinetik		
Bioverfügbarkeit (s.c.)	85–98 %[1] (aXa-Aktivität)	100 %
tmax (s.c.)	durchschnittlich 3–4 h[2]	2–3 h
HWZ (s.c.)	durchschnittlich 3–7 h[3]	17–21 h
Metabolisierung	Degradation, Desulfatierung → Inaktivierung[3] 90 %[1]	keine Metabolisierung
Exkretion	Urin (≤ 10 % unverändert[1]), Fäzes	Urin (unverändert)[4]
Anwendung		
Applikation	1 oder 2 ×/d. s.c.	1 ×/d. s.c.
Dosierung	präparatespezifisch indikationsspezifisch Fixdosis oder KG-adjustiert	generell: Fixdosis: 2,5 mg[5] TVT- und Lungenembolie-Therapie: Fixdosis: 7,5 mg[6]
Monitoring	Kontrolle der Plättchenzahl kein Routinemonitoring (aXa-Aktivität nur in bestimmten Fällen)	keine Plättchenzahlkontrolle kein Routinemonitoring (möglich via aXa-Aktvität)

[1] *unterschiedlich je nach NMH*
[2] *t_{max} laut Fachinformationen; Certoparin: 3–4 h, Dalteparin 3–4 h, Enoxaparin 3–5 h, Fraxiparin 3 h, Reviparin 3 h, Tinzaparin 4 h*
[3] *HWZ laut Fachinformationen; Certoparin: 3,1–5,3 h, Dalteparin 3,1–4,5 h, Enoxaparin 4,4–7,0 h, Fraxiparin 3,5 h, Reviparin 3 h, Tinzaparin k.A.*
[4] *Wiederfindung im Urin 64–77 %*
[5] *1,5 mg bei Kreatinin-Clearance 20–50 ml/min in der VTE-Prophylaxe und Therapie oberflächlicher Venenthrombosen*
[6] *< 50 kg KG: 5 mg; > 100 kg KG: 10 mg*

> Im Gegensatz zu den UFH, NMH und Danaparoid unterliegt Fondaparinux **keinerlei Chargenvariabilitäten** und kann deshalb in Milligramm dosiert werden. Beim Monitoring dürfen die Plasmaspiegel **keinesfalls in aXa-Einheiten umgerechnet** werden.

Fondaparinux hemmt selektiv Faktor Xa, indem es spezifisch und mit hoher Affinität an AT (K_D 36 nMol/l) bindet und dessen Inhibitorwirkung gegenüber Faktor Xa ~ 340-fach beschleunigt (**Katalysatorwirkung**) [13].

Pharmakokinetik

Im Gegensatz zu den Heparinen ist die Pharmakokinetik von Fondaparinux gut untersucht.

Subkutan injiziertes Fondaparinux wird vollständig, schnell und dosisunabhängig resorbiert. Nach einmaliger s.c. Gabe von 2,5 mg werden bei jungen, gesunden Probanden halb-maximale Plasmakonzentrationen ($c_{max}/2$) innerhalb von 25 min und c_{max} nach 2 h erreicht (~ 0,34 µg/ml bzw. ~ 0,23 µMol/l), sodass es etwa doppelt so schnell wie die NMH anflutet. Bei 1-mal täglicher Injektion von 2,5 mg liegen die Steady-State-Plasmakonzentrationen von Patienten nach 3–4 Tagen bei 0,39–0,50 µg/ml.

Das Verteilungsvolumen entspricht mit 7–11 Litern ungefähr dem Blutvolumen. Im Plasma bzw. Blut ist Fondaparinux zu über 97 % an AT (AT-Plasmakonzentration ~ 2,4 µMol/l) gebunden [30]. Der Rest zirkuliert in freier Form; es gibt keine signifikante Bindung an andere Proteine (auch nicht an Plättchenfaktor 4) oder Zellen.

Dem schnellen Anfluten folgt eine im Vergleich zu den NMH langsame Elimination mit einer HWZ von 17–21 h (bei jungen, gesunden Probanden bzw. Patienten > 75 Jahre). Da Fondaparinux nicht metabolisiert, sondern unververändert über die Nieren ausgeschieden wird, ist die Elimination abhängig von der glomerulären Filtrationsrate. Bei einer KrCl von 30–50 ml/min steigt die HWZ auf 29 h, bei einer KrCl < 30 ml/min auf 72 h.

Insgesamt zeigt Fondaparinux ein **lineares pharmakokinetisches Profil** mit einer geringen intra- und interindividuellen Variabilität.

Dosierung, Art und Dauer der Anwendung

Fondaparinux zeichnet sich durch ein einfaches Dosierungregime aus: 2,5 mg 1 ×/d s.c. bei allen Indikationen (Tab. 36.**16**). Nur in der VTE-Therapie liegt die Dosis mit 7,5 mg (5,0 mg bei < 50 kg, 10,0 mg bei > 100 kg KG) höher.

> Die VTE-Prophylaxe in der Chirurgie wird postoperativ begonnen. Die erste Dosis sollte frühestens (!) 6 h nach Beendigung der Operation injiziert werden (s. Kap. E36.4, Nebenwirkungen, S. 957), kann aber auch noch am Morgen des 1. postoperativen Tages verabreicht werden [49].
>
> Der Mindestabstand von 6 h ist bei Patienten mit Nierenfunktionsstörungen, einem Alter > 75 Jahre bzw. einem KG < 50 kg unbedingt einzuhalten [199].

36 Antikoagulanzien

Tab. 36.16 Dosierung (jeweils 1 ×/d s.c.), Art und Dauer der Anwendung von Fondaparinux

Indikation	Dosierung	Dauer	weitere Angaben
VTE-Prophylaxe			
Hüftgelenkersatz-OP	2,5 mg	28–35 d[1]	
Kniegelenkersatz-OP	2,5 mg	11–14 d[1]	1. Dosis 6–20 h post-OP[3]
Hüftfraktur-OP	2,5 mg	~ 34 d[2]	
abdominelle oder andere OP	2,5 mg	≥ 6–10 d	
internistische Patienten	2,5 mg	6–14 d	
VTE-Therapie			
oberflächliche Venenthrombose	2,5 mg	30–45 d	
tiefe Venenthrombose	• 50–100 kg KG: 7,5 mg • < 50 kg KG: 5,0 mg • > 100 kg KG: 10,0 mg	≥ 5 d	bis INR 2–3[4]
Lungenembolie	• 50–100 kg KG: 7,5 mg • < 50 kg KG: 5,0 mg • > 100 kg KG: 10,0 mg	≥ 5 d	bis INR 2–3[4]
Therapie des ACS			
IA/NSTEMI[5]	2,5 mg	≤ 8 d	
STEMI[5]	2,5 mg	≤ 8 d	1. Dosis i.v

[1] S3-Leitlinie
[2] entsprechend der Fachinfo
[3] FLEXTRA-Studie: Gabe der 1. Dosis am Morgen des 1. posterativen Tages (7–9 h) [49]
[4] möglichst frühe Einleitung der oralen Antikoagulation mit VKA (i. d. R. innerhalb von 72 h); die durchschnittliche Behandlungsdauer in den MATISSE-Studien betrug 7 Tage
[5] Zur Vermeidung von Katherthrombosen wird während einer perkutanen Koronarintervention (PCI) [140] ein einmaliger i.v. Bolus UFH (~ 5.000–8.000 IE oder 85 IE/kg bzw. 60 IE/kg ohne bzw. bei Anwendung eines GP-IIb/IIIa-Inhibitors) verabreicht [187]. Die nächste Fondaparinux-Gabe sollte ≥ 2 h (NSTEMI) bzw. ≥ 3 h (STEMI) nach Ziehen der Schleuse erfolgen.

ACS = akutes Koronarsyndrom; IA = instabile Angina pectrois; NSTEMI = Nicht-ST-Hebungs-Myokardinfarkt; STEMI = akuter ST-Hebungs-Myokardinfarkt

Dosierung bei Nierenfunktionsstörungen

Aufgrund der renalen Elimination neigt Fondaparinux bei Patienten mit eingeschränkter Nierenfunktion (NF) zur Akkumulation. Aktuell (Fachinformation Stand August 2012) gelten für Fondaparinux folgende Empfehlungen:
- VTE-Prophylaxe und Therapie oberflächlicher Venenthrombosen:
  - moderate NF-Störung (KrCl 20–50 ml/min): 1 /d 1,5 mg
  - schwere NF-Störung (KrCl < 20 ml/min): Kontraindikation
- Therapie des akuten Koronarsyndroms:
  - moderate NF-Störung (KrCl 20–50 ml/min): keine Dosisreduktion
  - schwere NF-Störung (KrCl < 20 ml/min): Kontraindikation
- VTE-Therapie:
  - moderate NF-Störung (KrCl 30–50 ml/min): keine Dosisreduktion, maximal 7 Tage
  - schwere NF-Störung (KrCl < 30 ml/min): Kontraindikation.

Im Gegensatz zu den NMH ist aufgrund der vorhersagbaren Pharmakokinetik kein Monitoring der Fondaparinux-Plasmaspiegel erforderlich [198].

Interaktionen

Zur pharmakodynamischen Verstärkung der Wirkung s. Kap. E36.1, Interaktionen, S. 898. Da Fondaparinux weder an andere Plasmaproteine als AT bindet noch metabolisiert wird, gibt es keinerlei pharmakokinetischen Interaktionen mit anderen Arzneistoffen. Humanstudien zu Wechselwirkungen mit ASS, dem NSAID Piroxicam, Digoxin und Warfarin haben dies bestätigt.

Nebenwirkungen

Blutungunskomplikationen

Die einzigen häufig (d. h. 1–10%) auftretenden Nebenwirkungen sind Blutungskomplikationen und blutungsbedingte Anämien (s. Kap. E36.1, Blutungskomplikationen, S. 896).

Im Vergleich zu den NMH ist Fondaparinux nicht mit einem höheren Blutungsrisiko als die NMH verbunden ist (Tab. 36.17) [139], [62]. In der OASIS-5-Studie zum Einsatz bei Patienten mit instabiler Angina pectoris oder NSTEMI war die Inzidenz schwerer Blutungen unter Fondaparinux sogar um ~46% niedriger als unter Enoxaparin [224]. Wird jedoch in der VTE-Prophylaxe die erste Dosis früher als 6 h nach Beendigung der Operation injiziert, ist die Blutungsindzidenz besonders bei Patienten mit Nierenfunktionsstörungen, > 75 Jahre bzw. < 50 kg KG erhöht [199].

Tab. 36.17 Inzidenz schwerer Blutungen in Phase-III-Studien zu Fondaparinux

Studie(n)	Fondaparinux	Kontrolle
orthopädische Chirurgie PENTATHLON, EPHESUS, PENTHIFRA, PENTAMAKS (Turpie et al. 2002)	2,7 % bzw. 1,8 %[1]	1,7 % (Enoxaparin)
orthopädische Chirurgie FLEXTRA (Colwell et al. 2006)	0,7 % bei 1. Dosis post-OP-Tag (7–9 Uhr)	1,4 % bei 1. Dosis 6–10 h post-OP
Allgemeinchirurgie PEGASUS (Agnelli et al. 2005)	3,4 % bzw. 2,8 %[1]	2,4 % (Dalteparin)
Innere Medizin ARTEMIS (Cohen et al. 2006)	0,2 %	0,2 % (Placebo)
TVT-Therapie MATISSE-DVT (Büller et al. 2004)	1,1 %	1,2 % (Enoxaparin)
TVT-Therapie MATISSE-DVT (Büller et al. 2003)	1,3 %	1,1 % (UFH)
IA/NSTEMI-Therapie OASIS-5 (Yusuf et al. 2006a)	2,2 %	4,1 % (Enoxaparin)
STEMI-Therapie OASIS-6 (Yusuf et al. 2006b)	1,0 %	1,3 % (UFH oder Placebo)

[1] *Die Inzidenz schwerer Blutungsereignisse war deutlich geringer, wenn die 1. Dosis ≥ 6 h post-OP nach 1. Injektion von Fondaparinux [196]*

Im Vergleich zu den Heparinen ist das Risiko einer Kontaktdermatitis unter Fondaparinux mindestens 20-mal niedriger [175].

Kontraindikationen

Im Gegensatz zu den NMH (s. Kap. E36.2, NMH, Kontraindikationen, S. 930) ist Fondaparinux laut Fachinformation nur in folgenden Situationen kontraindiziert:
- Überempfindlichkeit gegen Fondaparinux
- aktive klinisch relevante Blutungen
- akute bakterielle Endokarditis
- schwere Nierenfunktionsstörung (KrCl < 20 ml/min bzw. in der VTE-Therapie < 30 ml/min).

Weitere Besonderheiten

Regionalanästhesie

Um Hämatome mit schwerwiegenden Folgen zu vermeiden, ist Fondaparinux in sicherem zeitlichem Abstand zur Einleitung der Regionalanästhesie und Katheterentfernung zu injizieren (s. Kap. E36.2, NMH, Weitere Besonderheiten, S. 930; Tab. 36.11):
- letzte Injektion 36–42 h vorher
- erste Injektion 6–12 h nachher.

De facto wird somit eine Injektion ausgelassen. Der EXPERT-Studie zufolge hat dies keinerlei Einfluss auf die Wirksamkeit (symptomatische VTE: 1,1 % bei Patienten ohne Katheter, 0,8 % bei Patienten mit Katheter [184].

Anwendung zum „Bridging"

> Für das „Bridging" ist Fondaparinux aufgrund seiner langen HWZ nicht geeignet; außerdem ist eine präoperative Gabe klinisch nicht untersucht.

Überdosierung

Bei Blutungskomplikationen infolge von Überdosierungen muss die Behandlung abgebrochen und die Blutungsursache ermittelt werden. Die Einleitung einer geeigneten Behandlung, wie mechanische Blutstillung, Blutersatz, Frischplasmatransfusionen oder Plasmapherese, ist zu erwägen.

Neben präklinischen Daten zu rekombinantem Faktor VIIa (rFVII$_a$) und FEIBA gibt es einen Fallbericht zum erfolgreichen Einsatz von rF VIIa (90 µg/kg) und Tranexamsäure (15 mg/kg) bei hämorrhagischem Schock unter Fondaparinux [101].

Antidot

Es gibt kein spezifisches Antidot gegen Fondaparinux. Da es nicht an andere Proteine als an AT bindet, kann seine Wirkung im Gegensatz zu der der Heparine nicht mit Protamin antagonisiert werden.

Überwachung (s. Kap. D32.4, Fondaparinux, S. 804)

Ein Monitoring der Therapie mit Fondaparinux ist offiziell in keiner Situation – auch nicht bei Patienten mit Nierenfunktionsstörungen – angezeigt. Dennoch kann die Bestimmung der Fondaparinux-Plasmaspiegel bzw. -Konzentration in bestimmten Fällen zweckdienlich sein [15] (s. Kap. D32.6, Indikationen für ein Monitoring, S. 808).

■ Bivalirudin

Klinische Bedeutung

Der direkte Thrombininhibitor Bivalirudin (Angiox, The Medicines Company; ATC-Code: B01AE06) wurde im September 2004 für die parenterale Antikoagulation von Patienten mit akutem Koronarsyndrom (ACS) zugelassen, die sich einer perkutanen Koronarintervention (PCI) unterziehen (Studien: HORIZON (nur STEMI) und REPLACE-2). Er kann auch bei Hochrisikopatienten mit instabiler Angina pectoris/Nicht-ST-Hebungsinfarkt (IA/NSTEMI) eingesetzt werden, bei denen eine frühzeitige Intervention vorgesehen ist (ACUITY-Studie).

Bivalirudin hat – u.a. wegen des hohen Preises – in Deutschland bislang keinen großen Stellenwert.

Arzneistoffcharakteristika und Pharmakodynamik

Bivalirudin, ehemals Hirulog genannt, ist ein synthetisch hergestelltes Hirudin-Analogon aus 20 Aminosäuren (M_r 2180). Es wirkt wie die rekombinanten Hirudine als bivalenter DTI, besitzt jedoch eine ~ 800-mal schwächere aIIa-Aktivität (K_i 1,9 nM) [18]. Es besteht aus einem Dodecapeptid, das der C-terminalen Domäne von Hirudin entspricht, und dem über einen Spacer von 4 Glycin-Einheiten verknüpften N-terminalen Tetrapaptid D–Phe–Pro–Arg–Pro. Das Dodecapeptid bindet an die Exosite 1 von Thrombin, das Tetrapeptid an sein aktives Zentrum.

Sobald Bivalirudin gebunden ist, spaltet Thrombin langsam die Arg3–Pro4-Bindung, sodass die Bindung zum aktiven Zentrum gelöst wird. Die Entfernung des N-terminalen Tripeptids schwächt auch die Bindung zwischen dem verbleibenden Segment von Bivalirudin und der Exosite 1. Dies hat zur Folge, dass es schließlich durch konkurrierende Substrate vom Thrombin verdrängt wird und Thrombin wieder aktiv wird. Diese **transiente Inhibition** wird dafür verantwortlich gemacht, dass Bivalirudin in klinischen Studien gegenüber Hirudin ein breiteres therapeutisches Fenster und ein relativ geringes Blutungsrisiko aufwies [217].

Pharmakokinetik

Intravenös infundiertes Bivalirudin verteilt sich wie Lepirudin im extrazellulären Raum. Die therapeutische Plasmakonzentration liegt ungefähr im Bereich von 1,1 µg/ml (0,5 µM) [211]. Mit einer HWZ von 25 ± 12 min wird es schneller eliminiert als Lepirudin und Argatroban.

Es wird proteolytisch (u. a. durch Thrombin) gespalten und auf diese Weise inaktiviert. Da aber 20 % der Dosis unverändert mit dem Urin ausgeschieden werden, wird die Clearance von Bivalirudin von der glomerulären Filtrationsrate beeinflusst, wenn auch weniger stark als die von Lepirudin (s. Kap. E36.3, Pharmakokinetik, S. 946). Bei einer KrCl von 30–50 ml/min steigt die HWZ auf ~34 min, bei einer KrCl < 30 ml/min auf ~57 min.

Dosierung, Art und Dauer der Anwendung

Bivalirudin ist für die Kurzzeitantikoagulation von ACS-Patienten vorgesehen und wird als KG-adaptierte i.v. Infusion verabreicht:
- PCI-Dosierung: 0,75 mg/kg i.v. im Bolus, dann 1,75 mg/kg/h i.v. bis maximal 4 h nach der PCI
- ACS-Dosierung: 0,1 mg/kg i.v. im Bolus, dann 0,25 mg/kg/h i.v. bis zu 72 h.

Dosierung bei Nierenfunktionsstörungen

Bei Patienten mit mittelschwerer bis schwerer Nierenfunktionsstörung und damit auch häufig bei älteren Patienten kommt es zur Akkumulation von Bivalirudin (Tab. 36.**18**).

Während beim Einsatz der niedrigeren ACS-Dosierung keine Dosisreduktion erforderlich ist, sollte die Infusionsrate während der PCI bei mittelschwerer Niereninsuffizienz (KrCl 30–59 ml/min) auf 1,4 mg/kg/h reduziert und

Tab. 36.**18** Pharmakokinetik von Bivalirudin in Abhängigkeit von der Nierenfunktion

Nierenfunktion (KrCl)	Clearance	HWZ
normale Nierenfunktion (≥ 90 ml/min)	3,4 ml/min/kg	25 min
leichte Niereninsuffizienz (60–89 ml/min)	3,4 ml/min/kg	22 min
mittelschwere Niereninsuffizienz (30–59 ml/min)	2,7 ml/min/kg	34 min
schwere Niereninsuffizienz (10–29 ml/min)	2,8 ml/min/kg	57 min
dialysepflichtige Patienten (Dialysepause)	1,0 ml/min/kg	3,5 h

KrCl = Kreatinin Clearance

die Gerinnungszeit (z. B. ACT) kontrolliert werden (s. Kap. D32.4, Bivalirudin, S. 805). Bei Patienten mit schwerer Niereninsuffizienz (KrCl < 30 ml/min) ist Bivalirudin kontraindiziert.

Bemerkungswert ist, dass einer Metaanalyse zufolge der Benefit von Bivalirudin gegenüber UFH bei Patienten mit eingeschränkter Nierenfunktion sogar größer war als bei Nierengesunden [46].

Interaktionen

Zur pharmakodynamischen Verstärkung der Wirkung siehe Kap. E36.1, Interaktionen, S. 898. Pharmakokinetische Interaktionen von Bivalirudin mit anderen Arzneimitteln sind nicht zu erwarten.

Nebenwirkungen

Blutungungskomplikationen

In den klinischen Studien traten leichte Blutungen häufig (1–10 %) bis sehr häufig (> 10 %) und schwere Blutungen häufig (1–10 %) auf (Tab. 36.19). Zu starken Blutungen kam es primär im Punktionsbereich der arteriellen Schleuse.

Andere Nebenwirkungen

Koronarstentthrombosen, eine schwerwiegende Komplikation der PCI, traten in der HORIZON-Studie in der frühen Phase wesentlich häufiger (bis 24 h post-PCI: 1,5 %; 24 h bis 30 d post-PCI: 1,2 %) auf als unter UFH plus GPI (bis 24 h post-PCI: 0,3 %; 24 h bis 30 d post-PCI: 1,9 %).

Ein Vorteil von Bivalirudin gegenüber Hirudin ist seine geringere Immunogenität. Es kommt nur selten (< 0,1 %) zur Bildung von Antikörpern und diese korreliert nicht mit den gelegentlich (0,1–1 %) auftretenden allergischen oder anaphylaktischen Reaktionen.

Kontraindikationen

Bivalirudin ist laut Fachinformation in folgenden Situationen kontraindiziert:
- Überempfindlichkeit gegen Bivalirudin, Hirudin oder andere Bestandteile (d. h. Mannitol)
- aktive Blutungen oder erhöhtes Blutungsrisiko (s. Kap. E36.1, Blutungskomplikationen, S. 896)
- schwere, unkontrollierbare Hypertonie und subakute bakterielle Endokarditis
- schwere Nierenschädigung (GFR < 30 ml/min) und Dialysepflicht.

Tab. 36.**19** Rate schwerer Blutungen in klinischen Studien mit Bivaliruidn bis zum Tag 30

	Bivalirudin	**Bivalirudin + GPI**	**UFH/Enoxaparin + GPI**
schwere Blutung gemäß Definition im Studienprotokoll			
REPLACE-2	2,4% (n = 2.994)		4,1% (n = 3.008)
HORIZONS	5,1% (n = 1.800)		8,8% (n = 1.802)
ACUITY	3,0% (n = 4.612)	5,3% (n = 4.604)	5,7% (n = 4.603)
schwere (Nicht-CABG-) Blutung gemäß TIMI-Definition			
REPLACE-2	0,4% (n = 2.994)		0,8% (n = 3.008)
HORIZONS	1,8% (n = 1.800)		3,2% (n = 1.802)
ACUITY	0,9% (n = 4.612)	1,7% (n = 4.604)	1,9% (n = 4.603)

Enoxaparin wurde nur in ACUITY in der Vergleichsgruppe eingesetzt
Nicht-CABG = Blutungen, die nicht im Rahmen einer Koronararterien-Bypass-Operation vorkamen; TIMI = Thrombolysis in myocardial Infarction; GPI = GPIIb/IIIa-Inhibitor

Ein Vorteil von Bivalirudin gegenüber UFH, der primären therapeutischen Alternative (s. Kap. E36.1, Kontraindikationen, S. 897), ist, dass es prinzipiell auch bei HIT eingesetzt werden kann (FDA-Zulassung für PCI bei HIT-Patienten).

Weitere Besonderheiten

Inkompatibilitäten

Sollen andere Arzneimittel über denselben intravenösen Zugang wie Bivalirudin verabreicht werden, ist zu beachten, dass Bivalirudin mit zahlreichen Wirkstoffen (siehe Fachinformation) inkompatibel ist (Trübung, Mikropartikelbildung oder starke Präzipitation).

Beeinflussung Thrombin-abhängiger Tests durch Bivalirudin

Der Einfluss von Bivalirudin auf Thrombin-abhängige Gerinnungs- und chromogene Tests und somit auch auf die INR-Bestimmung ist etwas ausgeprägter als der von Lepirudin, aber deutlich geringer als der von Argatroban (s. Kap. E36.3, Argatroban, S. 936 und Kap. D32.1, Thrombininhibitoren in der Laboratoriumsdiagnostik, S. 797) [211].

Effekt auf die INR-Bestimmung. Bei einer Bivalirudin-Plasmakonzentration von 1,2 µg/ml lag die INR im Mittel bei 1,39 (1,31–1,47 95%-CI) [81]. Am empfindlichsten reagierten die diversen PT-Fibrinogen-Reagenzien (nicht PT-Fibrinogen HS Plus), Neoplastine und Simplastin HTF. Beispiele für weniger reaktive Reagenzien sind Innovin, RecombiPlasTin, Thromborel S und PT-One.

Antidot

Es gibt kein spezifisches Antidot gegen Bivalirudin, jedoch ist Bivalirudin hämodialysierbar.

Überwachung (s. Kap. 32.4, Bivalirudin, S. 805)

Eine Überwachung der Antikoagulation mit Bivalirudin ist nach einer initialen Bestimmung der Activated Clotting Time (ACT) (5 min nach Bolusinjektion) bei normaler Nierenfunktion nicht zwingend erforderlich.

36.5 Vitamin-K-Antagonisten

Übersichtsliteratur
Ansell et al. 2008 [24], Kemkes-Matthes 2008 [108], Oldenburg et al. 2008 [149], Wittkowsky 2010 [222]

Die Vitamin-K-Antagonisten (VKA; Abb. 36.7) sind seit über 50 Jahren Mittel der Wahl für die orale Langzeitprophylaxe- und -therapie thromboembolischer Erkrankungen (TE) und waren bis vor kurzem die einzigen oral verfügbaren Antikoagulanzien. Klinisch eingesetzt werden heute 3 Arzneistoffe, die sich in erster Linie in ihrer Wirkdauer unterscheiden:
- **Phenprocoumon** (Marcumar, Falithrom, ATC-Code: B01AA04): Wirkdauer 7–14 Tage
- **Warfarin** (Coumadin, ATC-Code: B01AA03): Wirkdauer 3–5 Tage
- **Acenocoumarol** (Sintrom, ATC-Code: B01AA07): Wirkdauer ~2 Tage.

In Deutschland wird überwiegend Phenprocoumon angewendet, in den angelsächsischen Ländern – und auch in den klinischen Studien – dominiert Warfarin. Acenocoumarol ist in Deutschland nicht mehr auf dem Markt, aber noch in einigen anderen Ländern verfügbar. Nachfolgend werden die 3 VKA gemeinsam besprochen; auf relevante Unterschiede wird jeweils hingewiesen.

Die Bezeichnung „orale Antikaogulanzien" für die VKA sollte angesichts der neuen oralen Antikoagulanzien nicht mehr verwendet werden (s. Kap. E36.1). Inkorrekt ist der Begriff „Kumarine", denn es handelt sich bei den VKA nicht um synthetische Analoga des nicht gerinnungshemmenden pflanzlichen In-

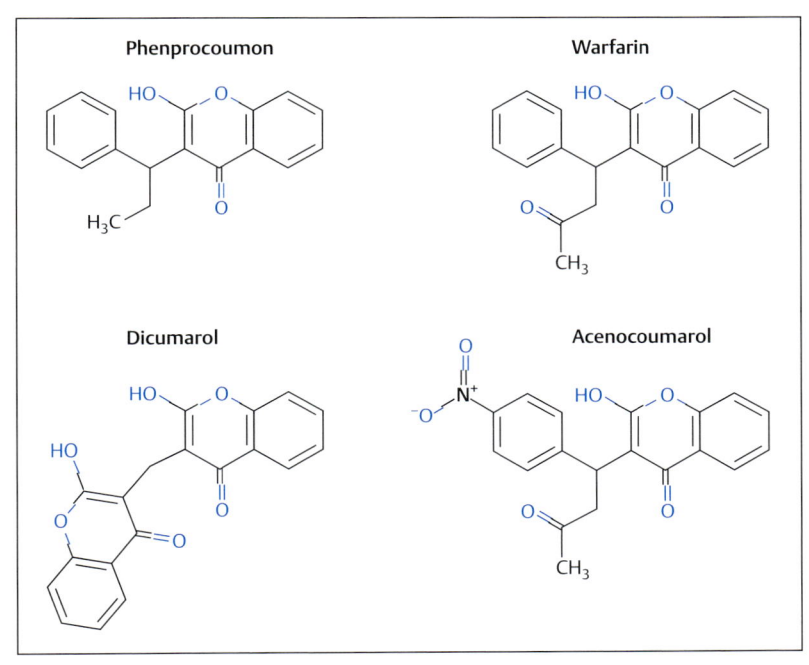

Abb. 36.7 Strukturformeln der Vitamin-K-Antagonisten.

haltsstoffes Kumarin, sondern um Derivate von **Dicumarol**, das von Schimmelpilzen beim Verderb von Steinklee *(Melilotus officinalis)* aus cis-Meliotsäure (cis-o-Dihydrocumarsäure) gebildet wird und seinerzeit für die „Sweet Clover Disease" verantwortlich war. Dicumarol (Abb. 36.7) wird heute nur noch zu experimentellen Zwecken vewendet.

▪ Phenprocoumon, Warfarin und Acenocoumarol
Klinische Bedeutung

Etwa 1–2 % der erwachsenen Bevölkerung in den westlichen Ländern wird längerfristig (d. h. mehrere Monate) oder dauerhaft mit VKA behandelt. Damit gehören VKA zu den am häufigsten verordneten Arzneimitteln.

Die Anwendungsgebiete der VKA umfassen in der Reihenfolge ihrer Häufigkeit:
- Schlaganfallprophylaxe bei Patienten mit Vorhofflimmern

- Prophylaxe und Therapie thromboembolischer Komplikationen nach Implantation von Herzklappenprothesen (dauerhaft bei mechanischen Herzklappen, für 3 Monate bei biologischen)
- Sekundärprophylaxe nach tiefer Venenthrombose (TVT) und Lungenembolie
- Sekundärprophylaxe nach Schlaganfall bzw. transitorisch ischämischen Attacken (TIA) mit kardialer Emboliequelle
- Sekundärprophylaxe nach akutem Koronarsyndrom (ACS) bei erhöhtem Risiko für thromboembolische Komplikationen bzw. Kontraindikation einer dualen Plättchenaggregation (unter Abwägung des Nutzens gegenüber dem Blutungsrisiko).

Der in Nordamerika durchaus übliche Einsatz der VKA zur postoperativen VTE-Prophylaxe entspricht nicht den Empfehlungen der S3-Leitlinie zur Prophylaxe der VTE [26].

Problematik der klinischen Anwendung

Die VKA sind Paradebeispiele für „schlechte" Arzneistoffe und hätten heute kaum mehr eine Chance, als Arzneimittel zugelassen zu werden. Von besonderer Bedeutung für die klinische Praxis sind folgende ungünstige Eigenschaften:
- verzögerter Eintritt der Wirkung
- lange Nachwirkung nach dem Absetzen
- enges therapeutisches Fenster
- hohe interindividuelle Variabilität der Dosis-Wirkungs-Beziehungen
- vielfältige Interaktionen mit Lebens- und Arzneimitteln
- insgesamt sehr schlechte Steuerbarkeit.

Infolgedessen muss die individuelle gerinnungshemmende Wirkung der VKA engmaschig im Labor kontrolliert und die Dosierung entsprechend angepasst werden. Allerdings ist auch das Monitoring der VKA ein diffiziles Thema, denn trotz der Bestimmung der INR (International Normalized Ratio) anstelle des Quick-Wertes konnten die Probleme hier nicht vollständig beseitigt werden. Schließlich stellt die Therapie mit VKA auch eine Herausforderung an das Arzt-Patienten-Verhältnis dar; sie erfordert eine gute Kommunikation und eine hohe Compliance des Patienten, der allerdings häufig die „Markumarisierung" als eine Beeinträchtigung der Lebensqualität empfindet.

So ist nachvollziehbar, dass VKA-induzierte Blutungen zu den häufigsten schwerwiegenden Arzneimittelkomplikationen gehören [177], [225]. Nichtsdestotrotz besitzen die VKA bei guter Steuerung eine exzellente Wirksamkeit und sind bislang unverzichtbar.

Arzneistoffcharakteristika und Pharmakodynamik

Die VKA interferieren nicht direkt mit der Blutgerinnungskaskade, sondern greifen in der Leber in die Biosynthese einiger zentraler Gerinnungsproteine ein und wirken so indirekt und verzögert gerinnungshemmend. Sie verhindern nämlich bei einer begrenzten Anzahl von Proteinen die Vitamin-K-abhängige γ-Carboxylierung von Glutamat-Resten, eine für deren Funktionsfähigkeit wichtige posttranslationale Modifikation (Abb. 36.8). Dazu zählen folgende Gerinnungsproteine:
- Faktor II, Faktor VII, Faktor IX und Faktor X (zusammengefasst als **Prothrombinkomplex**)
- Protein C und Protein S (**endogene Gerinnungsinhibitoren**).

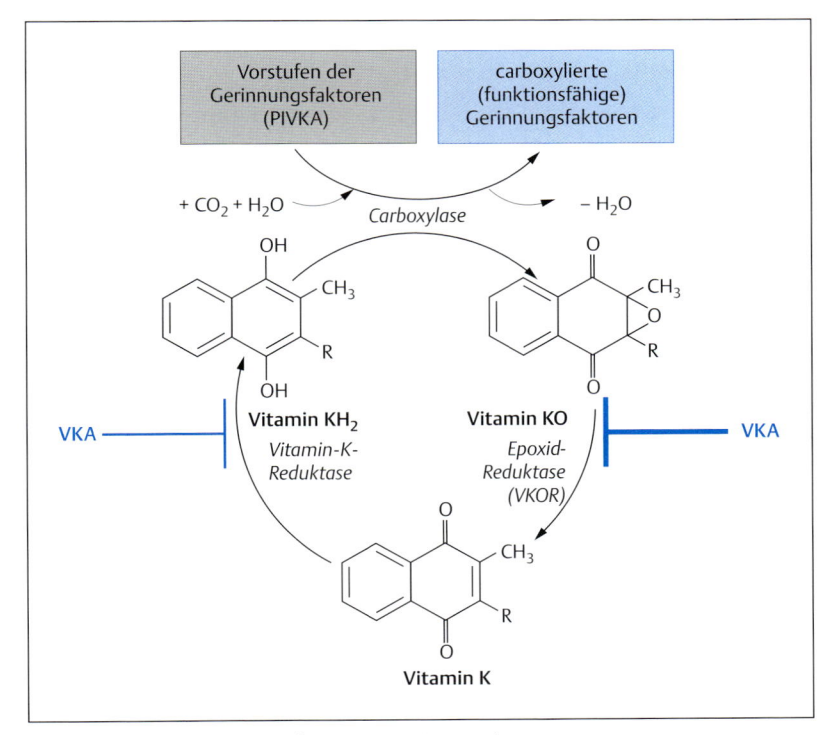

Abb. 36.**8** Wirkmechanismus der Vitamin-K-Antagonisten.

Infolge der Vitamin K-Antagonisierung zirkulieren die Gerinnungsfaktoren als inaktivierbare Vorstufen im Blut. Diese PIVKA (Proteins Induced by Vitamin K Absence) sind nämlich nicht in der Lage, über die Bindung von Kalziumionen Gerinnungsfaktor-Kofaktor-Komplexe auf den Phospholipidoberflächen zu bilden, die dort effizient ihre Substrate binden und umsetzen [24].

Die Wirkung der VKA beruht darauf, dass sie die Rekonstitution von Vitamin-K-Hydrochinon (Vitamin KH_2), das als Kofaktor der Carboxylase fungiert, unterbinden. Im Rahmen der Carboxylierung wird Vitamin KH_2 in Vitamin-K-2,3-Epoxid (Vitamin KO) überführt und somit verbraucht, über die Stufe des Chinons (Vitamin K) dann aber wieder zum Hydrochinon reduziert (Abb. 36.**8**). Die VKA hemmen kompetitiv die Vitamin-K-Epoxid-Reduktase (VKOR) und in gewissem Umfang auch die Vitamin-K-Reduktase und unterbrechen so diesen Zyklus.

Pharmakokinetik

Wirkungseintritt

Obwohl die VKA innerhalb von 1–3 h fast vollständig resorbiert werden, entfalten sie erst nach einigen Tagen ihre volle Wirkung. Aufgrund ihres Wirkmechanismus korreliert der Eintritt der Gerinnungshemmung mit dem Verschwinden funktionsfähiger Gerinnungsfaktoren aus der Zirkulation und wird daher von deren physiologischen Halbwertszeiten (Tab. 36.**20**) bestimmt.

Klinisch relevant ist die im Vergleich zum Prothrombinkomplex kurze HWZ von Protein C (Überbrückungstherapie, „Kumarinnekrose"). Obwohl Faktor VII eine ähnliche HWZ aufweist, hat der schnelle Abfall von Protein C initial (2–3 Tage) eine vorübergehende Hyperkoagulabilität zur Folge. In der Thromboplastinzeit ist dies nicht erkennbar, da die Reduktion von Faktor VII durchaus antikoagulatorisch wirkt. Experimentellen Untersuchungen zufolge [218], [226] ist aber für die antithrombotische Aktivität der VKA nicht die Reduktion von Faktor VII, sondern die von Faktor II und evtl. auch Faktor X entscheidend.

Nach einer etwa einwöchigen Gabe der VKA ist die Aktivität aller Vitamin-K-abhängigen Faktoren im Plasma in der Regel auf ~30 % des Ausgangswertes reduziert, was sich in einer stabilen Gerinnungszeitverlängerung manifestiert.

Tab. 36.**20** Physiologische Halbwertszeiten von Gerinnungsfaktoren

Protein C	Faktor VII	Faktor IX	Protein S	Faktor X	Faktor II
2–5 h	2–5 h	18–30 h	~40 h	20–42 h	60–72 h

36.5 Vitamin-K-Antagonisten

Die einzelnen VKA unterscheiden sich nicht wesentlich in ihrer Latenzzeit bis zum Wirkungseintritt, dagegen erheblich in der Zeitspanne bis zur Normalisierung der Gerinnung nach Absetzen.

Plasmaproteinbindung

Im Plasma liegen die VKA zu ~99% an Plasmaproteine, v.a. Albumin, gebunden vor. Das Verteilungsvolumen (z.B. Phenprocoumon 100–150 ml/kg) entspricht folglich etwa dem von Albumin. Der geringe freie Anteil bestimmt sowohl die Konzentration und damit den Hemmeffekt der VKA in der Leber als auch ihre Clearance.

Metabolismus

Die VKA werden überwiegend durch Cytochrom-P450(CYP)-Enzyme in der Leber inaktiviert und im Urin ausgeschieden. Ein kleinerer Anteil durchläuft in Form von Glucuronsäurekonjugaten den enterohepatischen Kreislauf. Im Gegensatz zu Warfarin und Acenocoumarol wird Phenprocoumon zum Teil (~40%) in unveränderter Form über die Niere eliminiert [200], [34].

Große Unterschiede gibt es auch in der Geschwindigkeit der Metabolisierung und den beteiligten CYP-Isoenzymen (Tab. 36.21). Phenprocoumon ist der VKA mit der längsten Plasma-HWZ (~6,5 d) und folglich der längsten Wirkdauer (7–14 d) [2], [3], [1].

Tab. 36.21 Pharmakokinetik der VKA

	Phenprocoumon	**Warfarin**	**Acenocoumarol**
Wirkungseintritt	36–72 h	36–72 h	36–72 h[4]
Metabolisierung[1]	CYP 2C9, CYP 3A4[2]	CYP 2C9 > CYP 1A2, CYP 3A4	CYP 2C9, CYP 2C19
Plasmahalbwertszeit	80–240 h	35–45 h	8–11 h
Wirkdauer[3]	7–14 d	3–5 d	2–4 d

[1] hauptsächlich an der Metabolisierung beteiligte Cytochrom-P450-Isoenzyme
[2] im Gegensatz zu Warfarin und Acenocoumarol wird Phenprocoumon nur zu ~60% metabolisiert [34]
[3] Wirkdauer nach Absetzen gemessen an der Normalisierung der INR
[4] Angabe laut Fachinformation; in der Literatur finden sich unterschiedliche Angaben, der Wirkungseintritt aller VKA sollte jedoch aufgrund ihres gleichen Wirkmechanismus gleich sein und primär von Parametern des individuellen Patienten bestimmt werden.

Dosierung, Art und Dauer der Anwendung

Therapeutischer Bereich

Da das Ausmaß der Antikoagulation nicht nur von der Dosierung der VKA abhängt, sondern von der individuellen Situation des Patienten und zahlreichen Einflussgrößen auf die Therapie (s. u.) bestimmt wird, ist die individuell erforderliche Dosis nur bedingt vorhersehbar und muss zunächst vorsichtig ermittelt (Einleitungstherapie) und dann regelmäßig überprüft (Erhaltungstherapie) werden.

Für eine effiziente TE-Prophylaxe bei möglichst niedrigem Blutungsrisiko ist die Dosierung der VKA anhand der TPZ, die als International Normalized Ratio (INR) angegeben wird, zu überwachen und individuell anzupassen. Bis auf wenige Ausnahmen liegt die Ziel-INR bei 2,5; als therapeutischer Bereich gilt 2,0–3,0 (Tab. 36.**22**).

Einleitungstherapie

Vor Beginn der VKA-Therapie sind der Gerinnungsstatus des Patienten zu überprüfen und Abweichungen von der Norm zu klären, um gegebenenfalls bereits die initiale Dosierung anpassen zu können.

> Wenn eine akute Antikoagulation des Patienten indiziert ist (z. B. nach einer VTE), sollte in der Induktionsphase für mindestens 4 Tage gleichzeitig Heparin gegeben werden [25]. Die überlappende parenterale Antikoagulation sollte so lange fortgeführt werden, bis die INR 2–3 Tage im Zielbereich liegt.

Die **Heparingabe** kompensiert die initiale Hyperkoagulabilität durch den schnellen Protein-C-Abfall. Ihre Fortführung gewährleistet, dass die Aktivität von Faktor II und X stabil auf 20–30 % reduziert ist, was in den ersten Tagen trotz vielleicht korrekter INR (v. a. bei Verwendung eines Faktor-VII-empfindlichen Thromboplastins) nicht gegeben ist.

Die Einleitungsphase der VKA-Therapie kann prinzipiell entweder mit einer „Loading Dose" oder langsam einschleichend mit der mutmaßlichen **Erhaltungsdosis** erfolgen (Tab. 36.**23**). Für Phenprocoumon ist die Gabe einer höheren Initialdosis das übliche Prozedere bei normalgewichtigen, lebergesunden Patienten [108]. Für Warfarin und Acenocoumarol wird demgegenüber eher der Einleitung mit der Erhaltungsdosis der Vorzug gegeben. Es wird empfohlen nicht mehr als 10 mg Warfarin zu verabreichen, da bei höheren Dosen vermehrt Blutungen und andere Komplikationen auftreten, ohne dass ein schnellerer Thromboseschutz erreicht wird [24].

36.5 Vitamin-K-Antagonisten

Tab. 36.**22** Empfohlener therapeutischer Bereich für die Therapie mit VKA [24], [106], [223]

Indikation	Ziel-INR (INR-Bereich)
Schlaganfallprophylaxe bei Patienten mit Vorhofflimmern	2,5 (2,0–3,0)
TE-Prophylaxe nach Implantation von Herzklappenprothesen	
• biologische Herzklappen (3 Monate lang)	2,5 (2,0–3,0)
• mechanische Herzklappen in Aortenposition (dauerhaft)	2,5 (2,0–3,0)
• mechanische Herzklappen in Mitralposition (dauerhaft)	3,0 (2,5–3,0)
• mehr als eine mechanische Herzklappe	3,0 (2,5–3,5)
• mechanische Herzklappen plus zusätzliche TE-Risikofaktoren	3,0 (2,5–3,5)
Sekundärprophylaxe nach TVT und LE	2,5 (2,0–3,0)
Sekundärprophylaxe nach ACS (wenn indiziert)	2,5 (2,0–3,0)
Patienten mit Antiphospholipid-Syndrom nach VTE[1]	2,5 (2,0–3,0)

[1] nach den Empfehlungen der "13th International Congress on Antiphospholipid Antibodies" 2011 [171]

Tab. 36.**23** Übliche Dosierung der VKA beim normalgewichtigen, lebergesunden Erwachsenen mit einer Basis-INR im Normbereich

	Phenprocoumon (3-mg-Tablette)	Warfarin (5-mg-Tablette)	Acenocoumarol (1- und 4-mg-Tablette)
	mit „Loading-Dose"	i.d.R.	
1. Tag	6–9 mg	5 (–10) mg	2–4 mg
2. Tag	6 mg	5 mg	2–4 mg
3. Tag	INR-Bestimmung als Maßgabe für die weitere Dosierung		
• INR < 2,0 • INR im Zielbereich • INR > 3,5 • INR > 4,5	• 4,5 mg • 3 mg • 1,5 mg • Aussetzen	analog	analog
Erhaltungsdosis[1]	1,5–4,5 mg	2,5–10 mg	1–8 mg

[1] für die meisten Patienten laut jeweiliger Fachinformation

> Abweichend von der üblichen Dosierung (Tab. 36.**23**) sind bei einigen Patientengruppen und Situationen geringere Dosen (d.h. 3–6 mg Phenprocoumon bzw. ≤ 5 mg Warfarin) in der Einleitungsphase sinnvoll [24]:
> - ältere, geschwächte oder unterernährte Patienten
> - Patienten mit kongestiver Herzinsuffizienz
> - Patienten mit Lebererkrankungen
> - Patienten mit Protein-C-Mangel
> - nach kürzlichen, größeren Operationen
> - unter Begleitmedikation, die die Wirkung der VKA verstärkt (z.B. Amiodaron; s. Kap. E36.5, Nebenwirkungen, S. 984)
> - bei Umstellung von HIT-Patienten auf VKA (immer überlappend mit einem parenteralen Antikoagulans; s. Kap. E36.3).

Spätestens ab dem 3. Behandlungstag sind regelmäßig INR-Kontrollen durchzuführen, anhand derer die Dosierung angepasst wird (s. Kap. D32.5).

Erhaltungstherapie

Liegt die INR an mindestens 2 aufeinander folgenden Tagen im Zielbereich, wird die Dosierung für die Erhaltungstherapie anhand der gemessenen INR-Werte und verabreichten Dosierung festgelegt. Wegen vielfältiger Einflussgrößen (s. Kap. Interaktionen, S. 978) kann sie **interindividuell extrem unterschiedlich** sein; es wird von einer Bandbreite von wöchentlich 0,25 Tabletten bis zu 3 Tabletten Phenprocoumon täglich berichtet [108].

Da sich auch der Bedarf des individuellen Patienten im Verlauf der Therapie ändern kann, ist die Dosierung regelmäßig (s. Kap. D32.5) mittels INR-Bestimmung zu überprüfen und gegebenenfalls zu korrigieren.

Dauer der Anwendung

Die Dauer der VKA-Gabe ist abhängig von der Indikation und weiteren individuellen Risikofaktoren.

Vorhofflimmerm, mechanische Herzklappenprothesen, Schlaganfall bzw. TIA sowie rezidivierende VTE bei idiopathischer Genese und VTE bei aktiver Tumorerkrankung sind Indikationen für eine zeitlich unbegrenzte Antikoagulation [24].

Die minimale Dauer der Sekundärprophylaxe nach VTE beträgt 3 Monate, dies gilt jedoch nur im Fall einer VTE bei transientem Risikofaktor bzw. einer distalen TVT als Ersteignis idiopathischer Genese als ausreichend [25].

„Bridging"-Therapie

In vielen Fällen einer notwendigen Intervention oder Operation muss die VKA-Gabe wegen des hohen Blutungsrisikos unterbrochen werden [110], [59]. Die lange Wirkdauer der VKA erfordert, dass z.B. Phenprocoumon 5–8 Tage präoperativ abgesetzt werden muss. Um das dadurch entstehende hohe TE-Risiko zu reduzieren, sollte der Patient zur Überbrückung vorzugsweise mit einem NMH antikoaguliert werden (s. Kap. E36.2, NMH, „Bridging"-Therapie, S. 913). Die parenterale Antikoagulation sollte begonnen werden, sobald die INR unter den therapeutischen Bereich (d.h. meist < 2,0) sinkt. In der Regel kann die VKA-Gabe am 2.–5. Tag nach dem Eingriff wieder begonnen werden.

Einflussgrößen auf den VKA-Bedarf

Es gibt zahlreiche Faktoren, die das Ansprechen des Patienten auf VKA beeinflussen und so sowohl die Ermittlung der individuellen Dosierung als auch die regelmäßige Überwachung zwecks Dosisadjustierung erforderlich machen [222], [182], [119], [220]. Neben diesen Parametern, die mit der INR-Bestimmung erfasst werden, gibt es natürlich darüber hinaus noch Faktoren, die das individuelle Blutungs- und Thromboserisiko bestimmen und modulieren können (z.B. Alter, Immobilisierung, Adipositas, Diabetes), die jedoch an dieser Stelle nicht berücksichtigt werden.

Die Relevanz all der Einflussgrößen auf die INR wird in klinischen Studien deutlich. So lag in der RE-LY-Studie (Warfarin versus Dabigatranetexilat bei Patienten mit Vorhofflimmern) die INR nur zu 40–70 % der Zeit während der VKA-Therapie im therapeutischen Bereich (TTR = Time in Therapeutic Range) [114]. Man kann davon ausgehen, dass die TTR im klinischen Alltag bei vielen Patienten noch niedriger ist.

Bei den Einflussgrößen ist zu differenzien zwischen konstant bleibenden genetischen und Patienten-spezifischen Merkmalen sowie einer Vielzahl von erworbenen bzw. exogenen Faktoren, die sich im Laufe der Therapie verändern können (Tab. 36.24).

> Die Interaktion von **Alkohol** mit den VKA ist sehr komplex. Akute Aufnahme potenziert ihre Wirkung, während chronische Aufnahme sie abschwächt. Bei einer durch chronischen Alkoholabusus hervorgerufenen Leberinsuffizienz kommt es jedoch wiederum zu einer Wirkungsverstärkung.

Tab. 36.24 Einflussgrößen auf den VKA-Bedarf

Einflussgröße	VKA-Bedarf	Mechanismus
genetische Faktoren		
VKORC1-Polymorphismen:[1] • Haplotyp VKORC1*2[2] • Haplotyp H7, H8 und H9	(W = A = P) ↓ ↑↑↑	Beeinflussung der VKA-Pharmakodynamik: • 50% reduzierte VKORC1-mRNA-Expression • VCOR wird kaum gehemmt („Kumarin-Resistenz")
CYP-2C9-Polymorphismen:[1, 3] • 2C9*2, 2C9*3	↓ (W > A > P)[1, 5]	Beeinflussung der VKA-Pharmakokinetik: • Metabolisierung beeinträchtigt → HWZ verlängert
Faktor-IX-Punktmutation	n. z.[4]	selektiver, starker Abfall der Faktor-IX-Aktivität in der Einleitungsphase
Patienten-spezifische Merkmale		
Leberfunktionsstörungen	↓	Prothrombinkomplex-Synthese ↓
Herzinsuffizienz[5]	↓	Prothrombinkomplex-Synthese ↓
Mitralvitien	↓	Prothrombinkomplex-Synthese ↓
Malabsorptionssyndrome	↓	Vitamin K-Verfügbarkeit ↓
Schilddrüsenüber-/-unterfkt.	↓/↑	Prothrombinkomplex-Synthese ↓/↑
schlechter Allgemeinzustand[6]	↓	Prothrombinkomplex-Synthese ↓ Vitamin-K-Verfügbarkeit ↓
Alter > 60 Jahre	↓	diverse Mechanismen
weibliches Geschlecht	↓	diverse Mechanismen
exogene und erworbene Faktoren (s. Kap. E36.5, Nebenwirkungen, S. 984)		
Arzneimittel (inkl. Selbstmedikation!)	↓/↑	pharmakokinetische Interaktionen
Nahrungsergänzungsmittel	↓/↑	pharmakokinetische Interaktionen
niedrige/hohe Vitamin-K-Zufuhr	↓/↑	Prothrombinkomplex-Synthese ↓/↑
Antibiotika	↓	Vitamin-K-Synthese durch Darmflora ↓

36.5 Vitamin-K-Antagonisten

Tab. 36.**24** *(Fortsetzung)*

Einflussgröße	VKA-Bedarf	Mechanismus
metabolische Aktivierung[7]	↓	Prothrombinkomplex-Metabolismus ↑
diverse Krankheiten[8]	↓	Plasmaproteinbindung der VKA ↓
Gastroenteritiden, Diarrhoe	↓/↑	Vitamin-K-Verfügbarkeit ↓/VKA-Resorption ↓

[1] Veränderung des VKA-Bedarfs in Abhängigkeit vom verwendeten VKA: VKORC1-Polymorphismen: Warfarin = Acenocoumarol = Phenprocoumon: CYP-2C9-Polymorphismen: Warfarin > Acenocoumarol > Phenprocoumon [201]

[2] Prävalenz in kaukasischen bzw. asiatischen Populationen ~ 16 % bzw. 95 % [149]

[3] Prävalenz in der kaukasischen Bevölkerung [24]:
79–86 % Wildtyp-Allel = CYP-2C9*1
8–19 % CYP-2C9*2
6–10 % CYP-2C9*3

[4] n. z. = nicht zutreffend, da ohne signifikanten Einfluss auf INR trotz erhöhten Blutungsrisikos

[5] insbesondere kardiale Dekompensation mit Stauungshepatopathie bei Rechtsherzinsuffizienz

[6] z. B. durch Unter-, Mangel- oder Fehlernährung, nach Erkrankungen

[7] z. B. Fieber, Schilddrüsenüberfunktion/Thyreotoxikose

[8] z. B. Diabetes mellitus, Thyreotoxikose, Tumoren, Nierenerkrankungen, Infektionen, Entzündungen

Einflussgrößen – genetische Faktoren

Zusammen mit dem Alter sind die Polymorphismen der Gene VKORC1 und CYP-2C9 die Hauptursache (~50%) für die interindividuelle Variabilität der erforderlichen VKA-Dosis [182], [119]. Daneben kann die Dosierung noch durch weitere Genpolymorphismen moduliert werden [149]. Die genetischen Faktoren machen sich vor allem in der Einstellungsphase der VKA-Therapie bemerkbar; sie sind keine Ursache für INR-Schwankungen im Laufe der Therapie.

VKORC1-Genvarianten. Polymorphismen in VKORC1, dem Genkomplex für das Enzym Vitamin-K-Epoxid-Reduktase (VKOR), dem Hauptangriffspunkt der VKA, beeinflussen die Pharmakodynamik der VKA, wobei dies alle 3 Arzneistoffe gleichermaßen betrifft [34], [170], [53]. Einerseits gibt es Genotypen, die für eine VKOR kodieren, die besser durch VKA gehemmt wird, andererseits solche, die zu einer verminderten VKA-Sensitivität bis hin zur totalen VKA-Resistenz („Kumarin-Resistenz") führen.

CYP-2C9-Genvarianten. Der Effekt von CYP-2C9-Genvarianten betrifft die Pharmakokinetik der VKA, de facto die von Warfarin und Acenocoumarol, jedoch nur marginal die von Phenprocoumon [200], [201]. Bei Vorliegen der

Genotypen CYP-2C9*3, CYP-2C9*2 und einiger anderer Allele ist ihre Metabolisierung beeinträchtigt, sodass die HWZ steigt. Dies führt insbesondere in der Einstellungsphase zu einer verzögerten Stabilisierung der INR [34]. Darüber hinaus fand man, dass diese Mutationen mit einem erhöhten Blutungsrisiko unter Warfarin und Acenocoumarol – nicht jedoch Phenprocoumon – assoziiert waren [94], [52], [205].

Die vergleichsweise geringe Empfindlichkeit von Phenprocoumon gegenüber CYP-2C9-Polymorphismen trägt entscheidend dazu bei, dass mit Phenprocoumon stabilere INR-Werte als mit Warfarin und Acenocoumarol zu erzielen sind [34].

„Kumarin-Sensitivität". Patienten mit den Genotypen VKORC1*2 und/oder CYP-2C9*3 bzw. CYP-2C9*2 benötigen geringere VKA-Dosen als üblich. Bei der homozygoten Kombination von VKORC1*2 und/oder CYP-2C9*3 erwiesen sich Warfarin-Dosen von ≤ 1 mg als ausreichend [149], [34]. Patienten mit einer partiellen (~ 20 % der kaukasischen Bevölkerung) oder totalen „Kumarin-Resistenz" benötigen hingegen VKA-Dosen, die 1,5- bis 2-fach bzw. vielfach höher als durchschnittlich sind.

„Kumarin-Resistenz". Eine partielle „Kumarin-Resistenz" liegt bei der Kombination homozygoter Nicht-VKORC12- und Wildtyp-CYP-2C9-Allelen vor (~ 20 % der kaukasischen Bevölkerung) und erfordert das 1,5- bis 2-Fache der durchschnittlichen VKA-Dosierung [149]. Vielfach höher ist sie bei einer totalen „Kumarin-Resistenz", die auf vornehmlich seltenen, heterozygoten VKORC1-Mutationen beruht.

Faktor-IX-Genmutation. Ein genetischer Faktor, der eine verstärkte pharmakodynamische Wirkung der VKA zu Folge hat, sind Punktmutationen im Faktor-IX-Gen [148]. Bei Patienten mit solchen Faktor-IX-Varianten (< 1,5 % der Bevölkerung) kommt es in der Einleitungsphase der VKA-Gabe zu einem sehr schnellen, starken Abfall der Faktor-IX-Aktivität im Plasma, der zu schweren Blutungen führen kann, ohne dass dies an der INR erkennbar ist [202]. Ein wichtiger Indikator hingegen ist eine auffallend verlängerte aPTT.

Einflussgrößen – Patienten-spezifische Merkmale, exogene und erworbene Faktoren

Eine wichtige und einfach zu berücksichtigende Einflussgröße ist das Alter der Patienten. Ältere Patienten reagieren empfindlicher auf VKA und sollten daher bereits in der Einleitungsphase eine geringere Dosis erhalten.

Hinzu kommt, dass mit zunehmendem Lebensalter in der Regel auch das Blutungsrisiko steigt, sodass die INR zum Zeitpunkt schwerer Blutungen bei

Patienten > 65 Jahre durchschnittlich 1,1 niedriger ist als bei jüngeren Patienten [221].

> Eine sehr häufige Ursache für einen unerwarteten INR-Anstieg oder auch -Abfall während der VKA-Therapie ist eine Änderung der Komedikation. Denn die Pharmakokinetik der VKA und damit auch ihre Wirkintensität werden von einer Vielzahl von Arzneistoffen in multipler Weise beeinflusst (s. Kap. E36.5, Interaktionen, S. 978).

Leberfunktion und Vitamin K. Die meisten Einflussgrößen (relevante Beispiele in Tab. 36.24) führen letztendlich zur Modulation von 2 Basisparametern, die die erforderliche VKA-Dosis entscheidend mitbestimmen:
- die **Leberfunktion** und damit die Fähigkeit zur Synthese des Prothrombinkomplexes
- die **Verfügbarkeit von Vitamin K,** dem direkten Gegenspieler der VKA, in der Leber.

Hieraus ergeben sich folgende **Grundregeln für den VKA-Bedarf:**
- Jegliche direkte oder indirekte, chronische oder akute Beeinträchtigung der Leberfunktion erhöht die Empfindlichkeit gegenüber VKA bzw. verringert die erforderliche VKA-Dosis.
- Steht für die γ-Carboxylierung in der Leber wenig Vitamin K zur Verfügung, ist die Empfindlichkeit gegenüber VKA erhöht bzw. die erforderliche VKA-Dosis verringert – und natürlich umgekehrt.
- Die „conditio sine qua non" ist die Funktionsfähigkeit der Leber. Bei einer stark verlängerten Thromboplastinzeit infolge einer Leberzirrhose (reduzierte Proteinsynthese!) und einer somit anscheinend supratherapeutischen INR ist der Erfolg einer hohen Vitamin-K-Gabe daher zweifelhaft.

Compliance und Missbrauch. Bei einem unerwarteten INR-Abfall ist auch an mangelnde oder fehlende Compliance des Patienten zu denken (16,3 % der Fälle laut Analyse von > 12000 INR-Werten [220]). Ein unerwarteter, starker INR-Anstieg andererseits kann Zeichen einer Überdosierung sein – sei sie versehentlich, infolge einer Thrombophobie oder gar in suizidaler Absicht (s. Kap. E36.5, Weitere Besonderheiten, S. 986) [157].

Dosierungsalgorithmen

Übliche Kenngrößen für die initiale empirische Dosisberechnung sind seit jeher Lebensalter, Geschlecht und Körpergröße. In den letzten Jahren wurden Dosisalgorithmen entwickelt, die neben weiteren Variablen (z.B. Rasse, Komedikation) auch VKORC1- and CYP-2C9-Polymorphismen integrieren [149], [154], [129]. Trotz ihrer belegten Bedeutung erklären diese Genvarianten aber nur etwa die Hälfte der Dosisvariabilität; klinische Studien zur pharmakogenetisch adaptierten Initialdosierung konnten bislang noch keinen signifikanten klinischen Nutzen zeigen [119]. Folglich werden genetische Untersuchungen als Grundlage für die Dosisfindung in der Routine derzeit nicht empfohlen [119], [129], [73], [105].

Optimierung der VKA-Therapie durch Gabe von Vitamin K

Vitamin K-reiche Ernährung. Entgegen früheren Empfehlungen sollten Patienten unter VKA-Therapie für eine ausreichende Vitamin-K-Zufuhr sorgen (d. h. ≥ 1 µg/kg täglich) und regelmäßig Vitamin-K-haltige Lebensmittel verzehren. Zu den Vitamin K-reichen Lebensmitteln (> 100 µg/100 g) zählen u. a. grüne Gemüse wie Spinat, Broccoli und andere Kohlarten, grüne Salatsorten sowie Kräuter, Linsen, Zwiebeln und Lauch.

Durch eine ausgewogene Ernährung mit guter Vitamin-K-Versorgung kann das Risiko schwankender INR-Werte reduziert werden; INR-Abfälle infolge eines gelegentlichen Verzehrs besonders Vitamin-K-reicher Nahrung bei ansonsten Vitamin-K-armer Kost lassen sich so vermeiden [168].

Zu berücksichtigen ist, dass die Resorption des lipophilen Vitamin K auch vom Fettgehalt der Nahrung beeinflusst wird. Daher sind weder der exzessive Genuss eines fettreichen Grünkohlgerichtes (INR-Abfall) noch ein plötzliches Umstellen von fettreicher auf sehr fettarme Kost (INR-Anstieg) zu empfehlen.

Vitamin-K-haltige Nahrungergänzungsmittel. Bei Patienten mit INR-Schwankungen ungeklärter Ursache kann eine Stabilisierung auch durch die tägliche Gabe niedriger Vitamin-K-Dosen (100–200 µg) versucht werden [24]. Initial ist natürlich die VKA-Dosis anhand der INR zu korrigieren. Diese Strategie beruht auf der Annahme, dass eine stabile Antikoagulation nur bei einer ausreichenden täglichen Vitamin-K-Versorgung gewährleistet ist, während eine Unterversorgung mit einer instabilen Antikoagulation assoziiert ist. Eine Reihe von Untersuchungen sprechen zwar für diese Hypothese [168], [167], [109], eine ausreichend große Studie mit klinischem Endpunkt steht jedoch noch aus [42], [134].

Interaktionen

Ein großes Problem der VKA-Therapie stellen die Interaktionen mit weit über 100 Arzneimitteln und Lebensmitteln dar [98], [146]. Denn aufgrund des engen therapeutischen Fensters der VKA können solche Wechselwirkungen zu Blutungen oder einem verminderten Thromboseschutz führen. So betrug beispielsweise laut einer Kohortenanalyse (17.859 Patienten) die Prävalenz von Blutungen bei der Therapie mit Warfarin allein 14,2 %, bei der mit Warfarin plus Metronidazol bzw. Cephalosporinen hingegen 22,7 % bzw. 17,2 % [225].

Die Wechselwirkungen sind sowohl pharmakodynamischer als auch pharmakokinetischer Natur (s. Kap. E36.1, Interaktionen, S. 898). Obwohl im Einzelfall der hauptverantwortliche Mechanismus oft nicht bewiesen ist, gibt es verschiedene Wege, über die die Wirkung der VKA beeinflusst werden kann. Diese Kenntnisse können hilfreich für eine Beurteilung sein, wenn neue Arzneimittel mit VKA kombiniert werden sollen.

Pharmakodynamische Interaktionen (Tab. 36.**25**)

Wie bei allen Antikoagulanzien kann die gleichzeitige Anwendung von VKA und Thrombozytenaggregationshemmern, Thrombolytika, anderen Antikoagulanzien oder Arzneimitteln mit entsprechenden Nebenwirkungen (!) das Blutungsrisiko erhöhen (s. Kap. E36.1, Interaktionen, S. 898). Zu beachten ist, dass diese Wechselwirkungen in der Regel nicht zu einer INR-Änderung (z. B. NSAR, COX-2-Hemmer, SSRI) führen [190].

Darüber hinaus interferieren einige Arzneistoffe auf mechanistischer Ebene mit den VKA, was sich wie die pharmakokinetischen Interaktionen in einer INR-Änderung manifestiert. Beispiele sind:
- Levothyroxin (steigert die Metabolisierung der Gerinnungsfaktoren)
- bestimmte Cephalosporine (hemmen die Vitamin-K-Rekonstitution)
- Antibiotika (können generell die Darmflora als Vitamin-K-Quelle schädigen)
- Colestyramin (reduziert als Gallensäuren-Komplexbildner die Resorption von Vitamin K).

Pharmakokinetische Interaktionen

Im Vergleich zu Warfarin ist die Datenlage zu Wechselwirkungen zwischen Phenprocoumon bzw. Acenocoumarol und anderen Arzneimitteln dürftig. Trotz gewisser Unterschiede (z. B. HWZ) ist dem Vorsichtsprinzip entsprechend von ähnlichen Risiken auszugehen. Die ABDA-Datenbank (Datenbank der Bundesvereinigung Deutscher Apothekerverbände) nennt 72 Arzneistoffe bzw. -gruppen, die Datenbank Micromedex sogar 228 Substanzen, für die eine Interaktion mit Phenprocoumon beschrieben ist.

Neben der Reduktion der **Resorption**, der Beeinträchtigung des **enterohepatischen Kreislaufs** (z. B. durch Colestyramin) und einer Wirkungssteigerung durch konkurrierende **Eiweißbindung** (z. B. durch Statine, Azithromycin) spielt die Beeinflussung der Metabolisierung der VKA eine große Rolle.

Steigerung der VKA-Wirkung durch Hemmung der Metabolisierung:
- Hemmung von CYP-2C9, z. B. durch Amiodaron, Fluconazol, Fluvastatin, Fluvoxamin, Isoniazid, Lovastatin, Phenylbutazon, Cranberries
- Hemmung von CYP-3A4, z. B. durch Azolantimykotika, HIV-Proteasehemmer Makrolid-Antibiotika, Metronidazol, Menthol, Grapefruit
- Hemmung von CYP-1A2, z. B. durch Chinolone, Grapefruit.

Reduktion der VKA-Wirkung durch Steigerung der Metabolisierung:
- Induktion von CYP-2C9, z. B. durch Rifampicin, Phenobarbital, Johanniskraut-Präparate, Ginseng
- Induktion von CYP-3A4, z. B. durch Carbamazepin, Phenobarbital, Phenytoin, Ritampicin, Joahnniskraut-Präparate, Ginseng
- Induktion von CYP-1A2, z. B. durch Omeprazol, Joahnniskraut-Präparate, Ginseng.

> Bei jeder Änderung der Medikation sollte die INR engmaschiger als im üblichen 3- bis 4-Wochen-Intervall kontrolliert werden [24]. Zu berücksichtigen sind auch Arzneimittel der Selbstmedikation sowie Nahrungsergänzungsmittel (s. u.).

Tab. 36.25 Beispiele von Arzneimitteln (AM), die die Wirkung von Warfarin beeinflussen[1]

Antiinfektiva	AM bei Herz-Kreislauf-Erkrankungen	Analgetika, Antiphlogistika	AM mit Wirkung auf das ZNS	AM mit Wirkung auf den Gastrointestinaltrakt	andere AM
Steigerung der Wirkung					
Amoxicillin[2]	ASS	ASS	Choralhydrat	Cimetidin	anabole Steroide
Azithromycin	Amiodaron	Allopurinol	Citalopram	Omeprazol	Fluorouracil
Cefamandol[3]	Chinidin	Celecoxib	Disulfiram	Orlistat	Gemcitabin
Cefazolin[3]	Clofibrat	Paracetamol	Entacapon		Paclitaxel
Ciprofloxacin	Diltiazem	Phenylbutazon	Fluvoxamin[4]		Tamoxifen
Clarithromycin	Fluvastatin	Piroxicam	Fluoxetin[4]		Thyroxin
Cotrimoxazol	Fenofibrat	Tramadol			Tolterodin

Tab. 36.25 *(Fortsetzung)*

Antiinfektiva	AM bei Herz-Kreislauf-Erkrankungen	Analgetika, Antiphlogistika	AM mit Wirkung auf das ZNS	AM mit Wirkung auf den Gastrointestinaltrakt	andere AM
Erythromycin	Propafenon				
Fluconazol	Propranolol				
Isoniazid	Rosuvastatin				
Itraconazol	Simvastatin				
Levofloxacin					
Metronidazol					
Miconazol[5]					
Saquinavir[5]					
Tetrazyklin					
Verminderung der Wirkung					
Dicloxacillin	Bosentan[7]	Azathioprin	Barbiturate	Sucralfat	Mercaptopurin
Griseofulvin	Colestyramin	Mesalazin	Carbamazepin	Laxanzien	
Nafcillin		Sulfasalazin	Glutethimid		
Ribavirin			Trazodon		
Rifampicin					
Ritonavir[5]					

[1] Die Auswahl beschränkt sich auf Interaktionen mit guter Datenlage und klinischer Relevanz; umfassende Übersichten und weitere Informationen finden sich in den systematischen Reviews von Holbrook et al. 2005 [98] und Nutesco et al. 2011 [146] sowie in den Fachinformationen
[2] v. a. Amoxicillin in Kombination mit Clavulansäure
[3] allgemeine Wirkungsverstärkung von Phenprocoumon durch N-Methylthiotetrazol-Cephalosporine
[4] unter den selektiven Serotonin-Wiederaufnahmehemmern (SSRI) haben Fluoxetin und Fluvoxamin das höchste Interaktionspotential mit VKA, Citalopram und Sertralin das geringste [172], [60]
[5] nur bei vaginaler Anwendung, nicht bei Anwendung auf der Haut
[6] distinkte Effekte verschiedener HIV-Proteasehemmer auf die INR [126]
[7] Fallbeispiel [186]

Arzneistoffe, die wegen Interaktionen **nicht gleichzeitig mit Warfarin** verabreicht werden sollten [98]:
- Azol-Antimykotika (Fluconazol, Itraconazol, Miconazol, Voriconazol)
- Makrolid-Antibiotika (Azithromycin, Clarithromycin, Erythromycin)
- Chinolone (Ciprofloxacin, Levofloxacin)
- Metronidazol
- Cotrimoxazol
- nichtselektive NSAR (z. B. Paracetamol, Phenylbutazon, Piroxicam)
- selektive COX-2-Hemmer (Celecoxib, Rofecoxib)
- selektive Serotonin-Wiederaufnahmehemmer
- Lipidsenker (Fibrate, Fluvastatin, Simvastatin)
- Amiodaron
- Omeprazol
- Cimetidin
- Fluoruracil
- Chloralhydrat
- anabole Steroide.

Wenn keine alternative Medikation möglich ist, sollte eine engmaschige Überwachung stattfinden.

Fall-Kontroll-Studie 2011
Zur Klärung, ob und welche Arzneimittelwechselwirkungen das Blutungsrisiko unter Phenprocoumon-Therapie erhöhen, hat das Bremer Institut für Präventionsforschung und Sozialmedizin (BIPS) eine eingebettete Fall-Kontroll-Studie durchgeführt, die auf einer nationalen Kohorte von 246.220 Phenprocoumon-Patienten basiert. Die Analyse umfasste 2.553 Patienten, die wegen einer Blutung (davon 33,5 % gastrointestinal) stationär behandelt wurden (Inzidenz 2,79 pro 100 Patientenjahre) und 25.348 passende Kontrollfälle [103].

Die **Blutungsinzidenz** unter Phenprocoumon wurde durch folgende Arzneistoffe signifikant erhöht:
- **NSAR:** Ketoprofen (OR 8,1), Naproxen (OR 4,3), Ibuprofen (OR 1,6), Diclofenac (OR 1,6)
- **Antibiotika:** Metronidazol (OR 9,49), Cotrimoxazol (OR 3,6), Chinolone (OR 2,7–4,4), Amoxicillin plus Clavulansäure (OR 3,0), Cephalosporine (OR 2,2), Amoxicillin (OR 1,56)
- **Clopidogrel** (OR 1,83; 95 %-CI 1,41–2,36).

Demzufolge wird das Blutungsrisiko von Phenprocoumon, ähnlich wie das von Warfarin und Acenocoumarol, primär durch häufig verordnete Arzneimittel erhöht, die auf **pharmakodynamischer Ebene** mit Phenprocoumon interagieren [103]. Pharmakokinetisch interagierende Arzneistoffe wie CYP-3A4-Inhibitoren, deren Effekt sich in der INR niederschlägt, waren nicht mit einer erhöhten Blutungsrate assoziiert.

Interaktionen mit pflanzlichen Arzneimitteln und Lebensmitteln

Phytopharmaka, Nahrungsergänzungsmittel (NEM) und andere Lebensmittel pflanzlichen Ursprungs können Stoffe enthalten, die die VKA-metabolisierenden CYP-Isoenzyme beeinflussen oder auf anderem Wege mit der Wirkung der VKA interferieren [74], [147]. Das prominenteste Beispiel ist die INR-Absenkung durch **Johanniskraut-Präparate** aufgrund der Induktion von CYP-3A4, -2C9 und -1A2 mit konsekutiv erhöhter Clearance der VKA [56].

Zu pflanzlichen Zubereitungen auf der Basis von **Cranberries, Ginseng, Ginkgo, Knoblauch,** etlichen Produkten der **Traditionellen Chinesischen Medizin (TCM)** sowie **Fischöl** und **Vitamin E** existieren Fallberichte über Wechselwirkungen und/oder experimentelle Daten [146], [102]. Mit Ausnahme von **Amerikanischem Ginseng** (INR-Abfall) konnte ein Zusammenhang in entsprechenden kleineren klinischen Studien jedoch nicht verifiziert werden [74].

> Von der Einnahme von **TCM-Produkten** ist wegen unkalkulierbarer Risiken generell abzuraten.

Ungeachtet ihres Vitamin-K-Gehaltes können auch einige Lebensmittel die Wirkung der VKA beeinflussen. Eine potenzierende Wirkung wird **Mango, Grapefruitsaft** und wahrscheinlich **Cranberry-Saft** zugeschrieben, eine Wirkungsverminderung **Avocado** (große Mengen) und **Sojamilch** [98].

Vitamin-K-haltige Nahrungsergänzungsmittel (NEM). Ferner werden vielfältige NEM angeboten, die Vitamin K enthalten. Abgesehen von einer ärztlich empfohlenen gezielten Supplementierung mit Vitamin K (s. Kap. E36.5 Optimierung der VKA-Therapie durch Gabe von Vitamin K, S. 978), konsumiert der Patient eventuell auch Vitamin-K-haltige NEM, ohne dies anhand der „Health Claims" dieser Produkte (gesundheitsbezogene Aussagen wie z. B. „knochenfestigend" oder „Anti-Aging") zu erkennen.

> Der Patient sollte über das mögliche Risiko von Wechselwirkungen durch pflanzliche Produkte und Nahrungsergänzungsmittel aufgeklärt und zur Einnahme solcher Präparate befragt werden. Bei jeder Änderung empfiehlt es sich, die INR engmaschiger zu kontrollieren [74].

Vitamin-K-Gehalt von Lebensmitteln: Dieser Einflussfaktor kann durch eine Ernährung mit gleichbleibend guter Vitamin-K-Versorgung deutlich reduziert werden (s. Kap. E36.5, Dosierung, S. 978).

Nebenwirkungen

Blutungskomplikationen

Die bedeutendsten unerwünschten Arzneimittelwirkungen (UAW) der VKA sind Blutungskomplikationen, wobei das Besondere gegenüber anderen Antikoagulanzien ist, dass sie trotz individueller Dosierung und regelmäßiger Laborkontrollen immer noch häufig auftreten.

Bezüglich der Zahl an UAW-Meldungen gehört Warfarin zu den „Top 10" unter den Arzneimitteln [152]. Die geschätzte Rate an schweren und tödlichen Blutungen unter VKA-Therapie liegt bei 1,2–3,5 pro 100 Patientenjahre; in Deutschland waren es 2005 mindestens 10.000 Fälle [39]. In 3 aktuellen Studien zur Schlaganfallprophylaxe bei Vorhofflimmern (RE-LY [51], ROCKET-AF [153] und ARISTOTELES [82]) wurden für die jeweils mit Warfarin behandelten Patienten (n > 22.000) konsistente Ergebnisse gefunden: 18,2, 14,5 bzw. 25,8 Blutungsereignisse pro 100 Patientenjahre, einschließlich ~ 3,5% schwere Blutungen mit ~ 0,75% intrakraniellen und 0,5% tödlichen Blutungen pro Jahr.

Die Mehrzahl der Blutungen sind harmlos (Mikrohämaturie, Hämatome, Nasen- oder Zahnfleischbluten) und erfordern meist keine Unterbrechung der Therapie. Etwa ein Drittel der schweren Blutungen sind gastrointestinale Blutungen [103], [51]. Gefürchtet sind intrakranielle Blutungen (0,4–1,1 pro 100 Patientenjahre) mit einer Mortalität von > 50% bzw. lebenslanger Behinderung [103], [128], [70].

Ein wichtiger Indikator für das Blutungsrisiko ist die INR; bei Werten > 4,5 steigt es exponenziell an [177]. Demzufolge hängt das Blutungsrisiko unter VKA entscheidend von der TTR und somit der Qualität des Monitorings und der Dosisanpassung ab. Bemerkenswert ist, dass die Blutungsinzidenz in den ersten Monaten der Behandlung höher ist [152]. Ungeachtet weiterer Risikofaktoren einschließlich Arzneimittelinteraktionen (s. o., Tab. 36.24, Tab. 36.25, Kap. E36.1, Blutungskomplikationen, S. 896) steigt das Blutungsrisiko mit zunehmendem Alter des Patienten [152].

> Unerwartet auftretende Blutungen bei INR-Werten im Zielbereich können unterschiedliche Ursachen haben (z. B. Ulzeration, Tumor, endogene Gerinnungsstörungen) und sollten diagnostisch abgeklärt werden.

Andere Nebenwirkungen

Mit einer Inzidenz von bis zu 3 % kommt es unter der VKA-Therapie zur Erhöhung der **Leberenzyme,** in seltenen Fällen (0,01–0,1 %) zur medikamentösen **Hepatitis** mit und ohne Ikterus bis hin zum Leberversagen. Gelegentlich (0,1–1 %) treten **Alopezie** und allergische **Hautreaktionen** auf.

Eine schwerwiegende, aber sehr seltene (< 0,01 %) Komplikation ist die „Kumarin-Nekrose", die typischerweise in den ersten Tagen einer hochdosierten Einleitungstherapie auftritt und wahrscheinlich durch lokale Thrombosen in Hautgefäßen hervorgerufen wird (rascher Protein-C-Abfall, Tab. 36.20). Besonders gefährdet sind Patienten mit einem Mangel an Protein C oder dessen Kofaktor Protein S.

Zu beachten ist, dass VKA bei Langzeitanwendung die **Knochendichte** vermindern können [163]. Dieser Effekt beruht darauf, dass VKA auch die Vitamin-K-abhängige γ-Carboxylierung des Knochenmatrixproteins Osteokalzin hemmen.

Kontraindikationen und besondere Hinweise

Blutungskomplikationen

Wie alle Antikoagulanzien sind die VKA bei Überempfindlichkeit gegen den Arzneistoff sowie bei Blutungen, einem erhöhten Blutungsrisiko und bei besonderer Gefährdung durch Blutungen kontraindiziert (s. Kap. E36.1, Blutungskomplikationen, S. 896), wobei die Gefahr einer Blutung individuell gegen den Nutzen einer VKA-Therapie abzuwägen ist.

Die INR-adjustierte Dosierung ist zwar einerseits ein Nachteil, macht es andererseits aber möglich, dass die VKA bei vielen Patienten nicht kontraindiziert, sondern mit erhöhter Vorsicht angewendet werden können.

Spezielle Kontraindikationen der VKA

- Schwangerschaft
- mangelnde Compliance (z. B. bei Demenz, Psychosen)
- Alkoholismus
- Krampfleiden bzw. Krampfanfälligkeit.

Schwangerschaft. Die Anwendung der plazentagängigen VKA in der Schwangerschaft kann zu folgenschweren fetalen Hämorrhagien führen und ist mit einer erhöhten Rate (29,7–33,6 % unter Warfarin) an Aborten, Totgeburten und neonatalen Todesfällen assoziiert [76]. Außerdem verursachen die VKA in der

6.–12. Schwangerschaftswoche häufig (6,4–10,2 % unter Warfarin) Missbildungen wie die Warfarin-Embryopathie oder das fetale Warfarin-Syndrom. Sie sind gekennzeichnet durch eine Beeinträchtigung der Knochen- und Knorpelbildung (v. a. Nasenhypoplasie, Chondrodysplasia punctata) und ZNS-Defekte (z. B. Dandy-Walker-Syndrom) [76].

Wegen der Plasma-HWZ von ~40 h ist Warfarin spätestens ab der 4. Schwangerschaftswoche (bzw. der 6. Woche seit der letzten Menstruation) abzusetzen [76], [207].

Zu Phenprocoumon ist die Datenlage dürftig und es gibt keine offiziellen Empfehlungen. Da von ähnlichen Risiken auszugehen ist und Phenprocoumon eine vielfach längere Eliminationshalbwertszeit (~ 6,5 Tage) besitzt, soll laut Fachinformation eine Schwangerschaft während und bis 3 Monate nach einer Therapie mit Phenprocoumon verhütet werden. Seine vielfach längere Plasma-HWZ (~ 5–6 Tage) sollte berücksichtigt werden.

Stillzeit. Im Gegensatz zu Phencprocoumon und Acenocoumarol geht Warfarin nicht in wirksamer Form in die Muttermilch über, sodass es während der Stillperiode angewendet werden kann [29]. Es wird empfohlen, dem Säugling vorsichtshalber 1 × wöchentlich oral 1 mg Vitamin K zur Prophylaxe zu verabreichen.

Weitere Besonderheiten

Maßnahmen bei Überdosierung

Das Vorgehen bei Überdosierung der VKA richtet sich nach der Art und dem Ausmaß der Manifestation. Die Maßnahmen reichen von Dosisreduktion bzw. Auslassen von Dosen, Gabe von Vitamin K1 oral (5-10 mg) bzw. intravenös (10-20 mg) bis hin zur Infusion von Prothrombinkomplexkonzentrat (PPSB), notfalls auch FFP.

Jede Dosisänderung erfordert engmaschige INR-Kontrollen. Bei Wiederaufnahme der Therapie nach Vitamin-K oder PPSB-Gabe ist in der Regel eine neue Einstellung mit überlappender Heparinisierung erforderlich.

> Eine sofort erforderliche Normalisierung der Vitamin-K-abhängigen Faktoren ist nur durch i.v. Gabe von PPSB zu erzielen.
>
> Im Gegensatz zu PPSB ist Vitamin K kein sofort wirkendes Antidot. Die INR beginnt erst nach 4–8 h zu sinken, bei einer erheblichen Überdosierung von VKA auch später. Mit einer Normalisierung der INR ist frühestens nach 1–3 Tagen zu rechnen.

Durch die orale Gabe von Colestyramin (täglich 5 × 4 g) kann die Elimination von Phenprocoumon und Warfarin beschleunigt werden (Unterbrechung des enterohepatischen Kreislaufs).

Patientenführung

Wesentliche Voraussetzung für einen optimalen Therapieerfolg ist eine umfassende Aufklärung der Patienten über:
- Wirkungsweise von VKA
- individuelle Ziel-INR
- Therapiebeeinflussung durch äußere Einflüsse wie interkurrente Erkrankungen, Lebensmittel, Arzneimittel
- Blutungsrisiko, Verhalten bei Blutungen
- Verbot von i.m. Injektionen
- Verbot von Risiko-Sportarten
- Führen eines Antikoagulanzien-Ausweises
- geplante Therapiedauer.

> Die Dosierungen und INR-Werte sind in einem Patienten-Ausweis zu dokumentieren.

„Kumarin-Intoxikation" mit VKA und Superwarfarinen

Die sog. „Kumarin-Intoxikation" (welcher Ursache auch immer) ist eine seltene, aber prinzipiell lebensbedrohliche Komplikation (s. Kap. E36.5, Dosierung, S. 977) [157]. Indizien sind unerwartet hohe INR-Werte sowie eine einheitliche, schwere Verminderung aller Faktoren des Prothrombinkomplexes bei nomalen Befunden der Leberenzyme und der übrigen Gerinnungsfaktoren.

Heutzutage kommen als Intoxikationsursache auch die sog. „Superwarfarine" in Frage, die in Rodentiziden enthalten sind (Brodifacoum, Bromodiolon, Chlorphacinon, Difenacoum, Difethialon, Flocoumafen) [144]. Sie sind ungefähr 100-mal potenter als VKA und haben sehr lange Halbwertszeiten von > 100 Tagen [185]. Abgesehen von Akutmaßnahmen (s. o.) erfordert die Behandlung u. U. eine mehrmonatige Vitamin-K-Substitution [216].

Zur Abklärung empfiehlt sich in diesen Fällen die Bestimmung der Serumspiegel des VKA bzw. der Nachweis eines „Superwarfarins" mittels HPLC (High Performance Liquid Chromatography) [181]. Die therapeutische Serumkonzentration von Phenprocoumon beträgt ~2,5 (1–5) µg/ml, die von Warfarin ~2,0 µg/ml.

Überwachung (s. Kap. D32.5, S. 806 ff.)

Abgesehen von der indiviuellen Dosisfindung sind wegen der ausgeprägten intraindividuellen Variabilität der Gerinnungshemmung durch VKA und ihres engen theraputischen Fensters **regelmäßige Kontrollen der INR** essenziell, um rechtzeitig ein erhöhtes Blutungsrisiko durch Überdosierung bzw. eine ungenügende Antikoagulation zu erkennen und die Dosierung zu korrigieren.

36.6 Orale direkte Faktor-Xa- und Thrombininhibitoren

Übersichtsliteratur
Perzborn et al. [155], Shantsila et al. 2008 [179], Eisert et al. 2010 [64], Montoya et al. 2012 [143], Ahrens et al. 2010 [5], Philips et al. 2010 [158], de Catarina et al. 2012 [54], Schulman et al. 2012 [178]

Aufgrund der zahlreichen Nachteile der VKA sucht man seit 40 Jahren nach Alternativen, wobei die aussichtsreichen Prognosen für den Antikoagulanzien-Markt (Anstieg der Lebenserwartung) die industrielle Entwicklung in der letzten Dekade forciert haben [18], [141]. Wie bei den parenteralen Antikoagulanzien (s. Kap. E36.4) konzentriert man sich auf die Entwicklung direkter Thrombin- (DTI) und Faktor-Xa-Inhibitoren (DXI).

Ximelagatran. Die erste potenzielle VKA-Alternative war der DTI Ximelagatran (Exanta), das oral verfügbare doppelte Prodrug von Melagatran [18], [193]. Ximelagatran wurde 2004 von der European Medicines Agency (EMA) zugelassen, jedoch nach nur 1,5 Jahren vom Hersteller wegen vermuteter Lebertoxiztität wieder vom Markt genommen [107].

Stand der Entwicklung. In der EU stehen aktuell (Oktober 2012) mit 1 DTI und 2 DXI 3 neue oralen Antikoagulanzien (NOAK) für die VTE-Prophylaxe nach elektiven Hüft- und Kniegelenkersatzoperationen (Hüft-TEP, Knie-TEP) zur Verfügung:
- **Dabigatranetexilat** (Pradaxa, Boheringer Ingelheim; ATC-Code: B01AE07); Zulassung März 2008
- **Rivaroxaban** (Xarelto, Bayer; ATC-Code: B01AX06); Zulassung September 2008
- **Apixaban** (Eliquis, Bristol-Myers Squibb/Pfizer; ATC Code: B01AX07); Zulassung Mai 2011.

Am 04.08.2011 bzw. am 19.12.2011 wurden Dabigatranetexilat und Rivaroxaban auch für die **Schlaganfallprophylaxe bei nichtvalvulärem Vorhofflimmern** (**VHF**) zugelassen. Die Zulassung von Apixaban für diese Indikation wird für Ende 2012 erwartet.

Eine weitere Indikation von Rivaroxaban seit Ende 2011 ist die **Akuttherapie der TVT** (und demnächst auch der LE) sowie die **Langzeit-Sekundärprophylaxe nach TVT und LE**.

Darüber hinaus wird noch der DXI **Edoxaban** (DU176b, Lixiana), der im April 2011 zur VTE-Prophylaxe in Japan zugelassen wurde, in Phase-III-Studien zur Schlaganfallprophlyxaxe (ENGAGE-AF) und VTE-Therapie (The Edoxaban Hokusai-VTE Study) untersucht. Einige weitere Kandidaten – die DXI **Darexaban** (YM150), **Betrixaban** und **TAK-442** sowie der DTI **AZD8165** und der Faktor-IXa-Inhibitor **TTP889**) befinden in Phase II/III der klinischen Entwicklung (www.clinicaltrials.gov). Sie dürften aber – wenn überhaupt (z. B. Entwicklung von Darexaban durch Astellas im September 2011 eingestellt) – erst in einigen Jahren Marktreife erlangen [5], [159].

■ Rivaroxaban, Apixaban und Dabigatranetexilat
Klinische Bedeutung

Die Zulassung der 3 NOAK, d.h. des DTI Dabigatranetexilat und der beiden DXI Rivaroxaban und Apixaban, wurde zunächst für den Einsatz zur VTE-Prophylaxe nach elektiven Hüft-TEP und Knie-TEP erteilt. Diese Indikation ist zwar nicht das primär angestrebte Einsatzgebiet der NOAK, eignet sich aber allgemein sehr gut für den „Proof of Principle" [68]. Während die Wirksamkeit und Sicherheit von Dabigatranetexilat in den europäischen Zulassungsstudien (RE-NOVATE [Hüft-TEP] [66] und RE-MODEL [Knie-TEP] [67]) vergleichbar war mit der von Enoxaparin, erwiesen sich die beiden DXI Rivaroxaban (RE-CORD-1 [65], RECORD-2 [Hüft-TEP] [104] und RECORD-3 [Knie-TEP] [115]) und Apixaban (ADVANCE-3 [Hüft-TEP] [117] und ADVANCE-2 [Knie-TEP] [118]) bei vergleichbarer Sicherheit dem NMH als überlegen [143].

Die eigentlichen Zielindikationen entsprechen überwiegend den klassischen Anwendungsgebieten der VKA:
- Prävention von Schlaganfall und systemischer Embolie bei nichtvalvulärem Vorhofflimmern (VHF) [54]
- TVT- und LE-Therapie und Sekundärprophylaxe **[143]**
- Sekundärprophylaxe nach ACS [54]
- VTE-Prophylaxe akut Kranker [143].

Die großen Phase-III-Studien für die Schlaganfallprophylaxe bei VHF im Vergleich zu Warfarin waren RE-LY [51] (Dabigatranetexilat), ROCKET-AF (Rivaroxaban) [153], und ARISTOTLE (Apixaban) [82]. Als Netto-Benefit zeigte sich dabei für alle 3 NOAK eine deutliche Reduktion intrakranieller Blutungen gegenüber Warfarin [54]. Zusätzlich war Apixaban in der Phase-III-Studie AVERROES [50] erheblich wirksamer als Acetylsalicylsäure (ASS), ohne die Blutungsrate zu erhöhen [54].

Mit der Zulassung von Rivaroxaban verändert sich die Praxis der VTE-Therapie (EINSTEIN-DVT und EINSTEIN-PE [31], [44]), indem die initiale parenterale Therapie entfällt und direkt mit der oralen Antikoagulation begonnnen wird. Ferner haben die Studien zur Langzeitsekundärprophylaxe (EINSTEIN-EXTENSION und RE-SONATE) demonstriert, dass eine Verlängerung der Sekundärprophylaxe von 6–12 Monaten auf 12–24 Monate das VTE-Risiko um > 5 % (absolut) bzw. > 80 % (relativ) reduziert; der Preis hierfür sind 0,4–0,7 % schwere Blutungen und 3,5–4,2 % mehr klinisch relevante Blutungen [143].

Gemeinsamkeiten

Trotz einiger klinisch relevanter Unterschiede zwischen den einzelnen NOAK haben sie viele Gemeinsamkeiten, die klare Vorteile gegenüber den VKA darstellen:
- schnelles Einsetzen und Abklingen der Wirkung
  - keine überlappende parenterale Therapie zu Beginn
  - kein vorzeitiges Absetzen und „Bridging" vor invasiven Eingriffen
- vorhersagbare, lineare Pharmakokinetik und akzeptable inter- und intraindividuelle Variabilität
  - einfache Fixdosis-Regime (Ausnahme v. a. bei Dabigatranetexilat)
- keine bzw. weniger Interaktionen mit Lebens- bzw. Arzneimitteln und weniger Patienten-spezifische Einflussfaktoren
  - kein Routinemonitoring zur Dosisanpassung
- größere therapeutische Breite als die VKA (Phase-II-Studien)
- bislang keine schweren „Off-Target" Nebenwirkungen (z. B. Lebertoxizität).

Ausblick

Sofern die NOAK für die angestrebten Indikationsgebiete zugelassen werden, wird sich erst in einigen Jahren zeigen, ob sie tatsächlich einen Paradigmenwechsel in der Antikoagulation herbeiführen werden. Denn zum einen sind vor allem die Anforderungen an die Sicherheit neuer Arzneistoffe in den letzten Jahren extrem gestiegen (siehe Marktrücknahme von Exanta), zum anderen müssen sie sich einer offiziellen Kosten-Nutzen-Bewertung unterziehen und sich gegenüber den etablierten, preiswerten VKA behaupten.

Der Wegfall des Routinemonitorings wird durchaus kontrovers beurteilt und könnte sich beispielsweise auf die Compliance sowohl fördernd als auch mindernd auswirken [158], [206]. Letzteres ist angesichts der vergleichsweise kurzen Wirkdauer der NOAK ein kritischer Punkt.

Arzneistoffcharakteristika und Pharmakodynamik

Die beiden DXI Apixaban (A) und Rivaroxaban (R) sowie der DTI Dabigatran (D) sind synthetisch hergestellte, niedermolekulare kompetitive Inhibitoren von Faktor Xa bzw. Thrombin, die mit den Methoden des modernen „Drug Design" entwickelt wurden [160], [166], [93] (Abb. 36.**9**). Sie hemmen Faktor Xa bzw. Thrombin, indem sie selektiv mit hoher Affinität (A > R > D) reversibel an das aktive Zentrum der Enzyme binden.

Dabigatran – Strategie der oralen Bioverfügbarkeit

Während es sich bei den beiden DXI Rivaroxaban und Apixaban um ungeladene, lipophile Substanzen handelt, die nach oraler Gabe eine ~50%-ige (Apixaban) bzw. nahezu vollständige (Rivaroxaban) Bioverfügbarkeit aufweisen, ist der DTI Dabigatran ein hochpolares, zwitterionisches Molekül, da es eine negative und eine positive Ladung in seiner Struktur aufweist. Nach oraler Applikation wird es nicht aus dem Gastrointestinaltrakt resorbiert und ist somit inaktiv (Tab. 36.**26**).

Doppeltes Prodrug. Daher hat man **Dabigatranetexilat (DE)**, ein doppeltes Prodrug, entwickelt, bei dem die negativ geladene Carboxylgruppe als Ethylester vorliegt und die positiv geladene Benzamidingruppe als Carbamatester maskiert ist (Abb. 36.**9**). Durch Überführung des basischen DE in das Salz der Methansulfonsäure, d.h. **Dabigatranetexilatmesilat (DEM)**, erreicht man die für eine Resorption notwendige Löslichkeit, allerdings nur bei niedrigen pH-Werten.

Weinsäurepellets. Mit Hilfe eines galenischen Tricks entsteht das erforderliche saure Milieu: Die DEM-Lösung wird auf Pellets aus Weinsäure aufgezogen, die in Hartkapseln gefüllt werden. Dadurch wird DEM löslich und somit resorbierbar. Nach Resorption werden die beiden Prodrug-Funktionen sehr schnell durch Esterasen gespalten, sodass man innerhalb von 0,5–2 h maximale Plasmakonzentrationen an Dabigatran findet. Die auf diese Weise erzielte orale Bioverfügbarkeit beträgt 6,5%.

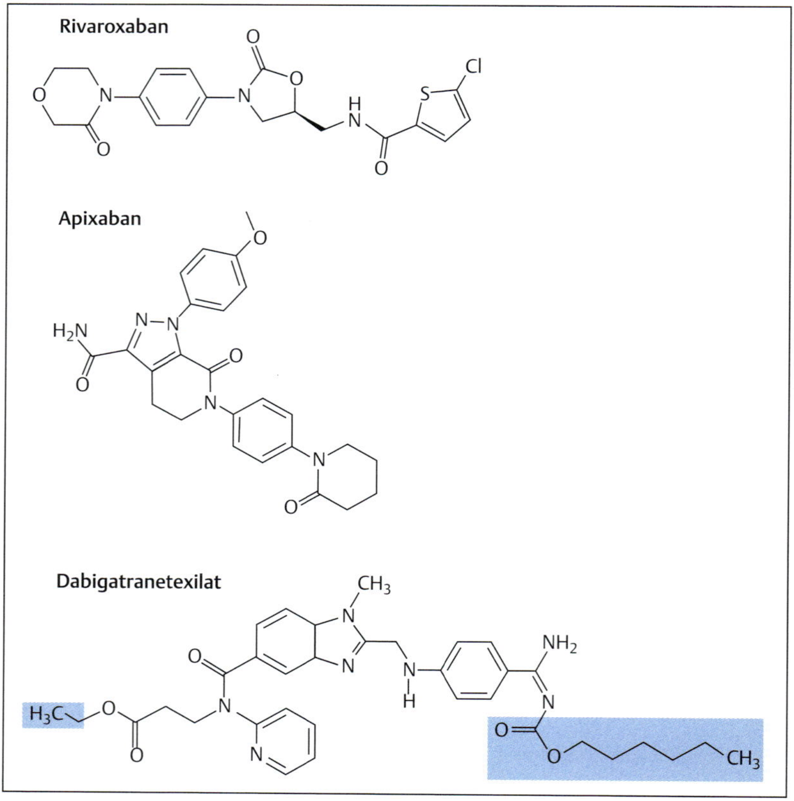

Abb. 36.9 Strukturformeln der oralen direkten Faktor-Xa-Inhibitoren Rivaroxaban, Apixaban und von Dabigatranetex, dem doppelten Prodrug des direkten Thrombininhibitors Dabigatran. Durch Umwandlung der sauren Carboxylgruppe in einen Ethylester und Maskierung der basischen Amidingruppe als Carbamatester ist das Prodrug ungeladen und aus dem Gastrointestinaltrakt resorbierbar.

Praxisrelevante Anmerkungen
- Es handelt sich aufgrund des hohen Hilfsstoffanteils um relativ große Kapseln.
- Bei gleichzeitiger Gabe von Protonenpumpenhemmern (z. B. Pantoprazol) reduziert sich die Bioverfügbarkeit um ~30 %. Dieser Effekt beruht wahrscheinlich auf der pH-Wert-abhängigen Löslichkeit von DEM. Es ist jedoch keine Dosisanpassung erforderlich.

- Das Prodrug DEM ist **hydrolyseempfindlich** und muss vor Feuchtigkeit geschützt werden. Daher sollten die in Blister verpackten Kapseln erst unmittelbar vor der Einnahme entnommen werden.
- Die Kapselhülle, die wegen der Hydrolyseempfindlichkeit des Arzneistoffes und aus technologischen Gründen u. a. aus Hydroxypropylmethylcellulose (Hypromellose, HPMC) besteht, darf nicht entfernt werden. Denn wenn die Pellets ohne die HMPC-Kapselhülle eingenommen werden (z. B. verteilt in Sondennahrung oder Getränken), kann die orale Bioverfügbarkeit um 75 % erhöht sein (Blutungsrisiko!).
- Die Hypothese [51], dass die höhere Dyspepsierate (11,8 % vs. 5,8 % unter Warfarin [RE-LY] und 2,9 % vs. 0,7 % [RE-COVER]) und das erhöhte Risiko für gastrointestinale Blutungen bei Langzeitanwendung auf den hohen Weinsäuregehalt zurückzuführen seien, trifft nicht zu.

Pharmakokinetik

Die Geschwindigkeiten des Anflutens und die Halbwertszeiten der 3 NOAK liegen zwischen denen der NMH und der von Fondaparinux (Tab. 36.**26**), sodass – zumindest in der VTE-Prophylaxe – eine einmal tägliche Einnahme plausibel ist (Tab. 36.**27**). Betrachtet man die Halbwertszeiten nach Mehrfachgabe in

Tab. 36.**26** Vergleich der Arzneistoffprofile der DXI Rivaroxaban und Apixaban und des DTI Dabigatranetexilat (laut Fachinformationen, Stand August 2012)

	Rivaroxaban	**Apixaban**	**Dabigatranetexilat**
Arzneistoff-Charakteristika			
Arzneistoff	Rivaroxaban	Apixaban	doppeltes Prodrug
Wasserlöslichkeit	~ 0,006 mg/ml	~ 0,028 mg/ml	DEM[1]: 1,8 mg/ml
Wirkstoff	Rivaroxaban (lipophil, ungeladen)	Apixaban (lipophil, ungeladen)	Dabigatran (hydrophil, Zwitterion)
Molekülmasse (M_r)	436,0	459,5	723,9/627,7/471,5[1]
Wirkprinzip	direkte, selektive Faktor-Xa-Hemmung	direkte, selektive Faktor-Xa-Hemmung	direkte, selektive Thrombinhemmung
Inhibitionskonstante (K_i)	0,4 nM	0,08 nM	4,5 nM

Tab. 36.**26** (Fortsetzung)

	Rivaroxaban	Apixaban	Dabigatranetexilat
Pharmakokinetik			
orale Bioverfügbarkeit (BV)	80–100 %[2] PPI[3]: kein Einfluss	~50 % PPI[3]: kein Einfluss	6,5 % PPI[3]: BV ↓ ~30 %
t_{max}	2–4 h	3–4 h	~2,0 h
terminale HWZ	11–13 h (Ältere)	~12 h	12–14 h (Ältere)
interindividuelle Varibilität (AUC)	mäßig (VK[4] 30–40 %)	mäßig (VK[4] 30–40 %)	hoch (VK[4] ~80 %)
Verteilungsvolumen	~50 Liter	~21 Liter	60–70 Liter
Plasmaproteinbindung	92–95 %	~87 %	~35 %
Rate der Metabolisierung	~66 %[5] inaktive Metabolite	~50 %[5] inaktive Metabolite	~20 %[5] v. a. aktive Glucuronide
Cytochrom-P450-Metabolisierung	~18 % via CYP-3A4 ~14 % via CYP-2J2	v. a. via CYP-3A4/5, (CYP-1A2, CYP-2J2)[5]	nein
Ausscheidung	Fäzes: ~33 % Urin: ~66 % davon (~50 % aktiv)	Fäzes (inkl. Galle)[7] n.d. (inkl. ~5 %) Urin[6]: ~27 % davon (~85 % aktiv)	Galle → Fäzes[5]: ~20 % → ~6 % Urin[4]: ~85 % (aktiv)
Akkumulation[8] bei KrCl 50–80 ml/min KrCl 30–49 ml/min KrCl 15–29 ml/min	AUC 1,44-fach 1,52-fach 1,64-fach	AUC 1,16-fach 1,29-fach 1,44-fach	AUC n.b. 2,7-fach 6,0-fach

[1] das doppelte Prodrug Dabiagatranetexilat (Molekülmasse 627,7) ist basisch und liegt als Mesilat (DEM) vor, d. h. Salz der Methansulfonsäure (Molekülmasse 723,9)
[2] fast vollständige Resorption und hohe Bioverfügbarkeit der 10-mg-Tablette unabhängig von der Nahrungsaufnahme, die der 20-mg-Tablette jedoch nur bei Einnahme zusammen mit der Nahrung (Reduktion der Bioverfügbarkeit auf 66 % bei Einnahme im Nüchternzustand)
[3] PPI = Protonpumpenhemmer
[4] VK = Variationskoeffizient
[5] % der resorbierten Dosis
[6] ferner geringfügige Transformation durch CYP-2C8, CYP-2C9 und CYP-2C19
[7] keine eindeutigen Angaben auf Basis der Fachinformation, des CHMP-Assessment Reports und der Literatur möglich; der Großteil der Metabolite wurde in den Fäzes gefunden; 27 % renale Ausscheidung bezogen auf Gesamt-Clearance
[8] laut der jeweiligen CHMP-Assessment-Reports

vergleichbaren Kollektiven, kann man bei allen 3 NOAK von einer mittleren HWZ von etwa 12 h ausgehen, die demzufolge zwischen der der NMH und von Fondaparinux liegt.

Dennoch hat man sich bei Apixaban für eine zweimal tägliche Einnahme bei allen Indikationen einschließlich der VTE-Prophylaxe entschieden (Compliance!) [45]. Man beruft sich hierbei auf tendenziell flachere Dosis-Blutungs- und auch Dosis-Wirkung-Kurven bei zweimal täglicher Einnahme in Phase-II-Studien [116], [123]. Im Fall von Rivaroxaban basiert die bequeme einmal tägliche Dosierung bei VHF und der VTE-Sekundärprophylaxe auf Ergebnissen und Pharmakokinetikdaten ebenfalls aus Phase-II-Studien (ODIXa-DVT und EINSTEIN DVT), auf deren Basis Populations-Pharmakokinetik-Modelle erstellt wurden. Die Tagesdosis von Dabigatranetexilat muss ohnehin auf zwei Kapseln aufgeteilt werden, sodass hier die Zweimalgabe bei VFH plausibel ist.

Da die gleichzeitige Nahrungsaufnahme lediglich das Anfluten etwas verzögert, sonst aber keinen relevanten Einfluss auf die Bioverfügbarkeit (Tab. 36.**26**) hat, können Dabigatranetexilat und Apixaban unabhängig von Mahlzeiten eingenommen werden. Für die VTE-Prophylaxe gilt dies auch für Rivaroxaban, in der 15-mg- und 20-mg-Dosierung müssen die Tabletten jedoch zusammen mit einer Mahlzeit eingenommen werden, um die fast vollständige Resorption zu gewährleisten.

Deutliche Unterschiede gibt es zwischen den beiden DXI und dem DTI in der Metabolisierung und Elimination. Im Gegensatz zur vorwiegend renalen Elimination von Dabigatran erfolgt die von Rivaroxaban und Apixaban über multiple Wege:

Rivaroxaban. Rivaroxaban wird zu zwei Dritteln in der Leber in inaktive Metabolite umgewandelt, die zu etwa gleichen Teilen in den Fäzes und im Urin ausgeschieden werden. Ein Drittel der Substanz gelangt in aktiver Form in den Urin. Bei Patienten mit eingeschränkter Nierenfunktion kommt es zu einer moderat erhöhten Rivaroxaban-Exposition (1,64-fache AUC bei KrCl 15–29 ml/min). Die Biotransformation erfolgt über das Cytochrom-P450-Isoenzym CYP-3A4 (18 % der Dosis, daher Arzneimittelinteraktionen nicht ausgeschlossen), ferner über CYP-2J2 sowie CYP-unabhängig. Der Metabolisierung in der Leber entsprechend zeigte sich bei mäßig eingeschränkter Leberfunktion (Child Pagh B) eine Erhöhung des AVC um das 2,3-fache (daher Kontraindikation).

Apixaban. Auch Apixaban wird zum Teil durch Metabolisierung inaktiviert (25 % der verabreichten Dosis) und sowohl mit dem Urin als auch den Fäzes ausgeschieden, wobei die Metabolite überwiegend in den Fäzes zu finden sind. Die renale Ausscheidung, und zwar zu ~85 % unverändert, macht ~27 % der Gesamtclearance

Tab. 36.**27** Vergleich der Anwendung der DXI Rivaroxaban und Apixaban und des DTI Dabigatranetexilat zur VTE-Prophylaxe nach Hüft- und Knie-TEP (Fachinformationen, Stand Juni 2012)

	Rivaroxaban	**Apixaban**	**Dabigatranetexilat**
Dosisregime und Dauer der Anwendung			
Arzneiform	10-mg-Filmtablette	2,5-mg-Filmtablette	110-mg-/75-mg-Hartkapsel
Dosierung	1 ×/d 10 mg	2 ×/d 2,5 mg	1 ×/d 2 × 110 mg
1. Dosis	10 mg 6–20 h post-OP	2,5 mg 12–24 h post-OP	110 mg 1–4 h post-OP[1]
Dosisreduktion	keine	keine	2 × 75 mg (1. Dosis: 75 mg): • Alter ≥ 75 Jahre • KrCl 30–50 ml/min • plus[2] Amiodaron • plus[2] Chinidin • plus[2] Verapamil[3] 1 × 75 mg: • KrCl 30–50 ml/min plus[2] Verapamil[3]
Dauer laut Fachinfo	Hüft-TEP: 5 Wochen Knie-TEP: 2 Wochen	Hüft-TEP: 32–38 Tage Knie-TEP: 10–14 Tage	Hüft-TEP: 28–25 Tage Knie-TEP: 10 Tage
Regionalanästhesie	Katheterentfernung ≥ 18 h nach Gabe ≥ 6 h vor Gabe	Katheterentfernung: ≥ 20–30 h nach Gabe ≥ 5 h vor Gabe	post-OP-Katheter nicht empfohlen

[1] oder später, wenn noch keine gesicherte Hämostase eingesetzt hat
[2] plus, d. h. bei gleichzeitiger Einnahme von
[3] **cave:** Interaktion zwischen DEM und Verapamil stark abhängig vom Einnahmezeitpunkt und der Galenik (siehe Fachinformation)

aus. Folglich kommt es zu einer leichten Akkumulation bei Nierenfunktionsstörungen (1,44-fache AUC bei KrCl 15–29 ml/min). Zusätzlich hat man eine gewisse biliäre (~5 %) und direkte intestinale Ausscheidung von Apixaban festgestellt. Die Metabolisierung von Apixaban erfolgt hauptsächlich durch CYP-3A4/5; weitere CYP-Isoenzyme leisten einen geringen Beitrag. Bei mäßiger Leberfunktionsstörung war die Pharmakokinetik nach einer Einzeldosis von 5 mg nicht signifikant verändert, weitere Untersuchungen stehen jedoch noch aus.

Dabigatran. Im Gegensatz zu Rivaroxaban und Apixaban wird Dabigatran kaum metabolisiert, und die hauptsächlich gebildeten Glucuronoide (ca. 20%) wirken zudem noch gerinnungshemmend. Als wasserlösliche Substanzen werden Dabigatran und die Metabolite überwiegend (ca. 85%) im Urin ausgeschieden. Bei Patienten mit eingeschränkter Nierenfunktion kommt es daher zu einer ausgeprägten Akkumulation mit 2,7-facher AUC bei KrCL 30–49 ml/min und 6,0-facher AUC bei KrCL 15–29 ml/min (daher Kontraindikation bzw. Dosisreduktion).

Dosierung, Art und Dauer der Anwendung

Der direkte Wirkmechanismus und das pharmaokinetische Profil der NOAK erlauben – im Gegensatz zu den VKA – Fixdosis-Regime ohne individuelle Dosisanpassung anhand eines Gerinnungsmonitorings.

Wie bei Fondaparinux wird die VTE-Prophylaxe nach Hüft- und Knie-TEP postoperativ begonnen. Während die erste Dosis Apixaban erst 12–24 h nach der Operation einzunehmen ist, erfolgt die erste Einnahme von Rivaroxaban 6–10 h und die von Dabigatranetexilat zulassungskonform bereits 1–4 h postoperativ.

Das Dosisregime von Rivaroxaban ist mit der einmal täglichen Einnahme einer Filmtablette am einfachsten. Denn Apixaban muss zweimal täglich eingenommen werden. Die Gabe von DEM erfolgt zwar nur einmal täglich, aber in Form von 2 Hartkapseln (mit der Ausnahme von nur 1 Hartkapsel am OP-Tag). Außerdem sind bei DEM eine ganze Reihe von Fällen zu beachten, in denen eine Dosisreduktion erforderlich ist (s. Kap. E36.6, Doppeltes Prodrug, S. 991 und Tab. 36.27).

> Zur Vermeidung einer Zersetzung des Prodrugs Dabigatranetexilat (Wirksamkeitsverlust!; s. Kap. E36.6, Arzneistoffcharakteristika und Pharmakodynamik, S. 991) dürfen die Kapseln erst kurz vor der Einnahme aus dem Blister entnommen werden. Sollen Kapseln in Dosierbehältnisse gefüllt werden, dürfen sie nicht aus dem Blister gedrückt werden, sondern sollten eingeblistert aus dem Blisterstreifen geschnitten werden.
>
> Wegen der Gefahr der Überdosierung dürfen die Kapseln nicht geöffnet und die Pellets alleine (z. B. verteilt in Nahrung oder Getränken) eingenommen werden.

Für die Schlaganfallprophylaxe bei VHF sind Rivaroxaban und Dabigatranetexilat in folgenden Dosierungen zugelassen:

Rivaroxaban:
- Regeldosis: 1-mal täglich 20 mg
- reduzierte Dosis: 1-mal täglich 15 mg
  - bei mittelschwerer bis schwerer Niereninsuffizienz (KrCl 15–49 ml/min)

Dabigatranetexilat:
- Regeldosis: 2-mal täglich 150 mg
- reduzierte Dosis: 2-mal täglich 110 mg
    - bei Patienten ≥ 80 Jahre
    - bei gleichzetiger Einnahme von Verapamil

nach Nutzen-Risiko-Abwägung:
- bei Patienten 75–80 Jahre
- bei mittelschwerer Niereninsuffizienz (KrCl 30–50 ml/min)
- bei Gastritis, Ösophagitis oder gastroösophagealem Reflux
- bei erhöhtem Blutungsrisiko.

Die Dosierung von Rivaroxaban in der VTE-Therapie und -Sekundärprophylaxe gliedert sich in 2 Phasen:
- Tag 1–21: 2-mal täglich 15 mg
- ab Tag 22: 1-mal täglich 20 mg
                1-mal täglich 15 mg bei Niereninsuffizienz (KrCl 15–49 ml/min).

> Da die Dosierung der NOAK sich nach der **Nierenfunktion** richtet, muss diese vor Beginn einer Behandlung bekannt sein und besonders im Fall von Dabigatranetexilat reglmäßig überprüft werden.
>
> Hierzu sollte die Kreatinin-Clearance nach der **Cockroft-Gault-Formel** berechnet werden; Serumkreatininwerte sind für die Beurteilung der Nierenfunktion unzulänglich.

Mit Zulassung weiterer Indikationen und mit neuen Erkenntnissen zur Pharmakovigilanz (z.B. Rote-Hand-Brief zu Pradaxa vom 27.10.2011) steigt die Vielfalt der Dosierungsregime und Anwendungshinweise. Um die Sicherheit der Arzneimitteltherapie zu gewährleisten, sollte bei Anwendung eines NOAK daher stets die aktuelle Fachinformation berücksichtigt werden.

Interaktionen

Pharmakodynamische Interaktionen

Zur pharmakodynamischen Verstärkung der Wirkung der NOAK siehe Kap. E36.1, Interaktionen, S. 898.

Informationen zur starken Erhöhung des Blutungsrisikos bei Anwendung eine NOAK zusammen mit einer dualen Plättchenhemmung (ASS plus Clopidogrel) liefern die Studien zur Sekundärprophylaxe nach ACS:

36.6 Orale direkte Faktor-Xa- und Thrombininhibitoren

- Rivaroxaban: ATLAS ACS TIMI 46 (Phase II) [137] und ATLAS ACS TIMI 51 (Phase III) [138]
- Apixaban: APPRAISE (Phase II) [20] und APPRAISE-2 (Phase III) [21]
- Dabigatranetexilat: REDEEM (Phase II) [150].

Pharmakokinetische Interaktionen

Gegenüber den VKA sind Probleme durch pharmakokinetische Interaktionen deutlich reduziert. Da jedoch alle 3 NOAK Substrate des Transporters P-Glykoprotein (P-gp) sind und Rivaroxaban und Apixaban zusätzlich über das

Tab. 36.**28** Arzneimittel, die die Pharmakokinetik der NOAK beeinflussen und klinische Empfehlungen zur Anwendung (Fachinformationen, Stand Juni 2012)

	Rivaroxaban/Apixaban[1]	**Dabigatranetexilat**
Kontraindikation	–	Ketoconazol, Itraconazol, Ciclosporin, Tacrolimus *(starke P-gp-Inhibitoren)*
Dosisreduktion	–	Amiodaron[2], Chinidin[2], Verapamil *(starke P-gp-Inhibitoren)*
Anwendung vermeiden	–	Rifampicin, Johanniskraut, Phenytoin, Carbamazepin *(starke P-gp-Induktoren)*
Anwendung nicht empfohlen	*starke CYP-3A4-* **und** *P-gp-Inhibitoren:* Azol-Antimykotika[3], HIV-Proteasehemmer	andere P-gp-Inhibitoren: Posaconazol, Dronedaron, HIV-Proteasehemmer
Anwendung mit Vorsicht	*starke CYP-3A4-* **und** *P-gp-Induktoren:* z.B. Rifampicin, Johanniskraut, Phenytoin, Carbamazepin, Phenobarbital	Clarithromycin *(P-gp-Inhibitor)*
keine relevanten Interaktionen[4]	Artorvastatin Clarithromycin, Erythromycin Digoxin Midazolam	Artorvastatin Diclofenac Digoxin

[1] *Angaben zu Apixaban in der Fachinformation zum Zeitpunkt der Zulassung sind denen zu Rivaroxaban ähnlich*
[2] *keine Dosisreduktion bei Anwendung zur Schlaganfallprophylaxe bei Vorhofflimmern*
[3] *Ketoconazol, Itraconazol, Voriconazol und Posaconazol, nicht Fluconazol*
[4] *laut jeweils durchgeführter Humanstudien*

Cytochrom-P450-Isoenzym CYP-3A4 metabolisiert werden, können Wechselwirkungen mit Arzneimitteln auftreten, die P-gp und/oder CYP'-3A4 induzieren (→ verminderte Exposition) oder hemmen (→ erhöhte Exposition) (s. Kap. E36.1, Interaktionen, S.898). Die 3 NOAK selbst zeigten keine signifikanten hemmenden oder induzierenden Effekte auf P-gp und CYP-Isoenzyme.

Wie die mehrfachen Änderungen der Fachinformation zu Dabigatran demonstrieren, zeigen sich klinische relevante Interaktionen häufig erst im Rahmen der klinischen Anwendung, sodass Tab. 36.**28** nur den aktuellen Stand der Erkenntnis (laut Fachinformationen) wiedergibt.

Nebenwirkungen

Neben pharmakodynamisch bedingten Blutungskomplikationen und -anämien wurden bislang keine schwerwiegenden Nebenwirkungen festgestellt (s. Kap. E36.1, Blutungskomplikationen, S.896). Die Kontrolle der Leberwerte in den klinischen Studien ergab keine Anzeichen einer Lebertoxizität.

Bei Langzeitanwendung von Dabigatranetexilat ist vermehrt mit Dyspepsien zu rechnen (11,8% vs. 5,8% unter Warfarin [RE-LY] und 2,9% vs. 0,7% [RE-COVER]).

Kontraindikationen

Einen Überblick über die jeweiligen Kontraindikationen von Rivaroxaban, Apixaban und Dabigatranetexilat gibt Tab. 36.**29**.

Weitere Besonderheiten

Rückenmarksnahe Regionalanästhesie. Um das Risiko von Spinal- bzw. Epiduralhämatomen im Rahmen einer Spinalanästhesie, Epiduralanästhesie oder Lumbalpunktionen zu minimieren, sollte wie bei den parenteralen Antikoagulanzien zwischen Applikation des Antikoagulans und Punktion jeweils ein zeitlicher Mindestabstand eingehalten werden (s. Tab. 36.**11**).

Umstellung von anderen bzw. auf andere Antikoagulanzien. Während ein Wechsel der oralen Antikoagulation auf parenterale bzw. umgekehrt einfach zum Zeitpunkt der nächsten Applikation erfolgen kann, ist die Umstellung auf bzw. von VKA anspruchsvoller und sollte den Angaben der jeweiligen Fachinformation entsprechend durchgeführt werden [178]. Zu berücksichtigen ist hierbei, dass die INR-Bestimmung durch die NOAK falsch hohe Werte liefern kann (s. Kap. D32.6, Rivaroxaban, Apixaban und Dabigatranetexilat, S. 807).

Tab. 36.29 Vergleich der Kontraindikationen der DXI Rivaroxaban und Apixaban und des DTI Dabigatranetexilat (laut Fachinformationen, Stand Juli 2012)

Rivaroxaban	Apixaban	Dabigatranetexilat
Überempfindlichkeit gegen den Wirkstoff oder einen der sonstigen Bestandteile		
akute, klinisch relevante Blutung		
Lebererkrankungen, die mit einer Koagulopathie und einem klinisch relevanten Blutungsrisiko verbunden sind		Beeinträchtigung der Leberfunktion oder Lebererkrankung, die Auswirkungen auf das Überleben erwarten lässt[1]
Leberzirrhose (Child Pugh B und C)		Läsionen oder klinische Situationen mit hohem Blutungsrisiko
		gleichzeitige Anwendung anderer Antikoagulanzien
		schwere Nierenfunktionsstörung (KrCl < 30 ml/min)
		Komedikation: Ketoconazol, Itraconazol, Ciclosporin, Tacrolimus
Schwangerschaft und Stillzeit	(Schwangerschaft), Stillzeit	(Schwangerschaft), Stillzeit

[1] da keine Erfahrung zur Anwendung bei Leberenzymwerten oberhalb des 2-Fachen des oberen Grenzwertes des Normbereichs vorliegen, wird die Anwendung bei dieser Patientengruppe nicht empfohlen (d.h. vor der Anwendung sind die Leberenzyme zu bestimmen!)

Im Fall einer Umstellung von Dabigatranetexilat auf andere Antikoagulanzien ist die Verlängerung der Halbwertszeit in Abhängigkeit von der Nierenfunktion zu beachten (11–34 h).

Vorgehen bei invasiven Eingriffen und Operationen. Ein perioperatives „Bridging" wie bei den VKA ist bei den NOAK nicht erforderlich [178]. Bei Anwendung von Rivaroxban und Apixaban sollte die letzte Einnahme mindestens 24 h vor dem Eingriff erfolgen. Danach sollte die Antikoagulation fortgesetzt werden, sobald eine angemessene Hämostase eingesetzt hat und die klinische Situation es erlaubt.

Dabigatranetexilat ist je nach Nierenfunktion und Blutungsrisiko mindestens 1–4 Tage vor der Intervention abzusetzen.

Blutungsmanagment. Bei Blutungskomplikationen infolge von Überdosierungen sollte zunächst die Behandlung abgebrochen und die Blutungsquelle ermittelt werden.

Je nach Schweregrad der Blutungen empfehlen sich folgende Maßnahmen:
- mechanische Kompression der Blutungsquelle
- chirurgische Intervention
- Flüssigkeitsersatz und Kreislaufstabilisierung
- Gabe von Erythrozyten- und/oder Thrombozytenkonzentraten
- Gabe von gefrorenem Frischplasma (falls keine Faktorenkonzentrate verfügbar).

Bei exzessiver Dabigatran-Exposition kann die Elimination des Antikoagulans durch eine forcierte Diurese beschleunigt werden. Ferner ist Dabigatran im Gegensatz zu Rivaroxaban und Apixaban aufgrund seiner geringen Eiweißbindung dialysierbar (~68 % in 4 h; aber begrenzte klinische Daten).

Bei Überdosierung der NOAK kann bis zu 3 h (Rivaroxaban und Apixaban) bzw. 2 h (Dabigatran) nach Einnahme eine Resorptionsverminderung mit Aktivkohle versucht werden. Allerdings ist die Resorption von Rivaroxaban aufgrund seiner schlechten Löslichkeit ohnehin begrenzt.

Im Fall nicht beherrschbarer Blutungen kommt der Einsatz von Prothrombinkomplex-Konzentrat (PPSB), aktiviertem PPSB oder rekombinantem Faktor VIIa in Betracht, obwohl die klinische Evidenz hierzu sehr begrenzt ist.

Antidot. Es gibt bislang noch keine spezifischen Antidote gegen Rivaroxaban, Apixaban und Dabigatran.

Überwachung (s. Kap. 32.6, S. 807)

Ein Monitoring der Therapie mit den NOAK ist nicht erforderlich. Die klinischen Studien haben belegt, dass sie in fixer Dosierung mindestens ebenso wirksam und sicher sind wie Warfarin in INR-adjustierter Dosierung.

Da es in der klinischen Praxis jedoch durchaus Situationen gibt, in denen eine Kontrolle der Plasmaspiegel hilfreich sein könnte, sind inzwischen entsprechende Tests entwickelt worden. Bislang gibt es allerdings noch keine Daten zu Korrelation zwischen den Plasmaspiegeln der NOAK und ihrer Wirksamkeit und Sicherheit.

Literatur

[1] [Anonym]. Acenocoumarol. DB01418. In, DrugBank; 2011
[2] [Anonym]. Phenprocoumon. DB00946. In: DrugBank; 2011
[3] [Anonym]. Warfarin. DB00682. In, DrugBank; 2011
[4] Abildgaard U. Heparin/low molecular weight heparin and tissue factor pathway inhibitor. Haemostasis 1993; 23 (Suppl 1): 103–106

[5] Ahrens I, Lip GY, Peter K. New oral anticoagulant drugs in cardiovascular disease. Thromb Haemost 2010; 104: 49–60
[6] Akl EA, Labedi N, Barba M et al. Anticoagulation for the long-term treatment of venous thromboembolism in patients with cancer. Cochrane Database Syst Rev 2011: CD006650
[7] Al Dieri R, Alban S, Beguin S et al. Fixed dosage of low-molecular-weight heparins causes large individual variation in coagulability, only partly correlated to body weight. J Thromb Haemost 2006; 4: 83–89
[8] al Dieri R, Alban S, Beguin S et al. Thrombin generation for the control of heparin treatment, comparison with the activated partial thromboplastin time. J Thromb Haemost 2004; 2: 1395–1401
[9] Alban S, Gastpar R. Plasma levels of total and free tissue factor pathway inhibitor (TFPI) as individual pharmacological parameters of various heparins. Thromb Haemost 2001; 85: 824–829
[10] Alban S, Luhn S, Schiemann S et al. Comparison of established and novel purity tests for the quality control of heparin by means of a set of 177 heparin samples. Anal Bioanal Chem 2011; 399: 605–620
[11] Alban S, Scriba G. Kommentar zur Monographie „Danaparoid sodium" PhEur 5.5, 2090. In: Arzneibuch-Kommentar. 26. Lieferung (PhEur 5.5) ed. Stuttgart, Eschborn: Wissenschaftliche Verlagsgesellschaft, Govi-Verlag; 2007: 1–8
[12] Alban S. Adverse effects of heparin. In: Lever R, Mulloy B, Page C, eds. Heparin – 100 Years on Handbook of Experimental Pharmacology-HEPARIN. Heidelberg: Springer Medizin Verlag; 2012; 211–263
[13] Alban S. From heparins to factor Xa inhibitors and beyond. Eur J Clin Invest 2005; 35 (Suppl 1): 12–20
[14] Alban S. Heparine und andere Glykoantikoagulanzien. In: Pötzsch B, Madlener K, Hrsg.: Hämostaseologie, 2. Aufl. Heidelberg: Springer; 2010: 750–794
[15] Alban S. Heparinmonitoring. In: Pötzsch B, Madlener K, Hrsg.: Hämostaseologie, 2. Aufl. Heidelberg: Springer; 2010: 913–924
[16] Alban S. Natural and synthetic glycosaminoglycans. Molecular characteristics as the basis of distinct drug profiles. Hämostaseologie 2008; 28: 51–61
[17] Alban S. Niedermolekulare Heparine wirklich alle gleich? Vascular Care 2008; 15: 8–23
[18] Alban S. Pharmacological strategies for inhibition of thrombin activity. Curr Pharm Des 2008; 14: 1152–1175
[19] Alban S. Pharmacology of heparins and direct anticoagulants. Hämostaseologie 2008; 28: 400–420
[20] Alexander JH, Becker RC, Bhatt DL et al. Apixaban, an oral, direct, selective factor Xa inhibitor, in combination with antiplatelet therapy after acute coronary syndrome: results of the Apixaban for Prevention of Acute Ischemic and Safety Events (APPRAISE) trial. Circulation 2009; 119: 2877–2885
[21] Alexander JH, Lopes RD, James S et al. Apixaban with Antiplatelet Therapy after Acute Coronary Syndrome. N Engl J Med 2011
[22] Alikhan R, Cohen AT. Heparin for the prevention of venous thromboembolism in general medical patients (excluding stroke and myocardial infarction). Cochrane Database Syst Rev 2009: CD003747
[23] Amiral J, Lormeau JC, Marfaing-Koka A et al. Absence of cross-reactivity of SR90107A/ORG31540 pentasaccharide with antibodies to heparin-PF4 complexes developed in heparin-induced thrombocytopenia. Blood Coagul Fibrinolysis 1997; 8: 114–117

[24] Ansell J, Hirsh J, Hylek E et al. Pharmacology and management of the vitamin K antagonists: American College of Chest Physicians Evidence-Based Clinical Practice Guidelines 8th ed. Chest 2008; 133: 160S–198S
[25] AWMF. S2-Leitlinie Diagnostik und Therapie der Venenthrombose und der Lungenembolie; 2010
[26] AWMF. S3-Leitlinie Prophylaxe der venösen Thromboembolie (VTE) (08.05.2010); 2010
[27] Bartholomew JR, Hursting MJ. Transitioning from argatroban to warfarin in heparin-induced thrombocytopenia: an analysis of outcomes in patients with elevated international normalized ratio (INR). J Thromb Thrombolysis 2005; 19: 183–188
[28] Basu D, Gallus A, Hirsh J et al. A prospective study of the value of monitoring heparin treatment with the activated partial thromboplastin time. N Engl J Med 1972; 287: 324–327
[29] Bates SM, Greer IA, Pabinger I et al. Venous thromboembolism, thrombophilia, antithrombotic therapy, and pregnancy: American College of Chest Physicians Evidence-Based Clinical Practice Guidelines, 8th ed. Chest 2008; 133: 844S–886S
[30] Bauersachs R, Alban S. Perioperative bridging with fondaparinux in a woman with antithrombin deficiency. Thromb Haemost 2007; 97: 498–499
[31] Bauersachs R, Berkowitz SD, Brenner B et al. Oral rivaroxaban for symptomatic venous thromboembolism. N Engl J Med 2010; 363: 2499–2510
[32] Bauersachs R, Schellong SM, Haas S et al. CERTIFY: prophylaxis of venous thromboembolism in patients with severe renal insufficiency. Thromb Haemost 2011; 105: 981–988
[33] Beguin S, Welzel D, Al Dieri R et al. Conjectures and refutations on the mode of action of heparins. The limited importance of anti-factor xa activity as a pharmaceutical mechanism and a yardstick for therapy. Haemostasis 1999; 29: 170–178
[34] Beinema M, Brouwers JR, Schalekamp T et al. Pharmacogenetic differences between warfarin, acenocoumarol and phenprocoumon. Thromb Haemost 2008; 100: 1052–1057
[35] Bendetowicz AV, Kai H, Knebel R et al. The effect of subcutaneous injection of unfractionated and low molecular weight heparin on thrombin generation in platelet rich plasma – a study in human volunteers. Thromb Haemost 1994; 72: 705–712
[36] Bergqvist D, Hedner U, Sjorin E et al. Anticoagulant effects of two types of low molecular weight heparin administered subcutaneously. Thromb Res 1983; 32: 381–391
[37] Beyer T, Matz M, Brinz D et al. Composition of OSCS-contaminated heparin occurring in 2008 in batches on the German market. Eur J Pharm Sci 2010; 40: 297–304
[38] Bianchini P, Liverani L, Spelta F et al. Variability of heparins and heterogeneity of low molecular weight heparins. Semin Thromb Hemost 2007; 33: 496–502
[39] BIPS BIfP. Blutungsereignisse unter Phenprocoumon. In; 2011
[40] Bircher AJ, Harr T, Hohenstein L et al. Hypersensitivity reactions to anticoagulant drugs: diagnosis and management options. Allergy 2006; 61: 1432–1440
[41] Bochenek T, Nizankowski R. The treatment of venous thromboembolism with low-molecular-weight heparins. A meta-analysis. Thromb Haemost 2012; 107: 699–716
[42] Booth SL. Dietary vitamin K guidance: an effective strategy for stable control of oral anticoagulation? Nutr Rev 2010; 68: 178–181
[43] Brieger D, Dawes J. Long-term persistence of biological activity following administration of Enoxaparin sodium (clexane) is due to sequestration of antithrombin-binding low molecular weight fragments–comparison with unfractionated heparin. Thromb Haemost 1996; 75: 740–746

[44] Büller HR, Prins MH, Lensin AW et al. Oral rivaroxaban for the treatment of symptomatic pulmonary embolism. N Engl J Med 2012; 366: 1287–1297
[45] Carreiro J, Ansell J. Apixaban, an oral direct Factor Xa inhibitor: awaiting the verdict. Expert Opin Investig Drugs 2008; 17: 1937–1945
[46] Chew DP, Lincoff AM, Gurm H et al. Bivalirudin versus heparin and glycoprotein IIb/IIIa inhibition among patients with renal impairment undergoing percutaneous coronary intervention (a subanalysis of the REPLACE-2 trial). Am J Cardiol 2005; 95: 581–585
[47] Chong BH, Chong JJ. Heparin-induced thrombocytopenia associated with fondaparinux. Clin Adv Hematol Oncol 2010; 8: 63–65
[48] Cines DB, Rauova L, Arepally G et al. Heparin-induced thrombocytopenia: an autoimmune disorder regulated through dynamic autoantigen assembly/disassembly. J Clin Apher 2007; 22: 31–36
[49] Colwell CW Jr, Kwong LM, Turpie AG et al. Flexibility in administration of fondaparinux for prevention of symptomatic venous thromboembolism in orthopaedic surgery. J Arthroplasty 2006; 21: 36–45
[50] Connolly SJ, Eikelboom J, Joyner C et al. Apixaban in patients with atrial fibrillation. N Engl J Med 2011; 364: 806–817
[51] Connolly SJ, Ezekowitz MD, Yusuf S et al. Dabigatran versus warfarin in patients with atrial fibrillation. N Engl J Med 2009; 361: 1139–1151
[52] Daly AK, Aithal GP. Genetic regulation of warfarin metabolism and response. Semin Vasc Med 2003; 3: 231–238
[53] d'Andrea G, d'Ambrosio R, Margaglione M. Oral anticoagulants: Pharmacogenetics Relationship between genetic and non-genetic factors. Blood Rev 2008; 22: 127–140
[54] de Caterina R, Husted S, Wallentin L et al. New oral anticoagulants in atrial fibrillation and acute coronary syndromes: ESC Working Group on Thrombosis-Task Force on Anticoagulants in Heart Disease position paper. J Am Coll Cardiol 2012; 59: 1413–1425
[55] Dhillon S. Argatroban: a review of its use in the management of heparin-induced thrombocytopenia. Am J Cardiovasc Drugs 2009; 9: 261–282
[56] Di YM, Li CG, Xue CC et al. Clinical drugs that interact with St. John's wort and implication in drug development. Curr Pharm Des 2008; 14: 1723–1742
[57] Doggrell SA. New drugs for the treatment of coronary artery syndromes: otamixaban and ticagrelor. Expert Opin Pharmacother 2010; 11: 325–329
[58] Dolovich LR, Ginsberg JS, Douketis JD et al. A meta-analysis comparing low-molecular-weight heparins with unfractionated heparin in the treatment of venous thromboembolism: examining some unanswered questions regarding location of treatment, product type, and dosing frequency. Arch Intern Med 2000; 160: 181–188
[59] Douketis JD, Spyropoulos AC, Spencer FA et al. Perioperative management of antithrombotic therapy: Antithrombotic Therapy and Prevention of Thrombosis, 9th ed: American College of Chest Physicians Evidence-Based Clinical Practice Guidelines. Chest 2012; 141: 326S-350S. Erratum in: Chest 2012; 141: 1129
[60] Duncan D, Sayal K, McConnell H et al. Antidepressant interactions with warfarin. Int Clin Psychopharmacol 1998; 13: 87–94
[61] Eichler P, Friesen HJ, Lubenow N et al. Antihirudin antibodies in patients with heparin-induced thrombocytopenia treated with lepirudin: incidence, effects on aPTT, and clinical relevance. Blood 2000; 96: 2373–2378
[62] Eikelboom JW, Quinlan DJ, O'Donnell M. Major bleeding, mortality, and efficacy of fondaparinux in venous thromboembolism prevention trials. Circulation 2009; 120: 2006–2011

[63] Eikelboom JW, Weitz JI. Otamixaban in acute coronary syndromes. Lancet 2009; 374: 762–764
[64] Eisert WG, Hauel N, Stangier J et al. Dabigatran: an oral novel potent reversible non-peptide inhibitor of thrombin. Arterioscler Thromb Vasc Biol 2010; 30: 1885–1889
[65] Eriksson BI, Borris LC, Friedman RJ et al. Rivaroxaban versus enoxaparin for thromboprophylaxis after hip arthroplasty. N Engl J Med 2008; 358: 2765–2775
[66] Eriksson BI, Dahl OE, Rosencher N et al. Dabigatran etexilate versus enoxaparin for prevention of venous thromboembolism after total hip replacement: a randomised, double-blind, non-inferiority trial. Lancet 2007;370: 949–956
[67] Eriksson BI, Dahl OE, Rosencher N et al. Oral dabigatran etexilate vs. subcutaneous enoxaparin for the prevention of venous thromboembolism after total knee replacement: the RE-MODEL randomized trial. J Thromb Haemost 2007; 5: 2178–2185
[68] Eriksson BI, Quinlan DJ. Oral anticoagulants in development: focus on thromboprophylaxis in patients undergoing orthopaedic surgery. Drugs 2006; 66: 1411–1429
[69] Erkens PM, Prins MH. Fixed dose subcutaneous low molecular weight heparins versus adjusted dose unfractionated heparin for venous thromboembolism. Cochrane Database Syst Rev 2010: CD001100
[70] Fang MC, Go AS, Chang Y et al. Death and disability from warfarin-associated intracranial and extracranial hemorrhages. Am J Med 2007; 120: 700–705
[71] Ferretti G, Bria E, Giannarelli D et al. Is recurrent venous thromboembolism after therapy reduced by low-molecular-weight heparin compared with oral anticoagulants? Chest 2006; 130: 1808–1816
[72] Frydman A. Low-molecular-weight heparins: an overview of their pharmacodynamics, pharmacokinetics and metabolism in humans. Haemostasis 1996; 26 (Suppl 2): 24–38
[73] Gandara E, Wells PS. Will there be a role for genotyping in warfarin therapy? Curr Opin Hematol 2010; 17: 439–443
[74] Gardiner P, Phillips R, Shaughnessy AF. Herbal and dietary supplement–drug interactions in patients with chronic illnesses. Am Fam Physician 2008; 77: 73–78
[75] Geerts WH, Bergqvist D, Pineo GF et al. Prevention of venous thromboembolism: American College of Chest Physicians Evidence-Based Clinical Practice Guidelines, 8th ed. Chest 2008; 133: 381S–453S
[76] Gibson PS, Powrie R. Anticoagulants and pregnancy: when are they safe? Cleve Clin J Med 2009; 76: 113–127
[77] Gogarten W, Vandermeulen E, van Aken H et al. Regional anaesthesia and antithrombotic agents: recommendations of the European Society of Anaesthesiology. Eur J Anaesthesiol 2010; 27: 999–1015
[78] Gomez-Outes A, Suarez-Gea ML, Lecumberri R et al. New parenteral anticoagulants in development. Ther Adv Cardiovasc Dis 2011; 5: 33–59
[79] Goodman SG, Menon V, Cannon CP et al. Acute ST-segment elevation myocardial infarction: American College of Chest Physicians Evidence-Based Clinical Practice Guidelines, 8th ed. Chest 2008; 133: 708S–775S
[80] Gosselin RC, Dager WE, King JH et al. Effect of direct thrombin inhibitors, bivalirudin, lepirudin, and argatroban, on prothrombin time and INR values. Am J Clin Pathol 2004; 121: 593–599
[81] Gosselin RC, King JH, Janatpur KA et al. Effects of pentasaccharide (fondaparinux) and direct thrombin inhibitors on coagulation testing. Arch Pathol Lab Med 2004; 128: 1142–1145

[82] Granger CB, Alexander JH, McMurray JJ et al. Apixaban versus warfarin in patients with atrial fibrillation. N Engl J Med 2011; 365: 981–992
[83] Greinacher A, Alban S, Omer-Adam MA et al. Heparin-induced thrombocytopenia: a stoichiometry-based model to explain the differing immunogenicities of unfractionated heparin, low-molecular-weight heparin, and fondaparinux in different clinical settings. Thromb Res 2008; 122: 211–220
[84] Greinacher A, Lubenow N, Eichler P. Anaphylactic and anaphylactoid reactions associated with lepirudin in patients with heparin-induced thrombocytopenia. Circulation 2003; 108: 2062–2065
[85] Greinacher A. Heparin-induced thrombocytopenia. J Thromb Haemost 2009; 7 (Suppl 1): 9–12
[86] Greinacher A, Lubenow N. Heparininduzierte Thrombozytopenie (HIT). In: Pötzsch B, Madlener K, Hrsg.: Hämostaseologie, 2. Aufl. Heidelberg: Springer; 2010: 408–415
[87] Grouzi E, Kyriakou E, Panagou I et al. Fondaparinux for the treatment of acute heparin-induced thrombocytopenia: a single-center experience. Clin Appl Thromb Hemost 2010; 16: 663–667
[88] Guy S, Kitchen S, Laidlaw S et al. The use of ecarin chromogenic assay and prothrombinase induced clotting time in the monitoring of lepirudin for the treatment of heparin-induced thrombocytopenia. Br J Haematol 2008; 142: 466–468
[89] Haas S, Wolf H, Kakkar AK et al. Prevention of fatal pulmonary embolism and mortality in surgical patients: a randomized double-blind comparison of LMWH with unfractionated heparin. Thromb Haemost 2005; 94: 814–819
[90] Hamm CW, Bassand JP, Agewall S et al. ESC Guidelines for the management of acute coronary syndromes in patients presenting without persistent ST-segment elevation: The Task Force for the management of acute coronary syndromes (ACS) in patients presenting without persistent ST-segment elevation of the European Society of Cardiology (ESC). Eur Heart J 2011;32: 2999–3054
[91] Handoll HH, Farrar MJ, McBirnie J et al. Heparin, low molecular weight heparin and physical methods for preventing deep vein thrombosis and pulmonary embolism following surgery for hip fractures. Cochrane Database Syst Rev 2002: CD000305
[92] Harrington RA, Becker RC, Cannon CP et al. Antithrombotic therapy for non-ST-segment elevation acute coronary syndromes: American College of Chest Physicians Evidence-Based Clinical Practice Guidelines, 8th ed. Chest 2008; 133: 670S–707S
[93] Hauel NH, Nar H, Priepke H et al. Structure-based design of novel potent nonpeptide thrombin inhibitors. J Med Chem 2002; 45: 1757–1766
[94] Higashi MK, Veenstra DL, Kondo LM et al. Association between CYP2C9 genetic variants and anticoagulation-related outcomes during warfarin therapy. JAMA 2002; 287: 1690–1698
[95] Hirsh J, Bauer KA, Donati MB et al. Parenteral anticoagulants: American College of Chest Physicians Evidence-Based Clinical Practice Guidelines, 8th ed. Chest 2008; 133: 141S–159S
[96] Hirsh J, Raschke R. Heparin and low-molecular-weight heparin: the Seventh ACCP Conference on Antithrombotic and Thrombolytic Therapy. Chest 2004; 126: 188S–203S
[97] Hirsh J, Warkentin TE, Shaughnessy SG et al. Heparin and low-molecular-weight heparin: mechanisms of action, pharmacokinetics, dosing, monitoring, efficacy, and safety. Chest 2001; 119: 64S–94S
[98] Holbrook AM, Pereira JA, Labiris R et al. Systematic overview of warfarin and its drug and food interactions. Arch Intern Med 2005; 165: 1095–1106

[99] Hull RD, Pineo GF, Brant RF et al. Long-term low-molecular-weight heparin versus usual care in proximal-vein thrombosis patients with cancer. Am J Med 2006; 119: 1062–1072
[100] Hursting MJ, Soffer J. Reducing harm associated with anticoagulation: practical considerations of argatroban therapy in heparin-induced thrombocytopenia. Drug Saf 2009; 32: 203–218
[101] Huvers F, Slappendel R, Benraad B et al. Treatment of postoperative bleeding after fondaparinux with rFVIIa and tranexamic acid. Neth J Med 2005; 63: 184–186
[102] Izzo AA, Ernst E. Interactions between herbal medicines and prescribed drugs: an updated systematic review. Drugs 2009; 69: 1777–1798
[103] Jobski K, Behr S, Garbe E. Drug interactions with phenprocoumon and the risk of serious haemorrhage: a nested case-control study in a large population-based German database. Eur J Clin Pharmacol 2011; 67: 941–951
[104] Kakkar AK, Brenner B, Dahl OE et al. Extended duration rivaroxaban versus short-term enoxaparin for the prevention of venous thromboembolism after total hip arthroplasty: a double-blind, randomised controlled trial. Lancet 2008; 372: 31–39
[105] Kamali F, Wynne H. Pharmacogenetics of warfarin. Annu Rev Med 2010; 61: 63–75
[106] Kearon C, Akl EA, Comerota AJ et al. Antithrombotic therapy for VTE disease: Antithrombotic therapy and prevention of thrombosis, 9th ed: American College of Chest Physicians Evidence-Based Clinical Practice Guidelines. Chest 2012; 141: 419S–494S
[107] Keisu M, Andersson TB. Drug-induced liver injury in humans: the case of ximelagatran. Handb Exp Pharmacol 2010: 407–418
[108] Kemkes-Matthes B. Anticoagulation by oral treatment with vitamin K antagonists. Hamostaseologie 2008; 28: 421–427
[109] Kim KH, Choi WS, Lee JH et al. Relationship between dietary vitamin K intake and the stability of anticoagulation effect in patients taking long-term warfarin. Thromb Haemost 2010; 104: 755–759
[110] Koscielny J, Ziemer S, von Heymann C. Patients with oral anticoagulation – bridging anticoagulation in the perioperative phase. Hamostaseologie 2009; 29: 247–255
[111] Krauel K, Furll B, Warkentin TE et al. Heparin-induced thrombocytopenia–therapeutic concentrations of danaparoid, unlike fondaparinux and direct thrombin inhibitors, inhibit formation of platelet factor 4-heparin complexes. J Thromb Haemost 2008; 6: 2160–2167
[112] Kuo KH, Kovacs MJ. Fondaparinux: a potential new therapy for HIT. Hematology 2005; 10: 271–275
[113] Laforest MD, Colas-Linhart N, Guiraud-Vitaux F et al. Pharmacokinetics and biodistribution of technetium 99 m labelled standard heparin and a low molecular weight heparin (enoxaparin) after intravenous injection in normal volunteers. Br J Haematol 1991; 77: 201–208
[114] Lane DA, Lip GY. Quality of anticoagulation control in atrial fibrillation. Lancet 2010; 376: 935–937
[115] Lassen MR, Ageno W, Borris LC et al. Rivaroxaban versus enoxaparin for thromboprophylaxis after total knee arthroplasty. N Engl J Med 2008; 358: 2776–2786
[116] Lassen MR, Davidson BL, Gallus A et al. The efficacy and safety of apixaban, an oral, direct factor Xa inhibitor, as thromboprophylaxis in patients following total knee replacement. J Thromb Haemost 2007; 5: 2368–2375
[117] Lassen MR, Gallus A, Raskob GE et al. Apixaban versus enoxaparin for thromboprophylaxis after hip replacement. N Engl J Med 2010; 363: 2487–2498

[118] Lassen MR, Raskob GE, Gallus A et al. Apixaban versus enoxaparin for thromboprophylaxis after knee replacement (ADVANCE-2): a randomised double-blind trial. Lancet 2010; 375: 807–815
[119] Lazo-Langner A, Kovacs MJ. Predicting warfarin dose. Curr Opin Pulm Med 2010; 16: 426–431
[120] Lee AY, Levine MN, Baker RI et al. Low-molecular-weight heparin versus a coumarin for the prevention of recurrent venous thromboembolism in patients with cancer. N Engl J Med 2003; 349: 146–153
[121] Lee AY, Rickles FR, Julian JA et al. Randomized comparison of low molecular weight heparin and coumarin derivatives on the survival of patients with cancer and venous thromboembolism. J Clin Oncol 2005; 23: 2123–2129
[122] Lefkou E, Khamashta M, Hampson G et al. Review: Low-molecular-weight heparin-induced osteoporosis and osteoporotic fractures: a myth or an existing entity? Lupus 2009; 19: 3–12
[123] Leil TA, Feng Y, Zhang L et al. Quantification of apixaban's therapeutic utility in prevention of venous thromboembolism: selection of phase III trial dose. Clin Pharmacol Ther 2010; 88: 375–382
[124] Lever R, Mulloy B, Page C. Heparin – 100 Years on. Heidelberg: Springer Medizin Verlag; 2012
[125] Levine RL, Hursting MJ, McCollum D. Argatroban therapy in heparin-induced thrombocytopenia with hepatic dysfunction. Chest 2006; 129: 1167–1175
[126] Liedtke MD, Rathbun RC. Warfarin-antiretroviral interactions. Ann Pharmacother 2009; 43: 322–328
[127] Lim W, Dentali F, Eikelboom JW et al. Meta-analysis: low-molecular-weight heparin and bleeding in patients with severe renal insufficiency. Ann Intern Med 2006; 144: 673–684
[128] Linkins LA, Choi PT, Douketis JD. Clinical impact of bleeding in patients taking oral anticoagulant therapy for venous thromboembolism: a meta-analysis. Ann Intern Med 2003; 139: 893–900
[129] Lippi G, Franchini M, Favaloro EJ. Pharmacogenetics of vitamin K antagonists: useful or hype? Clin Chem Lab Med 2009; 47: 503–515
[130] Lobo B, Finch C, Howard A et al. Fondaparinux for the treatment of patients with acute heparin-induced thrombocytopenia. Thromb Haemost 2008; 99: 208–214
[131] Ludwig RJ, Alban S, Bistrian R et al. The ability of different forms of heparins to suppress P-selectin function in vitro correlates to their inhibitory capacity on bloodborne metastasis in vivo. Thromb Haemost 2006; 95: 535–540
[132] Ludwig RJ, Alban S, Boehncke WH. Structural requirements of heparin and related molecules to exert a multitude of anti-inflammatory activities. Mini Rev Med Chem 2006; 6: 1009–1023
[133] Ludwig RJ, Schindewolf M, Utikal J et al. Management of cutaneous type IV hypersensitivity reactions induced by heparin. Thromb Haemost 2006; 96: 611–617
[134] Lurie Y, Loebstein R, Kurnik D et al. Warfarin and vitamin K intake in the era of pharmacogenetics. Br J Clin Pharmacol 2010; 70: 164–170
[135] Magee KD, Campbell SG, Moher D et al. Heparin versus placebo for acute coronary syndromes. Cochrane Database Syst Rev 2008: CD003462
[136] Martel N, Lee J, Wells PS. Risk for heparin-induced thrombocytopenia with unfractionated and low-molecular-weight heparin thromboprophylaxis: a meta-analysis. Blood 2005; 106: 2710–2715
[137] Mega JL, Braunwald E, Mohanavelu S et al. Rivaroxaban versus placebo in patients with acute coronary syndromes (ATLAS ACS-TIMI 46): a randomised, double-blind, phase II trial. Lancet 2009; 374: 29–38

[138] Mega JL, Braunwald E, Wiviott SD et al. Rivaroxaban in patients with a recent acute coronary syndrome. N Engl J Med 2012; 366: 9–19
[139] Mehta SR, Boden WE, Eikelboom JW et al. Antithrombotic therapy with fondaparinux in relation to interventional management strategy in patients with ST- and non-ST-segment elevation acute coronary syndromes: an individual patient-level combined analysis of the Fifth and Sixth Organization to Assess Strategies in Ischemic Syndromes (OASIS 5 and 6) randomized trials. Circulation 2008; 118: 2038–2046
[140] Mehta SR, Granger CB, Eikelboom JW et al. Efficacy and safety of fondaparinux versus enoxaparin in patients with acute coronary syndromes undergoing percutaneous coronary intervention: results from the OASIS-5 trial. J Am Coll Cardiol 2007; 50: 1742–1751
[141] Melnikova I. The anticoagulants market. Nat Rev Drug Discov 2009; 8: 353–354
[142] Meuleman DG. Orgaran (Org 10172): its pharmacological profile in experimental models. Haemostasis 1992; 22: 58–65
[143] Montoya RC, Gajra A. Current status of new anticoagulants in the management of venous thromboembolism. Adv Hematol 2012; Article ID 856341: 1–7
[144] Nelson AT, Hartzell JD, More K et al. Ingestion of superwarfarin leading to coagulopathy: a case report and review of the literature. Med Gen Med 2006; 8: 41
[145] NICE. Clinical Guidelines CG92: Reducing the risk of venous thromboembolism (deep vein thrombosis and pulmonary embolism) in patients admitted to hospital. In. London: National Institute for Health and Clinical Excellence Venous thromboembolism; 2010
[146] Nutescu E, Chuatrisorn I, Hellenbart E. Drug and dietary interactions of warfarin and novel oral anticoagulants: an update. J Thromb Thrombolysis 2011; 31: 326–343
[147] Nutescu EA, Shapiro NL, Ibrahim S et al. Warfarin and its interactions with foods, herbs and other dietary supplements. Expert Opin Drug Saf 2006; 5: 433–451
[148] Oldenburg J, Kriz K, Wuillemin WA et al. Genetic predisposition to bleeding during oral anticoagulant therapy: evidence for common founder mutations (FIXVal-10 and FIXThr-10) and an independent CpG hotspot mutation (FIXThr-10). Thromb Haemost 2001; 85: 454–457
[149] Oldenburg J, Seidel H, Potzsch B et al. New insight in therapeutic anticoagulation by Coumarin derivatives. Hamostaseologie 2008; 28: 44–50
[150] Oldgren J, Budaj A, Granger CB et al. Dabigatran vs. placebo in patients with acute coronary syndromes on dual antiplatelet therapy: a randomized, double-blind, phase II trial. Eur Heart J 2011; 32: 2781–2789
[151] Olson ST, Bjork I, Sheffer R et al. Role of the antithrombin-binding pentasaccharide in heparin acceleration of antithrombin-proteinase reactions. Resolution of the antithrombin conformational change contribution to heparin rate enhancement. J Biol Chem 1992; 267: 12528–12538
[152] Palareti G, Cosmi B. Bleeding with anticoagulation therapy - who is at risk, and how best to identify such patients. Thromb Haemost 2009; 102: 268–278
[153] Patel MR, Mahaffey KW, Garg J et al. Rivaroxaban versus warfarin in nonvalvular atrial fibrillation. N Engl J Med 2011; 365: 883–891
[154] Pavani A, Naushad SM, Rupasree Y et al. Optimization of warfarin dose by population-specific pharmacogenomic algorithm. Pharmacogenomics J 2012; 12: 306–311
[155] Perzborn E, Roehrig S, Straub A et al. The discovery and development of rivaroxaban, an oral, direct factor Xa inhibitor. Nat Rev Drug Discov 2011; 10: 61–75

[156] Petersen D, Barthels M, Schumann G et al. Concentrations of phenprocoumon in serum and serum water determined by high-performance liquid chromatography in patients on oral anticoagulant therapy. Haemostasis 1993; 23: 83–90
[157] Petersen D, Barthels M. Factitious disease caused by secret administration of the oral anticoagulant phenprocoumon: study of 16 personal cases. Med Klin 1995; 90: 277–283
[158] Phillips KW, Ansell J. The clinical implications of new oral anticoagulants: will the potential advantages be achieved? Thromb Haemost 2010; 103: 34–39
[159] Piccini JP, Lopes RD, Mahaffey KW. Oral factor Xa inhibitors for the prevention of stroke in atrial fibrillation. Curr Opin Cardiol 2010; 25: 312–320
[160] Pinto DJ, Orwat MJ, Koch S et al. Discovery of 1-(4-methoxyphenyl)-7-oxo-6-(4-(2-oxopiperidin-1-yl)phenyl)-4,5,6,7-tetrahydro-1H -pyrazolo[3,4-c]pyridine-3-carboxamide (apixaban, BMS-562247), a highly potent, selective, efficacious, and orally bioavailable inhibitor of blood coagulation factor Xa. J Med Chem 2007; 50: 5339–5356
[161] Pouplard C, Couvret C, Regina S et al. Development of antibodies specific to poly-anion-modified platelet factor 4 during treatment with fondaparinux. J Thromb Haemost 2005; 3: 2813–2815
[162] Rauova L, Poncz M, McKenzie SE et al. Ultralarge complexes of PF4 and heparin are central to the pathogenesis of heparin-induced thrombocytopenia. Blood 2005; 105: 131–138
[163] Rezaieyazdi Z, Falsoleiman H, Khajehdaluee M et al. Reduced bone density in patients on longterm warfarin. Int J Rheum Dis 2009; 12: 130–135
[164] Riess H, Haas S, Tebbe U et al. A randomized, double-blind study of certoparin vs. unfractionated heparin to prevent venous thromboembolic events in acutely ill, non-surgical patients: CERTIFY Study. J Thromb Haemost 2010; 8: 1209–1215
[165] Rodgers A, Walker N, Schug S et al. Reduction of postoperative mortality and morbidity with epidural or spinal anaesthesia: results from overview of randomised trials. Br Med J 2000; 321: 1493
[166] Roehrig S, Straub A, Pohlmann J et al. Discovery of the novel antithrombotic agent 5-chloro-N-({(5S)-2-oxo-3- [4-(3-oxomorpholin-4-yl)phenyl]-1,3-oxazolidin-5-yl} methyl)thiophene- 2-carboxamide (BAY 59-7939): an oral, direct factor Xa inhibitor. J Med Chem 2005; 48: 5900–5908
[167] Rombouts EK, Rosendaal FR, van der Meer FJ. Daily vitamin K supplementation improves anticoagulant stability. J Thromb Haemost 2007; 5: 2043–2048
[168] Rombouts EK, Rosendaal FR, van der Meer FJ. Influence of dietary vitamin K intake on subtherapeutic oral anticoagulant therapy. Br J Haematol 2010; 149: 598–605
[169] Romera-Villegas A, Cairols-Castellote MA, Vila-Coll R et al. Long-term use of different doses of low-molecular-weight heparin versus vitamin K antagonists in the treatment of venous thromboembolism. Ann Vasc Surg 2010; 24: 628–639
[170] Rost S, Fregin A, Ivaskevicius V et al. Mutations in VKORC1 cause warfarin resistance and multiple coagulation factor deficiency type 2. Nature 2004; 427: 537–541
[171] Ruiz-Irastorza G, Cuadrado MJ, Ruiz-Arruza I et al. Evidence-based recommendations for the prevention and long-term management of thrombosis in antiphospholipid antibody-positive patients: report of a task force at the 13th International Congress on antiphospholipid antibodies. Lupus 2011; 20: 206–218
[172] Sansone RA, Sansone LA. Warfarin and Antidepressants: Happiness without Hemorrhaging. Psychiatry (Edgmont) 2009; 6: 24–29

[173] Schindewolf M, Kroll H, Ackermann H et al. Heparin-induced non-necrotizing skin lesions: rarely associated with heparin-induced thrombocytopenia. J Thromb Haemost 2010; 8: 1486–1491
[174] Schindewolf M, Ludwig RJ. Need for an increasing awareness for heparin-induced skin lesions. Expert Rev Dermatol 2010; 5: 1–3
[175] Schindewolf M, Scheuermann J, Kroll H et al. Low allergenic potential with fondaparinux: results of a prospective investigation. Mayo Clin Proc 2010; 85: 913–919
[176] Schindewolf M, Schwaner S, Wolter M et al. Incidence and causes of heparin-induced skin lesions. CMAJ 2009; 181: 477–481
[177] Schulman S, Beyth RJ, Kearon C et al. Hemorrhagic complications of anticoagulant and thrombolytic treatment: American College of Chest Physicians Evidence-Based Clinical Practice Guidelines, 8th ed. Chest 2008; 133: 257S–298S
[178] Schulman S, Crowther MA. How I treat with anticoagulants in 2012: new and old anticoagulants, and when and how to switch. Blood 2012; 119: 3016-3023
[179] Shantsila E, Lip GY. Apixaban, an oral, direct inhibitor of activated Factor Xa. Curr Opin Investig Drugs 2008; 9: 1020–1033
[180] Sharma T, Mehta P, Gajra A. Update on fondaparinux: role in management of thromboembolic and acute coronary events. Cardiovasc Hematol Agents Med Chem 2010; 8: 96–103
[181] Shore-Lesserson L. Evidence based coagulation monitors: heparin monitoring, thromboelastography, and platelet function. Semin Cardiothorac Vasc Anesth 2005; 9: 41–52
[182] Siguret V, Pautas E, Gouin-Thibault I. Warfarin therapy: influence of pharmacogenetic and environmental factors on the anticoagulant response to warfarin. Vitam Horm 2008; 78: 247–264
[183] Simonis D, Christ K, Alban S et al. Affinity and kinetics of different heparins binding to P- and L-selectin. Semin Thromb Hemost 2007; 33: 534–539
[184] Singelyn FJ, Verheyen CC, Piovella F et al. The safety and efficacy of extended thromboprophylaxis with fondaparinux after major orthopedic surgery of the lower limb with or without a neuraxial or deep peripheral nerve catheter: the EXPERT Study. Anesth Analg 2007; 105: 1540–1547; table of contents
[185] Spahr JE, Maul JS, Rodgers GM. Superwarfarin poisoning: a report of two cases and review of the literature. Am J Hematol 2007; 82: 656–660
[186] Spangler ML, Saxena S. Warfarin and bosentan interaction in a patient with pulmonary hypertension secondary to bilateral pulmonary emboli. Clin Ther 2010; 32: 53–56
[187] Steg PG, Jolly SS, Mehta SR et al. Low-dose vs standard-dose unfractionated heparin for percutaneous coronary intervention in acute coronary syndromes treated with fondaparinux: the FUTURA/OASIS-8 randomized trial. JAMA 2010; 304: 1339–1349
[188] Stein PD, Hull RD, Matta F et al. Incidence of thrombocytopenia in hospitalized patients with venous thromboembolism. Am J Med 2009; 122: 919–930
[189] Swan SK, Hursting MJ. The pharmacokinetics and pharmacodynamics of argatroban: effects of age, gender, and hepatic or renal dysfunction. Pharmacotherapy 2000; 20: 318–329
[190] Tadros R, Shakib S. Warfarin–indications, risks and drug interactions. Aust Fam Physician 2010; 39: 476–479
[191] Taimeh Z, Weksler B. Review: recent advances in argatroban-warfarin transition in patients with heparin-induced thrombocytopenia. Clin Appl Thromb Hemost 2010; 16: 5–12

[192] Tardy-Poncet B, Wolf M, Lasne D et al. Danaparoid cross-reactivity with heparin-induced thrombocytopenia antibodies: report of 12 cases. Intensive Care Med 2009; 35: 1449–1453
[193] Testa L, Bhindi R, Agostoni P et al. The direct thrombin inhibitor ximelagatran/melagatran: a systematic review on clinical applications and an evidence based assessment of risk benefit profile. Expert Opin Drug Saf 2007; 6: 397–406
[194] Thiele T, Althaus K, Greinacher A. Heparin-induced thrombocytopenia. Internist 2010; 51: 1127–1132; 1134–1125
[195] Tooher R, Gates S, Dowswell T et al. Prophylaxis for venous thromboembolic disease in pregnancy and the early postnatal period. Cochrane Database Syst Rev 2010: CD001689
[196] Turpie AG, Bauer K, Eriksson B et al. Efficacy and safety of fondaparinux in major orthopedic surgery according to the timing of its first administration. Thromb Haemost 2003; 90: 364–366
[197] Turpie AG, Bauer KA, Eriksson BI et al. Fondaparinux vs enoxaparin for the prevention of venous thromboembolism in major orthopedic surgery: a meta-analysis of 4 randomized double-blind studies. Arch Intern Med 2002; 162: 1833–1840
[198] Turpie AG, Lensing AW, Fuji T et al. Pharmacokinetic and clinical data supporting the use of fondaparinux 1.5 mg once daily in the prevention of venous thromboembolism in renally impaired patients. Blood Coagul Fibrinolysis 2009; 20: 114–121
[199] Turpie AG. The safety of fondaparinux for the prevention and treatment of venous thromboembolism. Expert Opin Drug Saf 2005; 4: 707–721
[200] Ufer M. Comparative pharmacokinetics of vitamin K antagonists: warfarin, phenprocoumon and acenocoumarol. Clin Pharmacokinet 2005; 44: 1227–1246
[201] Ufer M. Effects of CYP2C9 polymorphisms on phenprocoumon anticoagulation status. Clin Pharmacol Ther 2005; 77: 335–336; author reply 336
[202] Ulrich S, Brand B, Speich R et al. Congenital hypersensitivity to vitamin K antagonists due to FIX propeptide mutation at locus -10: a (not so) rare cause of bleeding under oral anticoagulant therapy in Switzerland. Swiss Med Wkly 2008; 138: 100–107
[203] Valentin S, Ostergaard P, Kristensen H et al. Synergism between full length TFPI and heparin: evidence for TFPI as an important factor for the antithrombotic activity of heparin. Blood Coagul Fibrinolysis 1992; 3: 221–222
[204] van de Car DA, Rao SV, Ohman EM. Bivalirudin: a review of the pharmacology and clinical application. Expert Rev Cardiovasc Ther 2010; 8: 1673–1681
[205] Visser LE, van Vliet M, van Schaik RH et al. The risk of overanticoagulation in patients with cytochrome P450 CYP2C9*2 or CYP2C9*3 alleles on acenocoumarol or phenprocoumon. Pharmacogenetics 2004; 14: 27–33
[206] Völler H, Alban S, Westermann D. New oral anticoagulants: better than vitamin K antagonists? Internist 2010; 51: 1571–1581
[207] Walfisch A, Koren G. The „warfarin window" in pregnancy: the importance of half-life. J Obstet Gynaecol Can 2010; 32: 988–989
[208] Warkentin TE, Cook RJ, Marder VJ et al. Anti-platelet factor 4/heparin antibodies in orthopedic surgery patients receiving antithrombotic prophylaxis with fondaparinux or enoxaparin. Blood 2005; 106: 3791–3796
[209] Warkentin TE, Greinacher A, Craven S et al. Differences in the clinically effective molar concentrations of four direct thrombin inhibitors explain their variable prothrombin time prolongation. Thromb Haemost 2005; 94: 958–964
[210] Warkentin TE, Greinacher A, Koster A et al. Treatment and prevention of heparin-induced thrombocytopenia: American College of Chest Physicians Evidence-Based Clinical Practice Guidelines, 8th ed. Chest 2008; 133: 340S–380S

[211] Warkentin TE, Greinacher A, Koster A. Bivalirudin. Thromb Haemost 2008; 99: 830–839
[212] Warkentin TE, Maurer BT, Aster RH. Heparin-induced thrombocytopenia associated with fondaparinux. N Engl J Med 2007; 356: 2653–2655
[213] Warkentin TE. Agents for the treatment of heparin-induced thrombocytopenia. Hematol Oncol Clin North Am 2010; 24: 755–775
[214] Warkentin TE. Fondaparinux versus direct thrombin inhibitor therapy for the management of heparin-induced thrombocytopenia (HIT)-bridging the River Coumarin. Thromb Haemost 2008; 99: 2–3
[215] Warkentin TE. Fondaparinux: does it cause HIT? Can it treat HIT? Expert Rev Hematol 2010; 3: 567–581
[216] Watts RG, Castleberry RP, Sadowski JA. Accidental poisoning with a superwarfarin compound (brodifacoum) in a child. Pediatrics 1990; 86: 883–887
[217] Weitz JI. A novel approach to thrombin inhibition. Thromb Res 2003; 109 (Suppl 1): S17–22
[218] Wessler S, Gitel SN. Warfarin. From bedside to bench. N Engl J Med 1984; 311: 645–652
[219] Wijns W, Kolh P, Danchin N et al. Guidelines on myocardial revascularization. Eur Heart J 2010;31: 2501–2555
[220] Wittkowsky AK, Devine EB. Frequency and causes of overanticoagulation and underanticoagulation in patients treated with warfarin. Pharmacotherapy 2004; 24: 1311–1316
[221] Wittkowsky AK, Whitely KS, Devine EB et al. Effect of age on international normalized ratio at the time of major bleeding in patients treated with warfarin. Pharmacotherapy 2004; 24: 600–605
[222] Wittkowsky AK. New oral anticoagulants: a practical guide for clinicians. J Thromb Thrombolysis 2010; 29: 182–191
[223] Whitlock RP, Sun JC, Fremes SE et al. Antithrombotic and thrombolytic therapy for valvular disease: Antithrombotic Therapy and Prevention of Thrombosis, 9th ed: American College of Chest Physicians Evidence-Based Clinical Practice Guidelines. Chest 2012; 141: e576S–600S
[224] Yusuf S, Mehta SR, Chrolavicius S et al. Comparison of fondaparinux and enoxaparin in acute coronary syndromes. N Engl J Med 2006; 354: 1464–1476
[225] Zhang K, Young C, Berger J. Administrative claims analysis of the relationship between warfarin use and risk of hemorrhage including drug-drug and drug-disease interactions. J Manag Care Pharm 2006; 12: 640–648
[226] Zivelin A, Rao LV, Rapaport SI. Mechanism of the anticoagulant effect of warfarin as evaluated in rabbits by selective depression of individual procoagulant vitamin K-dependent clotting factors. J Clin Invest 1993; 92: 2131–2140

37 Thrombozytenaggregationshemmer

J.-D. Studt

Übersichtsliteratur
Kössler et al. 2009 [10], Eikelboom et al. 2012 [4], Varon und Spectre 2009 [17], Michelson 2010 [12], Michelson 2011 [13], Sakhuja et al. 2010 [14]

37.1 Allgemein

■ Klinische Bedeutung

Thrombozytenaggregationshemmer werden zur Prophylaxe und Therapie arterieller Verschlusskrankheiten eingesetzt. Ihr klinischer Nutzen ist durch zahlreiche Studien belegt. Die Komplexität der Therapie hat in den letzten Jahren insbesondere für die koronararterielle Erkrankung dank des routinemäßigen Einsatzes intrakoronarer Stents mit der Notwendigkeit einer effizienten Prophylaxe von Stentthrombosen zugenommen (Übersicht über Kombinationstherapien vgl. [8]). Die derzeit gebräuchlichen Substanzen interferieren mit verschiedenen thrombozytären Aktivierungswegen:
- Hemmer der thrombozytären Cyclooxygenase-1- und Thromboxan-A2-Synthese (Acetylsalicylsäure)
- ADP-Rezeptor-Antagonisten (Thienopyridine)
- GP-IIb/IIIa-Antagonisten (Abciximab, Eptifibatide, Tirofiban)
- Hemmer der thrombozytären Adenosinaufnahme (Dipyridamol, erhältlich in fixer Kombination mit Acetylsalicylsäure).
Neuere Substanzen und solche im Entwicklungsstadium sind [1], [3], [13]:
- Nichtthienopyridin-ADP-Rezeptor-Antagonisten (Ticagrelor, Cangrelor)
- Thrombinrezeptor(PAR-1)-Antagonisten wie Vorapaxar, Atopaxar
- Thromboxanrezeptor-Antagonisten
- GP-VI- und GP-Ib-Antagonisten
- Integrin-α2β1-Antagonisten
- Serotoninrezeptor-Antagonisten.

Einen Überblick über die hauptsächlichen Anwendungsgebiete gibt Tab. 37.**1**.

37 Thrombozytenaggregationshemmer

Tab. 37.1 Angriffspunkte und hauptsächliche Anwendungsgebiete von Thrombozytenaggregationshemmern [10]

Substanz	Angriffspunkt	Hauptanwendungsgebiete
Acetylsalicylsäure	thrombozytäre COX-1-, TxA2-Synthese	• Sekundärprophylaxe arterieller ischämischer kardio- und zerebrovaskulärer Erkrankungen
ADP-Rezeptor-Antagonisten	thrombozytärer ADP($P2Y_{12}$)-Rezeptor	• duale Aggregationshemmung bei PTCA und ACS (kombiniert mit ASS) • PAVK • alternativ zu ASS zur Sekundärprophylaxe kardiovaskulärer Erkrankungen
GP-IIb/IIIa-Antagonisten	thrombozytärer GP-IIb/IIIa-Rezeptor	• drohender Myokardinfarkt bei instabiler AP • PTCA mit hohem Risiko
Dipyridamol	thrombozytäre Adenosinaufnahme, PDE, z. T. ungeklärt	• Sekundärprophylaxe nach CVI und TIA (in Kombination mit ASS)

ASS = Acetylsalicylsäure; COX-1 = Cyclooxygenase 1; TxA2 = Thromboxan A2; PDE = Phosphodiesterase; CVI = zerebrovaskulärer Insult; TIA = transitorische ischämische Attacke; PTCA = perkutane transluminale Koronarangioplastie; ACS = akutes Koronarsyndrom; PAVK = periphere arterielle Verschlusskrankheit; AP = Angina pectoris

■ Monitoring und Variabilität der Thrombozytenaggregationshemmung

Übersichtsliteratur
Seidel et al. 2011 [15], Sweeny et al. 2009 [16], Gorog et al. 2009 [7]

Die medikamentöse Hemmung der Thrombozytenaggregation kann mittels verschiedener Labortests im Plasma oder Vollblut erfasst werden (Einzelheiten s. Kap. D29 und D33.3). Typischer Befund ist eine **Verlängerung der Verschlusszeit im Platelet Function Analyzer (PFA)**. Einige Aggregationshemmer verlängern in variablem Ausmaß auch die **In-vivo-Blutungszeit**, die heutzutage als Test aber kaum noch verwendet wird.

Daneben findet sich eine **Verminderung der Plättchenaggregation** nach Stimulation mit verschiedenen Agonisten, die je nach Angriffspunkt des jeweiligen Medikaments charakteristisch ausfallen kann. Allerdings ist eine interindividuelle Variabilität dieser Wirkung im Labor zu beobachten, sodass ein Teil der Patienten trotz des Einsatzes von Acetylsalicylsäure oder Clopidogrel eine unzureichende Aggregationshemmung aufweist. Dies wird häufig und nicht ganz korrekt als Aspirin- bzw. Clopidogrel-„Resistenz" bezeichnet und ist mit einem schlechteren klinischen Ergebnis assoziiert. Diesbezügliche Studien zeichnen sich aber durch unterschiedliche Testrepertoires und unterschiedliche Medikamentendosierungen aus; auch fehlt eine einheitliche Definition des Phänomens [15], [16].

Die routinemäßige Testung der antiaggregatorischen Medikamentenwirkung oder Adaptation der Therapie angesichts einer erhöhten residuellen Plättchenreaktivität werden derzeit noch nicht praktiziert.

> Die medikamentöse Thrombozytenaggregationshemmung ist wirksam und etabliert zur Prophylaxe und Therapie arterieller Verschlusskrankheiten. Bei einem Teil der Patienten weist sie eine unzureichende Wirkung in den Labortests auf, die mit einem schlechteren klinischen Ergebnis assoziiert ist.

37.2 Acetylsalicylsäure

Acetylsalicylsäure (ASS) ist die am häufigsten zur Thrombozytenaggregationshemmung eingesetzte Substanz. Sie ist zur langfristigen Prophylaxe kardiovaskulärer Ereignisse etabliert und führt bei Hochrisikopatienten zu einer etwa 30%-igen Reduktion kardiovaskulärer Ereignisse [2]. Dabei ist bereits eine niedrige Erhaltungsdosis (75–150 mg/d) effektiv. In der Akutsituation können höhere Dosen erforderlich sein (z. B. beim akuten Myokardinfarkt).

■ Pharmakologie

ASS bewirkt eine irreversible Hemmung der Cyclooxygenase 1 durch Acetylierung des Serinrests 529. Hierdurch wird die Thromboxan-A2-Synthese und so die Aktivierung der Thrombozyten über den Thromboxanrezeptor unterbunden. ASS in Standardzubereitung wird nach oraler Verabreichung rasch resorbiert und erreicht nach 30–40 min ihre maximale Plasmakonzentration. Der plättcheninhibierende Effekt tritt nach etwa 60 min auf und hält, obgleich die Plasmahalbwertszeit nur 15–20 min beträgt, über die gesamte Lebensdauer der Thrombozyten von 7–10 Tagen an.

■ Monitoring

Die Therapie mit ASS kann mittels verschiedener Labormethoden kontrolliert werden (s. Kap. D29 und D33.3).

Variabilität der ASS-Wirkung

Bei einem Teil der Patienten findet sich trotz ASS-Einnahme eine unzureichende Aggregationshemmung im Labor und es treten weitere kardiovaskuläre Ereignisse auf. Dieses Phänomen wird häufig und nicht ganz zutreffend als ASS-„Resistenz" bezeichnet; Schätzungen schwanken zwischen 5 und 60 % der Patienten. Allerdings könnte die Prävalenz methodisch beeinflusst sein (höhere Prävalenz bei Studien mit dem PFA-100 im Vergleich zur Aggregometrie oder zur Messung der Thromboxangeneration).

Folgende Faktoren können die ASS-Wirkung beeinflussen:
- Einnahmefehler, mangelnde Compliance
- Medikamenteninteraktionen, z. B. parallele Einnahme reversibler Inhibitoren der Cyclooxygenase 1 (nichtsteroidale Antirheumatika)
- interindividuelle Unterschiede der Bioverfügbarkeit (Resorption, Verteilungsvolumen, Unterdosierung)
- gesteigerter Plättchenumsatz, z. B. Trauma oder Operation, myeloproliferative Erkrankung, Diabetes mellitus
- genetisch bedingte Unterschiede der Plättchenreaktivität, Bypassmechanismen.

37.3 ADP-Rezeptor (P2Y$_{12}$)-Antagonisten

Diese gehören verschiedenen Substanzklassen mit unterschiedlichen Eigenschaften an (Tab. 37.**2**; Übersicht bei [18]):
- Thienopyridine der 1.–3. Generation (Ticlopidin, Clopidogrel, Prasugrel)
- Nichtthienopyridine (Ticagrelor, Cangrelor).

Monitoring

Die Therapie mit ADP-Rezeptor-Antagonisten kann mittels verschiedener Labormethoden kontrolliert werden (s. Kap. D29 und D33.3).

Tab. 37.2 Eigenschaften ausgewählter ADP-Rezeptor(P2Y$_{12}$)-Antagonisten [5], [18]

Substanz	Ticlopidin	Clopidogrel	Prasugrel	Ticagrelor
Substanzklasse	Thienopyridin	Thienopyridin	Thienopyridin	Cyclopentyltriazolopyrimidin
Prodrug	ja	ja	ja	nein
orale Gabe	ja	ja	ja	ja
Aufsättigungsdosis	i. d. R. keine	300 mg	60 mg	180 mg
Erhaltungsdosis	250 mg	75 mg	10 mg	90 mg
Applikationsintervall	2/d	1/d	1/d	2/d
Wirkungseintritt	verzögert	verzögert	rasch	rasch
Wirkungsabfall	verzögert	verzögert	verzögert	rasch
individuelle Variabilität	deutlich	deutlich	gering	gering
CYP-450-Aktivierung	ja	ja (zweifach)	ja	nein
P2Y$_{12}$-Inhibition	irreversibel	irreversibel	irreversibel	reversibel
relative Potenz	niedrig	niedrig	hoch	hoch
Plättcheninhibition	~40 %	~30–50 %	~70 %	~80 %
Zeit bis Maximalinhibition	~72–96 h	~12 h*	~2 h	~2 h
Halbwertszeit	Plättchenlebensdauer	Plättchenlebensdauer	Plättchenlebensdauer	7–12 h

* mit Aufsättigungsdosis 300 mg

■ Thienopyridine

Alle 3 Thienopyridine (Ticlopidin, Clopidogrel, Prasugrel) sind **Prodrugs** und bedürfen einer hepatischen Umwandlung zur Erzeugung eines aktiven Metaboliten. Sie bewirken eine irreversible Hemmung des ADP-Rezeptors P2Y$_{12}$.

Ticlopidin

Ticlopidin ist ein orales Thienopyridin der 1. Generation und ein **irreversibler** Antagonist des thrombozytären ADP-Rezeptors P2Y$_{12}$. Es wird überwiegend in Kombination mit niedrig dosierter ASS bei Patienten mit akutem Koronarsyndrom und hohem Risiko oder perkutaner Koronarangioplastie angewandt. Wegen des ungünstigeren Sicherheitsprofils (Blutungen, Neutropenie, thrombotische Mikroangiopathie) und der im Vergleich geringeren Wirksamkeit wurde es weitgehend durch Clopidogrel ersetzt.

Pharmakologie

Ticlopidin ist ein Prodrug und muss zunächst in der Leber Cytochrom-P450-abhängig in einen aktiven Metaboliten umgewandelt werden. Es sind mehrere Stoffwechselwege bekannt, die zu mindestens 13 überwiegend inaktiven Metaboliten führen.

Ticlopidin wird zweimal täglich peroral verabreicht, rasch resorbiert und erreicht seine maximale Plasmakonzentration nach 1–3 h. Ein Steady State stellt sich erst nach 3–5 Tagen ein. Nach mehrwöchiger Gabe steigt die Plasmakonzentration durch **Akkumulation** aber etwa auf das 3-Fache an. Der größte Teil des Ticlopidins ist reversibel an Plasmaproteine, vor allem an Albumin, gebunden. Die Eliminationshalbwertszeit beträgt nach einer oralen Einzeldosis 24–36 h und bis zu 96 h nach zweiwöchiger Anwendung. Zum Teil wurde ein **verzögerter antithrombotischer Effekt** mit unzureichendem Schutz während der ersten 14 Tage beobachtet.

Clopidogrel

Clopidogrel ist ein orales Thienopyridin der 2. Generation und ein **irreversibler** Antagonist des thrombozytären ADP-Rezeptors P2Y$_{12}$. Es wird überwiegend in Kombination mit niedrig dosierter ASS bei Patienten mit akutem Koronarsyndrom und hohem Risiko oder perkutaner Koronarangioplastie eingesetzt; die ideale Dauer dieser Kombinationstherapie ist noch nicht abschließend geklärt. Daneben ist Clopidogrel als Monosubstanz eine Alternative zu ASS bei Kontraindikationen oder Unverträglichkeit.

Bei stabiler koronararterieller Erkrankung oder asymptomatischen Patienten mit multiplen kardiovaskulären Risikofaktoren oder zur Therapie oder Sekundärprophylaxe zerebrovaskulärer Ereignisse gilt die Kombination aus Clopidogrel und ASS nicht als vorteilhaft. **Nachteilige Eigenschaften** des Clopidogrels sind:
- die Irreversibilität der P2Y$_{12}$-Inhibition

- der vergleichsweise langsame Wirkungseintritt
- die interindividuelle Variabilität der Plättcheninhibition.

Eine Neutropenie oder thrombotische Mikroangiopathie tritt im Vergleich mit dem Vorläufer Ticlopidin seltener auf.

Pharmakologie

Clopidogrel ist ein Prodrug und muss zunächst hepatisch Cytochrom-P450-abhängig in einen aktiven Metaboliten von kurzer Lebensdauer umgewandelt werden. Clopidogrel wird nach oraler Verabreichung rasch resorbiert; die maximale Konzentration des aktiven Metaboliten wird nach etwa 1 h erreicht. Nach einer **Aufsättigungsdosis von 300 mg** stellt sich eine signifikante Plättcheninhibition nach 1–2 h, eine maximale nach 4–5 h ein. Die Verdoppelung der Aufsättigungsdosis auf 600 mg führt zu einer maximalen Plättcheninhibition bereits nach 2–3 h und erhöht sie um 10–15 %. Noch höhere Dosen haben nur einen begrenzten Effekt.

Nach wiederholter täglicher Applikation einer **Erhaltungsdosis von 75 mg/d** stellt sich nach 4–7 Tagen ein Steady State mit bis 30–50 %-iger Aggregationshemmung ein. Die Eliminationshalbwertszeit liegt bei etwa 8 h; rund 40 % einer 75-mg-Erhaltungsdosis werden renal ausgeschieden. Nach Absetzen stellt sich infolge Plättchenneubildung nach etwa 1 Woche das ursprüngliche Niveau der Plättchenfunktion wieder ein.

Variabilität der Clopidogrelwirkung

Das Monitoring der Clopidogrelwirkung mit verschiedenen Methoden lässt eine interindividuelle Variabilität mit ungenügender Plättcheninhibition bei einem Teil der Personen erkennen. Ein nicht ganz korrekt auch als Clopidogrel-„Resistenz" bezeichnetes ungenügendes Ansprechen im Labor ist mit einem schlechteren klinischen Ergebnis assoziiert. Die Verabreichung höherer Aufsättigungs- und Erhaltungsdosen (> 300 mg bzw. > 75 mg täglich) verringert dabei den Anteil der Patienten mit ungenügendem Ansprechen. Auch scheint das Ansprechen der Plättchen auf ADP vor Clopidogrelgabe prädiktiv für dasjenige unter Clopidogrelgabe zu sein. Als Ursachen einer verminderten Clopidogrelwirkung kommen in Frage:
- gesteigerte Plättchenfunktion (erhöhter Plättchenumsatz, erhöhte Plättchensensitivität gegenüber ADP und Kollagen)
- geringere Bioverfügbarkeit (Medikamenteninteraktionen, z. B. mit lipophilen Statinen, Omeprazol; mangelnde Compliance; geringere Resorption; Unterdosierung)

- genetische Variation der metabolischen Aktivität der Cytochromoxidase P450 (bei etwa 30% der kaukasischen Bevölkerung CYP-2C19-Isoform mit reduzierter Aktivität)
- sonstige (Zigarettenrauchen, Diabetes mellitus, höherer Body Mass Index).

Prasugrel

Prasugrel als orales Thienopyridin der 3. Generation ist ebenfalls ein **irreversibler** Antagonist des thrombozytären ADP-Rezeptors P2Y$_{12}$ (Übersicht bei [19]).

Es ist seit kurzem für Patienten mit akutem Koronarsyndrom und perkutaner Koronarangioplastie zugelassen. Im Vergleich mit Clopidogrel erzielt es eine raschere, potentere und gleichmäßigere Hemmung der ADP-vermittelten Thrombozytenaggregation. Dies schlägt sich in einer besseren Wirksamkeit, aber auch etwas höheren Blutungsrate bei Patienten mit akutem Koronarsyndrom und perkutaner Koronarangioplastie nieder.

Pharmakologie

Auch Prasugrel ist ein Prodrug. Die hepatische Umwandlung in einen aktiven Metaboliten durch Esterasen und Cytochromoxidasen erfolgt im Vergleich mit Clopidogrel effizienter und rascher. Daher liegt ein größerer Teil der applizierten Dosis als aktiver Metabolit vor; die Maximalkonzentration des aktiven Metaboliten und eine signifikante Aggregationshemmung werden bereits nach 30 min erreicht. Das Ausmaß der Plättcheninhibition ist dosisabhängig (bis etwa 70%). Während der **Erhaltungstherapie mit 10 mg/d** wird ein Steady State mit etwa 50%-iger Plättcheninhibition erreicht. 7–10 Tage nach Absetzen ist das Ausgangsniveau der Plättchenreaktivität wiederhergestellt. Die Eliminationshalbwertszeit beträgt etwa 7 h; die Ausscheidung erfolgt großenteils renal.

Variabilität der Prasugrelwirkung

Klinisch relevante Interaktionen mit Induktoren oder Inhibitoren des Cytochrom-P450-Systems oder eine genetisch begründete Variabilität der Konzentration des aktiven Metaboliten und der antiaggregatorischen Wirkung wurden bislang nicht beschrieben.

■ Nichtthienopyridine

Ticagrelor und **Cangrelor** sind neu entwickelte hochaffine **reversible** Antagonisten des thrombozytären ADP-Rezeptors P2Y$_{12}$, die nicht zur Klasse der Thienopyridine gehören.

Ticagrelor

Ticagrelor wird nach oraler Applikation rasch resorbiert. Eine metabolische Umwandlung ist zwar nicht erforderlich; allerdings trägt ein Metabolit ebenfalls zur Aggregationshemmung bei. Im Vergleich mit Clopidogrel bewirkt es eine raschere, gleichmäßigere und effizientere Plättcheninhibition. Maximale Plasmakonzentration und Plättcheninhibition werden nach etwa 2 h erreicht, die Plasmahalbwertszeit liegt bei 6–12 h. Die bisher vorliegenden Daten zeigen für Ticagrelor in zweimal täglicher Gabe im Vergleich mit Clopidogrel eine effizientere Plättcheninhibition mit einer geringen Zahl von Nonrespondern und ohne gesamthafte Zunahme relevanter Blutungen. Allerdings wurden häufiger eine Dyspnoe und Bradykardie bemerkt.

Cangrelor

Cangrelor ist eine Modifikation des Ticagrelors und intravenös zu applizieren. Es zeigt einen sehr raschen Wirkungseintritt nach Infusionsbeginn und Wirkungsabfall nach Infusionsende (maximale Plättcheninhibition bereits innerhalb 15 min, Steady State innerhalb von 30 min nach Infusionsbeginn, Halbwertszeit meist < 10 min, Normalisierung der Thrombozytenfunktion bereits nach etwa 60 min). Die Clearance erfolgt nieren- und leberunabhängig.

Für Patienten mit akutem Koronarsyndrom konnte zwar keine Überlegenheit gegenüber Clopidogrel gezeigt werden; möglicherweise könnte Cangrelor aber eine Rolle als Überbrückungsmedikament, beispielsweise vor Operationen, zukommen.

37.4 GP-IIb/IIIa(Integrin-αIIbβ3)-Antagonisten

Übersichtsliteratur
Kristensen et al. 2012 [11]

GP-IIb/IIIa-Antagonisten interferieren mit der über diesen Rezeptor, Fibrinogen und von-Willebrand-Faktor vermittelten Endstrecke der Plättchenaggregation. Sie haben daher im Vergleich mit Acetylsalicylsäure und ADP-Rezeptor-Antagonisten eine stärkere antiaggregatorische Wirkung. Im Labor kann ein **hochgradiger Rückgang der ADP-vermittelten Plättchenaggregation** beobachtet werden.

Derzeit zugelassen Substanzen sind:
- **Abciximab** (chimäres monoklonales Fab-Fragment)

- **Eptifibatid** (zyklisches Heptapeptid)
- **Tirofiban** (nichtpeptidischer Antagonist).

Alle diese Substanzen werden als intravenöse Infusionen bei akutem Koronarsyndrom und perkutaner Koronarangioplastie eingesetzt, üblicherweise in Verbindung mit ASS und Heparin. Außer bei Hochrisikopatienten geht ihre Verwendung aber zugunsten der ADP-Rezeptorantagonisten zurück. Entwicklungen zur peroralen Verabreichung sind aufgrund mangelhafter Effizienz und Sicherheit bislang erfolglos geblieben.

Als Nebenwirkung kann neben Blutungen und allergischen Reaktionen eine teils ausgeprägte Thrombozytopenie auftreten, sodass die Thrombozytenzahl engmaschig kontrolliert werden sollte.

Abciximab

Abciximab bindet nach intravenöser Infusion rasch an GP-IIb/IIIa und führt zu einer dosisabhängigen Hemmung der ADP-vermittelten Plättchenaggregation. Daneben wird auch ein Effekt auf die Thrombinbildung vermutet. Nach Ende der Infusion normalisiert sich die Plättchenfunktion graduell (bei den meisten Patienten innerhalb von 24 h Aggregation mit 20 µmol/l ADP ≥ 50 % des Ausgangswertes). Bei ausgeprägter Thrombozytopenie ist häufig das Sistieren der Infusion ausreichend, erforderlichenfalls können Thrombozyten transfundiert werden. Die Elimination erfolgt über die Milz.

Eptifibatid

Eptifibatid wird zum großen Teil renal eliminiert, so dass es bei eingeschränkter Nierenfunktion zu prolongierter Plättchenfunktionshemmung und Zunahme von Blutungen kommen kann.

> Da im Steady State deutlich mehr Eptifibatid- als GP-IIb/IIIa-Rezeptormoleküle vorliegen, können Plättchentransfusionen dessen Wirkung unter Umständen nicht aufheben.

Auch für Eptifibatid wird neben der Aggregationshemmung ein Effekt auf die Thrombinbildung vermutet. Etwa 15 min nach Applikation eines adäquaten Bolus wird eine > 95 %-ige Inhibition der ADP-induzierten Plättchenaggregation nach 20 µmol/l ADP beobachtet; 4 h nach Infusionsende sind im Mittel > 50 % des Ausgangsniveaus wiederhergestellt. Allerdings besteht hier eine erhebliche interindividuelle Variabilität.

Tirofiban

Tirofiban wird unverändert biliär und renal ausgeschieden. Die Plasmahalbwertszeit liegt bei etwa 1,5 h. Bei ausgeprägterer Niereninsuffizienz ergibt sich eine verminderte Plasmaclearance und Verlängerung der Plasmahalbwertszeit, sodass eine Dosisreduktion empfohlen wird.

37.5 Dipyridamol

Dipyridamol ist ein Pyrimidopyrimidin-Derivat mit plättchenaggregationshemmender und vasodilatatorischer Wirkung (Übersicht bei [9], [6]). Der Wirkmechanismus ist nicht vollständig geklärt, scheint aber in erster Linie auf einer Hemmung der thrombozytären Adenosinaufnahme, daneben einer Phosphodiesterase-Hemmung zu beruhen.

Dipyridamol ist als Retardzubereitung in fixer Kombination mit Acetylsalicylsäure (200 mg/25 mg) erhältlich und wird in dieser Form zweimal täglich zur Sekundärprophylaxe nach Schlaganfall oder TIA gegeben. Die Verträglichkeit ist allerdings häufig schlecht (insbesondere Kopfschmerzen).

Die Resorption ist variabel; Dipyridamol in Retardzubereitung erreicht eine maximale Plasmakonzentration nach 2–3 h und wird zum größten Teil an Plasmaproteine gebunden. Nach hepatischer Metabolisierung wird es biliär ausgeschieden. Die terminale Halbwertszeit beträgt etwa 10 h.

Literatur

[1] Angiolillo DJ, Capranzano P. Pharmacology of emerging novel platelet inhibitors. Am Heart J 2008; 156 (Suppl): 10–15
[2] Antithrombotic Trialists' Collaboration. Collaborative meta-analysis of randomised trials of antiplatelet therapy for prevention of death, myocardial infarction, and stroke in high risk patients. BMJ 2002; 324: 71–86
[3] Barrett NE, Holbrook L, Jones S et al. Future innovations in anti-platelet therapies. Br J Pharmacol 2008; 154: 918–939
[4] Eikelboom JW, Hirsh J, Spencer FA, et al. Antiplatelet drugs: antithrombotic therapy and prevention of thrombosis, 9th ed: American College of Chest Physicians evidence-based clinical practice guidelines. Chest 2012; 141: e89S-e119S
[5] Eshaghian S, Shah PK, Kaul S. Advances in antiplatelet treatment for acute coronary syndromes. Heart 2010; 96: 656–661
[6] De Schryver EL, Algra A, van Gijn J. Dipyridamole for preventing stroke and other vascular events in patients with vascular disease. Cochrane Database Sys Rev 2007; 18: CD001820
[7] Gorog DA, Sweeny JM, Fuster V. Antiplatelet drug „resistance". Part 2: laboratory resistance to antiplatelet drugs – fact or artifact? Nat Rev Cardiol 2009; 6: 365–373

[8] Gurbel P, Tantry U. Combination antithrombotic therapies. Circulation 2010; 121: 569–583
[9] Hervey PS, Goa KL. Extended-release dipyridamole/aspirin. Drugs 1999; 58: 469–75
[10] Kössler J, Steigerwald U, Walter U. Anticoagulants of primary haemostasis. Hämostaseologie 2009; 29: 274–278
[11] Kristensen SD, Würtz M, Grove EL et al. Contemporary use of gylocoprotein IIb/IIIa inhibitors. Thromb Haemost 2012; 107: 215-24
[12] Michelson AD. Antiplatelet therapies for the treatment of cardiovascular disease. Nat Rev Drug Discov 2010; 9: 154–169
[13] Michelson AD. Advances in antiplatelet therapy. Hematology Am Soc Hematol Educ Program 2011; 62-69
[14] Sakhuja R, Yeh RW, Bhatt DL. Antiplatelet agends in acute coronary syndromes. Curr Probl Cardiol 2010; 35: 123–170
[15] Seidel H, Rahman MM, Scharf RE. Monitoring of antiplatelet therapy. Current limitations, challenges, and perspectives. Hämostaseologie 2011; 31: 41–51
[16] Sweeny JM, Gorog DA, Fuster V. Antiplatelet drug „resistance". Part 1: mechanisms and clinical measurements. Nat Rev Cardiol 2009; 6: 273–282
[17] Varon D, Spectre G. Antiplatelet agents. Hematology Am Soc Hematol Educ Program 2009: 267–72
[18] Wallentin L. $P2Y_{12}$ inhibitors: differences in properties and mechanisms of action and potential consequences for clinical use. Eur Heart J 2009; 30: 1964–1977
[19] Wiviott SD, Antman EM, Braunwald E. Prasugrel. Circulation 2010; 122: 394–403

38 Gerinnungsveränderungen bei systemischen fibrinolytischen Therapien

M. Barthels

Übersichtsliteratur
Beyer und Schellung 2008 [1], Marder 2011 [8], Manco-Johnson et al. 2002 [7], Monagle et al. 2012 [10]

In diesem Kapitel wird lediglich das prinzipielle Verhalten von Gerinnungs- und Fibrinolyse-Messgrößen sowie von globalen Gerinnungstests während mehrtägiger systemischer fibrinolytischer Therapien mit Streptokinase oder Urokinase geschildert. Es wird nicht auf medizinische Indikationen einer sog. „Lyse", die verschiedenen Applikationsformen oder Besonderheiten der Pharmaka für fibrinolytische Therapien von Gefäßverschlüssen eingegangen, die den jeweiligen klinischen Fächern vorbehalten sind (dazu vgl. u. a. die genannten Übersichten und Fachinformationen). Die hier dargestellten Befunde und Verläufe sind jedoch auch deshalb aufschlussreich, weil sie in ähnlicher Weise bei den heutzutage seltenen primären oder sekundären Hyperfibrinolysen beobachtet werden können (s. Kap. C18).

> Zu beachten ist, dass eine deutlich erhöhte fibrinolytische Aktivität des Plasmas auch noch in vitro nach der Blutentnahme anhalten kann, daher ist eine rasche Probenverarbeitung bzw. der Zusatz eines Fibrinolysehemmers zur Probe unmittelbar nach Entnahme für die exakte Messung wünschenswert (s. a. [14]).

38.1 Allgemeine klinische Voraussetzungen

Fibrinolytische – besser thrombolytische – Therapien zur Behebung akuter Gefäßverschlüsse erfolgen entweder **systemisch,** d. h. intravenös, wobei die lysierende Substanz im gesamten Kreislauf zur Wirkung kommen kann, oder mit Zuhilfenahme von Kathetern **lokal,** d. h. möglichst nahe am Ort des abnormen Gefäßverschlusses. Systemische Lysen wirken sich auf viele Fibrinolyse- und Gerinnungsparameter des Blutes aus. Hingegen sind bei lokalen Lysen Veränderungen in den Gerinnungstests nicht bis kaum nachweisbar.

Ferner sind systemische fibrinolytische Therapien, die im Bolus bzw. über Stunden gegeben werden, von denjenigen zu unterscheiden, die über Tage durchgeführt werden.

Generell werden fibrinolytische Therapien nicht mehr in dem Umfang eingesetzt wie noch vor Jahrzehnten. Systemische Lysen werden noch seltener durchgeführt als lokale Lysen, u. a. weil man sich von lokalen lytischen Therapien weniger schwerwiegende Blutungskomplikationen erhofft als bei den systemischen Lysen. Blutungskomplikationen wurden jedoch auch bei lokalen Lysen beschrieben.

Prinzipiell bewirkt eine fibrinolytische Therapie die **Auflösung von Fibringerinnseln**, unabhängig davon, ob es sich um die gewünschte Auflösung eines abnormen Gefäßverschlusses handelt oder um eine unerwünschte Auflösung des Fibrins an einer relativ frischen Wunde. Der Kliniker muss sich daher bei Erwägung einer fibrinolytischen Therapie bei jedem Patienten zunächst dieselben Fragen stellen nach:

- Indikation
- individuellem Zustand des Patienten
- Zeitpunkt der Therapie bezogen auf das thrombotische Geschehen (Wahrscheinlichkeit eines Lyseerfolges!) und Blutungswahrscheinlichkeit (frische Wundflächen, darüber hinaus aber auch Alter der Gefäße!), d. h. Vorliegen von Kontraindikationen
- Eignung des Thrombolytikums
- Ausmaß der zu erwartenden fibrinolytischen Aktivität
- Wahrscheinlichkeit eines Therapieerfolges in Relation zum Blutungsrisiko u. a.

> Vor Beginn einer fibrinolytischen Therapie steht der Ausschluss von Kontraindikationen (vgl. Fachinformationen)!

38.2 Besonderheiten der Fibrinolytika

Derzeit werden zur Therapie ausschließlich Plasminogenaktivatoren wie Streptokinase und Urokinase sowie der rekombinant hergestellte Plasminogenaktivator rt-PA mit seinen Mutanten (Reteplase, Tenecteplase) eingesetzt. Das eigentliche fibrinolytische Enzym Plasmin hatte sich in früheren Jahren aufgrund der raschen Inaktivierung durch seinen Inhibitor als nicht geeignet erwiesen. Zumindest theoretisch könnte sich seit der technischen Verbesserung der lokalen Lysemöglichkeiten jedoch lokal am Thrombus appliziertes

Plasmin als günstig erweisen (Näheres, auch historische Übersichten zu den fibrinolytischen Therapien bei [8], [13]).

■ Streptokinase

Die Streptokinasetherapie ist die älteste fibrinolytische Therapie, die erfolgreich zu einer systemischen Fibrin(ogen)olyse eingesetzt wurde. Streptokinase (SK) ist ein aus β-hämolysierenden Streptokokken gewonnenes Protein, das mit dem im Blut befindlichen Plasminogen einen 1 : 1-Komplex bildet. Dieser wandelt als Plasminogenaktivator weiteres Plasminogen in das fibrinolytische Enzym Plasmin um.

Ein Molekül des als Aktivator gebundenen Plasminogens kann 9 weitere Moleküle Plasminogen zu Plasmin aktivieren. Dadurch wird eine hohe lytische Aktivität initiiert. Bei sehr hoher Dosierung von Streptokinase wird hingegen aus dem im Plasma vorhandenen Plasminogen überwiegend Plasminogenaktivator gebildet, sodass nur wenig freies Plasmin entstehen kann und die systemische fibrinolytische Aktivität entsprechend schwach ist (Konzept der früher häufiger eingesetzten sog. „ultrahochdosierten Streptokinasetherapie" [9]; s. Abb. 38.2).

Allerdings ist die Streptokinasetherapie nur eingeschränkt berechenbar, da:
- sich nicht vorhersagen lässt, wie hoch der individuelle Plasminogenpool – und damit die entsprechende Plasminbildung – ist und
- die Antikörpertiter gegen das Fremdprotein Streptokinase unterschiedlich hoch sind.

Daher rät auch das Scientific and Standardization Committee der ISTH vom Gebrauch der SK bei Kindern ab [7].

■ Urokinase

Details zu dem physiologischen Plasminogenaktivator Urokinase (u-PA) finden sich in Kap. D27.25. Bei der systemischen Therapie mit dem körpereigenen Fibrinolyseaktivator Urokinase kommt es bei den üblichen Dosierungen zu einer geringeren Plasminämie als bei der Streptokinasetherapie und damit zu weniger ausgeprägten Veränderungen der Gerinnungs- und Fibrinolyseparameter (s Abb. 38.4).

Die fibrinolytische Aktivität steigt langsamer an und erreicht erst am 2.–4. Tag der Therapie ihr Maximum. Da der Plasminogenpool sich nicht erschöpft, bleibt die fibrinolytische Aktivität im Blut über Tage in fast unverändertem Ausmaß erhalten. Wie bei der Streptokinasetherapie lässt auch

38 Gerinnungsveränderungen bei systemischen fibrinolytischen Therapien

hier der Ausfall der Gerinnungstests keinen Rückschluss auf die Effektivität der Therapie zu [11]. Da die Urokinasetherapie zudem mit einer schwachen Fibrinogenolyse einhergeht, ist wegen der Rethrombosierungsgefahr eine zusätzliche Heparingabe erforderlich, deren Hemmwirkung die Gerinnungstests ggf. additiv beeinflusst.

■ Rekombinanter Plasminogenaktivator (rt-PA)

Details zum Plasminogen-Gewebeaktivator (t-PA = Tissue-type Plasminogenaktivator) s. Kap. D27.24. Für den therapeutischen Einsatz wird t-PA gentechnisch hergestellt (rekombinant hergestellter t-PA = rt-PA). 2 weitere Mutanten (Reteplase, Tenecteplase) sind für die Therapie verfügbar (vgl. Fachinformationen). rt-PA bindet sich an Fibrin und kann dort seine eigentliche fibrinolytische Wirkung entfalten. Systemisch gegeben, wirkt er wie die anderen Plasminogenaktivatoren, wenn auch schwächer (s. Abb. 38.5).

Die Blutungsgefährdung steigt mit der rt-PA Dosis. Die Dosierungen in mg liegen im Allgemeinen um ein Vielfaches über der physiologischen Konzentration (µg/l). rt-PA ist frei von allergischen Nebenwirkungen.

In der TIMI-Phase-I-Studie [12] wurde die systemische Gabe von 80 mg rt-PA über 3 h mit der Gabe von 1,5 Mio. E Streptokinase über 1 h verglichen. Nach 5 h betrug der maximale Abfall des Fibrinogens unter rt-PA 33 % versus

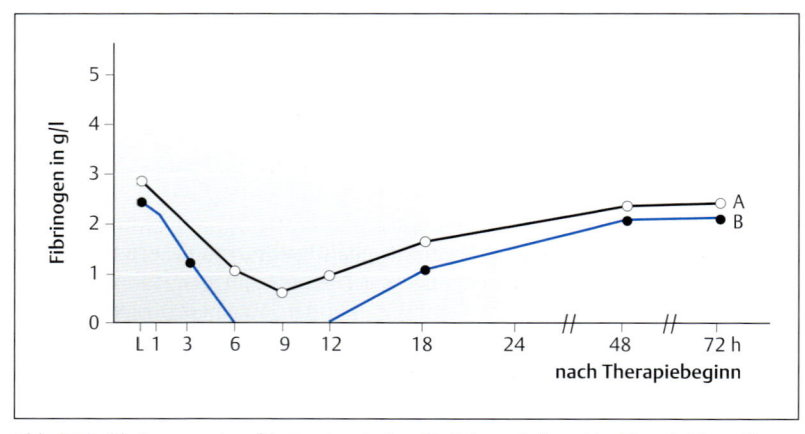

Abb. 38.1 Fibrinogenspiegel bei systemischer Fibrin(ogen)olyse, hier Streptokinasetherapie, in Abhängigkeit von der Methode.
A: Fibrinogenbestimmung nach Ratnoff-Menzie (Reduzierung von Störfaktoren)
B: Fibrinogenbestimmung nach Clauss

58 % unter Streptokinasetherapie; das Plasminogen war um 57 % versus 82 % abgefallen, während die Fibrin(ogen)derivate auf 97 µg/ml angestiegen waren, hingegen 244 µg/ml bei Therapie mit Streptokinase. Vermutlich ist die fibrinolytische Aktivität im Blut bei systemischem Einsatz von rt-PA eher schwächer, da eine In-vitro-Fortsetzung der t-PA-Aktivität bei dem seinerzeit verwendeten Fibrinolyseinhibitor anzunehmen ist [14].

38.3 Gerinnungsveränderungen bei systemischen Lysen

Bei systemischen Fibrin(ogen)olysen wird je nach Ausmaß der Lyse durch die Plasminbildung aus Plasminogen der Plasmininhibitor im Blut verbraucht. Dadurch kommt es zu einem Ungleichgewicht im fibrinolytischen System zugunsten des Plasmins (sog. **Plasminämie**, d.h. freies Plasmin im Blut), das relativ unspezifisch nicht nur Fibrin, sondern auch Fibrinogen und andere Proteine (Gerinnungsfaktoren, s.u.) abbaut.

■ Fibrinogenabfall

Der Abfall des Fibrinogenspiegels ist umso ausgeprägter, je mehr Plasmin anfällt – und je mehr dadurch der Plasmininhibitor verbraucht wurde. Zu beachten ist dabei, dass sämtliche Methoden der Fibrinogenbestimmung während einer systemischen fibrinolytischen Therapie mit methodischen Problemen und der Gefahr der Fehlinterpretation behaftet sind (Abb. 38.1):
- Fibrinogenbestimmung nach Clauss: zu niedrige Werte infolge Polymerisationshemmung des Fibrins durch die Fibrin(ogen)derivate
- immunologische Fibrinogenbestimmungen: keine Unterscheidung zwischen gerinnbarem Fibrinogen und den reichlich anfallenden Fibrin(ogen)derivaten
- Methode nach Ratnoff-Menzie: exakte Werte, aber sehr zeitaufwendig
- Fibrinogenbestimmungen mittels derived Fibrinogen (s. S. 436): ergibt Werte, die zwischen denjenigen mit herkömmlichen Methoden liegen [15].

Der Fibrinogenabfall ist am ausgeprägtesten bei der klassischen Streptokinasetherapie (Abb. 38.1), weniger bei der ultrahohen Streptokinasetherapie (Abb. 38.2) oder bei der Therapie mit Urokinase (s. Abb. 38.4) oder rt-PA (s. Abb. 38.5a)

38 Gerinnungsveränderungen bei systemischen fibrinolytischen Therapien

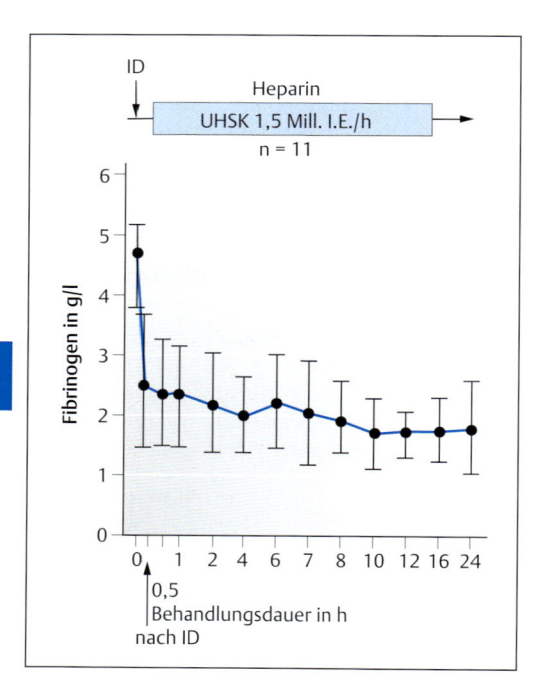

Abb. 38.2 Fibrinogenspiegel bei der schwach verlaufenden „ultrahohen Streptokinasetherapie". Während bei der klassischen Streptokinasetherapie das Fibrinogen meist kurzfristig stark abfällt (und dann allerdings infolge Erschöpfung des Plasminogens und damit der lytischen Aktivität auch rasch wieder ansteigt, Abb. 38.1), kam es in diesen Verläufen lediglich zu einem Abfall in Normalbereiche [9].

■ Fibrin(ogen)-Spaltprodukte und globale Gerinnungstests

Durch die Aufspaltung des Fibrinogens wird nicht nur quervernetztes Fibrin zu löslichen, messbaren **Fibrinspaltprodukten,** (international gebräuchliches Synonym: Fibrin Degradation Products, FbDP = D-Dimer-quervernetzte Produkte) abgebaut, sondern vor allem das im Blut vorhandene Fibrinogen zu **Fibrinogenspaltprodukten** (Fibrinogen Degradation Products, FbgDP) (s. Kap. B7 und Kap. D28).

Der Spiegel der Degradationsprodukte steigt umgekehrt proportional zum Abfall des Fibrinogens im Plasma an und kann Konzentrationen erreichen, die denjenigen normaler Fibrinogenkonzentrationen entsprechen (Abb. 38.3). Bei ausschließlicher Bestimmung der D-Dimere (FbDP) wird daher das gesamte Ausmaß der anfallenden Spaltprodukte nicht erfasst.

> Sofern nicht ausdrücklich angegeben, ist bei den Konzentrationsangaben der Degradationsprodukte in der älteren Literatur eine Unterscheidung von FbDP und FbgDP nicht möglich (s. Kap. D28.1 und [4]).

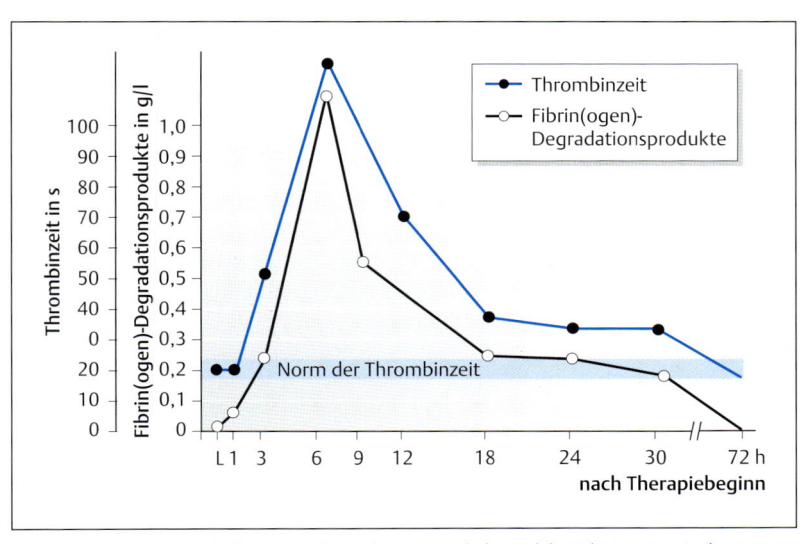

38.3 Gerinnungsveränderungen bei systemischen Lysen

Abb. 38.3 Gleiches Verhalten von Thrombinzeit und FbgDP/FbDP bei systemischer Streptokinasetherapie.

Auch gibt das Verhalten der Degradationsprodukte keinen Hinweis, ob die Lysierung des jeweiligen Gefäßverschlusses erfolgreich war [6].

Mit steigenden Konzentrationen hemmen die FbgDP/FbDP zunehmend die Fibrinpolymerisation, sodass die Gerinnungszeiten vor allem relativ unverdünnter, d.h. globaler Gerinnungstests zunehmend verlängert werden (Abb. 38.3).

Abb. 38.3 zeigt, wie die Thrombinzeit mit ihrer zunehmenden Verlängerung und anschließenden Rückkehr zur Norm parallel zu Anstieg und Abfall der Fibrin(ogen)-Degradationsprodukte verläuft. Tests mit thrombinähnlichen Enzymen (Batroxobinzeit) oder andere globale Tests (z. B. aPTT) verhalten sich prinzipiell wie die Thrombinzeit. Die Korrelation zwischen der Konzentration der Spaltprodukte und der Gerinnungshemmung ist so gut, dass es sich eingebürgert hat, zur Verlaufskontrolle der systemischen Therapien lediglich die Thrombinzeit (s. Kap. D26.3) oder Batroxobinzeit (s. Kap. D26.4) zu verwenden. Dies sind spezifische Tests, die nur den Einfluss der Fibrin(ogen)derivate auf die Fibrinbildung erfassen, unbeeinflusst von anderen Hämostasekomponenten.

Der Fibrinogenspiegel muss auf Werte < 0,5 g/l abgesunken sein, bevor er die Thrombinzeit verlängert. Falls die Proben gleichzeitig unfraktioniertes

Heparin oder andere Thrombininhibitoren enthalten, muss dieser Einfluss bei der Thrombinzeitbestimmung mitberücksichtigt werden.

Darüber hinaus zeigt Abb. 38.3, dass den gleichen Thrombinzeiten zu den Zeitpunkten „1 Stunde" und „24 Stunden" eine unterschiedliche Aussagekraft zukommt:
- Der **1-Stunden-Wert** kennzeichnet die zunehmende Fibrin(ogen)olyse, die Phase der Plasminämie und des zunehmenden Anfalls der Fibrin(ogen)degradationsprodukte.
- Der **24-Stunden-Wert** zeigt die abnehmende Fibrin(ogen)olyse, die Phase der Erschöpfung des Plasminogen-Pools und damit der zunehmenden Thrombosegefährdung des Patienten.

Zur Beurteilung einer mehrtägigen systemischen fibrinolytischen Therapie (Ausmaß und Phasen) lässt sich das grundsätzliche Verhalten anhand der Thrombinzeit am Beispiel einer Streptokinasetherapie in 3 Phasen einteilen:
1. zunehmende Verlängerung der Thrombinzeit
2. Rückkehr der Thrombinzeit zur Norm
3. Thrombinzeit im Normbereich.

Phase I: Zunehmende Verlängerung der Thrombinzeit

Phase I bezeichnet die Phase der Plasminämie; ihre Dauer beträgt bei einer Erhaltungsdosis von 100000 E SK/h ca. 12–20 h. In den ersten Stunden der fibrinolytischen Therapie steigt die Thrombinzeit entsprechend dem Anfall der Fibrin(ogen)derivate an (s. Abb. 38.3). Die Verlängerung der Thrombinzeit schwankt jedoch trotz gleicher Dosierung von Patient zu Patient. Dafür können bei der Streptokinasetherapie beispielsweise folgende Faktoren verantwortlich sein:
- individuelle Höhe des Antistreptokinase-Titers (infolge früher durchgemachter Streptokokkeninfekte oder früherer Therapien mit Streptokinase)
- interindividuelle Plasminogenspiegel
- Fibrinolyseinhibitoren im Plasma.

Die Thrombinzeit kann zwar auf nicht mehr messbare Werte ansteigen, doch ist dies nur ein bedingter Hinweis auf eine drohende Blutung. Erfahrungsgemäß korreliert die Blutungsgefahr weniger mit der Verlängerung der Thrombinzeit als mit der Dauer der Therapie. So werden Blutungskomplikationen am 3. Tag häufiger beobachtet als am 1. Tag.

Ein ausgeprägter Abfall des Fibrinogenspiegels findet nur in der Phase I statt (s. Abb. 38.1). Das Fibrinogen kann in dieser Zeit weit unter 1 g/l absinken.

Therapeutische Konsequenzen ergeben sich daraus nur, wenn bereits in dieser Phase der Therapie eine Blutungskomplikation auftreten sollte. Die Schnellbestimmung des Fibrinogens nach Clauss ergibt zwar dank der Hemmwirkung der Fibrin(ogen)derivate niedrigere Werte als mit aufwendigeren Messmethoden, trotzdem ist sie zur Einschätzung der Therapie meist ausreichend – sofern man den Verlauf der Thrombinzeitverlängerung im Auge behält (s. Abb. 38.1).

Phase II: Rückkehr der Thrombinzeit zur Norm

Sie bezeichnet das Ausklingen der Plasminämie und tritt etwa 15–40 h nach Therapiebeginn auf. Diese Phase der fibrinolytischen Therapie erfordert besondere Aufmerksamkeit: In dieser Zeit nähert sich die Thrombinzeit wieder der Norm, da infolge der Erschöpfung des Plasminogenpools kaum noch Fibrin(ogen)spaltprodukte gebildet werden (s. Abb. 38.1). In dieser Phase setzt jetzt auch eine Reokklusionsgefahr ein, sodass hier zusätzlich unfraktioniertes Heparin gegeben werden muss, sofern dies nicht schon von Anfang an wegen einer zu erwartenden schwachen lytischen Aktivität geschehen ist. Ist der Plasminogenpool erschöpft, so kehrt die fibrinolytische Aktivität des Plasmas zur Norm zurück und das Fibrinogen steigt wieder an.

Die Bestimmung des **Quick-Wertes** während der Phase II (auch in der Phase I) kann infolge der konzentrationsabhängigen Hemmeffekte der Fibrin(ogen)derivate und ggf. des Heparins zu **Fehlinterpretationen** führen.

> Als Faustregel gilt: Nur bei einer normalen Thrombinzeit zeigt der Quick-Wert die echte Verminderung des Prothrombinkomplexes an. Sollte in Phase II eine Bestimmung des Prothrombinkomplexes erforderlich und zu diesem Zeitpunkt die Thrombinzeit noch verlängert sein, so muss auf die Faktoreneinzelbestimmung mit hoher Plasmaverdünnung (z. B. Faktor II) ausgewichen werden.

Phase III: Thrombinzeit im Normbereich

Trotz weiterlaufender Infusion von Streptokinase sind in dieser Phase keine Zeichen einer systemischen Fibrinogenolyse mehr nachweisbar. Trotz fehlender Plasminämie werden durch das am Fibrin des Thrombus haftende Plasminogen nicht selten noch Gefäßeröffnungen beobachtet (**endogener Lysemechanismus**).

Die Gerinnungsanalyse hat in dieser Phase nur noch die Aufgabe, die Antikoagulanzientherapie zu überwachen (Thrombinzeit, aPTT, Quick-Test). Fehlinterpretationen des Quick-Tests und der Fibrinogenbestimmung sind in dieser Phase nicht mehr zu erwarten.

■ Weitere Fibrinolyse- und Gerinnungsmessgrößen

Ähnlich wie Fibrinogen verhalten sich viele Parameter des Gerinnungs- und Fibrinolysesystems. Es kommt zu einem deutlichen Abfall (proteolytischer Verbrauch) von:
- Plasminogen (Abb. 38.4)
- Inhibitoren wie Plasmininhibitor (Abb. 38.4) und Antithrombin
- Faktoren V, VIII, XII [6], XIII

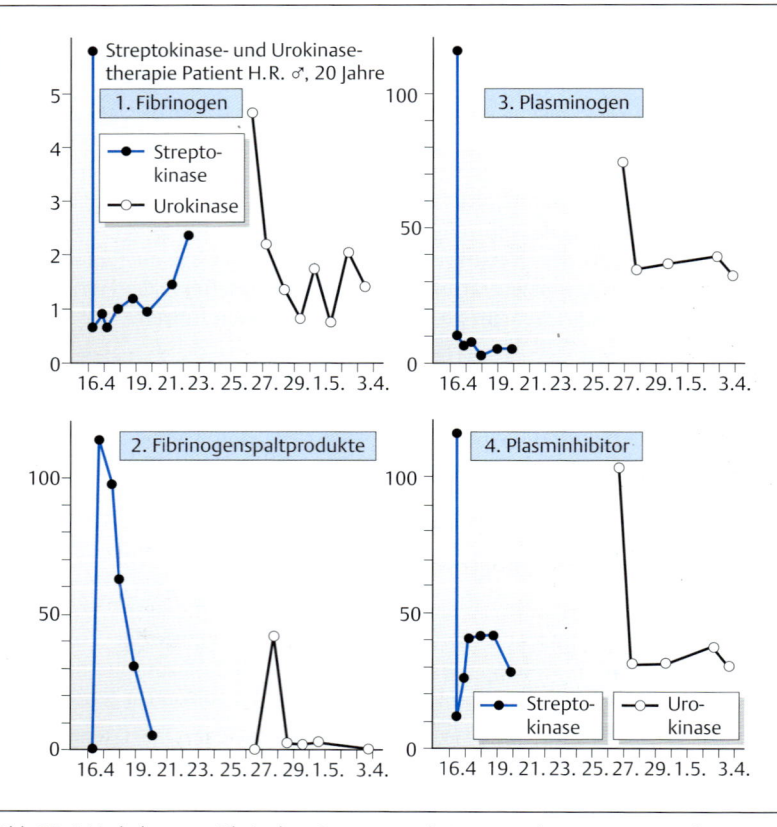

Abb. 38.4 Verhalten von Fibrinolyse-Parametern bei einer mehrtägigen Streptokinasetherapie und anschließenden Urokinasetherapie.

38.3 Gerinnungsveränderungen bei systemischen Lysen

Nicht oder nur unwesentlich fallen ab:
- Faktoren II, VII, IX, X, XI [6].

Abb. 38.4 zeigt das ähnliche Verhalten mehrerer Messgrößen bei einer Streptokinase- und anschließender Urokinasetherapie. Dadurch, dass zwischen beiden Therapien ein therapiefreies Intervall von wenigen Tagen bestand, konnten sich das Gerinnungs- und Fibrinolysesystem erholen – was dann zu einem erneuten, wenn auch weniger ausgeprägten Abfall der Messgrößen führte.

Abb. 38.5 zeigt, dass eine systemische rt-PA-Therapie generell wie eine Streptokinasetherapie abläuft, allerdings aufgrund der seinerzeit gewählten Dosierung deutlich schwächer ausgeprägt ist.

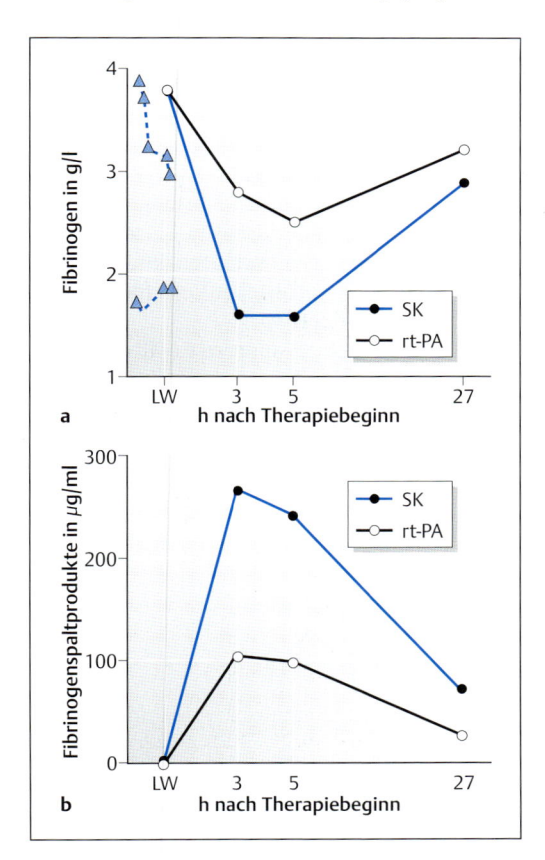

Abb. 38.5 Ähnliches Verhalten von **a** Fibrinogen und **b** Fibrin(ogen)derivaten nach 80 mg rt-PA i.v. über 3 h oder 1,5 Mio. E Streptokinase (SK) über 1 h (LW = Leerwert) [12].

38.4 Ancrod-Therapie

Übersichtsliteratur
Dempfle 2001 [2], Ehrly 1984 [3], Levy et al. 2009 [5]

Diese in den 70er und 80er Jahren vorübergehend eingesetzte Therapie ist keine fibrinolytische Therapie im eigentlichen Sinne. Sie wird zwar heutzutage nicht mehr eingesetzt, ist aber von ihrem Wirkungsprinzip her von Interesse. Die aus dem Gift der Malaiischen Gruben-Viper gewonnene Fraktion Ancrod (Arwin) wirkt nämlich in vivo zunächst kurz prokoagulatorisch, indem sie nur das Fibrinopeptid A von Fibrinogen abspaltet, nicht jedoch das Fibrinopeptid B. Dadurch entstehen leicht lösliche Fibrinmonomere, die dann vom körpereigenen fibrinolytischen Potenzial rasch eliminiert werden. Genau genommen entstehen dabei AA-Fibrinkomplexe, die durch das Proenzym Faktor XIII teilweise quervernetzt werden. Diese Komplexe wirken als Kofaktoren für t-PA, sodass die Plasminbildung und damit die Auflösung des Fibrins beschleunigt werden. Dadurch sinkt der Fibrinogenspiegel im Plasma.

Ziel dieser Therapie war die langsame Senkung des Fibrinogenspiegels durch s.c. Injektionen und damit die Senkung der Blutviskosität (Plasmaviskosität) mit entsprechender Verbesserung der Fließeigenschaften des Blutes. Sie wurde vor allem bei der Behandlung peripherer arterieller Verschlusskrankheiten eingesetzt, wo sie auch teilweise erfolgreich war.

Versuchsweise kam die Ancrod-Therapie auch bei anderen Gefäßverschlüssen zum Einsatz. So wurde Ancrod in den letzten Jahren beim akuten ischä-

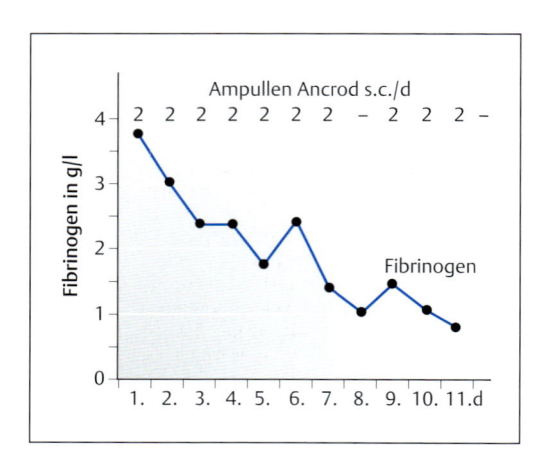

Abb. 38.**6** Verhalten des Fibrinogens (Clauss-Methode) während einer subkutanen Ancrod-Therapie.

mischen Schlaganfall diskutiert und in mehreren Studien erprobt. Die letzte prospektive Studie an 500 Patienten [5] ergab jedoch keine Verbesserung und einen Trend zur Blutungsneigung.

Zur Verlaufskontrolle der Ancrod-Therapie genügte die Fibrinogenbestimmung nach Clauss (Abb. 38.**6**) [3].

Literatur

[1] Beyer J, Schellong S. Fibrinolytische Therapie. Hämostaseologie 2008; 28: 428–437
[2] Dempfle CE, Argiriou S, Alesci et al. Fibrin formation and proteolysis during ancrod treatment. Evidence for Des-A-profibrin formation and Thrombin independent factor XIII activity. In: NASY Vol 936, Mosesson WM ed. 2001. Fibrinogen: XVIth International Workshop. doi: 10.111/J.1749-6632.2001.tb03489.x
[3] Ehrly AM. Hämorrheologische Therapie durch Fibrinogen-senkende Maßnahmen. Haemostaseologie 1984; 4: 32–35
[4] Gaffney PJ. Fibrin degradation products. A review of structures found *in vitro* and in vivo. In NYAS.Vol 936 Fibrinogen: XVIth International Fibrinogen Workshop 2001; 594–610; DOI: 10.1111/J.1749-6632.2001.tb03489.x
[5] Levy DE, del Zoppo GJ, Demaerschalk BM et al. Ancrod in acute ischemic stroke. Stroke 2009; 40: 3796–3803
[6] Lutze G, Franke D. Hämostaseologische Untersuchungen bei konventioneller fibrinolytischer Therapie mit Streptokinase (Awelysin®). Hämostaseologie 1991: 11: 39–49
[7] Manco-Johnson MJ, Grabowski EF, Hellgreen M et al. Scientific and Standardization Committee Communications. Recommendations of t-PA thrombolysis in children. Thromb Haemost 2002; 88: 157–158
[8] Marder VJ. Historical perspective and future direction of thrombolysis research: the rediscovery of plasmin. J Thromb Haemost 2011; 9 (Suppl 1): 364–373
[9] Martin M, B. Fiebach JO. Die Kurzzeitlyse mit ultrahoher Streptokinase-Dosierung zur Behandlung peripherer Arterien- und Venenverschlüsse. Bern: Huber; 1988
[10] Monagle P, Chan AKC, Goldenberg NA, et al. Antithrombotic therapy in neonates and children. CHEST 2012; 141 (Suppl): e737S–e801S
[11] Niessner H, Czembirek H, Lechner K et al. Grundlagen der Dosierung von Urokinase und Therapieüberwachung. In Tilsner V. Urokinase Workshop 1977. Freiburg: Papillon; 1978
[12] Rao AK, Pratt C, Berke A et al. Thrombolysis in myocardial infaction (TIMI) trial –phase I: hemorrhagic manifestations and changes in plasma fibrinogen and the fibrinolytic system in patiens treated with recombinant tissue plasminogen activator and streptokinase. JACC 1988; 11: 1–11
[13] Saver JL. Improving reperfusion therapy for acute ischaemic stroke. J Thromb Haemost 2011; 9 (Suppl 1): 333–343
[14] Seifried E, Tanswell P. Comparison of specific antibody, D-Phe-Pro-Arg-CH2Cl and aprotinin for prevention of in vitro effects of recombinant tissue-type plasminogen activator and hemostasis parameters. Thromb Haemost 1987; 58: 921–926
[15] Schmitt Y, Ramirez J, Denzler B. Die simultane funktionelle Bestimmung des Fibrinogens und der Thromboplastinzeit mit einem turbidometrischen Verfahren auf Electra 1000 C. Labor Med 1993; 17: 13–19

Sachverzeichnis

A

3AB0-Blutgruppe 95, 267, 545
Abciximab 717, 722, 1023 f.
- Verschlusszeit 728
Abort 7, 519 f.
- Antiphospholipid-Syndrom 277, 281
A_2B_2-Tetramer 539
Acarboxy-Faktor II 450
Acarboxyprotein 175 f., 347
Acenocoumarol 806, 964 f.
- Dosierung 970 f.
- Pharmakokinetik 969
Acetylsalicylsäure 722, 1016
- Aggregometrie 256, 740, 742
- PFA-100-Befund 732
- Pharmakologie 1017
- Resistenz 1017 f.
- Wirksamkeitsprüfung 727
- Wirkungsvariabilität 1018
aCL s. Anticardiolipin-Antikörper
Activated Clotting Time (ACT) 786, 793 f., 805
- Point-of-Care-Test 823
ADAMTS13 226 ff., 566 ff.
- Antikörpernachweis 572
- Hemmkörper 569
ADAMTS13-Aktivität 568 ff.
ADAMTS13-Mangel 232 ff., 567, 569
Adenosindiphosphat (ADP) 36, 734 f., 745
Adensointriphosphat (ATP) 743 f.
Adhäsivprotein 34, 37, 55
- Fibronektin 648
- Vitronektin 650
- Von-Willebrand-Faktor 542, 544
Adipositas 294, 304, 306
ADME-Parameter 898
ADP s. Adenosindiphosphat
ADP-Rezeptor 26
ADP-Rezeptor-Antagonisten 749, 1016, 1018 ff.
ADP-Rezeptorblockade 749
Adrenalin 476
Afibrinogenämie 12, 138
- kongenitale 370, 428 f., 437
- Therapie 882

Aggregation Units 827
Aggregometrie 256, 762 f.
AIDS 116
A-Ketten-Dimer 531
Aktin-Netzwerk 33
Aktivierungsmarker 199, 686 ff.
Aktivität, Maßeinheit 342
Aktivitätstest 343 f.
Akutphaseprotein 56, 424
- C4b-Binding Protein 614
- C1-Esterase-Inhibitor 647
- Faktor VIII 474, 480
- Plasminogenaktivator-Inhibitor-1 632
- $α_1$-Proteinaseinhibitor 642
- Von-Willebrand-Faktor 542, 554
Akzelerationsglobulin 451, 475
Albinismus 254
Alkoholkonsum 973
Alloantikörper 145, 150, 487 f.
- Bestimmung 368 f.
Alloimmunthrombozytopenie, neonatale (NAIT) 315
Alpha-Winkel 831 f., 834
Alter 301
Ammoniak 537
Amplifikation 44
Amyloidose 162 ff., 219, 519
- Faktor-X-Mangel 504, 507
- Thrombinzeit 394
Anämie
- aplastische 238
- autoimmunhämolytische 245
- hämolytische 225
Anaphylaktische Reaktion 948
Ancrod 55, 398 f., 1038 f.
Angina pectoris 912, 1016
Angiogenese 516
Annexin-II-Rezeptor 216, 280, 637
Anti-$β_2$-Glykoprotein-I-Antikörper 278, 767 f.
- Lupusantikoagulans-Aktivität 771
- Nachweis 770, 778 ff.
Anticardiolipin-Antikörper (aCL) 278, 767 f.
- Nachweis 770, 778 ff.

Sachverzeichnis

Anti-D-Gabe 247
Anti-Faktor-Xa-Aktivität 802, 804, 914 ff.
- Kasuistik 386
Anti-Faktor-Xa/alla-Ratio 914, 917, 920
Anti-Faktor-Xa-Einheit 802
Anti-Faktor-Xa-Plasmakonzentration 906
Anti-Faktor-Xa-Talspiegel 801
Anti-Faktor-Xa-Test, chromogener 787 ff., 800
Antifibrinolytika 222
Antigen, Faktor-VIII-assoziiertes 487
Antigen-Antikörper-Komplex 352
Antigentest 760 ff.
Antikoagulanzien 379 ff., 895 ff.
- Einfluss auf Labordiagnostik 329
- Inhibitor-Effekt 6 f.
- Interaktion 898 f.
- Monitoring 364, 786 ff.
- orale 895 f.
  - neue (NOA) 382, 807 ff., 1000 ff.
- parenterale 895 f.
- Thrombelastografie 835
- Thrombingenerierungstest 409
Antikoagulation
- Blutungskomplikation 909
- physiologische 22
- überbrückende s. Bridging-Therapie
- in vitro 342 f.
Antikörper, antithrombozytäre 250, 315
Antikörpernachweis 350 f.
Antiphospholipid-Antikörper (aPL) 277 ff., 767 ff.
- ELISA-Test 778 ff.
- Kindesalter 283
- Plazentagängigkeit 315
Antiphospholipid-Syndrom 19, 162, 277 ff.
- Diagnostik 283 f., 769 f.
- Faktor-XII-Inhibitor 519
- familiäres 281
- Schwangerschaft 281 ff., 285
- Therapie 284 f.
α_2-Antiplasmin 76, 199
- Mangel 183
Anti-Prothrombin-Antikörper 162, 283, 771
Antirheumatika, nichtsteroidale 728
Antithrombin 28, 63 f., 584 ff.
- Aktivität 591 ff.
- Bindungsstelle 50

- DIC 210
- Faktor-Xa-Inhibitor 501
- Kindesalter 322
- Konformationsänderung 65, 586
- Pittsburgh 67
- Plasmakonzentration 86, 586 f.
  - erhöhte 591, 593
  - falsch hohe 798
  - verminderte 210 f., 270 ff., 593
- Referenzwert, altersabhängiger 314
- Schwangerschaft 102, 104
- Substitution 594
- Veränderung, geschlechtsabhängige 95
- Wirkung 65 f., 586
Antithrombin-Konzentrat 876 ff.
- plasmatisches (pd-AT) 877
- rekombinantes 877, 879
Antithrombin-Mangel
- angeborener 260 ff., 587 ff., 593
- erworbener 585, 589 ff., 593 f.
- heterozygoter 321
- Kasuistik 594
- Schwangerschaft 293
- Therapie 878
- Thromboembolierisiko 264, 293
- Typ I/II 264, 588
α_1-Antitrypsin s. α_1-Proteinase-Inhibitor
Aortendissektion 691
APCC s. Prothrombinkomplex-Konzentrat, aktiviertes
APCR = aktiviertes Protein C-Resistenz 265, 456 ff.
- angeborene 457
- aPTT 372
- Bestimmung 459 ff.
- erworbene 458
- Faktor-V-Mangel 454
- Veränderung, geschlechtsabhängige 94 f.
APCR-Funktionstest 460, 810
Apixaban 382, 988 ff.
- Bridging 1001
- Dosierung 997 f.
- Interaktion 999 f.
- Kontraindikation 1001
- Monitoring 788, 795, 807 ff., 812
- Pharmakokinetik 993 ff.
- Plasmakonzentration 812
- Strukturformel 992
- Wirkmechanismus 895
aPL s. Antiphospholipid-Antikörper

Aprotinin 638, 832
aPTT = aktivierte partielle Thromboplastinzeit 2 f., 371 ff.
– Antikoagulanzien 379 ff.
– Bestimmung, zweifache 460
– Definition 373 f.
– Einflussgröße 376 f., 381, 383 ff.
– Gerinnungsfaktor 376 ff.
– Heparindosisadjustierung 906
– Kasuistik 386
– Lepirudin-Monitoring 803
– Lupusantikoagulans-sensitive 772
– Monitoring 787 f., 798 f., 801 f., 857 f.
– Point-of-Care-Test 822
– Pseudonormalität 377
– Quick-Wert-Korrelation 378
– Reaktionsablauf 46
– Referenzwert, altersabhängiger 314
– Thrombozytenzahl 385 f.
– Veränderung, kombinierte 9 ff.
– Vitamin-K-Mangel 173
aPTT-Mischversuch 149 f., 350 f.
aPTT-Ratio 801 ff., 805
aPTT-Reagens 374, 380, 810
– Antikoagulanzien-Monitoring 802 f.
– lupussensitives 769
– Spezifität 384
aPTT-Test, Standardisierung 376
aPTT-Testkits 383, 772
aPTT-Verkürzung 372, 377, 380 f.
aPTT-Verlängerung 5 ff., 11 ff.
– Antikoagulanzien, orale, neue 809 f.
– Antiphospholipid-Syndrom 283 f.
– Befundinterpretation 348
– Faktor-VIII-Hemmkörper 488
– Hämophilie 147 ff.
– Inhibitor, pathologischer 382 f.
– Kindesalter 283, 322
– Leberfunktionsstörung 186
– bei normalem Quick-Wert 112
– Präkallikrein-Mangel 523
– Thrombozytenfunktion, pathologische 16 ff.
– Ursache 10, 372, 377 ff.
– Von-Willebrand-Syndrom 557
Arachidonsäure 734 f., 745
Argatroban 290 f., 368
– Besonderheiten 939 ff.
– Dosierung 934, 937 f.
– Dosisreduktion 935, 938
– HIT-Therapie 933 ff.
– Kontraindikation 939
– Monitoring 788, 795 f., 798
  – aPTT 801 f.
– Pharmakodynamik 936 f.
– Pharmakokinetik 934, 937
– Wirkmechanismus 895
Arthropathie, hämophile 110
Asparaginasetherapie 495, 505, 535
– Antithrombin-Mangel 585
– Protein-S-Abfall 614
– Thromboembolieprophylaxe 879
Asplenie 714
ASS s. Acetylsalicylsäure
Assay, immunradiometrisches 571
Aszites 220, 624
ATP s. Adenosintriphosphat
Autoantikörper 144, 150, 767
– Bestimmung 368 f.
– gegen Fibrinogen 432
– funktionelle 487
– neutralisierende 144 f., 155, 158 f.
– nicht neutralisierende 144, 155, 159
– polyklonale 163
Autoimmunerkrankung 147, 156, 277

B

Back-up-Inhibitor 63, 70
Batroxobin 398 f., 422
Batroxobinzeit 397 ff.
– verlängerte 395 f., 398 f.
Befundkombination 2 ff.
Beinvenenthrombose, tiefe 692
Bernard-Soulier-Syndrom 252 f., 256, 739
– Durchflusszytometrie 750
– Lichttransmissionsaggregometrie 740
– PFA-100 726, 730, 732
– Therapie 873
Bethesda-Einheit 228, 488, 490
Bethesda-Test 150 f., 351, 489 f.
Betrixaban 989
Bivalirudin 788, 960 ff.
– HIT-Therapie 933
– Monitoring 793, 805
– Wirkmechanismus 895
Blutausstrich 718
Blutentnahme 736, 788 f.
– Durchflusszytometrie 749
– erschwerte 455
Blutentnahmetechnik 331 ff., 355

1043

Sachverzeichnis

Blutgruppe 95, 267
Blutgruppe 0 545
Blutprobe
- Auftauen 331, 334
- Einfrieren 333
- Gelieren 434
- geronnene 330
- Hämolyse 330 f.
- Heparin haltige 381
- Lagerung 330
- Schaumbildung 355
- Transportdauer 330
- Transportstabilität 334 f.
Blutprobenaufbereitung 333 f.
Blutstillung 22 f.
Bluttransfusion, Komplikation 250
Blutung
- intrakranielle 533
- Notfallbehandlung 885 f.
- postpartale 129
- subkutane 146
- Von-Willebrand-Syndrom 129 f.
Blutungsneigung, generalisierte, schwere 536
Blutungsrisiko 984
- Bivalirudin 962 f.
- Fondaparinux 957 f.
- Heparin 909, 928 f.
- Vitamin-K-Antagonisten 984 f.
Blutungszeit 3, 719 ff.
- nach Duke 719 f.
- normale 723
- subaquale 719 f.
- in vitro 724
Blutungszeitverlängerung 721 f.
Blutverlust
- massiver 15
- peripartaler 101
Blutviskosität 56
Body-Mass-Index 95 f.
Bridging-Therapie 913, 926, 973, 1001
BSS s. Bernard-Soulier-Syndrom
Buffy Coat 333

C

C1-Esterase-Inhibitor 29 f., 646 ff.
- Wirkung 67
C1-Esterase-Inhibitor-Mangel 647 f.
C1-Inhibitor 49, 65
C1-Komplementaktivierung 49

C4b-binding Protein 610, 614
CAMT s. Thrombozytopenie, amegakaryozytäre, kongentiale
Cangrelor 1022 f.
CAPS = Catastrophic Antiphospholipid-Syndrom 281
Carbohydrate-Glykoprotein-Deficiency-Syndrom 143
γ-Carboxylierung 141, 967 f.
- beeinträchtigte 495
- fehlende 175 f.
Certoparin 912, 920, 923 ff.
- Dosisreduktion 927
Chediak-Higachi-Syndrom 254
Chemokine 34
Chirurgie 301 f.
Cholestase 171 f.
Christmas Disease s. Hämophilie B
Chromophor 789
Chrono-Log-Aggregometer 743 f.
Chymotrypsin 29
Citrat-/Plasma-Relation 375
Citratlösung 332 f., 628
Citrat-Monovette
- überfüllte 330
- unterfüllte 329, 372
Citrat-pH 375 f., 427
Clark-Freeman-Elektrophorese 354
Clauss-Methode 435
Clopidogrel 256, 722, 732
- Dosierung 1021
- Eliminationshalbwertszeit 1021
- Pharmakologie 1019 ff.
- Wirksamkeitsprüfung 727, 749
- Wirkungsvariabilität 1021 f.
Clopidogrel-Resistenz 1017, 1021
Closure Time s. Verschlusszeit
Clot Forming Time (CFT) 540, 831
Coagulation Time (CT) 831
Col/ADP-Messzelle 724 ff., 730 f.
Col/Epi-Messzelle 724 ff., 730 f.
Colombi-Index 454
Corn-Trypsin-Inhibitor 405
COX-1-Hemmer 727
CRM⁺ = Cross-reacting Material positive 108
CRM⁻ = Cross-reacting Material negative 108
CYP-2C9-Genvariante 975 f.
Cytochrom-P-450-Enzym 899, 994 ff.

Sachverzeichnis

D
Dabigatranetexilat 382, 988 ff.
- Absetzen 1001
- Bioverfügbarkeit 991
- Dialysierbarkeit 1002
- Dosierung 998
- Interaktion 999 f.
- Kontraindikation 1001
- Monitoring 788, 796, 807 ff., 812 f.
- Pharmakokinetik 993 ff., 997
- Talspiegel 813
- Umstellung 1001
- Wirkmechanismus 895

Dabigatranetexilatmesilat (DEM) 991, 993
Dähle-Körperchen 242
Dalteparin 912, 920, 923 ff.
- Dosisreduktion 927

Danaparoid 941 ff.
- Dosisreduktion 935, 944
- HIT-Therapie 933 ff.
- Monitoring 787, 791 f., 795, 802
- Nebenwirkung 944
- Pharmakokinetik 934, 942
- Wirkmechanismus 895

Darexaban 989
DDAVP s. Desmopressin
D-Dimer-Antigen 78 f., 686 ff.
- Bestimmung 692 ff.
- Differenzialdiagnose 386, 437, 689
- Konzentration, erhöhte 689 ff., 694
- bei Operation 691
- Point-of-Care-Test 824 f.
- Referenzbereich 314, 689
- Veränderung
  - altersabhängige 91, 93, 314
  - in der Schwangerschaft 102 ff.
- Wert, prädiktiver, negativer 825

D-Domäne 53 f., 58
DTT = diluted Thrombin Time 391, 812
Defibrinierungssyndrom 881
Delayed-Onset-HIT 287
Derived Fibrinogen 436
Dermatansulfat 66, 595
1-Desamino-8-D-Arginin-Vasopressin s. Desmopressin
Desmopressin 134, 890 ff.
- Infusion 564
- Stimulationsversuch 134

Dextransulfat 790 f.

D-Fragment 77 f.
Diabetes mellitus 309, 481
DIC s. Gerinnung, intravasale, disseminierte
Dichte, optische (OD) 761
DIC-Score 205, 208 f.
Dicumarol 965
Diluted Thrombin Time (DTT) 391, 812
Dilutionskoagulopathie 444, 492
γ-Dimer 60 f.
Dipyridamol 1016, 1025
Döhle-Körperchen 718
Drug Design 991
dRVVT-Test = diluted Russel-Viper-Venom-Time-Test 775 ff.
- falsch positiver 450, 810

DDT = diluted Thrombin Time 391, 812
Durchflusszytometrie 747 ff.
- Einflussgröße 751

Dysfibrinogenämie 56, 138, 218
- aPTT 379
- Batroxobinzeit 398
- erworbene 395, 431
- kongenitale 266, 395 f., 421, 429 f.
  - Kasuistik 437
- Quick-Test 368
- Symptomatik 430
- Therapie 881 f.
- Thrombinzeit 392, 395 f.

Dysplasminogenämie 217
Dysprothrombinämie 138, 443

E
Early-Onset-HIT 287
Ecarin 440
- Chromogenic Assay (ECA) 787 f., 799, 813
- Clotting Timie (ECT) 788, 799, 812

E-Domäne 53 f., 58
Edoxaban 989
Effusion, subkutane 148
Einstufentest, koagulometrischer 349
Einzelfaktorkonzentrat 187 f.
Eisbergphänomen 287 f.
Ekchymose 201
Elastase 452, 477, 589, 632
ELISA = Enzyme-linked Immunosorbent Assay 352 f., 760 ff.
- Anticardiolipin-Antikörper 767
- Antiphospholipid-Antikörper 778 ff.

1045

Sachverzeichnis

ELISA
- Faktor-VIII-Inhibitor 490
- Reaktivität, falsch positive 762

Endotoxin 194
Endothel 23
Endothel-Protein-C-Rezeptor (EPCR) 69
Endothelverletzung 37, 194, 772
Endothelzellmarker 94
Enoxaparin 912, 923 ff.
- Dosisreduktion 927

Entzündung 56, 67, 432
- ADAMTS13-Mangel 569

Entzündungsmodulator 34
Enzym
- fibrinogenspaltendes 54 f.
- proteolytisches 422 f.
- Thrombin-ähnliches 13, 398 f.

Epistaxis 130, 513
Epstein-Syndrom 239, 242
Eptifibatid 1024
Erkrankung
- kardiovaskuläre 156 f., 159 f.
- lymphoproliferative 155 f., 160
- myeloproliferative 732

Ernährung, Vitamin-K-reiche 978, 983 f.
Ethanol 426 f.
Euglobulin-Lysezeit 220 f.
Evans-Syndrom 245

F

Faktor (s. auch Gerinnungsfaktor)
- antikoagulatorischer 34
- prokoagulatorischer 34

Faktor II 4, 27, 438 ff.
- Abbau 83 f.
- Aktivierung 46
- Antigen 448
- Antikörper 444 f., 768
- Einstufentest 449
- Halbwertszeit 441, 864
- Plasmakonzentration 322, 441, 448 ff.
  - erhöhte 266, 445 ff.
- Substitution 862
- Umwandlung 2, 695
- Veränderung, altersabhängige 91 f.

Faktor IIa s. Thrombin
Faktor-II-Aktivität 367, 448 f.
- erhöhte 439
- verminderte 186, 439, 443 ff.

Faktor-II-Mangel 138, 162
- angeborener 443 f.
- erworbener 444 f.
- heterozygoter 444
- homozygoter 443
- Kasuistik 781 ff.
- beim Kind 283

Faktor IV 7
Faktor V 27, 450 ff.
- Abbau 83 f.
- Autoantikörper 161, 455
- Cambridge 456 f.
- Einstufentest 458 f.
- Genmutation 450, 453
- Halbwertszeit 452
- Hongkong 456 f.
- Inaktivierung 265
- Inhibitor 455
- Plasmakonzentration 42, 452
- Quebec 215, 254 f., 454
- Stabilität 452
- Substitution 862

Faktor Va 42
- Inaktivierung 68

Faktor-V-Aktivität 458 f.
- erhöhte 455
- verminderte 185 f., 210 f., 453 ff.

Faktor-V-/Faktor-VIII-Mangel 138 ff.
Faktor-V-Leiden-Mutation 68, 260 f., 456 ff.
- Differenzialdiagnose 370
- Genotypisierung 460 f.
- heterozygoter 457, 461
- Koheredität 264
- kombinierte 266
- Thrombingenerierungstest 411 f.
- Thromborisiko 265, 292 f., 303

Faktor-V-Mangel 112, 138 ff., 450
- angeborener 370, 453 f., 461 f.
- erworbener 161, 454 f.
- isolierter 4
- Therapie 885

Faktor VII 27, 462 ff.
- Aktivierung 49
- Antigen 465
- Autoantikörper 161, 468
- Bestimmung 469 ff.
- Einstufentest 470 f.
- Halbwertszeit 464, 864

Sachverzeichnis

- Kälteaktivierung 469
- Plasmakonzentration 96, 41, 464
- Schwankung, zirkadiane 97
- Schwangerschaft 102
- Veränderung, altersabhängige 91 f.
Faktor VIIa 462 ff.
- Akzelerator 42
- Bestimmung 469, 472
- freier 464
- Funktion 44 f.
- Inhibitor 29, 64
- Plasmakonzentration 464 f.
- rekombinanter 152, 872 ff.
- Tissue-Factor-Komplex 44 ff.
Faktor-VII-Aktivität 367, 462, 465
- hohe 468 f., 471
- Kindesalter 322
- verminderte 173, 183, 185 f., 466 ff.
Faktor-VII-Konzentrat 870 ff.
Faktor-VII-Mangel 5, 137 f., 463
- angeborener 364, 378, 466 f.
- erworbener 161, 467 f.
- Kasuistik 473
- Übersehen 369
Faktor VIII 27, 474 ff.
- Abbau 83 f.
- Antigen 108, 487
- Antikörper 144, 153
- Bestimmung 7, 371 f., 481 ff.
- Bindungskapazität 8
- Domäne 475
- Einstufentest 482, 484 f., 489
- Genmutation 483
- Inhibitor 482, 487 ff., 869
  - Kasuistik 781 ff.
- Plasmakonzentration 42, 892 f.
- porciner 854
- rekombinanter 854 f.
- Schwangerschaft 102 f.
- Substitution 114 ff., 858 f., 860 f.
- Veränderung, altersabhängige 91 f., 95
- Zweistufentest 482, 485 f.
Faktor VIIIa 42, 476
- Inaktivierung 68
Faktor-VIII-Aktivität 376 ff., 477 f.
- erhöhte 135, 210 f., 480 ff.
- Leberfunktionsstörung 183, 186
- Kasuistik 386
- verminderte 107, 478 f., 484 f., 558

Faktor-VIII-Konzentrat 135, 849
- Bedarf 851, 860
- Halbwertszeit 859
- hochgereinigtes 853, 855
- Pharmakokinetik 847 f.
Faktor-VIII-Mangel 142, 474, 478 ff.
- compound heterozygoter 467
Faktor-VIII/von-Willebrand-Faktor-Konzentrat 853 ff.
- Dosierung 856 f.
- Therapieüberwachung 857 ff.
Faktor IX 27, 492 ff.
- Aktivierung 46
- Antigen 108
- Autoantikörper 162, 496
- Genmutation 976
- Halbwertszeit 493, 864
- Inhibitor 496, 869
- Konzentrat 865 ff., 868
- Mangel 142, 162, 492, 495 f.
- Plasmakonzentration 41, 493 f.
- rekombinanter 866 f.
- Substitution 862
- Variante 267
Faktor IXa 493 f.
- Akzelerator 42
- Inaktivierung 28
- Inhibitor 64
Faktor-IX-Aktivität 371 f., 497 ff., 868
- erhöhte 267, 496 f.
- verminderte 107 ff., 173, 376 f.
Faktor-IX-Leiden 495
Faktor X 27, 500 ff.
- Aktivierung 46, 475, 501
- Antigen 162
- Einstufentest 506
- Gen 501 f.
- Halbwertszeit 502, 864
- Inhibitor 501 f.
- Plasmakonzentration 41, 502
- Veränderung, altersabhängige 91 f.
- Substitution 862
Faktor Xa 44 f., 501
- Akzelerator 42
- Inaktivierung 28 f., 65, 580
- Plasmakonzentration 800
Faktor-Xa-Hemmung 895 f., 954
- Antithrombin-vermittelte 902, 914 f.

Sachverzeichnis

Faktor-Xa-Inhibitor 64, 409
- direkter 7, 382, 988 ff.
- indirekter 7
- Monitoring 788, 807 ff.
- oraler 368, 807 ff., 988 ff.
- parenteraler 804 f., 951 ff.

Faktor-X-Aktivität 367, 505 ff.
- Referenzbereich 503
- verminderte 173, 500, 504 ff.

Faktor-X-Mangel 138, 164, 503 ff.
- Amyloidose 507
- angeborener 500, 503 f.
- erworbener 162, 504 f.
- isolierter 4

Faktor XI 27 f., 508 ff.
- Aktivierung 45, 49, 509
- Defekt, familiärer 513
- Funktion 48 f.
- Halbwertszeit 509
- Inhibitor 49, 67, 511 f.
- Plasmakonzentration 509

Faktor XIa 509
- Inaktivierung 28 f.

Faktor-XIa-Inhibitor 64, 573
Faktor-XI-Aktivität 371, 510, 512 ff.
- erhöhte 496 f., 508, 512
- verminderte 376 f., 495 f., 510 ff.

Faktor-XI-Mangel 5 f., 48, 138, 508
- angeborener 510 f., 513 f.
- erworbener 511 f.
- Leitbefund 512 ff.
- Therapie 511, 885

Faktor XII 27 f., 514 ff.
- Aktivierung 49, 515, 523
- Aktivität 376, 514, 516
- Antikörper 519
- Fragment 517
- Funktion 48 f.
- Gefäßverschlussrisiko 520 f.
- Inhibitor 519 f.
- Plasmakonzentration 371, 516 f., 521 f.

Faktor XIIa 49, 515 f.
- Inaktivierung 28 f.
- Inhibitor 49, 64, 516

Faktor-XII-Mangel 5 f., 137 f., 514 f.
- angeborener 517 f., 522
- antikörperbedingter 519
- erworbener 518 ff.
- Plasma-Tauschverusch 520

Faktor XIII 28, 529 ff.
- A-Kette 531 f., 539 f.
- Aktivierung 61, 530
- Aktivität 60, 346, 536 ff.
- Autoantikörper 163, 535
- B-Kette 531 f., 539 f.
- Halbwertszeit 532
- Inhibitor 535 f., 538
- Plasmakonzentration 532 f.
- Tetramer 532, 539
- Untereinheit-A-Antigen-Immunoassay 539
- Val34Leu-Polymorphismus 530, 536

Faktor XIIIa 28, 76, 530
- Aktivierung 59

Faktor-XIII-Konzentrat 534, 883 f.
Faktor-XIII-Mangel 529 f., 883 f.
- angeborener 533 f., 541
- erworbener 163, 534 f., 541
- Fibrinpolymerisation 60 f.
- Nachweis, qualitativer 540
- neonataler 318
- Thrombelastografie 834 f.

Faktorenkonzentrat 844 ff.
- Halbwertszeit 849 f.
- hochgereinigtes 845
- Incremental Recovery 847 ff.
- Konzentration 847 ff.
- Maßeinheit 847
- Plasma-derived (pd) 844 f., 852
- rekombinant (r) 844
- Überdosierung 846
- Unterdosierung 846, 856
- Virusreduktionsverfahren 845
- Wirkung, unerwünschte 851 f.

Fanconi-Anämie 241
FbDP s. Fibrin-Degradationsprodukt
FbgDP s. Fibrinogen-Degradationsprodukt
Fechtner-Syndrom 239, 242
FEIBA = Factor VIII Inhibitor Bypassing Activity 117, 869 f.
Fettabsaugung 301
Fettleberhepatitis, nichtalkoholische 184
FFP s. Fresh Frozen Plasma

Fibrin 27, 30, 74
- Abbau 77 f.
- löslches 57, 422, 701 ff.
  - Halbwertszeit 87
  - Nachweis 426 f.
  - Plasmakonzentration 87, 199, 702

Sachverzeichnis

- Quervernetzung 60, 78, 530 f.
- Stabilisierung 30, 53, 59 ff.
- Störung 14
- unlösliches 422

Fibrinbildung 24, 39, 45
- Erfassung 345 f., 389
- Hemmung 11, 199, 369
- Inhibitor 394
- intravasale 16, 79, 193, 700
- in-vitro-Bildung 425 f.
- Schwangerschaft 104
- Thrombin-induzierte 53, 57 f.
- Thrombin-unabhängige 397
- verzögerte 107

Fibrinbildungsgeschwindigkeit 424 ff.
Fibrinbindungsstörung 218
Fibrin-Degradationsprodukt (FbDP) 186, 689 f., 1032 f.
- Gerinnungshemmung 1033
- plasminbedingtes, quervernetztes 687

Fibrin(ogen)-Derivat
- aPTT 382
- Batroxobinzeit 399
- Thrombinzeit 392 f.

Fibringerinnsel 529
- Auflösung 1028
- Lyseresistenz 583
- Stabilitätsmessung 538 f.

Fibrinkleber 161 f.
Fibrinmonomer s. Fibrin, lösliches
Fibrinnetz 58 f.
Fibrinogen 30, 421 ff.
- Abbau 77 f., 688
- Aktivitätsminderung 138, 186
- Bindungsstelle 54
- Eigenschaft 55 f., 424 ff.
- funktionelles 832, 834
- gerinnbares 368, 427
- Halbwertszeit 55, 424
- Hitzefällung 438
- Isoform 54
- Kältepräzipitation 426
- Kasuistik 386
- Physiologie 54 f.
- Polymerisationsprozess 58 f.
- Präzipitierbarkeit 56 f.
- Schwangerschaft 102
- Schwankung 97
- Sekretionsrate 55
- Struktur 53 f.
- Veränderung, altersabhängige 91 f.
- Verbrauch 83 f.

Fibrinogenaktivitätsmessung nach Clauss 427, 435 f.
Fibrinogenäquivalent 689
Fibrinogenbestimmung 10, 434 ff., 1031
- immunologische 427, 436
- Kasuistik 437
- nach Ratnoff-Menzie 436

Fibrinogenbindung 253
Fibrinogen-Bindungsstelle 50, 56
Fibrinogen-Degradationsprodukt (FbgDP) 186 f., 688, 1032 f.
- Konzentration, extrem hohe 369
- Nachweis 78
- Verlauf 1036 f.

Fibrinogeninhibitor 432
Fibrinogenkonzentrat 429, 880 ff.
Fibrinogenkonzentration 54, 57 f., 424 ff.
- erhöhte 183, 421, 430 ff.
- Senkung 1031 f., 1033 ff., 1038
- verminderte 210 f., 399, 428 ff.

Fibrinogen-Mangel 10, 379, 881
- Leitbefund 421
- medikamentös bedingter 431
- Therapie 880 ff.
- Thrombinzeit 397
- Verbrauchskoagulopathie 430
- Verlustkoagulopathie 431

Fibrinogenolyse 73, 392
- Plasmin bedingte 78
- systemische 76

Fibrinogenspaltung 54 f.
Fibrinogenumwandlung 11, 14
Fibrinogenvariante 12
Fibrinolyse 24 f., 73 ff.
- Aktivator 24, 30, 214 ff.
- Aktivierungsmarker 686 ff.
- Aktivierungsprodukt 87
- Antiphospholipid-Syndrom 280
- endogene 688
- latent erhöhte 19
- Physiologie 79
- Schwangerschaft 103 ff.
- Schwankung, diurnale 79
- Veränderung, altersabhängige 91, 93
- vorzeitige 61

Fibrinolyse-Inhibitor 30 f., 64, 77 ff.
- Mangel 216 f.

Fibrinolytika 1028 ff.

1049

Sachverzeichnis

Fibrinolytische Aktivität 351 f., 703 f.
- erhöhte 182 f., 214 ff., 583
  - Diagnostik 220 f.
  - Protein-Ca 598
  - Therapie 222
  - Ursache 218 ff., 636 f.
- überschießende 199
- verminderte 199, 217 f., 321

Fibrinolytische Therapie 396, 699, 1027 ff.
  - Gerinnungsveränderung 1031 ff.
  - Parameter 1036 f.
  - Reokklusionsgefahr 1035

Fibrinolytisches
- Gleichgewicht 214 ff.
- System 3, 24, 77

Fibrinopeptid A 55, 57, 699 ff.
  - Abspaltung 398
  - Ancrod 1038
  - Halbwertszeit 87
  - Plasmakonzentration 87

Fibrinopetid B 57, 700
Fibrinplattenmethode 220
Fibrinpolymerisation 53, 397
- Hemmung 11, 392, 1033
- Inhibitor 163
- Störung 60 f., 387, 398

Fibrin(ogen)-Spaltprodukt s. Fibrin-Degradationsprodukt
Fibrinspaltung 688
Fibronektin 352, 426, 648 ff.
- Mangel 650

Fitzgerald-Faktor-Mangel 527
Flaujeac-Faktor-Mangel 527
Fletcher-Faktor 526
Flip-flop-Mechanismus 24, 38
Fluorescence-activated Cell Sorting (FACS) s. Durchflusszytometrie
Fluoreszenz-Resonanz-Energie-Transfer 229, 572
Fluorimetrie 404
Fondaparinux 7, 291, 791
- Arzneistoffcharakteristika 952 f.
- Blutungsinzidenz 928
- Dosierung 955 f.
- Dosisreduktion 957
- HIT-Therapie 935 f.
- Katalysatorwirkung 954
- Monitoring 795, 797, 804 f.
- Nebenwirkung 957 f.

- off-label-use 950 f.
- Pharmakodynamik 953
- Pharmakokinetik 954 f.
- Plasmakonzentration 804 f.
- Regionalanästhesie 959
- Überdosierung 959
- Wirkmechanismus 895

FPA s. Fibrinopeptid A
Fragment X/Y/D 77 f.
Fragmentozyten 225, 718
Fresh Frozen Plasma 844, 884 ff.
Frischplasma 844
- gefrorenes (GFP) 187 ff., 844, 884 ff.
  - Dosierung 886
  - Einzelspenderplasma 885

Fundusvarizenblutung 183 f.

G

Gammopathie, monoklonale 507
  - unklarer Signifikanz (MGUS) 891
GATA1-Mutation 239 f.
Geburtskomplikation 201
Gefäßerkrankung 433, 481
- arterielle 554

Gefäßverschluss 36, 202, 287
- Antiphospholipid-Syndrom 277, 281
- arterieller 289
- Ausschluss-Diagnostik 78
- Fibrinopeptid A 700
- Hormonersatztherapie 308
- Kindesalter 321 f.
- Risiko, erhöhtes 447 f.

Gefäßwand 23 f.
Gelenkblutung 109 ff., 115
Gelenkersatz 923, 988, 996 f.
- Thromboseprophylaxe 956

Gendefekt, thrombophiler 270
Gerinnsel, Torsionssteifigkeit 831
Gerinnselfestigkeit 830 f., 835
- maximale 831

Gerinnselstabilität 538 ff., 828 ff.
Gerinnung 343 f.
- Aktivierungsmarker 686 ff., 699
- Aktivierungsprodukt 87
- Akzelerator 27
- intravasale
  - disseminierte 15, 192 ff.
    - Antithrombinmangel 878 f.
    - Ausprägungs-Variabilität 198 ff.
    - Diagnostik 204 ff., 824

- Klinik 201 ff.
- Plasmininhibitor-Mangel 216
- Schweregrad 199
- Therapie 205, 208 ff., 865
- Verlauf 197 ff., 206 f.
- latente 19
- in vitro 81 ff., 341, 356 f.
- plasmatische 24 f., 39 ff.
  - Fibrinogen 53 ff., 421 ff.
  - Gerinnungstest 387
  - Initiierung 27
  - Point-of-care-Test 820 ff.

Gerinnungsaktivierung 180, 576
- Antiphospholipid-Syndrom 279 f.
- Schwangerschaft 104

Gerinnungsdauer 345

Gerinnungsdiagnostik 341 ff.
- Einflussgröße, präanalytische 381
- Einzelfaktorbestimmung 349 f.
- Fehlinterpretation 355 ff.
- immunologische 352 ff.

Gerinnungsfaktor 26 f., 47
- Autoantikörper 144
- Endozytose 36
- Kindesalter 322
- Konzentration 86, 352
- Mutation 260
- prokoagulatorischer 184
- Referenzwert, altersabhängiger 314
- Schwangerschaft 101 ff.
- Unterschied Plasma-/Serum-Konzentration 82
- Verbrauch 180 f., 356 f., 1036
- Verlust 181 f.
- Vitamin-K-abhängiger 140 f.

Gerinnungsfaktoraktivität 349
- Messung 83, 85 ff., 343 ff.
- Postinfusions-Anstieg 848 f.

Gerinnungsfaktorkonzentrat 113 f.
- Wirkung, unerwünschte 116 f.

Gerinnungsfaktormangel 137 ff.
- erworbener 144 ff.
- leberbedingter 180 ff.
- neonataler 317 f.

Gerinnungsinhibitor 28 ff., 584
- aPTT 377
- Konzentration, verminderte 183
- physiologischer 23, 63 ff., 608
- Protein C 598

- Veränderung, altersabhängige 91 f.
- Verbrauch 194 f.

Gerinnungskomponente, Testzuordnung 374

Gerinnungslabor 328 ff.
- Akkreditierung 335 ff.
- Dokumentenlenkung 336, 338
- Qualitätssicherungsmaßnahme 337 f.
- Zertifizierung 335

Gerinnungsparameter
- Einfluss, genetischer 95
- beim Neugeborenen 316
- Schwankung, zirkadiane 96 f.
- Variabilität, biologische 90 ff.
- Veränderung
  - altersabhängige 90 ff.
  - geschlechtsabhängige 94 f.

Gerinnungsselbstmonitoring 807, 820

Gerinnungsstörung 10 f., 137

Gerinnungssystem
- extrinsisches 44, 361
- intrinsisches 5 f., 349, 515
- Kontaktaktivierung 405

Gerinnungstest 343, 387
- Peptidsubstanz, synthetische 346 f.
- Thrombin-abhängiger 797 f.

Gerinnungszeit 43, 342
- aktivierte s. Activated Clotting-Time
- Fibrinogen-Abhängigkeit 57 f., 425
- Hämatokrit-Abhängigkeit 375
- Thrombin-Abhängigkeit 57 f., 425
- verkürzte 585
- verlängerte 332, 375, 585, 587

Geschlecht 411

Gewebefaktor s. Tissue-Faktor

Gewebsthromboplastin 193

Glanzmann-Thrombasthenie 253, 738, 740
- Aggregometrie 256
- Durchflusszytometrie 750
- PFA-100 730, 732
- Therapie 872 f.

Globaltest 343, 347 ff., 359 ff.

Globulin B, antihämophiles s. Faktor IX

Glu-Plasminogen 622

β_2-Glykopeptid-I 279

GP-Ia/IIa-Komplex 35

GPIb 549

GP-Ib/IX-Rezeptor 734, 739

Sachverzeichnis

GP-Ib-IX-V-Mangel 252 f.
GP-Ib-Rezeptor-VWF-Interaktion 559 f.
GP-IIb/IIIa-Antagonisten 1016, 1023 ff.
– Immunzytopenie 251
GP-IIb/IIIa-Komplex 35
– Autoantikörper 258
GP-IIb/IIIa-Rezeptor 37, 55, 253
– Inhibitor 732
α-Granula 26, 33
– ATP-Freisetzung 744
– Fehlen 243
– Inhalt 34, 36
– Proteolyse 254
β-Granula 26, 33 ff.
δ-Granula-Defekt 254, 750
Gray-Platelet-Syndrom 243, 718
Gruppentest 359 ff.

H

Hagemann-Faktor-Mangel 138, 517
Häkchenmethode, manuelle 345
Hämatokritwert 332 f., 355, 739
– Blutungszeit 723
Hämodialyse, Antikoagulation 908, 912
Hämodilution, schwangerschafts-
  induzierte 105
Hämolyse 330 f.
Hämolytisch-urämisches Syndrom 197,
  224 f., 230 f.
  – Therapie 234
Hämophilie 108, 142
– Diagnostik 112
– erworbene 145 ff., 479
  – Differenzialdiagnose 151 f.
  – mit Faktor-XI-Mangel 511 f.
  – schwangerschaftsassoziierte 153 f.
  – Therapie 152 f.
– Gentherapie 117
– Konduktorinnen-Status 112, 318
– mittelschwere 108 f.
– Neugeborenenalter 318
– schwere 108 f.
– Substitutionstherapie 109, 855 ff.,
  872 ff.
  – Nebenwirkung 116 f.
– Therapie 112 ff.
– Therapie-Überwachung 118 f., 410
– Thrombelastografie 834
– Thrombingenerierungstest 410

Hämophilie A 107 ff., 478 f.
– Cross-reacting Material (CMR) 487
– Desmopressin-Gabe 890, 892 f.
– Differenzialdiagnose 386, 550, 562
– Faktor-VIII-Bestimmung 483
– Kasuistik 411 f., 491
– milde 128, 377, 491
– schwere 386, 491
– Therapieüberwachung 850, 857 ff.
Hämophilie B 107 ff., 495
– Kasuistik 499
– Variante 371
Hämophilie-B-Leiden 495
Hämophilie C 508
Hämorrhagische Diathese 409 f.
Hämostase 6, 22 ff.
– Komponente 25 f.
– in Pädiatrie 313 ff.
– Schwangerschaft 101 ff.
– Thrombozyten 34 ff.
– Thrombozytenfunktion 36 f.
Hämostasestörung
– globale, schwere 14 ff.
– nicht erfassbare 18 ff.
Hautblutung 129, 201
Hautläsion, Heparin-induzierte 929 f.
Hautnekrose 202 f., 929 f.
Hemmkörper 112, 145
– Elimination 152 f.
– Faktorenkonzentrat 854, 856, 867
– Faktor-VIII-Inhibitor 488
– Nachweis 150 f., 489 f.
Hemmkörperhämophilie 116 f., 145, 479
– Faktor-X-Mangel 504
– Faktor-XI-Mangel 511 f.
– Kasuistik 491
– Therapie 869
Hemmkörperhämophilie B 496, 867
Heparansulfat 23, 25
Heparin 51, 899 ff.
– Antithrombin-Aktivierung 585 f.
– Antithrombin-Binding-Site 901, 914
– Antithrombin-Mangel 590
– Biomodulation, multivalente 903
– DIC 209
– Gerinnungszeit-Verlängerung 587
– Immunthrombozytopenie 285 ff.
– niedermolekulares 911 ff.
  – Antagonisierung 932
  – Anti-Faktor-Xa-Aktivität 914 ff.

- Bridging-Therapie 926
- Dosierung 921 ff.
- Dosisreduktion 927
- Kindesalter 322
- Monitoring 787, 795 f., 800 f.
- Nebenwirkung 929 f.
- Pharmakokinetik 918, 921
- Regionalanästhesie, rückenmarksnahe 930 f.
- Thrombinzeitverlängerung 392
- Überdosierung 381, 932
- Substanzvergleich 915 ff., 953 f.
- Vorteil 921 f.
- Wirkmechanismus 895 f.
- Plasmakonzentration 380 f.
- Thrombozytopenie 17
- unfraktioniertes 6, 11 f., 899 ff.
  - Antagonisierung 910 f.
  - Anti-Faktor-Xa-Aktivität 902 f., 914 ff.
  - aPTT 379 ff.
  - Arzneistoffcharakteristik 901 ff., 917 f.
  - Blutungskomplikation 909, 928
  - Dosierung 905 f.
  - Dosis-Wirkungs-Beziehung 904
  - Extra large Material 904
  - Halbwertszeit 905
  - Kindesalter 321 f.
  - Laborbefund 344
  - Monitoring 791, 793 ff., 799
  - Nebenwirkung 909 f.
  - Pharmakokinetik 903 ff., 918
  - Thrombingenerierungstest 409
  - Thrombinzeit 391, 396
  - Vergleich 922
  - Wirkmechanismus 895 f.
  - Wirkungsabschwächung 909
- Wirkungsverstärkung 877 f.
Heparin/Plättchenfaktor-4-Antikörper 762 ff.
Heparin/Plättchenfaktor-4-Komplex 286
Heparinase-Test 832
Heparin-Binding-Site-Defekt 263
Heparinbindungsstelle 70
Heparin-Kofaktor II 595 f., 895, 902
Heparinkontamination 387
Heparinneutralisation 393
Heparinresistenz 904
Heparintherapie 386

- Thrombingenerierungstest 411 f.
- VKA-Gabe, gleichzeitige 12
HEP-Score 290
Heptest 787, 794 f.
Hermansky-Pudlak-Syndrom 254, 730
Herzinsuffizienz 219
Herzklappenprothese 971
Herzkrankheit, koronare 219, 468
Herz-Lungen-Maschine 900, 908
HIPA s. Plättchenaktivierungs-Test, Heparin-induzierter
Hirudin 50, 391
Hirudin-Analogon 960
HIT s. Thrombozytopenie, Heparin-induzierte
HIT-Antikörper 286 f., 290
Hitzefibrin-Bestimmung nach Schulz 438
HMWK s. Kininogen, hochmolekulares
Homozystein 96, 262, 309
Hormonersatztherapie 308 f.
Howell-Jolly-Körperchen 248
Hypalbuminämie 392, 395
Hypercholesterinämie 309
Hyperfibrinogenolyse 187
Hyperfibrinolyse 12, 182 f., 201 f.
- Diagnose 221
- Lebertransplantation 188
- Plasmin-Plasmininhibitor-Komplex 704
- Therapie 881
- Thrombelastografie 834 ff.
- Thrombinzeit 392 f.
- Von-Willebrand-Syndrom 565
Hyperhomozysteinämie 262, 309
Hyperkoagulabilität 96, 836
- Schwangerschaft 101, 104
- Vitamin-K-Antagonisten 968, 970
- Wochenbett 105
Hyperlipidämie 330, 739
- Faktor-II-Aktivität 445
- Faktor-VII-Aktivität 468
- Faktor-IX-Aktivität 496
Hyperpigmentierung 241
Hypofibrinogenämie 10, 12, 138
- angeborene 318, 421, 428 f.
- Batroxobinzeit 399
- erworbene 421, 430 f.
- Therapie 881 f.
Hypoprothrombinämie 443

1053

Sachverzeichnis

I

ICA = Index of Circulating Anticoagulant 775
IgA-Paraproteinämie 781
Immobilisation 303 f.
Immunadsorption 153
Immunelektrophorese 354
Immunglobulin
- monoklonales 536
- Plättchen-assoziiertes 750

Immunglobulingabe, intravenöse, hochdosierte 247
Immunoassay 539, 765
Immunthrombozytopenie 244 ff.
- Heparin-induzierte 285
- HIV-assoziierte 249
- medikamenteninduzierte 250 f.
- Schwangerschaft 249

Immuntoleranztherapie 153, 867
Impact cone and plate 826, 828
Impedanz-Aggregometrie 743 ff.
Incremental Recovery (IR) 847 ff.
Inhibitor 150, 488
- aPTT-Verlängerung 382 f.
- Eradikation 152 f.
- erworbener 7 f.
- Mangel, neonataler 319 f.
- Nachweis 8, 350 f.
- Protein-Z-abhängiger 573 ff.
- Suchtest 372

Inhibitor-Effekt 5 ff.
Inhibitortest 10
INR = International Normalized Ratio 361, 364, 366
- Blutungsrisiko 984
- Einflussgröße 821 f., 940 f., 949
- Leberfunktionsstörung 185
- Point-of-Care-Test 821
- Selbstkontrolle 820 ff.
- Thrombininhibitor-Einfluss 798
- Vitamin-K-Antagonisten 806
- Zielwert 971

INR-Abfall 977 f., 983
INR-Anstieg 940, 977 f.
Insult
- peripartaler 319
- zerbrovaskulärer 1016

$\alpha_2\beta_1$-Integrin s. GPIa/IIa-Komplex
α_{IIb}-β_3-Integrin s. GPIIb/IIIa-Komplex

Interleukin-6 194
International Normalized Ratio s. INR
Internationale Einheit (IE) 901 f.
In-vitro-Blutungszeit 724
In-vitro-Gerinnung 81 ff., 341, 356 f.
IR s. Incremental Recovery
Ischämie, zerebrale 770
ISI = International Sensitivity Index 361, 365
ISO-15189 335, 337 f.
IU = International Units 847

J

Josso-Schleife 46, 463, 576

K

Kalibrationskurve 342, 350
Kallikrein 27, 524
- Inaktivierung 29

Kallikrein-Inhibitor 524
Kallikrein-Kinin-System 49, 524
Kälteagglutinin 717
Kalziumion 44 ff., 374, 389
Kaolin 832
Kasabach-Merritt-Syndrom 714
Kephalhämatom 174, 318
α-Kette 60
β-Kette 60, 801 ff.
γ-Kette 60
Kindesalter
- Antiphospholipid-Antikörper 283
- aPTT-Verlängerung 283
- Gefäßverschluss 321 f.
- Hämostaseparameter 313 f.
- Immunthrombozytopenie 248
- Schlaganfall 615

Kininogen
- hochmolekulares (HMWK) 138, 376, 523 ff.
- niedrigmolekulares (LMWK) 523 ff.

Kippmethode 345
Knochendichte, Abnahme 985
Koagulopathie 19
- angeborene 137 ff.

Kohlenhydrat-Mangel 143
Kollagen 35, 37, 734, 744 f.
Koller-Test 173, 176
Komplementaktivierung 230
Komplementsystem, Inhibitor 67, 647

Sachverzeichnis

Kompressionsstrümpfe 303, 306
Konjunktivitis, lichenoide 218, 624
Kontaktfaktor 28, 371, 373
– Aktivität, verminderte 376 f.
– Bindung 385
– Faktor XII 515
– Kininogen 524
– Mangel 376
– Präkallikrein 523
Kontaktsystem 48 f.
– Hemmung 647
Kontrazeptiva, orale s. Ovulationshemmer
Koronarangioplastie, perkutane 956, 1022, 1024
Koronarstentthrombose 962
Koronarsyndrom, akutes 900, 1020, 1022 f.
– Bivalirudin 960
– Fondaparinux 956
– Heparindosierung 907
Kryofibrinogen 431 f., 648 f.
– Bestimmung 434, 438
Kryofibrinogenämie 432
Kryopräzipitat 476, 648 f.
Kugelkoagulometrie 345 f.
Kumarine 172, 964
Kumarin-Intoxikation 987
Kumarin-Nekrose 264 f., 609, 985
Kumarin-Resistenz 975 f.
Kumarin-Sensitivität 976
Kunitz-Typ-Inhibitor 464, 579 f.
– α_2-Makroglobulin 524, 643
K-Zeit 831 f., 834

L

LA s. Lupusantikoagulans
Labordiagnostik 327 ff.
– Fehler, präanalytischer 329 ff.
– Kontrollprobeneinzelmessung 338
Lag Time 400, 407 ff.
Laser-Nephelometrie 352
Latex-Immunoassay (LIA) 353, 539
Laurell-Elektrophorese 354, 540
LDH-Anstieg 229
Lebensmittel, Vitamin-K-Gehalt 983 f.
Leberfunktionstest 367
Leberfunktionsstörung 180 ff., 364, 454
– Diagnostik 185 ff.
– Therapie 187 ff.
Lebertransplantation 185, 188
Leberversagen, akutes 189
Leberzellschaden 4
Leberzirrhose 183, 219, 243
Lepirudin 368, 788, 945 ff.
– Antikörperbildung 948
– Dosierung 936, 946
– Dosisreduktion 935, 947 f.
– HIT-Therapie 933 ff.
– Monitoring 795 f., 798, 803
– Pharmakokinetik 934, 946
– Wirkmechanismus 895
Leukozytenelastase 67, 642
Lichttransmissionsaggregometrie (LTA) 733 ff.
– Einflussgröße 739 ff.
– Shape Change 736 f.
– Testbedingung 736 ff.
Lipopolysaccharide 577
Lipoprotein (a) 77, 309, 319
Livedo reticularis 282
LMAN1-Gen 139
LMWK s. Kininogen, niedrigmolekulares
LTA s. Lichttransmissionsaggregometrie
Luminometrie 744, 746
Lungenembolie 189, 692
– Sekundärprophylaxe 989
– Therapie 907, 912
Lungenembolierisiko 292, 302
Lungenschädigung, transfusionsassoziierte (TRALI) 885
Lupus erythematodes, systemischer 284, 768
Lupusantikoagulans (LA) 7, 19, 278
– aPTT-Mischversuch 149
– Befund, falsch positiver 331
– Diagnostik 351, 384, 769 f.
– Differenzialdiagnose 151, 499
– dRVVT-Test 775 ff.
– Faktor-VIII-Mangel 485
– Faktor-XII-Inhibitor 519
– Faktor-XII-Mangel 522
– Hemmeffekt 512
– Kasuistik 499, 781 ff.
– Prothrombin-Antikörper 444 f.
– Ratio, normalisierte 776
– Thrombogenität 772
– Thromboserisiko, schwangerschaftsassoziiertes 293
Lupusantikoagulans-Test 277, 767, 770 ff.

Lyse-Index 831
Lysinanalogon 222
Lysosomen 35

M

$α_2$-Makroglobulin 70, 643 ff.
- Kallikrein-Hemmung 524
- Wirkungsspektrum 29, 64

$α_2$-Makroglobulin-Thrombin-Komplex 404
Makrothrombozyten 242, 717
Makrothrombozytopenie 242 f., 714
Malabsorption 171
Mangelplasma 349
Marburg-I-Polymorphismus 640
Maßeinheit 342
May-Hegglin-Anomalie 239, 242, 736 f.
Medikamenteninteraktion 898 f., 979 ff., 999 f.
Medikamentennebenwirkung 251, 716
- Antiphospholipid-Antikörper 280
- Antithrombin-Mangel 590 f.
- Blutungszeit 722
- Faktor-XIII-Inhibitor 535
- Fibrinogenmangel 431
- hämostaseologische 843 ff.
- meldepflichtige 291
- Thrombozytenfunktionsstörung 257 f., 740 f.
- Verschlusszeitverlängerung 727 f.

Megakaryozyten 32, 36
- Reduktion 241

Meizothrombin 50, 440
MELD-Score 185
Membranprotein 34
Membranrezeptordefekt 747
Menorrhagie 134, 215
Messabweichung 339
Metallocarboxypeptidase 30
Metalloprotease 566
- von-Willebrand-Faktor-spaltende (ADAMTS13) 226 ff.

Methylentetrahydrofolat-Reduktase, Mutation 267
Mikroangiopathie, thrombotische 17, 202, 224 ff.
  - ADAMTS13-Aktivität 570
  - medikamentös bedingte 232
  - Stammzelltransplantation 231, 234
- Therapie 232 ff.
- Ursache 231 f.

Mikropartikel 194, 704 ff.
Mischversuch 350 f., 773 ff.
Mizellen 384
Multikomponenten-Enzymkomplex 40 f., 44
Multimerenanalyse 157 f., 544, 549
Multiorganversagen 202
Multiplate 743 ff., 826 f.
MYH9-Genmutation 242
Myokardinfarkt 433, 554, 1016
- Differenzialdiagnose 691

N

Nabelstumpfblutung 318
Nadroparin 912, 920, 923 ff.
- Dosisreduktion 927

Nahrungsergänzungsmittel 978, 983 f.
Narbenbildung, abnorme 533
Natriumcitrat 332, 343
Natriumion 51
Nekrose 434, 929 f.
- akrale 202 f.
- Kumarin 264 f., 609, 985

Neoplasie 156
- myeloproliferative 156, 160

Nephrotisches Syndrom 589, 594, 879
Neugeborene 9, 13
- Blutentnahme 313
- Blutungsneigung 316 ff.
- Hämostase 315 ff.
- Thromboseneigung 319 ff.
- Vitamin-K-Mangel 172 f., 316 f.
- Vitamin-K-Prophylaxe 178

Neutrophilen-Elastase 640 f.
Nichtthienopyridine 1022 f.
Nierenfunktionsstörung 927 f., 938, 957
- Bivalirudin 961 f.
- Lepirudin 947

NIH-Einheit 388
Nijmegen-Modifikation 489 f.
Nikotinkonsum 433
p-Nitroanilin 486, 789
NOA s. Antikoagulanzien, orale, neue
Non overt DIC 192, 201
Non-Overt-DIC-Score 205, 209

O

Oberfläche, gerinnungsaktive 385
Oberflächenaktivator 374, 383, 385
Ödem, angioneurotisches 647
Ohrläppchen, Stichverletzung 721
Organ, t-PA-haltiges 219
Orthopädie 303
Ösophagusvarizenblutung 183 f.
Osteoporose 929
Overt DIC 193, 201
Overt-DIC-Score 205, 208
Ovulationshemmer 304 f., 307 f.
- Faktor VII 465
- Faktor VIII 478
- Faktor XII 516
- Protein C 604
- Protein S 612
- Thrombingenerierungstest 411

P

Pädiatrie 313 ff.
PaGIA, Schnelltest 764 f.
PAI-1 s. Plasminogenaktivator-Inhibitor-1
PAI-2 s. Plasminogenaktivator-Inhibitor-2
PAI-3 s. Protein-C-Inhibitor
P_{2Y12}-Antagonisten s. ADP-Rezeptor-Antagonisten
Panzytopenie 241
Partikel-Immunofiltration-Assay (PIFA) 765
Parvovirus B19 852, 854
Pathromtin 803
Patientenverwechselung 329
PCI s. Protein-C-Inhibitor
pd-Konzentrat 113, 844 f., 852
Pefakit-Methode 538
Peptidsubstanz, chromogene 347
Peptidsubstrat, synthetisches 361
PFA-100 = Platelet Function Analyzer 557, 724 ff., 826
- Befundkonstellation 732
- Screeningtest 731
- Sensitivität 729 f.
Pfortaderthrombose 184
PGI_2 s. Prostazyklin
Phenprocoumon 806
- Absetzen 973
- Blutungsinzidenz 982 f.
- Dosierung 970 f.
- Dosisreduktion 972
- Halbwertszeit 865
- Intoxikation 866
- Pharmakokinetik 969
- Schwangerschaft 986
- Strukturformel 965
- Wirkdauer 964
- Wirkmechanismus 895
Phlegmasia coerulea dolens 936
Phospholipid 43, 278 f.
- anionisches 705
- aPTT-Test 374 f., 383 ff.
- gerinnungsaktives 42 ff., 384, 576
- Gerinnungszeit 43
- Thrombingenerierungstest 405
Phospholipid-Schicht 28
Photometrie 403
Phytopharmaka 983
PiCT = Prothrombinase-induced Clotting Time 796 f.
Pittsburgh-Variante 67, 642
Plasma 341, 356 f.
- Faktorengehalt 82
- Hyaluronan-binding Protein (PHBP) 639
- Thromboplastin Antecedent (PTA) s. Faktor XI
- thrombozytenarmes 333, 402
Plasmaaustausch 233
Plasmaaustauschversuch 149, 158 f., 773 ff.
- Faktor-VIII-Hemmkörper 488 f.
Plasma-Fibrinogen-Standard 427
Plasmagewinnung 788 f.
Plasmamembran 33, 37
Plasma-Mischversuch s. Plasmaaustauschversuch
Plasmavesikel, exozytotische 704
Plasmaviskosität 426
Plasmavolumen 848 f.
Plasmin 30, 622 ff., 1028
- freies 76
- Inaktivierung 28 f.
Plasminämie 518, 688, 1031
- Ausklingen 1035
- Dauer 1034
- PPI-Korrelation 703
Plasminbildung 74 f.
- verminderte 583
Plasmininhibitor 76 f., 623 f., 635 ff.
- Mangel 216, 635 f., 885

Plasmininhibitor
- Plasmakonzentration 77, 636 ff.
- Verbrauch, proteolytischer 1036

Plasmin-Inhibitor-Komplex 703 f.

Plasminogen 622 ff.
- Aktivierung 30
- Aszites 624
- Plasmakonzentration 77, 623 ff.
- Vebrauch, proteolytischer 1036
- Veränderung, geschlechtsabhängige 95

Plasminogenaktivator 74, 622, 626
- Aktivität, erhöhte 214 f.
- rekombinanter (rt-PA) 1030 f., 1037

Plasminogenaktivator-Inhibitor-1 (PAI-1) 64 f., 599, 631 ff.
- Inaktivierung 598
- Konzentration, erhöhte 217, 633 f.
- Mangel 183, 216, 633
- Schwangerschaft 103 f.
- Schwankung, zirkadiane 97
- Veränderung, altersabhängige 91, 93
- Verbrauch 199

Plasminogenaktivator-Inhibitor-2 (PAI 2) 30, 632, 645 f.
- Schwangerschaft 103 f.

Plasminogen-Gewebeaktivator s. t-PA 1030

Plasminogenmangel 625
- angeborener 217 f., 321, 624
- erworbener 624

Plasminogen-Streptokinase-Komplex 75

Plasmin-Plasmininhibitor-Komplex 19, 97

Platelet Function Analyzer s. PFA-100

Platelet-Von-Willebrand-Syndrom 129, 551

Plateletworks 826 f.

Plättchenagglutination, Ristocetin-induzierte s. RIPA

Plättchenaktivierungs-Test, Heparin-induzierter 762, 764

Plättchenantigen, humanes 250

Plättchenfaktor-4 69, 381, 385

Plättchenfaktor-4-Antikörper 762 ff.

Plazenta-Inhibitor 632

Plazentaschranke 315

POCT = Point-of-Care-Test 362, 786, 819 ff.

POCT-Gerät 821, 826

α-Polymer 60 f.

Polytrauma 210 f., 698

Poolplasma 885

PPI s. Plasmin-Inhibitor-Komplex

PPSB-Konzentrat 177 f., 861 ff.
- Dosierung 864 f.
- Therapieüberwachung 865 f.
- Thrombogenität 862, 865

PR s. Prothrombinzeit-Ratio

Präanalytik 328 ff.
- Fehler 355 f.

Präeklampsie 281 f., 295

Präkallikrein 27 f., 523 ff.
- Aktivierung 49
- Bestimmung 371 f., 385, 528
- Plasmakonzentration 525
- Referenzbereich 526

Präkallikrein-Mangel 138, 523
- angeborener 526 f.
- erworbener 527 f.

Prasugrel 1019, 1022

Preda-Methode 617

Proconvertin s. Faktor VII

Prodrug 991, 1019

Proenzym 27 f., 41, 48

Progressiv-Inhibitor 65, 149, 585
- Faktor-VIII-Inhibitor 489, 774

Promyelozytenleukämie 194, 199
- Hyperfibrinolyse 219, 637

Propagation 44

PROS1 609 f., 612

Prostaglandine 25 f., 35

Prostazyklin 24 f., 36

Protamin 910 f., 932

Protaminchlorid-Überdosierung 392 f.

Protaminsulfat 426

Protease 35, 63
- Faktor-VII-aktivierende 638 ff.
- Von-Willebrand-Faktor-spaltende 566 ff.

Protease-Inhibitor, Protein-Z-abhängiger (ZPI) 63 f.

Protease-Nexin-1 49

Protein
- gerinnungsassoziiertes 638 ff.
- prokoagulatorisches 451

α_1-Proteinaseinhibitor 65, 394, 641 ff.
- Plasmakonzentration 643
- Wirkung 64, 67

Sachverzeichnis

Protein C 68, 597 ff.
- aktiviertes (APC) 42, 460, 597
  - Akzelerator 68
  - aPTT-Verlängerung 372
  - Funktion 598 f.
  - Halbwertszeit 599
  - Inaktivierung 66, 599 f.
  - Kofaktor 609 f.
  - Resistenz s. APCR
  - Thrombingenerierungstest 406
  - Verbrauch 194
- Aktivierung 68 f., 599
- Aktivität 605, 607
- Bestimmung 604 ff.
- Bindungsstelle 50
- Eigenschaft 601
- Endothelprotektion 195
- Halbwertszeit 864
- Plasmakonzentration 600, 606
  - erhöhte 604, 271
  - verminderte 173, 270 f.
- rekombinantes 210
- Veränderung
  - altersabhängige 91 f., 314
  - geschlechtsabhängige 95
  - in der Schwangerschaft 104 102

Protein-Ca s. Protein C, aktiviertes
Protein-C-Defekt 319
Protein-C-Gerinnungstest 605 f.
Protein-C-Inhibitor 64, 66 f., 620 f.
Protein-C-Konzentrat 874 ff.
Protein-C-Mangel
- angeborener 264, 597, 600 ff.
- compound-heterozygoter 608
- Diagnostik 607
- erworbener 603 f., 608
- heterozygoter 321
- homozygoter 602, 608
- Kasuistik 607
- Thrombophilie 260 ff.
- Thromboserisiko, schwangerschaftsassoziiertes 293

Protein-C-Pathway 604
Protein-C-System 67 ff.
Protein S 68, 608 ff.
- freies 610 ff., 614, 616
- Halbwertszeit 611, 864
- Heerle 613
- Plasmakonzentration 611 f., 614 ff.
  - verminderte 173, 270 f.
- Veränderung
  - altersabhängige 91 f., 314
  - geschlechtsabhängige 94 f.

Protein-S-Aktivität 612, 616 f.
- Befundinterpretation 618 f.
- Schwangerschaft 102, 104

Protein-S-Antikörperkomplex 614
Protein-S-Defekt 319
Protein-S-Inhibitor 609, 614, 619
Protein-S-Mangel
- angeborener 265, 609, 612 f.
- compound-heterozygoter 613
- Cut-off-Wert 617 f.
- Diagnose 614
- erworbener 609, 613 f.
- heterozygoter 461
- homozygoter 609
- Kasuistik 619
- Thrombophilie, angeborene 260 ff.
- Thromboserisiko 293

Proteinsynthesestörung 186
Protein-Z 67, 573 ff., 727
- Halbwertszeit 864

Protein-Z-/Protein-Z-Inhibitor-Komplex 29
Protein-Z-Inhibitor 63 f., 67
Protein-Z-Mangel, angeborener 574 f.
Proteolyse 39
Prothrombin s. Faktor II
- Time 360

Prothrombinase-induced Clotting Time (PiCT) 796 f.
Prothrombinase-Komplex 45, 485, 501
Prothrombinfragment 1+2 50, 694 ff.
- Halbwertszeit 87
- Plasmakonzentration 87, 695 f.
  - erhöhte 105, 199
- Schwankung, zirkadiane 97
- Veränderung, altersabhängige 91, 93

Prothrombin-Gen 439
Prothrombin-Genmutation 260 f., 265 f., 292 f.
Prothrombinkomplex 362, 367
- Leberfunktionsstörung 186
- Synthese, eingeschränkte 4
- Verminderung 4 f., 9, 370

Prothrombinkomplex-Konzentrat, aktiviertes (APCC) 152, 869 f.
Prothrombinkomplex-Mangel 138
- angeborener 140 ff.
- Therapie 863 ff.

1059

Prothrombin-Variante 411 f., 445 ff.
Prothrombin-Verbrauchs-Test 20, 81 f., 440
Prothrombinzeit s. Quick-Test
Prothrombinzeit-Ratio 361, 365 f.
Prourokinase 74 f., 630, 639
– Plasmakonzentration 77
Pseudo-Faktor-XII-Mangel 519
Pseudothrombozytopenie 17, 237, 715, 717
Pseudo-von-Willebrand-Syndrom 255, 551, 563
PTT = partielle Thromboplastinzeit, aktivatorfreie 373
PTT-Verlängerung, Protein-C 605 f.
Purpule Tow Syndrome 202
Purpura
– fulminans 194, 199, 202
    – Behandlung 875
    – neonatale 319
    – postinfektiöse 614
    – Protein-C-Mangel 602
    – Protein-S-Mangel 609
– posttransfusionelle 250
– thrombotisch-thrombozytopenische 224 ff., 232 ff.
    – ADAMTS13-Mangel 567 f., 570
    – erworbene 228, 232 f.
    – hereditäre 227 f., 232, 234, 573
    – Labordiagnostik 229 f.
    – Therapie 228, 233, 886
PZI s. Inhibitor, Protein-Z-abhängiger

Q

Qualitätsmanagement 328 ff.
Qualitätssicherung 335 ff.
Quebec-Thrombozytopathie 215, 254 f., 454
Quick-Test 2, 359 ff.
– Antikoagulanzien-Monitoring 786 ff.
– Bezugskurve 362 f.
– Einflussgröße 367
– Grenzen 342
– Hemmeffekt 369
– Indikation 364
– Kasuistik 370, 386
– Maßeinheit 361
– PPSB-Therapieüberwachung 865 ff.
– Reagens 576
– Reaktionsablauf 46
– Standardisierung 363 ff.
– Verlängerung 809 f., 939 f.
– Vitamin-K-Antagonisten 806
Quick-Wert
– aPTT-Korrelation 378
– unerwartet hoher 369
– Veränderung kombinierte 9 f., 11 f.
– Verminderung 4, 185, 367
    – Antiphospholipid-Antikörper 283
    – Befundinterpretation 348
    – Vitamin-K-Mangel 173

R

Radioimmunassay (RIA) 354
Rauchen 294, 308 f.
Regionalanästhesie, rückenmarksnahe 930 f., 959, 1000
Reisethrombose 305 f.
Rekalzifizierung 832
Rekalzifizierungslösung 795
relipidated Tissue-Faktor 405
Reptilasezeit s. Batroxobinzeit
Reteplase 1030
Reviparin 912, 920, 923
– Dosisreduktion 927
Rezidivthrombose 267 f.
Rhythmus, zirkadianer 96
Riesenthrombozyten 717 f., 740
RiliBÄK 335, 337 ff.
RIPA = Ristocetin-induzierte Plättchenaggregation 127, 562 f., 738 f.
Risikofaktor, thrombogener 408
Ristocetin 734 f., 739, 745
Ristocetinempfindlichkeit 563
Ristocetin-Kofaktor 125 ff., 565
Ristocetin-Kofaktor-Agglutinationstest 35, 859
Rituximab 153, 233, 248
Rivaroxaban 368, 382, 988 ff.
– Arzneistoffcharakteristika 991 ff.
– Bridging 1001
– Dosierung 997 f.
– Interaktion 999 f.
– Kontraindikation 1001
– Monitoring 795, 807 ff., 811 f.
– Pharmakokinetik 993 ff.
– Plasmakonzentration 811 f.
– Wirkmechanismus 895
Rivaroxaban-Kalibrator 811
Rosner-Index 775

Rotationsthrombelastometrie (ROTEM) 104, 540, 828 ff.
- Parameter 831
rt-PA s. Plaminogenaktivator, rekombinanter
Russel Viper Venom (RVV) 501, 606
Russel-Viper-Venom-Time-Test 450, 775 ff., 810
RVV-Gerinnungszeit 606
R-Zeit 831, 833

S

Sapporo-Klassifikation 278
Sapporo-Standard 779
Säugling, Vitamin-K-Mangel-Blutung 174
Schlaganfall
- Kindesalter 615
- Sekundärprophylaxe 1025
Schlaganfallprophylaxe 965 f., 971, 989 f.
- Antikoagulanzien, orale, neue 997 f.
Schlaganfallrisiko 643
Schlangengift 55, 501
Schleimhautblutung 129, 202
Schock, septischer 698
Schwangerschaft 101 ff.
- Antiphospholipid-Syndrom 277, 281 ff., 285
- Antithrombin-Mangel 264
- Faktor II 443
- Faktor XII 516
- Hämophilie 153 f.
- Immunthrombozytopenie 249
- Plasmanogenaktivator-Inhibitor 633, 646
- Thrombingenerierungstest 411
- Thrombophilie, angeborene 292 f., 295
- Thromboseneigung 291 ff.
- Thrombozytopenie 250
- Vitamin-K-Antagonisten 985 f.
- Von-Willebrand-Faktor 129, 131, 546
Screeningtest 347 ff.
scu-PA = Prourokinase 74 f., 630, 639
- Plasmakonzentration 77
Sebastian-Syndrom 239, 242
Sektio 302 f.
Selbstkontrolle 807, 820
Sepsis 67 f., 564
- Antithrombinmangel 878 f.
- gramnegative 577
- Protein-C-Mangel 603

Serinprotease 27, 39, 54 f.
- Aktivität, verminderte 263
Serinprotease-Inhibitor 28 ff., 620 f., 632
- SERPINF2 635
Serotonin-Release-Assay 762, 764
Serpine 28 ff., 63 ff., 394
Serum 11, 341, 356 f.
- Faktorengehalt 82
Shwarztman-Phänomen 194
Signaltransduktionsstörung 255 f.
Simplate-Blutungszeit 720
SIRS = systemisches inflammatorisches Response-Syndrom 518, 527
Slope 401, 407 f.
Sofort-Inhibitor 149
soluble Tissue Factor (sTF) 472
Sovent-Detergens-Plasma (SDP) 189 187, 189
Splenektomie 233, 247 f.
Spontanblutung 111
Spurenprotein 531
Stabilyte-Röhrchen 628
Stammzelltransplantation, hämatopoetische, allogene 224 f., 231
Staphylokoagulase 398
Staphylothrombin 398, 423
Stau, venöser 215
ST-Hebungs-Infarkt (STEMI) 900, 907, 912
Stickstoffmonoxid 24
α-Storage-Pool-Defekt 243, 256
δ-Storage-Pool-Defekt 254, 256
Storage-Pool-Disease 730, 732, 750
Streptokinase 75, 1029 ff.
- Plasminogen-Aktivierung 622
- Fibrinolyse-Parameter 1036 f.
Stuart-Prower-Faktor s. Faktor X
Substitutionstherapie 846
- Frischplasma, gefrorenes 187 ff.
- Hemmkörperbildung 861
- Überwachung 850 f., 857 ff.
Substratumsatz 346 f.
Suicid-Substrate 585
Superwarfarine 172, 177, 368
- Halbwertszeit 865
- Intoxikation 987
Synovitis, abakterielle 110

Sachverzeichnis

T
TAFI = Thrombin-activatable Fibrinolysis Inhibitor 30, 76, 583 f.
– Aktivator 583
– Aktivierung 217, 510
– Plasmakonzentration 77, 584
Target Joint 110
Target-Protein 767
TAT s. Thrombin-Antithrombin-Komplex
tcu-PA = Two Chain Urokinase Plasminogen Activator 74, 630
TEG Haemoscope 826 f.
Template-Blutungszeit 720, 722
Tenase-Komplex 475, 494, 501
– extrinsischer 41
– intrinsischer 41, 46
Tenecteplase 1030
Test
– globaler 343, 347 ff., 359 ff.
– koagulometrischer 344 ff., 349
– mit Peptidsubstanz 350
– Thrombin-abhängiger 939 ff.
TF/VIIa-Komplex 463 f.
TFPI = Tissue Factor Pathway Inhibitor 69 f., 194, 579 ff.
– Hemmung 280
– Kofaktor 610
– Plasmakonzentration 580 ff.
– Thrombinbildung 45
Thienopyridine 749, 1018 ff.
Thoraxschmerz 824
Thrombasthenie 258
– Glanzmann s. Glanzmann-Thrombasthenie
Thrombelastografie (TEG) 490, 540, 828 ff.
– Aktivator 831 ff.
– Befund 834 f.
– Einflussgröße 833 ff.
– Parameter 831
– Therapiesteuerung 836
Thrombin 439 f.
– Eigenschaft 441
– Fibrin gebundenes 56
– Funktion 27, 50 f., 57 f.
– Heparinbindung 65
– Inaktivierung 28 f., 65, 439
– Peak 400 f., 407, 409 f.
– Plasmakonzentration 583
α-Thrombin 695

Thrombin-activatable Fibrinolysis Inhibitor s. TAFI
Thrombinaktivität 402 f.
– maximale 400 f.
Thrombin-Antikörper 162 f., 390, 445
Thrombin-Antithrombin-Komplex (TAT) 66, 586, 697 ff.
– Halbwertszeit 87
– Plasmakonzentration 57 f., 87, 697 ff.
– – erhöhte 186, 199, 210
– Schwangerschaft 105
– Veränderung, altersabhängige 91, 93
Thrombinbildung 6, 39 ff., 695
– Ablauf 44 ff.
– abnorme 198 f.
– Altersabhängigkeit 410
– dysregulierte 194
– Einflussfaktor 86
– Geschwindigkeit 83, 85
– intravasale 45, 192
– beim Kind 321
– Kontaktsystem 48 f.
– Nachweis 697, 699, 701
– Schwangerschaft 105, 411
– verminderte 83, 85, 315
– verzögerte 59, 107
– in vitro 81 ff.
– Zwischenprodukt 50
Thrombinbildungskurve 401, 407
Thrombin-Bindungsstelle 50 f.
Thrombineinheit 442
Thrombin-Fibrin-Bindung 56
Thrombin-Fibrinogen-Reaktion 394 f.
Thrombingenerierung 801
Thrombingenerierungstest 83, 85, 400 ff.
– Aktivator 405
– Einflussgröße 406 ff.
– Kasuistik 411 f.
– Standardisierung 406
Thrombinhemmung 392, 895 f.
– Antithrombin-vermittelte 902, 914 f.
– reduzierte, neonatale 315
Thrombin-Inhibitor 64, 368
– angeborener 394
– aPTT 381 f.
– direkter 11, 382, 442, 960
– – Einfluss auf Labordiagnostik 797 ff.
– – Monitoring 391, 787 f., 798 f., 807 f.
– – oraler 988 ff.
– – Thrombingenerierungstest 409

Sachverzeichnis

- Faktor-XIII-Verminderung 541
- indirekter 441
- Kasuistik 781 ff.
- parenteraler 951 ff.
- physiologischer 440 ff.
- Thrombinzeit 394

Thrombinkoagulase s. Staphylothrombin
Thrombinpotenzial, endogenes (ETP) 85, 401, 407 ff.
Thrombin-Reagens 390
Thrombin-Thrombomodulin-Komplex 69
Thrombinzeit 3, 387 ff.
- Dabigatran-Monitoring 813
- Einflussgröße 390 ff.
- Heparinempfindlichkeit 391
- Kasuistik 370, 386, 396
- normale 1035
- Point-of-Care-Test 823
- verkürzte 389
- verlängerte 392 ff.
  - Fibrinolytika 1033 f.
  - Leberfunktionsstörung 186

Thromboembolie
- Ausschlussdiagnostik 689
- Laborbefund 270 f.
- rezidivierende 7, 268
- Risikofaktor 267
- schwangerschaftsassoziierte 266
- venöse 260, 262, 266
  - D-Dimer-Antigen 693, 824
  - Inzidenz 264
  - Protein-C-Mangel 602
  - TFPI 581
  - Therapie 922 f., 925 f., 956

Thromboembolieprophylaxe 905, 908
- Antikoagulanzien, neue 996
- Fondaparinux 955 f.
- Heparin 912 f., 922 ff.
- Reisen 306
- Sektio 302

Thromboglobulin 105
Thrombomodulin 25, 68 f., 406
Thrombophilie
- angeborene 260 ff.
  - Diagnose 262, 323
  - Labordiagnostik 268 ff., 272 f.
  - Pilleneinnahme 308
  - Rezidivrisiko 267 f.
  - Schwangerschaft 292 f., 295

- erworbene 277 ff.
- Thrombelastografie 834
- Thrombingenerierungstest 408 f.

Thrombophlebitis 952
Thromboplastin 193, 360 f.
- Empfindlichkeit, individuelle 363 f.
- Kalibrierungsgrad 365
- partielles 373

Thromboplastin-Reagens 369 ff., 810
Thromboplastinzeit s. Quick-Test
- partielle, aktivierte s. aPTT

Thrombopoese
- gesteigerte 715
- verminderte 714

Thrombopoetin (TPO) 32
Thrombopoetinmangel 244
Thrombopoetinrezeptor-Agonisten 248
Thrombose 202 f.
- Antikörper-induzierte 286
- atypisch lokalisierte 602, 613
- beim jungen Patienten 284
- Lebererkrankung 189 f.
- mikrovaskuläre 197, 200, 202
- neonatale 319 f.
- Risikofaktor, hereditärer 321
- Thrombozytopenie, Heparin-induzierte 287 ff.

Thromboseneigung, erhöhte 266 f., 300 ff.
- schwangerschaftsbedingte 291 ff.

Thromboseprophylaxe s. Thromboembolieprophylaxe
Thromboserezidivrisiko 694
Thromboserisiko 183 f.
- Antithrombin-Mangel 588, 593
- Faktor-IX-Aktivität 496 f.
- postpartales 292
- schwangerschaftsassoziiertes 292 ff.

Thromboxan A_2 35 f., 734
- Schwangerschaft 105

Thromboxansynthese 1017
- Störung 732

Thrombozytäres System 3
Thrombozyten 32 ff.
- Aggregationsgeschwindigkeit 736
- Aggregationskurve 735 f.
- Granulierung 718
- große 239, 714
- kleine 239 f.
- retikulierte 747, 750, 752
- Rosettenbildung 717

Sachverzeichnis

Thrombozyten
- Sekretionsdefekt 744, 746 f.
- Von-Willebrand-Faktor-Interaktion 725

Thrombozytenabbau, gesteigerter 715 f.
Thrombozytenadhäsion 37
- Agonist 35 f.
- verminderte 127, 550
- Von-Willebrand-Faktor 127, 544

Thrombozytenaggregat 717 f.
Thrombozytenaggregation 37, 734 f., 826 f.
- ADP-vermittelte 1023 f.
- Agonist 35 f., 744 f.
- Antagonist 36
- biphasische 736
- GP-Ib/IX-Rezeptor 734
- Messung 733, 744
- Ristocetin-induzierte s. RIPA
- Schwangerschaft 105
- Von-Willebrand-Faktor 544

Thrombozytenaggregationshemmer 1015 ff.
- Blutungszeit 722
- Lichttransmissionsaggregometrie 740, 742
- Monitoring 747, 1016
- Wirksamkeitsprüfung 743

Thrombozytenaggregationshemmung 253
- Clopidogrel-induzierte 749
- unzureichende 1017 f.
- Variabilität 1016

Thrombozytenaggregationstest 763 f.
Thrombozytenaktivierung 26, 33, 734
- Definition 37
- Durchflusszytometrie 750

Thrombozytenaktivierungstest 762 ff.
Thrombozytenantagonisten 835
Thrombozytenantikörper 742
Thrombozytendefekt 551
Thrombozyten-Faktor-V-Mangel 454
Thrombozytenfunktion 36 f.
- pathologische 16 ff.

Thrombozytenfunktionsdefekt, hereditärer 318 f., 730, 747
Thrombozytenfunktionsdiagnostik 711 ff.
- Durchflusszytometrie 747 ff.
- Granulafärbung 750
- Impedanz-Aggregometrie 743
- Lichttransmissionsaggregometrie 733 ff.
- POCT 825 ff.
- Probleme 752 f.
- Rezeptorquantifizierung 750

Thrombozytenfunktionsstörung 15, 237 ff., 740
- angeborene 19
- Blutungszeit 722
- Desmopressin-Gabe, th 891
- Durchflusszytometrie 750
- medikamentös bedingte 740 f.
- Pathophysiologie 251
- PFA-100-Befund 732
- Verschlusszeitverlängerung 726

Thrombozytengranula 34
Thrombozytengröße 239, 711 f.
Thrombozytenkonzentrat 189, 747
Thrombozytenmembran 26, 28
Thrombozytenmorphologie 32 f., 718
Thrombozytenoberfläche 38, 45
Thrombozytenpfropf 45
Thrombozytenrezeptor 35
Thrombozytenrezeptoragonisten 406
Thrombozytentransfusion 238
Thrombozytenvolumen, mittleres 712, 717
Thrombozytenzahl 385 f., 711 ff.
- Anstieg, reaktiver 286
- Grenzwert 251 f.
- Thrombelastografie 835

Thrombozytenzählung 712 f., 717
Thrombozytopathie 251 ff.
- Aggregometrie 256
- angeborene 238, 252 ff.
- erworbene 257 f.
- Leberfunktionsstörung 182 f.
- medikamenteninduzierte 257 f.

Thrombozytopenie 15, 237 ff.
- amegakaryozytäre 241
- angeborene 238 f.
- Blutungszeit 721
- Danaparoid 944
- Diagnostik 750
- Differenzialdiagnose 246, 288, 715
- Lichttransmissionsaggregometrie 740
- erworbene 243 ff.
- familiäre 243

Sachverzeichnis

- Gerinnung, intravasale, disseminierte 206
- hämolytisch-urämisches Syndrom 230
- Heparin-induzierte 17, 197, 285 ff.
  - Antikoagulation 933 ff., 942 f.
  - Antikörpernachweis 760 ff.
  - Diagnostik 760 ff.
  - Schnelltest 764 f.
  - Score-System 289 f.
  - Therapie 290 f., 886
- hyporegenerative 239, 243 f.
- medikamenteninduzierte 245, 250 f.
- neonatale 249 f.
- Purpura, thrombotisch-thrombozytopenische 225
- mit Radiusaplasie 241
- Schwangerschaft 105, 250
- Thrombelastografie 834
- Ursache 182, 243 f., 714

Thrombozytose 714, 740
- Blutungszeit 721

Ticagrelor 1019, 1022 f.
Ticlopidin 722, 1019 f.
Time to Peak (TTP) 401, 407 ff.
Tinzaparin 912, 920, 923, 926
- Dosisreduktion 927

Tirofiban 1025
Tissue
- Factor Pathway Inhibitor s. TFPI
- Factor-induced Coagulation Time 360

Tissue-Faktor 42, 405, 575 ff.
- freier 705
- Plasmakonzentration 578
- Thrombinbildung 44 f.
- verdünnter 833

Tissue-Faktor/Faktor-VIIa-Komplex 576 f.
- Inaktivierung 69
- Inhibitor 579 f.

Tissue-type Plasminogen Activator s. t-PA

t-PA 74, 626 ff., 1030
- Funktion 30
- Inhibitor 64, 77
- Mangel 628
- Plasmakonzentration 77, 627 ff.
  - erhöhte 215, 628
- Schwangerschaft 103 f.
- Veränderung, altersabhängige 91, 93
- Verminderung, angeborene 217

t-PA-PAI-1-Komplex 632

TPZ s. Thromboplastinzeit
TRA s. Thrombopoetinrezeptor-Agonisten
TRALI s. Lungenschädigung, transfusionsassoziierte
Tranexamsäure 134, 222
Transglutaminase 28, 530, 532
TRAP = Thrombin Receptor Activation Peptide 735, 745
Trauma 303
Trousseau-Syndrom 578
Trypsin 28 f.
Tumorleiden 304, 578
- Hyperfibrinolyse 219
- Mikroangiopathie, thrombotische 225, 232, 234 f.

Tumor-Nekrose-Faktor-α 194

U

u-PA = Urokinase-type Plasminogen Activator 24, 74
- Aktivität, hohe 215, 254
- Funktion 30
- Inhibitor 64

Upshaw-Shulman-Syndrom 227
Urokinase 629 ff., 1029 f.
- Fibrinolyse-Parameter 1036 f.
- Plasmakonzentration 77, 630
- Plasminogen-Aktivierung 622
- Urinkonzentration 630

Urokinase-Protease-activated-Rezeptor (uPAR) 516

V

Variabilität, biologische 90 ff.
Vasopressin-Analogon 890
VASP = Vasodilatator-stimulated Phosphoprotein 749, 751
Velocity Index 401, 407 f.
Venenthrombose
- oberflächliche 952, 956
- tiefe, Therapie 907, 912 f., 989

Venous Limb Gangrene 202 f.
Venous-Occlusion-Test 628
Venzym 398, 423
Verbrauchskoagulopathie 15, 193
- Antithrombin-Mangel 589, 594
- Differenzialdiagnose 386
- Fibrinogenmangel 430
- fulminante 16

Verbrauchskoagulopathie
- Kasuistik 437
- Thrombin-Antithrombin-Komplex 698
VerifyNow-System 826 f.
Verlustkoagulopathie 15, 881
- Fibrinogenmangel 431
Verotoxin 230
Verschlusskrankheit 698
- arterielle, periphere 1038
- thrombohämorrhagische 196
Verschlusszeit 725
- kurze 728
- lange 726 ff.
Viruseliminationsmethode 852
Virusinfektion 852
Viskoelastometrie 404
Vitamin K 41, 142
- Tagesbedarf 169
Vitamin-K-Antagonisten 172, 964 ff.
- Bedarf 973 ff., 977
- Dosierung 970 ff.
- Einleitungstherapie 970 f.
- Erhaltungstherapie 972
- Halbwertszeit 865
- Heparintherapie, gleichzeitige 12
- Hypersensitivität 495 f.
- Interaktion 978 ff.
- Intoxikation 368, 444, 987
- Kontraindikation 936
- Monitoring 359, 787, 806 f.
- Nachteil 966
- Nebenwirkung 984 f.
- Pharmakokinetik 968 f.
- PPSB-Gabe 864 f.
- Protein-C-Mangel 603
- Protein-S-Mangel 613
- Prothrombinkomplex 175
- Therapieoptimierung 978
- Thrombingenerierungstest 409
- Überdosierung 177, 986 f.
- Wirkmechanismus 967 f.
- Wirkungsreduktion 980 f.
- Wirkungssteigerung 980 f.
Vitamin-K-Epoxid-Reduktase 967 f., 975
Vitamin-K-Epoxid-Reduktase-Enzymkomplex (VKORC1) 141
Vitamin-K-Mangel 141, 168 ff.
- angeborener 171
- Diagnostik 173 ff.
- Differenzialdiagnose 176

- erworbener 171 f.
- neonataler 172 ff., 316 f.
- Protein-Z-Mangel 574
- Therapie 177 f.
Vitamin-K-Prophylaxe 178, 317
Vitamin-K-Substitution 865, 978
Vitronektin 650 f.
Vollblutmethode 723, 725, 743
Von-Willebrand-Faktor 24 ff., 542 ff.
- Adsorption 551
- Aktivitätsminderung 542, 548
- Alloantikörper 552
- Antigen 125 ff., 558 f., 859
- Antigenkonzentration (VWF:Ag) 103, 132, 555
- Autoantikörper 155, 551 f.
- Bestimmung 8, 554 ff., 859
- Bindungskapazität 125
- Biochemie 543 ff.
- Defekt 121, 542, 551 f.
- Form, große 226
- Freisetzung, stimulierte 564, 890, 892 f.
- Funktion 544, 559
- Funktionsstörung 154
- Halbwertszeit 543, 545
- Hemmkörper 552
- Mangel, angeborener 546 ff.
- Propeptid (VWFpp) 159, 543, 562
- Proteolyse 229, 568, 571 f.
- Ristocetin-Kofaktor-Aktivität (VWF:RCo) 132, 555, 559
- RCo/VWF:Ag-Ratio 125 f., 157
- Schwangerschaft 103, 129, 131
- Spaltfragment 571
- Struktur-Funktions-Beziehung 544
- thrombozytärer 563
- Veränderung, altersabhängige 91, 94
Von-Willebrand-Faktor-Bindungsaktivität für Faktor VIII (VWF:FVIIIB) 125, 132, 550, 555
  - herabgesetzte 128
  - Messung 562
Von-Willebrand-Faktor-Dimer 543
Von-Willebrand-Faktor-Epitop 571 f.
Von-Willebrand-Faktor-Gen 543, 545
Von-Willebrand-Faktor-Kollagenbindungsaktivität (VWF:CB) 125 ff., 132, 330 f., 555
- CB/VWF:Ag-Ratio 126, 157
- Definition 560 f.

Sachverzeichnis

Von-Willebrand-Faktor-Konzentrat 134 f.
Von-Willebrand-Faktor-Konzentration 545, 558
- Befundinterpretation 564
- erhöhte 183, 545 f., 553 f.
- niedrige 546 ff., 722 f., 726
Von-Willebrand-Faktor-Multimer 543 f., 555
- hochmolekulares 255
- Multimerenanalyse 353, 561 f.
- Nachweis 560
- supranormales 226, 552
- Verlust 552
- Verminderung 549
Von-Willebrand-Faktor-Peptid, synthetisches 572
Von-Willebrand-Syndrom
- Aggregometrie 256
- angeborenes 6, 121 ff., 546 ff.
- Befundinterpretation 564
- Befundkonstellation 555, 565
- Bestätigungstest 557 ff.
- Blutung, neonatale 318
- Desmopressin-Gabe 890 f.
- Diagnostik 131 ff., 556 ff., 563
- Erbgang 555
- erworbenes 154 ff., 551
- Faktor VIII 479, 558
- Faktor-XII-Mangel 518
- Kasuistik 565
- Klassifikation 122 ff., 547
- Klinik 129 f.
- PFA-100 729, 732
- schweres 128, 550
- Spezialtest 561 ff.
- Substitutionstherapie 855 ff.
- Therapie 132 ff., 159 f.
- Therapieüberwachung 859 f.
- Typ 547
- Typ-1 122 ff., 547 f., 555, 564
  - Diagnosekriterien 125 f.
- Typ-2 122 ff., 126 ff., 548 ff., 564
- Typ-2A 549, 555, 565
- Typ-2B 549, 555, 565, 739
- Typ-2M 127, 550, 555
- Typ-2N 550, 555, 565, 892
- Typ-2-Normandie 479
- Typ-3 128 f., 550 f., 555, 564
- Variante Vicenza 550
Vorhofflimmern 989
VZ s. Verschlusszeit

W

Warfarin 806, 965
- Dosierung 970 f.
- Halbwertszeit 865
- Interaktion 980 ff.
- Pharmakokinetik 969
- Wirkdauer 964
Warfarin-Embryopathie 986
Weibel-Palade-Körperchen 543
Weinsäurepellets 991
WELLS-Score 693
Werlhof-Thrombozytopenie 244 ff.
Western Blot 353
White-Clott-Syndrom 287
WHO-Thromboplastin 365
Williams-Faktor-Mangel 527
Wiskott-Aldrich-Syndrom 239 f., 715
Wochenbett 105
Wolf-Methode 617
Wunde, frische 698, 701
Wundheilungsstörung 529

X

Ximelagatran 988

Z

Zahnextraktion 129 f.
Zentrifugationszeit 333
Zirkulation, extrakorporale 908, 912
Zweistufentest, koagulometrischer 349
Zyklus, menstrualer 96 f.
Zytokine 194